原发性肝癌放射治疗

Radiotherapy for Primary Liver Cancer in Clinical Practice

第 2 版

主　编　曾昭冲
副主编　孙　菁

人民卫生出版社
·北京·

图书在版编目（CIP）数据

原发性肝癌放射治疗 / 曾昭冲主编 . — 2 版 . — 北京：人民卫生出版社，2022.9

ISBN 978-7-117-33189-0

Ⅰ.①原⋯　Ⅱ.①曾⋯　Ⅲ.①原发性疾病 —肝癌 —放射疗法　Ⅳ.①R735.705

中国版本图书馆 CIP 数据核字（2022）第 102143 号

人卫智网	www.ipmph.com	医学教育、学术、考试、健康，购书智慧智能综合服务平台
人卫官网	www.pmph.com	人卫官方资讯发布平台

原发性肝癌放射治疗

Yuanfaxing Gan'ai Fangshe Zhiliao

第 2 版

主　　编：曾昭冲

出版发行：人民卫生出版社（中继线 010-59780011）

地　　址：北京市朝阳区潘家园南里 19 号

邮　　编：100021

E - mail：pmph @ pmph.com

购书热线：010-59787592　010-59787584　010-65264830

印　　刷：北京顶佳世纪印刷有限公司

经　　销：新华书店

开　　本：889×1194　1/16　印张：39

字　　数：934 千字

版　　次：2013 年 8 月第 1 版　　2022 年 9 月第 2 版

印　　次：2022 年 9 月第 1 次印刷

标准书号：ISBN 978-7-117-33189-0

定　　价：368.00 元

打击盗版举报电话：010-59787491　E-mail：WQ @ pmph.com

质量问题联系电话：010-59787234　E-mail：zhiliang @ pmph.com

数字融合服务电话：4001118166　E-mail：zengzhi @ pmph.com

编 者

（以姓氏汉语拼音为序）

陈一兴　复旦大学附属中山医院放疗科

丁　红　复旦大学附属中山医院超声科

杜世锁　复旦大学附属中山医院放疗科

何　健　复旦大学附属中山医院放疗科

胡　永　复旦大学附属中山医院放疗科

纪　元　复旦大学附属中山医院病理科

郎锦义　四川省肿瘤医院放疗科

刘　嵘　复旦大学附属中山医院介入科

盛若凡　复旦大学附属中山医院放射科

石洪成　复旦大学附属中山医院核医学科

孙　菁　复旦大学附属中山医院放疗科

孙建国　中国人民解放军陆军军医大学新桥医院肿瘤科

王斌梁　复旦大学附属中山医院放疗科

吴奇桥　复旦大学附属中山医院放疗科

吴志峰　复旦大学附属中山医院放疗科

杨　平　复旦大学附属中山医院放疗科

曾蒙苏　复旦大学附属中山医院放射科

曾昭冲　复旦大学附属中山医院放疗科

张建英　复旦大学附属中山医院放疗科

赵倩倩　复旦大学附属中山医院放疗科

周乐源　江南大学附属医院放疗科

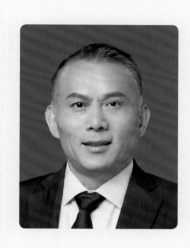

曾昭冲

复旦大学附属中山医院放疗科教授,主任医师,博士生导师。中国医师协会肝癌专业委员会常委,中国临床肿瘤学会(CSCO)肝癌专家委员会常委、CSCO肿瘤放疗专家委员会常委,中国研究型医院学会放射肿瘤学分会副主任委员。专业方向为胸腹部肿瘤的放疗。以第一或通信作者发表SCI论文100余篇,中文60余篇。执笔第7届亚太原发性肝癌专家会议(APPLE)《小肝癌的立体定向放疗亚太共识》,以及2016年和2020年《原发性肝癌放疗共识》。获国家科学技术进步奖二等奖1项和省部级科技奖4项。主持国家级科研项目8项,被评选为上海市优秀学术带头人、上海市领军人才。

副主编简介

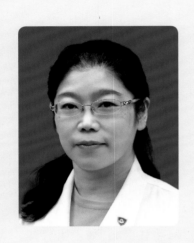

孙　菁

　　复旦大学附属中山医院放疗科副主任医师。上海市放射治疗质控中心专家委员会委员，上海市医师协会肿瘤放疗科医师分会委员会委员，中国抗癌协会放疗专业委员会胃癌专业学组委员，上海市抗癌协会胃肠肿瘤专业委员会委员，上海市抗癌协会淋巴瘤专业委员会委员，厦门市医学会肿瘤放疗分会委员会常务委员。擅长消化系统肿瘤、乳腺癌的放射治疗及综合治疗，为中山医院胃癌、乳腺癌、肝胆肿瘤多学科协作组成员。以第一或通信作者在核心期刊发表中英文论著 10 余篇。参编《腹盆部肿瘤放射治疗学》《原发性肝癌放射治疗临床实践》和《断层放射治疗临床应用指南》。

前　言

原发性肝癌是我国常见的恶性肿瘤。10 年前,我们编写了《原发性肝癌放射治疗临床实践》。近 10 年,原发性肝癌治疗手段显著进步,除了放射治疗(放疗)设备的不断更新换代,靶向和免疫药物治疗也飞速发展,介入、射频消融和外科手术技巧也有长足进步,多种方法相结合,改善了肝癌患者的生存状况。

近 10 年,外放疗设备不断改进和普及,肝癌的放疗已经从三维适形放疗进步到调强放疗,新一代的加速器都带有图像引导功能,使放疗更精确,对正常组织的损伤更小,从而减少了放疗次数,提高了单次放疗剂量和放疗效果。

随着肝癌放疗临床经验的积累,我们编写了第 2 版《原发性肝癌放射治疗》。与第 1 版相比,其提供了更多的临床研究结果,肯定了立体定向放疗的效果;在癌栓的综合治疗和术前术后的新辅助或辅助放疗方面,有了多个高级别循证医学证据以支持癌栓患者接受放疗的明显获益;关于原发性肝癌患者接受图像引导下的放疗优于非图像引导下的放疗,有了比较可靠的临床数据。在肝癌的放射生物学方面,引入了放疗改变肝癌患者免疫微环境理论,丰富了传统的放射生物学理论。目前,肝癌的多学科讨论成为规范,出现了越来越多的肝癌多学科团队,不同病期的肝癌患者都能够从放疗中获益。

为了让读者更加容易地理解各章节中相关的肝癌放疗效果,本书最后一章列举了原发性肝癌放疗的典型病例,每个病例都回答了放疗前必须明确的 6 个问题:①放疗指征(即放疗是否能让患者获益);②放疗目的;③放疗剂量;④放射野的范围;⑤需要采取什么样的技术(以实现放疗的目的);⑥放疗需要结合什么样的治疗才能获得最佳效果,同时对病案进行评论和分析。这些病例包括早期小肝癌、不能手术的大肝癌、伴有门静脉 / 下腔静脉癌栓、不同部位淋巴结转移、单 / 多发肺转移、肾上腺转移、骨转移、腹膜 / 腹壁种植等肝细胞癌的放疗,也包括不能手术切除肝内胆管细胞癌、手术后肝内胆管细胞癌的放疗。读者可以从这些病例中清楚地看到,放疗只用于患者病情的某一阶段,放疗只是综合治疗的一部分。

　　肝癌的治疗需要多学科团队的相互配合,该书适用于从事肝癌治疗的相关医务人员,不仅放疗科医生需要掌握肝癌放疗的适应证、放疗技术和治疗效果,肝胆外科、消化科、放射或超声介入科、肿瘤内科医生也应了解肝癌放疗在临床中的应用价值,让肝癌患者得到更合理的治疗。

　　在本书的编写过程中,收集典型病例资料,得到放疗科医生的帮助,物理组设计最佳的放疗计划,放射科提供了患者的影像学资料,检验科提供了患者的实验室检查数据,放疗科随访组提供了患者放疗后的临床资料,包括患者的生存情况。在此,我们表示衷心感谢。限于作者的专业水平限制及医学的不断进步,对于该书中存在的不足,望前辈、同仁不吝指教,以便提高和改进。

曾昭冲

2021 年 12 月 25 日

第 1 版前言

原发性肝癌是我国的常见肿瘤，手术切除是公认可以根治肝癌的手段，然而，仅一部分早期患者能得到根治性治疗，80% 的患者就诊时即失去手术切除机会，或接受姑息性治疗，或接受支持护理，其生存期短。随着对原发性肝癌治疗的认识，肝癌的放射治疗效果已经得到业界的认可，并作为中晚期患者的治疗手段，在《原发性肝癌诊治指南》中得到推荐，估计 65% 的原发性肝癌人群，在其病程的某一阶段需要放射治疗。

我们根据复旦大学附属中山医院肝癌治疗的临床工作经验、参考国内外同行发表的论文，着重临床实用性，编写该书，并介绍了原发性肝癌的各种诊断和治疗手段，详细阐明不同病期原发性肝癌的放射治疗、技术和疗效。

原发性肝癌放射治疗对生存期的影响，目前缺乏高级别循证医学证据，其实，对中晚期肝癌的治疗效果，其他治疗方法也未能提供更高级别的循证医学证据或更好的治疗效果。为弥补这些不足，我们在本书的最后一章，列举了原发性肝癌放疗的典型病例，每个病例都回答了放疗必需的 5 个问题，并对病案进行评论和分析。这些病例包括早期小肝癌、不能手术的大肝癌、伴有门静脉/下腔静脉癌栓、不同部位淋巴结转移、单/多发肺转移、肾上腺转移、骨转移、腹膜/腹壁种植等肝细胞癌的放疗，也包括不能手术切除肝内胆管细胞癌、手术后肝内胆管细胞癌的放疗。读者可以从这些病例中清楚看到，放射治疗只用于患者病情的某一阶段，放射治疗只是综合治疗的一部分。在放疗技术方面，我们通过这些病例，介绍了三维适形放疗、螺旋断层调强放疗、立体定向放疗在肝癌放疗中的应用，图像融合技术、全肝放疗及再程放疗也是肝癌放疗面临的实际问题，在典型病例中加以介绍。

肝癌的治疗需要多学科团队的相互配合，该书适用于从事肝癌治疗的相关医务人员，不仅放疗科医生需要掌握肝癌放疗的适应证、放疗技术和治疗效果，肝胆外科、消化科、放射或超声介入科、化疗科医生也应了解肝癌放疗在临床中的应用价值，让肝癌患者得到更合理的治疗。

该书的编写过程中，收集典型病例资料，得到放疗科医生的帮助，物理组配合医生、技术员设计最佳的放疗计划，放射科为我们提供患者的影像学资料，检验科为我们提供患者的化验检查数据，放疗科随访组为我们提供患者放疗后的临床资料，包括患者的生存情况。为此，我们表示衷心感谢。限于作者的专业水平限制及医学的不断进步，该书存在不足，望前辈、同仁不吝指教，以便提高改进。

曾昭冲

2013 年 5 月

献给导师汤钊猷院士

　　我的家乡位于福建南部沿海地区。那个地方肝癌发病率很高,我自幼就耳闻左邻右舍有人患肝癌,上学时候也听说有同学家长因肝癌去世,同学也因此辍学。到大学时候,我目睹了同学患肝癌,英年早逝。当时的肝癌,号称"癌王",一旦患病,毫无治疗方法,患者往往只有几个月的生命。

　　当年,我从医科大学毕业,听说了时任上海医科大学校长的传奇人物汤钊猷教授,我国征战"癌王"第一人。我试着写信,讲述了报考汤教授研究生的迫切愿望,汤教授立即回信,用"有志者事竟成"鼓励我。

　　1989年我终于成为汤教授的研究生。尽管汤老师是外科医生,但对放射治疗(放疗)颇有研究,他的国家攻关课题就是"原发性肝癌的靶向内放疗"。汤老师非常重视临床研究,更重视培养研究生的基本功,指导我如何写英文论文和如何在国外杂志发表科研论著,甚至制作幻灯授课,汤老师也一丝不苟。

　　我研究生毕业并留在肝癌研究所,汤老师深深感到,肝癌的手术治疗固然很重要,但仍有80%的肝癌患者失去手术切除的机会,就是手术切除的患者仍有一半患者会在5年内复发。多种治疗方法的综合要比单一的外科手术切除好,放射治疗应该是肝癌综合治疗的重要组成部分,但是肝癌研究所当时还缺少从事放疗的人员。于是,汤老师将放疗的任务交给我,我从此走进了放射治疗这一陌生而又充满挑战的领域。

　　为了尽快和更好地掌握新的放射治疗知识和技术,1994年汤院士推荐我到美国学习。我有幸在美国费城 Thomas Jefferson 大学放疗科主任、全美放射治疗协作组(RTOG)主席 Curran 医生和现任国际放射研究学会主席 George Iliakis 教授的共同指导下,进行肿瘤放射治疗临床实践并学习放射生物学。

　　学习3年归来,我没有科研经费,汤老师把自己的科研经费挤出一部分给我,在汤院士为所长的肝癌研究所全体内外科医生的共同支持下,开展肝癌放射治疗的临床研究,总结并发表各种病期肝癌放疗的原创论文,先后荣获国家、教育部、原卫生部、上海市多项科技成果奖。2004 年和 2006 年 *Cancer* 杂志的主编先后邀请肝胆外科专家和放射肿瘤学家对我们开展的肝癌放疗工作进行评述并加以肯定,认为肝癌放疗的时代到来了。近几年,我在国际肝癌会议上进行 20 余场特邀报告。2012 年和 2014 年,我被评为上海市优秀学术带头人、上海市领军人才和教卫系统的优秀共产党员(医德医风奖)。我能取得这些成绩,都归功于汤老师的培养。

汤老师经常教育我,患者用生命换取我们的临床经验,我们应该及时、准确地将这些经验总结出来,并无偿传授给同道,让更多的患者获益。我秉承汤老师的谆谆教导,组织我科室的同事,共同完成汤老师交给我的任务。如今,我把我们团队完成的工作《原发性肝癌放射治疗》,奉献给大家,其中包括我最敬爱的人——汤钊猷院士。

曾昭冲

2021 年 10 月

英文简写	英文全称	中文全称
3D-CRT	3-dimensional conformal radiation therapy	三维适形放射治疗
^{18}FDG	^{18}F-fluorodeoxyglucose	^{18}氟脱氧葡萄糖
5-Fu	5-fluorouracil	5-氟尿嘧啶
AFP	alpha fetoprotein	甲胎蛋白
ALT	alaninetransaminase	丙氨酸氨基转移酶
ALP	alkaline phosphatase	血清碱性磷酸酶
AST	aspartate aminotransferase	天冬氨酸氨基转移酶
BED	biological equal dose	生物等效剂量
CA19-9	carbohydrate antigen19-9	糖类抗原19-9
CBP	carboplatin	卡铂
CD	cluster of differentiation	分化抗原簇
CEA	carcinoembryonic antigen	癌胚抗原
CIK	cytokine-induced killer	细胞因子诱导的杀伤细胞
CK	cytokeratin	细胞角蛋白
CR	complete response	完全缓解
CT	computer tomography	计算机断层扫描图
CTV	clinical target volume	临床靶体积
DRRs	digitally reconstructed radiographs	数字重建影像
DSA	digital subtraction angiography	数字减影血管造影术
DVH	dose-volume-histography	剂量体积直方图
EADM	epiadrimycin	表柔比星
EQD2	equivalent dose in 2Gy fractions	2Gy分次放射等效剂量
EBRT	external beam radiation therapy	外照射治疗
FUDR	floxuridine	氟尿嘧啶脱氧核苷
γ-GT	γ-Glutamyltransferase	γ-谷氨酰转肽酶
GTV	gross tumor volume	大体肿瘤体积
HBV	hepatitis B virus	乙型肝炎病毒
HCC	hepatocellular carcinoma	肝细胞癌

缩略语

续表

英文简写	英文全称	中文全称	
HCV	hepatitis C virus	丙型肝炎病毒	
HT	helical Tomotherapy	螺旋断层放射治疗	
ICC	intrahepatic cholangiocarcinoma	肝内胆管细胞癌	
IGRT	image guided radiation therapy	影像引导放射治疗	
IRT	internal radiotherapy	内照射治疗	
ITV	internal target volume	内靶体积	
MAb	monoclonal antibody	单克隆抗体	
MLC	multileaf collimator	多叶准直器	
MMC	mitomycin C	丝裂霉素 C	
MRI	magnetic resonance imaging	磁共振成像	
NK	nature killer cell	自然杀伤细胞	
NTCP	normal tissue complication probability	正常组织并发症概率	
OAR	organ at risk	危及器官	
PD	progressive disease	疾病进展	
PD-1	programmed death-1	程序性细胞死亡蛋白 -1	
PD-L1	programmed death-ligand-1	程序性死亡配体 -1	
PEIT	percutaneous ethanol injection therapy	经皮乙醇注射治疗	
PET	positron emission tomography	正电子发射断层显像	
PR	partial response	部分缓解	
PTCD	percutaneous transhepatic choledochal drainage	经皮经肝胆总管引流术	
PTV	planning target volume	计划靶体积	
RBE	relative biological effectiveness	相对生物学效应	
RFA	radiofrequency ablation	射频消融术	
RILD	radiation-induced liver disease	放射性肝损伤	
SBRT	stereotactic body radiation therapy	立体定向放射治疗	
SD	stable disease	疾病稳定	
TACE	trans-arterial chemoembolization	经动脉化疗栓塞	
THP	pirarubicin	吡柔比星	
TOMO	Tomotherapy	断层放疗	
TPS	treatment planning system	治疗计划系统	

目　录

第一章
原发性肝癌外放射治疗发展历程

外放射治疗(放疗)是利用放疗设备产生放射线,穿过体表,聚焦于肿瘤,使肿瘤细胞伤亡。外放疗的设备有产生高能 X 射线或电子束的直线加速器、γ 刀、射波刀、螺旋断层放疗系统,以及产生质子和重离子加速器等。随着放疗设备的不断进步,图像引导下的放疗得到普及,原发性肝癌(肝癌)放疗的效果有了明显提高,已成为不能手术切除肝癌的重要治疗手段之一。本章将回眸肝癌放疗的发展历程。

第一节　原发性肝癌外放射治疗的历史沿革

放疗是通过射线直接或间接造成肿瘤细胞死亡。放疗所使用的放射线有光子和粒子束,这些射线能够破坏肿瘤细胞 DNA 双螺旋结构,使细胞不能复制和增殖,从而达到治疗目的。放射线的发现距今已有百余年的历史,自 1895 年伦琴发现了 X 射线,1896 年居里夫人发现了镭,它们的生物学效应很快得到认识,并逐渐应用于一些浅表肿瘤的治疗。肝癌的放疗从最初的全肝放疗、全肝移动条放疗技术进展到三维适形放疗、调强放疗,并在此基础上,演变为当代图像引导下的放疗,包括立体定向放疗,放疗技术有了质的飞跃。

1956 年 Ariel 开始应用钴 -60 机治疗转移性或原发性肝癌。当时因照射技术所限,采取的是全肝放疗结合化学治疗(化疗)策略。肝细胞癌根治性放疗剂量需要达到 60Gy 以上的常规分割,而肝脏的平均耐受剂量只有 30Gy,为了不出现致命性的放射性肝炎,当时的肝癌放疗都为姑息性、缓解疼痛或延缓肿瘤的进展。因此,20 世纪 90 年代中期以前,肝癌的放疗很少获得推广应用。

20 世纪 70 年代初,复旦大学附属肿瘤医院利用移动条放疗结合健脾理气中药治疗肝癌。他们回顾性分析了 228 例肝癌患者,1 年、3 年、5 年生存率达到了 59%、34%、25%,因当时缺乏合理的分期,无法比较全肝移动条放疗效果。然而,有学者指出,移动条照射技术无论从理论还是实践,都存在严重缺陷:"不分青红皂白",正常肝和肿瘤都同时受到照射。自影像技术的普及,全肝移动条照射已逐渐被三维适形放疗、调强放疗等先进的放疗技术代替。

从全肝的二维放疗向三维放疗的过渡始于 20 世纪 90 年代,美国密歇根大学报道,20 例原发性肝癌接受全肝 33Gy 放疗,13 例接受全肝 30Gy 放疗后,再针对肝脏肿瘤局部追加剂量 15~35Gy。该研究认为,用剂量体积直方图(DVH)指导肝癌局部放疗安全可行。随着影像技术的进步和普及,通过 CT 或 MRI 可以清楚地显示肿瘤的位置,使肝癌的放疗有的放矢。三维适形放疗或调强放疗应运而生,为肝癌局部放疗提供了新的机遇。

三维适形放疗(3D-CRT)是利用 CT 图像重建三维结构,通过共面或非共面高能射线束入射,依肿瘤的大小、形态做相应的调整(制作挡铅或加速器配有多叶光栅),使射野形状与该入射方向上肿瘤靶区的几何投影形状相同,目前国内大部分基层放疗单位已经普及三维适形放疗。与二维放疗相比,三维适形放疗能大大减少正常组织的照射剂量,提高肿瘤区的放射剂量,从而降低不良反应的发生率,提高疗效。

调强放射治疗(IMRT)是在三维适形的基础上,优化配置射野内各线束的权重,使高剂量区的分布在三维方向上与靶区形状保持一致,并尽量减少射线在肿瘤靶区外正常组织的剂量分布。它最合适治疗形状不规则的肿瘤,已成为目前主流的放疗技术。

21 世纪初,放疗技术演变为图像引导下的放疗。图像引导下的放疗是在调强放疗的基础上,放疗设备增加图像采集系统,每次放疗前采集肿瘤所在层面的图像,并与放疗计划系统产生的图像匹配,只有两者的图像匹配准确,肿瘤靶区与计划靶区重合,才施以射线进行放疗。一个疗程的外放疗需要分割成若干次数,分次间放疗存在摆位误差,每次放疗有了图像引导,大大降低了分次间的摆位误差,因此,图像引导下的放疗也称精确放疗。

由于精确放疗的出现,正常组织受到射线的损伤程度大大降低,使提高每次放疗剂量、减少放疗次数成为可能。传统的放疗分割剂量是每次 1.8~2.2Gy,这种分割方式已经约定俗成一个世纪,我们称其为常规放疗。有了精确放疗,放疗科医生可以把每次放疗剂量提高到 ≥2.5Gy,我们称其为大分割放疗。如果每次剂量 ≥5Gy,放疗次数不多于 10 次,则称其为立体定向放疗,属于大分割放疗的特例。近10 年,肝癌大分割放疗的放射生物学与临床研究相伴而行。

肝癌的立体定向放疗属于图像引导下的放疗,是一种具有三维、集束聚焦、低分割等特点的高精度放疗。相比常规放疗技术,立体定向放疗单次剂量大、分割次数少,可以使肿瘤获得较高的生物等效剂量(biological effective dose,BED),而小野集束聚焦的特点可使靶区外剂量迅速递减,对肿瘤产生局灶性毁损的效果,同时,将正常组织受到损伤降到最低。由于总治疗时间缩短,增加了患者的依从性,立体定向放疗在肝癌应用已日趋成熟,目前成为小肝癌放疗的主要发展方向。在临床疗效方面,立体定向放疗具有对恶性肿瘤局部控制率高、不良反应轻的特点,被证实可作为小肝癌的替代治疗、肝移植前的桥接治疗或联合介入治疗应用于部分不可手术的肝癌。

最近 10 年,越来越多的证据支持肝癌放疗获益,放疗成为肝癌综合治疗的一部分,进入原发性肝癌的诊疗规范、指南或共识。放疗作为外科治疗的辅助或新辅助治疗,提高手术疗效;放疗和介入联合,提高介入治疗的效果;放疗与药物治疗结合,在空间上互相协同,提高肿瘤的局部控制率,减少复发率。

第二节　光子外放射治疗在肝细胞癌局部治疗的作用

一、放疗可以巩固肝内肿瘤的介入治疗效果

对局限于肝内不能手术切除的肝细胞癌,首选肝动脉栓塞化疗(TACE,介入),但是介入栓塞很难达到肿瘤完全缺血坏死。20 世纪 90 年代,三维适形放疗的普及,放疗科医生可以根据 CT 上肿瘤的位置,设计针对肝内肿瘤的局部放疗。临床放射生物学理论认为,介入治疗使肝内肿瘤部分缺血缩小,降低了肿瘤负荷,使同样的放疗剂量可以达到更高的肿瘤控制率。

21 世纪初,来自韩国、我国的 Ⅰ 期临床研究,均证明介入结合外放疗安全、有效。在 Ⅰ 期临床研究的基础上,复旦大学附属中山医院于 2004 年在国际上率先用回顾性的临床资料,对比两者的疗效,介入结合放疗组中位生存期 20 个月,介入组为 14 个月,结合放疗显著延长肝细胞癌患者生存期(P=0.026),同期刊有评论,认为肝癌放疗时代到来。之后又有类似的回顾性研究报道,支持介入结合放疗优于介入,Huo 和 Eslick 收集 25 个临床研究进行 Meta 分析,共 2 577 例不能手术切除的肝细胞癌,比较单纯介入和介入结合放疗的临床治疗效果。结果显示,接受介入结合放疗的患者,其长期生存期获益更大,2、3、4、5 年的合并优势比(pooled odds ratios)分别是 1.55、1.91、3.01、3.98。该研究结论是对于中晚期肝细胞癌,相比于单纯介入治疗,介入联合外放疗可以明显提高总体生存率,尤其是长期生存率。

随着图像引导下放疗技术的出现,复旦大学附属中山医院较早开展了基于螺旋断层技术(TOMO)的图像引导下放疗(IGRT),并最早比较了局限于肝内不能手术切除的大肝癌患者,接受 TOMO-IGRT 和三维适形放疗,其生存情况分别为 1 年生存率为 93.3% 比 77.8%,2 年生存率为 73.3% 比 51.1%,中位生存期 44.7 个月比 24.0 个月(P=0.046),TOMO-IGRT 平均放疗 17 次,三维适形放疗 27 次,图像引导下的放疗时间缩短 2 周。首次证实了局限于肝内的大肝癌患者,接受图像引导下的放疗优于三维适形放疗,并成为包括 NCCN 指南在内的各种规范、指南、共识的推荐依据。

二、合并门静脉 / 下腔静脉癌栓接受外放疗

(一) 二维或三维适形放疗

回顾性分析:20 世纪 90 年代到 21 世纪初,肝癌伴门静脉癌栓的放疗报道都和局限于肝内大肝癌混为一谈。其实,这两种不同期别的肝癌预后不同。随着放疗科医生对肝癌的认识提高,能正确分清血管是否受侵,21 世纪前 12 年,4 家单位先后发表了回顾性研究,比较肝细胞癌伴门静脉和 / 或下腔静脉癌栓接受放疗与同期不接受放疗的患者生存情况,单因素和多因素分析均支持放疗可以延长患者的生存期。复旦大学附属中山医院于 2005 年报道,回顾性分析对比了癌栓患者放疗与不放疗的效果,44 例门静脉和 / 或下腔静脉癌栓患者接受外放疗,与不放疗组比较,放疗组生存期延长 6 个月。日本

学者于 2007 年报道 32 例门静脉癌栓接受放疗,中位生存期较不接受放疗者延长 7 个月。韩国学者于 2010 年报道 42 例下腔静脉癌栓患者接受外放疗,同期 29 例下腔静脉癌栓患者不接受外放疗,放疗组中位生存期较不放疗组延长 7 个月。我国台湾学者于 2012 年报道 34 例门静脉癌栓接受放疗,29 例不接受放疗,其中位生存期也有明显提高。之后,肝癌伴门静脉 / 下腔静脉癌栓患者接受介入结合放疗的临床研究渐多,但都为回顾性分析。

随机前瞻研究:2018 年 JAMA Oncology 杂志发表的一项来自韩国 Asan 医院 Yoon 及其团队开展的一项随机前瞻、多中心临床研究,随机入组 90 例影像学检查可见的门静脉癌栓:一组给予介入结合外放疗,介入处理肝内病灶、放疗处理癌栓及邻近 2cm 肝内病灶,放疗剂量为 45Gy,2.5~3Gy/Fx;另一组给予口服索拉非尼,每天 2 次,每次 400mg。每组各 45 例。介入结合外放疗组的中位生存期为 12.8 个月,索拉非尼组的中位生存期为 10.0 个月,两组差异有统计学意义($P=0.04$)。

(二)图像引导下的调强放疗

肝细胞癌患者伴门静脉癌栓,往往需要同时考虑肝内原发灶和门静脉癌栓病灶的治疗,癌栓患者肝内病灶往往是多发,如果用三维适形放疗,不规则病灶或多发病灶的放疗剂量难以达到均匀分布。如果有图像引导下的调强放疗,不仅提高放疗的精确性,还改善了肿瘤及肝脏的剂量分布。复旦大学附属中山医院于 2016 年报道了 118 例肝细胞癌伴门静脉和 / 或下腔静脉癌栓患者的回顾性资料,54 例接受 TOMO-IGRT 的调强放疗,64 例接受三维适形放疗,两组患者的临床基线指标无明显差别。TOMO-IGRT 的调强放疗组采用低分割放疗,平均放疗次数 19.4 次,等效生物剂量(BED_{10})为 72.3Gy;三维适形放疗组患者采用常规分割放疗,平均放疗次数 25.5 次,BED_{10} 61.5Gy。两组放疗剂量有显著差别($P<0.001$),两组患者全肝平均剂量无显著差别。放疗结果显示,TOMO-IGRT 的调强放疗显著延长癌栓患者的总体生存期,从 10.5 个月提高到 15.5 个月($P=0.005$)。

(三)术前新辅助放疗

临床研究结果显示,肝细胞癌患者伴有门静脉 / 下腔静脉癌栓,其肝内原发灶和癌栓对放疗都比较敏感,但是,由于正常肝脏对放射线的耐受量低,放疗往往未能达到根治目的。此外,门静脉癌栓常混有血栓,癌栓受到照射即使完全坏死,血栓尚存于静脉内,门静脉仍然受阻,影响肝脏的血液供应。

日本学者最早报道,癌栓患者进行术前放疗取得较好疗效,对门静脉一级分支或主干癌栓的患者先放疗(30~36)Gy/(10~12)Fx,放疗结束后 2 周内进行手术取栓,肝内病灶切除。结果显示,结合外放疗的患者,其中位生存期为 19.6 个月,不手术者为 9.1 个月,两组生存期差异有统计学意义($P=0.036$)。由此提出肝癌门静脉癌栓术前新辅助放疗的概念。2019 年,我国东方肝胆外科医院程树群领衔的团队,在 Journal of Clinical Oncology(JCO)杂志发表了一项多中心随机对照研究,可切除的伴门静脉癌栓的肝细胞癌患者,被随机分为术前新辅助放疗组(82 例)和单纯手术切除组(82 例)两组,术前放疗剂量为肿瘤及门静脉癌栓 18Gy/6Fx,放疗后 4 周左右手术,结果发现:1、2 年总体生存率,术前新辅助放疗组分别为 75.2%、27.4%,单纯手术组分别为 43.1%、9.4%,接受新辅助放疗的患者生存率显著提高($P<0.001$)。

(四)术后辅助放疗

东方肝胆外科医院 2019 年报道,52 例肝细胞癌伴门静脉癌栓患者随机分为手术组(对照组)和术后辅助放疗组（各26例）。放疗组的放射野范围包括门静脉主干、肿瘤所在的门静脉分支及肝内原发肿瘤的切缘，放疗剂量为预防剂量。结果显示术后辅助放疗组和对照组的1、2、3年生存期分别为76.9%比26.9%，19.2%比11.5%，11.5%比0%（$P=0.005$）。术后辅助放疗明显优于不放疗的对照组。

三、外放疗成为肝外转移灶的优势治疗手段

（一）三维适形常规分割放疗

肝细胞癌肝外转移包括淋巴结转移、肺转移、骨转移、肾上腺转移、脑转移等。这些情况需要进行包括放疗在内的多学科综合治疗。复旦大学附属中山医院于2005年报道了肝细胞癌伴有淋巴结转移患者的放疗效果，回顾性分析了接受和不接受外放疗（三维放疗）的两组患者的预后。结果发现，接受外放疗组的患者，其中位生存期为9.4个月，不接受放疗组的患者，中位生存期为3.3个月，单因素和多因素分析都有显著差异（$P<0.001$）。之后，多个相似的报道显示：外放疗对肝细胞癌淋巴结转移安全有效。对肝细胞癌的肾上腺转移、骨或软组织转移、肺转移或脑转移，外放疗可使转移灶缩小、症状缓解，从而转化为临床获益。

（二）图像引导下的放疗提高肝癌肝外转移的生存期前瞻性或回顾性证据

1. 图像引导下的放疗可以提高肝癌淋巴结转移患者的短期生存期：复旦大学附属中山医院回顾性分析了肝癌伴腹腔淋巴结转移采用不同的放疗技术，43例接受TOMO-IGRT，42例接受三维适形放疗。TOMO-IGRT组的肿瘤平均放疗剂量56Gy/21Fx，BED_{10} 67.2Gy；三维适形放疗组肿瘤平均放疗剂量52Gy/26Fx，BED_{10} 63.4Gy。两组1年生存率为69.1%比38.1%（$P=0.006$），2年生存率为19.3%比14.5%（$P=0.066$）。

2. 与历史资料对比，TOMO-IGRT提高了肝细胞癌肺转移的生存期：复旦大学附属中山医院总结45例（195个肺转移灶）肝癌肺转移患者接受TOMO-IGRT，13个病灶（6.7%）完全缓解，137个病灶（70.3%）部分缓解。中位生存期26.4个月，2年生存率46.7%。其中23例接受TOMO-IGRT结合索拉非尼，中位生存期29.6个月，22例接受单纯TOMO-IGRT，中位生存期23个月（$P=0.031$）；同时期18例接受单纯索拉非尼治疗，中位生存期25.0个月（$P=0.018$）。由此可见，TOMO-IGRT对肺转移病灶有剂量学优势，结合靶向药物疗效更好。

3. 与常规放疗比较，图像引导下放疗缩短了肝癌骨转移的放疗次数，放疗效果相似：复旦大学附属中山医院开展一项随机前瞻的临床研究（注册号：ChiCTR-TRC-10000967），比较常规分割放疗与大分割放疗肝癌骨转移的效果。92例接受常规分割放疗，91例接受大分割放疗。两组疼痛缓解率分别为96.7%和91.2%，差异无统计学意义（$P=0.116$），但TOMO-IGRT时间减半。

4. 图像引导下的放疗可以提高肝癌肾上腺转移的生存期：复旦大学附属中山医院回顾性分析了81例肝癌伴肾上腺转移患者，63例常规放疗的中位生存期14.3个月，18例TOMO-IGRT的中位生存期42个月（$P=0.047$）。

四、小肝癌或早期肝癌的立体定向放疗

精准放疗的出现使得每次放疗剂量得以提高，并减少了周围正常组织发生致命性损伤的概率，肝脏作为"并联"组织，即使一小部分肝组织受到致死性放射损伤，也不会像管腔脏器或脊髓那样出现严重的并发症。小肝癌是立体定向放疗最合适的候选瘤种。2010年以来，小肝癌立体定向放疗的报道不断增多。既往一系列报道肝癌立体定向放疗的临床疗效，其3年生存率54%~70%，对于早期肝癌患者，其5年生存率达到64%~80%。由亚太原发性肝癌专家委员会（APPLE）肝癌放疗协作组联合研究的课题"亚洲地区肝细胞癌立体定向放疗与射频消融比较"，收集了亚洲7家大型医院2 064例肝细胞癌，其中1 568例患者接受射频消融，496例患者接受立体定向放疗，采用倾向性评分匹配法（PSM），筛选出313对进行比较。结果显示立体定向放疗较射频消融的肿瘤局部控制率好，3年局部复发率分别为21%和28%（$P<0.001$）。分层分析显示肿瘤最大径>3cm、肿瘤位于膈肌下方、介入栓塞后复发者，接受立体定向放疗局部控制率更佳。来自韩国的研究，在Radiotherapy and Oncology杂志发表的荟萃分析，比较了肝癌局部射频消融及立体定向放疗的疗效，共纳入11项研究，涉及2 238例患者。结果发现，立体定向放疗组的2年肿瘤局部控制率为83.8%（95% CI 77.6%~88.4%），高于射频消融组（71.8%，95% CI 61.5%~80.2%，$P=0.024$），但总生存率方面，射频消融组患者具有更好的生存获益，立体定向放疗组患者死亡风险高于射频消融组患者（HR=1.43，95% CI 1.05~1.95，$P=0.023$）。目前报道接受肝癌立体定向放疗的患者，很多是经过手术、介入、射频消融等方法治疗后出现复发，从临床分期上看，不属于早期肝癌，很难比较各疗效的优劣。2020年复旦大学附属中山医院报道28例首诊首治为早期肝癌，肿瘤最大径≤5cm者，接受立体定向放疗，其5年生存期达到82%，和首治为外科手术的效果相当。

目前认为，立体定向放疗最佳适应证是小于5cm的小肝癌。对于邻近消化道的肿瘤病灶，进行立体定向放疗，存在肠穿孔、出血、溃疡等风险，对这些患者实施该技术须谨慎。

第三节 光子外放射治疗在肝内胆管细胞癌局部治疗的作用

一、不能手术切除肝内胆管细胞癌的放疗

肝内多发病灶或肿瘤体积大，手术切除后存在肝功能失代偿可能，或肿瘤和重要组织器官邻近，包括大血管，这些情况外科医生往往不考虑手术切除。放疗作为局部姑息治疗，可以缓解患者的症状，如疼痛、黄疸等，与同一时期的病例或历史对照，放疗能有限延长患者的生存期。

美国密歇根大学于2005年报道46例肝内胆管细胞癌，经三维适形放疗结合5-氟尿嘧啶（5-Fu）的动脉灌注化疗，中位生存期达到13.3个月，生存率优于历史对照。

复旦大学附属中山医院于2006年对比了放疗与不放疗的效果，不能手术切除的胆管细胞癌患者，放疗组与未放疗组的1、2、3年生存率分别为43.9%比20.3%、15.8%比5.0%和5.6%比0%（Log-rank

$P=0.013$)。

一项基于我国台湾癌症注册数据库的群体病例队列研究,采用倾向匹配法纳入了 844 例不能手术的无远处转移的肝内胆管癌患者,分为同步放化疗、序贯化放疗、单纯化疗和姑息对症治疗 4 组,多因素分析结果显示,相对于姑息治疗,同步放化疗可降低 35% 的死亡风险,且优于序贯化放疗和单纯化疗。

二、肝内胆管细胞癌 R1 切除术后放疗

中国医学科学院肿瘤医院报道,38 例肝内胆管细胞癌邻近大血管,无切缘切除(null-margin resection,一种特殊的 R1 切除方式),14 例术后接受 50~60Gy 的调强放疗,24 例未接受放疗,放疗组总体中位生存期为 21.8 个月,未放疗组仅为 15.0 个月,两组生存曲线差异有统计学意义($P=0.049$)。我国台湾一项基于数据库的回顾分析纳入了 599 例肝内胆管癌术后辅助治疗的患者,其中 174 例接受同步放化疗,146 例接受序贯化疗加放疗,279 例仅单纯化疗,多因素分析提示切缘阳性是独立的预后不良因素。分层 COX 比例风险模型显示,术后辅助同步放化疗与单纯化疗相比,AJCC 病理分期为 Ⅲ、Ⅳ 期且 R1 切除患者,其死亡风险降低 49%,对于 Ⅰ、Ⅱ 期且 R1 切除患者,其死亡风险亦可降低 35%。

三、肝内胆管细胞癌 R2 切除术后放疗

大部分肝内胆管细胞癌患者死亡原因为肝内病灶进展导致肝功能衰竭。对能切除肝内病灶者,尽可能手术切除,但是,28%~60% 患者初诊时就存在影像学可见的肝门部或腹膜后淋巴结转移灶,外科清扫这些淋巴结的难度大,对伴有淋巴结转移的患者行外科手术切除是否有生存获益、术后是否需要放疗,需要探索。复旦大学附属中山医院分析 1999—2008 年 90 例肝内胆管细胞癌,初诊即存在影像学上的腹腔淋巴结转移,给予肝内病灶手术切除,24 例接受术后转移淋巴结的常规分割放疗,剂量为 34~60Gy(中位 50Gy),66 例术后不放疗。接受放疗患者,其淋巴结完全和部分缓解率分别为 37.5%(9/24)和 37.5%(9/24),中位生存期为 19.1 个月,不放疗患者为 9.5 个月($P=0.011$)。

第四节　粒子束外放射治疗

目前主流的外放疗为光子束,但光子束的能量和质量都不如粒子束。粒子束主要有质子和带电的重离子,用质子和重离子束治疗肝细胞癌,在理论上有优势,目前已有不少报道其安全性好。美国学者报道,局限于肝内的 76 例肝细胞癌患者(平均最大径 5.5cm)接受质子放疗,3 年无进展生存率为 60%,无明显毒副反应。83 例局限肝内的原发性肝癌,放疗 58Gy/15Fx,2 年总体生存率为 63.2%。一篇 Meta 分析包括了 70 篇粒子治疗肝细胞癌的临床研究,患者的生存率高,毒副作用小。还有研究报道,符合米兰或旧金山肝移植标准的肝细胞癌 69 例,随机分为 36 例介入、33 例接受质子放疗,其中,介入组 10 例(10/36)获得肝移植机会,质子组 12 例(12/33)获得肝移植机会。术后病理检查发现,介入组和质子组的

完全病理缓解率分别为10%和25%。两组患者移植后的生存率无显著差别,因此,质子放疗和介入治疗一样,可以使肿瘤降期,获得肝移植机会。目前尚缺乏临床研究支持粒子治疗肝细胞癌较光子束有生存优势。

第五节　放射治疗成为原发性肝癌综合治疗的一部分

一、放疗与外科手术结合

(一)新辅助放疗

对于可手术或潜在可手术切除的癌栓患者,不急于马上手术,先进行术前低剂量放疗,待癌栓缩小,再行手术切除。随机前瞻多中心的临床研究结果显示,新辅助放疗明显提高肝细胞癌伴癌栓患者的术后生存期。

(二)转化治疗

大肝癌患者接受外放疗,受限于全肝的放射耐受剂量,难以达到根治性放疗目的,有一部分患者转化为可手术切除,从姑息放疗走向根治性切除。复旦大学附属中山医院曾报道,外放疗后不能手术切除的肝癌患者获得二期手术率23%(8/35),手术标本有残存的癌细胞;接受手术的患者,生存期较未能手术切除的更长。同期临床资料显示,单纯介入获得二期手术切除率为12.8%(19/149),介入结合外放疗后获得二期手术切除率为20.4%(11/54)。

与门静脉癌栓的新辅助放疗不同的是,有一部分门静脉癌栓患者,初诊时就无手术切除可能,不是新辅助放疗的适应证,但是,经过以放疗为基础的综合治疗,转化为可手术切除(包括肝移植)。这部分患者的治疗,属于转化治疗。这是因为在治疗过程中,生物学行为差的肿瘤,出现肝外转移,从而失去手术机会,生物学行为好的肿瘤,仍局限于肝内并缩小。我们运用介入结合放疗,使得不少的肝癌伴门静脉癌栓患者降期,并获得肝移植机会,最长一例已存活11年。韩国延世大学报道,98例肝细胞癌伴门静脉癌栓患者,接受经肝动脉灌注5-Fu化疗,26例获得手术机会。另一个报道,17例肝细胞癌伴癌栓患者接受介入治疗结合放疗,随后接受肝移植,1年和3年的生存率分别是87%和60%。

(三)术后辅助放疗

肿瘤邻近或累及大血管,即使手术切除肿瘤,也难以满足安全切缘>1cm的要求,甚至部分患者手术切缘为阳性,这种情况的局部复发率高。针对这类患者,中国医学科学院肿瘤医院首次报道了肝细胞癌窄切缘术后辅助放疗的结果:181例患者分别为窄切缘(≤1cm)手术联合术后放疗组33例,单纯窄切缘手术组83例,宽切缘(>1cm)手术组65例,3组患者3年总生存率和无病生存率分别为89.1%和64.2%,67.7和52.2%,86.0和60.1%。与宽切缘组相比,窄切缘手术联合术后放疗组的总生存率($P=0.957$)和无病生存率($P=0.972$)均与之相近;与单纯窄切缘手术组相比,窄切缘手术联合术后放疗组的总生存率($P=0.009$)和无病生存率($P=0.038$)均有显著优势。该研究显示,术后辅助放疗可弥补窄切缘手术的不足,而且未带来严重的不良反应。最新报道,76 例窄切缘肝细胞癌接受术后辅助放疗,3 年总生存率和无病生存率分别为 88.2%、68.1%,5 年总生存率和无病生存率分别为 72.2% 和 51.6%。门静脉癌栓术后的辅助放疗明显优于不接受放疗者。

R1 或 R2 手术切除的肝内胆管细胞癌患者,接受术后辅助放疗,其生存情况明显提高。

(四)桥接治疗

对于符合肝移植适应证的肝细胞癌患者,原位肝移植是最有效的治疗手段。但是,由于肝脏供体数量有限,不少患者在较长时间的肝源等待中发生肿瘤进展,从而丧失最佳的肝移植治疗机会。因此,在肝源等待期,延缓肿瘤进展的衔接治疗非常重要。

研究报道,379 例接受肝移植的移植前桥接治疗,其中 36 例接受立体定向放疗,99 例接受介入栓塞化疗,244 例接受射频消融。最终有 312 例患者获得肝移植,立体定向放疗组 30 例,介入栓塞化疗 79 例,射频消融 203 例,3 组获得肝移植的概率相似,无明显差别。1 年、3 年和 5 年的生存率,立体定向放疗组 83%、61% 和 61%,介入栓塞化疗组 86%、61% 和 56%,射频消融组 86%、72% 和 61%,三组间无明显差别($P=0.4$)。立体定向放疗作为肝细胞癌移植前的桥接治疗,和介入栓塞、射频消融一样安全有效。对伴有腹水、凝血酶原时间延长的肝细胞癌患者的移植前桥接治疗,立体定向放疗更有优势。

还有研究报道,符合米兰或旧金山肝移植标准的肝细胞癌 69 例,随机分为 36 例介入,33 例接受质子放疗,其中,介入组 10 例(10/36)获得肝移植机会,质子组 12 例(12/33)获得肝移植机会;两组术后病理完全缓解率,分别为 10% 和 25%;两组患者移植后的生存率无显著差别。因此,质子放疗和介入治疗一样,可以使肿瘤降期,获得肝移植机会。

二、放疗与介入治疗结合

局限于肝内的肝细胞癌患者,介入后结合与不结合外放疗结果显示,结合放疗组其生存期明显延长。对门静脉癌栓患者,介入结合放疗较单纯介入疗效好。

介入结合外放疗有 4 个好处:①减少肿瘤负荷,从而减少放疗剂量;②治疗与发现肝内小病灶,使得放疗能局限在肝内大的肿瘤,减少正常肝组织受照射的体积;③碘油的沉积,有利于在模拟机下定位和验证;④碘油阻断动脉血供,乏氧细胞死亡或肿瘤体积缩小,原乏氧细胞得到再氧合,类似抗肿瘤血管生成的效果,可能使肿瘤细胞对射线更加敏感。

三、放疗与化疗结合

在肝癌全肝放疗时代,由于放疗剂量只能在 30Gy 水平,通过结合阿霉素 + 5-Fu 或低剂量持续性 5-Fu 灌注化疗,试图提高疗效。到了肝癌局部放疗时代,日本冈山大学回顾性比较肝细胞癌伴门静脉癌栓患者,34 例接受肝动脉灌注化疗和 33 例接受肝动脉灌注化疗结合外放疗,结果显示,结合外放疗组中位生存期 12.4 个月,单纯灌注化疗组只有 5.7 个月。韩国也有类似的报道,认为同步放化疗效果优于单纯放疗。

四、放疗与靶向或免疫治疗药物结合

放疗属于局部治疗,而肝癌容易出现远处转移或复发,放疗失败的主要原因是放射野外的转移或复发,靶向或免疫治疗属于全身治疗,如果局部放疗结合全身药物治疗,理论上可以提高疗效。肝细胞癌肺转移放疗结合索拉非尼,其疗效优于单纯放疗或单纯索拉非尼。但是,对肝内病灶,放疗结合索拉非尼,其肝脏的不良反应大,似乎不改善患者的生存。

复旦大学附属中山医院进行Ⅱ期临床研究,经治的小肝细胞癌患者出现寡转移灶,针对寡病灶行立体定向放疗结合抗程序性细胞死亡蛋白 -1(PD-1)抗体,目前入组 20 例肝细胞癌,仅 1 例出现 3 级不良反应,未观察到非预期的毒性反应,1 年无进展生存率为 71.4%。

第六节　肝癌放射治疗两个最关键的技术——剂量与范围的确定

一、放疗剂量

美国密歇根大学用 Lyman 数学模型预测放射性肝病的发生率,得出全肝放射耐受剂量是 30Gy。然而,亚洲肝癌患者伴有病毒性肝炎肝硬化背景,是否能套用欧美的模型?复旦大学附属肿瘤医院蒋国梁团队研究认为,存在肝炎肝硬化背景,全肝放射耐受剂量是 23Gy,明显低于国际上的 30Gy。由于肝脏的放射耐受剂量很低,肝癌放疗的剂量取决于全肝的耐受剂量,不取决于肿瘤需要多少剂量。目前只有小肝癌立体定向放疗才能获得根治性放疗剂量,$BED_{10} \geq 84Gy$ 就能获得 90% 的局部控制率。

二、放疗范围

肝癌放疗范围包括两部分:肝癌细胞外侵范围和呼吸运动导致肝肿瘤运动范围。前者必须区分肿瘤的可见病灶(GTV)与临床不可见的微浸润灶(CTV),把握外侵范围;后者必须采取方法,尽可能减少呼吸动度(ITV)造成的影响。

研究表明,肝细胞癌肿瘤边界外扩 4mm 即能 100% 包括微侵袭范围。对肿瘤直径 ≤ 5cm,或甲胎蛋白(AFP)<400μg/L 的患者,只要外扩 2mm,95% 患者肿瘤外侵病灶能得到包括。

对肝内胆管细胞癌,外扩 9.8mm 即能 100% 包括微侵袭范围。结合血清中丙氨酸氨基转移酶(ALT)、天冬氨酸氨基转移酶(AST)、γ- 谷氨酰转肽酶(γ-GT)及血清碱性磷酸酶(ALP)、糖类抗原 19-9(CA19-9)水平、肿瘤边界情况 6 项临床指标评分,评估其微侵袭的范围,对评分为 0~1.5 分者,外扩 5mm;>1.5 分者,外扩 9mm。

肝肿瘤放疗时靶区变化主要由呼吸运动造成肝脏的位移,肝癌放疗特别是精确放疗技术,必须进行呼吸运动管理。目前为了克服呼吸运动造成的影响,肝脏肿瘤放疗过程中可以采取如下 4 种方法之一:实时追踪、门控技术、主动呼吸控制和腹部加压。腹部加压是最简单且最适合普及的方法,可以有效地减少肝脏和肿瘤的呼吸动度,尤其是在剑突下区域加压效果会更佳。

第七节 肝癌放射生物学发展历程

一、肝细胞癌属于放疗敏感肿瘤

20世纪90年代中期以前,由于肝癌放疗效果差,被误认为原发性肝癌对放射抗拒。20世纪90年代末和21世纪初,就有放射生物学研究支持肝细胞癌属于放射敏感肿瘤。南方医院等采用体外实验方法研究人肝癌细胞株HepG2的D_0值为1.5,SF_2为0.45 ± 0.05;BEL-7402细胞株的D_0值为1.6,SF_2为0.63 ± 0.05。复旦大学附属中山医院利用人肝癌细胞株HepG2,采用集落形成实验,线性平方模型所得的α/β值为11.2Gy。而Tai等通过肝癌放疗患者的临床资料,得出肝癌α/β值为15.0 ± 2.0Gy。因此,无论从SF_2、D_0值,还是从α/β值来看,肝细胞癌均属于放射敏感肿瘤,其敏感程度相当于头颈部鳞状细胞癌。

二、明确放射性肝损伤的分子机制——放射诱导肝内免疫细胞活化

传统的放射生物学靶细胞理论认为,细胞双链DNA受射线损伤,未能修复的DNA进入下一个细胞周期,产生细胞凋亡。射线剂量越大,细胞增殖越快,受辐射后细胞越容易死亡。正常肝细胞处于G_0期,按照传统放射生物学理论,肝细胞属于放射抵抗细胞,但是,临床研究表明,全肝平均剂量不足30Gy,就出现致死性的放射性肝损伤,肝细胞对射线敏感性在体内和体外差异表现的内在机制一直不明确。

复旦大学附属中山医院研究证实,肝脏受照射后活化肝脏微环境中库普弗细胞,释放大量炎性介质肿瘤坏死因子(TNF)-α、白细胞介素(IL)-1β、IL-6等通过旁分泌,导致肝星状细胞和肝窦内皮细胞的凋亡,介导肝脏损伤,揭示了急性期放射性肝病中的作用机制,即放疗活化了肝脏免疫微环境,肝脏库普弗细胞和肝窦内皮细胞相互作用,是调控急性放射性肝病的重要机制。而迟发型放射性肝病表现为肝纤维化,关键病理表现为窦周隙(Disse间隙)内肝星状细胞及其转化为肌成纤维细胞样细胞(MFLC)分泌细胞外基质(ECM)。肝脏非实质细胞或肝脏组织大分割放疗(8Gy)后,其微环境中的免疫抑制因子如转化生长因子(TGF)-β等呈现过度表达和活化状态。TGF-β一方面可抑制肝细胞代偿增殖能力,另一方面,肝星状细胞是细胞外基质的主要来源,TGF-β可促进肝星状细胞转化为MFLC,并过度增殖,产生大量细胞外基质是肝纤维化发生、发展的核心环节。上述两方面导致微环境中实质肝细胞减少,细胞外基质大量聚集,诱导放射性肝纤维化,最终发展为迟发型放射性肝病。

三、明确放疗影响放射性肝损伤的分子调控机制

在放射性肝病的分子调控机制研究中,复旦大学附属中山医院研究发现,TGF-β1和Toll样受体4(TLR4)及相关细胞因子可以作为新的防治放射性肝损伤的靶点。miRNA-146a介导的TGF-β1逆转TLR4免疫耐受,是肝纤维化激活TLR4免疫的关键通路。TGF-β1联合放疗可下调miRNA-146a

表达,激活 TLR4 下游免疫,促进 TNF-α、IL-6、IL-1β 等炎症因子的分泌,进而导致放射性肝病。环状 RNA(circRNA)可作为"miRNA 海绵"吸附相应 miRNA 发挥功能,探索研究发现 hsa-circ-0047845、hsa_circ_0023706、hsa_circ_0044897(circTUBD1)等能吸附 miRNA-146a,上调其靶基因 TRAF6 和 IRAK1 的表达,增加炎症因子释放,从而参与 TGF-β1 对 TLR4 免疫耐受的逆转。转录因子 c-myc 与 miRNA-146a 表达密切相关,TGF-β1 联合放疗共同影响肝星状细胞,上调活性氧自由基(ROS)表达,抑制转录因子 c-myc 表达,减少 miRNA-146a 生成,从而促进放射性肝病。蛋白质表达谱分析发现:辐射或联合 TGF-β1 可以上调肝星状细胞 CDC20、PRC1、KIF20A、CCNB1、SHCBP 和 TACC3 表达,引起 SPARC 和 THBS1 表达升高;双荧光素酶报告基因系统验证 *PTPRA* 也是 miR-146a-5p 的靶点,环状 RNA circ_0023706 同样可吸附 miR-146a-5p,调控靶基因 *PTPRA-SRC* 信号通路,从而缓解放射性肝病。结果提示这些特定 circRNA 可进一步作为放射性肝病诊治的靶标。这些研究成果提示:circRNA、miR-146a、TGF-β1、TLR4 免疫信号通路和特征性微环境蛋白等的相互作用,在肝纤维化促进放射性肝病中起关键作用。这有益于从新角度建立放射性肝病防治的有效方法,进一步提高肝癌放疗疗效,降低肝癌放疗并发症和死亡率。

第八节　放射治疗进入肝癌的诊疗规范

规范/指南/共识以临床证据为依据,放疗成为肝癌的治疗手段之一,已经进入了国内外肝癌诊疗规范、指南或共识,放疗学会也编制了原发性肝癌放疗的共识,供放疗科医生参考。

2012 年 NCCN 肝胆肿瘤诊疗指南首次在肝癌的局部治疗中指出:"无论肿瘤位于何处,都适合放疗(立体定向放疗或适形放疗)"。2015 年增加了调强放疗,2018 年在原有的基础上,增加了"强烈推荐图像引导下的放疗"。

原卫生部印发《原发性肝癌诊疗规范(2011 年版)》,原国家卫生计生委办公厅关于印发《原发性肝癌诊疗规范(2017 年版)》,国家卫生健康委员会(卫健委)印发《原发性肝癌诊疗规范(2019 年版)》,均指出 Ⅲ 期肝细胞癌患者需要放疗。2018 年我国只有 18% 的放疗科有立体定向放疗设备,也就是超过 80% 的放疗科没有立体定向放疗设备,从国情出发,卫健委没有推荐肝癌的立体定向放疗。但是,CSCO 肝癌诊治指南从学术出发,在其 2018 年版和 2020 年版,推荐了小肝癌的立体定向放疗、大肝癌结合介入的巩固放疗、肝移植的桥接放疗、窄切缘的术后辅助放疗、门静脉癌栓的新辅助放疗、门静脉/下腔静脉癌栓的姑息放疗以及肝外转移的姑息性放疗,同时,也推荐了内放疗。

亚太地区肝癌学会 2014 年肝癌诊疗指南推荐放疗,涵盖了从早期到晚期的各期别肝细胞癌适合外放疗。2016 年 12 月在复旦大学附属中山医院成立亚太地区肝癌放疗协作组,并在 2017 年发布《小肝癌立体定向放疗亚太共识》,定义了小肝癌、立体定向放疗,指出小肝癌立体定向放疗的适应证、疗效及疗效评价、不良反应、放疗剂量、放疗技术、放疗后的随访等。

中国医师协会肝癌专业委员会先后于 2016 和 2018 年发布了《肝细胞癌合并门静脉癌栓多学科诊治中国专家共识》，推荐不能手术切除肝癌 Ⅰ~Ⅳ 型癌栓和可手术的 Ⅲ~Ⅳ 型癌栓，需要放疗。中华医学会放射肿瘤学分会等 4 家国内放疗学术组织共同发布了 2016 年和 2020 年《原发性肝癌放射治疗专家共识》，涵盖了肝细胞癌和肝内胆管细胞癌，详细指出不同病期原发性肝癌放疗的适应证、放疗的获益情况、靶区定义和勾画、放疗剂量、放疗技术、疗效评价和随访措施。

综上，原发性肝癌外放射治疗发展历程如下：

1. 外放疗临床研究

● 20 世纪 60 年代：肝癌（原发性和转移性）全肝放疗。

● 20 世纪 70~90 年代初期：肝癌全肝移动条放疗。

● 20 世纪 90 年代后期到 21 世纪初（2002 年左右）：肝癌局部三维放疗安全和有效的探索。

● 2002—2006 年：明确了肝脏耐受放射的平均剂量和建立了放射性肝损伤的预测模型。

● 2005—2006 年：首次报道局限于肝内的大肝癌、伴有门静脉 / 下腔静脉癌栓、腹腔淋巴结转移的肝细胞癌和不同分期的肝内胆管细胞癌，结合与不结合外放疗的两组患者，与对照组比较，放疗明显延长肝癌患者的生存期。

● 2006—2010 年：肝细胞癌肝外转移（骨转移、肺转移、肾上腺转移、脑转移）的放疗有效。

● 2008—2010 年：确定了原发性肝癌肝内可见病灶（GTV）到临床靶区（CTV）的外扩范围。

● 2010 年：粒子束放疗肝癌的 Ⅰ 期临床报道渐多。

● 2012 年：肝癌放疗进入美国 NCCN 与亚洲国家的原发性肝癌诊疗指南或规范，基于上述的临床研究，NCCN 指南指出"无论肿瘤位于何处都可以放疗"。

● 2016 年—2019 年：回顾性资料认为图像引导下的放疗优于三维适形放疗。

● 2016 年 12 月亚太地区肝癌学会（APPLE）放疗协作组成立，2017 年《小肝癌立体定向放疗亚太专家共识》出炉，放疗也能根治肝癌。

● 2018 年：基于临床研究资料认为图像引导下的放疗优于三维适形放疗，美国 NCCN 指南和国内的诊疗规范，强烈推荐肝癌的图像引导下的放疗。

● 2018—2019 年：肝癌放疗有了随机、前瞻、多中心临床研究，高级别循证证据支持肝细胞癌伴门静脉癌栓的放疗优于其他治疗，一个是介入结合外放疗优于索拉非尼；另一个是术前新辅助或术后辅助放疗优于不放疗。

2. 放射生物学

● 21 世纪初，一系列实验室和临床资料证实肝细胞癌放疗敏感，推翻了肝癌放射不敏感的错误观念。

● 2008—2010 年：明确肝脏放射损伤的分子机制，认为放射性肝损伤的发生不是射线直接损伤肝细胞，而是肝脏中的免疫细胞受到射线的活化，释放大量的炎症因子，导致肝细胞的间接死亡。

● 2010—2020 年：明确肝脏放射损伤的分子调控机制。

（曾昭冲　孙　菁　杜世锁）

参考文献

［1］ ARIEL I M. The treatment of primary and metastatic cancer of the liver [J]. Surgery, 1956, 39 (1): 70-91.

［2］ STILLWAGON G B, ORDER S E, GUSE C, et al. 194 hepatocellular cancers treated by radiation and chemo-therapy combinations: toxicity and response: a Radiation Therapy Oncology Group Study [J]. Int J Radiat Oncol Biol Phys, 1989, 17 (6): 1223-1229.

［3］ 于尔辛. 肝癌放射综合治疗述评 [J]. 实用肿瘤杂志, 1997, 12 (2): 57-58.

［4］ LAWRENCE T S, DWORZANIN L M, WALKER-ANDREWS S C, et al. Treatment of cancers involving the liver and porta hepatis with external beam irradiation and intraarterial hepatic fluorodeoxyuridine [J]. Int J Radiat Oncol Biol Phys, 1991, 20 (3): 555-561.

［5］ SEONG J, KEUM K C, HAN K H, et al. Combined transcatheter arterial chemoembolization and local radiotherapy of unresectable hepatocellular carcinoma [J]. Int J Radiat Oncol Biol Phys, 1999, 43 (2): 393-397.

［6］ CHENG S H, LIN Y M, CHUANG V P, et al. A pilot study of three-dimensional conformal radiotherapy in unresectable hepatocellular carcinoma [J]. J Gastroenterol Hepatol, 1999, 14 (10): 1025-1033.

［7］ ZENG Z C, TANG Z Y, WU Z Q, et al. Phase I clinical trial of oral furtulon and combined hepatic arterial chemoembo-lization and radiotherapy in unresectable primary liver cancers, including clinicopathologic study [J]. Am J Clin Oncol, 2000, 23 (5): 449-454.

［8］ ZENG Z C, TANG Z Y, FAN J, et al. A comparison of chemoembolization combination with and without radiotherapy for unresectable hepatocellular carcinoma [J]. Cancer J, 2004, 10 (5): 307-316.

［9］ PINGPANK J F. Therapy for unresectable hepatocellular carcinoma: time for XRT？ [J]. Cancer J, 2004, 10 (5): 291-293.

［10］ HUO Y R, ESLICK G D. Transcatheter arterial chemoembolization plus radiotherapy compared with chemoemboliza-tion alone for hepatocellular carcinoma: a systematic review and meta-analysis [J]. JAMA Oncol, 2015, 1 (6): 756-765.

［11］ JIANG T, ZENG Z C, YANG P, et al. Exploration of superior modality: safety and efficacy of hypofractioned image-guided intensity modulated radiation therapy in patients with unresectable but confined intrahepatic hepatocellular carci-noma [J]. Can J Gastroenterol Hepatol, 2017, 2017: 6267981.

［12］ ZENG Z C, FAN J, TANG Z Y, et al. A comparison of treatment combinations with and without radiotherapy for hepa-tocellular carcinoma with portal vein and/or inferior vena cava tumor thrombus [J]. Int J Radiat Oncol Biol Phys, 2005, 61 (2): 432-443.

［13］ NAKAZAWA T, ADACHI S, KITANO M, et al. Potential prognostic benefits of radiotherapy as an initial treatment for patients with unresectable advanced hepatocellular carcinoma with invasion to intrahepatic large vessels [J]. Oncology, 2007, 73 (1-2): 90-97.

［14］ KOO J E, KIM J H, LIM Y S, et al. Combination of transarterial chemoembolization and three-dimensional conformal radiotherapy for hepatocellular carcinoma with inferior vena cava tumor thrombus [J]. Int J Radiat Oncol Biol Phys, 2010, 78 (1): 180-187.

［15］ CHEN L W, CHIEN R N, FANG K M, et al. Elucidating therapeutic effects on patients with hepatocellular carcinoma and main portal vein thrombosis [J]. Hepatogastroenterology, 2010, 57 (98): 228-231.

［16］ YOON S M, RYOO B Y, LEE S J, et al. Efficacy and safety of transarterial chemoembolization plus external beam radiotherapy vs sorafenib in hepatocellular carcinoma with macroscopic vascular invasion: a randomized clinical Trial [J]. JAMA Oncol, 2018, 4 (5): 661-669.

［17］ HOU J Z, ZENG Z C, WANG B L, et al. High dose radiotherapy with image-guided hypo-IMRT for hepatocellular carcinoma with portal vein and/or inferior vena cava tumor thrombi is more feasible and efficacious than conventional 3D-CRT [J]. Jpn J Clin Oncol, 2016, 46 (4): 357-362.

［18］ KAMIYAMA T, NAKANISHI K, YOKOO H, et al. Efficacy of preoperative radiotherapy to portal vein tumor thrombus in the main trunk or first branch in patients with hepatocellular carcinoma [J]. Int J Clin Oncol, 2007, 12 (5): 363-368.

［19］ WEI X, JIANG Y, ZHANG X, et al. Neoadjuvant three-dimensional conformal radiotherapy for resectable hepatocellular carcinoma with portal vein tumor thrombus: a randomized, open-label, multicenter controlled study [J]. J Clin Oncol, 2019, 37 (24): 2141-2151.

［20］ SUN J, YANG L, SHI J, et al. Postoperative adjuvant IMRT for patients with HCC and portal vein tumor thrombus: an open-label randomized controlled trial [J]. Radiother Oncol, 2019, 140: 20-25.

［21］ ZENG Z C, TANG Z Y, FAN J, et al. Consideration of role of radiotherapy for lymph node metastases in patients with HCC: retrospective analysis for prognostic factors from 125 patients [J]. Int J Radiat Oncol Biol Phys, 2005, 63 (4): 1067-1076.

［22］ YAMASHITA H, NAKAGAWA K, SHIRAISHI K, et al. Radiotherapy for lymph node metastases in patients with hepatocellular carcinoma: retrospective study [J]. J Gastroenterol Hepatol, 2007, 22 (4): 523-527.

［23］ KIM K, CHIE E K, KIM W, et al. Absence of symptom and intact liver function are positive prognosticators for patients undergoing radiotherapy for lymph node metastasis from hepatocellular carcinoma [J]. Int J Radiat Oncol Biol Phys, 2010, 78 (3): 729-734.

［24］ ZHOU L Y, ZENG Z C, FAN J, et al. Radiotherapy treatment of adrenal gland metastases from hepatocellular carcinoma: clinical features and prognostic factors [J]. BMC Cancer, 2014, 14: 878.

［25］ ZENG Z C, TANG Z Y, FAN J, et al. Radiation therapy for adrenal gland metastases from hepatocellular carcinoma [J]. Jpn J Clin Oncol, 2005, 35 (2): 61-67.

［26］ HE J, ZENG Z C, TANG Z Y, et al. Clinical features and prognostic factors in patients with bone metastases from hepatocellular carcinoma receiving external beam radiotherapy [J]. Cancer, 2009, 115 (12): 2710-2720.

［27］ JIANG W, ZENG Z C, ZHANG J Y, et al. Palliative radiation therapy for pulmonary metastases from hepatocellular carcinoma [J]. Clin Exp Metastasis, 2012, 29 (3): 197-205.

［28］ PARK Y, KIM K S, KIM K, et al. Nomogram prediction of survival in patients with brain metastases from hepatocellular carcinoma treated with whole-brain radiotherapy: a multicenter retrospective study [J]. J Neurooncol, 2015, 125 (2): 377-383.

［29］ ZHANG H, CHEN Y, HU Y, et al. Image-guided intensity-modulated radiotherapy improves short-term survival for abdominal lymph node metastases from hepatocellular carcinoma [J]. Ann Palliat Med, 2019, 8 (5): 717-727.

［30］ SUN T, HE J, ZHANG S, et al. Simultaneous multitarget radiotherapy using helical tomotherapy and its combination with sorafenib for pulmonary metastases from hepatocellular carcinoma [J]. Oncotarget, 2016, 7 (30): 48586-48599.

［31］ HE J, SHI S, YE L, et al. A randomized trial of conventional fraction versus hypofraction radiotherapy for bone metastases from hepatocellular carcinoma [J]. J Cancer, 2019, 10 (17): 4031-4037.

［32］ YUAN B Y, HU Y, ZHANG L, et al. Radiotherapy for adrenal gland metastases from hepatocellular carcinoma [J]. Clin Transl Oncol, 2017, 19 (9): 1154-1160.

［33］ ZENG Z C, SEONG J, YOON S M, et al. Consensus on stereotactic body radiation therapy for small-sized hepatocellular carcinoma at the 7th Asia-Pacific Primary Liver Cancer Expert Meeting [J]. Liver Cancer, 2017, 6 (4): 264-274.

［34］KIM N, CHENG J, JUNG I, et al. Stereotactic body radiation therapy vs. radiofrequency ablation in Asian patients with hepatocellular carcinoma [J]. J Hepatol, 2020, 73 (1): 121-129.

［35］LEE J, SHIN I S, YOON W S, et al. Comparisons between radiofrequency ablation and stereotactic body radiotherapy for liver malignancies: Meta-analyses and a systematic review [J]. Radiother Oncol, 2020, 145: 63-70.

［36］CHEN Y X, ZHUANG Y, YANG P, et al. Helical IMRT-based stereotactic body radiation therapy using an abdominal compression technique and modified fractionation regimen for small hepatocellular carcinoma [J]. Technol Cancer Res Treat, 2020, 19: 1533033820937002.

［37］BEN-JOSEF E, NORMOLLE D, ENSMINGER W D, et al. Phase Ⅱ trial of high-dose conformal radiation therapy with concurrent hepatic artery floxuridine for unresectable intrahepatic malignancies [J]. J Clin Oncol, 2005, 23 (34): 8739-8747.

［38］ZENG Z C, TANG Z Y, FAN J, et al. Consideration of the role of radiotherapy for unresectable intrahepatic cholangiocarcinoma: a retrospective analysis of 75 patients [J]. Cancer J, 2006, 12 (2): 113-122.

［39］CHANG W W, HSIAO P K, QIN L, et al. Treatment outcomes for unresectable intrahepatic cholangiocarcinoma: Nationwide, population-based, cohort study based on propensity score matching with the Mahalanobis metric [J]. Radiother Oncol, 2018, 129 (2): 284-292.

［40］JIA A Y, WU JX, ZHAO Y T, et al. Intensity-modulated radiotherapy following null-margin resection is associated with improved survival in the treatment of intrahepatic cholangiocarcinoma [J]. J Gastrointest Oncol, 2015, 6 (2): 126-133.

［41］LIN Y K, HSIEH M C, WANG W W, et al. Outcomes of adjuvant treatments for resectable intrahepatic cholangiocarcinoma: Chemotherapy alone, sequential chemoradiotherapy, or concurrent chemoradiotherapy [J]. Radiother Oncol, 2018, 128 (3): 575-583.

［42］JIANG W, ZENG Z C, TANG Z Y, et al. Benefit of radiotherapy for 90 patients with resected intrahepatic cholangiocarcinoma and concurrent lymph node metastases [J]. J Cancer Res Clin Oncol, 2010, 136 (9): 1323-1331.

［43］BUSH D A, KAYALI Z, GROVE R, et al. The safety and efficacy of high-dose proton beam radiotherapy for hepatocellular carcinoma: a phase 2 prospective trial [J]. Cancer, 2011, 117 (13): 3053-3059.

［44］HONG T S, WO J Y, YEAP B Y, et al. Multi-Institutional Phase Ⅱ Study of high-dose hypofractionated proton beam therapy in patients with localized, unresectable hepatocellular carcinoma and intrahepatic cholangiocarcinoma [J]. J Clin Oncol, 2016, 34 (5): 460-468.

［45］QI W X, FU S, ZHANG Q, et al. Charged particle therapy versus photon therapy for patients with hepatocellular carcinoma: a systematic review and meta-analysis [J]. Radiother Oncol, 2015, 114 (3): 289-295.

［46］BUSH D A, SMITH J C, SLATER J D, et al. Randomized clinical trial comparing proton beam radiation therapy with transarterial chemoembolization for hepatocellular carcinoma: results of an interim analysis [J]. Int J Radiat Oncol Biol Phys, 2016, 95 (1): 477-482.

［47］ZENG Z C, TANG ZY, YANG B H, et al. Comparison between radioimmunotherapy and external beam radiation therapy for patients with hepatocellular carcinoma [J]. Eur J Nucl Med Mol Imaging, 2002, 29 (12): 1657-1668.

［48］CHONG J U, CHOI G H, HAN D H, et al. Downstaging with localized concurrent chemoradiotherapy can identify optimal surgical candidates in hepatocellular carcinoma with portal vein tumor thrombus [J]. Ann Surg Oncol, 2018, 25 (11): 3308-3315.

［49］JEONG Y, SHIN M H, YOON S M, et al. Liver transplantation after transarterial chemoembolization and radiotherapy for hepatocellular carcinoma with vascular invasion [J]. J Gastrointest Surg, 2017, 21 (2): 275-283.

［50］WANG W H, WANG Z, WU J X, et al. Survival benefit with IMRT following narrow-margin hepatectomy in patients with hepatocellular carcinoma close to major vessels [J]. Liver Int, 2015, 35 (12): 2603-2610.

[51] CHEN B, WU J X, CHENG S H, et al. Phase 2 study of adjuvant radiotherapy following narrow-margin hepatectomy in patients with HCC [J]. Hepatology, 2021, 74 (5): 2595-2604.

[52] SAPISOCHIN G, BARRY A, DOHERTY M, et al. Stereotactic body radiotherapy vs. TACE or RFA as a bridge to transplant in patients with hepatocellular carcinoma. An intention-to-treat analysis [J]. J Hepatol, 2017, 67 (1): 92-99.

[53] WANG K, GUO W X, CHEN M S, et al. Multimodality treatment for hepatocellular carcinoma with portal vein tumor thrombus: a large-scale, multicenter, propensity mathching score analysis [J]. Medicine (Baltimore), 2016, 95 (11): e3015.

[54] ONISHI H, NOUSO K, NAKAMURA S, et al. Efficacy of hepatic arterial infusion chemotherapy in combination with irradiation for advanced hepatocellular carcinoma with portal vein invasion [J]. Hepatol Int, 2015, 9 (1): 105-112.

[55] CHEN S W, LIN L C, KUO Y C, et al. Phase 2 study of combined sorafenib and radiation therapy in patients with advanced hepatocellular carcinoma [J]. Int J Radiat Oncol Biol Phys, 2014, 88 (5): 1041-1047.

[56] CHEN Y X, YANG P, DU S S, et al. A Phase Ⅱ study of SBRT combined with sintilimab in patients with oligometastases of hepatocellular carcinoma. 2021 EASL summit.

[57] DAWSON L A, NORMOLLE D, BALTER J M, et al. Analysis of radiation-induced liver disease using the Lyman NTCP model [J]. Int J Radiat Oncol Biol Phys, 2002, 53 (4): 810-821.

[58] XU Z Y, LIANG S X, ZHU J, et al. Prediction of radiation-induced liver disease by Lyman normal-tissue complication probability model in three-dimensional conformal radiation therapy for primary liver carcinoma [J]. Int J Radiat Oncol Biol Phys, 2006, 65 (1): 189-195.

[59] LIANG S X, ZHU X D, XU Z Y, et al. Radiation-induced liver disease in three-dimensional conformal radiation therapy for primary liver carcinoma: the risk factors and hepatic radiation tolerance [J]. Int J Radiat Oncol Biol Phys, 2006, 65 (2): 426-434.

[60] WANG M H, JI Y, ZENG Z C, et al. Impact factors for microinvasion in patients with hepatocellular carcinoma: possible application to the definition of clinical tumor volume [J]. Int J Radiat Oncol Biol Phys, 2010, 76 (2): 467-476.

[61] 王敏桦, 曾昭冲, 纪元, 等. 肝细胞癌病理学微侵袭的影响因素对放疗靶区确定的潜在价值 [J]. 中华放射肿瘤学杂志, 2008, 17 (5): 350-353.

[62] BI A H, ZENG Z C, JI Y, et al. Impact factors for microinvasion in intrahepatic cholangiocarcinoma: a possible system for defining clinical target volume [J]. Int J Radiat Oncol Biol Phys, 2010, 78 (5): 1427-1436.

[63] HU Y, ZHOU Y K, CHEN Y X, et al. Clinical benefits of new immobilization system for hypofractionated radiotherapy of intrahepatic hepatocellular carcinoma by helical tomotherapy [J]. Med Dosim, 2017, 42 (1): 37-41.

[64] HU Y, ZHOU Y K, CHEN Y X, et al. 4D-CT scans reveal reduced magnitude of respiratory liver motion achieved by different abdominal compression plate positions in patients with intrahepatic tumors undergoing helical tomotherapy [J]. Med Phys, 2016, 43 (7): 4335.

[65] 石卫民, 范义湘, 陈龙华. 两株人肝癌细胞放射敏感性的体外研究 [J]. 中国现代医学杂志, 2001, 11 (9): 6-7.

[66] ZENG Z C, JIANG G L, WANG G M, et al. DNA-PKcs subunits in radiosensitization by hyperthermia on hepatocellular carcinoma hepG2 cell line [J]. World J Gastroenterol, 2002, 8 (5): 797-803.

[67] TAI A, ERICKSON B, KHATER K A, et al. Estimate of radiobiologic parameters from clinical data for biologically based treatment planning for liver irradiation [J]. Int J Radiat Oncol Biol Phys, 2008, 70 (3): 900-907.

[68] DU S S, QIANG M, ZENG Z C, et al. Inactivation of Kupffer cells by gadolinium chloride protects murine liver from

radiation-induced apoptosis [J]. Int J Radiat Oncol Biol Phys, 2010, 76 (4): 1225-1234.

［69］ CHEN Y X, ZENG Z C, SUN J, et al. Radioprotective effect of Kupffer cell depletion on hepatic sinusoidal endothelial cells [J]. Radiat Res, 2015, 183 (5): 563-570.

［70］ ZHOU L Y, WANG Z M, GAO Y B, et al. Stimulation of hepatoma cell invasiveness and metastatic potential by proteins secreted from irradiated nonparenchymal cells [J]. Int J Radiat Oncol Biol Phys, 2012, 84 (3): 822-828.

［71］ 杜世锁, 曾昭冲, 汤钊猷, 等. 放射对大鼠肝脏术后再生能力影响的实验研究 [J]. 中华放射肿瘤学杂志, 2008, 17 (1): 55-59.

［72］ DU S S, ZENG Z C, TANG Z Y, et al. Regenerative capacity of normal and irradiated liver following partial hepatectomy in rats [J]. Int J Radiat Biol, 2009, 85 (12): 1114-1125.

［73］ DU S S, QIANG M, ZENG Z C, et al. Radiation-induced liver fibrosis is mitigated by gene therapy inhibiting transforming growth factor-β signaling in the rat [J]. Int J Radiat Oncol Biol Phys, 2010, 78 (5): 1513-1523.

［74］ WU Z F, ZHOU L Y, ZHOU X H, et al. TLR4-dependent immune response promotes radiation-induced liver disease by changing the liver tissue interstitial microenvironment during liver cancer radiotherapy [J]. Radiat Res, 2014, 182 (6): 674-682.

［75］ WU Z F, WANG Y, YANG P, et al. Toll-like receptor 4 and its associated proteins as prognostic factors for HCC treated by post-radiotherapy surgery [J]. Oncol Lett, 2018, 15 (6): 9599-9608.

［76］ WU Z F, ZHOU X H, HU Y W, et al. TLR4-dependant immune response, but not hepatitis B virus reactivation, is important in radiation-induced liver disease of liver cancer radiotherapy [J]. Cancer Immunol Immunother, 2014, 63 (3): 235-245.

［77］ CHEN Y, ZENG Z, SHEN X, et al. MicroRNA-146a-5p Negatively Regulates Pro-Inflammatory Cytokine Secretion and Cell Activation in Lipopolysaccharide Stimulated Human Hepatic Stellate Cells through Inhibition of Toll-Like Receptor 4 Signaling Pathways [J]. Int J Mol Sci, 2016, 17 (7): DOI: 10. 3390/ijms17071076.

［78］ CHEN Y, WU Z, YUAN B, et al. MicroRNA-146a-5p attenuates irradiation-induced and LPS-induced hepatic stellate cell activation and hepatocyte apoptosis through inhibition of TLR4 pathway [J]. Cell Death Dis, 2018, 9 (2): 22.

［79］ CHEN Y, YUAN B, WU Z, et al. Microarray profiling of circular RNAs and the potential regulatory role of hsa_circ_0071410 in the activated human hepatic stellate cell induced by irradiation [J]. Gene, 2017, 629: 35-42.

［80］ NIU H, ZHANG L, CHEN Y H, et al. Circular RNA TUBD1 Acts as the miR-146a-5p sponge to affect the viability and pro-inflammatory cytokine production of LX-2 cells through the TLR4 pathway [J]. Radiat Res, 2020, 193 (4): 383-393.

［81］ DONG Y, SHEN X, HE M, et al. Activation of the JNK-c-Jun pathway in response to irradiation facilitates Fas ligand secretion in hepatoma cells and increases hepatocyte injury [J]. J Exp Clin Cancer Res, 2016, 35 (1): 114.

［82］ DONG Y, WU Z, HE M, et al. ADAM9 mediates the interleukin-6-induced Epithelial-Mesenchymal transition and metastasis through ROS production in hepatoma cells [J]. Cancer Lett, 2018, 421: 1-14.

［83］ YUAN B, CHEN Y, WU Z, et al. Proteomic profiling of human hepatic stellate cell line LX2 responses to irradiation and TGF-β1 [J]. J Proteome Res, 2019, 18 (1): 508-521.

［84］ YUAN B Y, CHEN Y H, WU Z F, et al. MicroRNA-146a-5p attenuates fibrosis-related molecules in irradiated and TGF-beta1-treated human hepatic stellate cells by regulating PTPRA-SRC signaling [J]. Radiat Res, 2019, 192 (6): 621-629.

［85］ PARK H C, YU J I, CHENG J C, et al. Consensus for radiotherapy in hepatocellular carcinoma from the 5th Asia-Pacific Primary Liver Cancer Expert Meeting (APPLE 2014): current practice and future clinical trials [J]. Liver

Cancer, 2016, 5 (3): 162-174.

［86］中国医师协会肝癌专业委员会 . 肝细胞癌合并门静脉癌栓多学科诊治中国专家共识 (2018 年版)[J]. 中国实用外
科杂志 , 2019, 39 (1): 46-52.

［87］中华医学会放射肿瘤学分会 , 中国生物医学工程学会精确放疗分会肝癌学组与消化系统肿瘤专家委员会 , 中国
研究型医院学会放射肿瘤学分会肝癌学组 . 2016 年原发性肝癌放疗共识 [J]. 中华放射肿瘤学杂志 , 2016, 25 (11):
1141-1150.

［88］中国医师协会肝癌专业委员会精确放疗学组 , 中国研究型医院学会放射肿瘤学专业委员会肝癌学组 , 中国研究型
医院学会肿瘤放射生物与多模态诊疗专业委员会 , 等 . 原发性肝癌放射治疗专家共识 (2020 年版)[J]. 临床肿瘤学
杂志 , 2020, 25 (10): 935-946.

第二章

肝癌放射治疗的临床基础

第一节 原发性肝癌放射治疗的设备与流程

一、射线的类型和照射技术

用于原发性肝癌放疗的射线种类比较多,有光子(γ射线、X射线)、带电粒子(电子线、质子、重离子)以及中子。这些射线有些来源于射线装置,有些来自放射性核素。就照射技术而言,原发性肝癌的放疗可以分为体外远距离放疗、近距离放疗和内用同位素治疗。下面分别简单介绍各种放疗技术的相关设备。

(一) γ射线外照射技术和设备

用于外照射放疗的γ射线大都来自钴-60核素衰变。虽然γ射线能谱单一,但防护要求高,原来用于远距离外照射的钴-60治疗机正逐步退出放疗设备行列。目前有三类设备还在使用之中,其中两种为新兴技术。

1. γ刀 它采用γ射线几何聚焦的方式,通过精确的立体定向照射,将经过设计的一定剂量的射线集中聚焦于肝内预设的靶区,一次(或数次)致死性地摧毁靶区内的所有组织。临床应用于原发性肝癌时,需注意呼吸运动的影响,一般仅适合小肝癌的放疗。基本特点见表2-1-1。

表 2-1-1 不同光子外照射设备的基本特点

	γ刀	X刀	射波刀	螺旋断层放射治疗
原理	201个钴-60放射源聚焦于一点	直线加速器+限光筒或薄片多叶光栅	电脑控制下的机械臂	螺旋CT的逆原理,放射靶区分别作为中心,螺旋式断层
射线性质	γ射线(相当4MV X线)	高能X线(6~16MV)	6MV X线	6MV X线
在线验证	无	无	有	有
呼吸运动追踪	无 通过扩大放射野	无 通过扩大放射野	KV影像系统+光学运动监测系统	通过螺旋断层克服或通过运动追踪系统进行补偿
适应证	直径小于5cm的可见肿瘤	直径小于5cm的可见肿瘤	直径小于5cm的可见肿瘤	任何大小的肿瘤
预防放射	不宜	不宜	不宜	可以
每次治疗时间	20~30min	20min	40~50min	10~20min

2. 多模式引导立体定向与旋转调强一体化放射治疗系统（iMasteRay） 为我国研发,目前正处于临床试验阶段。这个设备把立体定向的钴-60放射源和单能6MV单光子直线加速器整合在一起,可以在靶区内部特定部位形成类似"刀"的剂量照射,而在靶区其他部位给予常规分割的剂量照射。

3. MRIdian^{60}Co 把钴-60外照射系统和磁共振结合起来,使用磁共振图像引导放疗。由于具有磁共振成像能力,该设备在软组织成像对比度、自适应放疗以及治疗中成像方面具有一定的优势;但由于受设备物理特性限制,目前在肝癌小肿瘤立体定向放疗（SBRT）的应用方面优势不明显。

（二）X射线外照射技术和设备

目前最常用的外放疗设备是医用电子直线加速器。在此基础上,光子治疗陆续衍生出三维适形放疗、调强放射治疗、图像引导放射治疗、立体定向放射治疗等技术。我国已经普及三维适形放疗,其对原发性肝癌的放疗效果优于既往的常规放疗。肝内肿瘤随呼吸运动产生的位置变化,给开展调强放疗带来了许多不确定因素,下列新放疗设备可以降低放疗中肝肿瘤活动带来的影响。

1. 射波刀（cyberknife） 射波刀的构造及原理是自动化机器人追踪,非共面多入射角照射;临床应用具备刀的治疗特点;适应证是肿瘤越小,剂量分布越好,一般直径不大于5cm的肿瘤较好。用射波刀治疗肝内肿瘤的最大特点是具有实时追踪肿瘤的能力。对小的（直径<5cm）肝内肿瘤,可以进行低分割（1~3次）放疗,缩短放疗时间,方便外地患者。基本特点见表2-1-1。

2. 螺旋断层放疗系统（tomotherapy） 螺旋断层放疗是将一台低能6MV医用直线加速器的主要部件安装在环形机架上,利用螺旋CT成像的逆原理进行放疗,原则上可以在人体内实现各种复杂的剂量分布。其最大的优点是可同时照射多靶区,相比常规放疗和常规调强,可以实现适形度高得多的剂量分布,可比拟质子治疗效果。治疗范围大,甚至可以实现全身调强治疗（范围长达160cm,为其独有技术）。由于不能手术的肝细胞癌患者绝大部分为多发,螺旋断层放疗最适合多发病灶的肝细胞癌患者。近期,设备厂家将射波刀的实时运动追踪功能移植到了螺旋断层放疗系统上,可以实现带运动补偿的调强放射治疗,对于不规则原发肝肿瘤的调强放射治疗,可以进一步减少计划靶区的体积,保护正常肝组织,具有较强的临床应用前景。基本特点见表2-1-1。

3. 四维放疗 为了追踪肿瘤受呼吸运动的影响,用四维技术即在普通放疗设备的三维适形放疗的基础上增加了时间这一概念,形成了放射治疗的时空观。目前,控制呼吸运动的方法有主动呼吸控制技术、呼吸门控技术、被动加压技术、实时跟踪技术等。这些方法各有优劣,当前在临床上都有相关的应用。主动呼吸控制系统通过呼吸传感器检测患者的呼吸状况,选择合适的呼吸相位,在患者深吸气或者深呼气后控制其屏住呼吸,再进行定位或者放疗。呼吸门控系统通过检测患者运动幅度的变化,选择合适的区间进行放疗。被动加压技术是通过空气加压泵向气囊充入不等的气体来向腹部加压,并因此限制肺部、膈肌等的运动幅度,从而减少胸腹部肿瘤的运动幅度。实时跟踪技术即根据实时监测到的肿瘤位置,驱动治疗头使射线束跟随肿瘤,并对肿瘤进行照射的治疗技术。

（三）质子、重离子外照射技术和设备

质子是带正电的基本粒子,为氢原子的原子核,可以经电场使之高速运动,达到极高的能量。使用质子加速器产生高能质子束,在精确控制下射入人体,将能量准确地释放到病变部位,达到治疗效

果,质子束由于其特殊深度剂量分布的布拉格峰(Bragg peak),使肿瘤内剂量分布均一,肿瘤后方剂量几乎为零,肿瘤前方剂量低于光子;而且,布拉格峰的位置是能量依赖的,能够精确地调整到需要的位置。

重离子是指原子量比较大的原子核或离子,通常是指质量数大于4的原子核,常见的有碳、氖、硅、氩等离子。由于重离子与光子相比在相同能量情况下射程较短,只有高能重离子才能进入人体较深的部位,所以重离子放疗需要专用的加速器才能加速到治疗所需的能量。重离子与质子一样,其深度剂量分布具有布拉格峰,但其生物效应要远大于质子,所以相同物理剂量的重离子,其生物剂量要优于质子以及光子。

由于肿瘤一般都具有一定的体积,而质子、重离子的布拉格峰峰顶比较窄,所以都需要进行布拉格峰展宽。一旦展宽后,肿瘤的前方剂量就会相对升高。所以质子、重离子治疗也是两野或两野以上为好。在原发性肝癌放疗病例中,一些病例的靶区比较偏心,贴近腹壁。这些病例在使用质子、重离子治疗时也可以选择性地使用单野。

(四)近距离放疗技术和设备及核素治疗技术和设备

在原发性肝癌的放疗中,术中放疗一直占有一席之地。术中放疗可以在直视的情况下给肿瘤或瘤床一次大剂量的照射,以提高局部控制率,并减少周围正常组织的损伤。以往术中放疗往往采用医用直线加速器产生的电子线,但这种模式需要将患者在手术室和加速器机房之间转运,执行不够便捷。现在临床上更多使用可移动的、专用的术中放疗机,如蔡司的 INTRABEAM 系统,利用其产生的 KV 级 X 射线,在手术室直接进行放射治疗。

核素治疗所选用的放射性同位素,衰变过程中发出带有负电荷的电子,贯穿能力较弱,有的甚至只有几毫米。这些射线在组织中穿过时,径迹上将产生很多离子对,并消耗自己的能量,将其沉积在放射源附近的组织中。我们又称这种放疗为近距离放疗(brachytherapy)。目前用于肝癌的近距离内放疗的放射性同位素有磷-32玻璃微球或钇-90玻璃微球、碘-131单克隆抗体、碘-125粒子植入。这些放射性物质所产生的β射线能量不同,半衰期也不一样。

当然,肝癌放疗中也有使用硼中子俘获原理的临床尝试,其原理类似于放射性药物的治疗原理,也属于核素治疗的一部分,但目前还没有大规模应用。

二、肝癌放疗的工作流程

(一)制订治疗方案

必须临床或病理诊断为原发性肝癌(肝细胞或肝内胆管细胞性),制订方案必须回答5个基本问题:①是否有放疗指征;②放疗的目的;③靶区的确定;④放疗的剂量;⑤采用什么样的放疗技术。必须与患者或家属沟通,告知其放疗可能出现的不良反应,如何预防不良反应的发生。

(二)体位固定和模拟定位或CT扫描

由医生、物理师、技术员共同选择患者放疗最合适的治疗模式,如选用适形还是调强、常规分割还是立体定向等,并根据上述决定选择最合适的体位,确定用什么样的体模,是否腹部加压减轻呼吸运动幅度,是否用四维 CT 确定内靶区(ITV)等。确定 CT 扫描的范围和每层的厚度,如果需要 CT 增强扫描,需要患者或家属签署知情同意书。

(三)影像学资料初步处理和靶区确定

技术员通过内网将扫描的影像资料送达治疗计划系统,剂量师勾画正常组织,医生负责勾画可见肿瘤体积(GTV),并确定临床靶体积(CTV),检查正常组织勾画的准确性,如果采用四维 CT,还需要确定内靶区范围。有时候肝内病灶 CT 扫描显示不清,需要使用磁共振成像,部分肝外病灶需要正电子发射断层显像(PET/CT)进行图像融合。根据放射野周围重要器官,医生确定靶区的处方剂量和危及器官的限制剂量,交由物理师设计治疗计划。

(四)放疗计划设计和评价优化

物理师根据医生要求的处方剂量条件,操作计划系统。如达不到条件,须和医生探讨,更改计划目标,或改用更高级的放疗技术,如三维适形改为调强或用螺旋断层放疗等技术。反复优化治疗方案,使靶区剂量达到要求,危及器官放疗剂量在可耐受范围内。

(五)放疗验证

治疗计划系统完成的计划必须在放疗前,用加速器进行三个项目的验证。

1. 放疗中心的验证 在模拟机下找出计划等中心对应的体表标志,作为放疗体位依据,如直接使用图像引导,该步骤可以省略。

2. 射野验证 利用拍摄的 X 线片,核对中心位置,每个射野形状、入射角及射野大小是否正确,摆位误差不超过 2mm。

3. 剂量验证 如治疗计划采用调强等复杂照射技术,治疗前需使用相应的模体验证计划系统在模体中的剂量分布与加速器的输出是否一致。

(六)放疗实施

医生、物理师共同将完成的治疗计划交由操作加速器的技术员,技术员根据放疗计划系统传输的各种参数,如放疗的剂量、机架的角度、多叶光栅的大小、楔形板的角度、源轴距等,进行校对,给患者正确的体位和固定,第一次治疗前拍摄射野验证片,确认无误后开始放疗,以后定期拍摄验证片。如果是图像引导下的放疗,如体位误差超出规定的阈值,则需纠正后再实施照射。

(张建英)

第二节　肝脏的解剖和生理

肝脏是人体内最大的实质性脏器,约占成人体重的 2%(1 200~1 500g)。

一、肝脏的解剖学

(一) 肝脏的位置

肝脏呈不规则的楔形,右侧钝厚而左侧扁窄。大部分位于季肋区和腹上区,小部分位于左季肋区,左外叶横过腹中线而达左上腹。其上界与膈肌穹窿一致,相当于第 10 胸椎上缘水平,由于受到呼吸运动的影响,有时可以相差一个椎体。下界右侧与右肋弓一致,中部超出剑突下约 3cm,左侧被肋弓掩盖,最下极相当于第 2 腰椎水平。肝上方为膈,膈上有右侧胸膜腔、右肺及心脏。肝右叶下面,前部与结肠右曲邻接,中部近肝门邻接十二指肠上曲,后部邻接右肾上腺和右肾。肝左叶下面与胃前壁相邻,后上方邻接食管腹部。

(二) 肝脏的分叶

肝按外形可分为左叶、右叶、方叶和尾状叶,这种分叶法,基本可以满足肝脏放疗对肿瘤位置的描述,但不能满足外科手术的要求。目前肝脏外科学分叶常用的有法国学者 Couinaud 提出的八段(最近又分为九段)肝分叶法和美国的肝脏分叶法。两者均以肝静脉的肝内走行方向作为分界平面。肝中静脉走行的方向为胆囊窝与肝上下腔静脉的左侧缘的连线。在美国的分叶方法中,以肝中静脉为界将肝脏分为左右半肝。右半肝又以肝右静脉为界分为右前叶和右后叶,左半叶以肝左静脉(镰状韧带作为标志)分为左内叶和左外叶。Couinaud 提出的肝分叶法分别是在上述肝分叶的基础上,又以肝裂(即肝内含有门脉三联的平面)把左外叶分为 II 段、III 段;右前叶和右后叶分别包括 V 段、VIII 段、VI 段、VII 段;左内叶为 IV 段;尾状叶为 I 段共计八段(图 2-2-1)。肝外科依据这种分叶与分段的方式,施行半肝、肝叶或肝段切除术。

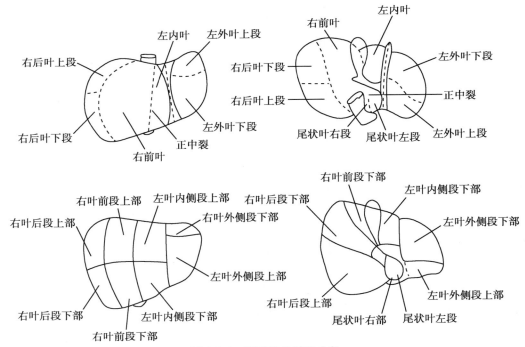

图 2-2-1 肝脏的分叶和分段

（三）胆管系统

肝内胆管起自毛细胆管，继而汇集成小叶间胆管，肝段、肝叶胆管及肝内部分的左右肝管。肝内胆管和肝内肝动脉、门静脉及其各级分支的分布和走行大体一致，三者同为一结缔组织鞘（Glisson 鞘）所包裹。左、右肝管为一级支，左内叶、左外叶、右前叶、右后叶胆管为二级支，各肝段胆管为三级支。左、右肝管出肝后，在肝门部汇合形成肝总管。肝总管长约 3cm，下行于肝十二指肠韧带内，并在韧带内与胆囊管以锐角结合成胆总管。胆总管在肝十二指肠韧带内下行于肝固有动脉的右侧、肝门静脉的前方，向下经十二指肠上部的后方，降至胰头后方，再转向十二指肠降部中份，在此处十二指肠后内侧壁与胰管汇合，形成一略膨大的共同管道称肝胰壶腹，开口于十二指肠大乳头，少数情况，胆总管未与胰管汇合而单独开口于十二指肠腔（图 2-2-2）。胆管癌则通常分为肝内胆管癌和肝外胆管癌，两者以二级胆管为界，二级胆管以上发生的胆管癌即为肝内胆管癌，二级胆管及二级胆管以下发生的胆管癌即为肝外胆管癌。肝外胆管癌又可分为肝门胆管癌和远端肝外胆管癌，发生在胆囊管及以下胆管的为远端肝外胆管癌，发生在胆囊管以上，即肝总管，左右肝管的胆管癌即为肝门胆管癌。区分不同部位的胆管癌，对其预后和选择治疗方法有参考价值。原发性肝癌患者常出现肝门区淋巴结转移，从胆总管至壶腹部之间的胆道管均容易受肿大淋巴结的压迫，出现梗阻性黄疸。

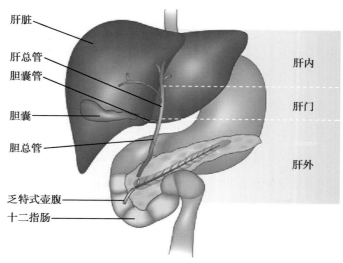

图 2-2-2　胆管系统示意

（四）肝脏的血液循环

肝血供丰富，占成人心排血量的 30%~40%。肝脏的血流包括入肝和出肝两套血流系统（图 2-2-3）。

1. **入肝血流**　肝脏有双重血供，分别来自肝动脉和门静脉系统。因此即使肝动脉栓塞，肝脏也不会缺血坏死。肝动脉占入肝血流的 25%，门脉占 75%，但因肝动脉为富氧血，故实际上两者对肝脏的供氧各占 50%。

肝脏的动脉血供来自腹腔干（在第 12 胸椎和第 1 腰椎水平）分出的肝总动脉，肝总动脉向右行至十二指肠上部的上缘进入肝十二指肠韧带，分为肝固有动脉和胃十二指肠动脉。肝固有动脉直接供应肝脏，在入肝之前即分出左支（肝左动脉）和右支（肝右动脉），分别至左、右半肝。对肝癌进行介入栓塞，

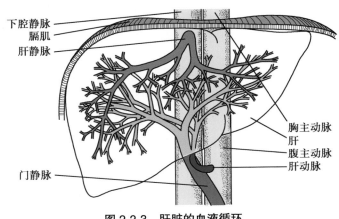

图 2-2-3　肝脏的血液循环

就是通过肝固有动脉,寻找供应肿瘤的动脉,进行化疗结合栓塞。

门静脉在胰颈后方接受肠系膜上静脉和脾静脉的血流,行走于肝十二指肠韧带的后方。手术中常把胆总管和肝动脉游离拉起后才能显露门静脉全程。门静脉在肝固有动脉和胆总管的后方上行至肝门,分为两支,分别进入肝左叶和肝右叶。多数门脉入肝时分为左右两支(其中门脉左支肝外的行程较右侧长),少数分为三支(其中门静脉右支较早的发出右前支和右后支),后者为右半肝活体肝脏移植带来了技术上的困难。门静脉在肝内反复分支,我们根据其分支的次数,分别称一级分支、二级分支、三级分支等。由于门静脉细,分叉多,故其癌栓导致血流改变,容易产生血栓混合,且其属支较多(有脾静脉、肠系膜上静脉、肠系膜下静脉、胃左静脉、胃右静脉、胆囊静脉、附脐静脉等),癌栓也可逆行延伸至这些属支。

大多数肝肿瘤接受双重血供,肿瘤的中央区来自肝动脉,周边区来自门静脉血供,这是肝细胞癌接受介入结合外放疗的解剖学基础。位于第一肝门(肝脏面的横沟),有左、右肝管、肝门静脉左右支和肝固有动脉左右支、淋巴管及神经等出入。这些出入第一肝门的结构总称为肝蒂,走行于肝十二指肠韧带内的肿瘤或转移淋巴结常会先压迫胆管导致黄疸,因此肝门区肿瘤确定诊断时常较周围型肝癌的体积小。

2. 出肝血流　指的是肝静脉系统。肝动脉、门静脉血流进入肝窦,经物质交换和代谢后逐渐汇成肝静脉血。三支主肝静脉(肝右、肝中和肝左静脉)汇入下腔静脉形成第二肝门(位于膈面腔静脉沟上部,被冠状韧带上层遮盖)。80% 肝左和肝中静脉在肝实质内合成共干后再汇入下腔静脉。除三支主肝静脉外,肝右后下静脉和尾状叶静脉出肝处称第三肝门。第三肝门位于腔静脉沟下部,其实就是第Ⅷ肝段部位。右半肝切除和背驮式肝脏移植时,常需要解剖第三肝门。

第二和第三肝门主要为外科医生所用,因这两处有重要的大血管,手术需要特别小心。放疗科医生要了解靠近第二或第三肝门部位的肿瘤易发生下腔静脉受浸润或癌栓。如癌栓脱落,直接进入心脏,并到达肺或脑,可出现致命性肺梗死或脑梗死。

(五)淋巴系统

肝的淋巴分浅、深两组。浅组位于肝实质表面的浆膜下,形成淋巴管网,可分为膈面与脏面两部分。肝膈面的淋巴管分为左、右、后三组。后组淋巴管经膈的静脉孔进入胸腔,注入膈上淋巴结及纵隔后淋巴结;左组淋巴管注入胃右淋巴结;右组淋巴管注入主动脉前淋巴结。肝脏面的淋巴管多走向肝门,注入肝淋巴结,仅右半肝的后部及尾状叶的淋巴管与下腔静脉并行,经膈注入纵隔后淋巴结。深组在肝内形成升、降两干:升干随肝静脉出第二肝门,沿下腔静脉经膈注入纵隔后淋巴结;降干伴肝门静脉分支由肝门穿出,注入肝淋巴结。

由此可见,肝癌淋巴结转移可以不经肝门淋巴结,直接转移到纵隔淋巴结或心包旁,再到锁骨上淋巴结。但最常见的淋巴结转移部位是经肝门淋巴结,再往下转移,这是由于大部分肝脏肿瘤位于肝内。

临床上肝癌患者淋巴结转移最常于肝门区,肝门区淋巴结可以继续向下转移到胰头、十二指肠周围淋巴结,再进入腹主动脉旁淋巴结。有一部分患者可直接经肝门区淋巴结,沿肝动脉到腹腔干,出现腹主动脉旁淋巴结转移。因此,肝癌淋巴结转移的途径不一定是向心性。

二、肝脏的生理功能

肝脏具有复杂的生理功能。到目前为止,人们尚没有完全了解其所有的功能,这也是临床上人工肝脏难以长期替代生物肝脏的主要原因。其主要生理功能有:

(一) 分泌胆汁

相邻肝细胞膜凹陷形成的微细管道称胆小管,肝细胞分泌的胆汁进入胆小管内,胆小管内的胆汁从肝小叶的中央流向周边胆小管于小叶边缘处汇集成若干小的管道,称为闰管。闰管与小叶间胆管相连,向肝门方向汇集,最后形成左右肝管出肝。正常人每日的胆汁分泌为 600~1 000ml,其中 80% 由肝细胞产生,20% 由胆管上皮分泌。胆汁由胆管进入十二指肠帮助脂肪消化和脂溶性维生素 A、D、E、K 的吸收,并参与胆汁的肝肠循环。

(二) 代谢功能

碳水化合物、蛋白质和脂肪这三大物质的代谢需依赖肝脏。

糖代谢中,肝脏能把三大物质通过糖原合成或糖异生的方式转化为糖原,储存于肝内;在低血糖时又能把肝糖原转化为葡萄糖,释放入血以氧化供能。

蛋白质代谢中,肝脏主要依赖一些酶发挥合成、脱氧和转氨三个作用。目前已知,至少有 17 种血浆蛋白由肝脏合成,其中白蛋白和 α- 球蛋白是唯一在肝内合成的两种蛋白。肝功能不全时表现为血浆蛋白水平下降。一些急性期蛋白如 C 反应蛋白、纤维蛋白原等在机体应激状况下也由肝脏产生。体内的代谢产物氨在肝脏内被转化为尿素,经肾脏排出。肝功能不全,血氨升高,是肝昏迷发生的重要原因。

在脂肪代谢中,肝脏在维持体内各种脂质的稳定性中发挥了重要作用,也是胆固醇和胆盐代谢的中枢。肝脏参与了维生素的吸收、储存和转运。脂溶性维生素 A、D、E、K 的吸收有赖于胆盐的存在;肝内的酶能将胡萝卜素转化为维生素 A 并加以储存。肝脏对一些激素起灭活作用。肝功能不全时对雌激素的灭活减退可引起肝掌及男性乳房发育等;对抗利尿激素和醛固酮的灭活减退加重了体内水钠潴留的状况。

(三) 凝血功能

由肝脏合成的 11 种蛋白参与凝血过程。凝血因子 V、VII、VIII、IX、X、XI 和 XII 均由肝脏产生,维生素 K 是凝血因子 I、VII、IX、X 激活中必不可少的。

（四）药物和毒素的代谢

通过对药物和毒素的氧化、降解、水化和共轭结合的过程，完成对外源性化合物的代谢。

（五）免疫作用

肝内库普弗细胞具有强大的吞噬作用，能将进入肝内的细菌、抗原抗体复合物等清除。

（六）再生功能

肝脏的重要特征之一是它具有强大的再生能力。正常人体的肝细胞是一种长寿命细胞，极少见分裂象。但在肝受损害后，尤其在肝大部分（2/3）切除后，在残余肝不发生炎症和纤维增生的情况下，肝细胞迅速出现快速活跃的分裂增殖，并能精确地调控自身体积的大小。切除大鼠正常肝脏的 70%~80% 后，仍可维持正常的生理需要，并在术后 6 周恢复原有肝脏的体积和重量。肝病患者施行大部分或部分肝切除，以及接受部分肝放疗后也有再生能力，但因病变情况而异，所需时间尚不清楚，有人认为需要 1 年。肝的再生受肝内外诸多因子的调控，包括年龄、体内的肝再生因子（如前列腺素、血小板源性生长因子、表皮生长因子、肝细胞生长因子等）、残余肝本身的病理状况等。在肝受损害或部分切除后，这些因子通过肝细胞相应受体作用于肝细胞，启动并促进肝细胞的增殖。肝脏的再生功能是临床上实施大范围肝叶切除或多次肝叶切除的生理学基础。此外，肝细胞对缺氧敏感，一般认为常温下第一肝门血流阻断的时间每次不应超过 15 分钟，尤其是对肝硬化患者；但可多次间歇性阻断。低温状态下，单次阻断的时间可有所延长。

（王斌梁　曾昭冲）

第三节　肝脏的组织学

肝的表面除裸区外，大部分有浆膜覆盖，其下方一层富含弹性纤维的致密结缔组织被膜。在肝门处，结缔组织随肝门静脉、肝动脉和肝管的分支深入肝实质，将实质分隔成许多肝小叶。

一、肝小叶

肝小叶是肝的基本结构单位，呈多角棱柱体，成人肝有 50 万~100 万个肝小叶。肝小叶中央有一条沿其长轴走行的中央静脉，中央静脉周围是大致呈放射状排列的肝细胞和肝血窦。肝细胞以中央静脉为中心，向周围呈放射状排列成板状结构，称肝板。在切片中，肝板的断面呈索状，称肝索。

肝细胞是构成肝小叶的主要成分，成人肝的肝细胞总数约 250×10^9 个，占肝内所有细胞的 90%。肝细胞体积较大，呈多面体形，有三种不同的功能面：血窦面、细胞连接面和胆小管面。血窦面和胆小管面有发达的微绒毛，使细胞表面积增大，这两个功能面富含众多的转运蛋白，分别起着肝细胞与血液进行物质交换和分泌胆汁酸、胆色素、生物转化产物、胆固醇等作用。肝血窦内皮细胞是构成肝血窦壁的主要成分。肝细胞富含细胞器,其中以内质网、线粒体、溶酶体和过氧化酶体含量最为丰富。内质网占肝细胞总容积的 15%,其表面积是肝细胞质膜的 35 倍。每个肝细胞均含有上千个线粒体,其体积占细胞质的 13%~20%。富含细胞器使肝细胞成为机体物质代谢最活跃的器官之一。

二、门管区

肝小叶之间隔以疏松结缔组织,从肝门进出的肝门静脉、肝动脉、肝管、淋巴管和神经在肝内反复分支,并伴行于小叶间结缔组织内。因此在相邻肝小叶之间的三角形或不规则形的结缔组织内,可见到三种主要的管道分支,即小叶间静脉、小叶间动脉和小叶间胆管,称为门管区。

三、肝脏的血液循环

肝脏的血液循环有肝门静脉和肝动脉两个来源。肝门静脉是肝的功能性血管,主要收集胃肠静脉和脾静脉的血流,将胃肠道吸收的营养和某些有毒物质输入肝内进行代谢和加工处理。肝动脉是肝的营养性血管,为肝提供氧及其他器官的代谢产物。肝血供丰富,占成人心排血量的 30%~40%。尽管肝脏的血供有两个来源,但它们有着共同的出路,即共同进入肝血窦到达中央静脉,流入小叶下静脉,再到肝静脉,最后汇入下腔静脉。由于肝脏存在两套血供,即使肝动脉被栓塞,肝脏也不会缺血坏死。

四、肝的胆汁形成与排泄

相邻肝细胞膜凹陷形成的微细管道称胆小管。肝细胞分泌的胆汁进入胆小管内,胆小管内的胆汁从肝小叶的中央流向周边胆小管于小叶边缘处汇集成若干小的管道,称为闰管,闰管与小叶间胆管相连,向肝门方向汇集,最后形成左右肝管出肝。

(曾昭冲)

第四节　正常肝脏放射生物学

肝脏属于放射敏感器官,放射性肝病(radiation-induced liver disease,RILD)是继发于肝及邻近器官肿瘤放疗最严重的剂量依赖性并发症。严重的 RILD 可致肝功能衰竭,威胁患者生命。当前,RILD 尚缺乏有效的治疗手段,所以该病重在预防,限制正常肝体积暴露剂量是最有效的规避手段。RILD 通常发生在肝脏放疗后的 3~4 个月,典型临床症状表现为疲劳,体重腹围增加,肝大,无黄疸、腹水及碱性磷酸酶水平升高。临床 RILD 定义为放疗 4 个月内出现 RTOG 3 级或更高毒性反应(需要治疗,血清碱性磷酸酶水平至少高于正常 2 倍,无黄疸、非恶性腹水)。大部分肝癌患者伴有慢性肝病如肝硬化和病毒性肝炎等,RILD 症状并不典型,可表现为放疗后出现黄疸和 / 或血清氨基转移酶(>5 倍正常上限)显著升高。同种异体骨髓或干细胞移植前大剂量化疗或放疗后的 3 周内可能也会出现肝静脉阻塞性病变的肝脏毒性，通常表现为高胆红素血症（2mg/L），伴有下列症状或体征：严重的肝大、腹水和 / 或体重增加 5%。Child-Pugh 分级（依据腹水、肝性脑病、白蛋白、胆红素和标准化比凝血酶原时间）和 CTC 癌症治疗不良事件评价方案常用于放疗 RILD 分级评价。Child-Pugh 分级基准线和放疗后变化是临床评价和监测 RILD 的重要指标。终末期肝病模型（MELD）评分是从血清胆红素、肌酐、国际标准化比值计算而来，也是衡量肝功能及肝癌预后的有效模型。

一、放射性肝病的病理生理学和发病机制

（一）放射性肝病的病理特点

RILD 表现为密集网状纤维和胶原纤维包裹闭塞中央静脉管腔，并累及中央静脉、肝小叶下静脉和小叶中心静脉窦，小叶中心肝细胞减少，肝窦胶原蛋白增生和产生轻度汇管区充血，这可能因血管受挤塞导致细胞缺氧性死亡。3~4 个月后，血管闭塞修复后，肝脏功能开始逐渐恢复。

出现这些病理表现原因：①辐射诱导肝窦内皮细胞和中央静脉内皮损伤活化凝血级联，导致中央静脉和肝窦积累纤维蛋白和血栓形成，纤维蛋白作为一个网状纤维和胶原沉积支架最终血管堵塞；②红细胞凝结进一步加重血管堵塞和中央区缺氧，这种缺氧环境最终导致小叶中心肝细胞萎缩和死亡，产生临床上观察到的 RILD 肝功能障碍。放、化疗同时导致肝脏病理损伤描述为肝窦阻塞综合征（SOS）。肝窦阻塞综合征早期形态学表现为中央和小叶下静脉内皮区红细胞碎片阻塞，导致内皮下及肝窦水肿、扩张。肝窦阻塞综合征与经典 RILD 病理相比，肝窦坏死病理和随后肝细胞损伤比单纯中央静脉损伤更显著。此外，经典的 RILD 严重充血性变化往往伴有内皮细胞损伤和肝星状细胞活化。星状细胞具有多种功能，参与肝细胞的再生，分泌脂蛋白、生长因子和细胞因子，这些因子在肝脏炎症和纤维化中发挥关键作用。近期我们的研究证实 TGF-β 与放射性肝纤维化密切相关，Anscher 报道大鼠肝脏照射后 TGF-β 表达水平与辐射剂量密切相关，诱导化疗和骨髓移植后发生 RILD 患者的 TGF-β 表达水平明显高于未发生 RILD 的患者。部分患者 RILD 病理表现并不典型，呈现血清氨基转移酶升高，而不是碱性磷酸酶升高和非恶性腹水。肝细胞功能障碍、肝窦内皮细胞死亡和星状细胞活化与基础性肝硬化和病毒性肝炎放疗后诱发分裂性死亡有关，且这些基础疾病进一步加重辐射诱导的严重的肝细胞损伤。

（二）肝内微环境与放射性肝病

正常肝细胞处于 G0 期，体外研究证实肝细胞是放射抵抗细胞。然而实际上，肝脏放射敏感性仅次于骨髓、淋巴组织，属于放射敏感器官。肝细胞在体外和体内对射线表现出完全相反的效应，体内放射诱导肝实质细胞死亡确切病理生理机制仍然不清楚。

我们前期研究证实，肝窦内皮细胞、肝库普弗细胞、肝星状细胞等肝内非实质细胞微环境增加肝实质细胞放射损伤。既往 RILD 的机制研究主要集中在射线对肝窦内皮细胞的损伤。肝窦内皮细胞是肝窦壁的主要细胞，参与肝脏至全身的血流动力学及代谢过程，肝窦内皮细胞损伤后导致中央小静脉血管收缩、肝窦内血流缓慢、照射区内缺血缺氧加重及肝内物质交换障碍，最终诱导肝细胞损伤、坏死、照射区发生炎症反应，产生静脉阻塞性病变，血管内炎性细胞聚集，进一步加重肝窦内皮细胞的损伤。

库普弗细胞是肝内巨噬细胞,具有抗肿瘤、介导炎症反应等生物学作用,在维持肝内正常生理功能中发挥重要作用。RILD 急性期主要表现为炎症反应,TNF-α 和 IL-6 等是参与急性期反应的主要细胞因子。我们研究显示放疗后库普弗细胞是 TNF-α、IL-1β 和 IL-6 等细胞因子的主要源性细胞。TNF-α 作为炎性细胞因子可以趋化炎症细胞如中性粒细胞和血小板向照射区聚集,并释放炎症介质作用于受损伤的肝细胞和内皮细胞。中央小静脉血管收缩后肝窦内血流缓慢,照射区内缺血缺氧加重,诱导肝细胞凋亡,导致肝细胞坏死及照射区发生炎症反应。三氯化钆(GdCl₃)是库普弗细胞抑制剂,可以有效清除肝内库普弗细胞。我们在放疗前用 GdCl₃ 抑制库普弗细胞,发现急性期肝内 TNF-α、IL-6 及 IL-1β 等炎性因子表达和释放都被显著抑制,有效地减少放射诱导肝窦内皮细胞和肝细胞的凋亡,减轻急性期放射性肝损伤。我们的研究证实,肝内微环境中库普弗细胞在 RILD 发挥重要的炎性介导作用,这为 RILD 防治研究提供了新的思路。

肝星状细胞是促进放射性肝损伤向肝纤维化发展的主要效应细胞,细胞因子与肝星状细胞活化关系密切。肝星状细胞又称贮脂细胞,正常情况下,主要储存和代谢维生素 A、合成与分泌少量的细胞外基质及有产生一定胶原酶的能力,调节肝窦血流。活化后的肝星状细胞表达 TGF-β1 等多种细胞因子,分泌大量细胞外基质,是促进肝损伤向肝纤维化发展的主要效应细胞。肝星状细胞的激活受多种细胞因子的调节,其中 TGF-β1 是已知关键细胞因子。在正常肝脏中 TGF-β1 合成量极少,放疗在肿瘤和正常组织都证实显著上调 TGF-β1 通路。肝星状细胞既是 TGF-β 主要分泌细胞,又是其作用的主要靶细胞,从而形成正反馈放大效应。细胞因子之间也存在相互作用,TGF-β1 除直接作用于肝星状细胞外,还可诱导血小板衍化生长因子(PDGF)受体的表达,结缔组织生长因子(CTGF)是最近在研究肝纤维化时发现的细胞因子,直接由 TGF-β1 调控,是 TGF-β1 的下游效应介质,与 TGF-β1 具有相似的生物学活性,因此 TGF-β1 是肝星状细胞活化和发挥生物学效应的关键细胞因子。我们利用放射性肝纤维化的大鼠模型进行研究,在体外构建携 Ⅱ 型 TGF-β 受体的重组腺病毒(TβⅡR),导入体内并成功表达可溶性 Ⅱ 型 TGF-β 受体,有效阻断 TGF-β 下游生物学效应。在迟发型放射性肝纤维化的模型中导入 TβⅡR,可以有效阻止放射性肝纤维化的进展。TβⅡR 可以阻断经典 TGF-β 信号通路,有效抑制肝星状细胞的活化、促进肝细胞的增殖。有趣的是我们研究显示 TGF-β 介导的慢性氧化应激参与放射性肝纤维化的发生、发展。放疗诱导氧自由基是瞬时的,但在后期的肝纤维化期仍能检测到氧化应激对肝脏损伤的标志物和代谢产物,通过 TβⅡR 阻断 TGF-β 信号通路,慢性氧化应激损伤减轻。

我们最近研究发现放射线物理性破坏靶细胞染色体 DNA 是细胞死亡主要的机制。靶细胞凋亡和坏死后释放大量遗传物质双链(dsDNA),这些 dsDNA 在正常组织细胞损伤中发挥作用,尤其肝脏作为富含 DNA 的多倍体细胞群体,成熟肝细胞可表达多达 16 个基因组拷贝,这种损伤作用就可能越发严重,目前的研究中鲜有该方面的报道。为了探寻放疗诱导 DNA 损伤激活 cGAS-STING 信号对肝损伤的影响,首先通过建立活体共聚焦显微镜技术和活体免疫荧光标记技术验证了照射后小鼠肝组织间隙内大量 dsDNA 聚集,而在未照射小鼠肝脏基本没有观察到 dsDNA 的聚集。分离原代肝细胞和肝非实质细胞并提取蛋白分析 cGAS-STING 信号通路表达的细胞群,结果显示 cGAS-STING 信号通路主要表达在肝脏非实质细胞上,而在肝细胞表达很低。敲除 *cGAS* 基因(cGAS–/–)和 *STING* 基因(*STING*–/–)小鼠对放射性肝损伤起到保护作用,空泡变、凋亡(TUNEL)和肝功能损害都显著低于野生小鼠。该研究通过精确基因敲除小鼠模型首次证明放疗后断裂染色体 dsDNA 可以激活免疫细胞 cGAS-STING-IFN-I 信号轴形成正反馈环路,诱导肝细胞大量坏死,该通路是发生 RILD 的关键机制。这是一系列课题延续性、系统性、深入性的研究,从独特视角阐明 RILD 免疫调控机制,对放射性相关不良反应防控提供全新思路和理论支持。

(三) 肝细胞代偿增殖与放射性肝病

近年三维适形放疗(3D-CRT)或调强放射治疗(IMRT)应用于原发性肝癌的治疗,最大限度地与肿瘤形状一致,使肝肿瘤区接受高剂量的同时,周围正常肝组织受到较低剂量的照射,总结近些年肝肿瘤放疗的文献发现了有趣的现象,3D-CRT 和 IMRT 治疗的患者 RILD 的发生率并没有显著下降,甚至高于非适形放疗患者。

3D-CRT 和 IMRT 为了达到高剂量区和肿瘤的形状一致,采用更多入射野,更多正常肝体积受到低剂量辐射的影响。我们猜测这种大体积的低剂量照射对正常肝脏代偿性再生的影响,而肝脏强大的代偿功能是维持肝脏损伤后修复关键。前期的临床研究报道正常肝脏照射 5Gy 和 15Gy 体积>86% 和 59% 放射性肝病的发病率显著增加。为了验证该猜测,我们进行了动物实验,先对大鼠进行全肝较低剂量照射,后行肝脏大部切除术,观察受到低剂量照射、残存肝脏的代偿增生情况。残肝重量、有丝分裂指数、BrdU 及增殖细胞核抗原(PCNA)标记指数作为肝再生指标,比较各组肝脏代偿再生能力。4Gy 照射组肝脏增值速度变慢,8Gy 照射组术后第 2 天开始残肝重量显著低于对照组和 4Gy 照射组。对照组、4Gy 及 8Gy 组 PCNA 标记指数最高分别为 80.2% ± 7.6%、71.2% ± 6.5%、55.3% ± 4.7%;BrdU 掺入指数最高分别为 44.2% ± 5.4%、35.3% ± 5.72%、5.3% ± 6.9%,差异有统计学意义;术后第 2 天各组有丝分裂指数分别为 25.5% ± 4.6%、20.4% ± 2.7% 及 14.7% ± 3.8%。4Gy 照射组术后肝细胞生长因子(HGF)mRNA 表达峰值较对照组下降,8Gy 峰值不明显。相反,照射组 P53 及 TGF-β1 术后增高峰值与对照组比较表达显著增高;TGF-βR II mRNA 和蛋白在照射组呈高表达,对照组术后表达有下降趋势,4Gy 照射组术后下降趋势不明显,8Gy 照射组表现为持续增高。肝脏损伤后主要通过肝细胞再生起到代偿作用,较低剂量照射抑制肝细胞损伤修复,显示了较低剂量照射的损伤作用不容忽视。适形放疗采取多放射野以求靶区剂量均匀,结果正常肝组织普遍受到剂量不等的放射,肝细胞代偿性再增生能力受影响,而普通放射治疗的设野简单,留有较多正常肝组织免受辐射,其代偿性增生能力不受影响。我们的研究中采用单次 4Gy 和 8Gy 照射,根据线性二次方程,正常肝细胞的 α/β 值为 1~2Gy,单次 4Gy 相当于常规分割 6Gy、单次 8Gy 相当于常规分割 20Gy,在临床三维适形放疗实践中,仍然有相当体积的正常肝脏受到上述剂量照射。不足的是鼠与人的肝脏组织有差异,且我国肝癌患者 80% 伴发病毒性肝炎及不同程度肝硬化,这部分患者正常肝脏体积对射线耐受剂量会更低。该研究提示,射线对正常肝脏代偿能力的影响应引起重视,肝脏放疗计划应尽量减少正常肝脏受照射的体积,对需要代偿性再生的肝组织,必须保留足够未受照射肝体积,这样即使放疗后局部肝脏损伤或者二步切除术后,残存正常肝脏仍可发挥代偿作用。对于放疗后有二次手术指征者,术前应给外科医生提供肝脏照射剂量分布图,这样外科医生能更好掌握放疗后二次切除肝脏部位和范围,最大程度保留未受照射肝脏。

(四)肝炎病毒感染与放射性肝病

我国肝癌患者肝硬化绝大多数是乙型病毒性肝炎继发的,肝硬化的基础降低了肝脏对放射损伤的修复和肝脏再生的能力,使能够耐受的全肝平均放射剂量也降低:Child-Pugh A 级患者可耐受 23Gy,Child-Pugh B 级患者仅 6Gy。中国台湾大学 2005 年的一项研究表明,是否携带乙型肝炎病毒(HBV)以及肝硬化程度是显著影响放射性肝损伤发生率的主要因素。理论上讲,射线是可以抑制病毒活化的,但从临床上观察到,放疗可以引起 HBV 再激活和 HBV 再激活相关肝炎。HBV 再激活发生的危险因素为基线血清 HBV DNA 水平($\geq 1.0 \times 10^5$ 拷贝 /ml),而与年龄、Child-Pulgh 分级、肿瘤 TNM 分期及放疗剂量均无关。目前,放疗导致的 HBV 再激活的机制不明确。国内外有学者认为放疗后出现肝炎病毒的活化和放射性肝损伤,可能为局部肝脏受放射线的直接照射和放疗引起的机体免疫机能降低,使 HBV 复制更加活跃;进而,由 HBV 造成的肝脏炎症坏死、微循环障碍等因素又使得肝脏对放射性损伤的耐受性大大降低,两种因素叠加形成恶性循环,严重者诱发肝衰竭死亡。也有研究发现,在乙型肝炎相关慢加急性肝衰竭患者(ACLF)中,IL-6、TNF-α、IL-1β 要高于慢性乙型肝炎(CHB)患者,推测放射导致的 HBV 再激活是由于受照射的内皮细胞释放包括 IL-6 在内的细胞因子所产生的旁观者效应所致。但众所周知,免疫在病毒性肝炎、肝硬化、肝癌的疾病过程中起着至关重要的作用;HBV 所致肝细胞损伤主要是由机体对 HBV 免疫反应所造成,临床上在免疫缺陷或免疫耐受时,HBV 携带者可以体内 HBV 显著复制但无明显肝损伤。Toll 样受体(Toll like receptors,TLRs)通过调节先天免疫性和获得性免疫,触发炎症、抗病毒和促进树突状细胞成熟,在机体抵抗微生物感染过程中起关键作用。应用逆转录 - 聚合酶链反应(RT-PCR)技术通过检测慢性乙型肝炎患者及正常志愿者外周血中 TLR1-10 mRNA,发现前者外周血中 TLR1、2、4 和 6mRNA 表达较低。我们近期利用有 TLR4 免疫功能缺陷的小鼠感染 HBV,再予以全肝放疗后发现,放疗确实可以促进 HBV 复制,但在免疫缺陷状态下,HBV 感染及复制增多并不促进放射性肝损伤。不过,相对于慢性乙型肝炎患者,肝纤维化患者 TLR4 表达显著升高,激活细胞间的 TLRs 信号通路网,可诱导产生大量炎症因子,主要是 I 型干扰素、TNF-α、IL-6。而我们另有研究发现,这些细胞因子与放疗刺激肝脏非实质细胞释放的相关因子相似,可以明显升高肝实质细胞放射敏感性。故我们认为:HBV 通过机体免疫反应造成肝脏细胞损伤,继发释放相关细胞因子促进放射性肝损伤,也就是说,单纯病毒复制增多并不能促进放射性肝病,而反过来,放疗却可以破坏和抑制机体免疫,促进 HBV 复制。

二、放射性肝损伤与正常肝脏放射剂量

1965 年 Ingold 等报道全肝照射后肝脏毒性和剂量关系,全肝接受 30~35Gy 照射后 1/8 患者出现腹水和肝大,超过 35Gy 照射后 3~4 周部分(12/27)患者出现严重肝脏毒性。1991 年 Emami 报道整个肝脏的耐受剂量(TD)全肝照射 30Gy(2Gy/ 次)5 年后出现肝功能衰竭风险是 5%,随后的前瞻性研究结果与此结论基本一致。RTOG 84-05 研究肝转移癌患者采用加速超分割,122 例患者全肝放疗 1.5Gy,每日 2 次,总剂量 27~30Gy,没有发生严重放射性肝病,然而超过 33Gy 全肝放疗后,51 例患者中 5 例出现严重放射性

肝病。73 例肝癌患者钇 -90 微球放射粒子栓塞治疗患者，2 级肝毒性(临床表现明显，但不会立即危及生命；轻度脑病，静脉曲张或腹水；需住院；活动受限但可自理)11%(8/73)，3 级肝毒性(肝昏迷，危及生命性脑病，需紧急干预)9%(7/73)；4 级(致命)肝毒性 11%(8/73)。50% 的风险发生 2 级或更高的正常肝毒性的平均剂量为 52Gy，假设线性二次模式 α/β 比值正常肝为 2.5Gy，相当于生物等效剂量为 93Gy。肝脏是放射生物学并行结构器官，只要控制非肿瘤区平均剂量，最大限度减少放射性肝损伤，可以实现肝内肿瘤局部高剂量。上述研究显示，肝脏具有强大再生功能，在一定程度上即使局部损伤，剩余肝脏可以发挥强大的代偿功能，广泛切除 75%~80% 正常肝脏，剩余的小部分肝脏会即刻启动再生并且很快达到原来的肝脏的体积，保留足够体积肝脏不被照射，对损伤后发挥代偿效用至关重要。放疗时肝功能的异常是 RILD 高危因素，很多肝胆肿瘤患者都伴有肝脏不同程度功能损伤，尤其是我国患者大部分伴有病毒性肝炎。有研究提示，转移性肝癌患者 5% 发生 RILD 的肝脏平均剂量是 37Gy，而肝胆肿瘤患者为 32Gy，因此放疗前肝功能也与 RILD 发生密切相关。另外相当一部分肝癌患者使用肝动脉灌注氟脱氧尿苷治疗，相比氟脱氧尿苷患者用溴脱氧尿苷毒性风险明显增加。大分割立体定向放疗(SBRT)近年来越来越多地用于临床治疗，正常肝脏损伤与大分割剂量照射的关系仍然不清楚，尤其是传统的线性二次模型是否可以按照常规分割照射模式来评估大分割 SBRT 生物效应，是否有更好的模型仍是未知。鉴于此，一些临床试验报道可能有助于临床大分割放疗参考。2005 年一项 I 期临床试验报道 SBRT 治疗 700ml 正常肝脏接受 15Gy/3 次照射没有观察到肝毒性反应；另一项研究，对于 36 例不能手术的肝癌患者接受 30~39Gy/3 次照射，1 例患者出现典型 RILD，但是 4 例患者 Child-Pugh 分级明显进展，多因素分析接受 18Gy 更小剂量可以有效地减少放疗后 Child-Pugh 评分进展，因此推荐在肝癌 SBRT 治疗中，限制受到 18Gy 照射的肝脏体积小于 800ml 可以最大程度减少 RILD 风险。来自印第安纳大学放疗科的多中心 I 期剂量递增试验，Child-Pugh A 和 B 级患者入选，给予 3 次 SBRT 照射。48Gy(16Gy/ 次)Child-Pugh A 级患者没出现任何剂量限制性毒性，而对于 Child-Pugh B 级 42Gy(14Gy/ 次)有 3 例患者出现 3 级不良反应(CTC)，于是对 Child-Pugh B 患者给予 40Gy/5 次放疗，5 例患者均出现超过 3 级不良反应。

三、放射性肝损伤预测和治疗进展

关于放射性肝损伤相关生物标志物还缺少系统研究，预测肝窦血管内皮细胞损伤的相关因子可以预测骨髓移植后与 RILD 病理表现相似的肝脏阻塞性病变(VOD)，活化的星状细胞和受损的内皮细胞释放纤溶酶原激活物抑制剂升高往往用于诊断 VOD，尤其是当高胆红素血症和血清透明质酸也升高。啮齿动物肝脏放疗后肝窦内皮损伤伴有血清透明质酸升高。持续肝窦内皮细胞应激损伤也表现为组织因子通路抑制剂、可溶性组织因子、血栓调节蛋白、P 和 E 选择素升高。星状细胞介导肝脏内皮下纤维化与 RILD 或者 VOD 密切相关，因此肝纤维化标志物如 TGF-β、胶原蛋白肽和 III 型前胶原 N- 末端肽，往往也可用于评价 RILD。凝血系统缺陷，低蛋白 C 和抗凝血酶 3 水平低直接导致 VOD 发病。血管性血友病因子裂解酶(ADAMTS13)仅在肝脏合成，VOD 患者血浆 ADAMTS13 活性显著降低。目前还没有能有效减轻 RILD 的药物治疗手段。20 世纪 70 年代末，Lightdale 等观察到华法林抗凝治疗能使一部分霍奇金病患者受益。临床上利尿药缓解体液潴留、止痛、穿刺减轻张力性腹水、纠正凝血功能障碍、类固醇治疗以防止肝淤血,常用于 VOD 护理及治疗。基于中央静脉血栓的存在,临床使用促进溶栓治疗的组织型纤溶酶原激活剂(tPA)或结合肝素抗凝治疗。一项抗凝治疗的研究,12/42 例(29%)从 tPA 和肝素治疗中获益,因此,VOD 患者及早给予 tPA 和肝素可以有效地避免多器官功能衰竭。谷胱甘肽(GSH)对于放疗和化疗药物导致 SOS 有治疗作用,通过门静脉灌注连续 GSH 或 N- 乙酰半胱氨酸可以预防 SD 大鼠药物性肝损伤。最近临床前期研究显示大鼠 7Gy 照射后给予硒和维生素 E 联合治疗大鼠肝豆状核变性显著轻于对照组。最近治疗 VOA 取得了进展,意大利 Gentium,SpA 公司从牛或猪黏膜提取一种去纤维肽(defibrotide)有纤溶和抗血栓形成性能,可以有效地治疗接受造血干细胞移植后出现 VOD 的患者。去纤维肽具有位于内皮细胞表面腺苷受体 A1 和 A2 单链核苷酸结合位点,通过动员细胞外基质生长因子 β- 纤维蛋白原刺激微血管内皮细胞的增殖。在一项多中心的研究,88 例重度 VOD 和多系统器官功能衰竭患者,去纤维治疗后 36% 患者完全缓解,治疗过程中平均血清肌酐和纤维蛋白溶酶原激活物抑制物 -1 显著降低。随后一项随机 Ⅱ 期剂量探索试验进一步证实了去纤维肽每日 25mg/kg 在严重 VOD 患者的临床疗效,并继续开展 Ⅲ 期临床试验。

四、放射性肝损伤治疗展望

抗 TGF-β 单克隆抗体和 TGF-β 小分子抑制剂可以逆转慢性肝纤维化。我们的研究阻断 TGF-β 抑制肝星状细胞激活可逆转 RILD 的纤维化。结缔组织生长因子(CTGF)介导 TGF-β 诱导成纤维细胞胶原蛋白合成,阻断 CTGF 降低 TGF-β 诱导通过抑制胶原蛋白肉芽组织合成和成纤维细胞聚集。小鼠纤维化模型抗 CTGF 单克隆抗体可以有效抑制肝纤维化。抗 TGF-β 和 CTGF 单克隆抗体都已经进入临床试验阶段,有望在 RILD 治疗中发挥作用。

肝微环境中库普弗细胞是肝脏内巨噬细胞,在肝脏急性炎症反应中发挥重要作用,大鼠模型通过抑制库普弗细胞有效地减轻 RILD,而确凿的数据显示抑制肿瘤相关巨噬细胞可以抑制肿瘤生长和转移,因此抑制库普弗细胞可保护正常肝脏急性损伤,同时发挥抑制肿瘤效应。

近年来,干细胞研究取得很大进展,移植造血干细胞到放射损伤后的肝脏促进组织修复减轻 RILD;通过移植正常肝细胞到放射损伤肝脏局部,可以维持大剂量照射后大鼠肝脏的生理功能,这些都有望成为 RILD 治疗的新方法。

(杜世锁　吴志峰)

第五节　肝癌的放射生物学研究

肿瘤和肿瘤所在的宿主、器官或其周围的正常组织之间存在相互作用的关系,研究原发性肝癌的放射生物学,也涉及射线对肝组织细胞、对肝癌细胞的影响,以及肿瘤细胞对正常肝细胞的影响。本节从肝癌的放射生物学角度来探讨肝癌放疗的合理性和提高肝癌放疗效果。

一、肝癌细胞的放射敏感性

目前测定细胞放射敏感性的常用方法是克隆形成试验,其可真实地反映照射后细胞存活分数(survival fraction,SF)。克隆形成试验是目前放射生物研究的"金标准"。在电离辐射敏感性的研究中,常用一些生物物理模型来拟合剂量存活曲线,其中最常用多靶单击模型以及线性平方模型。

(一)多靶单击模型

该模型假设在细胞死亡前有两个或多个靶受到一次击中,细胞存活分数可用下式表示:

$$S=1-(1-e-D/D0)N$$

式中,S 为受到剂量 D 照射的细胞存活分数;D0 为曲线指数区存活率下降到照射前的 37% 所需的照射剂量;N 为外推数或靶数。若从存活分数 1.0(100% 存活)处作一条与横坐标平行的线与存活曲线直线部分的外推线相交,交点在剂量轴上的投影点即为准域剂量(Dq)。N 和 Dq 的大小代表细胞累积亚致死性损伤的能力。计算公式如下:

$$Dq=D0·In(N)$$

(二)线性平方模型

由 Kellerer 和 Rossi 提出,可用下式表示:

$$S= e-(αD+βD2)$$

式中 S 为照射 D 剂量后的细胞存活率,α 和 β 是常数。α 代表起始斜率,决定低剂量照射下损伤的程度;β 代表效应的超线性部分,是造成曲线的弯曲和产生分割剂量的节制效应,其贡献随照射剂量增加而加大。α/β 值是衡量修复效应的一个重要指标,α/β 值越大,表明细胞修复能力越弱。而细胞的修复能力直接影响细胞的放射敏感性和分次照射的细胞生物学效应,因此 α/β 值似可作为衡量细胞放射敏感性和分次照射细胞生物学效应的一个指标。亚致死损伤修复程度和存活曲线弯曲度的相关性很好,这是因为两者都是同一基本现象的表现。

(三)肝癌细胞放射敏感性的实验研究

石卫民等采用体外试验方法研究人肝癌细胞 HepG2 的 D0 值为 1.5,SF2 为(0.45 ± 0.05);BEL-7402 的 D0 值为 1.6,SF2 为(0.63 ± 0.05)。而李伟雄等报道的人鼻咽癌 CVE 细胞系的 D0 值为 1.25,刘斌等报道口腔黏液表皮样癌细胞 MEC-1 的 D0 值为 1.54。我们采用人肝癌细胞 HepG2,采用集落形成实验,线性平方模型所得的 α/β 值为 11.2,而 Tai 等通过对在体研究所得到的 α/β 值则为 15.0 ± 2.0Gy。

因此,无论从 SF2、D0 值,还是从 α/β 值来看,肝癌细胞均属于放射敏感肿瘤。既往肝细胞癌放射治疗受到冷落的原因在于照射后出现严重的肝损伤,其实关键在于如何选择患者以及如何选择放疗的方案(如何保护肝脏,使肝脏免于严重的放射性肝损伤)。

二、肝癌接受放射治疗,正常肝组织受照射后对癌细胞的影响

机体接受电离辐射以后,细胞会释放多种活性分子,包括活性氧自由基(ROS)、一氧化氮自由基

（NO）和细胞因子（如 TGF-β1、TNF-α、IGF 等），且机体大多要发生慢性炎症反应。这种炎症反应是由于辐射使上皮细胞、内皮细胞、成纤维细胞和巨噬细胞间的相互作用，其中还伴随了多种细胞因子表达的提高，最常见如 TNF-α、IL-6、TGF-β 以及 IL-1β；单核细胞游走到组织后分化为巨噬细胞，后者是炎性细胞因子的重要来源。体外细胞学实验还发现，射线照射的细胞的培养基能降低未受照射细胞的存活率，而根本不需要受照细胞与未受照细胞的直接接触，这就是"旁观者效应"。旁观者效应的产生可以不依赖细胞间的间隙连接，可能是通过某些信号传导系统间接控制未受照细胞的生与死，或者是受照细胞分泌出能对未受照细胞产生毒性的因子。肝脏这一器官有其特殊性，因为它本身含有丰富的非实质细胞，包括数量较多的巨噬细胞（库普弗细胞），类似成纤维细胞的星状细胞和肝窦内皮细胞。肝脏非实质细胞是放射敏感细胞，放疗后释放大量细胞因子是放射诱导非靶向性效应的关键因素。Huang 等也发现，原代肝细胞在体外分别培养，在辐照 24、48、72 小时后，不论辐照多长时间，均检测不到 TNF-α。他们认为，TNF-α 主要由库普弗细胞受照射刺激后产生。我科的研究证实在给予大鼠肝脏辐射前，采用特异性的库普弗细胞抑制剂三氯化钆，可以明显降低 TNF-α、IL-6 及 TGF-β 的产生。当然，部分因子也起了杀伤肿瘤细胞的作用。

然而，肿瘤微环境变化同时也对肿瘤细胞转移能力的影响，近来也得到学者重视。Madani 指出，肿瘤放疗的靶不仅仅是肿瘤细胞的 DNA，肿瘤周围的正常组织和细胞也位于放射野范围内，照射不仅刺激了肿瘤细胞本身的转移能力，并且通过对白细胞和巨噬细胞的刺激致使其释放炎症因子和一些趋化因子如 TNF-α、IL-1、ICAM1（intercellular adhesion molecule-1）、β1-integrin、E-selectin、VCAM1（vascular cell adhesion molecule-1）等，影响肿瘤细胞。前面所提及的与辐射损伤相关的那些因子都可能影响肿瘤细胞的生物学行为。放疗后引发的肿瘤周围迅速和 / 或持久的改变，可以促发刺激血管生成的小分子物质。

我们成功分离大鼠肝非实质细胞原代培养后，将非实质细胞分为照射组及非照射组。照射组细胞经 X 线一次性照射 10Gy，48 小时后提取培养上清液来检测辐射诱导释放的细胞因子，采用细胞因子芯片筛选，结果显示有 11 种细胞因子照射后的表达量升高了一倍以上，如 TNF-α、IL-6 与我们以往的在体试验相符。提取照射组培养上清液（SR）及非照射组上清液（SnonR）加入 McA-RH7777 肝癌细胞，肝癌细胞也经 X 线一次性照射 10Gy 后反复传代 8 代后，观察它们的侵袭转移能力变化（RH10Gy-SR、RH10Gy-SnonR 及 McA-RH7777）。三组细胞分别采用体外 transwell 小室铺基质胶的侵袭实验及 Buffalo 大鼠原位种植后观察肺转移结节，来检测它们的转移能力。结果发现：体外试验观察，三组细胞侵袭能力 RH10Gy-SR > RH10Gy-SnonR > McA-RH7777。三组种入小室的细胞经 24 小时培养后取出计数，200 倍视野下穿出数目分别为（40 ± 4.74）个、（30.6 ± 3.85）个和（11.4 ± 3.56）个。Buffalo 大鼠原位种植 4 周后观察肺转移结节数分别为（28.83 ± 5.38）个、（22.17 ± 4.26）个和（8.3 ± 3.8）个。ELISA 检测到与转移相关的多个因子照射组培养上清液较未照射组上清液增高。

亚致死剂量照射的肝癌细胞的存活后代细胞表现出更强的侵袭和转移能力。另一个重要的原因就是照射所引起的遗传变化传递到了它们的后代细胞。脑瘤、恶性黑色素瘤、肝癌、胰腺癌均发现了这一现象，研究发现肿瘤多条信号通路的激活，从而导致照射后残存肿瘤的这一性状改变。目前我们的研究认为,不仅是射线对肿瘤细胞直接的作用所导致,肝脏照射后肿瘤细胞所处的微环境也起了作用。照射后肝脏非实质细胞释放了与肿瘤转移密切相关的一些细胞因子可能也介导了这一过程。在一定的照射剂量和时间窗内,辐射可以增强肿瘤相关的宿主细胞促进肿瘤侵袭转移的活力,如增强内皮细胞建立新生肿瘤血管、白细胞及巨噬细胞导致的炎症、成纤维细胞所致的结缔组织增生。

肝癌细胞经历亚致死照射后出现了侵袭转移能力的增高,是不是意味如果不能够给予患者根治性放疗,那就不必放疗,当然这是不正确的。我们的临床回顾研究,多数肝癌病例放疗后最后的失败原因还是肝内肿瘤未控及肝功能衰竭,姑息照射延长了患者的生存期。但提示在临床工作中需要注意:①尽量采用更好的物理技术来达到根治剂量;②使用药物(如血管生成抑制剂、非特异性抗炎药物COX-2 受体抑制剂等)干预这一过程。

三、如何通过提高肝癌细胞放射敏感性来提高肝癌治疗的疗效

肿瘤放射敏感性与肿瘤细胞固有的内在敏感性及肿瘤细胞微环境相关,但具体哪一种因素在影响放射敏感性中发挥主要作用目前尚不明确,不同因素之间也可能相互影响。与辐射生物效应过程相关的各种基因变异、基因多态性及表观修饰,都可造成放射敏感性的差异。随着研究认识的不断深入及研究方法的不断发展,从最初的大体组织细胞水平到目前的分子基因水平,人们认识到放射敏感性差异与细胞乏氧、细胞周期、增殖活性、DNA 损伤修复和细胞凋亡等密切相关。目前关于肿瘤增敏的研究很多,但多处于实验阶段,尚无有效的应用于临床的药物,可参考相关的文献。本节仅就我科近年来所做的肝癌放射增敏研究做一简单介绍。

细胞获得性抗拒的主要机制是辐射产生 DNA 损伤导致细胞周期的再分布。细胞周期的再分布主要表现为两大周期阻滞:G1/S 和 G2/M 期阻滞。研究表明,G1 期阻滞的传导途径为 DNA 受损信号通过多种途径传递给 p53,启动 p21 的转录,使 p21 蛋白升高,从而进一步抑制 CDK4/6-Cyclin D 和 CDK2-Cyclin E 等作用底物,使细胞阻滞于 G1 期,修复受损的 DNA,防止缺陷的 DNA 复制传入下一代。G1 期的阻滞发生于野生型 *p53* 细胞中。而 G2/M 阻滞则主要由共济失调性毛细血管扩张突变(ATM)及 ATM 和 Rad3 相关(ATR)蛋白激酶来控制。而 ATM 也可调控 *p53*,进而由 *p53* 通过 p21、GADD45 和 14-3-3δ 等传导对细胞 G2 期阻滞进行调控。*p53* 为重要的抑癌因子,在人类肿瘤中有 50% 以上的肿瘤发生 *p53* 突变。我们研究选用的细胞株 MHCC97H 也为 *p53* 突变株。细胞经辐射后出现 G2/M 期阻滞而不出现 G1 期阻滞,原因主要为辐射后引起 DNA 损伤,激活 ATM 和 ATR 蛋白激酶使下游 Chk1 和 Chk2、Cdc25 蛋白磷酸化,导致 CDC2Tyr15 磷酸化而抑制 CDC2 的活性引起,使细胞阻滞于 G2 期。咖啡因可以明显降低照射后细胞的磷酸化 CDC2 Tyr15 的含量,其降低过程和 G2/M 期消除阻滞过程一致。这说明咖啡因增加 CDC2Tyr15 的脱磷酸化,降低 CDC2 的含量,从而去除 G2/M 期阻滞,使细胞携带受损的 DNA 进入下一细胞周期,产生异常增殖性分裂,导致凋亡。用 2.5mmol/L 的咖啡因作为增敏剂,在 48 小时,咖啡因组的凋亡比率明显高于单纯照射组(增加了 13.1%)。

我们还选用了裸鼠的移植瘤模型,观察咖啡因的放射增敏效果。咖啡因可显著提高 LM3 原位移植肝癌的放疗敏感性,肿瘤生长曲线显示,咖啡因＋放疗组的肿瘤生长速度明显低于生理盐水对照组、单

纯咖啡因组及单纯放疗组。肿瘤生长延迟时间分别为 14.3 天、14.1 天及 7.2 天,终末期的肿瘤体积咖啡因 + 放疗组也是显著低于其余三组。磷酸化 CDC2-Tyr15 蛋白的免疫组化分析:在不同照射剂量组,咖啡因 + 放疗组 CDC2-Tyr15-P 阳性细胞的比例较同剂量单纯放疗组显著降低,而 CyclinB1 阳性细胞的比例则显著提高。同时,在标志肿瘤细胞凋亡的 TUNEL 染色阳性和 casepse-3 蛋白表达的细胞数也较其余三组显著增多。

因此,咖啡因或许可以通过降低原位移植 LM3 肝癌组织放疗后 CDC2-Tyr15 的磷酸化表达水平,并提高由于辐射作用而降低的 CyclinB1 蛋白表达水平,进而去除辐射引起的 G2 期阻滞,最终导致 LM3 肝癌组织发生细胞凋亡,这种辐射敏感性的提高可能是由于 DNA 在 G2 期的自我修复时间减少所致。咖啡因提高了原位移植裸鼠 LM3 肝癌的放疗敏感性,这提供了进一步临床应用的可能。

(周乐源)

第六节 肝癌放射治疗与免疫

一、肝脏的解剖与免疫

宏观解剖学上,肝脏独特的血供方式决定了其独特的血流动力学特点:肝脏由门静脉和肝动脉双重供血,门静脉是联系肠肝轴最重要的血管之一,其中含有病原体(仅在病理情况下肠道菌群移位)及其代谢产物[例如脂多糖(LPS)]、来自肠道的食物抗原以及营养物质等,供应了肝脏 80% 的血液,而肝动脉内含有来自全身的抗体、病原体,供应其余 20% 肝脏血液。因此,肝血窦内是动静脉混合血,这决定了肝窦内的血流低氧、低压、慢速的特点。肝血窦的血流速度是体循环中毛细血管内血流速度的一半,某些病原或分子的浓度(如 LPS)在肝脏门脉中的浓度更高,肝小叶的这一血供特点是肝脏能够执行合成、代谢和免疫防御功能的基础。

组织学上,肝脏中的细胞分为两类:肝实质细胞(肝细胞)构成肝小叶的主体,而非实质细胞(如肝窦内皮细胞、肝星状细胞、库普弗细胞等)则将肝细胞与肝窦内的血流隔开。肝窦内皮细胞缺乏基底膜(可以容纳直径 50~100nm 的物质直接通过),窦周隙(Disse 间隙)中存在肝星状细胞,这一独特的组织学特点使得肝脏作为免疫防御的第一道屏障。

肝脏与全身血液循环的关系,决定了肝脏免疫与全身免疫的关系密不可分。肝脏中的库普弗细胞等免疫细胞和肝窦内皮细胞等非实质细胞具有清除病原分子的"解毒"作用。在某些病理情况下,这些细胞通过释放细胞因子,招募外周免疫细胞发挥固有免疫调节作用,并进一步启动机体适应性免疫应答。此外,肝细胞分泌的产物又一次参与全身的体液循环,例如胆汁进入肠道构成肠肝轴,表达黏附因子、分泌补体蛋白和急性期反应蛋白(APR),参与全身的血液循环。

肝脏的免疫受到全身免疫的调控,而肝脏的局部免疫反应也会影响全身。根据这一特点,将肝脏中的细胞分为两类：一类是定居于肝脏中发挥免疫作用的细胞，另一类是来自全身免疫系统的游走免疫细胞。定居于肝脏内的经典固有免疫细胞和非免疫细胞中，数量庞大的单核巨噬细胞构成了肝脏固有免疫的第一道屏障。肝脏内存在两类单核细胞来源的固有免疫细胞：一类是巨噬细胞，另一类是树突状细胞。巨噬细胞是肝窦内最丰富的固有免疫细胞，肝脏内储存着全身 80% 的巨噬细胞。过去，我们根据其功能状态将其分为 M1（促炎）和 M2（抗炎）表型。由于单核巨噬细胞在肝脏内高度的表型异质性，根据其位置和来源将其分为两类：一类是定居于肝脏的库普弗细胞，另一类是来源于单核细胞的巨噬细胞。库普弗细胞来源于卵黄囊中的髓红系前体，定居于肝脏中并具有持续自我更新功能，维持免疫稳态，构成了肝窦中 35% 非实质细胞和全身 90% 的巨噬细胞；而后者在免疫稳态情况下数量较少，仅在损伤过程中快速募集，快速补充肝脏中由于免疫反应而消耗的巨噬细胞。

肝脏内的树突状细胞（DC）是一类来源于骨髓单核细胞的专职抗原呈递细胞，它们位于肝窦周隙，包括以 CD11c+CD1b+CXCR1+ 的髓系 DC（Myeloid dendritic cells）、CD11c+CD8α CD103+ 的经典 DC（conventional DCs，cDCs）和 CD11c+PDCA-1 浆细胞样 DC（plasmacytoid DCs，pDCs）。肝脏中最丰富的是髓系树突状细胞。肝脏中的树突状细胞与游走的巨噬细胞具有共同的来源。

此外，肝脏中的实质细胞虽然不是经典免疫细胞，但也发挥着固有免疫的作用。肝细胞不仅分泌胆汁、合成代谢的生理功能，还包括免疫调节作用，此外，肝星状细胞（位于窦周隙）、肝窦内皮细胞（位于肝窦与肝实质细胞之间），由于它们独特的解剖位置，使它们作为抗原呈递细胞，在维持肝脏免疫稳态上具有独特的作用。

局部的免疫必然受到全身的调控，肝脏维持免疫稳态、免疫应答均有赖于来自全身体循环中的免疫细胞，它们在免疫稳态时少量存在，在病毒、细菌和肿瘤等炎症情况下大量被招募。这些来自循环的免疫细胞包括两类：一类是来源于骨髓的固有免疫细胞，包括髓系来源的单核细胞分化而来的巨噬细胞、DC、中性粒细胞，在炎症时通过分泌促炎细胞因子等途径发挥促炎作用；另一类是共同淋巴样前体来源的固有淋巴样细胞 NK 细胞、固有淋巴细胞 NK-T 细胞、γδ T 细胞，这类细胞的分化受到肝脏内微环境的调控，通过不同表型发挥抗炎或促炎的作用。例如 NK 细胞表面受体 IKR 和 AKR 的激活，NK-T 细胞在 IL-12 和 IL-7 的刺激下分别产生 Th1 和 Th2 表型。此外，由于肝脏内大量抗原呈递细胞（库普弗细胞、DC 细胞、肝窦内皮细胞和肝细胞）与循环中的淋巴细胞相互作用，因此还存在着 CD8$^+$T 细胞、CD4$^+$T 细胞，这些来自体循环中的淋巴细胞在免疫稳态时仅少量存在，发挥着适应性免疫应答的作用。

二、肝脏内免疫细胞及其功能

（一）定居的库普弗细胞

肝脏中最重要的固有免疫细胞是以库普弗细胞为代表的具有吞噬功能的细胞，调节着固有免疫的免疫稳态。库普弗细胞除了表达 PD-L1，分泌 IL-10、TGF-β 等抗炎因子，还具有特有的调理素受体（Fc 受体、CRIg），清除循环中性粒细胞和衰老血小板、红细胞等宿主细胞。在炎症反应中，以 Toll 样受体（TLR）为代表的模式识别受体、细胞内形成炎症小体（inflammasome）和来自损伤或死亡细胞直接释放危险信号分子（alarmins），是肝巨噬细胞对损伤反应最关键步骤，介导了其参与损伤、感染、慢性炎症、肿瘤等病理生理过程。区别于其他固有免疫细胞，巨噬细胞是一把双刃剑，其分化上的异质性决定了在维持肝脏免疫稳态和免疫调控方面的重要作用。肝脏微环境调控巨噬细胞分化过程的机制始终是热点，由于肝脏微环境中的细胞因子、实验条件的不同（例如体内体外培养、基因转录调控），动物模型、菌群、细胞分离技术的不同，巨噬细胞在特定炎症刺激条件下获得不同功能。在肿瘤微环境中，巨噬细胞具有一种特殊的表型，即肿瘤相关巨噬细胞（TAM），抑制 NK-T 细胞和效应 T 细胞发挥抗肿瘤作用，促进肿瘤免疫逃避、血管生成、侵袭转移的作用。在肝癌中，研究较多的是 LPS、IFN-γ、GM-CSF 刺激巨噬细胞分化为抗肿瘤的 M1 表型，而 IL-4/10/13 和糖皮质激素则刺激巨噬细胞分化为 M2 表型，其分泌的 IL-10、Arg-1 和 PD-L1 是重要效应分子，成为免疫治疗中最重要的靶点之一。

（二）树突状细胞

树突状细胞（dendritic cells，DC）与肝内游走的巨噬细胞都来源于单核细胞，在肝内根据其来源有不同的表面标记。相比其他组织中的 DC，肝脏中 DC 对于 T 细胞的激活作用更弱。由于 DC 位于肝实质细胞之间，决定了其维持免疫耐受机制与库普弗细胞有所不同：一方面是调节适应性免疫，主要通过诱导 Treg 细胞分化和清除激活的 T 细胞起到免疫耐受作用；另一方面是分泌 IL-10 等抗炎介质维持固有免疫耐受。

髓样树突状细胞（mDC）是肝内数量最多的 DC 细胞，在维持固有免疫和适应性免疫的稳态中均发挥作用。在固有免疫稳态中，CCR2+CXCR1 的单核细胞在 HGF、GM-CSF 的刺激下分化为 DC，低水平表达 MHC-Ⅱ，分泌 IL-10、PGE2 等抗炎因子，分泌 IDO12；另一方面，表达 PD-L1 抑制 CTL 功能，DC 细胞还有赖于 NK 细胞和 NK-T 细胞，通过激活 NKG2A 后诱导 Treg 细胞，调节 NK-T 细胞分泌 IL-4。

浆细胞样树突状细胞（pDC）以表达 PD-L1 为主介导固有免疫的免疫耐受。pDC 区别于 mDC 的特点是其表面的 Toll 样受体［如含 CpG 的 DNA 或脂多糖（LPS）］或核苷酸结合的寡聚化结构域（NOD）受体［如胞壁酰二肽（MDP）］，MDP 激活 NOD，进一步上调 IRF4 的表达，从而促进 PD-L1 的表达，抑制 TLR4/MYD88/TRIF 的表达，抑制 IL-6、IL-12p70、TNF 和 IFN-α 的分泌。

炎症情况下，损伤信号分子 DNA 和 HMGB1 免疫复合物通过激活 TLR9 和 RAGE 受体，促进 DC 分泌 IL-12 和 TNF-α，产生炎症。在抗原呈递功能上，区别于库普弗细胞可以直接将 CD1d 限制性抗原呈递给肝脏内的 NK-T 细胞，DC 主要激活的是脾脏中的 NK-T 细胞，依赖于 DC 与 NK-T 细胞之间的反馈信号，在抗原呈递过程中，DC 释放 INF-γ 和 IL-12，反过来也刺激了 NK 细胞释放 IFN-γ。

此外，在免疫防御功能上，pDC 的生物学功能则更为复杂，与传统 mDC 不同，pDC 表面的 TLR 及其下游信号通路参与炎症反应。此外，过去认为 pDC 能够分泌 Ⅰ 型 IFN，从而介导树突状细胞的抗病毒作用。但近年来，这一观点已经有所争议，例如在丙型肝炎病毒（HCV）感染中，DC 通过表达 PD-L1，分泌 IL-12 招募 Treg，HBV 感染的肝细胞释放 IFN-α/IFN-β，促进 DC 高表达 MHC-Ⅱ，从而抑制天然 T 细胞。此外，在慢性纤维化中，DC 具有分泌 MMP9 促进肝脏纤维化作用。

（三）肝星状细胞

肝星状细胞（hepatocellular satellite cells，HSC）是位于肝脏窦周隙（Disse 间隙）中激活后具有成纤维细胞功能的一类肝实质细胞，同时，也是维持肝脏正常稳态的抗原呈递细胞之一。肝星状细胞具有静息态和激活态两种状态。在适应性免疫稳态中,一方面,肝星状细胞表达 MHC-Ⅰ 和 MHC-Ⅱ 介导自身免疫耐受,表达 PD-L1 介导 T 细胞凋亡;另一方面,调节适应性免疫稳态,CTLA-4 激活的肝星状细胞分泌维 A 酸和 TGF-β,促进 Treg 细胞增殖。此外,活化的 CTL 在穿过肝窦细胞进入窦周隙后,通过表达 B7-H1 和 TRAIL 诱导 T 细胞凋亡。与肝窦内皮细胞和树突状细胞不同,B7-H1 在肝星状细胞上介导免疫耐受的机制主要影响的是肝脏浸润性细胞毒性 T 细胞,而不是原始 T 细胞。此外,和其他抗原呈递细胞一样,将抗原呈递给 CD1 和 MHC 限制性 NK-T 细胞和 T 细胞,激活并促增殖,并发挥抗细菌的功能。

肝星状细胞分泌细胞外基质的功能促进了慢性肝纤维化的发生及发展,而其分化受到肝脏微环境中的调节。在慢性纤维化中,巨噬细胞分泌的 TGF-β1/NF-κB 是激活肝星状细胞的关键。此外,中性粒细胞、树突状细胞也参与其中。血管内趋化因子(如 CXCL12)诱导中性粒细胞向损伤灶迁移,来自坏死肝细胞的 HMGB1 激活受体 RAGE,招募中性粒细胞。CCR2 及其配体 CCL2 促进单核细胞向肝脏的浸润。其他途径包括来自受损肝细胞的 NADPH 氧化酶(NOX)与库普弗细胞 TLR4 形成反馈环路,刺激肝星状细胞的 TGF-β 信号途径。缺氧诱导因子(HIFs)形成缺氧环境,通过破坏肝脏固有免疫,促进了肝纤维化和肝癌的发生及发展。

但是,纤维化的过程中不一定伴随着炎症的发生。例如,在遗传性血色素沉着病中,损伤肝细胞通过释放铁蛋白(ferritin)促进了肝星状细胞激活后的纤维化。此外,在肝外的脂肪细胞中的瘦素(MBL)直接激活 HSC,并促进库普弗细胞分泌 TGF-β。这些现象提示,代谢对于肝星状细胞的调控是另一个十分重要的治疗靶点。

(四) LSEC 肝窦内皮细胞

肝窦内皮细胞(LSEC)排列在肝窦内,是一种独特的微血管内皮细胞,缺乏基底膜的微结构,类似于淋巴管内皮细胞,由肝源性祖细胞重新分化而来。

肝窦内皮细胞具有内吞细胞代谢物、紧密连接和通过表达清道夫受体以维持肝脏的内环境的作用。肝窦内皮细胞表达各种黏附分子(ICAM1、ICAM2、VCAM1 等),招募特定细胞的黏附,表达清道夫受体(VAP1 等)和趋化因子(CXCL9 等),起到调控中性粒细胞、T 细胞的作用。此外,肝窦内皮细胞促炎促纤维化作用,也与肝脏中的其他免疫细胞交互有关,例如释放 DAMP 和 PAMP 激活库普弗细胞的炎症反应,通过毛细血管化激活肝星状细胞。

三、肝脏免疫稳态和免疫监视

(一) 免疫耐受——肠肝轴的内毒素耐受

肝脏独特的解剖位置使肠道菌群在肝脏的免疫稳态中起到十分重要的作用,在肠肝轴中,门静脉内来自肠道的低水平脂多糖等抗原的刺激下,肝脏中不同免疫细胞维持肠道共生菌和食物抗原的免疫耐受。包括如下机制:

1. 固有免疫细胞的表型分化 库普弗细胞、DC 细胞分化为免疫耐受表型,库普弗细胞和 mDC 分别表达 PD-L1,分泌 IL-10、TGF-β 等抗炎细胞因子,pDC 主要表达 PD-L1 维持免疫耐受。

2. 调节适应性免疫　DC 细胞、库普弗细胞、肝星状细胞、肝窦内皮细胞等抗原呈递细胞表达 MHC-Ⅰ分子,低表达 MHC-Ⅱ分子,调节循环中适应性免疫细胞,与循环中的其他免疫细胞(T 细胞)共同作用,通过诱导失能、克隆清除、招募 Treg 细胞等机制维持了肝脏的免疫耐受。

3. NK 细胞和 NK-T 细胞在 DC 细胞的诱导下分化为抗炎表型,分泌 IL-4 等抗炎因子。

(二) 免疫监视与免疫防御

既往将免疫刺激信号分为损伤相关分子模式(DAMP)和病原相关分子模式(PAMP)激活,两者以 Toll 样受体为代表的模式识别受体是打破免疫耐受的关键。DAMP 主要来源于损伤的肝细胞,例如 ATP、尿酸、胆固醇结晶、DNA 片段等;PAMP 则主要来源于肠道中的 LPS、病毒 RNA 等。随着对下游促炎途径认识的进一步深入,免疫刺激信号分为危险信号分子(danger signals/alarmins)、细胞内炎症小体(inflammasome) 和 TLR 配体。促炎细胞主动释放的死亡信号,如 HMGB1、IL-33 等被称为危险信号分子,通过激活 Toll 样受体和 RAGE 受体等途径,调节固有免疫和适应性免疫应答。而细胞坏死被动产生的炎症反应(如 ATP、dsDNA 等),则主要刺激库普弗细胞形成细胞内炎症小体,激活 Caspase1 分泌 IL-1β 和 IL-18,促进炎症发生。肝脏中的免疫细胞具有强大的免疫防御功能,有赖于其表面丰富的 Toll 样受体,以库普弗细胞和 DC 细胞表面的 TLR4 和 TLR9 最具有代表性,在纤维化、肿瘤等炎症反应中起到了重要的作用。此外,肝脏中的库普弗细胞和 DC 细胞都是专职抗原呈递细胞,而肝窦内皮细胞、肝星状细胞和肝细胞虽然具有抗原呈递功能,但不是专职细胞。这些功能独特的细胞位于肝脏的不同位置,通过调节 T 细胞的应答,以清除内源性和外源性的病原或损伤。

四、放疗联合免疫治疗机制和原则

放疗作为癌症治疗的主要手段之一,超过 60% 的肿瘤患者需要接受根治性放疗、辅助放疗或姑息放疗。从 20 世纪 70 年代起,越来越多的证据表明人体免疫系统对放疗产生的抗肿瘤效应有很大的贡献。虽然放疗通常被认为是一种局部治疗,但其可能展现出超过直接照射区域的"远隔效应",有研究表明,该效应与放疗导致的全身免疫反应有关。虽然"远隔效应"在单纯放疗中极为罕见,但放疗引发的免疫效应引起了研究者们极大的热情,同时为放疗加强免疫治疗主导的全身抗肿瘤免疫反应提供了依据。

免疫治疗旨在调动患者自身的免疫系统来清除肿瘤细胞。免疫疗法的历史进展与放射治疗有许多相似之处。与放疗一样,免疫治疗第一次应用在临床也是在 19 世纪末,William Coley 在 19 世纪 90 年代率先使用了一种细菌制剂,称为 Coley 毒素。虽然临床效果不显著,但 Coley 毒素的使用首次揭示了利用免疫系统产生抗肿瘤反应的潜力。无独有偶,免疫治疗和放疗一样,在 20 世纪中后期因成为标准的肿瘤治疗手段而备受关注,但其毒性反应相当大。Fritz Bach 等在 20 世纪 60 年代在骨髓移植的基础上开发了最早的细胞免疫疗法,20 世纪 90 年代批准了高剂量白细胞介素 -2(IL-2)用于治疗已经发生转移的肾细胞癌和黑色素瘤。

到了 21 世纪,肿瘤更加精准的靶向治疗显著降低了放疗以及免疫治疗的不良反应。在放射肿瘤学领域,这主要得益于技术进步,主要是高适形强度调制技术、立体定向技术及高精度的图像引导。免疫疗法的显著进展包括开发了直接靶向肿瘤细胞的抗体、免疫检查点抑制剂和嵌合抗原受体 T 细胞疗法（CAR-T）。免疫检查点抑制剂的出现彻底颠覆了晚期黑色素瘤、非小细胞肺癌和肾细胞癌等的治疗方法，部分患者完全缓解时间超过 5 年。目前，免疫检查点抑制剂主要针对 2 个靶点：CTLA-4 和 PD-1/PD-L1。现代放射治疗和免疫治疗的特异性日益增强，同时降低了毒性反应，使得它们在临床肿瘤学中的作用日益提高。放疗和免疫治疗在临床安全性和治疗方法上的共同发展，使两者在肿瘤的多学科联合治疗中拥有一席之地。

（一）放疗与免疫疗法相结合的理论基础

20 世纪 70 年代提出的 Steel 假说，首次阐述了药物联合放射治疗改善肿瘤治疗效果的机制。Steel 假说不断演化、改进，突出了放疗和癌症药物在分子时代的相互作用。在改进后的框架下，放疗和免疫治疗可以通过 5 种不同的机制相互作用来改善临床结果：①空间协作；②时间调节；③生物性协作；④细胞毒性增强；⑤正常组织保护。通过这些机制，放疗有可能增加肿瘤细胞对免疫杀伤的敏感性。首先，放射后的肿瘤细胞能上调抑制免疫反应的免疫负性调控分子（例如免疫检查点分子），那些抑制这类放疗后上调的免疫负性调控分子的免疫治疗药物则有望重塑抗肿瘤免疫。以放疗后细胞间的信号传导为基础的生物性协作，可以通过增加放射区域肿瘤的免疫介导的细胞毒性以及激活放射区域以外的全身抗肿瘤免疫反应来实现和免疫治疗间的空间协作。其次，不同于手术和放疗等其他肿瘤治疗方法，患者对免疫治疗的反应往往出现延迟，甚至在免疫治疗过程中肿瘤负荷会暂时增加。这促使我们推出新的免疫疗法反应评估标准。在一些发展迅速的肿瘤中，对免疫治疗有响应的患者可能会因肿瘤暂时进展所导致的后遗症（例如气道阻塞）而放弃治疗。利用放疗能够有效地限制肿瘤进展，提供足够的时间窗口来应对免疫治疗效果延迟，从而引起放疗联合免疫治疗的时间调节。最后，免疫疗法还能够保护正常组织，通过靶向 TGF-β 的单抗介导的免疫反应能够有效地阻断放射性组织纤维化。综上所述，Steel 假说提供了放疗联合免疫疗法具有潜在协同作用的框架。

（二）放疗联合免疫治疗的基础和实验室研究

越来越多的临床前研究揭示了放疗能够影响肿瘤微环境中的免疫原性。放射可以杀死那些具有免疫原性肿瘤细胞，随后释放肿瘤特异性抗原。经过放射后存活肿瘤细胞也会受到损伤，这些细胞发生表型转化，进而表达一些免疫敏感性的标志蛋白。除此之外，放射后的肿瘤微环境也发生了改变，首先，包括抑制和效应淋巴细胞在内的放疗敏感性免疫细胞亚群被清除。其次，一些炎性细胞因子和放射性损伤相关的模式分子的释放会使局部的内皮细胞表达黏附受体，招募并激活免疫细胞进入肿瘤组织。再次，放射也可以通过影响免疫微环境来破坏抗肿瘤的免疫反应。放疗后肿瘤微环境中除了发现抑制性调节 T 细胞的浸润，还观察到抑制性巨噬细胞和骨髓来源的抑制性免疫细胞亚群的浸润活化。例如，放疗产生的 I 型干扰素不仅可以促进效应 T 细胞和抗原呈递细胞的招募，还可以招募骨髓来源的免疫抑制性细胞。最后，长期 I 型和 II 型干扰素激活还可以增加多种 T 细胞抑制性受体的配体表达。因此，靶向这类免疫抑制细胞的免疫疗法有望加强放疗在肿瘤治疗中的疗效。

放射剂量、分割方式和放射野体积都可以影响肿瘤微环境中的免疫反应。由于正常组织 DNA 损伤修复能力和速度远超过肿瘤细胞，因此放疗的合理分割可在一定程度上减少正常组织损伤的同时，使肿瘤细胞接受足够的放射剂量。然而,放疗的分割无法规避肿瘤中的适应性免疫细胞亚群的损伤,尤其是几乎没有能力修复 DNA 损伤的淋巴细胞,它们在接受单次分割 1~3Gy 剂量的放射后数小时内就开始发生细胞凋亡。同时,临床发现放射所致的淋巴细胞减少症是一个不良预后因素,多项研究表明了放射相关的淋巴细胞减少症的发生与放射野大小、单次分割剂量和分割的次数呈正相关。还有临床研究表明,绝对淋巴细胞计数可以预测患者对免疫检查点抑制剂的反应,其与免疫治疗响应速度和响应持续时间呈正相关。有趣的是,临床前研究还表明,尽管淋巴细胞在一开始被局部清除,低分割放疗方案却能激活免疫反应。最新的研究成果指出,标准分割放疗和低分割放疗激活不同的免疫细胞亚群,其中标准分割倾向于激活髓系免疫细胞,而低分割则激活适应性抗肿瘤免疫细胞。虽然对于放射分割的研究很难设置严格的对照,但我们观察到的肿瘤浸润的免疫细胞在不同放疗分割后展示的动态变化,为我们理解放疗和肿瘤免疫的关系提供了新的曙光。

随着有效放射剂量的上升,具有免疫原性肿瘤细胞的死亡也相应增加。首先,高剂量的放射可以直接导致肿瘤细胞中 MHC-Ⅰ 和程序性死亡受体(如 Fas)表达呈剂量依赖性升高。其次,中等分割的 8~12Gy 剂量的照射则是通过细胞微核中释放的放射剂量依赖 DNA 进入胞质激活 cGAS/STING 通路,最终产生Ⅰ型干扰素以及继发的免疫反应。更高的放射剂量会导致引起的 STING 活化下降,部分原因是更高的照射剂量诱导核酸外切酶 Trex1 的表达,Trex1 可以降解胞质中的 DNA,从而导致负反馈调节。有临床前研究表明,cGAS/STING 信号通路的激活对于放疗导致的适应性免疫至关重要。放疗对免疫的影响是非常复杂的,放疗不仅可以通过调节肿瘤细胞内部的信号传导,还可以同时调控肿瘤细胞和免疫细胞间的信号传导,比如树突状细胞只有吞噬肿瘤细胞产生含有 DNA 片段的外泌体激活 STING 通路才能成熟活化,并具备抗原识别能力。最后,在接受 2~5Gy 的低剂量照射时,肿瘤微环境主要的变化是产生并释放细胞因子来促进免疫细胞的招募和活化。在更低的照射剂量(1~3Gy)下,肿瘤的免疫微环境主要表现为放疗敏感的抑制性和效应淋巴细胞清除。超低剂量放射暂时清除局部的耗竭性或者抑制性 T 细胞,为免疫治疗重建肿瘤有效免疫提供了窗口。

许多团队的临床前研究表明,放疗的免疫调节作用可以有效地增强全身抗肿瘤反应。这种治疗方法称为原位肿瘤疫苗,利用源自患者自身的肿瘤的特异性抗原来刺激和扩大 T 淋巴细胞的抗癌作用。这种方法充分发挥了肿瘤细胞中个体特异性随机突变而产生的"保守抗原(private antigens)"的优势。最新的研究还报道这些突变的蛋白对于 T 淋巴细胞识别肿瘤抗原来说至关重要。总体而言,放疗通过调控免疫微环境以及引发的原位肿瘤疫苗效应,在增强肿瘤对免疫治疗的响应中发挥着重要的角色。

临床前研究提供了放疗和免疫检查点抑制剂联用的强有力支持。放疗会上调肿瘤细胞中 PD-L1 的表达来促进适应性免疫的抵抗,而联合免疫检查点抑制剂后则可以消除该适应性免疫抵抗以及增加放疗远隔效应的产生。有一些免疫沉默的肿瘤(immunologically "cold"tumors)表现为低 T 淋巴细胞浸润、低肿瘤突变负荷、低肿瘤新生抗原,这类免疫沉默肿瘤通常对免疫检查点抑制剂在内的免疫治疗没有响应,因此联合放疗更能体现独特的价值。甚至在对免疫检查点抑制剂有反应的肿瘤中,联合放疗通过放大适应性抗肿瘤免疫来提升肿瘤对免疫治疗响应的强度和持续时间。例如,在 B16 小鼠黑色素瘤模型中,放疗和免疫检查点抑制剂分别促进了肿瘤浸润淋巴细胞中 T 细胞受体的多样性和肿瘤浸润淋巴细胞的亚群的扩展。这些临床前研究得出的结论推动了放疗联合免疫检查点抑制剂治疗肿瘤的临床试验的开展。一些临床前研究提出新一代的联合治疗方案,放疗联合其他种类的免疫治疗有望通过利用放疗引发的原位肿瘤疫苗效应来提高抗肿瘤免疫。

(三) 免疫治疗联合放疗的临床研究

临床安全问题是联合治疗向临床转化应用中最为重要的因素。来自回顾性研究的前期临床数据表明了放疗结合免疫治疗的安全性。例如,在 2 个独立的研究队列中发现接受免疫治疗的恶性黑色素瘤患者联合脑外放疗后没有发现更多的临床不良反应事件。Shaverdian 等主导的黑色素瘤后续临床研究(KEYNOTE-001)表明在安全性可接受的前提下,接受放疗联合免疫抑制剂帕博利珠单抗治疗的患者对比只接受免疫治疗的患者,其无进展生存期延长的同时总体生存时间也有所提高。为了确定立体定向放疗与免疫治疗相结合的安全性,Martin 等分析了 480 例原发肿瘤为非小细胞肺癌、黑色素瘤、肾细胞癌的脑转移患者,所有患者脑转移病灶接受了立体定向放疗,在联合免疫治疗的患者中出现了明显的有症状的放射性坏死,尤其是黑色素瘤患者。这些回顾性研究表明了放疗结合免疫治疗可以增强抗肿瘤效应,但是毒性也是值得关注。

已经有多个前瞻性临床试验探索了放疗联合免疫检查点抑制剂治疗的临床疗效。基于在小鼠前列腺癌自发模型中有力的临床前数据,Kwon 等进行了多中心Ⅲ期临床试验,纳入了去势抵抗且经过多西他赛治疗后肿瘤进展,至少发现一处骨转移的前列腺癌患者。这些患者被随机分配到骨转移灶接受放疗(单次 8Gy)后,联合 CTLA-4 抑制剂伊匹单抗组或安慰剂组。结果显示,与安慰剂组对比,伊匹单抗组并没有增加总体存活率。然而,在无内脏转移、无贫血、正常碱性磷酸酶的患者亚组中,放疗联合伊匹单抗可以显著延长患者的生存时间。Tang 等开展的Ⅰ期临床试验招募了肝脏或肺部至少一处转移性病灶的实体肿瘤患者,序贯或同时接受立体定向消融放疗 [(50~60) Gy/(4~10) 次分割] 和伊匹单抗免疫治疗。共 31 例患者放疗区域外的反应是可以评估的,其中 3 例患者表现部分缓解,10 例有临床获益。

免疫检查点 PD-1/PD-L1 抑制剂联合放疗在前瞻性临床试验中也显示类似的效果。PACIFIC 试验随机纳入了局部晚期、不可手术切除的非小细胞肺癌患者,这些患者以前接受过铂类化疗联合放疗,接受 PD-L1 抑制剂度伐利尤单抗或安慰剂。这项研究表明,接受度伐利尤单抗治疗组比安慰剂组的无进展存活时间显著延长,次要终点 12 个月和 18 个月的无进展生存率、客观缓解率和缓解持续时间在接受度伐利尤单抗治疗后得到改善。目前美国食品药品监督管理局(FDA)批准的免疫检查点抑制剂适应证主要限于出现转移的晚期恶性肿瘤。然而,新的研究证据表明免疫疗法在未发生转移的肿瘤也有潜在应用前景。临床前研究阐明了免疫检查点抑制剂可以有效地防止局部肿瘤发生侵袭转移。这些发现对于高风险的局部晚期肿瘤患者治疗有提示作用。PACIFIC 临床试验提供了强有力的临床证据表明在非转移性肿瘤中综合治疗(手术、放化疗)联合免疫治疗可以带来潜在的临床获益。

进一步的前瞻性研究试图阐述联合治疗中观察到的肿瘤临床缓解的机制。在一项非小细胞肺癌患者放疗联合抗 CTLA-4 治疗的临床试验中发现,18% 的患者观察到肿瘤客观缓解,31% 的患者表现为肿瘤得到良好控制。分析发现,最有效的临床疗效预测因素是放射治疗后血清干扰素 -β 的增加和血液

T 细胞亚群的早期变化,该发现与临床前的研究数据一致。通过检测对联合治疗有反应患者的 T 细胞受体发现,放射治疗后血液中 T 细胞亚群的扩增与原位肿瘤疫苗效应一致。有趣的是,研究人员在一位患者中还发现了在放射治疗前未被识别的肿瘤新生抗原特异性 T 细胞亚群。

为了验证放疗远隔效应(局部放射治疗可以消灭/缩小远端转移部位),McBride 等招募了转移性头颈部鳞状细胞癌患者,随机分为只接受纳武单抗治疗组和第一剂和第二剂纳武单抗治疗期间引入立体定位放射治疗(9Gy/3 次)。结果表明联合治疗组的未照射的转移灶的客观反应率没有明显的改善。在一项 II 期临床试验中,Theelen 等纳入了转移性非小细胞肺癌患者,随机分为帕博利珠单抗治疗组和帕博利珠单抗联合放疗组,虽然联合疗法相比帕博利珠单抗单项疗法的总体反应率提高了一倍,但差异无统计学意义($P=0.07$)。值得注意的是,我们在分析这个反应率的时候需要异常谨慎,因为肿瘤中 PD-L1 的表达在各组之间的不平衡可能会混淆这一结果。在亚组分析中发现 PD-L1 阴性肿瘤患者的无进展生存和整体存活率显著提高。

总之,目前的临床数据表明,将放疗联合免疫检查点抑制剂是安全的,且表明放疗可以产生原位疫苗激活 T 细胞免疫的类似效应。然而,随机前瞻性临床研究尚未显示放疗能够增强转移性肿瘤的临床反应。PACIFIC 临床试验证明了早期联合治疗在局部晚期肿瘤中的优势。放疗结合免疫治疗是一个发展迅速的领域,包括从放疗结合免疫检查点抑制剂,到放疗结合其他靶点的免疫治疗的临床前和临床研究。目前正在开展临床试验的免疫治疗剂的种类繁多(表 2-6-1)。

表 2-6-1　免疫治疗联合放疗最新的临床研究汇总

药物类型	药物名称	治疗疾病	临床试验分期	研究数量	对比 2018 的倍数
免疫检查点抑制剂	抗 CTLA4 单抗	宫颈癌、黑色素瘤、头颈部肿瘤、胰腺癌、肝癌、肺癌	1/2/3	98	5
	抗 PD1/PD-L1 单抗	食管癌、非小细胞肺癌、恶性胶质瘤、黑色素瘤(脑转移)、浸润性膀胱癌、乳腺癌、头颈部肿瘤、胰腺癌、胃癌、结直肠癌、滤泡型淋巴瘤	1/2/3	451	5
细胞因子	IL2、IFN、GM-CSF、TGF-β 抑制剂	转移性乳腺癌、非小细胞肺癌、胶质母细胞瘤、滤泡型淋巴瘤、胰腺癌	1/2	149	16
细胞疗法	嵌合抗原受体 T 细胞免疫疗法(靶向 BCMA、CD19、CD-30、CD22、EGFR)	B 细胞淋巴瘤、胶质母细胞瘤、滤泡型淋巴瘤、胰腺癌	1/2	18	0.67
疫苗/溶瘤病毒	癌症疫苗:AdV-tk、Sipuleucel-T、G207、ADV/HSV-tk;溶瘤病毒:Ad5-yCD/mutTKSR39rep-hIL12、Ad5-yCD/mutTKSR39rep-AD	前列腺癌、胰腺癌、脑部幕上恶性肿瘤、胶质瘤、三阴性乳腺癌、胶质母细胞瘤、卵巢癌、骨肉瘤、神经母细胞瘤	1/2/3	23	0.66
其他免疫治疗靶点	OX40 单抗、CDX-301、GITR、TLR-4,7,9 激动剂	黑色素瘤、肾细胞癌、非小细胞肺癌、乳腺癌、骨肉瘤、复发性淋巴瘤	1/2	22	0.76

五、结语

在进入肿瘤免疫治疗的时代后,放疗有潜力成为系统性癌症治疗的重要组成部分,尤其是放疗结合免疫治疗可提升放疗对局部晚期肿瘤的治疗效果,这在 PACIFIC 临床试验的成功中可见一斑。放疗联合免疫治疗的潜力在临床前研究中得到强有力的支持,使得我们有足够的信心开展放疗和免疫治疗联合的临床试验。基于小鼠模型提出的机制假说,如放疗引发的原位疫苗效应类似的免疫激活等,已在人类实验中得到证实,为制订新一代治疗策略提供了重要的理论依据。除此之外,许多回顾性数据和前瞻性临床队列均表明了放疗联合免疫治疗的安全性。一些临床研究还表明,放疗联合免疫治疗相比联合分子靶向治疗具有更好的药物吸收效果。总而言之,只有把这些可靠的临床前研究作为理论支持,开展更进一步的大规模临床试验,才能将这些放疗联合免疫治疗的成果真正地向临床应用转化。

（杜世锁　曾昭冲）

参考文献

［1］曾昭冲 . 腹盆部肿瘤放射治疗学 [M]. 上海：复旦大学出版社 , 2007.

［2］刘允怡 . 肝切除与肝移植应用解剖学 [M]. 北京：人民卫生出版社 , 2010.

［3］樊嘉 . 肝胆胰肿瘤诊断治疗学 [M]. 北京：人民军医出版社 , 2011.

［4］KEITH L. DALLEY I I. Clinically oriented anatomy [M]. 5th ed. Philadelphia: Lippincott, Williams & Wilkins, 2006.

［5］ZAKIM D. Hepatology: a textbook of liver disease [M]. 4th ed. Philadelphia: Saunders, 2003.

［6］SHERLOCK S. Diseases of the liver and biliary system [M]. 11th ed. Oxford: Blackwell Science, 2002.

［7］SCHIFF E R. Diseases of the liver [M]. 9th ed. Philadelphia: Lippincott, Williams & Wilkins, 2003.

［8］CHOPRA S. The liver book: a comprehensive guide to diagnosis, treatment, and recovery [M]. Atria, 2002.

［9］LAWRENCE T S, ROBERTSON J M, ANSCHER M S, et al. Hepatic toxicity resulting from cancer treatment [J]. Int J Radiat Oncol Biol Phys, 1995, 31 (5): 1237-1248.

［10］REED G B Jr, COX A J Jr. The human liver after radiation injury. A form of veno-occlusive disease [J]. Am J Pathol, 1966, 48 (4): 597-611.

［11］FAJARDO L F, COLBY T V. Pathogenesis of veno-occlusive liver disease after radiation [J]. Arch Pathol Lab Med, 1980, 104 (11): 584-8.

［12］DU S S, QIANG M, ZENG Z C, et al. Inactivation of Kupffer cells by gadolinium chloride protects murine liver from radiation-induced apoptosis [J]. Int J Radiat Oncol Biol Phys, 2010, 76 (4): 1225-1234.

［13］杜世锁 , 曾昭冲 . 放射性肝损伤的发病机制及防治策略研究 [D]. 上海：复旦大学 , 2010.

［14］DU S S, QIANG M, ZENG Z C, et al. Radiation-induced liver fibrosis is mitigated by gene therapy inhibiting transforming growth factor-β signaling in the rat [J]. Int J Radiat Oncol Biol Phys, 2010, 78 (5): 1513-1523.

［15］DU S S, ZENG Z C, TANG Z Y, et al. Regenerative capacity of normal and irradiated liver following partial hepatectomy in rats [J]. Int J Radiat Biol, 2009, 85 (12): 1114-1125.

［16］杜世锁, 曾昭冲, 汤钊猷, 等. 放射对大鼠肝脏术后再生能力影响的实验研究 [J]. 中华放射肿瘤学杂志, 2008, 17: 51-59.

［17］XU Z Y, LIANG S X, ZHU J, et al. Prediction of radiation-induced liver disease by Lyman normal-tissue complication probability model in three-dimensional conformal radiation therapy for primary liver carcinoma [J]. Int J Radiat Oncol Biol Phys, 2006, 65 (1): 189-195.

［18］CHENG J C, LIU H S, WU J K, et al. Inclusion of biological factors in parallel-architecture normal-tissue complication probability model for radiation-induced liver disease [J]. Int J Radiat Oncol Biol Phys, 2005, 62 (4): 1150-1156.

［19］CHOU C H, CHEN P J, LEE P H, et al. Radiation-induced hepatitis B virus reactivation in liver mediated by the bystander effect from irradiated endothelial cells [J]. Clin Cancer Res, 2007, 13 (3): 851-857.

［20］卢彦达. 原发性肝癌三维适形放疗乙型肝炎病毒再激活 [D]. 天津: 天津医科大学, 2010.

［21］CHENG J C, LIU M C, TSAI S Y, et al. Unexpectedly frequent hepatitis B reactivation by chemoradiation in postgastrectomy patients [J]. Cancer, 2004, 101 (9): 2126-2133.

［22］张成祥. 拉米夫定联合三维适形放疗治疗原发性肝癌 36 例 [J]. 江苏医药, 2008, 34 (12): 1295-1296.

［23］李晨, 王慧芬, 万谟彬. HBV 相关慢加急性肝衰竭患者体内细胞因子表达及动态变化的研究 [J]. 传染病信息, 2011, 24 (3): 151-155.

［24］CHANG W W, SU I J, LAI M D, et al. Toll-like receptor 4 plays an anti-HBV role in a murine model of acute hepatitis B virus expression [J]. World J Gastroenterol, 2005, 11 (42): 6631-6637.

［25］CHEN Z, CHENG Y, XU Y, et al. Expression profiles and function of Toll-like receptors 2 and 4 in peripheral blood mononuclear cells of chronic hepatitis B patients [J]. Clin Immunol, 2008, 128 (3): 400-408.

［26］ZHOU L Y, WANG Z M, GAO Y B, et al. Stimulation of hepatoma cell invasiveness and metastatic potential by proteins secreted from irradiated nonparenchymal cells [J]. Int J Radiat Oncol Biol Phys, 2012, 84 (3): 822-828.

［27］KOZŁOWSKA J, JABŁOńSKA J, WIERCIńSKA-DRAPAŁO A. Toll-like receptors in viral hepatitis [J]. Postepy Hig Med Dosw (Online), 2009, 63: 351-354.

［28］KANG J K, KIM M S, CHO C K, et al. Stereotactic body radiation therapy for inoperable hepatocellular carcinoma as a local salvage treatment after incomplete transarterial chemoembolization [J]. Cancer, 2012, 118 (21): 5424-5431.

［29］SCHEFTER T E, KAVANAGH B D, TIMMERMAN R D, et al. A phase I trial of stereotactic body radiation therapy (SBRT) for liver metastases [J]. Int J Radiat Oncol Biol Phys, 2005, 62 (5): 1371-1378.

［30］BEARMAN S I, LEE J L, BARÓN A E, et al. Treatment of hepatic venocclusive disease with recombinant human tissue plasminogen activator and heparin in 42 marrow transplant patients [J]. Blood, 1997, 89 (5): 1501-1506.

［31］GENçEL O, NAZIROGLU M, CELIK O, et al. Selenium and vitamin E modulates radiation-induced liver toxicity in pregnant and nonpregnant rat: effects of colemanite and hematite shielding [J]. Biol Trace Elem Res, 2010, 135 (1-3): 253-263.

［32］BENIMETSKAYA L, WU S, VOSKRESENSKIY A M, et al. Angiogenesis alteration by defibrotide: implications for its mechanism of action in severe hepatic veno-occlusive disease [J]. Blood, 2008, 112 (10): 4343-4352.

［33］RICHARDSON P G, SOIFFER R J, ANTIN J H, et al. Defibrotide for the treatment of severe hepatic veno-occlusive disease and multiorgan failure after stem cell transplantation: a multicenter, randomized, dose-finding trial [J]. Biol Blood Marrow Transplant, 2010, 16 (7): 1005-1017.

［34］LI N, ZHANG L, LI H, et al. Human CD34+ cells mobilized by granulocyte colony-stimulating factor ameliorate radiation-induced liver damage in mice [J]. Stem Cell Res Ther, 2010, 1 (3): 22.

［35］ SI-TAYEB K, NOTO F K, NAGAOKA M, et al. Highly efficient generation of human hepatocyte-like cells from induced pluripotent stem cells [J]. Hepatology, 2010, 51 (1): 297-305.

［36］ 夏寿萱 . 放射生物学 [M]. 北京 : 军事医学科学出版社 , 19984.

［37］ 吴为人 . 用多靶单击模型拟合剂量效应曲线的简化方法与对策 [J]. 核农学通报 , 1990, 11 (1): 12-15.

［38］ WEYRATHER W K, RITTER S, SCHOLZ M, et al. RBE for carbon track-segment irradiation in cell lines of differing repair capacity [J]. Int J Radiat Biol, 1999, 75 (11): 1357-1364.

［39］ 石卫民 , 范义湘 , 陈龙华 . 人肝癌细胞株 HepG2 和 BEL-7402 对放射敏感性的体外实验研究 [J]. 实用癌症杂志 , 2002, 17 (3): 254-256.

［40］ 李伟雄 , 沈瑜 , 谷铣之 . 764-1 对鼻咽癌细胞放射增敏作用的研究 [J]. 中华放射肿瘤学杂志 , 1994, 3 (4): 247-248.

［41］ 刘斌 , 司徒振强 , 吴军正 , 等 . 人黏液表皮样癌 MEC-1 细胞放射敏感性的研究 [J]. 实用口腔医学杂志 , 1997, 13: 126.

［42］ PONS I, GRAS G, COURBERAND S, et al. Consequences of gamma-irradiation on inflammatory cytokine regulation in human monocytes/macrophages [J]. Int J Radiat Biol, 1997, 71 (2): 157-166.

［43］ MOTHERSILL C, SEYMOUR C. Medium from irradiated human epithelial cells but not human fibroblasts reduces the clonogenic survival of unirradiated cells [J]. Int J Radiat Biol, 1997, 71 (4): 421-427.

［44］ MOTHERSILL C, SEYMOUR C B. Cell-cell contact during gamma irradiation is not required to induce a bystander effect in normal human keratinocytes: evidence for release during irradiation of a signal controlling survival into the medium [J]. Radiat Res, 1998, 149 (3): 256-262.

［45］ HUANG X W, YANG J, DRAGOVIC A F, et al. Antisense oligonucleotide inhibition of tumor necrosis factor receptor 1 protects the liver from radiation-induced apoptosis [J]. Clin Cancer Res, 2006, 12 (9): 2849-2855.

［46］ DU S S, QIANG M, ZENG Z C, et al. Inactivation of Kupffer cells by gadolinium chloride protects murine liver from radiation-induced apoptosis [J]. Int J Radiat Oncol Biol Phys, 2010, 76 (4): 1225-1234.

［47］ JOYCE J A, POLLARD J W. Microenvironmental regulation of metastasis [J]. Nat Rev Cancer, 2009, 9 (4): 239-252.

［48］ MADANI I, DE NEVE W, MAREEL M. Does ionizing radiation stimulate cancer invasion and metastasis？[J]. Bull Cancer, 2008, 95 (3): 292-300.

［49］ WILD-BODE C, WELLER M, RIMNER A, et al. Sublethal irradiation promotes migration and invasiveness of glioma cells: implications for radiotherapy of human glioblastoma [J]. Cancer Res, 2001, 61 (6): 2744-2750.

［50］ ROFSTAD E K, MATHIESEN B, GALAPPATHI K. Increased metastatic dissemination in human melanoma xeno-grafts after subcurative radiation treatment: radiation-induced increase in fraction of hypoxic cells and hypoxia-induced up-regulation of urokinase-type plasminogen activator receptor [J]. Cancer Res, 2004, 64 (1): 13-18.

［51］ QIAN L W, MIZUMOTO K, URASHIMA T, et al. Radiation-induced increase in invasive potential of human pancreatic cancer cells and its blockade by a matrix metalloproteinase inhibitor, CGS27023 [J]. Clin Cancer Res, 2002, 8 (4): 1223-1227.

［52］ CHUNG Y L, JIAN J J, CHENG S H, et al. Sublethal irradiation induces vascular endothelial growth factor and promotes growth of hepatoma cells: implications for radiotherapy of hepatocellular carcinoma [J]. Clin Cancer Res, 2006, 12 (9): 2706-2715.

［53］ ZHOU L Y, WANG Z M, GAO Y B, et al. Stimulation of hepatoma cell invasiveness and metastatic potential by proteins secreted from irradiated nonparenchymal cells [J]. Int J Radiat Oncol Biol Phys, 2012, 84 (3): 822-828.

［54］ 尹丽 , 朱广迎 . 肿瘤放射敏感性影响因素的研究进展 [J]. 中华肿瘤防治杂志 , 2012, 19 (8): 629-633.

［55］ TAYLOR W R, STARK G R. Regulation of the G2/M transition by p53 [J]. Oncogene, 2001, 20 (15): 1803-1815.

［56］ ESSMANN F, ENGELS I H, TOTZKE G, et al. Apoptosis resistance of MCF-7 breast carcinoma cells to ionizing radiation is independent of p53 and cell cycle control but caused by the lack of caspase-3 and a caffeine-inhibitable event [J]. Cancer Res, 2004, 64 (19): 7065-7072.

［57］ 贺平, 汤钊猷, 叶胜龙. 人 p53/荧光蛋白融合基因在高转移人肝癌细胞中的表达与定位 [J]. 中华肝脏病杂志, 2000, 8 (2): 105.

［58］ YAO S L, AKHTAR A J, MCKENNA K A, et al. Selective radiosensitization of p53-deficient cells by caffeine-mediated activation of p34cdc2 kinase [J]. Nat Med, 1996, 2 (10): 1140-1143.

［59］ 张树民, 曾昭冲, 汤钊猷, 等. 咖啡因促受照射肝癌细胞株 MHCC97H 凋亡的实验研究 [J]. 实用肿瘤杂志, 2007, 22 (1): 23-27.

［60］ WANG T J, LIU Z S, ZENG ZC, et al. Caffeine enhances radiosensitization to orthotopic transplant LM3 hepatocellular carcinoma in vivo [J]. Cancer Sci, 2010, 101 (6): 1440-1446.

［61］ DU S, CHEN G, YUAN B, et al. DNA sensing and associated type 1 interferon signaling contributes to progression of radiation-induced liver injury [J]. Cell Mol Immunol, 2021, 18 (7): 1718-1728.

［62］ BAJAJ J S, KAMATH P S, REDDY K R. The evolving challenge of infections in cirrhosis [J]. N Engl J Med, 2021, 384 (24): 2317-2330.

［63］ THOMSON A W, KNOLLE P A. Antigen-presenting cell function in the tolerogenic liver environment [J]. Nat Rev Immunol, 2010, 10 (11): 753-766.

［64］ KUBES P, JENNE C. Immune responses in the liver [J]. Annu Rev Immunol, 2018, 36: 247-277.

［65］ SHETTY S, LALOR P F, ADAMS D H. Liver sinusoidal endothelial cells-gatekeepers of hepatic immunity [J]. Nat Rev Gastroenterol Hepatol, 2018, 15 (9): 555-567.

［66］ MURRAY P J, ALLEN J E, BISWAS S K, et al. Macrophage activation and polarization: nomenclature and experimental guidelines [J]. Immunity, 2014, 41 (1): 14-20.

［67］ KRENKEL O, TACKE F. Liver macrophages in tissue homeostasis and disease [J]. Nat Rev Immunol, 2017, 17 (5): 306-321.

［68］ TACKE F. Targeting hepatic macrophages to treat liver diseases [J]. J Hepatol, 2017, 66 (6): 1300-1312.

［69］ TIAN Z, HOU X, LIU W, et al. Macrophages and hepatocellular carcinoma [J]. Cell Biosci, 2019, 9: 79.

［70］ SHAPOURI-MOGHADDAM A, MOHAMMADIAN S, VAZINI H, et al. Macrophage plasticity, polarization, and function in health and disease [J]. J Cell Physiol, 2018, 233 (9): 6425-6440.

［71］ ZHOU J, TANG Z, GAO S, et al. Tumor-Associated Macrophages: Recent Insights and Therapies [J]. Front Oncol, 2020, 10: 188.

［72］ KEENAN B P, FONG L, KELLEY R K. Immunotherapy in hepatocellular carcinoma: the complex interface between inflammation, fibrosis, and the immune response [J]. J Immunother Cancer, 2019, 7 (1): 267.

［73］ HEYMANN F, TACKE F. Immunology in the liver--from homeostasis to disease [J]. Nat Rev Gastroenterol Hepatol, 2016, 13 (2): 88-110.

［74］ YE Y C, ZHAO J L, LU Y T, et al. NOTCH signaling via WNT regulates the proliferation of alternative, CCR2-independent tumor-associated macrophages in hepatocellular carcinoma [J]. Cancer Res, 2019, 79 (16): 4160-4172.

［75］ KOYAMA Y, BRENNER D A. Liver inflammation and fibrosis [J]. J Clin Invest, 2017, 127 (1): 55-64.

［76］ YUEN V W, WONG C C. Hypoxia-inducible factors and innate immunity in liver cancer [J]. J Clin Invest, 2020, 130

(10): 5052-5062.

［77］ CHOPYK D M, GRAKOUI A. Contribution of the intestinal microbiome and gut barrier to hepatic disorders [J]. Gastro-enterology, 2020, 159 (3): 849-863.

［78］ MANTOVANI A, MARCHESI F, MALESCI A, et al. Tumour-associated macrophages as treatment targets in oncology [J]. Nat Rev Clin Oncol, 2017, 14 (7): 399-416.

［79］ ZHOU K, CHENG T, ZHAN J, et al. Targeting tumor-associated macrophages in the tumor microenvironment [J]. Oncol Lett, 2020, 20 (5): 234.

［80］ HUANG Y, GE W, ZHOU J, et al. The role of tumor associated macrophages in hepatocellular carcinoma [J]. J Cancer, 2021, 12 (5): 1284-1294.

［81］ XU F, JIN T, ZHU Y, et al. Immune checkpoint therapy in liver cancer [J]. J Exp Clin Cancer Res, 2018, 37 (1): 110.

［82］ MOHAMMADI C, GHOLAMZADEH KHOEI S, FAYAZI N, et al. miRNA as promising theragnostic biomarkers for predicting radioresistance in cancer: A systematic review and meta-analysis [J]. Crit Rev Oncol Hematol, 2021, 157: 103183.

［83］ KWON Y, KIM M, KIM Y, et al. Exosomal microRNAs as mediators of cellular interactions between cancer cells and macrophages [J]. Front Immunol, 2020, 11: 1167.

第三章

原发性肝癌的临床表现与诊断

第一节　原发性肝癌常见临床表现

一、症状与体征

早期肝癌可无症状,通常直径在 5cm 以下的小肝癌,70% 左右无症状,无症状的亚临床肝癌亦 70% 左右为小肝癌。说明肝癌患者一旦出现症状,肿瘤已较大。

(一) 症状

临床上,肝癌患者的症状是来自肝内的肿瘤或是肝炎、肝硬化,颇难区别。肝癌患者由于肿瘤变大,会出现腹痛、食欲缺乏、腹胀、乏力、消瘦、腹部肿块、发热、黄疸等症状,但大多已属于中晚期症状,而且缺乏特异性。

肝内肿瘤引起的疼痛是由于肿瘤迅速增大使肝包膜张力增加或肿瘤包膜下破裂、出血。分别表现为持续性钝痛、呼吸时加重或急性腹痛。如肿瘤靠近膈肌,可以导致右肩痛。食欲缺乏常因肝功能损害、肿瘤压迫胃肠道所致。腹胀可因肿瘤巨大、腹水以及肝功能障碍引起。乏力、消瘦可由恶性肿瘤的代谢产物与进食吸收少引起,严重者可引起恶病质。腹部包块是由于左叶或右下叶巨大肿瘤。发热可因肿瘤坏死、合并感染以及肿瘤代谢产物引起。如无感染证据者称癌热,与感染不同,多不伴寒战。黄疸多为晚期表现,除肿瘤压迫胆道或胆管癌栓外,还可以合并肝细胞性黄疸。

由于有肝病背景,也可以出现牙龈出血或鼻出血,合并肝硬化门脉高压者,也可以出现上消化道出血。肿瘤位于肝脏包膜下,也容易破裂导致包膜下出血或腹腔积血。

(二) 体征

肝大伴或不伴结节、上腹肿块、黄疸、腹水、脾大、下肢水肿。如肝硬化明显,可有肝掌、蜘蛛痣。部分男性患者出现乳房发育。门脉高压者或下腔静脉阻塞,会出现腹壁静脉曲张。

二、少见临床表现

副癌综合征为肝癌的少见症状,如红细胞增多症、低血糖症等。文献中常罗列不少其他副癌综合征,如高血钙、高纤维蛋白原血症、高胆固醇血症等,但临床实践中并不多见。

三、转移的症状

（一）癌栓

门静脉主干癌栓导致门静脉完全阻塞,会产生腹胀、食欲减退,急剧发生恶性腹水、难以控制的食管胃底静脉曲张破裂大出血、短期内发生肝功能衰竭。下腔静脉癌栓会出现下肢进行性水肿、腹壁静脉曲张、腹水,如癌栓进入右心房,患者会感到胸闷,癌栓脱落会导致急性肺梗死或脑梗死表现。

（二）淋巴结转移

原发性肝癌特别是肝内胆管细胞癌患者,常出现腹腔淋巴结转移。表现为:①肝门区淋巴结转移压迫胆总管导致梗阻性黄疸,最为常见;②肿大的淋巴结导致幽门梗阻,出现腹痛;③淋巴结压迫下腔静脉出现下腔静脉阻塞,导致下肢水肿和腹水;④偶见到腹主动脉旁淋巴结肿大压迫腹腔神经丛出现麻痹性肠梗阻。黄疸、腹痛、下肢水肿与腹胀,都是肝癌患者肝内肿瘤或癌栓进展的症状,如果没有影像学检查参考,很难鉴别出腹腔淋巴结转移导致的症状。

（三）骨与软组织转移

骨转移表现为局部疼痛、肿块、功能障碍、病理性骨折,如转移的病灶压迫脊髓,会在短时间内出现压迫部位以下节段截瘫。有时伴有骨旁的软组织包块。

（四）肺转移

转移的病灶不大时,基本没有症状,CT 检查见肺内弥散多个小圆形病灶,随肺内转移灶的发展,可出现咳嗽、痰中血丝、胸闷、气短。

（五）其他部位转移

肾上腺转移会引起腰背酸痛,如为右肾上腺大的转移灶,可压迫下腔静脉,产生下腔静脉压迫症状。脑转移可以出现头痛、恶心、神志模糊、癫痫发作、中枢神经定位症状。

四、并发症

肝癌常见的并发症包括肝癌结节破裂、上消化道出血、肝功能障碍、胸腔积液、感染等,少见者如下腔静脉栓塞出现的相应症状等。肝功能障碍表现为黄疸、腹水、凝血功能障碍,最终出现肝昏迷。

五、实验室检查

（一）肿瘤标志物

肝细胞癌的肿瘤标志物最常用的是血清中甲胎蛋白（AFP）,70% 的肝细胞癌患者血清中 AFP 升高。AFP 升高的幅度与肿瘤的大小无关,但可以作为判断治疗效果的指标。甲胎蛋白异质体、异常凝血酶原、γ- 谷氨酰转肽酶同工酶 Ⅱ 及 α-L- 岩藻糖苷酶等也可以作为肝细胞癌的标志物。而 CA19-9 是胆管细胞癌的标志物,70% 胆管细胞癌患者会出现血清 CA19-9 水平升高,也可以用作判断疗效的指标。

（二）血常规和生化

原发性肝癌常在肝炎、肝硬化的基础上发生,肝硬化伴脾功能亢进者,常表现为末梢血白细胞、血小板、红细胞计数下降,一般称为"三系"下降。少部分原发性肝癌患者会分泌促红细胞生成素或血小板生长因子,导致血红蛋白水平、血小板计数升高。

常规的肝功能检查项目:胆红素、白/球蛋白比值、氨基转移酶(ALT 和 AST)、谷氨酰转肽酶(γ-GT)、碱性磷酸酶、凝血酶原时间。Child-Pugh 肝功能分级就是根据这些指标,作为手术、介入、放疗等不同治疗方法的选择依据,并提供对这些治疗耐受性的评估。

（三）病毒性肝炎标记

90% 肝细胞癌与病毒性肝炎有关,为此,HBV 与 HCV 标记的检测有助肝癌的诊断,接受各种治疗的患者,治疗前必须了解乙型肝炎病毒 DNA 的复制情况,以便治疗期间预防病毒复制。

（四）免疫学检查

肝癌患者的细胞免疫较正常人低,各 T 细胞亚群的分布与比例、NK 细胞的计数,对了解患者的免疫状态有参考价值。经过有效治疗,肿瘤引起机体免疫功能下降的因素被去除,细胞免疫可恢复。

（曾昭冲）

第二节　原发性肝癌的超声诊断

超声检查是筛查和诊断原发性肝癌的首选影像学手段,具有操作简便、实时动态、费用低廉、可反复多次使用等特点,在健康人群的体格检查、慢性肝病患者的定期筛查及肝癌患者治疗后的随访观察等方面发挥着重要的作用,临床使用极为普遍。随着微泡型超声造影剂的临床应用,安全无创的超声造影可实时动态地显示肝肿瘤增强和廓清的全过程,是鉴别诊断肝肿瘤和临床随访的重要影像学技术。超声造影剂微泡由呼吸排出体外,变态反应发生率极低。同时,随着计算机和软件技术的研发应用,超声影像在肝肿瘤诊治方面的作用将越来越大。

一、肝细胞癌

（一）灰阶超声

肝细胞癌患者多有慢性肝病、肝硬化的背景,超声表现为肝实质回声增粗、增强、不均匀或呈结节样;肝癌病灶声像图多呈不均质回声为主的团块状改变,形态多样。

1. *内部回声和形态*　肝癌结节内部回声表现多样。体积较小的病灶以低回声多见(图 3-2-1);中等大小的癌肿以高回声多见(图 3-2-2);体积较大病灶则内部回声复杂,可为低、高、等或高低混合回声表现,杂乱不均,为单结节或多个结节融合而成(图 3-2-3),形态不规则。后方回声常无明显变化,亦有少数出现后方轻度增强或衰减。

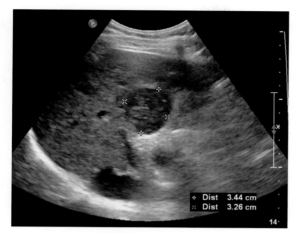

图 3-2-1　肝细胞癌,低回声型(测量游标)

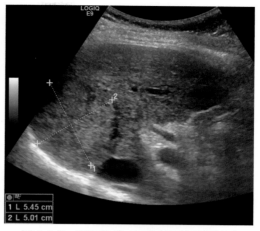

图 3-2-2　肝细胞癌,高回声型(测量游标)

2. 边缘和包膜回声　多数肝癌结节具有完整或不完整的包膜,可出现侧壁回声失落现象;肝癌结节周围有极低回声的细窄暗环(或称晕圈),为肿瘤结节推挤周围组织而形成的周围血管围绕征;少数癌肿可无包膜回声。

3. 血管受压、移位及癌栓　肝细胞癌病灶极易侵犯邻近的小血管,导致出现血管内癌栓,其中以门静脉分支癌栓最多见。超声表现为受累血管内径增宽、透声差、连续性中断或消失(图 3-2-4)。病灶较大时可压迫和推挤周围血管致其发生解剖上的形态和位置改变。门静脉癌栓多出现于肝癌所在叶段的门静脉分支内,继而蔓延至门脉主干及其邻近分支、脾静脉、肠系膜上静脉等处;部分患者可出现肝静脉和下腔静脉癌栓。

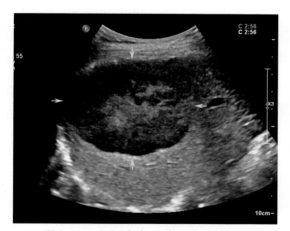

图 3-2-3　肝细胞癌,混合回声型(箭头)

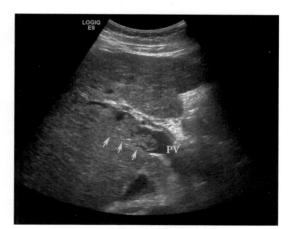

图 3-2-4　肝细胞癌,门静脉主干(PV)
及右支癌栓(箭头)

4. 胆道系统受压和肝内胆管扩张　癌肿对邻近胆管结构的挤压和侵犯可导致肝内胆管局部狭窄和闭塞,出现近端胆管扩张(图 3-2-5),也可压迫或侵犯胆囊导致胆囊变形、移位等改变。这些征象均易由超声检查发现。

5. 肝内扩散、转移或复发　肝细胞癌易向周围浸润性生长,经门静脉和淋巴管或多中心发生等方式导致癌肿周围或远处的播散和转移。肝内转移灶的声像图可与原发病灶相似或完全不同,超声可敏感地检出主瘤结节周围散在的卫星样小结节和肝内其他部位的癌肿(图 3-2-6)。

6. 肝外转移　较常见的肝外转移部位和途径包括肝门部、腹主动脉旁和后腹膜的淋巴结转移、经下腔静脉转移至肺、癌肿脱落入腹腔或盆腔形成癌结节等。超声检查可发现肝门部等处的淋巴结肿大(图 3-2-7);但对于腹盆腔的微小癌转移结节,超声影像除显示腹水征象外,较难检出。

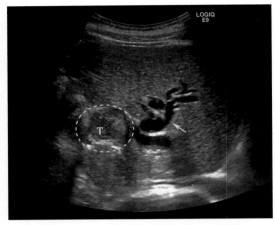

图 3-2-5　肝细胞癌(T)侵犯肝左叶胆管,致肝左外叶肝内胆管扩张(箭头)

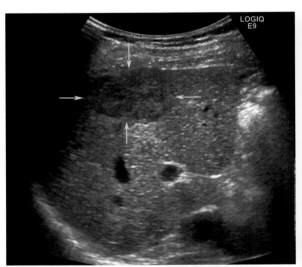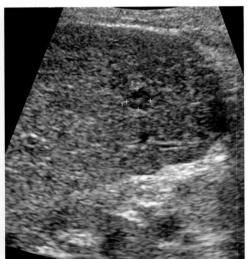

图 3-2-6　肝细胞癌,肿瘤(箭头)位于肝右叶,肝左叶另见一微小病灶(测量游标)

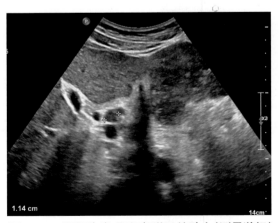

图 3-2-7　肝细胞癌,肝门部淋巴结肿大(测量游标)

（二）彩色多普勒超声

肝细胞癌大多为富血供肿瘤,彩色多普勒超声常显示肿瘤内部或周边有血流信号,呈点状、线状、分支状或簇状分布;脉冲多普勒可测及动脉频谱,阻力指数(RI)>0.60(图 3-2-8),特异性较高。

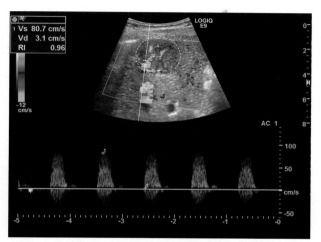

图 3-2-8　彩色多普勒超声显示肝细胞癌病灶(虚线圆)
内部分支状彩色血流;脉冲多普勒检测为动脉频谱,阻力指数(RI)0.96

体积较大的肝癌病灶内常有动静脉瘘,彩色多普勒可测及高速低阻血流频谱。

少数肝细胞癌为少血供型肿瘤,彩色多普勒超声显示肿瘤内无血流信号。

当血管内有癌栓时,彩色超声可显示血管内径增宽,其内血流信号减少、紊乱或缺失,流速降低。如门静脉主干或分支内癌栓形成时,门静脉内血流减少或缺失,而周围可见较多静脉侧支,呈五彩血流信号,或称门脉海绵样变(图 3-2-9)。

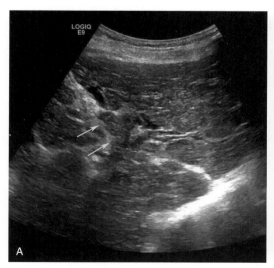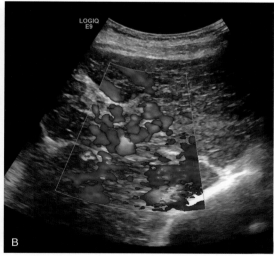

图 3-2-9　门脉海绵样变
A.门静脉左支矢状段增宽,内充满实质性回声(箭头),周围见较多筛孔样结构;
B.彩色多普勒超声显示筛孔样结构内充满血流信号

(三) 超声造影

超声造影(contrast-enhanced ultrasound,CEUS)是使用造影剂增强进行的超声检查,可实时显示造影剂信号进入肿瘤和肝实质及其廓清的动态过程。超声造影剂的主要物质是微气泡,微泡直径小于红细胞,在体内性能稳定。超声造影剂经外周浅静脉注射后,随血流参与人体血液循环,为真正的血池型造影剂,最终随呼吸由肺排出体外。微泡型造影剂无肾脏毒性,不产生甲状腺交互反应,超敏或变态反应发生率低于 0.001%。

肝细胞癌的超声造影典型表现为动脉期快速整体增强、门脉期或延迟期廓清,相对于肝实质呈"快进快出"的肝恶性肿瘤血流动力学特征(图 3-2-10)。该超声造影增强方式对诊断肝癌具有较高的敏感度(84%~96%)和特异度(86%)。

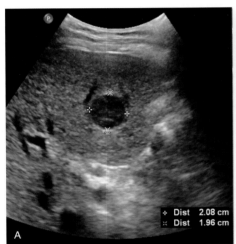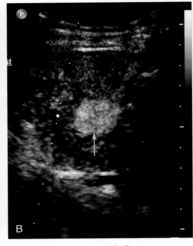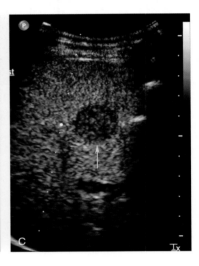

图 3-2-10　肝细胞癌

A. 常规超声显示肝右叶低回声团块(测量游标),21mm×20mm;注射超声造影剂后动脉期(B,21 秒)显示病灶快速整体高增强(箭头),早于肝实质;门脉期延迟期(C,156 秒)减退呈低回声改变(箭头),即"快进快出"的血流动力学表现

肝细胞癌患者大多存在慢性肝病基础,超声造影时肝实质灌注强度减低,肿瘤廓清常较晚出现(>60 秒),且程度略低。该特征不同于肝内胆管细胞癌和转移性肝癌的常见超声造影表现。

另外,超声造影剂可明显提高常规超声对肿瘤内低速血流显示的敏感性,从而提高肝癌的诊断符合率(从造影前的 67% 提高至 94%)。实时成像的超声造影可以动态监视病灶的灌注和廓清过程,对于捕捉肝细胞癌短暂的动脉期增强非常重要,尤其能显示部分螺旋 CT 上未强化的小病灶增强。

二、胆管细胞性肝癌

(一) 灰阶超声

患者就诊时往往肿瘤较大,灰阶超声显示为实性低回声或高低混合回声团块,大多边界模糊、轮廓不清;部分病灶内可出现条索状的高回声或见液化坏死区;部分病灶内见结石强回声伴后方轻度衰减;由于胆管细胞癌内部纤维成分较多,质地较硬,常牵拉、推挤周围组织,导致肝叶萎缩、变形或"脐凹"等现象(图 3-2-11)。肿瘤较小时多为低回声实质团块,内部回声分布不均匀。

肿瘤易沿小胆管蔓延生长或侵犯胆管而导致病灶近端胆管扩张,超声可显示小胆管癌栓和门静脉小分支癌栓;肿瘤位于较大胆管或肝门部时,肝内胆管扩张更明显和易显示。同时,超声可发现肝门部淋巴结肿大。

胆管细胞癌患者的肝实质回声多无肝硬化表现,常伴胆道结石、胆道手术史、胆道炎症或寄生虫感染等征象。

(二)彩色多普勒超声

彩色多普勒超声显示胆管细胞癌多为乏血供肿瘤,血流信号以肿块周边部为主或显示粗大的血管穿入病灶;可测及动脉血流,呈高阻尖峰样频谱,阻力指数大于 0.60(图 3-2-12)。

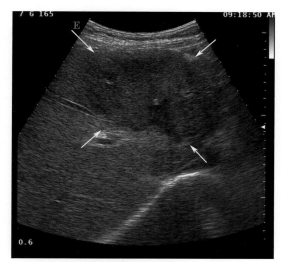

图 3-2-11　胆管细胞性肝癌(箭头)的灰阶声像图

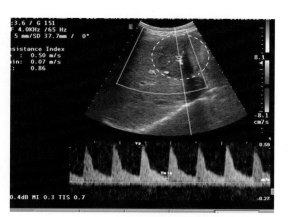

图 3-2-12　胆管细胞性肝癌,彩色多普勒超声显示病灶(虚线圆)内分支状彩色血流,测及动脉频谱,阻力指数(RI)0.86

(三)超声造影

超声造影通常显示胆管细胞癌呈动脉期快速增强、门脉期快速廓清的肝恶性肿瘤增强特征。肿瘤病灶较大时,动脉期多为周边环状增强,并呈树枝样由周边向病灶内部延伸;达峰值时病灶增强不均匀,中央常见不规则未增强区,为内部黏液、纤维组织或液化坏死所致;病灶增强的持续时间较短,开始廓清时间明显早于肝细胞癌,且廓清程度显著,门脉期和延迟期呈典型的低回声改变(图 3-2-13)。

当肿瘤较小(<3cm)时,超声造影动脉期常表现为整体增强的富血供特征,廓清早而显著,门脉期和延迟期均呈低回声改变。这种增强方式与肝细胞癌有较大重叠,增加了鉴别诊断的难度。

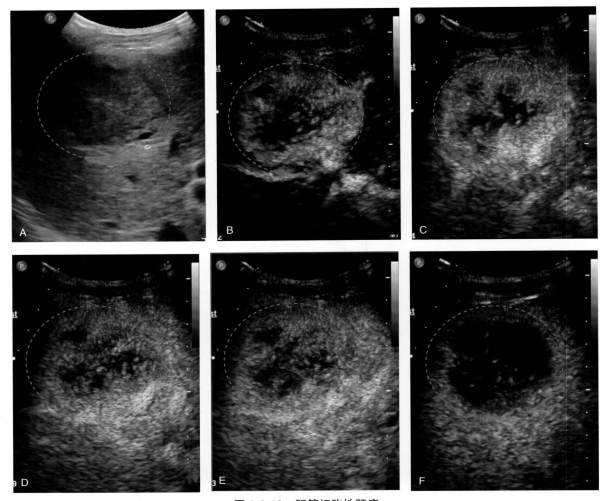

图 3-2-13　胆管细胞性肝癌

A. 常规超声显示肝右叶低回声团块（虚线圆），边界欠清；注射超声造影剂后动脉期（B，21 秒；C，28 秒）显示病灶周边部增强，不均匀，39 秒（D）开始廓清呈低回声（E，47 秒），门脉期和延迟期（F，176 秒）均呈显著低回声改变，中央见不规则的未增强区

（丁　红）

第三节　原发性肝癌的 CT 和 MRI 检查

　　肝脏病变的影像诊断中，除超声（ultrasound，US）检查外，计算机断层扫描（computed tomography，CT）和磁共振成像（magnetic resonance imaging，MRI）是最常用的无创性检查技术，随着技术的不断更新，CT 和 MRI 机已发展成为多排螺旋 CT（64 层/周及以上）与高场强 MRI 机（1.5T/3.0T），其扫描速度、组织对比度和空间分辨率均显著改善，诊断的敏感性、特异性和准确性明显提高，在肝癌［主要是小肝癌（≤2.0cm）和微小肝癌（≤1.0cm）］的诊疗工作中发挥着极其重要的作用。

一、CT 和 MRI 技术

（一）CT 技术

肝脏 CT 检查包括平扫和增强扫描,增强扫描经周围静脉注射非离子型碘对比剂后,根据非离子型碘对比剂主要分布在动脉、门脉血管(包括静脉)和脏器实质内,分别称为动脉期(包括动脉早期和晚期)、门脉期(静脉期)和延迟期(平衡期)的全肝脏扫描(层厚 ≤5mm、螺距 ≤1.5)。必须强调:①非离子型碘对比剂按 1.5~2ml/kg 计算总量,注射速率 3~5ml/s；②各期扫描延迟时间为(以开始注射非离子型碘对比剂后计算)动脉晚期(30±5)秒、门脉期(80±5)秒、延迟期 180 秒；③有药物过敏病史或严重肾功能不良者,慎用碘对比剂；④如需显示肝动脉、门静脉和肝静脉为主的 CT 血管造影检查,则层厚 ≤1.5mm 为宜；⑤扫描期间,患者应屏气,以避免扫描层面跳动而遗漏病灶,因此,检查前需训练患者的呼吸,要求平静呼吸状态下的屏气,以求保持每次屏气的一致性,这一点很重要。

（二）MRI 技术

肝脏 MRI 检查常规采用 SE T1 加权(T1W)和 FSE T2 加权抑脂(T2W+FS)横断位像(层厚 ≤5mm、间隔 ≤3mm),如加呼吸导航和触发技术,则采集的图像更佳。增强扫描常规经周围静脉注射磁共振对比剂(Gd-DTPA)后,分别在动脉、门脉和延迟期完成全肝脏的扫描。一般 Gd-DTPA 注射总量为 0.4~0.5mmol/kg(总量 30ml 左右),注射速率 2~3ml/s。同时根据临床病情需要,可作冠状位成像,可以初判胸部、盆腔等受累情况。

除常用的细胞外对比剂 Gd-DTPA 外,目前临床使用的肝脏特异性对比剂主要为结合细胞外和肝细胞摄取胆道排泄的双功能对比剂,如 Gd-EOB-DTPA(Primovist[R])等。其仍以缩短 T1 弛豫时间为主,肝胆特异期显像(一般为注射造影剂后 20 分钟扫描)可大大提高肝脏小和微小占位性病变诊断的敏感性和特异性,将来有望取代 Gd-DTPA,成为 MRI 检查的常规或首选对比剂。

除上述常规平扫和增强序列外,同时建议进行弥散加权成像(diffusion weighted imaging,DWI),主要是为了提高病灶检出的敏感性和鉴别诊断的能力；磁共振胰胆管水成像(magnetic resonance cholangiopancreatography,MRCP)显示肝内外胆管和胰腺管的形态结构及其相互关系等。另外,根据我们近年的研究,包括 MRI 灌注成像、T1-mapping 成像、多 b 值非高斯弥散成像(包括体内不相干运动 IVIM 扩散成像、扩散峰度成像 DKI 等)在内的多种功能成像技术,联合影像组学,有助于实现组织结构的全面量化分析,在肝癌的分级诊断、生物学行为评估(包括微血管侵犯,CK19、Ki-67、GPC3 表达等)以及局部/系统治疗疗效评估等方面具有重要价值。

（三）CT 和 MRI 技术的临床价值

肝脏 CT 和 MRI 检查可以帮助临床准确了解:①肝癌病灶部位、大小、数目；②肝癌与周围血管相互关系,尤其门静脉和肝静脉有无受累,有无癌栓和血栓及其鉴别；③肝门和腹膜后有无淋巴结转移；④肝硬化和门脉高压及侧支血管形成、腹水和脾大等情况；⑤测定肝脏体积和血液灌注状态,间接了解肝脏功能；⑥协助评价肝癌生物学行为,指导临床治疗及疗效评估等。

二、CT 和 MRI 肝癌诊断和鉴别诊断

肝脏是腹腔最大的实质脏器,无创性影像诊断检查中,除超声外,CT 和 MRI 是应用最广泛和有效的检查手段,对诊断肝内占位性病变有相当高的价值。

(一) CT 和 MRI 肝癌的诊断

1. 肝细胞癌(hepatocellular carcinoma,HCC) 好发于有乙型肝炎、丙型肝炎和肝硬化背景的高危人群。CT 平扫,肝癌病灶常呈相对低密度,边缘规则或不规则,有时病灶边缘可见更低密度的环状假包膜,这对诊断肝癌颇具特征性。大部分肝癌,尤其小肝癌为富血供病灶——主要肝动脉供血,增强扫描动脉期(主要动脉晚期),肿瘤强化十分明显,呈高密度,门脉期扫描肿瘤呈低密度,这种“速升速降”的增强形式是肝癌 CT 诊断的特点(图 3-3-1)。但是必须指出,不符合该规律不能完全否定 HCC 的诊断。因为肿瘤的强化形式和程度受多种因素的影响,如扫描的时相、肿瘤是否有寄生动脉血管、门脉参与供血、肿瘤出血坏死、肿瘤的生长方式(如外生型肝癌)、肿瘤的病理分型和恶性程度等,因此尚须结合其他征象和临床与实验室检查(如肝炎、肝硬化病史和 AFP 持续升高等),综合做出诊断。

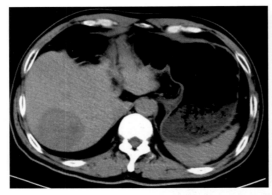
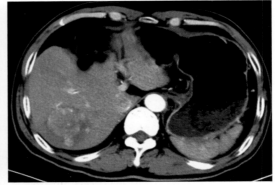
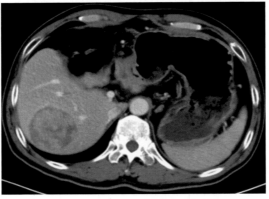

图 3-3-1 HCC 典型 CT 表现

肝右叶类圆形病灶,平扫低密度,动态增强呈速升速降强化模式,动脉期明显强化,门脉期造影剂廓清呈相对稍低密度,隐约可见包膜样强化

MRI 检查 T1WI 上常呈低信号,T2WI 呈稍高信号,MRI 上发现肝癌假包膜的概率较 CT 为高,在 T1WI 和 T2WI 上常为低信号环状影,动态增强扫描,肝癌的 MRI 表现类似 CT 增强,即动脉期强化明显呈高信号,门脉期扫描呈低信号,呈“速升速降”强化模式,假包膜可见强化(图 3-3-2)。另外,根据

2018 版肝脏影像报告与数据系统（LI-RADS），非强化包膜、结中结结构、马赛克结构、肿块内出血及肿块内脂肪（多于邻近肝脏）亦为支持 HCC 诊断的相对特异的次要征象。如今，肝胆特异性对比剂（我国主要应用 Gd-EOB-DTPA）在肝癌的诊断中发挥越来越重要的作用，亚洲多国（包括中国、日本、韩国）肝病协会肝癌诊疗指南中均将肝胆特异期低信号影像表现列入 HCC 诊断指南中，以提高肝癌诊断的敏感性及病灶检出率，提高早期干预治疗机会。

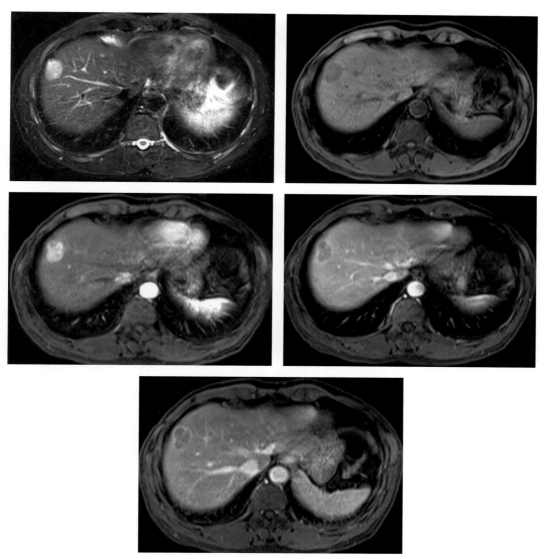

图 3-3-2　HCC 典型 MRI 表现

肝右叶类圆形病灶，T2WI 高信号，T1WI 低信号，动态增强呈"速升速降"强化模式，动脉期明显高强化，门脉及延迟期造影剂廓清呈相对低信号，伴包膜样强化。MRI 对假包膜显示优于 CT

　　肝癌，特别大肝癌和浸润性肝癌易侵犯门静脉和肝静脉系统，常可引起门静脉和肝静脉乃至下腔静脉癌栓；肝癌易发生血行转移，肺转移和骨转移较常见；肝癌出现淋巴结转移较少见，仅占 10%~20%，主要为肝门、胰头周围和腹膜后淋巴结肿大；肝癌侵犯肝包膜可出现"肝包膜凹陷征"或称"肝包膜收缩征"，对鉴别诊断有一定价值；另外，肝癌破裂出血可导致急腹症，肝包膜下出血常可掩盖肿瘤病灶本身，不易在 CT 和 MRI 图像上发现，应引起影像和临床医师的重视。如果在 CT 和 MRI 动脉期扫描上能够发现肝动脉与门静脉存在异常交通的直接或间接征象,或者见异常肿瘤血管滋养病灶,则对诊断肝细胞癌有意义。肝癌伴有肉眼可见的胆管内癌栓较罕见,根据本院肝癌研究所资料仅为0.76%,肝癌侵犯肝内或肝门区的胆管引起胆管的扩张也较为少见。

根据本院经验,MRI较CT诊断肝癌具有更高的敏感性和特异性,肝胆特异性对比剂的应用可进一步提升诊断信心,提高发现率和诊断的准确率。

2. 胆管细胞癌(cholangio cellular carcinoma) 胆管细胞癌是仅次于HCC的肝脏第二好发的原发性恶性肿瘤,根据其发生部位可分为周围型胆管细胞癌和肝门区胆管细胞癌。周围型胆管细胞癌好发于肝左叶,尤其是左外叶,CT平扫常呈低密度,边缘欠清,常伴囊变、出血、坏死,偶见钙化,癌灶远端周围有时可见局限性肝内胆管扩张的征象(图3-3-3)。肝门区胆管细胞癌均伴肝内胆管广泛明显的扩张,临床上患者常有黄疸表现。MRI检查T1WI上常呈低信号,如伴有亚急性或慢性出血,则可见高信号区;T2WI上呈高信号,如伴有钙化则见无信号的暗区(图3-3-4)。由于肝门区胆管细胞癌肿瘤较小或呈浸润性生长,在横断位图像上有时不易显示肿瘤病灶,CT薄层扫描尤其重要,诊断困难者,MRCP对明确梗阻部位和显示肿瘤病灶有一定价值,应积极推广。

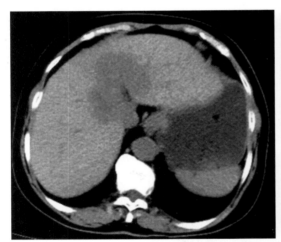
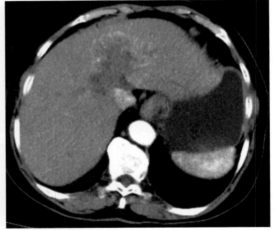
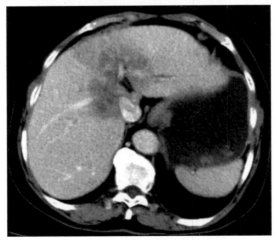

图3-3-3 胆管细胞癌典型CT表现

肝左右叶交界处分叶状肿块,平扫低密度,增强后动脉期周边强化,门脉期延迟强化,伴病灶周围肝内胆管扩张

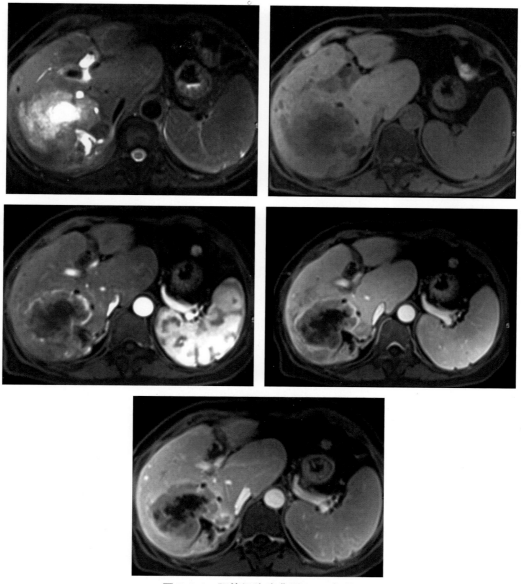

图 3-3-4　胆管细胞癌典型 MRI 表现
肝右叶分叶状肿块,T2WI 稍高信号,T1WI 低信号,中央伴坏死,增强扫描动脉期周边强化,门脉及延迟期延迟强化,伴病灶周围肝内胆管扩张

　　CT 和 MRI 动脉期增强扫描,病灶强化不及 HCC 明显,并且以边缘强化为著,增强扫描门脉期或延迟期,病灶仍持续强化,且强化范围有扩大的倾向。胆管细胞癌以延迟强化为特征,延迟强化区见到扩张的胆管,则更具诊断价值。"靶征"为胆管细胞癌相对特征性表现,可表现为动脉期环形高强化,周边廓清,中央延迟强化,靶样弥散受限或肝胆特异期呈靶征,其主要由于病灶内富含纤维成分。

　　3. 转移性肝癌(hepatic metastasis)　转移性肝癌可为单发或多发,胃肠道恶性肿瘤的转移最常见,其次是肺癌、乳腺癌、胰腺癌、胆囊癌、卵巢癌、肾癌、甲状腺癌和鼻咽癌等。CT 平扫常呈低密度,偶见病灶中心点状稍高钙化或黏液影,对诊断转移性肝癌有极大帮助。大部分转移灶为乏血供病灶,少数为富血供病灶,故增强扫描的动脉期一般强化不明显或仅边缘环状强化,而增强扫描门脉期常常可见病灶典型的边缘环状强化,特别是同心圆状的"牛眼征"或"靶征",对诊断转移性肝癌有特征意义。

MRI 检查 T1WI 上常呈低信号，T2WI 上呈稍高信号，如果肿瘤内伴有明显的坏死或囊变，则 T2WI 上可见明显的高信号。增强扫描也可见到边缘强化的"牛眼征"或"靶征"等。另外，转移性肝癌发生肝包膜下破裂出血和门静脉癌栓的概率也很少，可资鉴别。同时发现肝门、腹腔和后腹膜肿大的淋巴结也呈环状强化，则有助于诊断。

此外，有关胆囊癌侵犯肝脏伴肝转移和肝细胞癌侵犯胆囊的鉴别诊断，有时是 CT 和 MRI 鉴别诊断的难点。我们认为：除依据不同的强化特点和形式外，一般情况下，肝细胞癌侵犯胆囊较胆囊癌侵犯肝脏的机会低；其次肝细胞癌侵犯胆囊还常可见胆囊内壁基本光整，而胆囊癌则相反。

(二) CT 和 MRI 肝癌鉴别诊断

1. 肝海绵状血管瘤（cavernous hemangioma） 血管瘤是肝脏最常见的良性肿瘤，文献报道其发病率为 0.4%~20%。典型的肝血管瘤表现具有特征性，其血供来源于肝动脉，增强动脉期呈结节状边缘强化，强化程度类似于主动脉强化，门脉和延迟期强化逐渐向病灶中央填充，T2WI 上可呈现出明显高信号"亮灯征"。个别直径小于 2.0cm 的血管瘤，特别是直径 1.0cm 以内的小血管瘤呈高灌注型，动脉期扫描迅速整体强化，可类似小肝细胞癌的强化，区别的关键是血管瘤在门脉期或延迟期仍呈均匀的高密度 / 高信号，而小肝细胞癌往往呈低密度 / 低信号。少数肝血管瘤表现可不典型，特别是合并慢性肝病 / 肝硬化背景者，呈现相对乏血供而低强化的特点，常误诊为肝脏恶性肿瘤，但总体上仍呈延迟强化特点，延长扫描足够长时间至 10~15 分钟，绝大多数可表现为相对高密度 / 高信号，这对于鉴别诊断十分重要。同时，我们的研究显示，由于较为丰富的血管腔存在及血液流动、灌注等因素的影响，肝血管瘤表观弥散系数（ADC）值一般高于其他富血供的实性病变，包括 HCC、转移性肝癌等，因此，ADC 值有助于其诊断及鉴别。有时在血管瘤（直径常大于 5cm）的中央，平扫 CT 见不规则更低密度 / 信号的纤维瘢痕区和钙化影，该纤维瘢痕区在增强 CT 和 MRI 上均无强化。

2. 局灶性结节增生（focal nodular hyperplasia，FNH） 局灶性结节增生是肝脏第二常见的良性病变，发病率约为 0.9%，好发于青中年女性，常发生于无肝硬化的肝脏，以右叶多见。病理上主要特征为肝细胞增生性改变及病灶中央瘢痕，瘢痕中大量发育不良的小血管增生及小胆管增生，门静脉及成熟胆管缺如，其通常由一根具有多级分支的单一动脉供血。目前认为 FNH 是肝实质对先前存在的动脉血管畸形的反应性增生。

对于典型的 FNH 病灶，CT 和 MRI 均具特点，容易明确诊断。CT 平扫略低密度，伴中央星状更低密度区，边缘一般较清楚；增强扫描动脉期除中央星状区，病灶明显均匀强化，门脉期和延迟期病灶强化程度减低，同时边缘变模糊。MRI T1WI 病灶常呈略低信号，中央星状瘢痕呈更低信号，T2WI 呈等稍高信号，中央瘢痕 T2WI 常呈高信号，具有特别诊断价值。MRI 增强扫描的变化基本同 CT，动脉期明显强化，门脉期和延迟期强化程度减退，中央瘢痕可呈现延迟强化表现。

FNH 不典型表现：中央无星状瘢痕区存在，信号不均匀，T1WI 信号较低，T2WI 信号较高，少血供、动脉期强化不显著，伴出血、钙化、坏死等。对于不典型的 FNH 病灶，CT 和 MRI 易与肝癌混淆，一般而言，门脉期或延迟期，HCC 造影剂廓清常为明显的低密度或低信号，FNH 常为等密度或等信号，或者稍高密度或稍高信号；另外，FNH 较 HCC 平扫密度 / 信号偏等且更均匀，有助于 FNH 的诊断；此外，FNH

没有包膜,可资鉴别。

如果鉴别确有困难,可补充行肝胆特异性磁对比剂(Gd-EOB-DTPA)扫描,由于 FNH 具有正常肝细胞功能,绝大多数(>90%)FNH 摄取造影剂呈现相对等或高信号。FNH 在肝胆特异期主要呈现两种表现:第一种呈相对均质的等 - 高信号(约占 40%);另一种呈环状或甜甜圈样强化(约占 60%)。

3. 肝细胞腺瘤(hepatocellular adenoma) 肝细胞腺瘤是较为少见的肝脏良性肿瘤,欧美国家相对好发,亚洲包括我国较为罕见,其汇管区缺乏,纤维包膜罕见,常可含有脂肪、坏死、出血、纤维等成分,与分化好的肝细胞癌病理上鉴别有一定的难度。

根据临床 - 基因特征的不同,肝细胞腺瘤可分为 4 种亚型:HNF-1α 失活型(H-HCA)、炎症型(I-HCA)、β-catenin 激活型(B-HCA)以及无法分类型(U-HCA)。H-HCA 占肝细胞腺瘤的 25%~50%,一般比较均质,因明显的脂肪变,CT 平扫密度较低,78%~93% 在磁共振 T1WI 反相位序列中出现不同程度的信号下降,T2WI 呈稍高信号,动脉期肿瘤轻中度强化,门脉期及延迟期强化程度有所减退。I-HCA 为肝细胞腺瘤中最常见亚型,占肝细胞腺瘤的 40%~55%,在 T1WI 呈等或稍高信号,T2WI 呈明显高信号,约 40% 病例可出现特征性的"环礁征",即 T2WI 病灶周边高信号环,主要由于扩张的血窦,I-HCA 出血常见,增强后动脉期肿瘤明显强化,门脉期及延迟期持续强化。B-HCA 具有恶变潜能,占肝细胞腺瘤的 15%~18%,临床上常可与糖原贮积症、家族性腺瘤样息肉病等有关,影像学上,B-HCA 信号欠均,T1WI 低信号、T2WI 高信号为主,动脉期呈轻到中度强化,约 75% 的 B-HCA 可见中央瘢痕,具有一定特征性,Gd-EOB-DTPA 增强肝胆特异期,大于 80% 的病例摄取造影剂呈等或高信号。约 10% 肝细胞腺瘤归为无法分类型,此型潜在的分子机制未明,影像学表现不具有特征性。

4. 血管平滑肌脂肪瘤(angiomyolipoma,AML) 血管平滑肌脂肪瘤临床上并非少见,多见于女性成人。AML 常单发,肿瘤边界清晰,通常无包膜。其组织学特点为成熟脂肪组织、平滑肌细胞和厚壁血管三种成分不同比例混杂。

有明显脂肪组织者,肿瘤呈混合密度,形态可呈圆形或类圆形,边缘较清晰,在 CT 和 MRI 上可见脂肪密度或信号,则可明确诊断,甚至不用增强扫描,即可确诊。研究指出,38.9%~50% 的肝脏 AML 影像学上未见明显的脂肪成分,对少脂肪组织或脂肪组织不明显者,有时 CT 和 MRI 明确诊断较困难。一般情况下,平扫 CT 低密度几无特点,MRI 平扫 T1WI 上肿瘤常呈低信号,T2WI 上肿瘤可呈稍高信号或高信号,大部分 AML 动脉期高强化,约 61% AML 可出现门脉期廓清呈相对低密度 / 低信号,88%~92% 延迟期廓清呈现低密度 / 低信号。速升速降的强化方式及脂肪成分缺乏使得乏脂型 AML 与肝细胞癌难以鉴别,以下特征有助于肝脏 AML 诊断:①AML 一般发生于正常肝脏背景;②早期引流静脉及肿瘤内血管显示具有较高的诊断价值;③AML 往往无明显强化包膜;④AML 在磁共振弥散加权成像中信号一般不及肝细胞癌。

5. 退变结节(dysplastic nodule,DN) 也称异型增生结节。目前比较一致认为是肝硬化再生结节与 HCC 的中间过渡期的结节改变。DN 往往发生于肝硬化背景中,直径常为 5~15mm,其主要由门静脉供血。病理上进一步可分为低级别 DN 和高级别 DN,高级别 DN 中可含有 HCC 区域,称为"结中结",提示局部恶变。DN 与 HCC 的鉴别,更多视其血供情况,即动脉期强化不明显,而门脉期强化更为明显,则倾向 DN 诊断,反之,则考虑 HCC。同时,T1WI 上常呈稍高信号而 T2WI 上呈等信号或稍低信号,倾向 DN 诊断。肝特异性对比剂对 DN 与早期肝癌鉴别有一定价值,肝胆特异期低信号提示病灶的恶性倾向;肝胆特异期,几乎所有的早期肝癌呈现低信号,而大部分(包括几乎所有的低级别 DN 及约 2/3 高级别 DN)DN 呈相对等 - 高信号,约 1/3 高级别 DN 及极少部分低级别 DN 亦可呈相对低信号。

6. 炎性假瘤(inflammatory pseudotumor) 临床少见,是一种良性非肿瘤性病变,镜下表现为大量淋巴细胞及浆细胞浸润、纤维组织增生和闭塞性静脉炎。发病原因尚不清楚,可能与感染、机体免疫状态和胆道梗阻有关。部分肝脏炎性假瘤与 IgG4 密切相关,属于 IgG4 相关性疾病。

CT 平扫呈低密度,边缘欠清晰,形态可呈圆形、椭圆形、不规则形、葫芦状和葡萄串状等;增强扫描动脉期病灶几无强化或轻微强化,门脉期可见边缘轻度强化或分隔强化,少数病灶无强化,但病灶边缘较平扫显示更清晰。磁共振 T1WI 往往呈低信号,T2WI 可呈低、等或稍高信号,增强扫描形式基本同 CT,多为渐进性强化或持续强化,可伴随延迟包膜样强化及中央无强化区。炎性假瘤影像学上可能与其他恶性肿瘤难以鉴别,必要时可行肝穿刺活检明确诊断。

7. 肝脓肿(liver abscess) 肝脓肿早期,有时与肝癌鉴别困难,必须结合临床表现和实验室检查结果,进行综合判断,对于疑难病例,必要时可穿刺活检或积极抗炎后短期随访。对于脓肿形成期,CT 平扫病灶为混合性低密度,边缘模糊;磁共振 T1WI 上病灶中心为低信号,T2WI 上脓肿壁为低信号,中心液化坏死区呈高信号,周围水肿区呈片状略高信号。DWI 病灶中央脓腔呈明显高信号,具有较高诊断价值。增强扫描 CT 和 MRI 较具特征性,可见脓肿呈同心圆状的"靶征",即由中央无强化的坏死液化区、强化壁和壁周的环状水肿带组成;或者增强扫描图上病灶呈"蜂房状"改变也颇具特征性。在 CT 图像上,病灶内偶尔见到气体影,特别是气液平的出现有助于肝脓肿的诊断。此外,肝脓肿常伴有同侧胸腔少量液体。

三、影像学检查程序的优化

如何在临床实践中正确、合理和有序地使用影像诊断技术进行肝癌的诊断,是大家需要了解和熟知的。根据本院目前经验,一般首选超声(可包括造影超声)进行筛查,如发现问题,则推荐行 CT 或 MRI 增强扫描(更推荐 MRI 增强检查),必要时可酌情补充肝特异性磁共振造影剂检查,仍无法明确诊断时,可借助超声引导下的活检穿刺。

四、影像学检查在肝癌放疗评估中的价值

放疗可诱导细胞凋亡、肿瘤组织坏死。在对肝癌患者的放射治疗效果评价中,采用传统的形态学影像扫描主要可提供肿瘤数目、体积、大小等方面的信息;如今,包括弥散加权成像、灌注成像等功能成像技术的出现,能更准确、有效地反映肝癌放疗后病灶灌注、代谢、增殖、坏死等内部微观结构变化,更好地指导临床诊疗。

(盛若凡　曾蒙苏)

第四节　原发性肝癌的 PET/CT 与 PET/MRI 检查

　　PET/CT 和 PET/MRI 是将 PET 和 CT 或 MRI 置于同一机架内,通过一次检查同时获得所要观察靶器官的 PET 功能、代谢图像及 CT 或 MRI 解剖图像以及两者的融合图像。PET/CT 或 PET/MRI 首先是借助 CT 或 MRI 图像实现对 PET 图像的衰减校正,使其图像质量得到改善并满足影像分析的质量要求;其次是通过 CT 或者 MRI 图像获得解剖信息和诊断参考。与 PET/CT 相比,PET/MRI 借助 MRI 软组织分辨率更高的优势,使其在肝癌的诊断与评价方面更具优势。无论是 PET/CT 还是 PET/MRI,PET 发挥着主导作用,因所使用放射性药物不同,PET 所反映的功能与代谢内容也有所差异。临床上普遍使用的显像剂是反映肿瘤糖代谢的氟 18 标记氟代脱氧葡萄糖(^{18}F-Fluorodeoxyglucose,^{18}F-FDG);也有少数单位使用反映肝肿瘤细胞有氧代谢的碳 11 标记乙酸盐(^{11}C-acetate);反映肿瘤细胞磷脂合成的用碳 11 标记胆碱(^{11}C-choline)或氟 18 标记氟代胆碱(^{18}F-fluorocholine,^{18}F-FCH)。PET/CT 在肝癌检查中的应用情况,简介如下。

一、PET/CT 和 PET/MRI 在诊断与预后评价中的应用

　　^{18}F-FDG 是脱氧葡萄糖的类似物,是一种非特异性肿瘤显像剂。^{18}F-FDG PET/CT 对肝癌的诊断价值有限,原因在于,分化较好的低度恶性的肝细胞癌糖代谢程度并无明显增高,同时肝脏作为糖原储存地,本身对 ^{18}F-FDG 的聚集程度较高,进而使得分化较好的恶性肿瘤与肝脏本身的对比不明显,有时无法显示。因此,临床上多采用注射药物后 60 分钟的常规显像与注射药物后 120 分钟延迟显像相结合,即"双时相"采集,以进一步提高对病灶的探测效率,其机制主要在于随着时间的推移,肝脏本身或者良性病变聚集的显像剂逐渐减低,而肿瘤本身还在不断地摄取 ^{18}F-FDG,肿瘤与非肿瘤间的对比更加明显,进而使得肿瘤得以充分显示。再者,PET 本身的分辨率有限,直径小于 5mm 的病灶难以显示。PET/MRI 通过同机的 MRI 多序列成像,对于肝脏病灶的探测更具优势,弥补了 ^{18}F-FDG PET/CT 的不足(图 3-4-1)。

　　应用 ^{11}C-acetate、^{11}C-choline 或 ^{18}F-FCH 进行 PET/CT 显像与 ^{18}F-FDG 进行对比分析,即双显像剂显像可以明显提高对原发性肝癌诊断的准确性。因为分化较好的低度恶性肝细胞癌摄取 ^{18}F-FDG 较低者,对 ^{11}C-acetate、^{11}C-choline 或 ^{18}F-FCH 具有较高的摄取;相反,对 ^{18}F-FDG 摄取较高的低分化肝细胞癌病灶,对 ^{11}C-choline 或 ^{18}F-FCH 的摄取较低。通过肿瘤对双显像剂摄取程度的不同,可以对肿瘤的生物学行为进行判断。

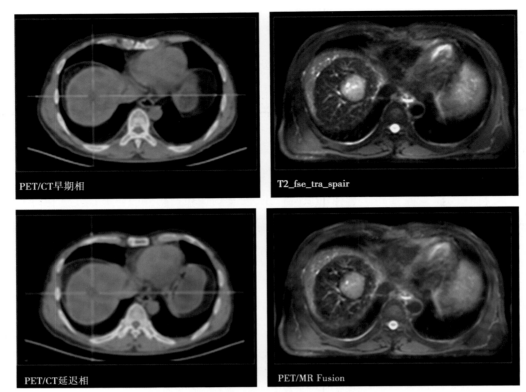

图 3-4-1　肝细胞癌患者的 PET/CT 与 PET/MRI 图像

男性,49 岁。既往乙型肝炎病史 15 年。[18]F-FDG PET/CT 早期相和延迟相均显示肝Ⅷ段隐约可见一糖代谢异常增高的结节,PET/MRI 示 T2WI 为该信号的糖代谢轻度异常增高肿块。手术切除病理诊断为肝细胞癌,Ⅱ~ Ⅲ级。

二、在原发性肝癌分期和再分期中的应用

由于 PET/CT 检查是一项反映功能和代谢信息的影像学检查,不受解剖结构改变或者病变部位复杂结构的影响,因此,对于探测肝细胞癌术后局部复发具有明显的优势。同时,由于绝大多数器官对于 ^{18}F-FDG 的摄取都低于肝脏,因此即使糖代谢比较低的原发性肝脏肿瘤的肝外转移灶也易于显示。再者,PET/CT 显像是全身检查,对于及时发现肝外远处转移具有较大优势(图 3-4-2)。

三、在勾画生物靶区和诱导活检方面的应用

就 ^{18}F-FDG PET/CT 显像而言,糖代谢越明显的部位,提示其肿瘤细胞越集中、代谢越活跃。具有代谢增高之处意味着有存活肿瘤组织存在。基于此勾画生物靶区,较基于 CT 或 MRI 勾画的靶区会更加精确,且远期疗效可能更好。以代谢活跃部位作为穿刺活检的目标所在,获取存活肿瘤的概率明显增高。

四、在疗效评价中的应用

^{18}F-FDG PET/CT 显像能够早期评价抗肿瘤治疗的疗效,较形态学变化更加准确。放疗后的坏死组织表现为没有糖代谢区域(图 3-4-3),但在放射性治疗后的前 3 个月,在坏死区域的周围可以表现为环形糖代谢增高区,主要是由于炎性反应所致。

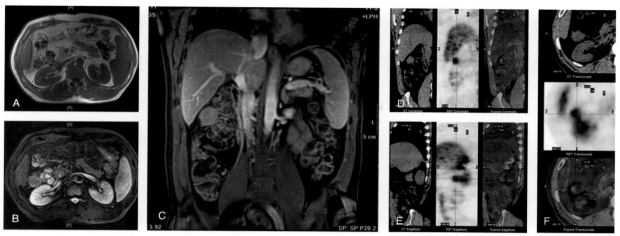

图 3-4-2　¹⁸F-FDG PET/CT 用于肝细胞癌的再分期

男性,45 岁。第二次肝癌术后 4 个月,随访发现腹腔内占位 9 天。MRI 图像示右侧肝肾间隙见一 T1WI 为低信号(A)、T2WI 为等信号(B)和增强后表现为轻度强化的肿块(C)。¹⁸F-FDG PET/CT 显像表现为糖代谢轻度增高的肿块(D~F)。手术病理学检查证实为转移性肝细胞癌

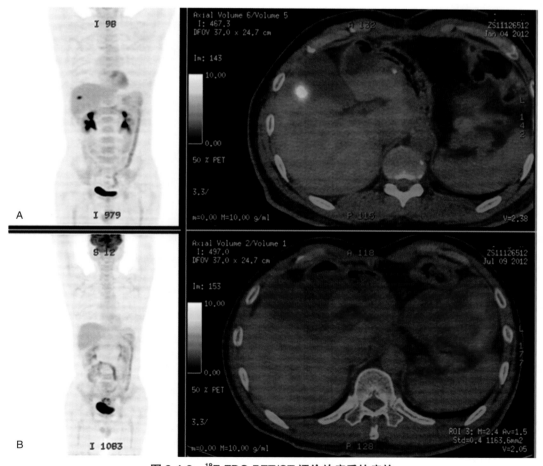

图 3-4-3　¹⁸F-FDG PET/CT 评价放疗后的疗效

男性,46 岁。贲门癌肝转移综合治疗后 1 年余,发现肝脏Ⅵ段一糖代谢增高病灶(A),经过放疗及口服化疗药治疗后,再次复查,肝脏Ⅵ段糖代谢病灶消失(B)

(石洪成)

第五节　原发性肝癌的血管造影

原发性肝癌的血管造影包括动脉系统和静脉系统造影。动脉系统造影(主要是肝动脉造影)有助于原发性肝癌的诊断和鉴别诊断,是血管内介入治疗前的关键操作。静脉系统造影包括门静脉和下腔静脉造影,可评估门静脉和下腔静脉血流通畅性,显示门静脉和下腔静脉癌栓的部位、范围、阻塞程度以及侧支循环。为获得良好的造影图像,血管造影必须在具备数字减影血管造影(DSA)机的导管室内进行。

一、动脉系统造影

(一)肝动脉造影

原发性肝癌,尤其是肝细胞癌多属富血供肿瘤,其血供 95%~99% 来自肝动脉。通过肝动脉造影可明确肝癌的部位、数目和大小,显示其供血动脉分支和血供情况、是否合并动静脉瘘及癌栓,从而为血管内治疗提供指导。

1. 造影方法　肝动脉造影是发现小肝癌和微小肝癌最敏感的方法,但造影方法的正确与否直接影响病灶检出率。通常将 4~5F 导管头端置于腹腔动脉或肝总动脉起始部,以全面评价肝脏动脉血供情况。造影剂的流速和总量根据肝动脉粗细和血流速度而定,通常为 4~6ml/s,造影剂总量为 18~25ml。血管造影图像应包括动脉期、肝实质期以及静脉期。若发现肝脏某区域血管稀少甚至缺乏,需探查其他血管(如肠系膜上动脉、胃左动脉、右膈下动脉等)以发现异位起源的肝动脉或侧支血管。对直径较小或动脉血供较少、肝总动脉/肝固有动脉显示不清的肝癌,可将导管超选择插入肝左/右动脉分支内,采用低流速(1~2ml/s)、较大总量(8~12ml)进行肝动脉灌注造影,进一步提高病灶检出率。

2. 造影表现(图 3-5-1~ 图 3-5-5)

(1)肿瘤血管:肝细胞癌的肿瘤血管常出现于动脉相早中期,表现为肿瘤区内紊乱、管腔粗细不均的新生血管,多呈异常扩张扭曲。当肿瘤血管明显扩张呈湖样时,称肿瘤湖。胆管细胞癌则表现为细小、增多和紊乱的新生血管,常出现于动脉相中晚期。

(2)肿瘤染色出现于实质相,可呈结节状、不均匀性及均匀性 3 种染色。

(3)供养肿瘤的肝动脉及分支增粗、扭曲。

(4)肿瘤周围动脉移位、扭曲或拉直:典型者动脉呈握球状包绕肿瘤。

(5)动 - 静脉分流:常见为肝动脉门静脉分流,表现为动脉期见门静脉分支显影,肝动脉、门静脉分支相伴,表现为"双轨征"。如分流量大,可致门静脉离肝血流,门静脉主干甚至脾静脉、肠系膜上静脉显影。肝动脉 - 肝静脉分流表现为肝静脉早期显影,造影剂通过分流迅速回流至下腔静脉和右心房。

(6)肿瘤包绕动脉征:肿瘤包绕浸润动脉,使其管壁僵硬,管腔呈锯齿状、串珠状不规则狭窄,多见于巨块型肝癌,胆管细胞癌有时仅表现该征象。

(7)门静脉及肝静脉癌栓:癌栓可由肝动脉分支供血,动脉相中晚期在扩张的门静脉癌栓部位见到不显影的癌栓间杂着条纹状显影的滋养动脉,称线条征。肝静脉癌栓则表现为肝静脉部位出现线条征,可延伸至下腔静脉甚至右心房。

上述表现以肿瘤血管及肿瘤染色最为常见,动脉包绕征、动-静脉分流和门静脉/肝静脉癌栓是肝脏恶性肿瘤特征性表现。

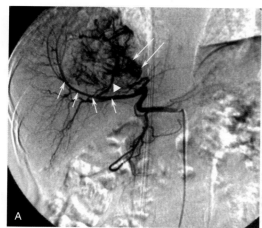 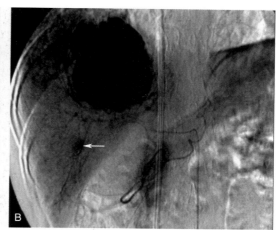

图 3-5-1　原发性肝细胞癌

A. 肝总动脉造影动脉期:肝右叶内团块状紊乱、粗细不均的肿瘤新生血管,肝右动脉发出分支供应肿瘤,供血动脉分支增粗(箭头)。肝右动脉呈握球状包绕肿瘤(短箭头)。肿瘤血供丰富,可见肿瘤湖征象(长箭头);

B. 肝总动脉造影实质期:团块状均匀的肿瘤染色。在该肿瘤的下方还可见结节状肿瘤染色(短箭头)

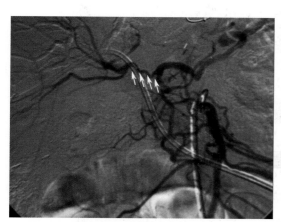

图 3-5-2　肝门区胆管细胞癌,PTCD 引流术后

肠系膜上动脉造影:肠系膜上动脉通过胰弓动脉与肝动脉沟通。肝固有动脉受肿瘤浸润致管壁僵硬、管腔不规则狭窄(短箭头)

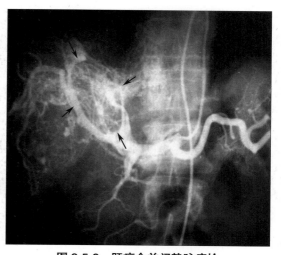

图 3-5-3　肝癌合并门静脉癌栓

腹腔动脉造影:肝动脉显影的同时门静脉主干显影,提示巨大的肝动脉-门静脉分流。门静脉主干管腔明显增粗,管腔内见巨大充盈缺损(短箭头)

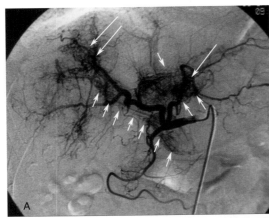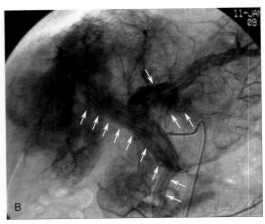

图 3-5-4　原发性肝癌伴门静脉癌栓

A. 肝总动脉造影动脉期：肝动脉及其分支增粗，肝内弥散分布粗细不均的肿瘤血管，肝动脉 - 门静脉分流
（长箭头）。肝动脉显影同时门静脉显影，门静脉主干、左右支癌栓由肝动脉发出分支供养，表现为典型线
条征（短箭头）；

B. 肝动脉造影实质期：肝内弥漫不均匀肿瘤染色，门静脉系统癌栓染色明显，并延伸至肠系膜上静脉

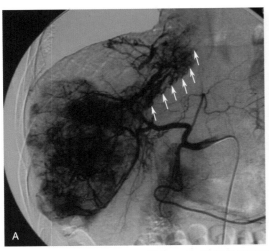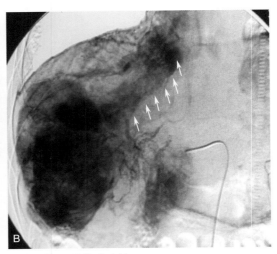

图 3-5-5　原发性肝癌伴肝右静脉、下腔静脉癌栓

A. 肝总动脉造影动脉期：肝总、肝右动脉增粗，肝右叶团块状肿瘤血管，有明显的肝右动脉 - 肝右静脉分
流和肝右静脉癌栓，可见典型线条征，癌栓延伸至下腔静脉内（短箭头）；

B. 肝动脉造影实质期：肝右叶明显团块状肿瘤染色以及肝右静脉癌栓染色（短箭头）

3. 鉴别诊断

（1）海绵状血管瘤：由扩大的肝血窦构成，造影剂进入后呈密度很高的大小不等的"棉球状"或"爆
米花状"染色。血管瘤染色呈"早出晚归"表现，即在动脉早期出现，延迟至 20 秒甚至数分钟后才消
失。这一表现甚是特殊和典型（图 3-5-6）。

（2）局灶性结节增生：也常为富血供，结节内中央血管呈放射状，实质期肿瘤染色较浓密呈网格状。
无动 - 静脉分流等恶性肿瘤特征（图 3-5-7）。

（3）转移性肿瘤：富血供的转移性肿瘤（如类癌、胰岛细胞瘤等）的造影表现与原发性肝癌类似，鉴别
诊断相当困难。转移性肿瘤少见动 - 静脉分流或门静脉癌栓，有原发肿瘤病史可以鉴别（图 3-5-8）。

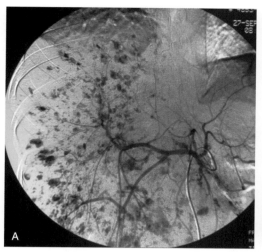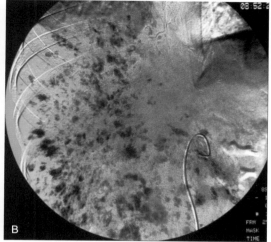

图 3-5-6　肝右叶巨大血管瘤病例

A. 肝动脉造影动脉期：动脉早中期肝右叶即出现弥漫分布大小不等的"棉球状"染色；

B. 肝动脉造影静脉期：肝右叶内仍可见浓密的染色，呈典型的"早出晚归"表现

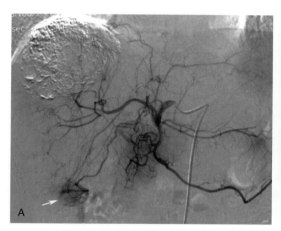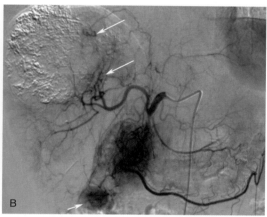

图 3-5-7　原发性肝癌合并局灶性结节增生，原发性肝癌已经行多次肝动脉碘油栓塞

A. 肝总动脉造影动脉早中期：局灶性结节增生病灶位于肝右叶下角，结节内中央血管呈放射状和车轮状（短箭头）。原发性肝癌病灶碘油大部分沉积，周边肿瘤血管稀疏；

B. 肝总动脉造影中晚期：局灶性结节增生病灶血管仍呈放射状分布，染色逐渐均匀浓密。原发性肝癌病灶周围肿瘤血管和染色（长箭头）

（二）异位肝动脉和肝外侧支血管造影

1. **异位肝动脉**　最常见为肝右动脉起源于肠系膜上动脉（图 3-5-9）。其次为肝左动脉起源于胃左动脉。副肝右、副肝左动脉可同时分别从肠系膜上动脉和胃左动脉发出。

2. **肝外侧支血管**　肝癌的肝外侧支循环较多，可来自①左、右膈下动脉，以右膈下动脉最常见（图 3-5-10）；②腹腔动脉系统，如胃十二指肠动脉、网膜动脉、胃左或右动脉等；③肠系膜上动脉系统，常见经胰弓动脉供养，见于肝总动脉闭塞或瓣膜状闭塞；④其他，如肋间动脉、胸廓内动脉、右肾动脉、肾上腺动脉等。

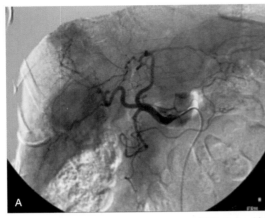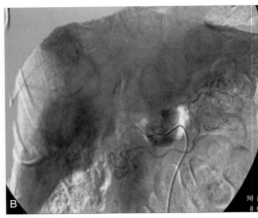

图 3-5-8　结肠癌肝转移病例

A.肝总动脉造影动脉期:肝左右叶内可见多个大小不等团块状肿瘤血管,肿瘤动脉血供中等丰富;

B.肝总动脉造影实质期:肝内多发肿瘤呈周边较浓密的环形染色。未见动静脉分流和门静脉癌栓

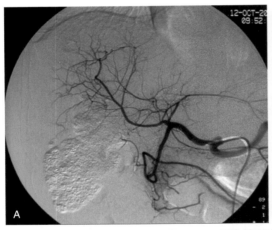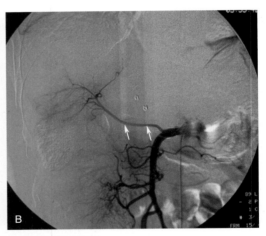

图 3-5-9　原发性肝癌血管解剖变异病例

A.肝右叶肝癌介入治疗后肝总动脉造影:肝左、右动脉均起源于腹腔动脉和肝总动脉;

B.肠系膜上动脉造影:副肝右动脉起源于肠系膜上动脉,供应肝右叶肝实质及肿瘤血供(短箭头)

　　熟悉和掌握肝癌可能的异位肝动脉和肝外侧支血管情况,对全面评价肝癌动脉供血以及血管内治疗有着重要的意义。

二、静脉系统造影

(一)门静脉造影

　　有经动脉间接门静脉造影和经皮穿刺直接门静脉造影两种方法(图 3-5-11~ 图 3-5-13)。

　　1.间接门静脉造影　经动脉途径将导管超选择插入脾动脉/肠系膜上动脉,注入造影剂后通过其静脉回流,观察门静脉及其属支的血流情况。间接门静脉造影可动态评价门静脉血流通畅性和血流方向(向肝、离肝或双向

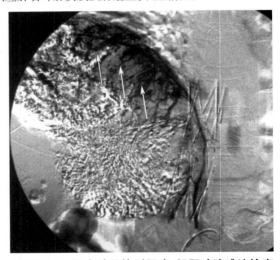

图 3-5-10　肝右叶巨块型肝癌,经肝动脉碘油栓塞后右膈下动脉参与供血。右膈下动脉造影:肿瘤大部分区域碘油沉积,无碘油沉积的残存肿瘤由右膈下动脉供血,肿瘤血管和染色丰富(长箭头)

血流),为介入治疗方案的选择提供指导。对门静脉主干和大分支癌栓的患者能提示癌栓的部位、范围以及门静脉阻塞的程度。

2. 直接门静脉造影 肝癌伴门静脉疾病(如门静脉癌栓、门静脉高压)需行门静脉支架或/和¹²⁵I粒子条,或栓塞胃冠状静脉、经颈静脉肝内门腔静脉内支架分流术(Transjugular Intrahepatic Portosystemic Stent Shunt, TIPSS)等治疗前后均需行直接门静脉造影。最常用的方法为经皮穿肝将导管置入门静脉内造影。直接门静脉造影可更清楚地显示门静脉癌栓的部位、范围和门静脉阻塞程度,判断门静脉血流通畅性和方向,还可直接测量门静脉压力,全面评价门静脉高压的严重程度。

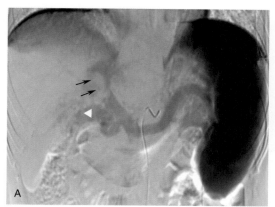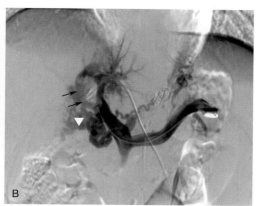

图 3-5-11 肝癌合并门静脉癌栓

A. 经脾动脉间接门静脉造影:门静脉系统向肝血流,门静脉主干及左右分支处可见明显充盈缺损(箭头),门静脉右支血流闭塞,门静脉左支尚有部分血流。肝门区明显的侧支血管;

B. 经皮穿肝经门静脉左支直接门静脉造影:进一步证实间接门静脉造影的各种征象

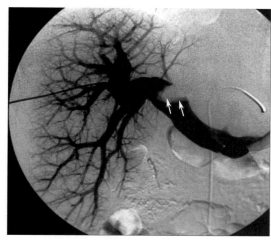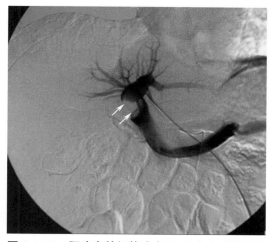

图 3-5-12 肝癌合并门静脉主干癌栓

经皮穿刺肝脏门静脉直接造影:癌栓表现为门静脉主干内局限性充盈缺损(短箭头)。门静脉主干管腔狭窄大于75%,门静脉右支及其分支通畅,门静脉左支血流闭塞

图 3-5-13 肝癌合并门静脉主干,左右支癌栓病例

经皮穿肝门静脉直接造影:门静脉主干及左右分支处可见明显充盈缺损(短箭头)。门静脉左支的肝内分支血流尚通畅,但门静脉右支及其肝内分支未显示,血流被完全阻塞

(二)下腔静脉造影

肝癌伴下腔静脉阻塞的患者在进行血管腔内介入治疗(如下腔静脉支架植入开通阻塞的下腔静

脉)前后必须进行下腔静脉造影。下腔静脉造影可直接显示下腔静脉狭窄或阻塞的部位、范围以及严重程度,周围侧支静脉开放情况等。测量下腔静脉阻塞远、近心端的压力差能决定是否必须行介入治疗(图 3-5-14、图 3-5-15)。

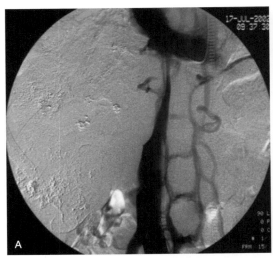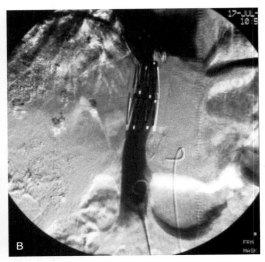

图 3-5-14　肝癌合并下腔静脉狭窄,支架治疗

A. 支架治疗前下腔静脉造影:下腔静脉肝段管腔受压明显、狭窄长度约 5cm,周围侧支静脉开放;

B. 狭窄部位内支架放置后重复下腔静脉造影:支架膨胀良好,下腔静脉狭窄段被扩张,血流通畅,周围侧支静脉消失

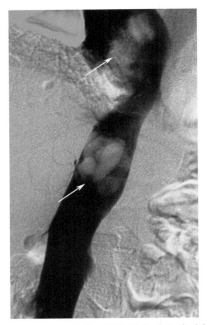

图 3-5-15　肝癌伴下腔静脉和右心房癌栓

下腔静脉造影示下腔静脉和右心房内可见充盈缺损(癌栓),下腔静脉血流尚通畅,未见明显侧支血管

（刘　嵘）

第六节 原发性肝癌的临床诊断

原发性肝癌的诊断有病理诊断与临床诊断。病理诊断通过肝穿刺获得组织学标本或外科手术切除的大体标本,进行病理学检查和免疫组织化学检查。

对肝细胞癌,诊断标准参照中国抗癌学会肝癌专业委员会 1999 年制定的标准,必须符合:① AFP>400μg/L,能排除活动性肝病、妊娠、生殖系胚胎源性肿瘤及转移性肝癌,影像学检查具有肝癌特征的占位性病变;② AFP≤400μg/L,两种影像学检查证实有肝癌特征性占位病变;③对 AFP 阴性者,不能出现癌胚抗原(CEA)或 CA19-9 升高,以排除消化道恶性肿瘤肝内转移或肝内胆管细胞癌。

目前常把肝细胞癌与肝内胆管细胞癌统称为原发性肝癌,将其临床诊断混为一谈。其实,胆管细胞癌的临床诊断完全不同于肝细胞癌,但目前没有制订胆管细胞癌临床诊断标准。我们只能根据肝内的占位符合胆管细胞癌表现(影像学表现为肿瘤血供不丰富,有肿瘤周边环状强化,或胆管内肿瘤引起以下胆管扩张),CA19-9 高,并可以排除肝外消化系统原发肿瘤,有时患者有胆管结石病史。

由于影像学的进步和肿瘤标志物的出现,原发性肝癌的诊断比较容易,但临床上需要与肝炎、肝硬化活动期鉴别。这是由于肝炎、肝硬化活动期也可产生一定浓度的 AFP,但有明显的肝功能障碍而无相应的肝内占位性病变。如动态观察,AFP 与氨基转移酶(特别是 ALT)曲线相随者为肝病,分离者为肝癌。

肝细胞癌需与肝血管瘤、转移性肝癌、肝细胞腺瘤、局灶性结节样增生、炎性假瘤、肝肉瘤、肝内液性占位鉴别。

临床中,如果肿瘤患者需要放疗,原则上需要病理诊断。原发性肝癌在接受放疗或介入治疗前,是否一定需要病理诊断? 在我国,往往只要求达到临床诊断就可以治疗了。2006 年美国肝细胞癌诊疗指南也承认肝细胞癌患者只要达到临床诊断标准,就可以治疗。这是唯一一种不需要病理诊断就可以进行内科治疗的肿瘤。

原发性肝癌诊断后,还需要对肝脏功能进行分级,以指导治疗的选择。现在多采用 Child-Pugh 分级(表 3-6-1)。

表 3-6-1 Child-Pugh 肝功能分级

	1	2	3
总胆红素(μmol/L)	<34	34~51	>51
白蛋白(g·L)	>35	28~35	<28
凝血酶原时间延长(s)	1~3	4~6	>6
腹水	无	少量	中等量
肝性脑病分期	无	1~2	3~4

注:A 级 . 5~6 分;B 级 . 7~9 分;C 级 . 10~15 分。

(曾昭冲)

第七节　原发性肝癌的病理诊断

一、术语和定义

（一）原发性肝癌

原发性肝癌通常指肝细胞癌（hepatocellular cell carcinoma，HCC）和肝内胆管癌（intrahepatic cholangiocarcinoma，iCCA）。

（二）肝细胞癌

肝细胞癌（HCC）是一种具有肝细胞分化的肝脏原发性上皮性恶性肿瘤。

（三）肝细胞异型增生

肝细胞异型增生（liver cell dysplasia，LCD）为显微镜下所见的一类细胞学改变。根据肝细胞的异型程度可分为小细胞异型增生（也称小细胞变）和大细胞异型增生（也称大细胞变）两种类型。

1. 小细胞变　定义为肝细胞体积减小，胞质嗜碱，核/质比增高，轻度核多形性，核深染。低倍镜下表现为核拥挤或细胞密度增加。发生小细胞变的肝细胞增殖活性高于周围肝细胞，有染色体的获得或缺失，端粒酶缩短，p21检查点失活，这些共同提示其为恶性前病变的特性。

2. 大细胞变　定义为肝细胞体积增大，同时细胞核也增大，故维持其原有核/质比。大细胞变表现为核多形性，核深染，常为多核。大细胞变被认为是一种遗传性病变，但是目前，其是否为癌前病变尚不明确，可能是慢性HBV感染患者的危险预测指标或其他病变的一种反应性改变。

（四）异型增生灶

异型增生（dysplastc foci，DF）是一种显微镜下诊断，直径<1mm，常是偶然发现的。可以进一步分为大细胞变、小细胞变和缺铁灶。虽然在铁贮存性疾病及慢性肝炎病毒感染的患者中发现DF具有临床意义，提示具有更高发生HCC的风险，但是目前尚没有共识认为有必要出DF报告。

（五）异型增生结节

异型增生结节（dysplastc nodules，DNs）通常是在肝硬化患者的大体检查或者影像学检查时被发现的，直径5~15mm，可以单发或多发，发生率11%~40%。根据细胞或结构异型程度，DN进一步分为低级别DN（low grade dysplastic nodule，LGDN）和高级别DN（high grade dysplastic nodule，HGDN）。高级别异型增生结节需要与分化好的早期肝细胞癌（early hepatocellular cell carcinoma，eHCC）相鉴别（表3-7-1）。

表 3-7-1　异型增生结节与早期肝细胞癌的组织学特点与诊断方法

组织学诊断特征	LGDN	HGDN	eHCC
细胞学			
小细胞变	−	+	+
大细胞变	+/−	+/−	−
克隆增生灶	+/−	+	+
生长模式			
细胞密度超过周围肝实质	<1.3 倍	1.3~2 倍	>2 倍
假腺管 / 腺泡样结构	−	+/−	+
结构改变			
汇管区	存在	存在	常缺失
网状支架	完整	完整	通常至少局灶缺失
非配对动脉和肝血窦毛细血管化（CD34）	+/−	+/−	+
其他诊断方法			
间质浸润与胆管反应消失（CK7/CK19）	−	−	+/−
≥2 项过表达（GS/GPC3/HSP70）	−	−	+（大多数）
结节内结节生长模式			+

（六）早期肝细胞癌 / 小的进展期肝细胞癌

小肝癌被定义为直径 ≤2cm 的肝细胞癌，可以进一步分为早期肝细胞癌（early hepatocellular cell carcinoma，eHCC）/ 小的进展期肝细胞癌（small progressed hepatocellular cell carcinoma，spHCC）。

1. eHCC　通常表现为一个模糊结节，边界不清，无包膜。eHCC 分化好，常有间质浸润，但是没有血管侵犯。病理特征表现：肿瘤细胞密度增高，核 / 质比增高，细梁或假腺管样结构，存在肿瘤内汇管区，非配对动脉增生，脂肪变性，间质浸润。

2. spHCC　通常有明显边界，有包膜，表现为膨胀性或浸润性生长，形态学类似直径较大的进展期 HCC。与 eHCC 相比，spHCC 无汇管区，非配对动脉数目更多。

（七）微血管侵犯

微血管侵犯（microvascular invation，MVI）也称微血管癌栓，是指在显微镜下见到的位于衬覆内皮细胞的血管腔内的癌细胞团。多见于癌旁肝组织的门静脉小分支内，也可见于肝静脉内，偶见癌细胞团侵犯胆管、淋巴管及肝动脉分支。运用不同的免疫组化染色和特殊染色方法可以辅助区分脉管性质，如CD34 可标记血管内皮，SMA 可标记血管壁平滑肌层，弹力纤维可标记血管壁弹力纤维层，D2-40 可标记淋巴管，因临床意义不同，需分别描述和报告。

MVI 是肝癌术后复发风险的重要预测指标，也是肝癌术后抗复发治疗的重要病理学指征。故建议在病理常规诊断中给予报告，并对 MVI 进行风险分级，M0 指未发现 MVI；M1 为低危组，指 MVI 数量 ≤5 个，且发生于近癌旁肝组织（≤1cm）；M2 为高危组，指 MVI 数量>5 个，或发生于远癌旁肝组织

（>1cm）。这使得我们有必要在肝癌的取材中常规取近癌旁肝组织和远癌旁肝组织以评估 MVI 分级。另外,当脉管腔内出现悬浮癌细胞,且数目 ≥ 50 个时,与患者预后相关,可计为 MVI。

（八）肝内胆管癌

肝内胆管癌（Intrahepatic cholangiocarcinoma,iCCA）是一种伴有胆管分化的恶性上皮性肿瘤。有两种主要的亚型,分别为大胆管型和小胆管型。大胆管型起源于靠近肝门区及其周围的大胆管;小胆管型常发生于周围肝组织。

二、组织学类型

（一）肝细胞癌的组织病理学

肝细胞癌的肿瘤细胞显示肝细胞分化,肿瘤细胞与正常肝细胞相似,其排列方式也和正常肝组织的小梁状排列方式相似,但是,小梁大部分增厚,正常结构消失,如汇管区缺失、正常网状支架减少或缺失。间质常由衬覆单层内皮细胞的血窦样腔隙组成。其有 4 种主要的生长方式:细梁型、粗梁型、假腺管型和团片型。部分病例可以同时存在不同的组织学类型和 / 或不同的组织学分级,显示出肿瘤的异质性。

1. 细梁型　在高、中分化的肝细胞癌中较常见。肿瘤细胞呈条索状排列,细胞厚度常为 3~10 层,条索之间为衬覆内皮细胞的血窦样腔隙。血窦样腔隙有时可以有不同程度的扩张,有时被肿瘤细胞挤压而难以识别,CD34 染色可以用于显示血窦样腔隙。

2. 粗梁型　在中等分化的肝细胞癌中较常见。肿瘤细胞排列成较粗大的梁索状结构,细胞厚度大于等于 10 层。肿瘤细胞异型性较明显,核 / 质比增高,核异型增加,核分裂象增多,CD34 染色可以显示出较粗大的梁索状轮廓。

3. 假腺管型　又称假腺泡型,有人认为这些结构不是真正的腺体,可能是肿瘤细胞间发生变形的异常胆小管。这些假腺管样结构常常衬覆单层肿瘤细胞,管腔内常有淡染的蛋白样物,PAS 染色常阳性,但 AB 和黏液卡红染色阴性,管腔内也可以含有胆汁。这有助于与肝内胆管癌或转移性腺癌的鉴别。

4. 团片型　也称实体型,肿瘤细胞呈实性、团片状或者弥漫生长,血窦样腔隙不明显。常见于较低分化的肝细胞癌。

（二）肝细胞癌的组织学亚型

1. 脂肪性肝炎型　占 5%~20%,由于代谢综合征或乙醇滥用,背景肝中可能会有脂肪性肝炎的表现。肿瘤细胞内含有脂肪,肿瘤内可见炎症反应和纤维化。其发病机制可能与 IL-6/JAK/STAT 激活相关,部分病例与 *CTNNB1*、*TERT* 和 *TP53* 突变相关。

2. 透明细胞型　占 3%~7%,肿瘤细胞胞质丰富,由于糖原贮积而透明,局部出现脂肪变性是可以接受的。诊断这种亚型要求 >80% 的肿瘤细胞表现为胞质透明。其临床特征和分子机制暂不明确。此型需要与其他转移性透明细胞癌进行鉴别,如肾的透明细胞癌肝转移,免疫组化有助于鉴别诊断,几乎所有透明细胞型 HCC 表达 Hepa 1;PAX-8 染色核阳性有助于后者的诊断。

3. 粗梁型　约占 5%，>50% 的肿瘤细胞呈粗梁状生长，血管浸润常见。临床可以表现为血清 AFP 升高，预后较差。分子改变为 *TP53* 突变和 *FGF19* 扩增。

4. 硬化型　约占 4%，>50% 的肿瘤内可见致密的纤维间质，肿瘤细胞呈条索状和假腺管状生长。影像学表现也常常类似于胆管癌。因此，需要与肝内胆管癌鉴别，前者通常表达肝细胞标记 Hepa-1，而 CK7、CK19 常阴性。此型的发病机制可能与 *TSC1/2* 突变、TGF-β 信号通路激活相关。

5. 嫌色型　约占 3%，肿瘤细胞胞质淡染，常透明，类似透明细胞癌，大部分细胞温和，细胞核形态一致，但是，局灶可见散在单个或成簇的明显异型肿瘤细胞。其发生可能与端粒延长相关。

6. 纤维板层型　约占 1%，肿瘤细胞体积大，胞质丰富、嗜酸性，核仁明显，肿瘤内纤维致密，呈板层状。部分病例可见苍白小体（位于肿瘤细胞质内的圆形、卵圆形或无定形的淡染物）。其发生和 PKA 激活相关，PKA 激活通过 *DNAJB1-PRKACA* 基因融合激活。此型发生于年轻人，没有明显的性别差异，在欧洲和北美国家相对多见，亚洲和非洲少见，没有肝炎背景且无肝硬化。

7. 富于中性粒细胞型　约占 <1%，肿瘤内有大量弥漫的中性粒细胞，可见到肉瘤样区域。临床表现为白细胞计数升高，IL-6 和 C 反应蛋白（CRP）升高，预后较差。肿瘤产生粒细胞集落因子（G-CSF）。

8. 富于淋巴细胞型　约占 <1%，大多数区域肿瘤内淋巴细胞数目超过肿瘤细胞，而将其掩盖。预后较好。非 EB 病毒（EBV）相关。

（三）肝内胆管癌的组织病理学

大多数肝内胆管癌为腺癌，伴明显的纤维间质反应。大部分病例表现为管状生长模式，伴大小不等的管腔，也可表现为条索样生长，伴裂隙状管腔。不论哪种生长方式，通常伴有大量纤维性间质。微乳头成分有时与管状模式混合存在。细胞常小、中等大小，立方或柱状，也可以多形性；细胞核较小，与 HCC 相比，核仁较不明显；细胞质常苍白、淡嗜酸性或空泡状，有时胞质透亮、较丰富。肝内胆管癌可分为两种亚型：大胆管型和小胆管型。

黏液分泌在大胆管型 iCCA 较常见，在小胆管型中常缺失；小胆管型 iCCA 常浸润至汇管区，并侵犯汇管区的脉管（门静脉和淋巴管）。

大胆管型 iCCA：组织学形态类似于肝门区和肝外胆管癌，是一种浸润性的管状腺癌，伴纤维增生反应，浸润至汇管区结缔组织、相邻胆管和肝实质。常见神经周围侵犯、淋巴管侵犯和淋巴结转移。

小胆管型 iCCA：小管状生长伴明显管腔，细胞呈立方 - 低柱状，胞质稀少；也可表现为条索状或梭形生长，伴裂隙状腔隙。多种生长方式可混合存在。

肝内胆管癌需与转移性腺癌相鉴别。

三、组织学分级

1. 肝细胞癌的分化程度　按照 2019 版 WHO 分类标准，分为 3 级（表 3-7-2）。

2. 肝内胆管癌的分化程度　根据形态分为高分化、中分化和低分化。

表 3-7-2　肝细胞癌的分级标准

分级		整体评估	分级标准	
1	高分化	肿瘤细胞轻微 - 轻度异型,类似成熟肝细胞,可能需要与肝细胞腺瘤或异型增生结节相鉴别	细胞质:丰富 - 中等;嗜酸性 - 嗜碱性 细胞核:轻微 - 轻度异型	
2	中分化	苏木精 - 伊红(HE)染色切片上可明确为恶性病变,且形态学高度提示肝细胞分化	细胞质:丰富 - 中等;嗜酸性 - 嗜碱性 细胞核:中度异型,偶尔见到多核瘤细胞是可以接受的	
3*	低分化	细胞分化差,形态学难以识别肝细胞分化	细胞质:丰富 - 稀少;常表现为嗜碱性 细胞核:核多形性明显,可能出现间变的瘤巨细胞	

注:*. 肉瘤样形态和间变形态归为 3 级。

四、免疫组化检查

免疫组化检查有助于肝脏良、恶性肿瘤的鉴别;肝细胞癌与肝内胆管癌的鉴别;原发性肝癌与转移性肿瘤的鉴别。由于各种生物标志物的敏感性、特异性的不同以及肿瘤本身的异质性,我们常常联合使用一组标志物用于辅助诊断。

(一)肝细胞癌

以下标志物在 HCC 的诊断较常使用。

1. 精氨酸酶 -1(arginase-1,ARG-1)　表达于正常肝细胞和恶性肝细胞,细胞质、细胞核染色。在分化好的 HCC 中有时可能为阴性,在分化差的 HCC 中其表达好于 Hep Par-1。

2. 肝细胞抗原(Hep Par-1)　表达于正常肝细胞和恶性肝细胞,细胞质染色。在分化好的 HCC 中其表达好于 ARG-1。在穿刺活检标本中 Hep Par-1 可能仅为斑片状阳性,在分化差的 HCC 中可能为阴性。还可以表达于一些具有肝样特征的胃肠道和胰腺恶性肿瘤,需要与转移性肿瘤鉴别。因此联合使用一组标志物有助于肝细胞来源的诊断。

3. 多克隆癌胚抗原(polyclonal carcinoembryonic antigen,pCEA)　表达于正常肝细胞的毛细胆管面。HCC 也表现为管腔面染色。

4. CD10　与 pCEA 类似,但敏感性较差。

5. 磷脂酰肌醇聚糖 -3(glypican-3,GPC-3)　可以表现为细胞质弥漫阳性、细胞膜阳性或高尔基体阳性模式。正常情况下表达于胚胎肝和胎盘,成年人正常肝脏中不表达。大多数 HCC 表达 GPC-3,但是正常肝或良性肿瘤(如肝细胞腺瘤)不表达,有助于良恶性肿瘤的鉴别。但是,部分病例有报道在高级别异型增生结节(HGDN)中有不同程度的表达。

6. 谷氨酰胺合成酶(glutamine synthetase,GS)　非肿瘤肝组织中,GS 染色阳性局限于中央静脉周围的肝细胞质内,而在 HCC 中通常为弥漫强阳性。

7. 热休克蛋白 70(hot-shock protein 70,HSP70)　细胞核 / 质染色。正常胆管上皮可作为内对照。

8. 甲胎蛋白(alpha fetoprotein,AFP)　细胞质染色,敏感性低,分化好的 HCC 常阴性。

9. CD34　HCC 的血窦发生"毛细血管化"而表达 CD34,正常肝血窦阴性。

（二）肝内胆管癌

1. 上皮特异性抗原（MOC31）　细胞膜染色。

2. 细胞角蛋白（CK7/CK19）　细胞质染色。

3. 黏蛋白 -1（MUC-1）　细胞膜染色。

4. S100p　细胞核 / 质染色，大胆管型 iCCA 表达，可用于与小胆管型 iCCA 的鉴别。

5. CD56（NCAM）　细胞膜染色，小胆管型 iCCA 表达，可用于与大胆管型 iCCA 的鉴别。

目前尚无特异的免疫组化来明确诊断胆管癌，以上标志物阳性是支持胆管癌诊断的证据。

（纪　元）

第八节　原发性肝癌的临床分期

原发性肝癌的临床分期依赖于影像学检查来确定原发肿瘤的大小和血管侵犯。如果影像学有证据表明不能根治切除肿瘤或者肝功能储备不能耐受安全手术，手术探查就没有必要。由于对肝癌的认识，影响预后的指标也越来越多，原发肿瘤的大小与预后的关系已不是非常密切。因此，对肝癌的分期出现许多方法，除了国内分期外，国际上分期有 UICC、AJCC、Okuda、意大利肝癌（CLIP）分期等多种版本。各种分期均有其优点、缺点，可以互相参考或有帮助。

一、国内分期

2001 年 9 月在广州召开的第八届全国肝癌学术会议上正式通过了"原发性肝癌的临床诊断与分期标准"。

Ⅰa：单个肿瘤最大直径 ≤3cm，无癌栓、腹腔淋巴结及远处转移；肝功能分级 Child A。

Ⅰb：单个或两个肿瘤最大直径之和 ≤5cm，限于半肝，无癌栓、腹腔淋巴结及远处转移；肝功能分级 Child A。

Ⅱa：单个或两个肿瘤最大直径之和 ≤10cm，在半肝或两个肿瘤最大直径之和 ≤5cm，在左、右两半肝；无癌栓、腹腔淋巴结及远处转移；肝功能分级 Child A。

Ⅱb：单个或两个肿瘤最大直径之和 >10cm，在半肝或两个肿瘤最大直径之和 >5cm，在左、右两半肝或多个肿瘤，无癌栓、腹腔淋巴结及远处转移；肝功能分级 Child A。肿瘤情况不论，有门静脉分支、肝静脉或胆管癌栓和 / 或肝功能分级 Child B。

Ⅲa：肿瘤情况不论，有门脉主干或下腔静脉癌栓、腹腔淋巴结或远处转移之一；肝功能分级 Child A 或 B。

Ⅲb：肿瘤情况不论，癌栓、转移情况不论；肝功能分级 Child C。

二、国际分期

(一) AJCC 和 UICC 分期

根据 AJCC 2017 年的癌症分期(第 8 版)(表 3-8-1)。

1. 原发肿瘤(T)

TX：原发肿瘤无法评估。

T0：没有原发肿瘤的证据。

T1a：孤立肿瘤最大径≤2cm。

T1b：孤立肿瘤最大径>2cm 无血管侵犯。

T2：孤立肿瘤最大径>2cm 伴血管侵犯；或多发肿瘤最大径≤5cm。

T3：多发肿瘤，至少有一个最大径>5cm。

T4：任意大小的单个或多发肿瘤，侵及门静脉的主要属支或肝静脉；肿瘤直接侵犯邻近器官(除外胆囊)或者穿透脏腹膜。

2. 区域淋巴结(N)

NX：淋巴结转移无法评估。

N0：无淋巴结转移。

N1：有淋巴结转移。

3. 远处转移(M)

MX：远处转移不能评估。

M0：无远处转移。

M1：有远处转移。

表 3-8-1　AJCC 分期

分期	T	N	M
ⅠA	T1a	N0	M0
ⅠB	T1b	N0	M0
Ⅱ	T2	N0	M0
ⅢA	T3	N0	M0
ⅢB	T4	N0	M0
ⅣA	任何 T	N1	M0
ⅣB	任何 T	任何 N	M1

(二) Okuda 分期

肝癌的 Okuda 分期法是由 Okuda 等于 1985 年提出的(表 3-8-2)。它是目前应用最为广泛的、也是第一个将肿瘤情况与肝脏功能结合在一起的评分方法，它更是目前唯一提供了未加干预措施的各期肝癌患者生存期资料的评分方法。

表 3-8-2　肝细胞癌 Okuda 分期

Okuda 评分	分值	
	0	1
肿瘤大小	<50% 肝脏	>50% 肝脏
腹水	无	有
白蛋白（g/dl）	≥3.0	<3.0
总胆红素（mg/dl）	<3.0	≥3.0

注：Stage Ⅰ.0 分；Stage Ⅱ.1~2 分；Stage Ⅲ.3~4 分。

（三）意大利肝癌分期——CLIP 评分法（表 3-8-3）

表 3-8-3　CLIP 评分法

指标	评分
Child-Pugh	
A	0
B	1
C	2
肿瘤范围	
孤立、不超过全肝的 50%	0
多发、不超过全肝的 50%	1
巨块或超过全肝的 50%	2
AFP	
≤400μg/L	0
>400μg/L	1
肉眼血管浸润	
无	0
有	1

注：CLIP 评分为各项分值之和（0~6 分）。

（四）BCLC 分期法

BCLC 分期法是 1999 年巴塞罗那肝癌小组（the Barcelona-Clinic Liver Cancer Group）提出的。将肝癌患者分为 4 期：早期 stage A（能接受根治性治疗者）、中期 stage B、进展期 stage C（中期和进展期定义为不能采用根治性治疗者）及晚期 stage D（生存时间预计不超过 3 个月者），归纳出每期中对预后有明显作用的因素，合并后形成新的分期方法（表 3-8-4）。BCLC 分期法最大的特点是其对治疗的指导作用以及对早期患者的鉴别作用，临床实用性很强。

表 3-8-4　BCLC 分期

分期	PST	肿瘤		肝功能情况
		肿瘤情况	Okuda 分期	
Stage A				
A1	0	单个	I	无门脉高压且胆红素正常
A2	0	单个	I	有门脉高压但胆红素正常
A3	0	单个	I	有门脉高压且胆红素不正常
A4	0	3 个肿瘤<3cm	I ~ II	Child-Pugh A~B
Stage B	0	较大的多结节肿瘤	I ~ II	Child-Pugh A~B
Stage C	1~2	血管侵犯或肝外转移	I ~ II	Child-Pugh A~B
Stage D	3~4	任何	III	Child-Pugh C

注:PST. 体力状况评分(performance status test);PS 0 : 正常活动;PS 1 : 有症状,但几乎不影响下床活动;PS 2 : 白天卧床时间少于50%;PS 3 : 白天卧床时间多于 50%;PS 4 : 完全卧床;Stage A 及 Stage B : 必须满足全部条件;Stage C : 满足以下任一条标准:PST 1~2 或血管侵犯、肝外转移;Stage D : 满足以下任一条标准:PST 3~4 或 Okuda III 期或 Child-Pugh C 级。

(五) 香港中文大学预后系数(CUPI)评分系统(表 3-8-5)

表 3-8-5　CUPI 评分系统

参数	CUPI 分值
TNM 分期	
I 和 II	−3
III	−1
IV	0
无临床症状	−4
腹水	3
甲胎蛋白 ≥ 500ng/ml	2
总胆红素(μmol/L)	
<34	0
34~51	3
≥ 52	4
碱性磷酸酶 ≥ 200IU/L	3

注:CUPI 评分为以上 6 项指标分值总和。低危组,CUPI 评分 ≤ 1 分;中危组,CUPI 评分 2~7 分;高危组,CUPI 评分 ≥ 8 分。

(六) 日本 TNM 分期法及日本 JIS 积分法

日本 TNM 分期法是由日本肝癌研究组(LCSGJ)推行的肝癌分期方法,经过多次改进,目前是2000 年推出的第 4 版(表 3-8-6)。与 AJCC/UICC 的 TNM 分期法主要不同在于对原发瘤(T)的分期不同。其 T 分期主要决定于以下 3 个因素:单个肿瘤、直径<2cm、无血管侵犯。

表 3-8-6　日本肝癌研究组 TNM 评分法（LCSGJ）

条件	Ⅰ孤立肿瘤	Ⅱ<2cm	Ⅲ无血管侵犯
T1	符合 3 个因素		
T2	符合 2 个因素		
T3	符合 1 个因素		
T4	全不符合		
Stage Ⅰ	T1N0M0		
Stage Ⅱ	T2N0M0		
Stage Ⅲ	T3N0M0		
Stage ⅣA	T4N0M0 或 T1-T4N1M0		
Stage ⅣB	任何 T，任何 N，M1		

注：N0. 无淋巴结转移；N1. 有淋巴结转移；M0. 无远处转移；M1. 有远处转移。

Ueno 等认为由于缺乏评估肝功能的指标，其作用不如 CLIP 评分法。为了克服这个缺点，2003 年 Kudo 等将 LCSGJ 的 TNM 分期与 Child-Pugh 评分结合起来，整合成一个新的评分方法——JIS 评分法（表 3-8-7）。

表 3-8-7　日本 JIS 评分法

变量	分值			
	0	1	2	3
Child-Pugh 分级	A	B	C	
TNM 评分（LCSGJ）	Ⅰ	Ⅱ	Ⅲ	Ⅳ

注：JIS 积分法 = Child-Pugh 分级 + TNM 评分（LCSGJ）。

肿瘤 TNM 分期的目的，一是帮助临床医生选择治疗方案，二是用于判断预后，三是作为全球统一评价治疗效果。由于诊断与治疗手段的不断进步，肿瘤的 TNM 分期亦应相应变化。AJCC 和 UICC 的分期是以外科手术进行病理分期，不一定适合内科治疗的患者；Okuda 和 CLIP 分期比较适合内科分期，但对肿瘤的大小需要测量其与正常肝的比例，临床上较麻烦。尽管如此，目前还没有对肝癌十全十美的分期标准。我们总结 1999—2003 年 1 836 例肝细胞癌患者 UICC 分期的不同期别与生存之间的关系，相关性并不是很好。尽管远处转移，但肾上腺和肺转移患者的预后好于门静脉癌栓。如考虑淋巴结转移的分期方法，只不过将其分为 N0 或 N1，其实，放疗患者其肝门区淋巴结转移的预后好于胰周和腹主动脉旁淋巴结。肝癌患者治疗失败的主要原因是局部复发及远处转移，常规诊断及组织学指标难以准确预测肿瘤的真正范围及预后，主要由于肿瘤分期系统的内在缺陷，不能准确识别哪些患者单用局部治疗可望治愈。因此，肝癌的 TNM 分期还在不断变化中，分子分期正在酝酿中。

（曾昭冲）

参考文献

［1］ RONOT M, PURCELL Y, VILGRAIN V. Hepatocellular carcinoma: current imaging modalities for diagnosis and prognosis [J]. Dig Dis Sci, 2019, 64 (4): 934-950.

［2］ NAVIN P J, VENKATESH S K. Hepatocellular carcinoma: state of the art imaging and recent advances [J]. J Clin Transl Hepatol, 2019, 7 (1): 72-85.

［3］ KUDO M. Multistep human hepatocarcinogenesis: correlation of imaging with pathology [J]. J Gastroenterol, 2009, 44 (Suppl 19): 112-118.

［4］ FORNER A, LLOVET J M, BRUIX J. Hepatocellular carcinoma [J]. Lancet, 2012, 379 (9822): 1245-1255.

［5］ BHOSALE P, SZKLARUK J, SILVERMAN P M. Current staging of hepatocellular carcinoma: imaging implications [J]. Cancer Imaging, 2006, 6 (1): 83-94.

［6］ SCHELLHAAS B, STROBEL D. Tips and tricks in contrast-enhanced ultrasound (ceus) for the characterization and detection of liver malignancies [J]. Ultraschall Med, 2019, 40 (4): 404-424.

［7］ SEMAAN S, VIETTI VIOLI N, LEWIS S, et al. Hepatocellular carcinoma detection in liver cirrhosis: diagnostic performance of contrast-enhanced CT vs. MRI with extracellular contrast vs. gadoxetic acid [J]. Eur Radiol, 2020, 30 (2): 1020-1030.

［8］ DING H, WANG W P, HUANG B J, et al. Imaging of focal liver lesions: low-mechanical-index real-time ultrasonography with SonoVue [J]. J Ultrasound Med, 2005, 24 (3): 285-297.

［9］ CHEN L D, XU H X, XIE X Y, et al. Enhancement patterns of intrahepatic cholangiocarcinoma: comparison between contrast-enhanced ultrasound and contrast-enhanced CT [J]. Br J Radiol, 2008, 81 (971): 881-889.

［10］ MARRERO J A, AHN J, RAJENDER REDDY K. ACG clinical guideline: the diagnosis and management of focal liver lesions [J]. Am J Gastroenterol, 2014, 109 (9): 1328-1347; quiz 1348.

［11］ ALJIFFRY M, WALSH M J, MOLINARI M. Advances in diagnosis, treatment and palliation of cholangiocarcinoma: 1990-2009 [J]. World J Gastroenterol, 2009, 15 (34): 4240-4262.

［12］ ANDERSON C D, PINSON C W, BERLIN J, et al. Diagnosis and treatment of cholangiocarcinoma [J]. Oncologist, 2004, 9 (1): 43-57.

［13］ MAMONE G, DI PIAZZA A, CAROLLO V, et al. Imaging of primary malignant tumors in non-cirrhotic liver [J]. Diagn Interv Imaging, 2020, 101 (9): 519-535.

［14］ 饶圣祥, 曾蒙苏. 肝特异性对比剂钆塞酸二钠的临床应用新进展 [J]. 中华放射学杂志, 2019, 53 (12): 1031-1036.

［15］ 杨丽, 曾蒙苏, 饶圣祥, 等. 微小肝细胞癌 (≤1 cm) 的钆塞酸二钠增强 MRI 表现分析 [J]. 放射学实践, 2020, 35 (1): 50-55.

［16］ 于洋力, 曾蒙苏, 杨春, 等. 133 例肝血管平滑肌脂肪瘤的 MRI 特征及分析 [J]. 复旦学报 (医学版), 2020, 47 (5): 660-668.

［17］ 盛若凡, 翟长文, 曾蒙苏, 等. 肝脏 IgG4 相关炎性假瘤的 MRI 特征 [J]. 中华放射学杂志, 2016, 50 (6): 434-437.

［18］ CHERNYAK V, FOWLER K J, KAMAYA A, et al. Liver imaging reporting and data system (LI-RADS) version 2018: imaging of hepatocellular carcinoma in at-risk patients [J]. Radiology, 2018, 289 (3): 816-830.

［19］ MERKLE E M, ZECH C J, BARTOLOZZI C, et al. Consensus report from the 7th International Forum for Liver

Magnetic Resonance Imaging [J]. Eur Radiol, 2016, 26 (3): 674-682.

［20］ YONEDA N, MATSUI O, KITAO A, et al. Benign hepatocellular nodules: hepatobiliary phase of gadoxetic acid-enhanced MR imaging based on molecular background [J]. Radiographics, 2016, 36 (7): 2010-2027.

［21］ WANG W T, YANG L, YANG Z X, et al. Assessment of microvascular invasion of hepatocellular carcinoma with diffusion kurtosis imaging [J]. Radiology, 2018, 286 (2): 571-580.

［22］ YANG L, GU D, WEI J, et al. A radiomics nomogram for preoperative prediction of microvascular invasion in hepatocellular carcinoma [J]. Liver Cancer, 2019, 8 (5): 373-386.

［23］ WANG H, YANG C, RAO S, et al. MR imaging of hepatocellular adenomas on genotype-phenotype classification: A report from China [J]. Eur J Radiol, 2018, 100: 135-141.

［24］ ZHAO J, GAO S, SUN W, et al. Magnetic resonance imaging and diffusion-weighted imaging-based histogram analyses in predicting glypican 3-positive hepatocellular carcinoma [J]. Eur J Radiol, 2021, 139: 109732.

［25］ WANG H Q, YANG C, ZENG M S, et al. Magnetic resonance texture analysis for the identification of cytokeratin 19-positive hepatocellular carcinoma [J]. Eur J Radiol, 2019, 117: 164-170.

［26］ 颜志平，阚祖兴，王建华．原发性肝癌 // 王建华，王小林，颜志平．腹部介入放射学 [M]．上海：上海医科大学出版社，1999: 55-69.

［27］ CHARNSANGAVEJ C, CHUANG V P, WALLACE S, et al. Angiographic classification of hepatic arterial collaterals [J]. Radiology, 1982, 144 (3): 485-494.

［28］ CHENG L F, MA K F, FAN W C, et al. Hepatocellular carcinoma with extrahepatic collateral arterial supply [J]. J Med Imaging Radiat Oncol, 2010, 54 (1): 26-34.

［29］ MIYAYAMA S, MATSUI O, TAKI K, et al. Extrahepatic blood supply to hepatocellular carcinoma: angiographic demonstration and transcatheter arterial chemoembolization [J]. Cardiovasc Intervent Radiol, 2006, 29 (1): 39-48.

［30］ SONG S Y, CHUNG J W, KWON J W, et al. Collateral pathways in patients with celiac axis stenosis: angiographic-spiral CT correlation [J]. Radiographics, 2002, 22 (4): 881-893.

［31］ KIM K A, LEE W J, LIM H K, et al. Small hepatocellular carcinoma: ultrasonographic findings and histopathologic correlation [J]. Clin Imaging, 2003, 27 (5): 340-345.

［32］ KUMADA T, NAKANO S, TOYODA H, et al. Assessment of tumor hemodynamics in small hepatocellular carcinoma: comparison of Doppler ultrasonography, angiography-assisted computed tomography, and pathological findings [J]. Liver Int, 2004, 24 (5): 425-431.

［33］ GAIANI S, VOLPE L, PISCAGLIA F, et al. Vascularity of liver tumours and recent advances in doppler ultrasound [J]. J Hepatol, 2001, 34 (3): 474-482.

［34］ KUDO M, TOCHIO H, ZHOU P. Differentiation of hepatic tumors by color Doppler imaging: role of the maximum velocity and the pulsatility index of the intratumoral blood flow signal [J]. Intervirology, 2004, 47 (3-5): 154-161.

［35］ DING H, KUDO M, ONDA H, et al. Hepatocellular carcinoma: depiction of tumor parenchymal flow with intermittent harmonic power Doppler US during the early arterial phase in dual-display mode [J]. Radiology, 2001, 220 (2): 349-356.

［36］ DING H, WANG W P, HUANG B J, et al. Imaging of focal liver lesions: low-mechanical-index real-time ultrasonography with SonoVue [J]. J Ultrasound Med, 2005, 24 (3): 285-297.

［37］ NICOLAU C, BRÚ C. Focal liver lesions: evaluation with contrast-enhanced ultrasonography [J]. Abdom Imaging, 2004, 29 (3): 348-359.

［38］ CHEN L D, XU H X, XIE X Y, et al. Enhancement patterns of intrahepatic cholangiocarcinoma: comparison between contrast-enhanced ultrasound and contrast-enhanced CT [J]. Br J Radiol, 2008, 81 (971): 881-889.

［39］XU H X, LU M D, LIU G J, et al. Imaging of peripheral cholangiocarcinoma with low-mechanical index contrast-enhanced sonography and SonoVue: initial experience [J]. J Ultrasound Med, 2006, 25 (1): 23-33.

［40］丁红，王文平，黄备建，等. 超声造影检测和诊断小肝癌的价值 [J]. 中国普外基础与临床杂志, 2007, 14 (1): 28-31.

［41］曾蒙苏. 肝癌合并肝硬化门静脉高压的 CT 和 MRI 表现 [J]. 中国实用外科杂志, 2002, 22 (9): 517-519.

［42］曾蒙苏，王文平. 小肝细胞癌影像学诊断现状及进展 [J]. 中国医刊, 2003, 38 (9): 13-16.

［43］曾蒙苏，周康荣. 肝包膜凹陷征在肝癌 CT 诊断中的意义 [J]. 实用放射学杂志, 1996,(6): 327-329.

［44］曾蒙苏，严福华，周康荣，等. 螺旋 CT 增强扫描在显示肝静脉和门静脉研究 [J]. 中华放射学杂志, 2000, 34 (5): 345-349.

［45］严福华，曾蒙苏，周康荣. 螺旋 CT 双期动态扫描在小肝癌诊断中的价值 [J]. 中华放射学杂志, 1996, 30 (12): 829-832.

［46］严福华，周康荣，沈继章，等. MR 和 CT 动态扫描对小肝癌强化特征的比较研究 [J]. 中华肿瘤杂志, 2001, 23 (5): 413-416.

［47］严福华，周康荣. 肝脏局灶性结节增生 (FNH): 螺旋 CT 多期扫描表现 [J]. 临床放射学杂志, 1999, 18 (8): 21-23.

［48］YAN F, ZENG M, ZHOU K, et al. Hepatic angiomyolipoma: various appearances on two-phase contrast scanning of spiral CT [J]. Eur J Radiol, 2002, 41 (1): 12-18.

［49］严福华，曾蒙苏，周康荣，等. 肝脏血管平滑肌脂肪瘤的 CT 及 MRI 征象分析 [J]. 中华放射学杂志, 2001, 35 (11): 821-825.

［50］YAN F H, ZHOU K R, JIANG Y P, et al. Inflammatory pseudotumor of the liver: 13 cases of MRI findings [J]. World J Gastroenterol, 2001, 7 (3): 422-424.

［51］严福华. 肝血管瘤的影像学诊断 [J]. 中国实用外科杂志, 2003, 23 (11): 644-646.

［52］CHARNSANGAVEJ C, CHUANG V P, WALLACE S, et al. Angiographic classification of hepatic arterial collaterals [J]. Radiology, 1982, 144 (3): 485-494.

［53］CHENG L F, MA K F, FAN W C, et al. Hepatocellular carcinoma with extrahepatic collateral arterial supply [J]. J Med Imaging Radiat Oncol, 2010, 54 (1): 26-34.

［54］MIYAYAMA S, MATSUI O, TAKI K, et al. Extrahepatic blood supply to hepatocellular carcinoma: angiographic demonstration and transcatheter arterial chemoembolization [J]. Cardiovasc Intervent Radiol, 2006, 29 (1): 39-48.

［55］SONG S Y, CHUNG J W, KWON J W, et al. Collateral pathways in patients with celiac axis stenosis: angiographic-spiral CT correlation [J]. Radiographics, 2002, 22 (4): 881-893.

第四章

肝细胞癌的外放射治疗

肝细胞癌的放射敏感性相当于低分化鳞癌,主要是基于实验研究与临床观察的结果:①细胞学实验证实,肝细胞癌的 α/β 比值为 11.2Gy,这个数值相当于低分化鳞癌;②临床资料分析,原发性肝癌的 α/β 比值为 (15 ± 2) Gy。临床实践显示放疗剂量达到 70Gy,可以使直径大于 10cm 的肝内肿瘤达到完全缓解,放疗剂量达到 50~60Gy,肿瘤有效率达到 76%,肝细胞癌淋巴结转移放疗 54Gy 就可以达到 90% 以上部分或完全缓解,如达到 60Gy,则基本上达到完全缓解。因此,不同病期的肝细胞癌,都对放射敏感。

第一节　局限于肝内无远处转移肝癌的放射治疗

一、不宜切除或射频消融的小肝癌的放射治疗

不同作者对小肝癌的定义不尽一致,比较公认的定义是:局限于肝内,单个肿瘤最大径 ≤ 5cm,或多发肿瘤 ≤ 3 个且最大径 ≤ 3cm,无大血管浸润、淋巴结及肝外远处转移。符合这些条件的患者,目前推荐肝肿瘤切除、肝移植或射频消融。小肝癌治疗的效果明显优于大肝癌,其 5 年生存期为 50%~70%。对不宜接受上述推荐治疗方法的患者,可以用立体定向放射治疗(SBRT)作为替代治疗。介入栓塞后有残存肿瘤,也需要结合外放射治疗。

小肝癌的治疗效果明显优于大肝癌或出现转移的中晚期肝癌,如果需要放疗,我们尽可能采用立体定向放疗。由于立体定向放疗所需要的放疗设备要求精确度高,采用的技术复杂,务必团队合作。

二、不能手术切除大肝癌介入后的放疗——巩固放疗

对局限于肝内不能手术切除的肝细胞癌,首选采用经导管动脉栓塞化疗(TACE),是目前的规范化治疗。但对肿块直径>5cm 的肝细胞癌患者,介入栓塞很难达到肿块完全缺血坏死。我们在临床上观察到,肿块越大,TACE 治疗效果越不理想。这是由于大的肝内肿块具有肝动脉与门静脉的双重血供,TACE 即使将肿瘤的动脉完全栓塞,肿瘤内的门静脉血供仍存在,残留的肿瘤细胞成为日后复发、转移的根源。我们曾报道用 ^{18}F-FDG 进行正电子发射断层显像(PET),可以发现介入栓塞化疗的肝内肿块,中央缺血坏死,缺少放射性核素摄入,而其周边接受门脉系统血供

的癌细胞仍处于高代谢状态。为了更好地控制肝内肿块,TACE 结合外放疗的综合治疗较为合理。

近几年,放疗结合 TACE 治疗肝细胞癌的报道渐多,这是基于如下两个进步:①影像诊断不断进步和普及,使放疗科医生可以根据肿瘤的位置,设计针对肿瘤的局部放疗,而不是全肝放疗,更有利于保护正常肝组织,提高肿瘤的放射剂量;②TACE 使肝内肿瘤部分缺血缩小,降低肿瘤负荷,同样的放疗剂量达到更高的肿瘤控制率。

目前有多项回顾性研究支持局限于肝内的肝细胞癌,放疗可以巩固肝内肿瘤的介入治疗效果,提高患者的生存期。复旦大学附属中山医院曾报道介入后巩固放疗的疗效,研究纳入 203 例不能手术切除的肝细胞癌患者,其中 54 例接受 TACE 再进行外放疗,149 例仅接受 TACE,比较两组的治疗效果。结果显示放疗组与非放疗组肿瘤客观缓解率(CR+PR)分别为 76% 和 31%;放疗组患者 1、2、3 年生存率分别为 71.5%、42.3%、24.0%,非放疗组则为 59.6%、26.5%、11.1%,放疗组明显好于非放疗组($P=0.026$)。放疗组患者由肝内肿瘤进展导致死亡的为 66.7%,非放疗组为 77.2%。放疗的不良反应通常为 1~2 级。

Guo 等报道 76 例肝细胞癌接受介入结合外放射治疗,同期 89 例仅接受介入治疗,两组患者的一般情况及肿瘤分期相似($P>0.05$),介入结合放疗组与单纯介入组的 1 年、3 年、5 年生存率分别为 64.0% 比 39.9%、28.6% 比 9.5%、19.3% 比 7.2%($P=0.001$)。多因素分析显示放疗对患者生存有益。韩国的回顾性研究显示,TACE 结合外放疗与单纯 TACE 比较,2 年生存率分别为 36.8% 和 14.3%($P=0.001$)。

Huo 和 Eslick 收集 25 个临床研究(其中 11 个为随机临床研究)进行 Meta 分析,共 2 577 例不能手术切除的肝细胞癌,比较单纯介入和介入结合放疗的临床治疗效果。结果显示接受介入结合放疗的患者,其长期生存期更获益,2 年、3 年、4 年、5 年的合并优势比(pooled odds ratios),分别是 1.55、1.91、3.01、3.98。作者的结论是对于中晚期肝细胞癌,相比于单纯介入治疗,介入联合外放疗可以明显提高总体生存率,尤其是长期生存率。

TACE 结合外放疗的报道不断增多,皆认为 TACE 结合局部外放疗可以取得较好的疗效。表 4-1-1 列出的有关文献报道了 TACE 结合二维、三维适形放疗或图像引导的调强放疗(IG-IMRT)的疗效。与二维放疗比较,三维适形放射治疗似乎提高肿瘤的缓解率和生存率;图像引导下的调强放疗优于三维适形放疗,但仍需高级别的循证医学证据。目前,复旦大学附属中山医院放疗科联合国内几家医院,开展一项前瞻、随机、对照、全国多中心的研究,比较局限于肝内不能手术切除的肝细胞癌介入栓塞化疗结合或者不结合外放疗的 3 年总生存率(OS)、局部控制率(FFLP)、无病进展时间(PFS)以及不良反应的差别,为制订相关指南和共识提供依据。该项目在 Clinical Trial 注册,编号为 NCT03116984,已经入组过半,3 年后可以得出结果。

从放射生物学的角度看,放疗的效果与肿瘤的大小、放疗剂量三者存在相互关系,如果同样的放疗剂量,肿瘤越大,控制率越低;要达到相同的控制效果,肿瘤越大,所需的放疗剂量也随之增加。TACE 能阻断肿瘤的动脉血供,导致肿瘤缺血坏死,减少肿瘤负荷,同样的放疗剂量结合 TACE 的患者肿瘤控制率提高,或者说要达到同样的控制率,结合 TACE 的患者放疗剂量可以减少,其并发症随之下降。另外,分子放射生物学提示,正常肝脏受到照射越少,由肝损伤释放的炎症因子也越少,炎症因子有促进肿瘤生长和转移的作用,保护正常组织减少损伤,可以提高肿瘤的控制率。

表 4-1-1　局限于肝内不能手术切除肝细胞癌介入结合放射治疗的效果

作者	发表时间	放疗技术	例数	肿瘤反应率(CR+PR)(%)	生存情况			
					中位生存(月)	1 年(%)	2 年(%)	3 年(%)
Seong	1999	二维	30	63.0	17	67.0	33.3	22.2
Cheng	2000	二维	25	88.0	19.2	54.0	41.0	-
Guo	2003	二维	76	47.4	19	64.0		28.6
Zeng	2004	二维	54	76	21	71.5	42.3	24.0
Seong	2003	三维	50	66	32	80.0	67.0	43.0
Li	2003	三维	45	91	23.5	68.5	48.3	22.6
Wu	2004	三维	94	90.5	25	93.6	53.8	26.0
Xu	2011	三维	140	19.2	18	66.0	29.0	13.0
Jiang	2017	三维	45	33.3	24.0	77.8	51.1	
		IG-IMRT	45	57.8	44.7	93.3	73.3	

尽管介入结合放疗可以提高肝内肿瘤的控制率,但治疗失败的主要原因还是肝内肿瘤未控,放疗只是降低肝内肿瘤致死的比例,这是由于目前的放疗技术,只能给肝内大的肿瘤姑息性放疗剂量(50~60Gy 常规分割),而且肝细胞癌有多中心肝内播散的特性,常表现为放射野外的新病灶。我们的结果显示,接受放疗的患者肝外转移引起的死亡也增加,放疗组与非放疗组肝外转移引起的死亡分别为 30.8% 和 16.2%(P=0.069),这与韩国 Seong 报道的 29.6% 放疗患者死于肝外转移,58.8% 死于肝内病灶进展,结果基本相似。国内李宝生医生报道的 TACE 结合外放疗的患者,肝外转移引起死亡达到43.5%。意大利报道无放疗的肝细胞癌患者,78.5% 死于肝内肿瘤进展,无一例死于肝外转移。从这点看,外放疗改变了患者的死亡原因,应是外放疗提高肝内肿瘤控制率的结果。

临床上,我们也常见到肝肾功能不良、凝血功能差、对碘过敏的患者,不适宜接受介入等治疗,外放疗成为这些患者的可选择方法。

第十章病例 24~26 均为局限于肝内不宜手术切除或不愿手术切除的大肝细胞癌患者,采用放疗结合其他治疗手段治疗肝内病灶。通过介入结合放疗,使得肿瘤缩小,患者获得 Ⅱ 期手术切除机会,部分患者从不能治愈到可以治愈。

三、肝细胞癌窄切缘术后的辅助外放疗

中央型肝癌是指与门静脉分叉部、三支主肝静脉、下腔静脉汇合部和肝后下腔静脉主干距离 ≤ 1cm 的肝癌。对于大部分中央型肝癌(位于肝脏Ⅳ、Ⅴ和Ⅷ段)和少部分外周型肝癌(位于肝脏Ⅱ、Ⅲ、Ⅵ和Ⅶ段),肿瘤邻近或累及肝门部血管主干,即使手术切除肿瘤,也难以满足切缘安全边界>1cm 要求,甚至部分患者手术切缘为阳性,影响疗效。针对这类患者,中国医学科学院肿瘤医院首次报道了肝细胞癌窄切缘术后辅助放疗的结果:181 例患者,分别为窄切缘(≤1cm)手术联合术后放疗组 33 例,单纯窄切缘手术组 83 例,宽切缘(>1cm)手术组 65 例,3 组的 3 年总生存率和无病生存率分别为 89.1% 和 64.2%,

67.7% 和 52.2%，86.0% 和 60.1%。与宽切缘组相比，窄切缘手术联合术后放疗组的总生存率（$P=0.957$）和无病生存率（$P=0.972$）均与之相近；与单纯窄切缘手术组相比，窄切缘手术联合术后放疗组的总生存率（$P=0.009$）和无病生存率（$P=0.038$）均有显著优势。该研究显示，术后辅助放疗可弥补窄切缘手术的不足，而且未带来严重的不良反应，为前瞻性研究奠定了基础。

最近，中国医学科学院肿瘤医院报道其 II 期临床研究结果，2008—2016 年 76 例窄切缘患者入组，术后 4~6 周开始接受调强放疗，3 年的 OS 和 PFS 分别是 88.2% 和 68.1%；5 年 OS 和 PFS 分别是 72.2% 和 51.6%。无切缘复发。首次失败的模式主要是肝内复发 43.4%（33/76）、肝外转移 6.5%（5/76）、肝外肝内同时复发 1.3%（1/76）。3 级的不良反应为白细胞减少 7.9%，血小板减少 1.3%，氨基转移酶升高 6.5%。没有出现经典或非经典的放射性肝病。

四、放疗技术

目前，在放疗条件成熟的单位，局限于肝内的肝细胞癌放射治疗已经摒弃移动条全肝放疗技术，对大部分肝癌患者，采用局部放疗。对有条件的放疗单位，提倡尽可能用图像引导下的低分割放疗。

对不能手术切除的大肝癌，患者在放疗前接受 1~2 次 TACE 治疗，休息 2 周后，肝功能恢复正常，未出现远处转移或癌栓，或肝内病灶进展（如弥漫性病灶），则按照 BCLC B 或 A 期，给予放疗。放射野的设计是根据肿瘤在 CT 或 MRI 上的位置、范围，肝内肿瘤的靶区勾画，必须有动脉相和静脉相互相参考，有的肝内肿瘤 CT 上表现不出来，特别是边界不清，这时要求有 MRI 的增强相，并用 MRI 的图像在治疗计划系统内进行图像融合。以肿瘤的边界勾画出可见肿瘤靶区（GTV），根据肿瘤情况外扩 2~4mm 作为临床靶体积（CTV），一般认为，肿瘤最大径 <5cm 或 AFP ≤ 400μg/L，只要外扩 2mm，其余情况则外扩 4mm。放疗前指导患者增加呼吸频度以减少呼吸活动强度，减轻放疗时肝内肿瘤的移动，模拟机下观察，如肝脏受呼吸影响移动幅度 >4mm，则采用腹部加压以减轻呼吸的影响。从 CTV 外扩到计划靶体积（PTV），则根据患者的固定情况、放疗设备的精准度，以及是否用图像引导下的放疗技术，每个单位不尽相同，以外扩 0.4~1.0cm。放疗前在模拟机下，根据碘油的位置加以验证。我国目前绝大部分放疗中心都普及三维适形放疗，三级医院基本上有调强放疗，如果有条件，建议用图像引导下的低分割放疗，其疗效更好。根据肿瘤位置的深浅选择光子的能量。

放疗剂量往往受到很多因素影响，如全肝的平均剂量是否超过肝耐受剂量、正常肝体积是否可以代偿、肝功能、患者的体力状况评分、胃肠道是否在放射野内、放疗中不良反应（恶心、呕吐、食欲缺乏较重），以及放疗中出现远处转移。如患者整个放疗过程无明显症状与主诉，则尽量加大放疗剂量以提高肿瘤控制率。一般而言，放疗剂量应超过 50Gy 的常规分割，最好到 60Gy，对根治性放疗患者，肿瘤量应达到 75Gy 的常规分割。具体的剂量还应考量肿瘤的大小和碘油沉积良好程度。肿瘤大，碘油沉积不好，放疗剂量应尽可能提高。此外，还应该根据放射野的大小与部位，如右肾的大部或全部在放射野内，应常规行静脉肾盂造影，了解对侧肾脏的功能状况；如胃或十二指肠包括在放射野内，放疗剂量应 ≤ 54Gy。如肿瘤局限，肝脏体积较大，放疗剂量未能达到根治量，可以争取转化治疗，即未达到根治剂量的患者，放疗后 6 周随访肿瘤，争取获得根治性手术切除，如病例 25 和病例 26。

第二节 伴有静脉癌栓的放射治疗

　　肝细胞癌伴门静脉/下腔静脉癌栓发生率相当高,尸解资料显示肝细胞癌癌栓发生率为44%~84%,临床资料为34%~50%。伴有癌栓的肝细胞癌患者其预后很差,如未加治疗,患者的生存时间仅为2.4~2.7个月。表4-2-1列出不同治疗手段对门静脉癌栓患者的治疗效果。个别报道予全身化疗,中位生存期为3.9~9.2个月。经过肝动脉的介入治疗,可以对肝内的原发灶进行栓塞化疗,对静脉的癌栓疗效差,如选择性地对门静脉主干癌栓患者行肝动脉介入栓塞化疗(TACE),患者的中位生存期为10~13.4个月。可以手术切除的癌栓患者,癌栓的分型比较早,其生存期似稍长。然而,不管是介入栓塞还是手术切除,均不宜直接用于门脉主干已完全阻塞、侧支循环未形成的癌栓患者,这是由于门脉受阻后肝动脉再被栓塞,肝脏将完全失去血供,导致肝衰竭。有报道外放疗用于治疗门静脉癌栓,患者的生存期可以达到7~15.5个月。本节主要介绍外放疗技术治疗肝细胞癌伴静脉癌栓的效果。

表 4-2-1　肝细胞癌伴门静脉/下腔静脉癌栓的各种治疗效果比较

作者	年份	癌栓分型	手术		TACE 或 TAC*		TACE + 放疗		TACE 或 HAIC* 或 CT#+ 索拉非尼		单纯索拉非尼		HAIC + 放疗		单纯放疗		P
			n	OS	n	OS	n	OS	n	OS	n	OS	n	OS	n	OS	
Wei XB	2019	Ⅱ~Ⅲ	82 82(新辅放疗)	11 17													<0.01
Abou-Alfa	2019	各型							180#	9.3	176	9.4					1
He MK	2019	各型							124*	13.4	123	7.1					<0.001
Yoon SM	2018	Ⅰ~Ⅱ					45	12.8			44	10.0					0.04
Kodama	2018	Ⅲ									36	5.3	36	9.9			0.002
Hou JZ	2016	Ⅰ~Ⅲ					54 64	15.5 10.5									0.005
Wang K	2016	Ⅰ	236	15.9	47	9.3	8	12.2	31	12							<0.001
		Ⅱ	315	12.5	288	4.9	54	10.6	45	8.9							<0.001
		Ⅲ	194	6.0	269	4.0	56	8.9	37	7.0							0.001
Kim GA	2016	Ⅱ			102	7.4	102	11.4									<0.001
		Ⅲ					30	8.2			30	3.2					<0.001
Onishi H	2015	Ⅱ~Ⅲ					34	12.4			33	5.7					0.14
Lu DH	2015				33	9	30	13									0.047
Nakazawa	2014	Ⅱ~Ⅲ									28	4.8			28	10.9	0.025
Tang QH	2013	Ⅰ~Ⅲ	186	10.0			185	12.3									0.029
Chuma M	2011				20*	9.1*							20	12			0.041

　　注:TACE. 经动脉化疗栓塞术;TAC. 经动脉化疗术;HAIC. 肝动脉灌注化疗术;CT. 化疗。

一、二维或三维适形放疗与不放疗的回顾性生存比较

表 4-2-2 列出 10 年前的临床资料,4 个中心回顾性比较肝细胞癌伴门静脉和 / 或下腔静脉癌栓,同期接受放疗与不接受放疗的效果,单因素和多因素分析均支持放疗可以延长患者的生存期。复旦大学附属中山医院报道,44 例门静脉和 / 或下腔静脉癌栓患者接受外放疗,生存期明显高于不放疗者。日本学者报道 32 例门静脉癌栓接受放疗,中位生存期较不接受放疗者延长 7 个月。韩国比较 42 例下腔静脉癌栓接受外放疗患者和同期 29 例下腔静脉癌栓不接受外放疗患者,放疗组中位生存期延长 7 个月。我国台湾学者报道 34 例门静脉癌栓接受放疗,29 例不接受放疗,其中位生存期也有明显提高。

表 4-2-2　肝细胞癌伴静脉癌栓接受与不接受外放疗疗效的回顾性比较

作者	癌栓位置	发表时间	治疗	例数	有效率(%)	生存情况			P
						中位(月)	1 年(%)	2 年(%)	
Zeng	门静脉或下腔静脉	2005	放疗	44	45.5	8	34.8		<0.001
			无放疗	114	–	4	11.4		
Nakazawa	门静脉	2007	放疗	32	48.0	10	38.0	20.7	<0.001
			无放疗	36	–	3.6	8.3	2.7	
Koo	下腔静脉	2010	放疗	42	42.9	11.7	47.7	–	<0.01
			无放疗	29	13.8	4.7	17.2	–	
Chen	门静脉	2010	放疗	34	–	7.0	–	–	<0.01
			无放疗	29	–	3.9	–	–	

二、介入结合三维适形放疗

(一)回顾性研究

肝细胞癌伴癌栓的治疗通常要考虑到肝内原发灶和静脉内癌栓两部分,对接受放疗患者如将原发灶和癌栓一起考虑在内,则放疗面积往往过大,原发灶和癌栓的放疗剂量均不能提高,影响疗效。我们通常建议肝内病灶用介入治疗,癌栓则放疗,如果原发灶介入治疗效果不佳,再根据病情把原发灶包括在放射野内。对门静脉没有完全阻塞或下腔静脉癌栓的患者,我们建议先行原发灶介入再针对癌栓放疗,而门静脉完全阻塞,侧支循环未建立者,则先针对癌栓放疗再进行肝内病灶介入。目前国内外的治疗方法均采用介入治疗结合放疗,表 4-2-3 列出 8 年前报道的肝细胞癌门静脉和 / 或下腔静脉癌栓放疗的情况,其治疗前后基本上结合肝动脉化疗栓塞治疗肝内病灶,Lin 报道的介入治疗只占所有患者的41%,患者的生存情况远不及介入治疗占 70% 以上者。

表 4-2-3　肝细胞癌伴门静脉癌栓结合外放疗效果的报道

作者	报道时间	例数	放疗剂量（Gy）	放疗前肝内肿瘤治疗	有效率（%）	生存情况		
						中位（月）	1年（%）	2年（%）
Kim	2005	59	39~70	59%介入,39%未治疗	45.8	10.7	40.7	20.7
Nakagawa	2005	52	57(39~60)	77%介入,60%超声乙醇注射或微波,42%两者都用	50.0	10	45.1	25.3
Lin	2006	43	45(37~51)	16.3%手术,41.9%介入,其余未治疗	83	6.7	–	–
Toya	2007	38	50.7(23~59)	79%介入或手术,21%未治疗	44.7	9.6	39.6	–
Yoon	2012	412	40(21~60)	放疗后69.9%介入,3.4%手术	39.6	10.6	42.5	22.8
Hou	2012	144	50(30~60)	85%介入	54.1	9.7	41.7	17.4
Rim	2012	45	61.2(38~65)	93.3%介入,6.7%不治疗	62.3	13.9	51.5	–

（二）随机前瞻研究

2018 年 JAMA Oncology 杂志发表了来自韩国的一项随机、前瞻的临床研究,随机入组 90 例影像学可见的门静脉癌栓,一组给予介入结合放疗,另一组给予口服索拉非尼,每日 2 次,每次 400mg。每组各 45 例。前者 TACE 处理肝内病灶而放疗处理癌栓及邻近 2cm 肝内病灶,放疗剂量为 45Gy,分次剂量 2.5~3Gy;介入结合外放射治疗组的中位生存期 12.8 个月,索拉非尼组的中位生存期为 10.0 个月,两组差异有统计学意义(P=0.04)。

（三）介入与放疗结合模式

对门静脉主干完全阻塞者,肝内病灶的介入栓塞必须十分谨慎,因为门脉完全阻塞而侧支循环未建立的情况下,进行肝动脉栓塞,会使肝脏双重血供完全阻断,导致肝衰竭。我们临床发现门静脉癌栓接受放疗患者,有 50% 栓子不缩小,这是因为癌栓同时伴血栓。栓子不缩小,进一步针对肝内病灶的介入治疗就无法实现,患者会因为肝内病灶未控制致命。本院对 45 例门脉主干癌栓先予门脉留置内支架,使受阻的门脉血流通畅,再介入肝内病灶和对门静脉癌栓放疗,结果显示,接受放疗的患者中位生存期为 16.5 个月,而不放疗的患者中位生存期仅为 4.8 个月,两组差异有统计学意义(P<0.01)。由此可见,门静脉癌栓放疗显得格外重要。第十章病例 27 和 28 分别为肝右叶和左叶病灶伴门静脉癌栓,经过介入结合放疗,癌栓缓解,患者继续接受 TACE。

肝细胞癌患者死亡的主要原因为肝内肿瘤进展导致肝衰竭。肝衰竭的临床表现为腹胀、黄疸、腹水及上消化道出血,这些症状与门静脉癌栓导致死亡的症状难以鉴别。我们的结果显示,放疗组出现肝衰竭死亡为 71.4%,非放疗组为 93.4%;而且,放疗组患者因远处转移导致死亡的比例较非放疗组高,这可能与放疗组的生存时间延长有关。肝细胞癌伴癌栓患者肝内的肿块往往较大,放疗后患者主要死因仍是肝内肿瘤未控(71.4%)。目前,除非患者门脉完全阻塞或肝功能差,否则介入栓塞是非手术治疗肝内肿瘤的首选方法。如无癌栓的肝细胞癌患者,肝内肿瘤情况(单发或多发)与生存期有明显关系,即多发者预后差。这是由于肝内肿瘤多发者,手术切除机会少,不易得到控制,很快导致肝内播散,最终死于肝衰竭。如未接受放疗的癌栓患者,肝内肿瘤单发或多发与生存情况无明显相关,这些患者死亡原因主要是癌栓导致,并非肝内肿瘤导致。相反,接受放疗后癌栓得到控制,肝内肿瘤转为主要矛盾,故放疗后应尽可能行介入栓塞治疗。门脉主干癌栓患者接受放疗后,如阻塞的门静脉得到缓解,应尽快抓住时机行介入栓塞。我们治疗不少的患者因伴门脉主干及分支癌栓,先行放疗后癌栓完全缓解,门脉血流通畅,此时患者再接受介入栓塞,碘油在肝内残存的肿瘤病灶沉积良好,因此,介入栓塞不完全在放疗前实施。肝细胞癌的特性之一就是肝内常有多发灶,对小于1cm的肝内病灶,常规CT很难发现这些小病灶,这些患者接受TACE后,碘油沉积在肝的小病灶内,不仅便于发现小病灶,还对其进行了治疗,这样就可以使放疗靶区集中在癌栓与大的病灶。因此,结合介入栓塞对处理肝内多发病灶起了重要作用。门脉主干完全梗阻,应先放疗,后介入栓塞;否则,应先介入栓塞,后放疗。

三、放疗结合化疗

尽管单纯化疗未能显示延长肝细胞癌患者的生存期,但有报道经过肝动脉泵化疗(以5-Fu为主结合顺铂)的同步放化疗,40例伴癌栓患者中位生存期为13.1个月,3年生存率为24.1%,但缺少同期对照组。也有报道同步放化疗门静脉癌栓,未能延长患者的生存期,但可以降低癌栓导致的症状(食管静脉曲张破裂出血、腹水)发生率。同步放化疗肝癌伴癌栓还需进一步临床研究。最近报道癌栓同步放化疗结合索拉非尼的疗效,47例门静脉癌栓患者,其中10例为主干癌栓,13例为一级分支癌栓,24例为二级分支癌栓。这些患者均接受同步放化疗,34例放化疗结束后服用索拉非尼,中位生存期为24.6个月。

四、术前新辅助或辅助放疗

(一)术前新辅助放疗

门静脉癌栓患者经过积极手术切除,只有一小部分患者可以长期存活,大部分患者在短期内出现肝内复发、转移而死亡。对门静脉癌栓进行单纯放疗,只是姑息手段。日本学者报道,癌栓患者进行术前放疗较单纯手术效果好,对门静脉一级分支或主干癌栓的患者先放疗(30~36)Gy/(10~12)Fx,放疗结束后2周内进行取栓术,肝内病灶切除,术后根据情况再予介入、射频、无水乙醇注射治疗等。结果显示结合放疗的患者,其中位生存期为19.6个月,不手术者为9.1个月,两组生存期差异有统计学意义($P=0.036$)。手术标本显示,83%栓子完全坏死。由此可见,手术的主要目的就是提高原发灶的控制率,而不是癌栓,术前放疗结合外科手术切除取栓是综合治疗的模式。

韩国Kim等分析了HCC患者接受同步放化疗的疗效。研究纳入了264例因门静脉癌栓或残肝体积不足,不能行手术治疗而接受三维适形放疗的患者,大部分患者接受单次剂量1.8Gy,总剂量45Gy的放疗,同时在放疗的第 1、5 周静脉输注 5-Fu。三维适形放疗 1 个月后,静脉输注 5-Fu 和顺铂每 4 周一次,共 3~12 个周期。结果 18 例接受了手术,4 例(22.2%)病理显示肿瘤全部坏死,7 例(38.9%)病理显示肿瘤 70%~99% 坏死。接受手术的 18 例患者中位生存期和中位无疾病进展期分别为 40 个月和 24 个月,4 例肿瘤完全坏死的患者在接受手术后中位无病生存期为 54.6 个月。结论是不能行手术治疗的部分肝细胞癌患者在接受适形放疗后有再次行手术切除病灶的机会。

2019 年 JCO 杂志发表的另一项多中心随机对照研究中,可切除的伴门静脉癌栓 HCC 患者被随机分为术前新辅助放疗组(82 例)和单纯手术切除组(82 例),术前放疗剂量为肿瘤及门静脉癌栓 18Gy/6Fx,放疗后 4 周左右手术,结果提示术前放疗组的 1、2 年 OS 分别为 75.2%、27.4%,均较单纯手术切除组的 43.1%、9.4% 显著升高($P<0.001$)。

放疗后手术切除的优点是残存的肿瘤得到清扫,部分血栓机化,也得到清除,但是,即使新辅助放疗后,患者的生存情况仍不乐观,中位生存期仅为 17 个月。今后可以开展介入结合放疗与新辅助术前放疗的比较。

第十章病例 30 为肝细胞癌伴门静脉癌栓患者,接受术前介入和放疗,转化为可手术切除。由于每位医生掌握可手术切除的指征不一样,术前新辅助和转化治疗的概念也存在差别。

(二)术后辅助放疗

东方肝胆外科医院开展随机前瞻单中心的临床研究,把可手术切除的肝细胞癌伴门静脉癌栓患者,随机分为手术切除(对照组)和术后辅助放疗组。接受术后辅助放疗的患者,其中位 DFS 和 OS 分别为 9.1 个月和 18.9 个月;手术切除(对照组)DFS 和 OS 分别为 4.1 个月和 10.8 个月。术后辅助放疗组的 1、2、3 年生存率分别为 76.9%、19.2%、11.5%,对照组为 26.9%、11.5%、0,两组生存率差异有统计学意义($P=0.005$)。结论是伴有门静脉癌栓的肝细胞癌患者,接受术后放疗,能够改善患者的生存。

五、下腔静脉癌栓的放疗

肝细胞癌常通过肝静脉侵及或转移到下腔静脉,出现下腔静脉癌栓,一旦癌栓脱落,就出现致命性的并发症,如肺梗死。因此,下腔静脉癌栓患者病情进展快,预后凶险。有个别报道下腔静脉癌栓患者可以通过体外循环和低温麻醉切除癌栓,但这些取决于患者的全身情况及肝内病灶是否控制。回顾性资料显示,下腔静脉癌栓不接受放疗者,中位生存期只有 2 个月,接受放疗的患者,中位生存期达到 17.4 个月。日本报道,肝静脉或下腔静脉癌栓患者,接受化疗结合与不结合外放疗,结果显示接受放疗患者生存期明显优于化疗者,多因素分析有显著差异。

下腔静脉癌栓放疗的效果好于门静脉癌栓,我们的资料分析,门静脉癌栓患者接受放疗,其中位生存期只有 9.7 个月,而下腔静脉癌栓患者接受放疗后,中位生存期达到 17.4 个月。比较两者的临床情况,我们发现下腔静脉癌栓患者肝内单发病灶者多见,肝内病灶通过介入控制好者也多,放疗后癌栓缩小的比例高。再由于下腔静脉管腔直径宽,血流速度快,而门静脉接受来自胃肠道吸收营养成分的血流,血液黏滞度高,相对而言,下腔静脉癌栓不易合并血栓。放疗后,下腔静脉癌栓患者接受进一步介入治疗比率远远高于门静脉癌栓患者,肝内肿瘤控制好于门静脉癌栓者。韩国也有类似报道,其多中心资料(KROG-17-10)显示,下腔静脉癌栓患者接受外放疗,其中位生存期 12.1 个月,下腔静脉癌栓合并门静脉癌栓,中位生存期只有 9.3 个月。

第十章的病例 29 和病例 36 均为下腔静脉癌栓患者接受放疗,癌栓达到完全缓解。放疗只是综合治疗一部分,患者在放疗前后,均接受 TACE 或手术、射频消融、药物治疗等。

六、图像引导下的调强放疗

肝细胞癌患者伴有门静脉癌栓,往往需要考虑肝内原发灶和门静脉癌栓病灶,癌栓患者肝内病灶往往多发,而三维适形放疗对不规则病灶或多发病灶的剂量均匀分布常不满意。如果有图像引导下的调强放疗,不仅可提高放疗的精确性,还改善了肿瘤及肝脏的剂量分布。复旦大学附属中山医院回顾性研究 118 例肝细胞癌伴门静脉 / 或下腔静脉癌栓患者,54 例接受图像引导下的调强放疗,64 例接受三维适形放疗,两组患者的临床基线指标无明显差别。图像引导下的调强放疗组多采用低分割放疗,放疗中位次数 19.4 次,中位 BED_{10} 72.3Gy,三维适形放疗组患者采用常规分割放疗,放疗中位次数 25.5 次,中位 BED_{10} 61.5Gy,两组放疗剂量差异有统计学意义($P<0.001$)。两组患者的全肝平均剂量无显著差别。放疗结果显示,图像引导下的调强放疗显著延长肝细胞癌伴有门静脉和 / 或下腔静脉癌栓的患者总体生存期,从 10.5 个月延长到 15.5 个月($P=0.005$)。

七、癌栓放疗预后指标

我们报道 136 例肝细胞癌伴癌栓患者接受放疗的生存预后因素,其结果是癌栓患者中位生存期延长到 9.7 个月。经过多因素分析,预后不利的因素可概括为三类:肿瘤因素,如高水平的 γ-GT 和 AFP、肝内多发病灶、同时伴有淋巴结转移;肝脏因素,如低白蛋白和肝功能分级差者;治疗因素,如栓子对射线无反应,在放疗技术方面,二维放疗效果不及三维适形放疗,三维适形放疗不及图像引导下的放疗。其中较有意思的是末梢血血小板计数,因为该指标难以归入上述三个因素之中。血小板计数高者,易出现癌栓,单因素分析发现血小板数处于正常水平或高于正常者($\geqslant 100\times10^9/L$),其预后则差,该结果与目前报道的无癌栓的肝细胞癌患者相反,即无癌栓的肝癌患者血小板数处于正常范围,其预后好于血小板数低于正常者($<100\times10^9/L$)。经过多因素分析,血小板数不是影响预后的因素。我们解释这一现象的原因是,血小板数愈高,癌栓越容易合并血栓,即使癌栓内的癌细胞被射线消灭,已形成的血栓不容易融解,静脉通路难以再通,影响进一步治疗。但是,肝癌患者血小板降低,意味着肝硬化和脾功能亢进程度高,肝功能情况则差,预后亦随之变差。两者相抵,导致多因素分析血小板数与预后无关。

放疗后癌栓是否缩小,也是主要影响预后的因素。判断肿瘤疗效的客观指标是观察肿瘤完全缓解或部分缓解,即客观缓解率。一般情况下,我们将得到客观缓解称为有效。我们观察到,得到客观缓解的患者中位生存期为 15 个月,未达到缓解者中位生存期为 5 个月。与未接受放疗的患者比较,放疗而未达到客观缓解的患者生存期稍长(5 个月比 4 个月),故我们不能一概认为未达到客观缓解的患者就是无效。26 例放疗后癌栓无变化者,其中 17 例癌栓位于门脉分叉处,此处血流变化较剧烈,容易因漩涡引诱血液凝固,使癌栓、血栓混合,结果纤维化,这种现象常出现在门静脉癌栓上。由于门静脉完全阻塞,不能进一步给患者做介入栓塞,导致肝内肿瘤不能控制。

放疗技术也影响治疗效果,图像引导下的调强放疗比三维适形放疗效果好,三维适形放疗比二维放疗效果好。

八、放疗技术

放射野的设计,肝内原发灶参考动脉相,癌栓参考 CT 或 MRI 的静脉相,根据影像上的位置、范围,勾画出靶区,有的癌栓会沿门脉主干延伸到肠系膜上静脉,都必须包括作为癌栓的 GTV。GTV 外扩多少范围作为 CTV,目前没有临床证据支持,我们只有按照肝内段癌栓外扩 4mm,肝外段局限在静脉内,外扩 2mm。对放射野偏大,如包括肝内原发灶及癌栓,放疗剂量先为 36~40Gy,再考虑缩野至癌栓。若肝内病灶很靠近癌栓,且 50% 正常肝不在放射野内,我们才选择癌栓与原发灶一起放疗,否则只照射癌栓。肝内原发灶的治疗可以用介入或手术切除。放疗前指导患者增加呼吸频度以减少呼吸活动强度,减轻放疗时肝内肿瘤的移动。模拟机下观察,如肝脏受呼吸影响移动幅度>4mm,则采用腹部加压以减轻呼吸的影响。前后平行对穿放射野为主野,结合侧野或斜野的多野放疗,根据情况使用楔形板或组织补偿块。由于调强放疗的普及,尽量使用调强放疗技术。无论是门静脉主干、分支或下腔静脉癌栓,目前放疗技术均视为姑息性放疗。癌栓的放疗剂量掌握在 50Gy 左右,常规分割(每次 2Gy,1 周 5 次)。如果采用图像引导下的调强放疗,PTV 相对可小,肿瘤和肝脏的剂量分布比较均匀,可以提高分割剂量和减少分割次数。根据放射野的大小与部位,如右肾的大部或全部在放射野内,应常规行静脉肾盂造影了解对侧肾脏的功能状况;如十二指肠包括在放射野内,放疗剂量应 ≤ 54Gy。但往往受到很多因素影响,如放疗中不良反应(恶心、呕吐、食欲缺乏)较重及癌栓本身的症状(腹水)加重,以及放疗中出现远处转移,放疗剂量适当减少;如患者整个放疗过程无明显症状与主诉,则尽量加大放疗剂量以提高肿瘤控制率。

肝癌放疗野的设计很重要,一个原则就是要充分利用正常肝组织具有很强的再生能力。我们在设计放射野时,务必保留一部分正常肝组织不受照射,在大部分肝脏受放射损伤时,这部分正常肝组织能得到再生。由于螺旋断层放射治疗可以针对多靶区同时放疗,因此,用螺旋断层放疗原发灶和癌栓,可以提高放疗剂量,从而提高生存期,我们和韩国的结果显示,用螺旋断层放疗技术,肝细胞癌伴癌栓患者的中位生存期已经超过 15 个月。

第三节　淋巴结转移的放射治疗

一、概述

大多数肝细胞癌的病灶局限在肝内,如出现转移,也以血行转移为主要形式(如肺、骨与肾上腺

转移),临床诊断伴有淋巴结转移的肝细胞癌并不多见,剖腹探查发现腹腔淋巴结转移的发生率为
0.8%~7.4%。然而,尸解资料显示淋巴结转移率高达25.5%~32.9%。由此可见,不能手术切除的肝细
胞癌淋巴结转移常被忽视。这是因为腹腔淋巴结转移导致患者死亡是局部机械性梗阻,很难与肝细胞
癌导致肝脏衰竭死亡相鉴别。根据本院肝细胞癌淋巴结转移患者的死因,我们总结出致死的4种原因
(图4-3-1):①肝门区淋巴结转移压迫胆总管导致梗阻性黄疸,最常见;②肿大的淋巴结导致幽门梗阻,
出现腹痛;③淋巴结压迫下腔静脉出现下腔静脉阻塞,导致下肢水肿和腹水;④偶见到腹主动脉旁淋巴
结肿大压迫腹腔神经丛出现麻痹性肠梗阻。黄疸、腹痛、下肢水肿与腹胀,都是肝癌患者肝内肿瘤或癌
栓进展的症状,如果没有影像学检查参考,很难鉴别由腹腔淋巴结转移导致的症状。

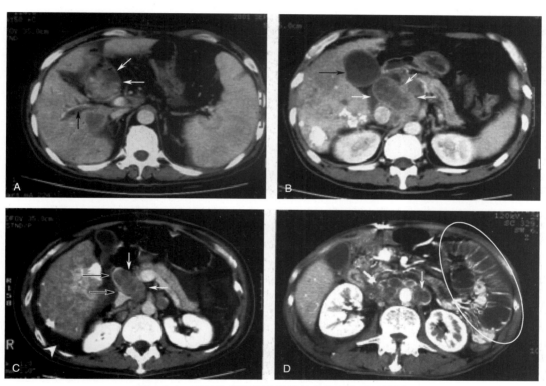

图 4-3-1　肝细胞癌腹腔淋巴结转移的四个致死原因

A. 肝门区淋巴结转移(白色箭号)导致胆管梗阻,引起肝内胆管扩张(黑色箭号)和梗阻性黄疸;
B. 胰周淋巴结肿大(白色箭头)导致幽门梗阻和胆总管阻塞,引起腹痛、黄疸、胆囊扩张(黑色箭头所示);
C. 胰周淋巴结肿大(白色箭头)压迫下腔静脉(黑色箭号),引起下腔静脉扭曲为线条样,导致下肢水肿和
腹水(白色箭头);
D. 腹主动脉旁淋巴结肿大(白色箭号),压迫腹腔神经丛,引起神经麻痹性肠梗阻,导致患者腹胀腹痛,椭
圆形线圈内为肠胀气。

　　我们将肝癌腹腔淋巴结转移部位大致分为三区,即肝门区、胰周和腹主动脉旁淋巴结,肝癌患者腹
腔淋巴结转移依次由近及远转移(图4-3-2)。肝门区淋巴结包括肝十二指肠韧带和肝总动脉旁淋巴结,
如果肝左叶肿瘤,胃右淋巴结亦归入肝门区淋巴结。胰周淋巴结包含胰十二指肠前、后淋巴结。腹主动
脉旁淋巴结则包括腹腔干、肠系膜上动脉和中结肠动脉在内的淋巴结。如果淋巴结同时位于两个区域
以上,则归为下一个区域。

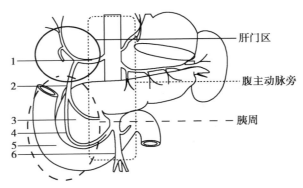

图 4-3-2　肝细胞癌腹腔淋巴结转移分区

大致分为三区，依次为肝门区、胰周和腹主动脉旁淋巴结。
1. 肝总动脉；2. 胃十二指肠动脉；3. 胰头；4. 胰十二指肠动脉；5. 十二指肠；6. 肠系膜上动脉。

　　肝细胞癌淋巴结转移最常见为以上所述的三个区域，除腹腔淋巴结转移之外，左锁骨上淋巴结、纵隔淋巴结（气管旁、隆突下等）、心膈角淋巴结、内乳区或胸骨后也有发生，腹腔淋巴结逆行向下播散，转移到腰椎或骶椎前方的淋巴结，通过淋巴管汇入乳糜池，再经胸导管回流入静脉。

　　我们分析 125 例肝细胞癌腹腔淋巴结转移，120 例依次腹腔淋巴结有序转移，即肝门区→胰周→腹主动脉旁淋巴结。5 例患者则呈跳跃式转移，即转移的淋巴结首先出现在腹主动脉旁或胰周淋巴结，而无肝门区淋巴结转移。其中 2 例接受肝内肿块切除的同时进行肝门区淋巴结清扫，3 例是肝门区大肝癌（肿块直径>12cm）不能切除者。

　　尽管肝癌腹腔淋巴结转移临床上并不常见，但随着影像诊断和临床治疗肝癌方法的进步，患者生存期得到延长，以及对淋巴结转移认识的提高，肝癌出现淋巴结转移的发生率亦将随之提高。

　　肝细胞癌腹腔淋巴结转移的有效治疗方法少，文献报道的病例数也少。即使通过手术根治清扫转移的淋巴结，患者的预后也很差。复旦大学附属中山医院孙惠川教授报道 49 例肝细胞癌淋巴结转移，结果显示 26 例行转移淋巴结手术切除，其 1、3、5 年生存率分别为 68%、31%、31%，23 例未行转移淋巴结切除而予外放疗，其 1、3、5 年生存率分别为 57%、33%、26%，两组患者生存率相似（$P=0.944$）。这是因为影响患者的生存因素不仅仅是淋巴结，肝内肿瘤控制情况与肝外转移亦是重要的决定因素。腹腔淋巴结转移用介入栓塞或瘤内乙醇注射治疗均不合适，对淋巴结导致梗阻的患者予行内支架扩张，诸如胆管内留置支架以缓解梗阻性黄疸，均属姑息性，一般不超过半年就会因肿瘤生长或胆汁淤积再出现梗阻。转移淋巴结进行外放疗，已经从个例报道上升到大规模病例的预后因素分析。

二、放疗效果

　　复旦大学附属中山医院报道 62 例肝细胞癌腹腔淋巴结转移患者接受外放疗，并与同期 63 例未接受放疗的患者比较，分析治疗效果。接受放疗的患者中，23 例放疗后转移的淋巴结消失，完全缓解率 37.1%，37 例（59.7%）为部分缓解，客观缓解率达 96.8%。放疗缓解淋巴结压迫导致的症状，有效率达 100%。放疗组与非放疗组中位生存期分别为 9.4 个月和 3.3 个月，1 年生存率分别为 42.1% 和 3.4%，

2 年生存率为 19.9% 和 0，两组间差异有统计学意义（$P<0.001$）。非放疗组淋巴结转移部位和肝内肿瘤大小对生存情况无明显影响；放疗组淋巴结转移部位和肝内肿瘤大小对生存情况有影响。放疗组患者出现肝门、胰周、腹主动脉旁淋巴结转移者，其中位生存期分别为 24.1、9.4、6.0 个月，对照组分别为 3.6、3.8、3.2 个月。用 Cox 回归模型进行单因素与多因素分析生存情况，放疗是保护因素［相对危险度（$RR=0.15$），$P<0.001$］。

表 4-3-1 列出中国、日本、韩国学者报道的肝细胞癌淋巴结转移放疗后的生存情况，患者的中位生存期在 10 个月左右，与亚太肝癌临床试验未放疗的患者中位生存期 3.2 个月比较，接受放疗的患者生存期明显延长，疼痛症状缓解明显。

表 4-3-1　肝细胞癌淋巴结转移放疗效果

作者	发表时间	例数	剂量（Gy）	缓解率（%）		生存情况		
				完全	部分	中位（月）	1 年（%）	2 年（%）
Park	2006	45	50（39~58.5）	25.6	53.8	10	35.2	21.7
Yamashita	2007	28	50（46~60）	17.9	64.3	13	53	33
Toya	2009	23	58.5（36~67.2）	21.7	60.9	19	–	–
Kim	2010	38	59（43.7~67.2）	24.1	41.4	10	–	–
Chen	2013	191	50（40~60）	31.4	47.6	8.0	39.3	18.9

复旦大学附属中山医院的结果显示 43.5%（27/62）未接受腹腔淋巴结放疗的患者死于淋巴结肿大压迫相关的并发症，放疗则可以使淋巴结所致死亡率降至 8.0%，但胃肠道出血发生率上升。放疗不良反应主要为中等程度的急性胃肠道反应和肝损伤，常表现为食欲缺乏和恶心，13 例（21.0%）主诉轻度胃痛，服用抑制或中和胃酸药物能缓解，经抗酸治疗，胃痛一般在放疗结束后 3 个月不再出现。这些不良反应不影响放疗的实施。出现致死性消化道出血，患者接受放疗剂量均超过 56Gy。8 例（12.9%）患者出现氨基转移酶升高，但不超过正常值上限的 2 倍（≤150U/L）。韩国 Park 的报道也显示，放疗剂量超过 50Gy 的常规分割量，20%（9/45）患者出现胃肠道溃疡。Kim 报道，35 例接受腹腔淋巴结转移放疗的患者，4 例出现胃肠道出血，其中 3 例接受 64.8Gy 以上的常规分割量。

尽管放疗能使转移的淋巴结缩小，但 58% 患者死于肝内肿瘤未控或肝外远处转移，放疗后死亡的原因很少是淋巴结转移所致。该结果类似韩国的报道，45 例肝细胞癌淋巴结转移接受放疗，35 例死亡，其中 23 例（66%）死于肝内复发导致的肝衰竭。

肝癌腹腔淋巴结转移周围存在胃肠道，限制了放疗总剂量和分割剂量。图像引导下的放疗可以获得较好的放疗剂量分布，有限提高肿瘤剂量，减少胃肠道的受照射剂量，提高疗效。复旦大学附属中山医院回顾性分析 85 例肝细胞癌伴腹腔淋巴结转移，43 例接受图像引导下的调强放疗，42 例接受非图像引导下的放疗。接受图像引导放疗者大部分是低分割放疗，平均放疗剂量 56Gy，平均照射次数 21 次，BED_{10} 67.2Gy 左右；非图像引导下的放疗均采用常规分割放疗，平均放疗剂量 52Gy，平均照射次数 26 次，BED_{10} 63.4Gy 左右。两组中位生存期分别为 15.3 个月和 9.7 个月（$P=0.098$），1 年生存率为 69.1%

和 38.1%（P=0.006），2 年生存率为 19.3% 和 14.5%（P=0.066）。由此可见，图像引导下的放疗提高肝癌淋巴结转移患者的短期生存期，不提高长期生存期。接受图像引导下放疗患者，肝毒性较低。分析患者的死亡原因，两组肝内和肝外病灶致死无明显差别。不管图像引导下放疗与否，都未能达到根治性剂量，仅短暂提高淋巴结或肝内病灶的控制时间。

除了腹腔内的淋巴结转移，临床上偶见心膈角或心前区淋巴结转移，该部位的淋巴结转移往往存在肝内肿瘤侵犯肝脏包膜，淋巴引流经过肝脏包膜，出现心膈角或心前区淋巴结转移，进一步汇入纵隔淋巴结引流区。由于心膈角区域无管道器官，肿大的淋巴结不会出现致命性的压迫。如果给予心膈角区域的淋巴结放疗，其周围没有危及器官，可以提高放疗剂量。该区域的淋巴结转移，放疗是否能提高患者的生存期？最近，复旦大学附属中山医院回顾性分析 56 例心膈角或膈上淋巴结转移的肝细胞癌患者，28 例为外照射组，放射野包括或不包括原发灶，28 例非外照射组，未给予任何针对心膈角或膈上转移的淋巴结局部治疗。比较两组的中位生存期，外照射组为 16.1 个月，非外照射组为 6.9 个月，两组比较差异有统计学意义。

第十章病例 31~35 均为腹腔淋巴结转移患者接受放疗的典型病例，有的患者同时或放疗后出现心膈角淋巴结转移（病例 31）或左锁骨淋巴结转移（病例 32），或者纵隔淋巴结转移（病例 38），经过放疗后，淋巴结大多完全缓解或部分缓解。然而，放疗导致上消化道出血是主要不良反应（病例 33）。病例 31、35 是腹腔淋巴结转移同时伴有其他肝外转移的患者，接受多部位的放疗，淋巴结也达到完全缓解。由此可见，淋巴结多数放疗较敏感，这是由于转移淋巴结内不完全是癌细胞，尚存有淋巴细胞、纤维细胞和其他炎症细胞，肿瘤负荷小。

三、预后因素

目前仅有的几篇肝细胞癌淋巴结转移放疗的预后因素分析，结果比较一致。预后因素归纳为肝脏因素、治疗因素和肿瘤因素 3 个方面。

肝脏因素以肝功能为主要指标，国内外报道均认为肝功能 Child-Pugh B 级者，预后远不如 Child-Pugh A 级者。

治疗因素方面，我们和韩国 Park 都认为放疗后淋巴结缩小者预后好于不缩小者，但是，放疗剂量不是预后的主要因素，因为淋巴结转移者接受的放疗量均为姑息量。

肿瘤因素中，肝内原发灶控制好，患者的预后也好；淋巴结转移超出腹腔，预后不好；原发灶和淋巴结转移灶的大小及个数不是预后因素。韩国报道认为，由淋巴结引起的临床症状也是预后不良因素。腹腔内淋巴结的部位分为肝门、胰周、腹主动脉旁三组，我们研究结果显示非放疗组患者淋巴结转移的部位与生存情况无关，而放疗组患者的淋巴结转移部位与生存情况有明显关系。由此可见，放疗改变肝细胞癌淋巴结转移患者的自然病程，通过放疗，淋巴结压迫不再是致死原因，而是肝内原发灶，故放疗组与肝内肿瘤的控制情况有关；而非放疗组近一半患者致死的原因与淋巴结有关，故肝内肿瘤情况不是主要矛盾。

肿瘤患者的 TNM 分期是用于预后评估、决定治疗方案和评价疗效的重要参考指标。肝细胞癌的分期有多种版本,如 UICC 分期、AJCC 分期及 Marsh 分期以及我国和亚太分期,它们分期的共同特点就是将淋巴结笼统归为 N1 或 N0,并不关心淋巴结转移部位,如肝门区、胰周或腹主动脉旁淋巴结,也不关心淋巴结转移的个数。这种简单粗略的分法是因为缺乏肝细胞癌淋巴结转移的临床资料(包括治疗),以及淋巴结转移的预后差(非放疗组生存期仅为 3 个月)。由于影像学的发展,医师可以通过非手术方法诊断淋巴结是否转移,我们报道用 CT 检查将腹腔淋巴结分为三组,放疗后依淋巴结的部位距离肝脏由近及远,中位生存期逐渐下降。因此,我们不能不重视淋巴结转移部位对生存情况的影响,但淋巴结的大小与个数对生存情况并无影响。

四、放疗技术

对肝内存在原发灶且肿瘤碘油沉积不满意者,我们设计的放射野尽可能包括肝内肿瘤及转移的淋巴结,否则仅放疗转移淋巴结。在做定位 CT 前,建议给患者服用胃肠道造影剂,勾画淋巴结靶区,以 CT 的静脉相为准,这样可以明确区分动静脉和胃肠道。以淋巴结作为 GTV,CTV 范围建议包括累及部位的淋巴结区及其下一站,如肝门区淋巴结转移应包括胰周淋巴结,胰周淋巴结转移应包括腹主动脉旁淋巴结引流区。如果采用三维适形放疗技术,设计放射野以前后平行对穿为主野,双侧野为辅的四野放射治疗。随着调强和图像引导下的放疗普及,建议尽可能采用这些技术。尽量避开胃肠道特别是十二指肠降段在放射野内。

放疗剂量的确定应根据患者肝内肿瘤控制情况、是否接受介入栓塞化疗、放射野的大小及患者对治疗的反应而定。如果肝内肿瘤控制好,预期患者可以存活时间较长者,GTV 放疗量可以提高到 60Gy 常规分割量,CTV 为 45Gy,胃、十二指肠放疗量不超过 54Gy;如果放射野超过 150cm^2,放射剂量就应该适当减少;放疗中患者恶心、呕吐的症状重,肝功能差者,应适当减少放疗剂量。对手术中外科医师在淋巴结周围留置银夹,则 GTV 以银夹为参考。放疗中慎用分子靶向药物,其会加重胃肠道和肝脏的放射损伤。

患者伴有梗阻性黄疸,先转到介入科行内引流或外引流,再予外放疗。通过引流降黄,肝功能可以得到改善,我们不将这些患者列入"晚期"肝功能差的患者。实践证明,大部分患者梗阻性黄疸获得完全缓解,胆道重新通畅。

第四节　肝外非淋巴结转移的放射治疗

一、骨与软组织转移

临床回顾性分析 342 例肝细胞癌肝外转移的组成,结果表明,骨转移是继肺、淋巴结转移之后第三常见的肝外转移部位,占 25.5%。随着影像诊断技术的进步,肝细胞癌骨转移的检出率不断提高,既往需要有症状时方能发现骨转移,如今,通过 PET 或 ECT 的全身扫描就可以发现无症状的骨转移患者。

用 ^{11}碳乙酸和 ^{18}氟去氧葡萄糖联合,对 257 例肝细胞癌患者进行全身 PET 扫描检查,发现 49 例(19%)患者伴有骨转移。且随着肝细胞癌治疗效果进步,患者生存率提高,肝细胞癌骨转移发生率将继续上升。

(一) 肝细胞癌骨转移的诊断

很多恶性肿瘤骨转移的诊断常无须病理穿刺,这是因为骨转移灶常伴有骨质破坏和骨反应性增生,镜下较难看到肿瘤的病理细胞;病理穿刺针难以达到一些骨转移灶,如椎体转移。因此,我们常沿用骨转移的临床诊断标准:

1. 有肝细胞癌病史。

2. 伴有临床症状,如疼痛、肢体麻木部位与骨病变部位相符合。

3. 有影像学证据,包括全身骨扫描检查、PET/CT、MRI、CT 或 X 线平片。转移的部位大多位于躯干骨。

4. 放疗后症状缓解,任何肿瘤用临床诊断取代病理诊断,并加以治疗,都属于诊断性治疗,必须用疗效加以证实。

随着 PET/CT 用于肿瘤患者的全身检查和 ECT 骨扫描的普及,一些肿瘤患者影像学表现为骨转移,但缺少症状,这个临床诊断标准受到挑战。为此,我们对上述诊断标准只用于接受放疗的患者,因为放疗只是姑息性缓解骨转移的症状,没有证据表明可以延长患者的生存期,对无症状者,一般不考虑放疗,除非转移灶位于承重骨或椎体部位,有潜在出现病理性骨折导致神经损伤的风险。

(二) 肝细胞癌骨转移的临床特点

不同的恶性肿瘤骨转移有其共性,也有其个性,肝细胞癌的骨转移不同于其他常见肿瘤的骨转移,主要有如下 3 点区别。

1. 以溶骨性破坏为主 在影像学上表现为肿瘤转移部位骨质缺失,同位素骨扫描显示核素浓聚不均匀,病灶大部分区域为核素无浓聚。这是由于肝细胞癌骨转移灶的破骨细胞活跃,而成骨细胞不活跃。我们回顾性分析 205 例肝细胞癌骨转移患者,200 例(97.6%)为同时存在以溶骨性为主,伴有成骨性破坏的混合性骨破坏病灶,5 例(2.4%)患者为单纯溶骨性破坏病灶。

2. 骨转移灶伴有软组织影 约一半的肝细胞癌骨转移患者在骨转移灶的周围有或大或小的软组织肿块,其实这些肿块也是转移的癌组织,特别是在扁平骨部位更容易有这样的表现。我们分析 205 例肝细胞癌患者,80 例(39.0%)同时伴有骨旁软组织肿块。

3. 血细胞三系下降 肝细胞癌骨转移患者绝大部分存在肝硬化,并在治疗肿瘤的过程中肝硬化加重,导致脾功能亢进,出现白细胞数、血小板数和血红蛋白水平的下降。其实,肝细胞癌其他部位转移的患者,同样也出现肝硬化导致的脾功能亢进,但是,在骨转移患者更要重视这一现象,建议对这类患者尽量不要给予骨转移的全身核素内放疗,以免加重骨髓抑制,进一步加重"三系"下降。

以上三个特点对诊断和治疗肝细胞癌骨转移有参考价值。

(三) 肝细胞癌骨转移的治疗

1. 外科手术 恶性肿瘤骨转移的外科治疗属于局部治疗,对于出现病理性骨折、出现或即将出现脊髓压迫症,应尽早给予外科干预。此外,对原发灶控制好的无其他远处转移的单个骨转移灶患者,也应该采用外科手术治疗。韩国 Cho 报道 42 例肝细胞癌患者椎体转移,30 例已出现、12 例可能出现病理性骨折,给予病灶手术切除和内固定,患者的中位生存期为 10 个月,肝功能状况和骨转移灶数目是预后因素。

2. 射频消融　通过产热烧灼恶性肿瘤,可以控制骨转移灶。日本报道 40 例肝细胞癌骨转移患者,54 个病灶进行射频消融,转移灶直径为 1~12cm(平均 4.8cm),成功率 100%,疼痛缓解率 96.6%,仅 1 例出现神经一过性损伤。患者中位生存期为 7.1 个月。预后好的因素是单个骨转移灶、甲胎蛋白阴性、肝内病灶控制好者。

3. 介入栓塞　肝细胞癌属于动脉血供丰富的肿瘤,理论上其转移灶介入栓塞治疗也应该有效,但目前的骨转移介入治疗均为个例报道。日本报道介入栓塞化疗 24 例各种恶性肿瘤骨转移,其中 12 例为肝细胞癌,介入后 2 天患者疼痛即缓解,但是,其完全缓解的患者,有 66.7%(4/6)加用外放疗,介入的确切疗效仍受到质疑。日本有研究比较了介入、介入结合外放疗、单纯外放疗肝癌骨转移,共 33 例患者,结果表明单纯介入治疗骨转移癌能达到 90% 的止痛效果,介入结合外放疗效果最好。但我们临床观察,介入治疗骨转移的止痛效果并不理想。

4. 内放疗　目前用于骨肿瘤内放疗的放射性核素都含有第二主族元素,这是因为肿瘤内的成骨细胞活跃,可以吞噬含有第二主族元素的物质,从而进入受到肿瘤细胞破坏的骨组织内。前列腺癌、乳腺癌患者骨转移以成骨为主,内放疗效果较好。有的肿瘤骨转移灶成骨细胞不活跃而破骨细胞活跃,放射性核素很少进入转移灶内,用同位素内放疗,效果则差,因此内放疗前必须参考全身骨扫描结果,选择合适的患者。肝细胞癌骨转移的特点是以溶骨为主,且往往伴有肿瘤软组织影,故内放疗对伴有软组织影的肿瘤病灶效果欠佳。目前报道肝细胞癌骨转移的核素内放疗病例很少,能查找到的文献都是个例报道。骨转移内放疗的相对或绝对禁忌证为单个骨转移灶、病理性骨折、转移灶位于椎体(潜在出现脊髓压迫瘫痪的危险)、全身骨扫描为假阴性、伴有肿瘤软组织影、脾功能亢进或全身骨髓抑制导致的血细胞明显下降、估计患者的生存期不足 3 个月。

5. 双膦酸盐　双膦酸盐可以抑制破骨细胞介导的骨质破坏,肝细胞癌骨转移灶内破骨细胞活跃,因此,比较适合用双膦酸盐。双膦酸盐不能杀灭肿瘤,结合外放疗效果更好,但不能与同位素内放疗一起使用。日本报道 31 例肝细胞癌骨转移患者,12 例(23 个骨转移灶)接受唑来膦酸盐,14 个病灶外放疗,9 个病灶不外放疗,随访 6 个月后疼痛的再发生率,放疗与不放疗分别为 0 和 20%($P=0.005$);19 例肝细胞癌(38 个骨转移灶)不用唑来膦酸盐,22 个病灶放疗,16 个病灶不放疗,随访 6 个月,疼痛再发生率分别为 34% 和 66%($P=0.045$),结论显然是唑来膦酸盐可以减少放疗后疼痛再发生率。

6. 镇痛药物　骨转移引起骨痛的原因有多种机制,包括机械性变形或骨正常组织和肿瘤细胞相互作用释放出炎症因子所造成的骨内膜或骨膜伤害性刺激感受器的激活,以及肿瘤扩展至邻近的软组织或周围神经。镇痛药物只是抑制炎症因子或提高神经对疼痛的感应阈值,未能杀伤肿瘤细胞,但是,镇痛药物的应用可以让患者配合医生完成外放疗的体位固定。

7. 外放疗　外放疗作为局部治疗,对周围组织的损伤仅局限在骨转移灶的周围,损伤的程度依周围正常组织的放射敏感性和组织的重要性而定。如果脊柱骨转移则脊髓受损可能导致放射性脊髓炎，如果第十胸椎椎体以下及腰椎骨转移，胃肠道的放射反应也可能表现出来。一般骨转移患者放疗后 48 小时内疼痛就能缓解，这可能是射线对骨组织的细胞毒作用，影响神经末梢去极化过程，干扰疼痛信号的传导，抑制缓激肽、前列腺素等疼痛介质的分泌。但肝细胞癌伴有骨质破坏及其周围肿瘤软组织影，放疗后疼痛缓解较慢，必须待肿瘤病灶缩小，减轻骨膜和骨髓腔的压力，疼痛方能缓解。放疗的目的就是缓解疼痛，控制骨转移灶的生长，维持骨结构及功能。

表 4-4-1 列出以上几种治疗方法对肝细胞癌骨转移的效果，外放射治疗作为骨转移姑息止痛方法，得到普遍认可。

表 4-4-1 肝细胞癌骨转移各种治疗效果研究

治疗	报告者	发表年	例数	症状缓解	生存情况		
					中位	1 年 (%)	2 年 (%)
手术	Cho	2009	42	术后 2 个月 36 例可评估患者,平均功能评分 23 分。术后 30d 死亡率 11.9%(5/42)	10 个月	42.2	25.8
射频	Kashima	2010	40	96.6%(28/29)	7.1 个月	34.2	19.9
双膦酸盐	Montella	2010	17	15 例用 3 次以上,视觉模拟评分法从平均 7.1 降至 5.3	10.2 个月	30.7	–
介入	Koike	2011	12	完全缓解 6 例(其中 4 例结合放疗),部分缓解 4 例,无缓解 2 例	病例数少,没报道		
核素内放疗	Suzawa	2010	1	完全缓解	1 年后还存活		
外放疗	He	2009	205	完全缓解 29.8%,部分缓解 69.7%	7.4 个月	32.4	13.2

(四) 外放疗效果

1. 肝细胞癌骨转移外放疗效果　笔者医院总结了 205 例肝细胞癌骨转移患者,接受外放疗后疼痛完全缓解(CR)61 例(29.8%),部分缓解(PR)143 例(69.7%),疼痛无变化(SD)1 例(0.5%),有效率达到 99.5%。就 CR 和 PR 而言,其放疗剂量差异无统计学意义($P=0.068$),显示肝细胞癌骨转移患者放疗疼痛缓解似乎没有呈现剂量反应正相关(表 4-4-2),但也显示出较高剂量可获得较高的完全缓解率。由此可见,放疗缓解骨转移疼痛的两种可能机制:一种是通过抑制疼痛介质达到早期缓解,与放疗剂量无关;另一种则肿瘤的缩小减轻压力,与剂量存在正相关。

表 4-4-2 肝细胞癌骨转移放疗剂量和疼痛疗效关系(有效 204 例)

总剂量(Gy)	例数	放疗疗效 %(n)		P
		CR	PR	
≤38	29	20.7(6/29)	79.3(23/29)	
38~50	145	28.3(41/145)	71.7(104/145)	0.068
≥50	30	46.7(14/30)	53.3(16/30)	
总计	204	61	143	

205 例肝细胞癌骨转移患者 1 年、2 年生存率分别为 32.4%、13.2%,中位生存时间为 7.4 个月。第

十章病例 39 为肝细胞癌术后出现骨转移,经过姑息止痛放疗,患者疼痛明显缓解,软组织转移灶消失。

放疗的不良反应轻微,如果转移部位在第十胸椎体以下及腰骶椎体,放射野累及胃肠道,一部分患者放疗期间出现食欲缺乏、恶心,颅骨转移者放射头部,会出现脱发,相应皮肤受到照射会出现皮肤色素沉着。几乎没有患者因放疗反应终止放疗,这些反应也无需药物缓解。

205 例肝细胞癌骨转移患者,31 例(15.6%)仍生存,174 例已死亡(84.4%)。死亡原因为肝功能衰竭或肝内肿瘤进展引起的有 154 例(88.5%);脑转移 9 例(5.2%),肺转移 6 例(3.4%),有 2 例(1.1%)出现了骨转移相关并发症,2 例为高位截瘫引起的呼吸衰竭,1 例(0.6%)出现了心力衰竭,1 例死于心脏病发作,1 例死于脑血管意外。

表 4-4-3 列出了文献报道的肝细胞癌骨转移的放疗效果和生存情况,共同特点是放疗疼痛缓解率高,生存期短。

表 4-4-3 肝细胞癌骨转移患者放射治疗效果和生存情况

报告者	发表年	例数	放疗剂量 (Gy)	症状缓解率	生存情况 中位(月)	生存情况 1 年(%)
Kaizu	1998	57	43(20~65)	43% 完全缓解,42% 部分缓解	6	20.7
Seong	2005	51	30(12.5~50)	73% 疼痛缓解	5.0	15
Nakamura	2007	24	44.8(39~50.7)	87.5% 脊柱压迫症状缓解 80%,无须不久手术	5.1	18
He	2009	205	50(32~66)	29.8% 完全缓解,69.7% 部分缓解	7.4	32.4
He	2011	30*	40(8~60)	30% 完全缓解,66.7% 部分缓解	7.1	39.7

注:* 移植后骨转移。

2. 肝细胞癌肝移植后骨转移放疗效果 肝细胞癌患者接受肝移植,如果出现肿瘤复发或转移,约 70% 患者发生在肝外,转移部位以肺、骨转移最为常见。我们分析了 30 例肝移植后出现骨转移患者,接受针对骨转移灶放疗,放疗剂量 8~60Gy(中位剂量为 40Gy)。1 年、2 年生存率分别为 39.7%、24.4%,中位生存时间 7.1 个月。96.7% 患者接受放疗后疼痛缓解(29/30)。放疗剂量 30~56Gy 范围内,疼痛的缓解和剂量未存在相关效应($P=0.670$)。肝细胞癌肝移植后骨转移,和没接受肝移植的肝细胞癌骨转移的临床特点及放疗效果相似。

3. 肝细胞癌骨转移伴软组织影和穿刺针道种植的鉴别及放疗效果 肝细胞癌骨转移的临床特征之一是常伴有软组织影,肝细胞癌患者接受肝内肿瘤经皮无水乙醇注射或射频消融,导致针道种植,在肋骨旁出现种植灶,必须鉴别远处转移或种植这两种不同情况。针道种植的发生率为 0.13%~0.14%。毋庸置疑,肝细胞癌骨转移属于肿瘤晚期,如果 TNM 分期则为 M1,而针道种植则不能算为远处转移,尽管目前没有明确将针道种植归类,但归为 T4 可能比较合理。临床报道针道种植患者的 1 年、2 年、3 年生存期分别为 76.5%、47.1%、29.4%,而与针道种植无关的骨与软组织转移 1 年、2 年、3 年生存期分别为 31.8%、13.6%、13.6%,针道种植者的预后明显优于非针道种植者($P=0.049$)。由此可见,肝细胞癌骨转移患者的预后不如针道种植者。

图 4-4-1 分别为肝细胞癌患者接受肝内病灶射频消融,导致的右侧胸壁种植灶侵犯肋骨和肝细胞癌出现肋骨转移的 2 个病例。如果没有询问病史,很难鉴别种植灶和骨转移灶,因为两者都有软组织包块。尽管治疗的方法都一样,针对病灶进行局部放疗,但是预后不一样。

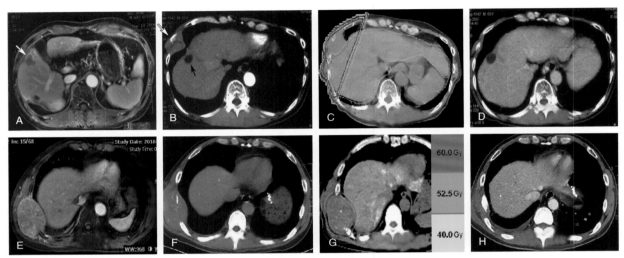

图 4-4-1　针道种植侵犯肋骨与肋骨转移病例

A~D 针道种植侵犯肋骨:A. 胆囊旁病灶(白色箭头);B. 射频消融后半年出现右胸腹部交界部位疼痛,CT 显示右前肋肿块侵犯肋骨(白色箭头),肝内低密度影,根据病史为射频消融后的囊腔(黑色箭头);C. 用三维适形放疗 50Gy/25 次;D. 放疗后 3 个半月随访 CT,种植灶完全退缩,患者疼痛完全缓解,存活 3 年;

E~H 肋骨转移:E. 体检发现弥漫性肝癌,右上腹疼痛伴扪及右侧胸壁包块,MRI 显示右肋骨转移伴软组织肿块;F. CT 平扫显示包块包绕肋骨;G. 放疗计划 GTV 60Gy/15 次;H. 放疗后 3 个月随访,病灶完全消失,患者疼痛完全缓解,存活 6 个月。

4. 肝细胞癌骨转移常规分割与低分割放疗的比较　复旦大学附属中山医院放疗科 2009—2014 年开展一项随机前瞻单中心的临床研究,比较常规分割放疗与低分割放疗肝细胞癌骨转移的效果。92 例接受常规分割,不伴有骨转移灶软组织包块者,分割剂量 40Gy/20Fx,伴有软组织肿块者,分割剂量 60Gy/30Fx;91 例接受低分割放疗,不伴有骨转移灶软组织包块者,分割剂量 28Gy/7Fx,伴有软组织肿块者,分割剂量 40Gy/10Fx。两组疼痛缓解率分别为 96.7% 和 91.2%,差异无统计学意义($P=0.116$)。常规分割组中位缓解时间为放疗的第 6.7 次,低分割组为第 4.1 次,差异有统计学意义($P<0.001$)。但是,常规分割组疼痛缓解时间明显长于低分割组($P=0.025$)。两组总体生存期均为 8.0 个月。对预计生存时间短的患者,采用低分割放疗安全有效。

(五) 预后因素

205 例肝细胞癌骨转移,根据单因素分析得出,预后好的因素:卡氏(Karnofsky)评分较高,血清白蛋白浓度较高,ALP、γ-GT、AFP 较低,肝内肿瘤直径 ≤5cm,肝内病灶控制较好,单个骨转移病灶,无脊椎侵犯,无其他远处转移(只有骨转移)以及从诊断肝癌到出现骨转移时间较长者。根据多因素分析,放疗前的不良预后因素有卡氏(Karnofsky)评分较低,γ-GT、AFP 的水平过高,肝内原发灶未控制。

其他相关报道也显示肝内原发灶控制者生存期长。37 例肝细胞癌骨转移,分为两组,一组是未治疗肝内病灶,另一组通过肝动脉化疗栓塞肝内病灶,两组患者肝内病灶分期、肝功能及转移灶的性质无显著差别。然而,治疗肝内原发灶的患者,中位生存期为 9.7 个月,不治疗肝内原发灶者,中位生存期仅为 2.9 个月($P=0.081$)。我们分析也显示,肝细胞癌骨转移患者死亡的主要原因,84% 为肝内病灶未能控制导致的肝功能衰竭。目前没有证据支持放疗骨转移灶可以延长患者的生存期。

掌握肝细胞癌骨转移预后,对选择治疗方式(特别是姑息外放疗)有重要的临床意义。目前对恶性肿瘤骨转移放射治疗剂量和如何分割放射剂量仍存有争议,一般对预计生存期短者,用大分割短疗程放射治疗,以求止痛效果快;预计生存期长者,采用常规分割,以延长疼痛缓解时间,并保护周围正常组织。

(六)放疗技术

放疗前患者必须完成全身骨扫描和转移部位的 CT 或 MRI 片,了解骨质被破坏的程度及是否有软组织影。放疗部位主要针对疼痛部位,以止痛为目的。采用非 IGRT 者,放射野包括病变区域外 3cm,对位于椎体的骨转移灶,必须包括其上下各 1 个椎体。采用 IGRT 者,靶区为影像可见病灶,特别是椎体病灶。采用直线加速器 6~15MV 光子,根据病灶周围危及器官,以及生存时间长短,选择常规分割或低分割照射,剂量 28~60Gy。放疗剂量的控制,则根据骨转移患者的预后因素、是否伴有软组织肿块而定,如果预后好者,放疗剂量尽可能高,预后差者,放疗剂量适当减低。存有软组织影的骨转移灶意味着肿瘤负荷大,放疗量也应该随之提高。椎体转移的患者,二维或三维的放疗技术,常设后前方向为主野,其肿瘤深度为背部体表到达椎体前缘,剂量控制在常规分割 50Gy 以内。对于四肢或盆腔诸骨的转移灶,可以考虑低分割放疗。椎管旁转移灶则推荐精确放疗,以减少脊髓的放疗量。

二、肾上腺转移

(一)概述

肾上腺是肝细胞癌常见的转移部位,尸检发现转移率为 8%,临床随访报告也显示,肾上腺转移占所有肝外转移的 8.8%,但肝细胞癌肾上腺转移治疗方面的报道很少,最佳治疗方案仍然不确切。一些个例报道尝试手术、介入栓塞化疗、瘤内无水乙醇注射或射频消融或外放疗治疗肝癌肾上腺转移。已有报道肾上腺转移手术切除患者可以获得较长的生存期,但是,肝癌患者若出现肾上腺转移,属于晚期,相当一部分患者肾上腺转移的同时,伴有肝内肿瘤无法切除或癌栓、淋巴结转移、骨或肺部等远处转移,这些情况都不适合手术切除肾上腺转移灶。经肝动脉介入栓塞化疗在理论上认为有效,因为肾上腺病灶和原发灶一样,富有血供,但由于导管导入肾上腺动脉或肾上腺转移灶的血管并栓塞,在解剖学上比较困难,实际上通过血管介入难以实施。小病灶可以瘤内注射无水乙醇,但对大的病灶效果欠佳。目前有关肝细胞癌肾上腺转移的放疗报道比较少。

(二)放疗效果

我们分析了 55 例肝细胞癌肾上腺转移(表 4-4-4),放疗剂量 26~60Gy,外放疗前 42 例主诉肿瘤导致的背部或胁腹部疼痛,1 例下肢水肿(下腔静脉受压所致),放疗结束后,100% 症状获得缓解,视觉模拟评分(VAS)减低 3 分以上,1 例下肢水肿患者获得完全缓解。

表 4-4-4　肝细胞癌肾上腺转移接受放疗的一般情况及单、多因素分析

临床因素	例数	中位生存期（月）	P 单因素	P 多因素
年龄（岁）			0.114	NS
≤50	23	12.63		
>50	32	13.63		
性别			0.411	NS
男	52	13.63 ± 1.48		
女	3	7.27 ± 1.63		
γ-GT（U/L）	6 例未查		0.008	0.326
≥150	16	17.80 ± 6.51		
<150	33	5.57 ± 3.53		
AFP 水平（μg/ml）			0.027	0.719
<400	33	15.90 ± 2.62		
≥400	22	5.57 ± 2.01		
Child-Pugh 肝功能分级			0.043	0.420
A	45	15.27 ± 1.63		
B	10	5.53 ± 2.43		
肝内肿瘤最大径（mm）			0.074	0.180
≤80	33	15.13 ± 3.32		
>80	22	8.87 ± 1.46		
肝内肿瘤数目			0.000	0.012
单个	45	15.90 ± 2.61		
多发（≥2）	10	5.57 ± 3.30		
诊断原发灶到肾上腺转移间隔			0.422	NS
同时	8	8.87 ± 1.22		
先后	47	13.63 ± 1.52		
肝内原发灶治疗			0.483	NS
手术	35	15.90 ± 2.38		
非手术	20	10.53 ± 3.17		
肾上腺之外的远处转移			0.001	0.013
有	9	15.27 ± 1.63		
无	46	4.47 ± 0.45		
肾上腺转移灶最大径（mm）			0.476	NS
<50	21	15.13 ± 4.40		
≥50	34	13.20 ± 2.02		
单双侧肾上腺转移			0.614	NS
单侧	47	13.63 ± 1.42		
双侧	8	9.27 ± 5.33		

续表

临床因素	例数	中位生存期(月)	P	
			单因素	多因素
放疗剂量(Gy)			0.102	0.073
≥54	18	21.27 ± 8.46		
<54	37	12.93 ± 2.15		
转移灶放疗变化	5 例失访		0.017	0.478
缩小	32	17.80 ± 8.28		
无缩小	18	12.63 ± 2.79		

55 例肝癌肾上腺转移接受外放疗的患者,63 个可评价肾上腺转移灶,68.4% 病灶部分缓解。其中 4 例部分缓解患者在放疗结束后 6~14 个月,其肾上腺病灶复发,由于其肝内肿瘤控制好,患者接受第二次(再程)外放疗,放射野与以前相同,放疗剂量 40Gy,并获得部分缓解。40 例放疗前 AFP 水平升高,放疗后随访,AFP 水平降低超过 50% 者 19 例(47.5%)。

42 例死亡,其中位生存时间为 13.6 个月。死亡原因:35 例(83.3%)肝内肿瘤进展导致的肝衰竭,4 例(9.5%)死于肺转移,2 例(4.8%)死于淋巴结转移,1 例死于脑转移。无肾上腺转移灶导致死亡。

放疗的不良反应均为 1~2 级胃肠道症状,血小板数下降达到 3 级者 12.5%,无肾毒性。

表 4-4-5 列出肝细胞癌肾上腺转移各种治疗方法和不治疗患者的生存情况,皆为个例或例数很少的报道,接受手术者为预后因素好的患者,因此,很难比较何种治疗方法好。但是,同样的情况,不治疗的患者生存期短。肝细胞癌肾上腺转移对放射治疗敏感,外放疗是比较安全、容易实施的姑息性治疗方法,减轻患者因为肾上腺转移灶的压迫症状,效果显著。

表 4-4-5 各种手段治疗肝细胞癌肾上腺转移效果

治疗手段	研究者	发表时间	例数	肿瘤情况	治疗肾上腺转移灶起始生存情况		
					中位(月)	1 年(%)	2 年(%)
手术	Momoi	2002	13	8/13 存在其他部位转移		51.3	42
	Park	2007	5	肝内病灶控制好,除此之外无其他部位远处转移,单个肾上腺转移灶	21.4	100	50
介入	Momoi	2002	4	肝内癌栓或合并肝外转移	分别为 5.9、6.5、16.1、21.3		
	Taniai	1999	2	单个肾上腺转移灶,肝内病灶介入治疗控制好	分别生存 3 和 12 个月,仍存活		
乙醇注射	Momoi	2002	4	1 例合并其他部位转移,3 例局限于肝内	分别为 7.6、8.5、21.4、32		
乙醇注射 + 介入	Park	2007	19	肝内病灶切除或介入或射频控制好,无肾上腺以外的远处转移	10.5	43	0
射频 + 介入	Yamakado	2009	6	肝内肿瘤为 T3,3 例肾上腺以外的转移,肾上腺病灶 3.5~8cm	24.9		

续表

治疗手段	研究者	发表时间	例数	肿瘤情况	治疗肾上腺转移灶起始生存情况		
					中位(月)	1年(%)	2年(%)
不治疗	Park	2007	6	肝内病灶切除或介入或射频控制好,无肾上腺以外的远处转移	5.6	0	-
外放疗	Jung	2016	134		12.8	53.1	23.9
	Yuan	2017	81		13.5	59.9	35.0

(三) 预后因素

表4-4-4的单因素分析显示,肝内多发肿瘤灶、AFP 高、γ-GT 高、肝功能 Child-Pugh B 级、多器官转移、放疗后肾上腺转移灶未缩小,都是不利因素;多因素分析显示,只有肝内多发和多器官转移才是不利因素,放疗剂量为临界值,这是由于患者的一般情况好,放疗剂量则高。否则,放疗剂量低,存在人为因素。

(四) 放疗技术

根据肾上腺转移灶的位置和深度,选择射线能量。患者双手交叉置于头上,体模固定,由于肾上腺病灶平扫 CT 上也很清楚,定位 CT 可以不需增强,但是,如果需要放疗肝内病灶,需要增强。肿瘤靶区勾画应以影像学的病灶作为 GTV,绝大部分肾上腺转移为孤立病灶,无须考虑亚临床灶作为 CTV,除非与肾脏或周围有粘连,则粘连处外扩 4mm。肾上腺为腹膜后器官,但也受到呼吸运动影响,如果没有四维 CT,则应在 GTV 的范围,头足方向扩大 1.0cm,其余方向扩大 4mm,即为 PTV。常见的放射野分布为两个后斜野,进行同心照射,这样有利于避开肝脏、脊髓、小肠和对侧肾脏。由于放疗肾上腺转移灶,肠道基本上不会同时在两个放射野内,肾上腺又位于右肝的下极,肿瘤放疗剂量可以提高。一般的放疗量在 50~60Gy,常规分割。但在某些情况,如放疗期间出现的不良反应、肝内肿瘤进展、放疗期间出现远处转移,则考虑减少剂量。对小的转移灶,胃肠道不在放射野内,可以采用图像引导下的低分割放疗或立体定向放疗。由于放射野的大小和解剖位置使得患侧肾脏包括在放射野内,在这种情况下,治疗前对侧肾脏应行肾盂造影以确保其有正常的功能。在少数情况下,患者双侧肾上腺转移,选择图像引导下的调强放疗较好。对于同时出现肝外转移或者肝内病灶需要放疗的患者,螺旋断层放疗最有优势。

肾上腺转移病灶的再程放疗较常见,这是由于肝细胞癌肾上腺转移患者生存时间相对较长,姑息放疗后肾上腺转移灶残存的肿瘤再生长,且病灶周围重要器官(如肠道)容易避开,而肾脏为双侧,即使一侧肾受到放射损伤,也不会出现危及生命的症状。第十章病例 35 为肝细胞癌肾上腺转移患者,接受螺旋断层放疗,并接受再程放疗,患者已存活 29 个月,后因肝内病灶进展导致死亡。病例 36 为多发转移,包括右肾上腺转移,经过放疗后,出现右肾萎缩,4 年后左肾上腺转移,为了保护左肾,谨慎放疗,患者接受左肾上腺转移灶介入治疗。

三、肺转移

(一) 概述

随着肝细胞癌诊疗手段的进步,患者肝内病灶能够较好地控制,生存时间明显延长,随之而来的远处转移发生率明显增加。肺脏是肝细胞癌最常见的肝外转移器官,尸体解剖发现肝细胞癌患者肺转移发生率达到46.3%,临床初诊为肝细胞癌患者接受PET/CT检查发现,13.8%(12/87)患者有肺转移。肺转移占肝细胞癌肝外转移的39.5%~53.8%,一旦出现肝外转移,患者的生存期远远低于无肝外转移者。肝细胞癌肺转移主要好发于伴有癌栓患者,我们统计发现53%下腔静脉癌栓患者和18%门静脉癌栓患者会出现肺转移,这是由于下腔静脉癌栓的癌细胞能够直接经心脏进入肺循环。

高达77.6%患者为多发(≥2个)肺转移灶,46.1%发生在两侧肺内。多发转移导致肺转移灶的局部治疗困难,同时,肺转移结果容易导致肺外其他部位随之出现转移灶,特别是脑转移,60%~70%肝细胞癌脑转移患者伴有肺转移在先。20%肝细胞癌肺转移患者会因肺功能衰竭导致死亡,需要积极治疗肺内病灶。

肝细胞癌接受肝移植患者,根据移植前肝癌的病期情况,出现转移或复发率不同,国外报道肝移植后肝外转移,以肺转移最为常见。我国报道95例肝细胞癌肝移植后,42例出现转移复发,其中肺转移发生率占转移复发的50%。肝移植患者服用环孢素,会促进基质金属蛋白酶表达,导致癌细胞转移潜能提高,转移后患者的生存率低。

(二)治疗

肝癌肺转移的治疗手段很多,目前尚无标准治疗方法。手术是目前报道效果相对好的一种手段,但是其应用范围为单个小病灶,对于常以多发病灶为特征的肝癌肺转移患者并不是最佳选择,化疗和分子靶向治疗未能显示有效。目前公认为原发性肺癌局部治疗重要手段的放疗,常规的直线加速器对多发病灶无优势,然而,螺旋断层放疗对肺多发转移灶具有明显优势。

1. **手术切除** 目前文献报道的肝细胞癌肺转移的手术切除,都是以肝内病灶能够完全控制,除了肺转移外,不能有其他部位的远处转移,肺内转移灶以≥2个为多数,最多不超过5个,且为同一侧肺,能一次完成肺内肿瘤切除。表4-4-6列出的肺转移切除术后的生存情况,患者的3年生存率能达到50%,5年生存率达到40%左右,较其他部位的远处转移预后好。

表4-4-6 肝细胞癌肺转移接受转移灶手术切除的生存情况

研究者	发表时间	例数	肿瘤情况	生存情况				
				中位(月)	1年(%)	2年(%)	3年(%)	5年(%)
Hwang	2012	23	原发灶肝移植,肺转移灶≤4个,13例(56.5%)为单个肺转移	24	77.4	43.5	30.6	–
Ohba	2012	20	肝内病灶切除15例,微波5例,达到完全控制肝内肿瘤;肺转移灶1个11例,2个4例,≥3个5例	60	–	–	–	46.9
Kitano	2012	45	肝内原发灶手术39例,局部射频或乙醇注射6例,无肺外的其他部位转移	26.5	–	53.9	–	40.9
Yoon	2010	45	原发灶完全控制,无肺外的其他部位转移,45例患者肺内共52个病灶	40.7	86.0	–	56.3	37.0

续表

研究者	发表时间	例数	肿瘤情况	生存情况				
				中位(月)	1年(%)	2年(%)	3年(%)	5年(%)
Han	2010	41	肝内肿瘤切除28例,肝移植12例,介入治疗1例,肺内肿瘤1次全切除	–	92.4	–	74.3	56.9
Lee	2010	32	肝内手术切除21例,肝移植1例,介入或射频或乙醇注射10例,均控制好;肺转移灶≤2个26例(81%)	10.7	–	–	–	–
Kawamura	2008	61	肝内病灶均手术切除完全控制,40例术后1年以上、15例1年以内发生肺转移,6例诊断肝癌即肺转移。47例(77%)肺转移灶≤2个	30.0	69.8	–	46.9	32.2

2. 介入治疗　肝细胞癌肺转移的介入治疗主要是经过肺动脉灌注化疗药物或支气管动脉灌注化疗(BAI)及化疗栓塞术(BAE)。我们统计肝细胞癌肺转移患者接受介入治疗,患者生存期较不治疗者延长。目前也有报道肝细胞癌肺转移患者接受介入结合分子靶向药物索拉非尼联合治疗,52例患者经过治疗后肺内病灶完全缓解1例,部分缓解8例,中位生存期为12个月,无对照组比较。

3. 分子靶向治疗　目前尚无靶向药物治疗肝癌肺转移的独立研究,一般都与其他肝外转移一起统计分析。比较有说服力的临床研究是亚太地区进行的晚期肝细胞癌患者接受索拉非尼治疗,肺转移患者服用索拉非尼的中位生存期为5.6个月,安慰剂组为4.2个月,这个数据和目前报道的不治疗肝细胞癌肺转移患者中位生存期几乎相似。

4. 化疗　肝细胞癌肝外转移属于Ⅳ期,原则上应该全身治疗,但是,目前肝细胞癌肝外转移的化疗效果有争议,最近有三氧化二砷结合介入治疗肝细胞癌肺转移的报道。其他文献所报道的肝细胞癌肺转移的化疗,多数为个例报道(大部分是1例),如5-Fu结合干扰素、S1口服药物、净司他丁注射液,其总体疗效如何,仍有待研究。

5. 微波或射频消融　微波或射频消融作为微创手术,在转移性肺癌报道不少,其前提条件必须转移灶少。最大径不超过5cm,最好是3cm以下。其实,达到这些条件,胸外科医生便选择手术切除,肝细胞癌肺转移局部微波或射频消融的病例报道不多。有报道10例的肝细胞癌肺转移进行微波治疗,射频消融也为个例报道,结果只能证明这些技术安全,不能肯定疗效。

6. 放疗　大部分肝细胞癌肺转移表现为肺内多发转移灶,加上肺部的呼吸运动,使得一般直线加速器难以实施合理的放疗计划,又由于大部分肝细胞癌肺转移患者肺内病灶不致命,既往放疗仅针对有肺部症状者,如咯血、肺不张等肿瘤导致的不适,给予姑息放疗。随着放疗设备的改进,肺部多发病灶的放疗不再是难题,以及对肝细胞癌肺转移病灶的放疗敏感性的认识,肝细胞癌肺转移的放疗不断得到重视,特别是寡转移灶的放疗。

(三) 放疗效果

先前,我们总结13例肝细胞癌肺转移患者的放疗效果,肝内病灶经手术切除9例,介入治疗4例,肝内病灶得到较好控制,针对 31 个肺内转移灶中的 23 个病灶,给予 6MV X 线适形放疗。92.3% 患者症状得到缓解,客观有效率为 76.9%。中位无进展生存期为 13.4 个月,1、2、3 年总体生存率为 82.0%、70.7%、70.7%,未放疗的病灶保持稳定相当长一段时间或自行消失,尽管我们报道的患者也有选择性,然而,初步结果显示,肝细胞癌肺转移灶对放疗敏感,外放疗和外科手术切除比较,患者的生存情况相似。

由于受到正常肺组织对射线耐受量的限制,并不是所有肺部转移灶都必须放疗,仅选择一部分病灶放疗。随着放疗设备的进展,螺旋断层放射治疗系统(TOMO)已经可从技术上同时放疗肺部多发病灶(第十章病例 24 和病例 37)。我们总结 45 例肝细胞癌肺转移患者接受螺旋断层放疗的结果,1 例完全缓解(2.2%),14 例部分缓解(31.1%)。45 例肺转移患者 195 个病灶接受放疗,13 个(6.7%)病灶完全缓解,137 个(70.3%)病灶部分缓解。自诊断肺转移开始算起,中位生存期 26.4 个月,2 年生存率 46.7%。其中 23 例患者接受放疗结合索拉非尼,中位生存期 29.6 个月;22 例接受单纯放疗,中位生存期 23 个月(P=0.031)。选择同期 18 例接受单纯索拉非尼治疗的患者,与放疗结合索拉非尼比较,中位生存期 25.0 个月,差异有统计学意义(P=0.018)。由此可见,螺旋断层放疗肺转移病灶有优势,结合靶向药物疗效更好。韩国也曾报道过用 TOMO 放疗 19 例和 9 例肝细胞癌肺转移,中位生存期均超过 12 个月,TOMO 治疗肝细胞癌肺转移安全、有效。

肝癌肺转移患者肺部大转移灶照射后,一些不在放射野内的小病灶自行消失的现象,称为放疗的"远处效应"(abscopal effect),即在放射野之外的病灶也表现出对治疗的反应。越来越多的证据表明,这是免疫介导的现象,局部大剂量放疗导致肿瘤细胞大量死亡,增强了机体的抗原呈递能力,在其他免疫治疗的配合下,出现了强大的抗肿瘤免疫,从而产生了全身治疗的效果。第十章病例 38,患者肝癌纵隔淋巴结转移,仅放疗纵隔淋巴结,肺内的病灶自行消失。随着研究不断深入,放疗远处效应的具体机制将逐渐阐明,同时随着免疫治疗的兴起,两者的结合将水到渠成,成为一种新的治疗策略,并有可能改变当前传统的治疗模式。

(四) 放疗技术

与原发性肺癌相比较,肝细胞癌肺转移的放疗无须考虑淋巴引流区的预防性放疗,常规分割剂量在 50~60Gy 就能达到很好局部控制和姑息治疗效果,对寡转移灶,可以实行立体定向放疗,达到根治目的。

放疗前最好有肺功能检查,如有条件,则进行 PET/CT 检查,排除肺以外的远处转移。放疗前培训患者进行浅呼吸,减少因呼吸运动对靶区的影响,体模固定体位,腹部不宜加压,因为腹式呼吸运动受限,势必增加胸式呼吸动度。建议可能条件下用四维 CT 进行扫描,分别取吸气和呼气两个时相,可以找出内靶体积(internal target volume)。如果肺内多个小病灶,扫描的层厚至少 3mm 比较合适。GTV 为肺窗相可见病灶,GTV 到 CTV 视病灶的大小,外扩 2~4mm,CTV 到 PTV 则根据每个单位放疗设备和质控而定,如果没有四维 CT,内靶区的范围则根据模拟机下呼吸动度而定。必须注意食管、肝、脊髓、心脏是否在放射野内或受照射剂量,并加以限制。若邻近食管,放疗期间需评估放射性食管炎的发生率及程度,如食管在放射野内,则不宜用低分割放疗。如果肺功能好的患者,肺的平均剂量<25Gy,V25<35%;如果肺功能不好,第 1 秒用力呼气容积(forced expiratory volume in one second,FEV$_1$)和一

氧化碳弥散量（diffusion capacity of carbon monoxide，DLCO）≤50%~60%，应注意降低正常肺的放射剂量，建议肺的平均剂量<15Gy，V20<25%，并采用常规分割。

不多于5个的肺转移灶，无肺以外的远处转移灶，肝内原发灶控制好者，可以用立体定向放疗达到根治性剂量（第十章病例19就是单个肺转移灶进行SBRT放疗）。对于多发的肺内病灶，肝内病灶控制不好者或肺外转移，可以观察，待有症状再进行姑息性放疗，如果肝内病灶控制好并且肺外无转移，则可以采用多病灶同时放疗，螺旋断层放疗对多发肺转移灶有优势。

肝癌肺转移的放疗与原发性肺癌的不同之处：①原发性肺癌常伴有基础肺病，转移性肺癌患者肺功能好于原发性肺癌；②原发性肺癌常是同步放化疗，肝癌肺转移患者接受肺部放疗常不结合化疗；③转移性肺癌无须考虑淋巴引流区。因此，不能以原发性肺癌的肺部放疗耐受剂量套用于转移性肺癌。复旦大学附属中山医院分析62例肝细胞癌患者407个肺转移灶接受螺旋断层放疗，采用低分割（中位剂量50Gy，4Gy/次），得出放射性肺炎的危险因素是肺内病灶>5个，或V20≥30.4%（α/β=3Gy）。

肝癌肺转移的典型病例见第十章病例19、24、37、38，均接受螺旋断层放疗，获得较好的疗效。

四、脑转移

（一）肝细胞癌脑转移的特点

1. 发生率很低，但不断上升　肝细胞癌脑转移的发生率在不同时代报道的数值不同，在脑CT或MRI不普及或分辨率不高的时代，其发生率只有0.3%~0.6%，当颅脑CT或MRI普及、分辨率提高，诊断水平上升，发生率提高到0.9%，随着肝细胞癌治疗水平的进步，患者生存期延长，从诊断肝细胞癌到出现脑转移的时间间隔延长，发生率上升到7%（表4-4-7）。其他肿瘤病程的某一阶段发生脑转移为20%~40%，肝细胞癌脑转移显著低于其他肿瘤。

表4-4-7　肝细胞癌脑转移出现的时间及发生率

研究者	统计时间	诊断HCC到脑转移平均时间（月）	脑转移发生率（%）
Kim	1987—1991	13	0.6(19/3 100)
Chang	1986—2002	10.5	–
Chen	1993—2003	–	0.28(42/15 088)
Choi	1995—2006	18.2	0.9(62/6 919)
Shao	2005—2009	26.6(17.0+9.6)	7.0(11/158)
Jiang	1994—2009	15.0	0.47(41/8 676)
邱书珺	2004—2011	14.5	–
Han	2001—2012	18.3	0.65%(33/5 015)
Nam	1995—2017	–	0.6%(86/13 581)
平均			0.56%(294/52 537)

2. 一旦出现脑转移，生存时间短　多数报道，患者中位生存期仅1~2个月，表4-4-8列出了文献报道的肝癌脑转移的生存情况。我们的资料显示接受放疗的患者，其中位生存期只有4.5个月，对于病情

重,不能接受放疗的患者,中位生存期只有 20 天。这是由于大部分患者病情晚期,或死于肝内病灶未能控制,或脑转移作为肝癌患者终末期,肝脏功能很差,凝血时间延长和脾功能亢进导致的血小板低下,颅内瘤卒中发生率很高,导致病情发展快,失去放疗机会。

表 4-4-8　肝细胞癌脑转移的中位生存期

研究者	发表时间	例数	中位生存期(月)
Chang	2004	45	1.0
Choi	2009	62	1.6
Shao	2011	11	4.6
Jiang	2012	41	3.0
邱书珺	2013	32	4.5
Hsieh	2009	42	1.2
Hsiao	2011	46	2.0
Han	2013	33	2.4
Nam	2019	86	1.7

3. 脑转移不易被重视　由于肝细胞癌脑转移不常见,头颅影像检查(特别是 MRI)不作为分期检查或随访的常规;加上症状来得突然,生存时间短,有时甚至来不及进行检查,患者就失去知觉或死亡;晚期肝癌常出现肝性脑病,与脑转移的神经症状易混淆。

4. 颅内病灶以瘤卒中为主要表现　患者的临床表现多数为脑卒中样症状(表 4-4-9),即突然肢力下降、头痛、神志变化等表现。影像检查特别是 MRI,能看到瘤内出血,这是因为肝细胞癌属于动脉血供丰富肿瘤,其颅内转移灶也属于血供丰富型。患者在肝病基础上出现凝血功能障碍,表现为出凝血时间延长和脾功能亢进导致的血小板数下降。第十章病例 41 为肝细胞癌脑转移,放疗中突然表现为卒中样症状,经过 MRI 检查,发现瘤卒中。

表 4-4-9　肝细胞癌脑转移的脑卒中样症状发生率

报告者	发表时间	脑卒中样症状发生率(%)
Choi	2009	54.8(34/62)
Kim	1998	36.8(7/19)
Hsieh	2009	42.9(18/42)
Chang	2004	40.0(18/45)
Han	2013	51.5(17/33)
Nam	2019	39.5(34/86)
合计		44.6(128/287)

5. 在肺转移的基础上出现脑转移　肝细胞癌出现脑转移,绝大部分伴有颅外转移,我们的资料显示,32 例肝细胞癌脑转移者,20 例(62.5%)已存有肺转移。文献报道肝细胞癌脑转移,61.9%~91% 存在肺转移基础,表 4-4-10 列出 8 篇关于肝细胞癌脑转移存在肺转移的百分比。这是由于脑内血管与供应

大脑的椎动脉、颈动脉丛之间存在大量的吻合支,致使肺内癌细胞可以不经肺毛细血管的过滤作用,直接经心脏、颈动脉至脑,而发生血行转移。为此,患者出现肝外转移,特别是肺转移,才需进行脑部影像检查,以早期发现颅脑转移。我们的研究显示,只有 5 例患者在没有症状的情况下,随访脑部的 MRI,发现脑转移,患者的生存期明显延长。因此,肝细胞癌脑转移的早期发现很重要。第十章病例 41 为肝细胞癌脑转移,发生脑转移前存在肺转移。

表 4-4-10　肝细胞癌脑转移常先伴有肺转移

研究者	发表时间	伴有肺转移发生率(%)
Kim	1998	75.0(6/8)
Chen	2007	61.9(26/42)
Choi	2009	69.4(43/62)
Shao	2011	91.0(10/11)
Jiang	2012	75.6(31/41)
邱书珺	2013	62.5(20/32)
Han	2013	72.7(24/33)
Nam	2019	87.2(75/86)
合计		74.6(235/315)

(二)肝细胞癌脑转移的治疗

肝细胞癌脑转移和其他肿瘤脑转移一样,颅内病灶治疗以手术和 / 或放疗为主,但与其他肿瘤脑转移不同的是,一旦诊断明确,必须作为肿瘤的急症放疗,因为肿瘤内出血,随时都可能危及生命。由于肝细胞癌对化疗不敏感,也无分子靶向药物治疗肝细胞癌颅内病灶的报道。由于肝细胞癌脑转移的病例数少,没有说服力强、循证证据高的临床研究比较颅内肿瘤手术与放疗效果优劣,我们只能遵循目前推荐的脑转移灶治疗选择。

1. 颅内单发转移灶　预计生存时间 ≥3 个月,转移灶能完全切除者,如转移灶最大径不超过 3~4cm,则手术切除或立体定向放射治疗,结合或不结合术后全颅放疗;如转移灶>3~4cm,必须术后放疗;如不能手术切除者,转移灶最大径不超过 3~4cm,应立体定向放疗或结合全颅调强放疗,转移灶高剂量,正常脑组织作为 CTV,预防剂量放疗;如预后差者(预计生存期<3 个月),给予姑息性放疗。

2. 颅内多发病灶　预计生存时间至少 3 个月以上,肿瘤局限,最大径不超过 3~4cm,可用立体定向放射治疗结合全颅放疗,或单用立体定向放疗,或单纯全颅放疗;颅内肿瘤广泛者,全颅放疗;如出现肿瘤导致的症状(瘤卒中),则手术结合术后放疗,或全颅放疗;如预后不好者(估计生存期<3 个月),则全颅放疗或支持治疗。

如果能采取针对颅内转移灶的治疗,患者因为颅内转移导致死亡比率减少,表 4-4-11 和表 4-4-12 是不同治疗手段死因的构成,由此可见治疗颅内病灶可以控制转移灶而延长生存期。

表 4-4-11　肝细胞癌脑转移不同治疗方法死因构成

死亡原因	治疗方法		
	单纯激素（n=25）	单纯切除、全颅放疗、γ 刀放疗（n=32）	手术 + 全颅放疗（n=5）
神经系统	21（84.0%）	10（33.3%）	0（0%）
脑外的肿瘤进展	4（16.0%）	17（56.7%）	2（100%）
未明	0	3（10.0%）	0（0%）
随访时存活患者	0	2	3

表 4-4-12　肝细胞癌脑转移不同治疗方法死因构成

死亡原因	治疗方法		
	保守治疗（n=24）	全颅放疗（n=30）	手术和 / 或放射外科（n=32）
神经系统	24（44.4%）		5（15.6%）
脑外的肿瘤进展	27（50.0%）		20（62.5%）
存活或失访	3（5.6%）		7（21.9%）
中位生存期（周）	3.9	6.9	16

对脑转移灶的放疗剂量可以 40Gy/20Fx/4w、37.5Gy/15Fx/3w、30Gy/10Fx/2w、20Gy/5Fx/5d，没有证据说明不同剂量分割对疗效有何差别，因此，剂量的分割则根据不同放疗单位的设备、医生的习惯和患者的方便而定。没有证据支持放疗中需要结合化疗或靶向药物治疗。

（三）肝细胞癌脑转移的预后因素

RPA（recursive partitioning analysis）分级是所有肿瘤脑转移的公认预后因素，RPA Ⅰ级：KPS ≥ 70，年龄 <65 岁，原发灶控制好，无颅外的其他转移灶；RPA Ⅱ级：介于 Ⅰ 级和 Ⅲ 级之间；RPA Ⅲ级：KPS<70。RPA Ⅰ级预后最好，Ⅲ级最差。

由于肝细胞癌脑转移发生率低，其预后因素的报道很少，韩国 62 例肝细胞癌脑转移的回顾性分析认为，脑转移的预后因素和患者的体力状况评分（ECOG PS）、颅内转移灶数目、血清中 AFP、RPA、肝脏 Child-Pugh 分级及治疗方法有关。我们报道了 31 例肝细胞癌脑转移，单因素分析结果显示患者的 RPA（已经包括 KPS）、肝功能 Child-Pugh 分级、肝内原发病灶控制与否、是否有中枢神经症状、能否接受脑部肿瘤的放疗与患者预后有关。多因素分析和单因素分析不同之处是，肺转移是预后不良因素，原发灶控制与否不是影响预后的指标，这可能与样本数量少有关。我们的结果和韩国报道的结果差别在于，患者的生存情况和 AFP 无关，与肝内病灶控制有关。患者死亡的主要原因是肝内病灶未控死亡，这是由于肝细胞癌对射线敏感，全脑结合局部加量放疗，可以控制脑内肿瘤，只要患者能及时放疗并完成 ≥ 50Gy 的常规分割剂量，即能控制好颅内肿瘤。

肝细胞癌出现脑转移的发病率较其他常见恶性肿瘤脑转移的发生率低。常伴有颅外其他部位转移灶，以肺转移多见。由于肿瘤血供丰富和肝癌终末期患者凝血功能差，肝细胞癌患者常以中枢神经系统症状为表现，病情进展快，中位生存期短。能接受放疗者，生存期较失去放疗机会的患者长。

五、腹膜腔种植

肝内肿瘤破裂或针对肿瘤的穿刺是最常见的腹腔种植原因,68 例腹膜腔内种植的患者中,34(50%)例能追溯到肝内肿瘤破裂或穿刺的病史。肝细胞癌腹膜腔种植临床的发生率为 3%~15%,尸检的发生率高达 52.9%,由此可见,腹膜种植往往被临床忽视,这方面的临床报道不多,而且把肝癌的破裂和针刺种植混为一谈,其实,这两种情况的预后很可能不同,因为肝癌破裂意味肿瘤大、种植到腹膜腔的癌细胞广泛,而穿刺是针对小病灶的射频、乙醇注射或病理活检,目前没有临床资料比较这两种情况。

腹膜种植会导致肠梗阻、种植灶出血、肾积水症状,这些症状不一定致命,但影响患者的生活质量。最近有报道对腹膜种植灶进行治疗并得到控制的患者,其生存期并无明显好于种植灶未控制的患者,出现腹腔种植患者中位生存期只有 3 个月;配对临床研究也说明,出现和未出现腹膜腔种植的患者,中位生存期无明显差别,这说明腹腔种植不是预后因素,是肝细胞癌疾病晚期的表现。影响腹膜腔种植的预后因素是肝内病灶控制与否、AFP 水平、肝功能,因为致命的是肝内肿瘤进展引起肝功能衰竭。

目前报道的肝细胞癌腹腔种植的治疗,大部分是对种植灶手术切除,我国台湾学者报道选择性手术切除 16 例肝细胞癌腹腔种植灶,其生存情况和无种植复发的患者无明显差别;由于种植非远处血行转移,预后明显优于其他部位的肝外转移。另外一组 16 例肝细胞癌腹腔种植患者接受手术切除,中位无病生存时间 7.9 个月,总体生存期 16.0 个月。

肝内肿瘤破裂播散到全腹腔,从诊断肝癌到发现腹腔种植的中位时间是 11 个月(0~64 个月),即从细胞到肿块的时间跨度很长。因此,手术切除后再次出现腹腔新病灶的个例报道很多,最具代表的病例是韩国报道的肝癌破裂后介入 10 天,再手术切除肝内肿瘤,术后 4 个月随访 CT 发现腹腔种植,右网膜 2cm 种植灶切除后,经过 3 个月结肠脾曲上种植灶导致穿孔,再手术切除脾和部分结肠,5 个月后出现胰头周围淋巴结转移,再切除病灶,病理均为肝细胞癌。患者 1 年 4 次手术,其中 3 次为种植转移灶,存活 15 个月。

其实,放疗和外科手术一样,也会遇到种植灶先后出现的问题,而且常为多发灶同时出现。对直线加速器而言,多发病灶的放疗比单个病灶难度大,且腹腔的病灶周围有肠道、肾脏、肝脏,放疗剂量难以提高,因此,肝细胞癌腹腔种植放疗报道很少。我们科室放疗肝细胞癌破裂腹腔种植患者例数不多,患者最长已经生存 16 年,经过多次的手术、放疗(第十章病例 40)。随着螺旋断层放疗的出现,腹腔种植的多病灶不再是放疗的难点,我们可以对多病灶同时放射治疗,减少肠道损伤,对野外再出现的迟发性病灶,还可以再次放疗,取得很好的效果。

六、其他罕见部位的转移

伴胆管癌栓的肝细胞癌类型独特,原发肿瘤均无包膜,周围组织侵袭明显。即使原发灶很小,也能较早侵入胆管形成癌栓,因此,目前认为胆管癌栓的发生与否不取决于肿瘤的大小,而与肝细胞癌的生物学行为及生长位置与胆管的关系有关。

总结 4 篇文献共报道 6 287 例肝细胞癌手术后患者,127 例出现胆管癌栓,发生率为 2%。这些报道均认为,针对胆管癌栓手术切除患者的生存期较长,特别是 R0 切除者,与无胆管癌栓者生存情况相似,无显著差别。韩国报道的 69 例胆管癌栓手术者,1 年、3 年、5 年生存率分别为 41.4%、32.0%、17.0%,而我国中山大学报道 28 例手术 1 年、3 年、5 年生存率分别为 89.3%、46.4%、21.4%。

　　随着放疗技术的提高,能通过影像对癌栓的位置进行准确的定位,因此胆管癌栓作为局部病灶,也可以进行外放疗。我们放疗 5 例患者,3 例肝内病灶控制好的,都能长期生存,2 例肝内病灶进展,短期内死亡。癌栓对放射线敏感,但是,癌栓引起的梗阻性黄疸,放疗前需要进行外引流。图 4-4-2 为肝细胞癌介入治疗后出现胆管癌栓,经放疗后存活 10 年,癌栓完全缓解。

　　肝细胞癌转移到胰腺、脾、卵巢、膈肌或皮下,临床均有报道。其实,对外科手术切除有困难的寡转移,都可以进行局部放疗,缓解症状。由于病例数少,对生存是否有益,仍不清楚。

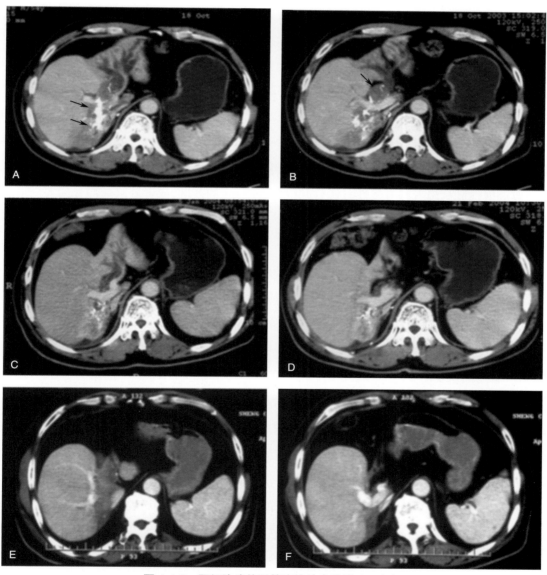

图 4-4-2　肝细胞癌伴胆管癌栓放疗前后 CT 改变
A. 肝右叶病灶碘油部分沉积(箭头),左肝内胆管扩张;
B. 胆管内癌栓(箭头);
C. 放疗后 1.5 个月随访 CT,肝右叶病灶缩小,左肝内胆管扩张有所缓解;
D. 放疗后 3 个月,胆管癌栓消失,左叶萎缩,未见肝内胆管扩张;
E、F. 放疗后 4.5 年,右叶病灶完全缓解,胆管癌栓亦完全消失,左叶完全萎缩。

第五节　外放射治疗的不良反应

一、放射性肝损伤

(一) 放射性肝炎的定义

严格来说,放射性肝炎与放射性肝病(radiation-induced liver disease,RILD)不能混为一谈。RILD 的表现可轻可重,即 NCI CTC(美国国立癌症研究所通用毒性标准)的肝毒性,轻者仅出现氨基转移酶轻度升高,患者没有任何症状,重者称为放射性肝炎,是 RILD 最严重的时期,也是肝功能失代偿期。

(二) 放射性肝炎的临床和实验室检查表现

经典的放射性肝病(RILD)通常发生在放疗后 2 周~7 个月(大部分在 4~8 周),其临床症状为疲乏、食欲缺乏、腹水增加引起体重增加、腹围增大,有时出现右上腹不适;体征多为腹水征、肝大(严重的患者);初始表现为肝功能正常,实验室检查显示碱性磷酸酶(ALP)升高而其他肝酶(ALT、AST)不高,胆红素不高,血氨正常。其转归,一部分患者经过治疗好转,大部分最终出现肝衰竭死亡。

非经典放射性肝病患者都有慢性肝病(如肝炎、肝硬化)的基础,或者肝脏局部受到大剂量的放疗,患者出现肝功能异常,肝酶升高(正常值 5 倍以上)或胆酶(碱性磷酸酶)上升 3~10 倍,黄疸进行性升高,一部分患者最终出现肝衰竭。

(三) RILD 的病理生理表现

肝窦内皮细胞和中央静脉内皮细胞受到射线损伤,激发凝血级联反应,导致纤维蛋白的积累,肝窦和中央静脉血块形成,纤维蛋白作为网状纤维和胶原蛋白的沉积支架,逐步扩大延伸,最终阻塞血管,红细胞进入血管受阻,血管淤血,氧分子不能输送到小叶中央区,肝细胞死亡,RILD 发生。大约 4 个月后,淤血好转,肝脏逐渐恢复。

(四) 放射性肝病的影像表现

放射性肝损伤是否出现影像学表现,取决于放疗的剂量、放疗后的随访时间以及采用的检查手段(特别是造影剂)。用目前的 CT 或 MRI 及常规的造影剂,一般在放疗后的 2 个月后,才能在正常肝组织受到常规分割剂量 30Gy 以上部位见到放疗后的变化。

CT 的表现为平扫时等密度,碘造影剂动脉期、静脉期和延迟扫描,均表现为放射区域肝脏低密度,一般在放疗后 3 个月达到最明显区别,随时间推移,受照射的肝组织得到损伤修复,和受到照射的肝萎缩,低密度区逐步向等密度区变化,1~2 年后完全正常,一部分患者未受照射的肝脏代偿性增生,第 10 章中病例 28、29 和 46 的 CT 影像可见此现象(图 10-28-4D,图 10-29-5C-E;图 10-46-1D)。

MRI 的表现在各个时相(T1WI、T2WI 和各个增强时相)为低信号,参见第 10 章病例 24 的 MRI 图像(图 10-24D)。

接受 SBRT 者,肝脏影像学变化分为三种:低密度、等密度、高密度。这些变化在第六章中具体描述。

（五）影响放射性肝炎的因素

影响放射性肝炎的因素可以归纳为物理、生物和化学三类因素。

放射剂量和肝脏受照射体积是放射性肝损伤的主要物理因素,全肝放射治疗 30~35Gy 的常规分割,1/8(12.5%)患者出现肝大、腹水等放射性肝损伤表现,全肝>35Gy 常规分割量,则 12/27(44.4%)出现放射性肝炎表现。目前认为无肝炎肝硬化背景,全肝的 TD5/5(5 年内 5% 出现肝衰竭的剂量)为 30Gy/15Fx。随着肝癌的局部放疗推广,留有足够的正常肝不受放射,肝的耐受剂量为全肝平均剂量 30Gy(常规分割)。上海市肿瘤医院蒋国梁报道,低分割放疗(4~8Gy/ 次),肝功能为 Child-Pugh A 级者,全肝的放射耐受剂量降低到 23Gy,Child-Pugh B 级者仅能耐受 6Gy。立体定向放射治疗出现,对于肝功能为 Child-Pugh A 级的患者,若正常肝体积超过 700ml,<15Gy×3 次是安全剂量;若正常肝>800ml,则<18Gy×3 次也是安全的。

影响放射性肝炎的生物因素有肝脏功能情况和病毒性肝炎。肝脏功能越差,全肝的耐受剂量越低;放疗中病毒被激活,加重肝脏损伤。

化学因素主要是药物增加放射治疗对肝脏的损伤。抗肿瘤血管药物如贝伐珠单抗(avastin)或索拉非尼(sorafenib),和放疗联合,会加重肝损伤。化疗药物、肝脏的介入栓塞化疗也会促进放疗的肝损伤,但是影响的程度仍不明确。

（六）放射性肝炎的诊断

RTOG 对肝毒性的分级诸如结合胆红素、γ-GT、白蛋白、AST、ALT、扑翼样震颤和肝昏迷,对诊断放射性肝炎几乎无临床意义。Lawrence 1992 定义的放射性肝炎诊断标准:①典型放射性肝炎,碱性磷酸酶(ALP)升高>2 倍,无黄疸,排除肿瘤进展导致腹水、肝大;②非典型 RILD,氨基转移酶超过正常最高值或治疗前水平的 5 倍。放射性肝炎必须与药物性肝炎、介入引起的肝损伤、病毒性肝炎发作、梗阻性黄疸和肝内肿瘤进展鉴别(表 4-5-1)。

表 4-5-1　放射性肝损伤初始阶段与其他形式的肝损伤比较

类型	病史	总胆红素	氨基转移酶	γ-GT	碱性磷酸酶
放射性	接受放射治疗后 2 周~半年	-	+~3+	+	+~4+
药物性	用肝损伤的药物,停药后很快恢复	+~2+	3+	++	2+
介入损伤	介入后 3 周内	+	2+~3+	3+	2+
病毒性	有肝炎病史,有病毒复制的证据	+~3+	4+	2+	2+
梗阻性	肝内胆管扩张,结合胆红素与总胆红素的比值(CB/TB)>60%	2+~4+	-~+	4+	4+
肿瘤进展	肿瘤增大增多,AFP 持续增高	2+	-~2+	4+	2+

（七）放射性肝炎的治疗

目前对 RILD 或放射性肝炎的治疗,还没有一种共同方案。根据 RILD 发生机制,一部分医生建议给予抗凝和激素治疗,有报道用华法林抗凝对霍奇金淋巴瘤腹腔放疗患者有效,但必须在放射性肝炎早期使用。但大部分医生还是以保肝、利尿和补充白蛋白等对症保守治疗为主。腹水或下肢水肿者施以利尿药,减少体内水潴留;白蛋白低下者,静脉补充白蛋白,伴疼痛者使用镇痛药物对症处理。如果病情不重,大部分患者接受治疗后的 1~2 个月症状缓解。少部分患者发展为黄疸、腹水进行性增多,需要腹部穿刺放水、利尿及抗凝治疗。这时期已经从典型的放射性肝炎发展到肝脏失代偿期,表现为血清碱性磷酸酶、胆红素、凝血酶原时间明显升高,而 ALT、AST 只有中等度升高,患者死亡率相当高,很少能存活下来。放射性肝炎患者是否需要用保肝药物治疗,目前还没有相关临床资料,从理论上说,保肝治疗对患者有益,如谷胱甘肽可以保护肝细胞。

去纤维蛋白多核苷酸(defibrotide)用于治疗静脉阻塞性疾病(VOD),这种药物是从哺乳动物肺中提取的一种多聚脱氧核糖核酸钠盐,是目前发现的有纤溶作用的 DNA 片段,能促进血管壁产生和释放组织纤溶酶原激活物(t-PA)。主动脉和肺等组织是去纤维蛋白多核苷酸的作用部位,有抗血栓和纤溶作用(静脉注射后半小时达高峰,口服为 2 小时达高峰)。实验证明去纤维蛋白多核苷酸对肝脏的血管阻塞性疾病有效。

(八) 放射性肝炎的预测

通过三维适形放疗计划系统,可以计算出剂量体积直方图(DVH),早在 20 世纪 90 年代美国研究肝脏肿瘤放疗的医生就提出用数学公式预测放射性肝损伤,通过不断摸索,美国学者认为全肝放射平均剂量 30Gy 安全。2002 年成佳宪首先分析了肝细胞癌放疗剂量 - 体积因素和患者因素与放射性肝损伤的相关性,确认 Lyman 模式可以应用于放射性肝损伤的预测与评估,放射性肝病的发生概率 $=1/[1+\exp-(0.12\times$ 肝平均剂量 $-4.29)]$。同时也发现美国报道的放射性肝损伤患者肝放射平均剂量偏高,以及肝炎或肝功能差的患者与肝功能正常患者模型参数不一致的现象。成佳宪等认为参数中体积效应因子的差异主要源于治疗前患者肝功能的不同。

随后的研究中,成佳宪分析得出,单因素分析中,是否携带乙型肝炎病毒和肝放射平均剂量是显著影响放射性肝损伤发生率的主要因素;多因素分析中,是否携带乙型肝炎病毒以及肝硬化程度是显著影响放射性肝损伤发生率的主要因素。其中携带乙型肝炎病毒患者放射性肝损伤 Lyman 模式参数为 $n=0.26$,$m=0.40$,$TD50(1)=50Gy$;其余患者的模型参数为 $n=0.86$,$m=0.31$,$TD50(1)=46.1Gy$。结果显示携带乙型肝炎病毒或肝硬化程度高的患者更易发生放射性肝损伤。

复旦大学附属肿瘤医院于 2006 年发表了相似的研究结果。109 例伴肝硬化的我国肝癌进行介入治疗后,给予 4~8Gy/ 次,应用 Logistic 模型和受试者工作特征曲线(ROC 曲线)方法,得出硬化肝脏的放射耐受性较差,安全剂量阈值是:肝功能 Child-Pugh A 级患者肝脏平均耐受剂量 ≤23Gy,Child-Pugh B 级患者为 ≤6Gy,明显低于美国提出的 30Gy。复旦大学附属肿瘤医院在早期肝癌放疗中,按照美国肝脏的安全剂量,给予 ≤30Gy,但是 14.8% 患者发生严重放射肝损伤。在其后的临床放疗中,把剂量限制在 ≤23Gy,发生率明显下降为 4% 和 1.8%。其实,每次分割剂量也影响肝脏的放射耐受量,美国医生采用常规分割,而复旦大学附属肿瘤医院采用 4~8Gy 的分割,分割剂量大,对肝脏的损伤也大,肝的耐受量也越低。

(九) 放射性肝损伤的分子机制

放射性肝损伤,即 RILD,是放射治疗或人体意外辐射暴露,使肝脏受到一定剂量的射线照射所致的损伤性疾病;可表现为急、慢性放射性肝炎,肝纤维化,甚至肝衰竭。当前,RILD 依然为限制肝癌等腹腔肿瘤放疗疗效提高的瓶颈性并发症,也是人体意外辐射暴露后最易发生的严重并发症,一旦发生严重的 RILD,患者死亡率高达 70% 左右。

1. RILD 相关临床、病理、影像学表现 临床上,急性期 RILD(早期 RILD)包括放疗期间出现的放射性肝损伤,临床症状及生化检查通常表现不典型,主要是轻度乏力、腹胀、食欲缺乏及氨基转移酶升高或高胆红素血症等;慢性期 RILD(后期 RILD)常发生于放疗后 4 个月内,临床症状、体征及实验室检查的主要表现为厌食、恶心、腹胀、肝大、非恶性无黄疸性腹水、血清碱性磷酸酶(alkaline phosphatase,ALP)升高等。具体临床 RILD 可归纳为两型:经典型 RILD,表现为无黄疸性肝肿大和腹水、碱性磷酸酶超过 2 倍正常值上限或 2 倍基线值和/或 ALT 上升超过 5 倍正常值上限;非经典型 RILD,表现为碱性磷酸酶超过 2 倍正常值上限或 2 倍基线值、ALT 上升超过 5 倍正常值上限、CTCAE(不良事件通用术语标准)4 级和或肝功能恶化(Child-Pugh 评分下降 ≥ 2 分),但无肝大及腹水。

RILD 病理表现则分早、晚两期。早期 RILD,肝脏受照射期间或受照射后 1 个月内出现,表现为急性肝脏炎症改变:肝细胞变性、凋亡、坏死,肝汇管区内皮细胞损伤,肝小叶内红细胞增多、瘀血,汇管区粒细胞浸润等。晚期 RILD,一般在肝脏受照射后 1~3 个月后发生,表现为肝小叶中央静脉周围肝细胞萎缩和中央静脉闭塞性综合征(veno-occlusive disease,VOD)等特征性病理改变:具体表现为肝小叶内肝细胞坏死、减少、肝索萎缩,小叶间汇管区充血、胶原蛋白增生、毛细胆管及血管增生,进而形成放射性肝纤维化;小叶中央静脉管腔被红细胞、网状和胶原纤维所闭塞;3~4 个月后,血管闭塞才逐步再通,肝脏功能开始恢复。为便于研究 RILD,评估放射性肝损伤严重程度,我们参照慢性活动性肝炎 Ishak 评分与分级标准,由复旦大学病理和放射治疗学专家共同讨论,初步建立了复旦大学 RILD 病理评分系统。该评分标准主要依据汇管区损伤、肝实质损伤和中性粒细胞浸润等炎症改变程度来对 RILD 进行评分(表 4-5-2)。该评分标准的实用性及 RILD 具体病理表现,在 RILD 相关临床及动物实验研究中亦已获得验证:肝脏放疗后,急性期可观察到局灶性肝细胞空泡样变性、坏死;而照射 3~4 个月后,未受照或照射剂量小于 6~8Gy 的肝脏开始代偿性再生,大约 1 年恢复。值得注意的是,国内肝癌患者大多数伴有肝硬化背景,在肝硬化基础上行放疗更易出现放射性肝损伤,其主要表现为假小叶间血管和纤维间隔周围粒细胞浸润,肝细胞凋亡、坏死、纤维化等。

表 4-5-2 复旦放射性肝病评分系统

评分	评分标准△		
	汇管区损伤(Ⅰ)	肝小叶内肝细胞凋亡、点片状坏死或纤维化(Ⅱ)	炎症改变(中性粒细胞浸润)(Ⅲ)
0	无	无	无
1	片状坏死或纤维化	肝细胞变性(例如气球样变、脂肪变、胆色素沉积等)	散在
2	轻度桥接状坏死或纤维化	散在肝细胞凋亡和点状坏死	轻度
3	中度桥接状坏死或纤维化	大量肝细胞凋亡、点片状坏死或纤维化	中度
4	重度桥接状坏死或纤维化	整个肝小叶坏死或纤维化	重度

注:△ Ⅰ、Ⅱ和Ⅲ中最严重的评分被视为放射性肝病的最终评分[引自 Med Phys,2016,43(7):4349]。

超声、CT、MRI 等影像检查技术可在一定程度上显示 RILD 病理改变。RILD 的 B 超表现：肝内 RILD 区域呈低回声；急性 RILD 期，表现为肝大；严重急性 RILD，可见肝动 - 静脉渡越时间和峰值强度变短；而晚期 RILD 则表现为肝萎缩、腹水。RILD 的 CT 表现：早期（放疗后 1~2 个月），肝受照射区增强扫描时门脉期呈低密度，延迟期呈等密度；晚期（放疗后 3~4 个月），肝受照射区体积变小，平扫、增强、延迟扫描均为低密度灶；恢复期（放疗后 4~6 个月），CT 增强扫描时，肝脏体积逐步恢复，肝受照射区门脉期、延迟期均可为等高密度区。RILD 的 MRI 表现：早期 RILD，病理改变可为肝实质水肿或坏死，MRI 表现为 T1WI 低信号 /T2WI 高信号；晚期 RILD，病理表现可见 VOD、肝索萎缩、小叶间汇管区充血、血管增生，MRI 相应表现为局部肝区萎缩、增强时动脉及延迟期呈不均质强化。

2. RILD 相关分子机制　临床上肝脏为放射敏感器官，全肝受到 30Gy 的常规分割 X 线照射，很容易发生 RILD。既往研究表明，影响肝癌放疗中 RILD 严重程度的相关因素主要分为三大类。①放疗前肝脏相关微环境因素，包括 HBV 感染等生物因素、肝纤维化、肝功能 Child-Pugh 分级、肝脏微环境（间质细胞与炎症因子）、肝脏免疫状态等；②放疗前肝内肿瘤相关因素，如肿瘤分期、门静脉癌栓、大体肿瘤体积（GTV）、正常肝体积（Liver-GTV）与受照射剂量及分次等因素；③治疗相关因素，如手术治疗、TACE 等介入治疗、化疗、分子靶向（如索拉非尼、仑伐替尼等）与免疫（PD-1/PD-L1 抑制剂等）治疗药物。其中，影响 RILD 的独立预后因素：①肝脏微环境；②肝纤维化与肝功能分级；③肝脏 HBV 感染、肝脏免疫状态、分子靶向与免疫治疗药物；④Liver-GTV 体积与受照射剂量和分次。

首先，肝脏微环境是影响肝脏实质细胞放射敏感性的关键桥梁，是影响 RILD 的重要因素。通常，放疗导致 DNA 双链断裂，引起克隆源性细胞死亡视为肿瘤和正常组织辐射损伤的放射生物学理论基础。理论上，肝细胞（α/β 值 1~2Gy）对射线不敏感，但肝脏却为放射敏感器官。这一现象根源在于：肝脏内存在数量上约占 1/4 的多种非实质细胞（NPCs），主要包括库普弗细胞（KCs）、肝窦内皮细胞及星状细胞（HSC），属于放射敏感细胞；NPCs 可以改变肝细胞对射线的敏感性，影响辐射所致后者的凋亡和坏死，最终影响肝脏器官的放射敏感性。既往研究发现：射线可以激活 NPCs 释放多种细胞因子进入组织间隙液（tissue interstitial fluid，TIF）这一特殊微环境中；而细胞因子则承担"细胞间通讯"的媒介作用，可形成复杂的调控网络。放疗能刺激肝脏 NPCs，改变微环境，使其内 IL-6、TGF-β1 等多种细胞因子明显升高，进而提高肝实质细胞（肝细胞）放射敏感性。我们的研究结果也发现：TGF-β1 可促进 RILD，而构建携带 Ⅱ 型 TGF-β 受体基因的重组腺病毒，则可干预和阻断 TGF-β1 信号转导通路，可有效地缓解放射性肝纤维化；同时，放疗前用 GdCl3 清除占肝脏 NPCs 70% 库普弗细胞，能有效地减轻肝细胞的放射性凋亡；另外，我们还将放疗后肝癌细胞上清与肝细胞共培养，发现肝癌细胞放疗后也可以通过微环境影响 FasL 通路，促进 RILDs。这些均提示：通过改变微环境，可显著影响肝实质细胞的放射敏感性。

我国 HCC 患者大多具有肝炎及肝纤维化背景，HBV 感染导致肝纤维化是 HCC 最常见的病因。有研究表明，肝炎病毒以及肝硬化程度显著影响放射性肝损伤，是 RILD 发生的主要因素。常规每次 2Gy，正常肝脏接受平均剂量小于 30Gy，一般不会出现经典 RILD 临床表现；但是，肝纤维化会显著降低肝脏对放射损伤的修复和肝脏再生能力，HBV 感染患者的肝细胞 α/β 值取 8Gy，是放射敏感细胞。

既往我们也曾使用四氯化碳诱导 SD 大鼠肝纤维化,以无肝纤维化大鼠为对照,予以右半肝阶梯剂量放疗后发现:肝纤维化大鼠右肝接受 20Gy 照射,即可出现显著 RILD,比无肝纤维化大鼠约低 10Gy。另外,临床上我们常用 Child-Pugh 改良分级法来量化评估肝病患者的肝脏储备功能情况,该分级主要是根据:肝性脑病、腹水、血清胆红素、血清白蛋白浓度及凝血酶原时间 5 个指标评分进行相加,分数越高,肝脏储备功能越差。Child-Pugh A 级,5~6 分;B 级,7~9 分;C 级,≥ 10 分。研究表明:放疗中肝脏平均耐受剂量:Child-Pugh A 级患者,23Gy;Child-Pugh B 级患者,6Gy。由此可见,HBV 感染及肝纤维化是影响 RILD 的重要因素。

更值得注意的是,从免疫学角度,病毒性肝炎、肝硬化、肝癌是同一个疾病的不同病程。理论上讲,射线可以抑制病毒活化,但临床上,放疗可以引起 HBV 再激活和相关肝炎,HBV 再激活发生的危险因素为基线血清 HBV-DNA 拷贝水平,与放疗剂量、Child-Pugh 分级等无关。我们的研究也证实:放疗可以引起 HBV 再激活,但后者与 RILD 严重程度相关不大。正常肝脏处于一种特殊的免疫抑制状态,对来自胃肠道的大量细菌、毒素等并不起炎症反应,即处于"肝脏免疫耐受"状态,但这种"免疫耐受"可以被慢性 HBV 肝炎、肝纤维化等所打破。当然,HBV 感染及肝损伤程度,取决于肝脏免疫状态。Toll 样受体(Toll-like receptor,TLR)是免疫反应的重要扳机点,为抵抗外来的 HBV 入侵,机体会相应上调肝脏 TLR4 等受体表达水平,刺激Ⅰ型干扰素表达,抑制 HBV 复制,同时促进肝纤维化形成。在肝脏放疗时,上调的 TLR4 等受体则可被内源性损伤分子激活,通过提高肝脏微环境中 GM-CSF、VEGFR-2 和 TRAIL 等表达,促进多种致炎因子的释放,加重 RILD。进一步研究则发现:肝纤维化可显著上调 TGF-β1 表达,而 TGF-β1 则可上调 ROS 表达,抑制转录因子 c-myc 蛋白表达,从而减少 miRNA-146a 生成,上调相关靶基因 *TRAF6* 和 *IRAK1* 蛋白(TLR4 免疫信号关键转导分子)的表达,激活 TLR4 下游免疫,进而促进 TNF-α、IL-6、IL-1β 等炎症因子的分泌,激发炎症,促进 RILD。反过来,上调 miR-146a,可负向调控 TLR4/NF-κB 及 TRAF6/JNK/Smad2 通路,抑制肝星状细胞增殖、活化、分泌炎性因子,从而缓解 RILD。环状 RNA(circRNA),例如 hsa-circ-0047845、hsa-circ-0023706 等,可作为"miRNA 海绵"能吸附(不是下调)miRNA-146a,调控靶基因 *TRAF6*、*IRAK1*、*PTPRA* 等蛋白表达水平,增加细胞上清液中的炎症因子,从而参与 TGF-β1 对 TLR4 免疫耐受的逆转,促进 RILD。同时,也有研究表明长期低剂量的 LPS 刺激,诱导免疫细胞形成 TLR4 免疫耐受的同时,可上调免疫检查点关键蛋白 PD-1/PD-L1 的表达,参与正常肝"免疫耐受状态"的维系;抑制炎细胞 TLR4 免疫,可促进 PD-L1 表达,减少白介素和 TNF-α 等炎症因子分泌。也就是说,尽管放疗可能通过增加细胞毒性 T 细胞的浸润、活化树突状细胞,将免疫"冷肿瘤"转变为"热肿瘤",进而显著增强使用 PD-1/PD-L1 抑制剂治疗 HCC 的效果;但是,临床同时需防治使用免疫检查点抑制剂下调 PD-L1 相关免疫通路,促进炎症因子分泌,进而增加 RILD 的风险。所以,我们认为在 RILD 病程中,HBV 感染与肝脏免疫起着不可或缺的作用,免疫相关蛋白可以作为预防和治疗 RILD 的潜在靶标。

另外,肝脏作为放疗并联器官,全肝照射耐受剂量非常低,但部分肝脏照射,可以给予较高剂量。正常肝体积(Liver-GTV)、受照射剂量及分次等因素也是影响 RILD 的关键因素。RILD 的发生和严重程度与 Liver-GTV 所受的照射剂量呈正相关。既往为明确肝脏放疗的限制剂量,考虑到动物实验结果对临床实践有指导意义,我们曾使用螺旋断层放疗技术,给予小鼠全肝阶梯剂量放疗(剂量分别为20、25、30、35Gy);结果发现,25Gy时部分小鼠开始出现轻度RILD,30Gy时更明显。据此,我们认为小鼠全肝一次高剂量放疗的剂量限值应<25Gy。近来临床上,国内外学者在总结肝癌放疗相关临床经验和实验成果基础上,已初步统一了放疗相关系列的Liver-GTV与剂量限量,例如体积大于700ml的剩余正常肝组织,受照量小于15Gy/(3~5)次。

综上所述,放疗已成为HCC治疗的新的有效手段,而RILD依然是肝癌,尤其是有肝纤维化基础肝癌的放疗瓶颈。RILD临床表现主要分经典和非经典型两种,静脉闭塞性综合征(VOD)是其经典的病理改变。临床处理RILD的关键策略是预防,制订放疗计划时,严格限制正常肝体积(Liver-GTV)的受照体积与剂量。目前临床尚缺乏有效防治RILD的精准分子靶点,既往研究则揭示:由肝窦内皮细胞、库普弗细胞、星状细胞等构成的肝脏NPCs,以及TNF-α、IL-6、TGF-β1等多种细胞因子构成的肝脏微环境,是影响RILD的关键媒介;并且,HBV感染与肝纤维化,调控TGF-β1表达,减少miRNA-146a生成,打破TLR4免疫及PD-1/PD-L1免疫参与的"正常肝免疫耐受"状态,即上调放疗前肝脏基线免疫,对促进RILD起着不可或缺的作用。因此,我们认为,微环境及免疫相关蛋白可以作为早期诊断、早期发现和早期治疗RILD的潜在靶标,有利于我们从新角度探索防治RILD的相关分子机制。

二、病毒性肝炎相关性原发性肝癌放疗前必须抗肝炎病毒治疗

病毒性肝炎相关性原发性肝癌是指原发性肝癌的病因是肝炎病毒所致。HBV感染是HCC的主要病因,HCV感染也与HCC发生密切相关,肝内胆管细胞癌的发生与肝炎病毒感染也有关。韩国对48例HBV感染并发肝癌的患者进行放疗,16例放疗前和放疗中服用拉米夫定,32例未服用抗病毒药物,结果显示未抗病毒治疗患者,21.8%(7/32)出现乙型肝炎病毒复制,服用抗病毒者无发生病毒复制,两组乙型肝炎活动发生率有显著差异。

中华医学会肝病学分会肝癌学组撰写了《HBV/HCV相关肝细胞癌抗病毒治疗专家共识》,依据现有病毒相关性肝癌抗病毒治疗的循证医学临床资料,提出HBV/HCV相关性肝癌抗病毒治疗专家建议。与放疗相关的内容如下:

HBV相关HCC的二级预防:HBV/HCV慢性感染是原发性肝癌发生的重要病因,通过抗病毒治疗可明显减少原发性肝癌发生。核苷(酸)类似物(NUCs)、干扰素(IFN)可以降低HBV相关HCC的发生。

HBV相关HCC的三级预防:抗肝炎病毒治疗是原发性肝癌发生后有效的基础治疗措施之一,可减轻肝炎病毒对肝脏的损害,减少HCC复发,保护肝功能,保障其他综合治疗疗效,提高总生存率。NUCs的应用可能减少HCC复发;IFN类应用并不降低无复发存活率,但可能增加患者总体存活率。

HBV相关HCC患者只要HBsAg阳性,无论HBV-DNA是否可检测出,进行抗肿瘤治疗(手术、介入、放疗、化疗、靶向和免疫治疗)的过程中,均应立即给予一线NUCs进行抗病毒治疗。

HCV 相关 HCC 的二级预防：在直接抗病毒药物（direct-acting antivirals，DAAs）上市之前的 IFN 时代，PEG-IFNα 联合利巴韦林方案（PEG-IFNα+RBV，PR）是全球 HCV 感染者抗病毒治疗的首选方案；建议选用 DAAs 作为治疗 HCV 感染的一线药物，不再建议应用含有 IFN 的治疗方案。

HCV 相关 HCC 的三级预防：对于发现时即为 HCV 相关 HCC 的患者，HCC 根治性治疗（包括外科手术、局部消融、肝移植及立体放疗等）后再行 DAAs 治疗，可提高持续病毒学应答（sustained virological response，SVR），同时，HCC 复发风险降低，总体生存率提高。DAAs 治疗可降低 HCC 根治性治疗后肿瘤复发风险，降低死亡风险，提高总体生存率。

针对以上的二级预防和三级预防建议，在肝癌的整个治疗过程中，抗病毒治疗显得很重要，伴有病毒性肝炎背景的肝癌患者，放疗前需要抗病毒治疗。

三、放射性胃肠损伤

肝左叶与胃相邻，右叶下极与小肠或结肠肝曲相近，肝门或胰周淋巴结转移，靶区周边有十二指肠，这些胃肠道受到耐受量以上的照射，放疗中会出现胃肠道症状，如恶心、呕吐、食欲缺乏等，放疗结束半年内，常出现胃肠道出血，轻者慢性失血导致贫血、乏力，粪便隐血试验阳性，重者上消化道出血危及生命。

（一）放射诱导的胃肠损伤发生情况

腹部肿瘤放疗，患者均会出现或轻或重的胃肠道症状，这些症状很大程度上取决于患者的体质、射线剂量和照射面积。韩国报道，给予肝细胞癌患者 45Gy/25 次结合 5-Fu 的三维适形放疗，放疗后 1 个月随访胃镜，放疗前食管静脉曲张 43.9%，放疗后为 59.3%，胃底静脉曲张从 8.1% 上升到 20.3%，放射性胃炎发生率 40.7%，放射性食管炎 34.1%，胃溃疡 26.0%，十二指肠溃疡 16.3%。123 例患者中，23 例（18.7%）出现上消化道出血，经胃镜证实，13 例（10.6%）为放射诱导的胃肠出血。因此，必须重视肝癌放疗可能发生的胃肠道损伤并注意防护。

（二）临床表现

放疗早期最常见的临床表现是胃肠道不适，如食欲缺乏、恶心、呕吐。放疗过程中，随着剂量递增，如果胃肠道在放射野内，患者会诉说心窝部烧灼样疼痛、嗳酸，这是胃肠黏膜炎症的表现，小肠受到照射，患者表现为水样腹泻。放疗结束半年内，有少部分患者出现胃肠道出血。肝癌放疗常规分割 60~70Gy，肠穿孔和狭窄罕见。第十章病例 4、33、34 都为放疗后 8 个月内出现上消化道出血，其临床表现典型。

（三）易发因素

原发性肝癌患者大部分伴有肝硬化，甚至食管胃底静脉曲张，肠道淤血较正常人明显，或者接受肝动脉栓塞化疗，栓塞剂碘油进入胃肠道血管，这些因素使得胃肠道对放射的耐受性降低。肝硬化患者凝血功能不好，容易胃肠道出血，患者年龄大也容易出现胃肠道并发症。除患者因素外，放疗总剂量大、胃肠道在放射野内、受到照射面积大、每次分割剂量高，都是放射性胃肠损伤的不利因素。放疗导致胃肠道出血的特点是受损胃肠道存在弥漫出血点，如果放疗范围大，受损的面积也大，出血点多，出血量也多。如果胃肠道很局限（范围 1~2cm²）受到高剂量照射，即使出血，出血量也不大，若干个月后出血点自然愈合，不会出现明显的临床症状。放疗中合并使用抑制血管内皮生长因子药物（如索拉非尼），也会增加放射性胃肠损伤的机会。

（四）放射性胃肠损伤的胃镜表现

胃镜检查可以明确患者的症状是否为胃肠损伤所致及损伤的范围和程度，其他检查手段难以达到该目的。损伤严重程度依次为黏膜充血、出血点、糜烂、溃疡、穿孔。胃镜可以鉴别肝硬化导致的食管胃底静脉曲张出血或放疗导致的胃肠出血（渗血）。胃镜下可见放射野内黏膜充血，伴有弥漫出血点，黏膜在充血的基础上，表面附有白色坏死样黏膜，并在此基础上形成溃疡。第十章病例 4 仅表现为胃肠道局部溃疡，病例 33 放疗野包括的胃肠道范围较大，受损较显著，表现为黏膜多发出血点和溃疡。

（五）预防与治疗

减少胃肠受照射剂量和尽量避开胃肠道受到照射，是最好的预防措施。胃的 TD5/5 为 40~50Gy，全胃、2/3、1/3 胃受到照射，会发生胃溃疡的剂量分别为 50Gy、55Gy、60Gy。肝癌伴肝硬化患者接受介入结合 3DCRT 放疗 36Gy/12 次，V35 是影响胃损伤的因素，V35<5% 和 V35≥5%，3 级胃肠反应发生率分别为 4% 和 48%（$P<0.01$）。但是允许胃肠很小范围（1~2cm²）超过 60Gy 的常规量，在制订治疗计划过程中，如果放射野内不可避免包括有胃肠道，必须通过 DVH 图，计算高剂量区的体积，胃肠受量允许在正常安全范围内。第十章病例 28 的左叶巨大肿瘤和胃紧密相连，在制订治疗计划时，充分注意存在胃肠损伤的危险性，用螺旋断层放疗技术，肿瘤接受 60Gy 的放疗，胃的 V50 和 V55 分别为 4.9% 和 0.45%，患者无消化道出血症状。

放射性胃肠道炎症、溃疡可用制酸药（H2 受体阻滞剂或质子泵抑制剂）和保护胃肠黏膜的药物，减少胃酸和胃蛋白酶对胃肠黏膜的消化，缓解症状，促进受损黏膜愈合。一旦胃肠出血，由于创面大，出血点多，很难止血，可使用胃镜下喷止血药物或全身应用止血药物，但效果有限，重在预防。

四、射线对造血系统的影响

造血系统对射线非常敏感，任何肿瘤患者接受放疗都会出现白细胞数量不同程度下降，首先表现为淋巴细胞数下降，免疫功能削弱。与其他肿瘤放疗有所不同，原发性肝癌通常存在肝硬化、脾功能亢进，末梢血细胞减少，放疗后血细胞减少更加明显，首当其冲的是白细胞数进一步下降。其实，这不是骨髓造血功能受抑制，而是放疗肝损伤加重，肝硬化和脾功能亢进随之加重，导致末梢血细胞减少。这种患者接受肝移植后，脾功能亢进自然缓解，血细胞数特别是白细胞数、血小板数恢复到正常水平。

五、射线对免疫功能的影响

免疫与肿瘤的关系在 20 多年间吸引了无数学者的眼光，从最早提出的免疫监督到现在的免疫编辑学说，人们逐渐了解到，免疫系统很有可能对肿瘤起着双重作用：一方面，它通过杀伤肿瘤细胞或者抑制其产物来阻止肿瘤生长；另一方面，它通过筛选出更加适合宿主免疫系统的肿瘤细胞或者产生适合肿瘤生长的微环境来促进肿瘤的发展。

尽管免疫学与肿瘤学都有很大的变革,但是具体到肝癌,受试验条件和研究手段的限制,多数临床研究都集中在各种治疗对机体免疫系统的影响上:在 20 世纪 90 年代,我们对无法手术切除的肝细胞癌患者进行放射免疫治疗(使用 ^{131} 碘标记的 Hepama-1mAb)进行研究,并发现 34.4% 患者出现人抗鼠抗体效应(HAMA),CD4$^+$ T 淋巴细胞亚群在 HAMA 阴性组中显著低于 HAMA 阳性组,而后者在后续的手术切除率和生存率都高于前者;进一步研究发现放射免疫治疗本身并不影响 T 细胞亚群的分布,但是否行后续手术切除、肿瘤有无包膜及是否产生 HAMA 反应显著影响了 CD4$^+$ 与 CD8$^+$ T 细胞的比例;Napoletano 等认为射频治疗(RFA)能够激活转移性肝癌患者的免疫系统,增强肿瘤抗原特异性细胞免疫反应;Carr 等观察到 ^{90} 钇粒子肝动脉注射治疗肝癌对患者外周血淋巴细胞(非粒细胞、血小板或 NK 细胞)有快速、深远、持久的抑制作用,尽管没有相关不良反应发生,但治疗后淋巴细胞无法恢复者预后较差。放疗对肝癌细胞的免疫检查点影响,在第二章进行了详细描述。

目前认为,机体抗肿瘤免疫以细胞免疫为主,体液免疫在某些情况下起协调作用。T 细胞亚群是反映肿瘤患者免疫功能的重要指标,根据白细胞分化群(cluster of differentiation,CD 分子),将白细胞分为 14 组,目前编号已有 CD1~CD339。临床最常见的与 T 细胞有关的 CD 分子简述如下:

1. CD3 是 T 细胞所特有的表面标志,分布于胸腺细胞和 T 细胞。

2. CD4 分布于胸腺细胞、成熟 Th 细胞、巨噬细胞、DC 等。

3. CD8 分布于胸腺细胞、成熟 CTL 细胞、NK 细胞、dgT 细胞等。

需要指出的是,临床上通常研究的是成熟的 T 细胞,是指在外周血和外周淋巴器官中的 T 细胞,经过胸腺内的阳性选择和阴性选择,CD4$^+$CD8$^+$ T 细胞(双阳性期)分化为 CD4$^+$ T 细胞与 CD8$^+$ T 细胞(单阳性期),他们能识别抗原、介导免疫应答并参与免疫调节。

在正常情况下,CD4$^+$/CD8$^+$ 相对恒定,以维持机体内环境的平衡。CD4$^+$/CD8$^+$ 升高提示机体细胞免疫功能增强,降低则表明细胞免疫功能减弱。目前认为,常规分割放射治疗,导致机体免疫功能下降,主要表现在白细胞数,特别是淋巴细胞数下降。我科对 2011 年 12 月至 2012 年 12 月 104 例行放疗的肝癌患者进行了外周血 T 细胞亚型的检测,发现放疗后患者的 CD4$^+$ T 细胞百分率降低,而 CD8$^+$ T 细胞百分率升高,因而 CD4$^+$/CD8$^+$ 出现下降,但是这种变化在放疗刚结束时并不显著,而是在放疗结束后 6 周时最为明显,之后又慢慢恢复,在放疗结束后 12 周接近正常水平,这样的结果与同位素内放疗导致的快速、深远而持久的细胞免疫抑制相似却不相同,这或许是外照射与内放疗的工作原理不同而导致的。另外,我们还观察到螺旋断层放疗(helical tomotherapy)与 IMRT 和 3D-CRT 相比,尽管提高了放疗剂量(中位,60Gy 对 54Gy),缩短了放疗次数(中位,20 次对 27 次),但并不会加重患者细胞免疫的抑制,这很可能是因为 HT 具有提高肿瘤放疗剂量的同时,能够很好地保护周边正常组织的优势,这些患者的远期生存结果尚待随访。

随着精确放疗的出现,肿瘤学家已经认识到立体定向放疗采用的低分割放疗能促进机体免疫功能抗肿瘤,这方面在立体定向放疗中给予介绍。

肿瘤患者接受放疗后机体免疫活性变化复杂:一方面,辐射诱导的免疫原性细胞死亡可以促进机体抗肿瘤免疫反应;另一方面,淋巴细胞对辐射敏感,骨髓、淋巴组织或循环外周血受到照射会引起外周血淋巴细胞计数(total peripheral lymphocyte counts nadir,TLCs)下降,从而降低机体抗肿瘤免疫效应。在对局部肿瘤病灶进行放疗时,放射野以外的远处转移病灶也会缩小,即放疗的"远隔效应"。这是放疗促进机体抗肿瘤免疫效应的强有力证据。但是放射性淋巴细胞减少(radiation induced lymphopenia,RIL)可减弱放疗引起的抗肿瘤免疫效应的增强。放射性淋巴细胞减少在多种肿瘤中已被证实与患者的预后不良相关,包括头颈部肿瘤、胸部肿瘤、腹部肿瘤和盆腔肿瘤等。我们分析了2009年8月至2017年12月在我科接受放疗肝癌患者的血液学资料,发现肝癌患者接受放疗后TLCs降低(1.33×10^9/L对0.50×10^9/L),并且放疗过程中TLCs最低点的数值是总生存的独立影响因素。TLCs最低点的数值越低,患者预后越差。放疗结束后随访2个月,TLCs仍未恢复至正常值(1.0×10^9/L)以上,多因素Linear回归分析结果进一步显示放疗过程中TLCs最低点的数值与肿瘤体积和分割次数呈负相关,即肿瘤体积越大,放疗过程中分割次数越多,TLCs最低点数值越低。因此,与常规分割放疗相比,SBRT因分割次数较少,在放疗过程中保护TLCs有其独特优势。我们进一步分析了接受SBRT肝癌患者的亚组人群的血液学资料,发现SBRT结束后TLCs从1.41×10^9/L降至0.70×10^9/L,SBRT结束后2个月TLCs已恢复至正常值以上,1年后恢复至放疗前水平。淋巴细胞亚群对放射的敏感性不同,因此SBRT后淋巴细胞亚群分布也发生了明显变化,B淋巴细胞在放疗后下降最明显,其次为$CD8^+$ T细胞、$CD3^+$淋巴细胞、$CD4^+$ T细胞和NK细胞。而$CD8^+$ T细胞和NK细胞是恢复最快的亚群,在放疗结束后2个月已恢复至放疗前水平,其次为$CD3^+$淋巴细胞、$CD4^+$ T细胞和B淋巴细胞。生存分析结果显示,患者SBRT结束后2个月的TLCs和NK细胞与患者的总生存相关,其他淋巴细胞亚群与患者总生存无相关性。

六、放射性肺损伤

肝脏肿瘤位于膈下,其上方是肺底,放疗后会出现放射性肺损伤,由于受损范围小,患者都无肺损伤的临床症状。肺损伤者常伴有患侧少量胸腔积液,其实是伴有胸膜放射损伤所致,必须与胸膜转移或肺转移鉴别,胸腔积液还须与腹水鉴别。无症状的肺损伤或胸腔积液无须处理,胸腔积液会自行吸收。第十章病例26,近膈肌处肝内病灶接受放疗,放疗前未见右侧肋膈角有胸腔积液,放疗后3个月,右侧肋膈角少许胸腔积液,未经处理,半年后胸腔积液逐渐减少。

原发性肝癌转移到胸腔(如双肺、纵隔淋巴结),经过放疗也会出现放射性肺损伤,第十章病例19为立体定向放疗肺内病灶,放疗后出现放射野局灶性肺损伤,患者无不适症状。病例48为放疗纵隔淋巴结,出现右侧肺局部损伤,未经处理,病灶自行吸收。严格控制肺的放疗剂量和受照体积,是预防放射性肺损伤的最好方法。

七、大血管纤维化

肝脏附近有下腔静脉、腹主动脉和出入肝脏的血管,肝癌放疗的放射野常包括这些血管,既往患者生存时间短,未能发现大血管被损伤的表现。随着治疗效果提高,放疗后4~5年常会观察到血管狭窄,应该与下腔静脉癌栓鉴别。放疗导致的下腔静脉狭窄、血栓形成,表现为管腔收缩、僵硬,病变部位在放疗野内;下腔静脉癌栓表现为癌栓段管腔扩张。患者如有症状,可以在狭窄处的血管留置内支架。

八、肾损伤

肝下极肿瘤、肾上腺转移及肝癌腹腔种植灶在肾脏周围,放疗常损伤一侧肾或者一个肾脏的一部分。由于肾脏左右各 1 个,尽管受照射的肾脏萎缩,很少出现肾损伤的症状。第十章病例 36,患者右肾、右肾上腺转移、右肾静脉癌栓等,经过放疗,放疗后右肾进行性萎缩,3 年后左侧肾上腺转移,此时肾功能明显减退。病例 40 经过多次放疗,受累及的右肾明显萎缩,但患者无肾功能损伤的临床表现。

第六节　外放射治疗必须注意的问题

一、介入治疗是控制肝内病灶的基本手段

肝动脉栓塞化疗(TACE)是建立在如下的理论基础上:①肝癌血供 95% 来自肝动脉;②正常肝组织血供 25%~30% 来自肝动脉,70%~75% 来自门静脉;③肝动脉栓塞导致肝肿瘤血供减少 90%,且缺血坏死;④局部药物浓度可比全身浓度高 100~400 倍;⑤经肝动脉化疗,药物不良反应降低。由此可见,肝动脉即使被栓塞,肝脏的血供仍可来自门静脉,故对不能手术切除的肝内肿瘤,只要动脉血供丰富,又不存在门静脉完全阻塞,或是阻塞但侧支循环已形成,均需要进行肝动脉碘油栓塞化疗。可是,这种治疗对绝大部分患者而言是姑息性治疗,因为肝癌的血供还来自门静脉。外放疗可以和介入结合,互补优缺点。对肝外的病灶,受到血管分布的限制,实际上很难对肿瘤动脉进行选择性栓塞,没有高级别循证医学证据说明肝细胞癌的肝外转移灶对介入治疗有效。

介入结合外放疗肝细胞癌有 4 个好处:①减少(reduction)肿瘤负荷,从而减少放疗剂量;②治疗与发现(revelation)肝内小病灶,使得放疗能局限在肝内大的肿瘤,减少正常肝组织受照射的体积;③碘油的沉积,有利于在模拟机下定位和验证(re-verification);④碘油阻断动脉血供,乏氧细胞死亡或肿瘤体积缩小,原乏氧细胞得到再氧供(re-oxygenation),类似抗肿瘤血管生成的效果,可能使肿瘤细胞对射线更加敏感。

二、肝癌放疗的呼吸运动管理

呼吸运动管理的技术主要有主动呼吸控制(active breathing control,ABC)、腹部加压、呼吸门控(respiratory gating)、肿瘤实时追踪(real-time tumor tracking,RTTT)。

ABC 装置是使用一个可调的肺活量计(由流量监控和阀门组成)来监测和控制呼吸。患者吸气并使肺体积达到预先设定的水平时关闭阀门,使呼吸处于静止状态 15~20 秒,在呼吸静止阶段对肿瘤实施

照射。一般而言,SBRT 治疗若使用 ABC 技术对呼吸进行干预,治疗实施起来速度会很快,而且与其他呼吸干预措施相比,运用 ABC 技术后肿瘤照射所需的 PTV 外放边界也最小。但 ABC 技术也有其局限性,它需要在治疗前对患者进行反复的呼吸训练,这一技术并不适合所有患者,特别是肺功能差的患者。

腹部加压技术主要使用腹压板或腹压带在治疗前和每次治疗中对患者进行腹部加压来减少肝脏的呼吸运动幅度。该技术实施起来简单易行。腹部加压时,腹部接受的压力越高,加压效果越好,同时加压部位建议选择在剑突下区域,通过上述措施可以最大程度地减小肝脏的呼吸动度,一般可以控制在 5mm 以内。但是值得注意的是,腹部加压技术本身也存在一些不确定因素,可能对治疗造成一定的影响。

呼吸门控技术则是在呼吸周期的某个特定时相进行照射,这样可以尽量减少正常肝脏的不必要照射。虽然使用呼吸门控技术会延长治疗时间,但它可以用于无法耐受 ABC 技术的患者。

最常用的肿瘤实时追踪技术就是肿瘤周边植入金标,再通过红外线跟踪。该方法的缺点是在植入金标的过程中,可能存在有创的损伤,特别是肝硬化腹水或凝血功能差的患者,不宜接受该技术。另外,金标植入的位置和数量还没有规范,以及放疗中存在金标的移位可能。

这方面我们将在第九章第二节肝癌放射治疗中呼吸运动的管理中详细介绍。

三、梗阻性黄疸放疗前必须处理

原发性肝癌导致梗阻性黄疸的可能原因有肝内肿瘤特别是肝门区肿瘤、肝门区淋巴结转移等压迫胆道或者是胆管癌栓。梗阻性黄疸表现为血清总胆红素持续上升,患者表现为全身黄疸、厌食、恶心、呕吐等消化道症状,持续黄疸加重肝脏的损害,患者常常在短时间内(1 个月左右)出现肝衰竭死亡。针对压迫胆道的肿瘤进行放射治疗,放疗初始导致肿瘤水肿,压迫加重,直至放疗结束后 1~3 个月,肿瘤才会逐步缩小,梗阻性黄疸方逐渐缓解。

为了缓解黄疸,减轻放疗中的反应,放疗前必须引流胆汁。胆汁引流有两种方法,一是在超声引导下经皮肝穿刺,引入导管至扩张的肝内胆管,我们称这种引流为外引流;另一种方法是通过内镜,经十二指肠在胆管内置入内支架,解除胆管梗阻,我们俗称内引流。外引流安全、简便,便于计算每日引出胆汁数量,了解胆道梗阻程度,一旦梗阻解除,可以随时拔出引流管;内引流复杂,有的留置支架不能取出,终身留置在胆道内,容易发生胆道感染。因此,我们推荐外引流。

（曾昭冲　吴志峰）

参考文献

[1] ZENG Z C, JIANG G L, WANG G M, et al. DNA-PKcs subunits in radiosensitization by hyperthermia on hepatocellular carcinoma hepG2 cell line [J]. World J Gastroenterol, 2002, 8 (5): 797-803.

［2］ TAI A, ERICKSON B, KHATER K A, et al. Estimate of radiobiologic parameters from clinical data for biologically based treatment planning for liver irradiation [J]. Int J Radiat Oncol Biol Phys, 2008, 70 (3): 900-907.

［3］ ZENG Z C, TANG Z Y, FAN J, et al. A comparison of chemoembolization combination with and without radiotherapy for unresectable hepatocellular carcinoma [J]. Cancer J, 2004, 10 (5): 307-316.

［4］ ZENG Z C, TANG Z Y, FAN J, et al. Consideration of role of radiotherapy for lymph node metastases in patients with HCC: retrospective analysis for prognostic factors from 125 patients [J]. Int J Radiat Oncol Biol Phys, 2005, 63 (4): 1067-1076.

［5］ POON R T, FAN S T, TSANG F H, et al. Locoregional therapies for hepatocellular carcinoma: a critical review from the surgeon's perspective [J]. Ann Surg, 2002, 235 (4): 466-486.

［6］ ZENG Z C, TANG Z Y, YANG B H, et al. Comparison between radioimmunotherapy and external beam radiation therapy for patients with hepatocellular carcinoma [J]. Eur J Nucl Med Mol Imaging, 2002, 29 (12): 1657-1668.

［7］ GUO W J, YU E X, LIU LM, et al. Comparison between chemoembolization combined with radiotherapy and chemoembolization alone for large hepatocellular carcinoma [J]. World J Gastroenterol, 2003, 9 (8): 1697-1701.

［8］ SHIM S J, SEONG J, HAN K H, et al. Local radiotherapy as a complement to incomplete transcatheter arterial chemoembolization in locally advanced hepatocellular carcinoma [J]. Liver Int, 2005, 25 (6): 1189-1196.

［9］ HUO Y R, ESLICK G D. Transcatheter arterial chemoembolization plus radiotherapy compared with chemoembolization alone for hepatocellular carcinoma: a systematic review and meta-analysis [J]. JAMA Oncol, 2015, 1 (6): 756-765.

［10］ JIANG T, ZENG Z C, YANG P, et al. Exploration of superior modality: safety and efficacy of hypofractioned image-guided intensity modulated radiation therapy in patients with unresectable but confined intrahepatic hepatocellular carcinoma [J]. Can J Gastroenterol Hepatol, 2017, 2017: 6267981.

［11］ SEONG J, PARK H C, HAN K H, et al. Clinical results of 3-dimensional conformal radiotherapy combined with transarterial chemoembolization for hepatocellular carcinoma in the cirrhotic patients [J]. Hepatol Res, 2003, 27 (1): 30-35.

［12］ Li B S, Yu J M, Wang L Y, et al. Study of local three-dimensional conformal radiotherapy combined with transcatheter arterial chemoembolization for patients with stage III hepatocellular carcinoma. Am J Clin Oncol (CCT), 2003, 26: e92-e99.

［13］ LLOVET J M, BUSTAMANTE J, CASTELLS A, et al. Natural history of untreated nonsurgical hepatocellular carcinoma: rationale for the design and evaluation of therapeutic trials [J]. Hepatology, 1999, 29 (1): 62-67.

［14］ WANG W H, WANG Z, WU J X, et al. Survival benefit with IMRT following narrow-margin hepatectomy in patients with hepatocellular carcinoma close to major vessels [J]. Liver Int, 2015, 35 (12): 2603-2610.

［15］ CHEN B, WU J X, CHENG S H, et al. Phase 2 study of adjuvant radiotherapy following narrow-margin hepatectomy in patients with HCC [J]. Hepatology, 2021, 74 (5): 2595-2604.

［16］ PIRISI M, AVELLINI C, FABRIS C, et al. Portal vein thrombosis in hepatocellular carcinoma: age and sex distribution in an autopsy study [J]. J Cancer Res Clin Oncol, 1998, 124 (7): 397-400.

［17］ STUART K E, ANAND A J, JENKINS R L. Hepatocellular carcinoma in the United States. Prognostic features, treatment outcome, and survival [J]. Cancer, 1996, 77 (11): 2217-2222.

［18］ FONG Y, SUN R L, JARNAGIN W, et al. An analysis of 412 cases of hepatocellular carcinoma at a Western center [J]. Ann Surg, 1999, 229 (6): 790-799; discussion 799-800.

［19］ RABE C, PILZ T, KLOSTERMANN C, et al. Clinical characteristics and outcome of a cohort of 101 patients with hepatocellular carcinoma [J]. World J Gastroenterol, 2001, 7 (2): 208-215.

［20］ ANDO E, YAMASHITA F, TANAKA M, et al. A novel chemotherapy for advanced hepatocellular carcinoma with tumor thrombosis of the main trunk of the portal vein [J]. Cancer, 1997, 79 (10): 1890-1896.

[21] GALLO C, PERRONE F, CAPUANO G, et al. A new prognostic system for hepatocellular carcinoma: a retrospective study of 435 patients: the Cancer of the Liver Italian Program (CLIP) investigators [J]. Hepatology, 1998, 28 (3): 751-755.

[22] CHUNG Y H, SONG I H, SONG B C, et al. Combined therapy consisting of intraarterial cisplatin infusion and systemic interferon-alpha for hepatocellular carcinoma patients with major portal vein thrombosis or distant metastasis [J]. Cancer, 2000, 88 (9): 1986-1991.

[23] ANDO E, TANAKA M, YAMASHITA F, et al. Hepatic arterial infusion chemotherapy for advanced hepatocellular carcinoma with portal vein tumor thrombosis: analysis of 48 cases [J]. Cancer, 2002, 95 (3): 588-595.

[24] YEN F S, WU J C, KUO B I, et al. Transcatheter arterial embolization for hepatocellular carcinoma with portal vein thrombosis [J]. J Gastroenterol Hepatol, 1995, 10 (3): 237-240.

[25] MINAGAWA M, MAKUUCHI M, TAKAYAMA T, et al. Selection criteria for hepatectomy in patients with hepatocellular carcinoma and portal vein tumor thrombus [J]. Ann Surg, 2001, 233 (3): 379-384.

[26] CHENG S H, LIN Y M, CHUANG V P, et al. A pilot study of three-dimensional conformal radiotherapy in unresectable hepatocellular carcinoma [J]. J Gastroenterol Hepatol, 1999, 14 (10): 1025-1033.

[27] ISHIKURA S, OGINO T, FURUSE J, et al. Radiotherapy after transcatheter arterial chemoembolization for patients with hepatocellular carcinoma and portal vein tumor thrombus [J]. Am J Clin Oncol, 2002, 25 (2): 189-193.

[28] ZENG Z C, FAN J, TANG Z Y, et al. A comparison of treatment combinations with and without radiotherapy for hepatocellular carcinoma with portal vein and/or inferior vena cava tumor thrombus [J]. Int J Radiat Oncol Biol Phys, 2005, 61 (2): 432-443.

[29] NAKAZAWA T, ADACHI S, KITANO M, et al. Potential prognostic benefits of radiotherapy as an initial treatment for patients with unresectable advanced hepatocellular carcinoma with invasion to intrahepatic large vessels [J]. Oncology, 2007, 73 (1-2): 90-97.

[30] KOO J E, KIM J H, LIM Y S, et al. Combination of transarterial chemoembolization and three-dimensional conformal radiotherapy for hepatocellular carcinoma with inferior vena cava tumor thrombus [J]. Int J Radiat Oncol Biol Phys, 2010, 78 (1): 180-187.

[31] CHEN L W, CHIEN R N, FANG K M, et al. Elucidating therapeutic effects on patients with hepatocellular carcinoma and main portal vein thrombosis [J]. Hepatogastroenterology, 2010, 57 (98): 228-231.

[32] KIM D Y, PARK W, LIM D H, et al. Three-dimensional conformal radiotherapy for portal vein thrombosis of hepatocellular carcinoma [J]. Cancer, 2005, 103 (11): 2419-2426.

[33] NAKAGAWA K, YAMASHITA H, SHIRAISHI K, et al. Radiation therapy for portal venous invasion by hepatocellular carcinoma [J]. World J Gastroenterol, 2005, 11 (46): 7237-7241.

[34] LIN C S, JEN Y M, CHIU S Y, et al. Treatment of portal vein tumor thrombosis of hepatoma patients with either stereotactic radiotherapy or three-dimensional conformal radiotherapy [J]. Jpn J Clin Oncol, 2006, 36 (4): 212-217.

[35] TOYA R, MURAKAMI R, BABA Y, et al. Conformal radiation therapy for portal vein tumor thrombosis of hepatocellular carcinoma [J]. Radiother Oncol, 2007, 84 (3): 266-271.

[36] YOON S M, LIM Y S, WON H J, et al. Radiotherapy plus transarterial chemoembolization for hepatocellular carcinoma invading the portal vein: long-term patient outcomes [J]. Int J Radiat Oncol Biol Phys, 2012, 82 (5): 2004-2011.

[37] HOU J Z, ZENG Z C, ZHANG J Y, et al. Influence of tumor thrombus location on the outcome of external-beam

radiation therapy in advanced hepatocellular carcinoma with macrovascular invasion [J]. Int J Radiat Oncol Biol Phys, 2012, 84 (2): 362-368.

[38] RIM C H, YANG D S, PARK Y J, et al. Effectiveness of high-dose three-dimensional conformal radiotherapy in hepatocellular carcinoma with portal vein thrombosis [J]. Jpn J Clin Oncol, 2012, 42 (8): 721-779.

[39] YOON S M, RYOO B Y, LEE S J, et al. Efficacy and safety of transarterial chemoembolization plus external beam radiotherapy vs sorafenib in hepatocellular carcinoma with macroscopic vascular invasion: a randomized clinical trial [J]. JAMA Oncol, 2018, 4 (5): 661-669.

[40] ZHANG X B, WANG J H, YAN Z P, et al. Hepatocellular carcinoma with main portal vein tumor thrombus: treatment with 3-dimensional conformal radiotherapy after portal vein stenting and transarterial chemoembolization [J]. Cancer, 2009, 115 (6): 1245-1252.

[41] HAN K H, SEONG J, KIM J K, et al. Pilot clinical trial of localized concurrent chemoradiation therapy for locally advanced hepatocellular carcinoma with portal vein thrombosis [J]. Cancer, 2008, 113 (5): 995-1003.

[42] KATAMURA Y, AIKATA H, TAKAKI S, et al. Intra-arterial 5-fluorouracil/interferon combination therapy for advanced hepatocellular carcinoma with or without three-dimensional conformal radiotherapy for portal vein tumor thrombosis [J]. J Gastroenterol, 2009, 44 (5): 492-502.

[43] KIM B K, KIM D Y, BYUN H K, et al. Efficacy and safety of liver-directed concurrent chemoradiotherapy and sequential sorafenib for advanced hepatocellular carcinoma: a prospective phase 2 trial [J]. Int J Radiat Oncol Biol Phys, 2020, 107 (1): 106-115.

[44] KAMIYAMA T, NAKANISHI K, YOKOO H, et al. Efficacy of preoperative radiotherapy to portal vein tumor thrombus in the main trunk or first branch in patients with hepatocellular carcinoma [J]. Int J Clin Oncol, 2007, 12 (5): 363-368.

[45] KIM J, LEE I, KIM J, et al. Clinical features of hepatocellular carcinoma patients undergoing resection after concurrent chemoradiation therapy [J]. Int J Radiat Oncol Biol Phys, 2012, 84 (3), Supplement: S336-S337.

[46] WEI X, JIANG Y, ZHANG X, et al. Neoadjuvant three-dimensional conformal radiotherapy for resectable hepatocellular carcinoma with portal vein tumor thrombus: a randomized, open-label, multicenter controlled study [J]. J Clin Oncol, 2019, 37 (24): 2141-2151.

[47] SUN J, YANG L, SHI J, et al. Postoperative adjuvant IMRT for patients with HCC and portal vein tumor thrombus: An open-label randomized controlled trial [J]. Radiother Oncol, 2019, 140: 20-25.

[48] SHIRABE K, SHIMADA M, TSUJITA E, et al. Thrombectomy before hepatic resection for hepatocellular carcinoma with a tumor thrombus extending to the inferior vena cava [J]. Int Surg, 2001, 86 (3): 141-143.

[49] YOGITA S, TASHIRO S, HARADA M, et al. Hepatocellular carcinoma with extension into the right atrium: report of a successful liver resection by hepatic vascular exclusion using cardiopulmonary bypass [J]. J Med Invest, 2000, 47 (3-4): 155-160.

[50] WU C C, HSEIH S, HO W M, et al. Surgical treatment for recurrent hepatocellular carcinoma with tumor thrombi in right atrium: using cardiopulmonary bypass and deep hypothermic circulatory arrest [J]. J Surg Oncol, 2000, 74 (3): 227-231.

[51] MURAKAMI E, AIKATA H, MIYAKI D, et al. Hepatic arterial infusion chemotherapy using 5-fluorouracil and systemic interferon-α for advanced hepatocellular carcinoma in combination with or without three-dimensional conformal radiotherapy to venous tumor thrombosis in hepatic vein or inferior vena cava [J]. Hepatol Res, 2012, 42 (5): 442-453.

[52] HOU J Z, ZENG Z C, ZHANG J Y, et al. Influence of tumor thrombus location on the outcome of external-beam

radiation therapy in advanced hepatocellular carcinoma with macrovascular invasion [J]. Int J Radiat Oncol Biol Phys, 2012, 84 (2): 362-368.

[53] RIM C H, JEONG B K, KIM T H, et al. Effectiveness and feasibility of external beam radiotherapy for hepatocellular carcinoma with inferior vena cava and/or right atrium involvement: a multicenter trial in Korea (KROG 17-10)[J]. Int J Radiat Biol, 2020, 96 (6): 759-766.

[54] HOU J Z, ZENG Z C, WANG B L, et al. High dose radiotherapy with image-guided hypo-IMRT for hepatocellular carcinoma with portal vein and/or inferior vena cava tumor thrombi is more feasible and efficacious than conventional 3D-CRT [J]. Jpn J Clin Oncol, 2016, 46 (4): 357-362.

[55] ZENG Z C, FAN J, TANG Z Y, et al. Prognostic factors for patients with hepatocellular carcinoma with macroscopic portal vein or inferior vena cava tumor thrombi receiving external-beam radiation therapy [J]. Cancer Sci, 2008, 99 (12): 2510-2517.

[56] SUN H C, ZHUANG P Y, QIN L X, et al. Incidence and prognostic values of lymph node metastasis in operable hepatocellular carcinoma and evaluation of routine complete lymphadenectomy [J]. J Surg Oncol, 2007, 96 (1): 37-45.

[57] KOBAYASHI S, TAKAHASHI S, KATO Y, et al. Surgical treatment of lymph node metastases from hepatocellular carcinoma [J]. J Hepatobiliary Pancreat Sci, 2011, 18 (4): 559-566.

[58] WATANABE J, NAKASHIMA O, KOJIRO M. Clinicopathologic study on lymph node metastasis of hepatocellular carcinoma: a retrospective study of 660 consecutive autopsy cases [J]. Jpn J Clin Oncol, 1994, 24 (1): 37-41.

[59] YUKI K, HIROHASHI S, SAKAMOTO M, et al. Growth and spread of hepatocellular carcinoma. A review of 240 consecutive autopsy cases [J]. Cancer, 1990, 66 (10): 2174-2179.

[60] UENISHI T, HIROHASHI K, SHUTO T, et al. The clinical significance of lymph node metastases in patients undergoing surgery for hepatocellular carcinoma [J]. Surg Today, 2000, 30 (10): 892-895.

[61] PRAT F, CHAPAT O, DUCOT B, et al. A randomized trial of endoscopic drainage methods for inoperable malignant strictures of the common bile duct [J]. Gastrointest Endosc, 1998, 47 (1): 1-7.

[62] CHEN S C, LIAN S L, CHUANG W L, et al. Radiotherapy in the treatment of hepatocellular carcinoma and its metastases [J]. Cancer Chemother Pharmacol, 1992, 31 (Suppl): S103-S105.

[63] OMURAYA M, BEPPU T, ISHIKO T, et al.[Lymph node excision with laparotomy and chemo-radiation therapy for a hepatocellular carcinoma patient with multiple lymph node metastases][J]. Gan To Kagaku Ryoho, 2001, 28 (11): 1699-1703.

[64] PARK Y J, LIM D H, PAIK S W, et al. Radiation therapy for abdominal lymph node metastasis from hepatocellular carcinoma [J]. J Gastroenterol, 2006, 41 (11): 1099-1106.

[65] YAMASHITA H, NAKAGAWA K, SHIRAISHI K, et al. Radiotherapy for lymph node metastases in patients with hepatocellular carcinoma: retrospective study [J]. J Gastroenterol Hepatol, 2007, 22 (4): 523-527.

[66] TOYA R, MURAKAMI R, YASUNAGA T, et al. Radiation therapy for lymph node metastases from hepatocellular carcinoma [J]. Hepatogastroenterology, 2009, 56 (90): 476-480.

[67] KIM K, CHIE E K, KIM W, et al. Absence of symptom and intact liver function are positive prognosticators for patients undergoing radiotherapy for lymph node metastasis from hepatocellular carcinoma [J]. Int J Radiat Oncol Biol Phys, 2010, 78 (3): 729-734.

[68] CHEN Y X, ZENG Z C, FAN J, et al. Defining prognostic factors of survival after external beam radiotherapy treatment of hepatocellular carcinoma with lymph node metastases [J]. Clin Transl Oncol, 2013, 15 (9): 732-740.

［69］ CHENG A L, GUAN Z, CHEN Z, et al. Efficacy and safety of sorafenib in patients with advanced hepatocellular carcinoma according to baseline status: subset analyses of the phase Ⅲ Sorafenib Asia-Pacific trial [J]. Eur J Cancer, 2012, 48 (10): 1452-1465.

［70］ ZHANG H, CHEN Y, HU Y, et al. Image-guided intensity-modulated radiotherapy improves short-term survival for abdominal lymph node metastases from hepatocellular carcinoma [J]. Ann Palliat Med, 2019, 8 (5): 717-727.

［71］ 叶婷, 曾昭冲, 杜世锁, 等. 肝细胞癌心膈角或膈上淋巴结转移放疗疗效及预后因素分析 [J]. 中华放射医学与防护杂志, 2021, 41 (6): 431-435.

［72］ MARSH J W, DVORCHIK I, BONHAM C A, et al. Is the pathologic TNM staging system for patients with hepatoma predictive of outcome ? [J]. Cancer, 2000, 88 (3): 538-543.

［73］ UCHINO K, TATEISHI R, SHIINA S, et al. Hepatocellular carcinoma with extrahepatic metastasis: clinical features and prognostic factors [J]. Cancer, 2011, 117 (19): 4475-4483.

［74］ HO C L, CHEN S, CHENG T K, et al. PET/CT characteristics of isolated bone metastases in hepatocellular carcinoma [J]. Radiology, 2011, 258 (2): 515-523.

［75］ HE J, ZENG Z C, TANG Z Y, et al. Clinical features and prognostic factors in patients with bone metastases from hepatocellular carcinoma receiving external beam radiotherapy [J]. Cancer, 2009, 115 (12): 2710-2720.

［76］ CHO H S, OH J H, HAN I, et al. Survival of patients with skeletal metastases from hepatocellular carcinoma after surgical management [J]. J Bone Joint Surg Br, 2009, 91 (11): 1505-1512.

［77］ KASHIMA M, YAMAKADO K, TAKAKI H, et al. Radiofrequency ablation for the treatment of bone metastases from hepatocellular carcinoma [J]. AJR Am J Roentgenol, 2010, 194 (2): 536-541.

［78］ UEMURA A, FUJIMOTO H, YASUDA S, et al. Transcatheter arterial embolization for bone metastases from hepatocellular carcinoma [J]. Eur Radiol, 2001, 11 (8): 1457-1462.

［79］ KATAMURA Y, AIKATA H, HASHIMOTO Y, et al. Zoledronic acid delays disease progression of bone metastases from hepatocellular carcinoma [J]. Hepatol Res, 2010, 40 (12): 1195-1203.

［80］ MONTELLA L, ADDEO R, PALMIERI G, et al. Zoledronic acid in the treatment of bone metastases by hepatocellular carcinoma: a case series [J]. Cancer Chemother Pharmacol, 2010, 65 (6): 1137-1143.

［81］ KOIKE Y, TAKIZAWA K, OGAWA Y, et al. Transcatheter arterial chemoembolization (TACE) or embolization (TAE) for symptomatic bone metastases as a palliative treatment [J]. Cardiovasc Intervent Radiol, 2011, 34 (4): 793-801.

［82］ SUZAWA N, YAMAKADO K, TAKAKI H, et al. Complete regression of multiple painful bone metastases from hepatocellular carcinoma after administration of strontium-89 chloride [J]. Ann Nucl Med, 2010, 24 (8): 617-620.

［83］ KAIZU T, KARASAWA K, TANAKA Y, et al. Radiotherapy for osseous metastases from hepatocellular carcinoma: a retrospective study of 57 patients [J]. Am J Gastroenterol, 1998, 93 (11): 2167-2171.

［84］ SEONG J, KOOM W S, PARK H C. Radiotherapy for painful bone metastases from hepatocellular carcinoma [J]. Liver Int, 2005, 25 (2): 261-265.

［85］ NAKAMURA N, IGAKI H, YAMASHITA H, et al. A retrospective study of radiotherapy for spinal bone metastases from hepatocellular carcinoma (HCC)[J]. Jpn J Clin Oncol, 2007, 37 (1): 38-43.

［86］ HE J, ZENG Z C, FAN J, et al. Clinical features and prognostic factors in patients with bone metastases from hepatocellular carcinoma after liver transplantation [J]. BMC Cancer, 2011, 11: 492.

［87］ KNEUERTZ P J, COSGROVE D P, CAMERON A M, et al. Multidisciplinary management of recurrent hepatocellular carcinoma following liver transplantation [J]. J Gastrointest Surg, 2012, 16 (4): 874-881.

[88] TUNG W C, HUANG Y J, LEUNG S W, et al. Incidence of needle tract seeding and responses of soft tissue metastasis by hepatocellular carcinoma postradiotherapy [J]. Liver Int, 2007, 27 (2): 192-200.

[89] SZPAKOWSKI J L, DRASIN T E, LYON L L. Rate of seeding with biopsies and ablations of hepatocellular carcinoma: A retrospective cohort study [J]. Hepatol Commun, 2017, 1 (9): 841-851.

[90] HE J, SHI S, YE L, et al. A randomized trial of conventional fraction versus hypofraction radiotherapy for bone metastases from hepatocellular carcinoma [J]. J Cancer, 2019, 10 (17): 4031-4037.

[91] KIM S U, KIM D Y, PARK J Y, et al. Hepatocellular carcinoma presenting with bone metastasis: clinical characteristics and prognostic factors [J]. J Cancer Res Clin Oncol, 2008, 134 (12): 1377-1384.

[92] KATYAL S, OLIVER J H 3rd, PETERSON M S, et al. Extrahepatic metastases of hepatocellular carcinoma [J]. Radiology, 2000, 216 (3): 698-703.

[93] NAKASHIMA T, OKUDA K, KOJIRO M, et al. Pathology of hepatocellular carcinoma in Japan. 232 Consecutive cases autopsied in ten years [J]. Cancer, 1983, 51 (5): 863-877.

[94] MOMOI H, SHIMAHARA Y, TERAJIMA H, et al. Management of adrenal metastasis from hepatocellular carcinoma [J]. Surg Today, 2002, 32 (12): 1035-1041.

[95] PARK J S, YOON D S, KIM K S, et al. What is the best treatment modality for adrenal metastasis from hepatocellular carcinoma？[J]. J Surg Oncol, 2007, 96 (1): 32-36.

[96] TANIAI N, EGAMI K, WADA M, et al. Adrenal metastasis from hepatocellular carcinoma (HCC): report of 3 cases [J]. Hepatogastroenterology, 1999, 46 (28): 2523-2528.

[97] SHIBATA T, MAETANI Y, AMETANI F, et al. Percutaneous ethanol injection for treatment of adrenal metastasis from hepatocellular carcinoma [J]. AJR Am J Roentgenol, 2000, 174 (2): 333-335.

[98] YAMAKADO K, ANAI H, TAKAKI H, et al. Adrenal metastasis from hepatocellular carcinoma: radiofrequency ablation combined with adrenal arterial chemoembolization in six patients [J]. AJR Am J Roentgenol, 2009, 192 (6): W300-W305.

[99] ZENG Z C, TANG Z Y, FAN J, et al. Radiation therapy for adrenal gland metastases from hepatocellular carcinoma [J]. Jpn J Clin Oncol, 2005, 35 (2): 61-67.

[100] ZHOU L Y, ZENG Z C, FAN J, et al. Radiotherapy treatment of adrenal gland metastases from hepatocellular carcinoma: clinical features and prognostic factors [J]. BMC Cancer, 2014, 14: 878.

[101] CHEN B, HU Y, LIU J, et al. Respiratory motion of adrenal gland metastases: analyses using four-dimensional computed tomography images [J]. Phys Med, 2017, 38: 54-58.

[102] YUAN B Y, HU Y, ZHANG L, et al. Radiotherapy for adrenal gland metastases from hepatocellular carcinoma [J]. Clin Transl Oncol, 2017, 19 (9): 1154-1160.

[103] Primary liver cancer in Japan. Clinicopathologic features and results of surgical treatment [J]. Ann Surg, 1990, 211 (3): 277-287.

[104] KAKUMU S. Trends in liver cancer researched by the Liver Cancer Study Group of Japan [J]. Hepatol Res, 2002, 24, Supplement: S21-S27.

[105] IKAI I, ITAI Y, OKITA K, et al. Report of the 15th follow-up survey of primary liver cancer [J]. Hepatol Res, 2004, 28 (1): 21-29.

[106] YOON K T, KIM J K, KIM D Y, et al. Role of 18F-fluorodeoxyglucose positron emission tomography in detecting extrahepatic metastasis in pretreatment staging of hepatocellular carcinoma [J]. Oncology, 2007, 72 (Suppl 1): 104-110.

[107] NATSUIZAKA M, OMURA T, AKAIKE T, et al. Clinical features of hepatocellular carcinoma with extrahepatic

metastases [J]. J Gastroenterol Hepatol, 2005, 20 (11): 1781-1787.

[108] TAKETOMI A, TOSHIMA T, KITAGAWA D, et al. Predictors of extrahepatic recurrence after curative hepatectomy for hepatocellular carcinoma [J]. Ann Surg Oncol, 2010, 17 (10): 2740-2746.

[109] YANG T, LU J H, LIN C, et al. Concomitant lung metastasis in patients with advanced hepatocellular carcinoma [J]. World J Gastroenterol, 2012, 18 (20): 2533-2539.

[110] ZHANG S M, ZENG Z C, TANG Z Y, et al. Prognostic analysis of pulmonary metastases from hepatocellular carcinoma [J]. Hepatol Int, 2008, 2 (2): 237-243.

[111] ZHENG S S, CHEN J, WANG W L, et al.[Recurrence and metastasis of hepatocellular carcinoma after liver transplantation: single center experiences][J]. Zhonghua Wai Ke Za Zhi, 2008, 46 (21): 1609-1613.

[112] ZHANG M, DAI C, ZHU H, et al. Cyclophilin A promotes human hepatocellular carcinoma cell metastasis via regulation of MMP3 and MMP9 [J]. Mol Cell Biochem, 2011, 357 (1-2): 387-395.

[113] DUAN F, WANG M Q, LIU F Y, et al. Sorafenib in combination with transarterial chemoembolization and bronchial arterial chemoinfusion in the treatment of hepatocellular carcinoma with pulmonary metastasis [J]. Asia Pac J Clin Oncol, 2012, 8 (2): 156-163.

[114] HU H T, YAO Q J, MENG Y L, et al. Arsenic trioxide intravenous infusion combined with transcatheter arterial chemoembolization for the treatment of hepatocellular carcinoma with pulmonary metastasis: Long-term outcome analysis [J]. J Gastroenterol Hepatol, 2017, 32 (2): 295-300.

[115] KATAMURA Y, AIKATA H, KIMURA Y, et al. Successful treatment of pulmonary metastases associated with advanced hepatocellular carcinoma by systemic 5-fluorouracil combined with interferon-alpha in a hemodialysis patient [J]. Hepatol Res, 2009, 39 (4): 415-420.

[116] TOMOKUNI A, MARUBASHI S, NAGANO H, et al.[A case of complete response to S-1 therapy for multiple pulmonary recurrences of hepatocellular carcinoma after hepatic resection][J]. Gan To Kagaku Ryoho, 2009, 36 (12): 2383-2385.

[117] KOYAMA J, HONJO S, MORIZONO R, et al.[Hepatocellular carcinoma with multiple lung metastasis resulting in long-term disease-free survival by transcatheter arterial infusion chemotherapy of SMANCS][J]. Gan To Kagaku Ryoho, 2011, 38 (3): 461-464.

[118] VOGL T J, NAGUIB N N, GRUBER-ROUH T, et al. Microwave ablation therapy: clinical utility in treatment of pulmonary metastases [J]. Radiology, 2011, 261 (2): 643-651.

[119] HIRAKI T, GOBARA H, MIMURA H, et al. Long-term survival after radiofrequency ablation for pulmonary metastasis from hepatocellular carcinoma: report of two cases [J]. J Vasc Interv Radiol, 2009, 20 (8): 1106-1107.

[120] JIANG W, ZENG Z C, ZHANG J Y, et al. Palliative radiation therapy for pulmonary metastases from hepatocellular carcinoma [J]. Clin Exp Metastasis, 2012, 29 (3): 197-205.

[121] SUN T, HE J, ZHANG S, et al. Simultaneous multitarget radiotherapy using helical tomotherapy and its combination with sorafenib for pulmonary metastases from hepatocellular carcinoma [J]. Oncotarget, 2016, 7 (30): 48586-48599.

[122] JANG J W, KAY C S, YOU C R, et al. Simultaneous multitarget irradiation using helical tomotherapy for advanced hepatocellular carcinoma with multiple extrahepatic metastases [J]. Int J Radiat Oncol Biol Phys, 2009, 74 (2): 412-418.

[123] KIM J Y, KAY C S, KIM Y S, et al. Helical tomotherapy for simultaneous multitarget radiotherapy for pulmonary metastasis [J]. Int J Radiat Oncol Biol Phys, 2009, 75 (3): 703-710.

[124] OKUMA K, YAMASHITA H, NIIBE Y, et al. Abscopal effect of radiation on lung metastases of hepatocellular carci-

noma: a case report [J]. J Med Case Rep, 2011, 5: 111.

[125] Hodge J W, Sharp H J, Gameiro S R. Cancer Abscopal regression of antigen disparate tumors by antigen cascade after systemic tumor vaccination in combination with local tumor radiation. Biother Radiopharm, 2012, 27: 12-22.

[126] LIN G, XIAO H, ZENG Z, et al. Constraints for symptomatic radiation pneumonitis of helical tomotherapy hypofractionated simultaneous multitarget radiotherapy for pulmonary metastasis from hepatocellular carcinoma [J]. Radiother Oncol, 2017, 123 (2): 246-250.

[127] CHANG L, CHEN YL, KAO MC. Intracranial metastasis of hepatocellular carcinoma: review of 45 cases [J]. Surg Neurol, 2004, 62 (2): 172-177.

[128] CHOI H J, CHO B C, SOHN J H, et al. Brain metastases from hepatocellular carcinoma: prognostic factors and outcome: brain metastasis from HCC [J]. J Neurooncol, 2009, 91 (3): 307-313.

[129] SHAO Y Y, LU L C, CHENG A L, et al. Increasing incidence of brain metastasis in patients with advanced hepatocellular carcinoma in the era of antiangiogenic targeted therapy [J]. Oncologist, 2011, 16 (1): 82-86.

[130] JIANG X B, KE C, ZHANG G H, et al. Brain metastases from hepatocellular carcinoma: clinical features and prognostic factors [J]. BMC Cancer, 2012, 12: 49.

[131] 邱书珺, 曾昭冲, 陈坚, 等. 肝细胞癌脑转移临床特性和预后分析 [J]. 中华肿瘤防治杂志, 2013, 20 (24): 1924-1927.

[132] HSIEH M J, LU C H, TSAI N W, et al. Prediction, clinical characteristics and prognosis of intracerebral hemorrhage in hepatocellular carcinoma patients with intracerebral metastasis [J]. J Clin Neurosci, 2009, 16 (3): 394-398.

[133] HSIAO S Y, CHEN S F, CHANG C C, et al. Central nervous system involvement in hepatocellular carcinoma: clinical characteristics and comparison of intracranial and spinal metastatic groups [J]. J Clin Neurosci, 2011, 18 (3): 364-368.

[134] KIM M, NA D L, PARK S H, et al. Nervous system involvement by metastatic hepatocellular carcinoma [J]. J Neurooncol, 1998, 36 (1): 85-90.

[135] CHEN S F, TSAI N W, LUI C C, et al. Hepatocellular carcinoma presenting as nervous system involvement [J]. Eur J Neurol, 2007, 14 (4): 408-412.

[136] HAN M S, MOON K S, LEE K H, et al. Brain metastasis from hepatocellular carcinoma: the role of surgery as a prognostic factor [J]. BMC Cancer, 2013, 13: 567.

[137] NAM H C, SUNG P S, SONG D S, et al. Control of intracranial disease is associated with improved survival in patients with brain metastasis from hepatocellular carcinoma [J]. Int J Clin Oncol, 2019, 24 (6): 666-676.

[138] KWAK M S, LEE J H, YOON J H, et al. Risk factors, clinical features, and prognosis of the hepatocellular carcinoma with peritoneal metastasis [J]. Dig Dis Sci, 2012, 57 (3): 813-819.

[139] YEH C N, CHEN M F. Resection of peritoneal implantation of hepatocellular carcinoma after hepatic resection: risk factors and prognostic analysis [J]. World J Surg, 2004, 28 (4): 382-386.

[140] YEH C N, CHEN M F, JENG L B. Resection of peritoneal implantation from hepatocellular carcinoma [J]. Ann Surg Oncol, 2002, 9 (9): 863-868.

[141] RYU J K, LEE S B, KIM K H, et al. Surgical treatment in a patient with multiple implanted intraperitoneal metastases after resection of ruptured large hepatocellular carcinoma [J]. Hepatogastroenterology, 2004, 51 (55): 239-242.

[142] MOON D B, HWANG S, WANG H J, et al. Surgical outcomes of hepatocellular carcinoma with bile duct tumor thrombus: a Korean multicenter study [J]. World J Surg, 2013, 37 (2): 443-451.

[143] LIU Q Y, LAI DM, LIU C, et al. A special recurrent pattern in small hepatocellular carcinoma after treatment: bile duct

tumor thrombus formation [J]. World J Gastroenterol, 2011, 17 (43): 4817-4824.

［144］ WANG Y D, XUE H Z, JIANG QF, et al. Surgical operation and re-operation for hepatocellular carcinoma with bile duct thrombosis [J]. Chin Med J (Engl), 2010, 123 (16): 2163-2170.

［145］ YU X H, XU L B, LIU C, et al. Clinicopathological characteristics of 20 cases of hepatocellular carcinoma with bile duct tumor thrombi [J]. Dig Dis Sci, 2011, 56 (1): 252-259.

［146］ TROTTI A, BYHARDT R, STETZ J, et al. Common toxicity criteria: version 2. 0. an improved reference for grading the acute effects of cancer treatment: impact on radiotherapy [J]. Int J Radiat Oncol Biol Phys, 2000, 47 (1): 13-47.

［147］ GUHA C, KAVANAGH B D. Hepatic radiation toxicity: avoidance and amelioration [J]. Semin Radiat Oncol, 2011, 21 (4): 256-263.

［148］ DAWSON L A, NORMOLLE D, BALTER J M, et al. Analysis of radiation-induced liver disease using the Lyman NTCP model [J]. Int J Radiat Oncol Biol Phys, 2002, 53 (4): 810-821.

［149］ CHENG J C, WU J K, HUANG C M, et al. Radiation-induced liver disease after radiotherapy for hepatocellular carcinoma: clinical manifestation and dosimetric description [J]. Radiother Oncol, 2002, 63 (1): 41-45.

［150］ CHENG J C, WU J K, HUANG C M, et al. Radiation-induced liver disease after three-dimensional conformal radiotherapy for patients with hepatocellular carcinoma: dosimetric analysis and implication [J]. Int J Radiat Oncol Biol Phys, 2002, 54 (1): 156-162.

［151］ CHENG J C, WU J K, LEE P C, et al. Biologic susceptibility of hepatocellular carcinoma patients treated with radiotherapy to radiation-induced liver disease [J]. Int J Radiat Oncol Biol Phys, 2004, 60 (5): 1502-1509.

［152］ LIANG S X, ZHU X D, XU Z Y, et al. Radiation-induced liver disease in three-dimensional conformal radiation therapy for primary liver carcinoma: the risk factors and hepatic radiation tolerance [J]. Int J Radiat Oncol Biol Phys, 2006, 65 (2): 426-434.

［153］ CHENG J C, LIU H S, WU J K, et al. Inclusion of biological factors in parallel-architecture normal-tissue complication probability model for radiation-induced liver disease [J]. Int J Radiat Oncol Biol Phys, 2005, 62 (4): 1150-1156.

［154］ 中华人民共和国国家卫生健康委员会医政医管局 . 原发性肝癌诊疗规范 (2019 年版)[J]. 中华肝脏病杂志 , 2020, 28 (2): 112-128.

［155］ FURUSE J, ISHII H, NAGASE M, et al. Adverse hepatic events caused by radiotherapy for advanced hepatocellular carcinoma [J]. J Gastroenterol Hepatol, 2005, 20 (10): 1512-1518.

［156］ ICRP Publication 118: ICRP Statement on Tissue Reactions/Early and Late Effects of Radiation in Normal Tissues and Organs-Threshold Doses for Tissue Reactions in a Radiation Protection Context. Ann ICRP, 2012, 41 (1/2): 1-322.

［157］ OLSEN C C, WELSH J, KAVANAGH B D, et al. Microscopic and macroscopic tumor and parenchymal effects of liver stereotactic body radiotherapy [J]. Int J Radiat Oncol Biol Phys, 2009, 73 (5): 1414-1424.

［158］ 张薇 , 高东伟 , 朱向辉 , 等 . 大剂量低分割照射大鼠局部肝脏的早期实验研究 [J]. 西南国防医药 , 2011, 21 (9): 936-939.

［159］ BATTS K P, LUDWIG J. Chronic hepatitis. An update on terminology and reporting [J]. Am J Surg Pathol, 1995, 19 (12): 1409-1417.

［160］ GOODMAN Z D. Grading and staging systems for inflammation and fibrosis in chronic liver diseases [J]. J Hepatol, 2007, 47 (4): 598-607.

［161］ WU Z F, ZHANG J Y, SHEN X Y, et al. A mouse radiation-induced liver disease model for stereotactic body radiation therapy validated in patients with hepatocellular carcinoma [J]. Med Phys, 2016, 43 (7): 4349.

［162］ ZOIS C E, GIATROMANOLAKI A, SIVRIDIS E, et al. Narrow amifostine dose windows define radioprotection outcome, following fractionated whole-body irradiation of mice [J]. In Vivo, 2011, 25 (2): 191-196.

［163］ DU S S, ZENG Z C, TANG Z Y, et al. Regenerative capacity of normal and irradiated liver following partial hepatectomy in rats [J]. Int J Radiat Biol, 2009, 85 (12): 1114-1125.

［164］ GARRA B S, SHAWKER T H, CHANG R, et al. The ultrasound appearance of radiation-induced hepatic injury. Correlation with computed tomography and magnetic resonance imaging [J]. J Ultrasound Med, 1988, 7 (11): 605-609.

［165］ FENG J, CHEN S B, WU S J, et al. Quantitative analysis of contrast-enhanced ultrasonography in acute radiation-induced liver injury: An animal model [J]. Exp Ther Med, 2015, 10 (5): 1807-1811.

［166］ HERFARTH K K, HOF H, BAHNER M L, et al. Assessment of focal liver reaction by multiphasic CT after stereotactic single-dose radiotherapy of liver tumors [J]. Int J Radiat Oncol Biol Phys, 2003, 57 (2): 444-451.

［167］ HOWELLS C C, STINAUER M A, DIOT Q, et al. Normal liver tissue density dose response in patients treated with stereotactic body radiation therapy for liver metastases [J]. Int J Radiat Oncol Biol Phys, 2012, 84 (3): e441-e446.

［168］ SANUKI-FUJIMOTO N, TAKEDA A, OHASHI T, et al. CT evaluations of focal liver reactions following stereotactic body radiotherapy for small hepatocellular carcinoma with cirrhosis: relationship between imaging appearance and baseline liver function [J]. Br J Radiol, 2010, 83 (996): 1063-1071.

［169］ STINAUER M A, DIOT Q, WESTERLY D C, et al. Fluorodeoxyglucose positron emission tomography response and normal tissue regeneration after stereotactic body radiotherapy to liver metastases [J]. Int J Radiat Oncol Biol Phys, 2012, 83 (5): e613-e618.

［170］ PAN C C, KAVANAGH B D, DAWSON L A, et al. Radiation-associated liver injury [J]. Int J Radiat Oncol Biol Phys, 2010, 76 (3 Suppl): S94-S100.

［171］ BENSON R, MADAN R, KILAMBI R, et al. Radiation induced liver disease: A clinical update [J]. J Egypt Natl Canc Inst, 2016, 28 (1): 7-11.

［172］ ALMAGHRABI M Y, SUPIOT S, PARIS F, et al. Stereotactic body radiation therapy for abdominal oligometastases: a biological and clinical review [J]. Radiat Oncol, 2012, 7: 126.

［173］ SUN W, MA J, WU S, et al. Characterization of the liver tissue interstitial fluid (TIF) proteome indicates potential for application in liver disease biomarker discovery [J]. J Proteome Res, 2010, 9 (2): 1020-1031.

［174］ WEIGEL C, SCHMEZER P, PLASS C, et al. Epigenetics in radiation-induced fibrosis [J]. Oncogene, 2015, 34 (17): 2145-2155.

［175］ ZHOU L Y, WANG Z M, GAO Y B, et al. Stimulation of hepatoma cell invasiveness and metastatic potential by proteins secreted from irradiated nonparenchymal cells [J]. Int J Radiat Oncol Biol Phys, 2012, 84 (3): 822-828.

［176］ WU Z F, ZHOU L Y, ZHOU X H, et al. TLR4-dependent immune response promotes radiation-induced liver disease by changing the liver tissue interstitial microenvironment during liver cancer radiotherapy [J]. Radiat Res, 2014, 182 (6): 674-682.

［177］ DU S S, QIANG M, ZENG Z C, et al. Radiation-induced liver fibrosis is mitigated by gene therapy inhibiting transforming growth factor-β signaling in the rat [J]. Int J Radiat Oncol Biol Phys, 2010, 78 (5): 1513-1523.

［178］ DU S S, QIANG M, ZENG Z C, et al. Inactivation of Kupffer cells by gadolinium chloride protects murine liver from radiation-induced apoptosis [J]. Int J Radiat Oncol Biol Phys, 2010, 76 (4): 1225-1234.

［179］ DONG Y, SHEN X, HE M, et al. Activation of the JNK-c-Jun pathway in response to irradiation facilitates Fas ligand secretion in hepatoma cells and increases hepatocyte injury [J]. J Exp Clin Cancer Res, 2016, 35 (1): 114.

［180］ OZEN C, YILDIZ G, DAGCAN A T, et al. Genetics and epigenetics of liver cancer [J]. N Biotechnol, 2013, 30 (4): 381-384.

［181］ OHISHI W, FUJIWARA S, COLOGNE J B, et al. Impact of radiation and hepatitis virus infection on risk of hepatocellular carcinoma [J]. Hepatology, 2011, 53 (4): 1237-1245.

［182］ CHOU C H, CHEN P J, LEE P H, et al. Radiation-induced hepatitis B virus reactivation in liver mediated by the bystander effect from irradiated endothelial cells [J]. Clin Cancer Res, 2007, 13 (3): 851-857.

［183］ 中华医学会放射肿瘤学分会, 中国生物医学工程学会精确放疗分会肝癌学组与消化系统肿瘤专家委员会, 中国研究型医院学会放射肿瘤学分会肝癌学组. 2016 年原发性肝癌放疗共识 [J]. 中华放射肿瘤学杂志, 2016, 25 (11): 1141-1150.

［184］ 卢彦达. 原发性肝癌三维适形放疗乙型肝炎病毒再激活 [D]. 天津: 天津医科大学, 2010.

［185］ CHENG J C, LIU M C, TSAI S Y, et al. Unexpectedly frequent hepatitis B reactivation by chemoradiation in postgastrectomy patients [J]. Cancer, 2004, 101 (9): 2126-2133.

［186］ WU Z F, ZHOU X H, HU Y W, et al. TLR4-dependant immune response, but not hepatitis B virus reactivation, is important in radiation-induced liver disease of liver cancer radiotherapy [J]. Cancer Immunol Immunother, 2014, 63 (3): 235-245.

［187］ SOARES J B, PIMENTEL-NUNES P, RONCON-ALBUQUERQUE R, et al. The role of lipopolysaccharide/toll-like receptor 4 signaling in chronic liver diseases [J]. Hepatol Int, 2010, 4 (4): 659-672.

［188］ SEKI E, BRENNER D A. Toll-like receptors and adaptor molecules in liver disease: update [J]. Hepatology, 2008, 48 (1): 322-335.

［189］ SCHMIDT M, RAGHAVAN B, MÜLLER V, et al. Crucial role for human Toll-like receptor 4 in the development of contact allergy to nickel [J]. Nat Immunol, 2010, 11 (9): 814-819.

［190］ YAMAMOTO M, SATO S, HEMMI H, et al. Role of adaptor TRIF in the MyD88-independent toll-like receptor signaling pathway [J]. Science, 2003, 301 (5633): 640-643.

［191］ WU J F, CHEN C H, NI Y H, et al. Toll-like receptor and hepatitis B virus clearance in chronic infected patients: a long-term prospective cohort study in Taiwan [J]. J Infect Dis, 2012, 206 (5): 662-668.

［192］ SZABO G, PETRASEK J, BALA S. Innate immunity and alcoholic liver disease [J]. Dig Dis, 2012, 30 (Suppl 1): 55-60.

［193］ WU Z F, WANG Y, YANG P, et al. Toll-like receptor 4 and its associated proteins as prognostic factors for HCC treated by post-radiotherapy surgery [J]. Oncol Lett, 2018, 15 (6): 9599-9608.

［194］ CHEN Y, WU Z, YUAN B, et al. MicroRNA-146a-5p attenuates irradiation-induced and LPS-induced hepatic stellate cell activation and hepatocyte apoptosis through inhibition of TLR4 pathway [J]. Cell Death Dis, 2018, 9 (2): 22.

［195］ CHEN Y, ZENG Z, SHEN X, et al. MicroRNA-146a-5p Negatively regulates pro-inflammatory cytokine secretion and cell activation in lipopolysaccharide stimulated human hepatic stellate cells through inhibition of toll-like receptor 4 signaling pathways [J]. Int J Mol Sci, 2016, 17 (7): DOI: 10. 3390/ijms17071076.

［196］ DONG Y, WU Z, HE M, et al. ADAM9 mediates the interleukin-6-induced Epithelial-Mesenchymal transition and metastasis through ROS production in hepatoma cells [J]. Cancer Lett, 2018, 421: 1-14.

［197］ YUAN B, CHEN Y, WU Z, et al. Proteomic profiling of human hepatic stellate cell line LX2 responses to irradiation and TGF-β1 [J]. J Proteome Res, 2019, 18 (1): 508-521.

［198］ CHEN Y, YUAN B, WU Z, et al. Microarray profiling of circular RNAs and the potential regulatory role of hsa_circ_0071410 in the activated human hepatic stellate cell induced by irradiation [J]. Gene, 2017, 629: 35-42.

［199］ YUAN B Y, CHEN Y H, WU Z F, et al. MicroRNA-146a-5p attenuates fibrosis-related molecules in irradiated and tgf-beta1-treated human hepatic stellate cells by regulating PTPRA-SRC signaling [J]. Radiat Res, 2019, 192 (6): 621-629.

［200］ IñARRAIRAEGUI M, MELERO I, SANGRO B. Immunotherapy of hepatocellular carcinoma: facts and hopes [J]. Clin Cancer Res, 2018, 24 (7): 1518-1524.

［201］ ECHAVARRIA R, MAYAKI D, NEEL J C, et al. Angiopoietin-1 inhibits toll-like receptor 4 signalling in cultured endothelial cells: role of miR-146b-5p [J]. Cardiovasc Res, 2015, 106 (3): 465-477.

［202］ SACHDEVA M, SHARMA A, ARORA S K. Increased expression of negative regulators of cytokine signaling during chronic HIV disease cause functionally exhausted state of dendritic cells [J]. Cytokine, 2017, 91: 118-123.

［203］ YOO G S, AHN W G, KIM S Y, et al. Radiation-induced abscopal effect and its enhancement by programmed cell death 1 blockade in the hepatocellular carcinoma: a murine model study [J]. Clin Mol Hepatol, 2021, 27 (1): 144-156.

［204］ CHIANG C L, CHAN A, CHIU K, et al. Combined stereotactic body radiotherapy and checkpoint inhibition in unresectable hepatocellular carcinoma: a potential synergistic treatment strategy [J]. Front Oncol, 2019, 9: 1157.

［205］ 岳金波, 于金明, 刘菁. 肝脏肿瘤适形放疗新技术与放射性肝病的国外研究进展 [J]. 中华放射医学与防护杂志, 2007, 27 (2): 209-211.

［206］ MARKS L B, YORKE E D, JACKSON A, et al. Use of normal tissue complication probability models in the clinic [J]. Int J Radiat Oncol Biol Phys, 2010, 76 (3 Suppl): S10-S19.

［207］ KIM J H, PARK J W, KIM T H, et al. Hepatitis B virus reactivation after three-dimensional conformal radiotherapy in patients with hepatitis B virus-related hepatocellular carcinoma [J]. Int J Radiat Oncol Biol Phys, 2007, 69 (3): 813-819.

［208］ CHON Y E, SEONG J, KIM B K, et al. Gastroduodenal complications after concurrent chemoradiation therapy in patients with hepatocellular carcinoma: endoscopic findings and risk factors [J]. Int J Radiat Oncol Biol Phys, 2011, 81 (5): 1343-1351.

［209］ EMAMI B, LYMAN J, BROWN A, et al. Tolerance of normal tissue to therapeutic irradiation [J]. Int J Radiat Oncol Biol Phys, 1991, 21 (1): 109-122.

［210］ KIM H, LIM D H, PAIK S W, et al. Predictive factors of gastroduodenal toxicity in cirrhotic patients after three-dimensional conformal radiotherapy for hepatocellular carcinoma [J]. Radiother Oncol, 2009, 93 (2): 302-306.

［211］ ZENG Z C, TANG Z Y, LIU K D, et al. Observation of changes in peripheral T-lymphocyte subsets by flow cytometry in patients with liver cancer treated with radioimmunotherapy [J]. Nucl Med Commun, 1995, 16 (5): 378-385.

［212］ ZENG Z C, TANG Z Y, LIU K D, et al. Human anti-(murine Ig) antibody responses in patients with hepatocellular carcinoma receiving intrahepatic arterial 131I-labeled Hepama-1 mAb. Preliminary results and discussion [J]. Cancer Immunol Immunother, 1994, 39 (5): 332-336.

［213］ DOVEDI S J, CHEADLE E J, POPPLE A L, et al. Fractionated radiation therapy stimulates antitumor immunity mediated by both resident and infiltrating polyclonal T-cell populations when combined with PD-1 blockade [J]. Clin Cancer Res, 2017, 23 (18): 5514-5526.

［214］ FORMENTI S C, DEMARIA S. Combining radiotherapy and cancer immunotherapy: a paradigm shift [J]. J Natl Cancer Inst, 2013, 105 (4): 256-265.

［215］ HATZI V I, LASKARATOU D A, MAVRAGANI I V, et al. Non-targeted radiation effects in vivo: a critical glance of the future in radiobiology [J]. Cancer Lett, 2015, 356 (1): 34-42.

［216］ GROSSMAN S A, YE X, LESSER G, et al. Immunosuppression in patients with high-grade gliomas treated with radiation and temozolomide [J]. Clin Cancer Res, 2011, 17 (16): 5473-5480.

［217］ VENKATESULU B P, MALLICK S, LIN S H, et al. A systematic review of the influence of radiation-induced lympho-penia on survival outcomes in solid tumors [J]. Crit Rev Oncol Hematol, 2018, 123: 42-51.

［218］ ZHANG H G, YANG P, JIANG T, et al. Lymphopenia is associated with gross target volumes and fractions in hepatocellular carcinoma patients treated with external beam radiation therapy and also indicates worse overall survival [J]. Can J Gastroenterol Hepatol, 2019, 2019: 9691067.

［219］ ZHUANG Y, YUAN B Y, CHEN G W, et al. Association between circulating lymphocyte populations and outcome after stereotactic body radiation therapy in patients with hepatocellular carcinoma [J]. Front Oncol, 2019, 9: 896.

第五章

肝内胆管细胞癌的外放射治疗

肝内胆管细胞癌（ICC）属于原发性肝癌,其发病率仅次于肝细胞癌,占原发性肝癌的 10%~15%,为第二常见的原发性肝癌。自 1973 年以来,美国胆管细胞癌 30 年增长 165%。我国缺乏这方面的报道,但临床上诊断为胆管细胞癌的患者数量每年都在递增。上升原因不清,但影像学检查和病理免疫组化的普及,使得胆管细胞癌的诊断水平提高,既往不能发现的胆管细胞癌,能正确地归入肝内胆管细胞癌。

肝内胆管细胞癌也属于胆道肿瘤的一部分,其临床特性又不同于其他胆道肿瘤,如胆囊癌、壶腹部肿瘤或肝外胆管细胞癌。本文仅介绍起源于胆道二级分支远端的肝内胆管上皮恶性肿瘤,即肝内胆管细胞癌。肝门部胆管癌指发生于胆囊管开口以上肝总管与左、右二级肝管起始部之间,严格上说,肝门部胆管细胞癌不属于肝内胆管细胞癌,但由于恶性肿瘤侵袭的特性,常会从二级分支浸润到以上胆管,很难严格区分开。

第一节　肝内胆管细胞癌的相关危险因素

一、病毒性肝炎

乙型肝炎病毒（HBV）和丙型肝炎病毒（HCV）同样可以感染胆管上皮细胞引起细胞损伤。日本学者发现丙型肝炎后肝硬化患者发生胆管癌的概率是普通人群的 1 000 倍,欧美等国的对照研究也认为 HCV 与肝内胆管细胞癌的发生相关。我国北京协和医院的资料显示,肝内胆管细胞癌患者乙型肝炎病毒感染者占 78.7%（48/61）,经过单因素和多因素分析,乙型肝炎病毒感染是肝内胆管细胞癌的高危因素。

二、肝内胆管结石

长期肝内胆管结石并发肝内胆管细胞癌的发病率为 3.6%~10%,远远超过肝细胞癌的发生率。结石长期的机械性刺激及继发的胆道感染和胆汁瘀滞产生的致癌物质(如胆蒽和甲基胆蒽等)导致胆管壁慢性炎症,进而引起胆管上皮不典型增生,不典型增生可以逐渐移行为腺癌。

三、原发性硬化性胆管炎

原发性硬化性胆管炎（PSC）被普遍认为是胆管癌的癌前病变,胆道上皮炎症增生和胆汁中的内源性致变剂增加了癌变的风险。欧美国家肝内胆管细胞癌与原发性硬化性胆管炎有关,瑞典的临床资料显示,平均随访 5 年,8% PSC 患者会发生癌症,尸检显示 36% PSC 患者有隐匿性肝内胆管细胞癌,PSC 患者肝移植标本中则高达 40%。美国的研究结果也支持这一点。

四、寄生虫感染

肝吸虫病与肝内胆管细胞癌明确相关,我国主要为华支睾吸虫感染,麝猫后睾吸虫主要流行于泰国、老挝及马来西亚。这些国家的胆管癌发病率较高,动物实验中可观察到感染麝猫后睾吸虫的叙利亚仓鼠的胆管上皮细胞出现恶性转化。肝吸虫的致癌机制可能与成虫导致的胆道感染、成虫蠕动的机械性刺激、虫体代谢产物和胆汁成分的化学刺激有关。

五、先天性肝内胆管扩张症

未治疗的先天性肝内胆管扩张症[卡罗利(Caroli)病]患者 30 岁前肿瘤发生率为 15%~20%。由于胆胰管汇合部异常,胰液反流入肝内胆管分支,诱发细菌性慢性炎症,刺激胆管内皮细胞癌变。

第二节　肝内胆管细胞癌的临床表现与诊断

一、临床表现

肝内胆管细胞癌的临床表现缺乏特异性,一部分患者在接受常规体检或者其他疾病检查过程中无意发现肝脏肿瘤。到了晚期,出现右上腹包块或黄疸。有报道,患者初次就诊时临床表现多样,其中上腹痛 47 例(56.0%)、黄疸 24 例(28.6%)、体重减轻(3 个月内体重下降 ≥ 5kg)1 例(1.2%)、腹部膨隆 1 例(1.2%)、发热 1 例(1.2%)、体格检查发现肿块 10 例(11.9%)。

二、实验室检查

实验室检查除了常规检查外,还需要血生化指标,特别是胆红素、白蛋白、氨基转移酶。我们的研究表明,影响患者的预后因素和这些指标有关,再由于肝内胆管细胞癌患者大部分不能手术,需要通过穿刺获得标本进行病理诊断。我们建立的复旦肝内胆管细胞癌的预后评分系统,主要基于患者的肝功能及肿瘤情况。除此之外,乙型肝炎和丙型肝炎相关指标也必须检查,存在肝炎肝硬化的患者,预后也差。

糖类蛋白 19-9(CA19-9)是肝内胆管细胞癌较有用的肿瘤标志物,其敏感性为 50%~90%,特异性 54%~98%。良性胆道疾病或胆管炎症也会出现假阳性,胆道梗阻缓解或炎症好转,CA19-9 则自然降至正常。CA19-9 常被用于原发性硬化性胆管炎,甚至存在肝内胆管细胞癌高危因素患者的随访或筛查,一旦 CA19-9 水平升高,则应注意排除肝内胆管细胞癌。CA19-9 亦是肝内胆管细胞癌的预后指标,CA19-9 水平高者,易出现淋巴结转移或肝内肿瘤趋于晚期,或远处转移可能。如果 CA19-9 和其他肿瘤指标或检查手段结合,更可提高肝内胆管细胞癌诊断的特异性或敏感性。

癌胚抗原(CEA)是胃肠道肿瘤的主要标志物,在肝内胆管细胞癌中阳性率只有 6.7%(11/163),与 CA19-9 结合作为手术患者的预后指标。由于肝内胆管细胞癌与胃肠道来源的肿瘤肝转移在影像学上很难鉴别,CEA 升高者,应进一步做胃肠道检查排除胃肠道肿瘤。

甲胎蛋白(AFP)不是肝内胆管细胞癌的肿瘤标志物,但是肝内原发性肿瘤需要鉴别是否肝细胞癌或胆管细胞癌或混合性癌。有报道甲胎蛋白阳性的肝内胆管细胞癌患者为 27.2%(49/180),CA19-9 和 AFP 同时升高者,提示混合性肝细胞癌和胆管细胞癌可能性很大,区别混合性和肝细胞癌,对选择治疗方案有作用。

肝内胆管细胞癌的其他肿瘤标志物如 CA12-5、唾液酸、C 反应蛋白、细胞角质蛋白 19 片段抗原 21-1(cyfra21-1)、TGF-β 等都有报道,但是不作为目前临床常规检查指标。

三、临床分型

组织学类型以管状腺癌为主,其次为乳头状腺癌,少有黏液腺癌、硬化性胆管癌、未分化癌、鳞腺癌等。根据日本肝癌研究会的分类,依据肿瘤大体表现主要分为肿块型、管周浸润型、管内生长型。如果肿块型和管周浸润型一起存在,则归为管周浸润型。第二军医大学东方肝胆医院统计:巨块型占 35.5%(65/183)、管周浸润型占 38.8%(71/183)、管内生长型占 25.7%(47/183)。在肝实质内呈膨胀性生长的肿块型最多见;管周浸润型主要沿胆管的长轴生长,常导致周围胆管的扩张;管内型呈乳头状或瘤栓样向胆管腔内生长,手术切除的预后最好;混合型的治愈率和根治性切除率远低于前几种类型。

肿块型较常见于有肝炎病毒感染背景的患者。管周浸润型常发生于原发性硬化性胆管炎、肝内胆管结石、肝吸虫感染,肿块小,沿肝门胆管树枝浸润,常引起梗阻性黄疸。管内生长型沿胆管内壁生长,表现为无黄疸性胆管炎,该型预后最好。胆管周围浸润型与胆管内生长型,主要沿 Glisson's 鞘、淋巴管及门静脉播散。

四、诊断与鉴别诊断

肝内胆管细胞癌的诊断金标准仍然是病理诊断,由于其影像学表现缺乏特异性,以及没有特异性的肿瘤标志物,不能像肝细胞癌那样有临床诊断标准。影像学上怀疑为肝内胆管细胞癌,必须通过病理诊断才能确诊。

治疗前必须有肝脏的三相(平扫、动脉相、静脉相)CT 或 MRI,胸部的影像检查以排除肺转移,如果有条件者,应推荐全身的 PET/CT 检查,以了解是否存在肝外转移包括淋巴结转移。血生化检查可以了解肝功能情况,肿瘤标志物检查应该包括 CA19-9、AFP 和 CEA,检查 AFP 的目的是了解是否有肝细胞癌成分。必须有肝炎病毒全套检查。

肝功能状态和患者的体力状况评分也应该体现,对选择治疗和预后有指导作用。

影像学上肝内胆管细胞癌缺少特征性,需要与肝转移癌和肝细胞癌鉴别。病理穿刺活检是唯一鉴别诊断的方法,病史、实验室检查和辅助检查作为参考。免疫组化可以帮助病理科医生区分各种原发性或继发性肝癌。

肝细胞癌和胆管细胞癌都是原发性肝癌,两种恶性肿瘤的区别在于:

1. 发病率　肝细胞癌较胆管细胞癌常见,以男性为主;肝内胆管细胞癌少见,男女发病率相当。

2. 病因差异　肝细胞癌患者绝大部分有病毒性肝炎史,而胆管细胞癌除了病毒性肝炎外,胆道结石、寄生虫感染、硬化性胆管炎、先天性肝内胆管扩张症都是胆管细胞癌的危险因素。

3. 血清肿瘤标志物　70%以上的肝细胞癌患者 AFP 阳性,胆管细胞癌的肿瘤标志物是 CA19-9,但特异性只有 54%~98%,不如肝细胞癌的 AFP。

4. 影像学　肝细胞癌属于动脉血供丰富肿瘤,大部分肿瘤为动脉相增强,静脉相低密度,这是其特异性。胆管细胞癌常表现为肿瘤周边强化,中央不均质。

5. 病理学　免疫组化是主要的鉴别手段,表 5-2-1 列出肝细胞癌、胆管细胞癌和转移性肝癌的免疫组织化学的鉴别要点,区分这两种不同细胞起源的原发性肝癌,对预后与治疗有意义。

表 5-2-1　肝内胆管细胞癌和肝细胞癌、胃肠道转移癌的免疫组化区别

	Hepa	CK7	CK19	CK20	AFP	MUC5AC	MUC6
肝细胞癌	+	–	–	–	+/–	–	–
胃癌肝转移	–	+	+	–	–	+/–	–
肠癌肝转移	–	–/+	–	+	–	–	+
肝内胆管细胞癌	–	+	+	–	–	+	–

第三节　肝内胆管细胞癌的分期

目前肝内胆管细胞癌有多种分期,随着累积患者的增多、认识的提高,分期越趋合理。由于目前的分期主要是外科手术患者的资料,因此,主要放在 T 分期上,并在 T 分期的基础上组合出不同病期。表 5-3-1 列出 4 种 T 分期。

表 5-3-1　肝内胆管细胞癌手术切除患者 T 分期

	Okabayashi 2001	LCSGJ 2003	Nathan 2009	AJCC/UICC 第 7 版 2010
T1	单发,无血管浸润	符合 3 项 [a]	单发,无血管浸润	单发,无血管浸润
T2	单发,血管浸润	符合 2 项 [a]	多发和/或血管浸润	T2a:单发,有血管浸润 T2b:多发
T3	多发	符合 1 项 [a]	侵犯到肝外(胆囊例外),包括肝动脉或腔静脉	侵犯邻近器官(胆囊除外)或穿破脏腹膜
T4		都不符合 [a]		管周浸润 [b]

注:[a]. 单个病灶,≤2cm,无血管或包膜浸润;[b]. 病理上可见肝内胆管细胞癌肿块型或管周浸润型肿瘤弥漫性导管周围浸润,胆管内生长型沿导管弥漫生长。

日本 Okabayashi 分析 60 例肿块型肝内胆管细胞癌根治术后患者,多因素分析显示淋巴结转移、肝内多病灶、有肿瘤相关症状、血管浸润是预后不良因素,提出分期标准:Ⅰ期为单发病灶、无血管浸润;Ⅱ期为单发病灶浸润血管;ⅢA 期为多发肝内病灶;ⅢB 期为淋巴结转移;Ⅳ期为远处转移者。

日本肝癌研究组(LCSGJ)分析 240 例肝内胆管细胞癌手术切除患者的大体标本,建立肝内胆管细胞癌的 TNM 分期,其中 136 例为肿块型,单发病灶、肿块 ≤2cm、无血管浸润或包膜浸润为预后好的因素,淋巴结转移部位与预后无关,因此仅分为 N0 和 N1 两种淋巴结情况。提出Ⅰ期为 T1N0M0;Ⅱ期为 T2N0M0;Ⅲ期为 T3N0M0;ⅣA 期为 T4N0M0,任何 TN1M0;ⅣB 期为任何 T 或 NM1。

日本又从 SEER(监察、流行病学调查及最终结果方案)资料库选出 598 例肝内胆管细胞癌手术患者,分析预后因素,认为肝内多发病灶、血管浸润是 2 个最显著的预后因素,淋巴结转移数目也影响患者的生存情况,这个结果直接影响 AJCC 第 7 版的修订。其分期内容是Ⅰ期 T1N0M0、Ⅱ期 T2N0M0、Ⅲ期 T3N0M0 或任何 TN1M0、Ⅳ期为任何 T 或 NM1。

AJCC 第 7 版的内容参考 Nathan2009 年发表的临床资料,制定分期标准:Ⅰ期为 T1N0M0;Ⅱ期为 T2N0M0;Ⅲ期为 T3N0M0;ⅣA 期为 T4N0M0 或任何 TN1M0;ⅣB 期为任何 T 或 NM1。

新的 AJCC 第 7 版第一次将胆管细胞癌区分于肝细胞癌,提出其手术病理分期系统。但是尽管影像诊断水平和手术设备、技能不断提高,大部分患者在发现胆管细胞癌时已是晚期,失去了手术的机会。建立一个科学的临床分期,通过简单的方法评估预后,有利于选择适合的手术方式和综合治疗模式,改善生存。

我们分析 344 例肝内胆管细胞癌手术患者的临床资料,发现碱性磷酸酶、CA19-9、肝内肿瘤边界、大小、单多发 5 个指标是预后的独立因素,并以此建立了复旦预后评分体系,分为低危、中危、高危和超高危 4 种情况。我们选择了 74 例不能手术切除的肝内胆管细胞癌进行验证,结果显示复旦评分系统较 AJCC 第 6 和第 7 版更能反映患者的预后,也证实 AJCC 第 7 版优于第 6 版。对接受放化疗的肝内胆管细胞癌患者,复旦评分系统更适用。复旦评分系统由易于在术前影像学及生化检查中获取的 5 项指标综合产生,简便易算,在临床实践中较 AJCC/UICC 分期系统更为实用。其最重要的意义在于其评分标准均为临床指标,尤为适合对无法手术的患者进行预后评估、选择合理的治疗方案等。

此评分包括 3 个肿瘤相关因素:影像学上肿瘤大小、数目和边界,都是肝内胆管癌侵袭性生物学行为和不良预后的有效指标。本项分析发现肝内胆管细胞癌以 10cm 为界定值,为独立预后因素,与肝细胞癌不同。但该评分系统中,肿瘤的影像学边界是一个较为主观的评定指标,受个人水平及评价标准的限制,也是本研究中一个重要的局限之处,需要在未来的研究中寻求更加客观的指标。而 2 项血清学指标:术前 ALP 和 CA19-9 水平也被多次报道与肝内胆管细胞癌有无微侵袭灶及生存显著相关。

第四节　肝内胆管细胞癌的治疗

手术切除是肝内胆管细胞癌最有效的治疗方法,但仅 30% 左右的患者初诊时能够接受手术切除。

非手术切除的方法多种多样,如全身化疗、介入灌注栓塞化疗、射频消融或冷冻、放疗(内放疗或外放疗)。各种治疗的循证医学证据都很低,很难见到随机前瞻的临床研究,这是由于发病率低的缘故,对回顾性临床研究往往缺少对照组,生存情况只能和历史对照进行比较。

韩国报道 203 例肝内胆管细胞癌的自然生存情况,即确诊的肝内胆管细胞癌患者不接受手术、放疗、抗肿瘤的药物治疗,AJCC Ⅰ期和Ⅱ期各 1 例,AJCC Ⅲ期 88 例,中位生存期 4.4 个月,AJCC Ⅳ期患者 113 例,中位生存期 2.5 个月。203 例各期肝内胆管细胞癌总体中位生存期为 3.0 个月,127 例肝门区胆管细胞癌总体中位生存期为 5.9 个月,由此可见,不接受任何治疗的胆管细胞癌,肝内胆管细胞癌的预后最差。

一、外科手术

各种临床分型的肝内胆管细胞癌,手术切除的 5 年生存率为 30% 左右,中位生存期为 25~40 个月。失败的主要原因为肝内复发。87 例肝内胆管细胞癌接受手术切除,65 例为 R0 切除,中位生存期 33 个月,1、3、5 年生存率分别为 79%、47% 和 31%。45 例(54%)复发,其中 25 例(55.5%)为肝内复发。肝内肿瘤有卫星结节、肝门部淋巴结转移、神经束侵犯是复发转移的高危因素。

根治性手术切除是指肝内可见肿瘤完全切除,切缘未见残存肿瘤细胞。肝门区淋巴结是否必须清扫、清扫范围和数量,清扫淋巴结属于治疗性质或诊断性质,存在争议。多数学者将切除肝内原发病灶加广泛的淋巴结清扫作为肝内胆管细胞癌的标准术式,常规清扫肝十二指肠韧带内的纤维结缔组织和淋巴结;肝左叶肝内胆管细胞癌须另行小网膜切除及胃小弯侧淋巴结廓清,必要时也可清除腹主动脉旁肿大淋巴结。

中山大学报道 84 例肝内胆管细胞癌,27 例根治性手术切除,29 例姑息切除(切缘阳性),28 例因肝内多发或肝外转移不宜手术切除(部分接受化疗),中位生存期分别为 36、10 和 9 个月,2 年生存率分别为 49.2%、16.0%、3.1%。

国内资料显示根治性切除的患者平均生存 27 个月,1、2、3 年生存率分别为 86.5%、61.8% 和 49%;姑息性切除平均生存期只有 11 个月,1、2、3 年生存率分别为 30.7%、20.5% 和 0。多因素分析提示肝内病灶多发、肝包膜受侵、淋巴结转移、切缘癌组织残留是预后不良的危险因素。对初诊为不能手术切除的患者,新辅助化疗可以转化为可手术切除,74 例肝内胆管细胞癌患者经 6 周期的化疗,39 例(53%)获得手术切除机会,中位生存期 24.1 个月,初始能切除的肝内胆管细胞癌,中位生存期 25.7 个月($P=0.391$)。

肝移植也属于外科治疗的一种手段,有报道肝内胆管细胞癌肝内病灶 <1cm,无淋巴结转移者,接受肝移植的 3 年生存率只有 30%。肝内胆管细胞癌恶性程度高于肝细胞癌,其肝外转移发生早、转移率高,其肝移植的标准应该比米兰标准严格。传统手术无法切除的肝内胆管细胞癌,原位肝移植只能有限地改善患者的生存质量而无法做到根治,无证据支持肝内胆管细胞癌患者接受肝移植后,结合辅助化疗或靶向治疗对生存期有益。

二、肝动脉栓塞和 / 或化疗

肝内胆管细胞癌经肝动脉栓塞化疗不受肿瘤大小、数量和肿瘤的部位限制,可以通过动脉给化疗药物或同位素内放疗。化疗可以单纯灌注、结合栓塞或药物缓释微球,而放射药物则为 ^{90}Y(钇)玻璃微球。

经动脉栓塞化疗,能够通过肿瘤的供血动脉灌注高剂量的化疗药物到肿瘤局部,然后将动脉栓塞,使药物滞留在肿瘤内,不仅提高化疗药物的生物利用度,也减少了对正常肝的影响。争论的问题是肝内胆管细胞癌缺乏动脉血供,经肝动脉化疗栓塞能否起作用。有报道 17 例肝内胆管细胞癌患者接受介入栓塞化疗,中位生存期 23 个月,血供丰富者效果更好。42 例肝内胆管细胞癌接受吉西他滨(健择)为基本化疗药物的栓塞化疗,总体中位生存期 9.1 个月。49 例肝内胆管细胞癌接受介入或灌注化疗,用 RECIST 标准评价,有效率为 55%,中位生存期为 12 个月,1、2、3 年生存率分别为 46%、38%、30%。38 例不能手术切除的肝内胆管细胞癌,接受经肝动脉灌注化疗 5-Fu 结合 Gemox 方案全身化疗,22 例(58%)部分缓解,中位生存期 25 个月,1 年生存率 89.5%。尽管这些报道没有对照组,但是与韩国报道的肝内胆管细胞癌自然生存期(只有 4.4 个月)比较,介入栓塞化疗有效。41 例局部晚期肝内胆管细胞癌患者接受 GP 方案化疗,3 周一个疗程,共 8 个疗程,结合 ^{90}Y 微球内放疗。中位生存期为 22 个月,1 年生存率 75%,2 年生存率 45%,≥3 级毒性 71%。

三、药物治疗

胆道肿瘤属于非常见肿瘤,肝内胆管细胞癌病例数少,其 Ⅲ 期临床研究难开展。2006 年报道用吉西他滨结合或不结合顺铂化疗局部晚期(25%)或伴有远处转移(75%)的各类胆道肿瘤 410 例(胆管癌 59%,胆囊癌 36%,壶腹部肿瘤 5%),Ⅲ 期临床研究结果显示加用顺铂组中位生存期 11.7 个月,单纯吉西他滨组中位生存期 8.3 个月($P=0.002$)。国内资料显示,经肝动脉灌注 5-Fu 和顺铂,同时给予吉西他滨静脉全身化疗 22 例,单纯化疗组给予吉西他滨和顺铂静脉滴注 19 例,中位生存期分别为 15.6 个月和 10.9 月,两组生存情况差异有统计学意义($P=0.036$),动脉灌注组骨髓 Ⅰ 级抑制率为 31.0%,全身化疗组骨髓 Ⅰ 级抑制率为 63.2%($P=0.021$)。目前没有证据说明肝内胆管细胞癌术后辅助化疗有效。

对晚期肝细胞癌有效的靶向药物,不一定对肝内胆管细胞癌有效,目前没有相关的高级别临床研究支持。有个例报道肝内胆管细胞癌对免疫检测点药物如 PD-1 抗体有效。

四、射频消融

对 26 例病理诊断为肝内胆管细胞癌患者的 47 个结节(最大径,1.0~9.9cm,平均 2.9 ± 1.8cm)行超声引导下经皮微波消融治疗,消融治疗范围超过癌周 1.0cm。治疗后定期随访 4~35 个月,随访期间微波消融灶内或周边超声造影增强影像出现新发病变视为局部肿瘤进展。结果显示消融后 1 个月超声造影或增强 MRI,40 个消融灶内或边缘无增强表现,达到完全消融;5 个消融灶内或边缘有增强表现,为局部肿瘤进展,消融治疗有效率为 88.9%(40/45);另 2 个结节行姑息性微波消融治疗。治疗后 6、12、24

个月累计生存率分别为 80.8%（21/26）、61.5%（16/26）和 53.8%（14/26）。

2010 年及 2011 年 Kim 研究组分别报道了迄今为止病例数最多且随访时间较长的原发及复发性肝内胆管细胞癌射频消融（RFA）治疗结果。20 例（29 个病灶）复发性肝内胆管细胞癌的 RFA 技术有效率（1 个月灭活率）为 97%，无 RFA 相关的死亡或并发症发生。中位生存期 27.4 个月，1、2、4 年累积生存率分别为 70%、60%、21%。6 个月、1 年、2 年、4 年肿瘤局部无进展生存率分别为 93%、74%、74%、74%。并发症发生率为 7%（1 例为肝脓肿，1 例为胆道狭窄），两例患者均经引流后好转，无 RFA 相关死亡发生。次要并发症包括少量胸腔积液 8 例、血肿 3 例，1 个月随访 CT 显示此类征象均消失。他们的入选标准为复发性肝内胆管细胞癌病灶直径<5cm，数量 ≤3 个。肿瘤直径<1.5cm 及肿瘤直径>1.5cm，两组局部肿瘤无进展生存期差异有统计学意义。

五、放疗

（一）不能手术切除肝内胆管细胞癌的放疗

肝内多发病灶、肿瘤大的患者接受手术切除，术后发生肝功能失代偿的可能性较大，或肿瘤和重要组织邻近，包括大血管，这些情况外科医生往往不考虑手术切除。放疗作为局部姑息治疗，可以缓解患者的症状，如疼痛、黄疸等，与历史对照，放疗能有限延长患者的生存期。

1. 肿瘤对放疗的反应　我们回顾性分析 1998—2008 年 84 例不能手术切除肝内胆管细胞癌患者，其中 35 例接受放疗，20 例放射野仅包括肝内病灶，15 例伴有淋巴结转移，放射野包括肝内和转移的淋巴结病灶，放疗剂量为 36~60Gy（中位 50Gy），肝内肿瘤完全缓解 3 例（8.6%）、部分缓解 10 例（28.5%），总有效率为 37.1%；15 例同时存在腹腔淋巴结转移，放疗后完全缓解 3 例（20%），部分缓解 6 例（40%），总有效率 60%。由此可见，肝内胆管细胞癌淋巴结转移的放疗较肝内病灶敏感。

美国 Lawrrence 报道了 46 例肝内胆管细胞癌进行超分割放疗 40~90Gy（中位 60.75Gy），结合 5-Fu 的肝动脉灌注化疗，肝内肿瘤完全缓解 4 例（8.7%），部分缓解 8 例（17.4%），总体有效率 26.1%。

2. 症状缓解　未能手术切除的肝内胆管细胞癌患者，放疗前出现梗阻性黄疸 19 例，黄疸完全缓解 36.8%，部分缓解 31.6%。肝内胆管细胞癌常伴有消化系统症状，我们曾报道肝内胆管细胞癌腹痛 10 例，体重下降或乏力（黄疸或腹痛除外）6 例。放疗后 6 例（60%）腹痛完全缓解（不需服用止痛药直到死亡），3 例（30%）疼痛缓解但仍需服用镇痛药，1 例由于出现腹部淋巴结转移，疼痛未缓解。

3. 生存情况分析和预后因素　我们回顾性分析 84 例不能手术肝内胆管细胞癌，35 例接受放疗，49 例为同期未放疗，放疗组的中位生存期是 9.5 个月，1、2 年生存率分别是 38.5%、9.6%，而非放疗组患者的中位生存期是 5.1 个月，1、2 年生存率分别是 16.4%、4.9%，两组的生存曲线比较差异有统计学意义（$P=0.003$）。多因素分析显示有症状者、肿瘤最大径>5cm、未放疗者、肝内多发病灶、淋巴结转移者，均为预后差的指标。介入治疗与否对预后无影响。肝内肿瘤位于或靠近肝门区，往往肿瘤的直径小于周围型肝内胆管细胞癌，这是由于肝门部肿瘤容易出现黄疸症状，发现时相对分期较早，因此放疗效果通常优于周围型肝内胆管细胞癌。

美国 Lawrrence 选择 46 例肝内胆管细胞癌，患者的入选标准必须预计生存超过 12 周，ECOG 评分≤2分,肝肾功能正常,骨髓储存功能好,有15%以上的正常肝不在放射野中,NTCP计算放射性肝损伤概率<10%。患者经三维适形放疗和5-Fu的动脉灌注化疗,中位生存期达到13.3个月,生存率优于历史对照。

一项基于我国台湾癌症注册数据库的群体病例队列研究,采用倾向匹配法纳入了844例不能手术的无远处转移的肝内胆管癌患者,分为同步放化疗、序贯化放疗、单纯化疗和姑息对症治疗4组,多因素分析结果同步放化疗相对于姑息治疗可降低35%的死亡风险,且优于序贯化放疗和单纯化疗。

4. 失败的原因　肝内胆管细胞癌患者肝内多发病灶最常见,肿瘤细胞可以通过胆管蔓延,也可以通过血行转移,再到肝内生长。即使外科手术切除,肝内再发病灶高达56%,对不能手术切除者,肝内转移复发则更高。

47例接受外放疗的肝内胆管细胞癌患者,31例已死亡。死亡原因:22例(71.0%)属于肝内肿瘤未控制而进展为肝衰竭,4例(12.9%)远处(肺、脑)转移,5例(16.1%)出现腹腔淋巴结转移。

98例非放疗的肝内胆管细胞癌患者,60例已死亡。因肝内肿瘤进展导致肝衰竭死亡的47例(78.3%),远处转移的3例(5.0%),腹腔淋巴结转移的8例(13.3%),死因不明的2例。

Lawrrence报道不能手术切除的肝内胆管细胞癌,放射野内复发36%(13/36),肝内复发40%(15/38),肝外40%(15/38)。Leong报道20例不能手术切除的肝内胆管细胞癌接受放化疗,45%患者出现放射野内的复发。由于肝内胆管细胞癌对射线相对抗拒,60Gy以下的常规分割剂量为姑息性,因此,肝内胆管细胞癌提高放疗剂量有望提高放疗效果。

第十章病例42~45是不同情况不能手术切除肝内胆管细胞癌放疗的典型病例。病例42、43为单纯放疗,分别生存12个月和10个月;病例44、45在放疗前经过化疗、靶向、免疫治疗,肝内肿瘤明显缓解,再结合放疗,患者生存时间明显延长。肝内胆管细胞癌的全身系统性治疗结合放疗的综合治疗模式,是今后发展的方向。

(二)手术切除后肝内胆管细胞癌的放疗

肝内胆管细胞癌沿胆管生长,切缘阳性率高,是术后局部复发的主要根源,加上肝门区淋巴结转移常见,术后辅助放疗是否能延长患者生存期,一直是争论的焦点。美国宾夕法尼亚大学放疗科回顾性统计1998—2003年美国监测、流行病学与最终结果(SEER)数据库,3 839例肝内胆管细胞癌符合分析标准,分为手术结合术后放疗286例,单纯手术948例,单纯放疗396例,不治疗2 209例,其中位生存期分别为11、6、7、3个月。手术结合术后放疗较单纯手术好($P=0.014$),放疗较不治疗者效果好($P<0.000\ 1$)。多因素分析也支持单因素的结果,该回顾性研究支持了肝内胆管细胞癌术后辅助放疗或不能手术者接受姑息放疗对生存有益。

在临床实践中,我们必须分清肝内胆管细胞癌的切除性质,决定是否放疗,会更加有的放矢。

1. R0切除　153例肝内胆管细胞癌R0切除,93例(60.8%)术后复发,仅16例(17.2%)复发部位在术后辅助放疗区域内,即切缘2cm以内或淋巴转移区,因此,术后放疗很难降低复发率。有荟萃分析表明,R0切除的肝内胆管细胞癌术后辅助放化疗,不能改善预后。

2. R1切除　中国医学科学院肿瘤医院报道,38例肝内胆管细胞癌邻近大血管,无切缘切除(null-

margin resection，一种特殊的 R1 切除方式），14 例术后接受 50~60Gy 的调强放疗，24 例未接受放疗，放疗组的总体中位生存期 21.8 个月，未放疗组仅 15.0 个月，两组生存曲线差异有统计学意义（$P=0.049$）。中国台湾一项基于数据库的回顾分析纳入了 599 例肝内胆管癌术后辅助治疗的患者，其中 174 例接受同步放化疗，146 例接受了序贯化疗加放疗，279 例仅单纯化疗，多因素分析提示切缘阳性是独立的预后不良因素，分层 COX 比例风险模型可见术后辅助同步放化疗与单纯化疗相比，可降低 AJCC 病理Ⅲ、Ⅳ期且 R1 切除患者 49% 的死亡风险，对于Ⅰ期、Ⅱ期且 R1 切除患者亦可降低 35% 的死亡风险。第十章病例 46 为切缘阳性患者，术中留置银夹作为术后放疗定位之用，患者无切缘复发，12 年后出现腹腔淋巴结转移。可见放疗可以减少 R1 切除的切缘复发率，提高生存期。

3. R2 切除　肝内胆管细胞癌患者的致死大部分为肝内病灶进展，导致肝功能衰竭。对能切除肝内病灶者，尽可能手术切除，但是，28%~60% 患者初诊时就存在影像学可见的肝门或腹膜后淋巴结转移病灶，很难扫清这部分患者的淋巴结转移灶，这部分患者手术是否有益，术后是否需要放疗。我们分析了 1999—2008 年 90 例肝内胆管细胞癌，初诊即存在影像学上的腹腔淋巴结转移，给予肝内病灶手术切除，24 例接受术后转移淋巴结的放疗，剂量为 34~60Gy（中位 50Gy），常规分割，66 例术后未放疗。放疗患者淋巴结完全和部分缓解率分别为 37.5%（9/24）和 37.5%（9/24），中位生存期为 19.1 个月，未放疗组患者为 9.5 个月（$P=0.011$）。放疗组与非放疗组患者死于淋巴结转移分别为 12.5% 和 16.7%，两组无明显差别，但非放疗组患者肝内病灶转移复发者多见。尽管针对淋巴结转移灶给予放疗，患者的 5 年生存率只有 11.9%，仍低于文献报道的 20%~40%，但对 R1 或 R2 切除者，应提倡包括放疗在内的综合治疗。

第十章病例 46 肝内病灶 R1 切除，腹腔淋巴结转移 R2 切除，病例 47 为肝内胆管细胞癌术后复发再切除，肝内病灶和腹腔淋巴结转移灶均为 R2 切除，留置银夹接受术后放疗。病灶都获得缓解，生存期延长。

（三）肝门区胆管细胞癌的放疗

从严格意义上说，肝门胆管细胞癌不属于肝内胆管细胞癌，但是对放疗科医生而言，凭影像资料很难区别一部分肝门区的胆管细胞癌究竟是肝门区或是肝内区。尽管放疗野设计没有明显差别，但是肝门胆管细胞癌的预后比周围型肝内胆管细胞癌的差。这是由于肿瘤容易压迫胆管导致肝内胆汁淤积引起肝衰竭。其次是手术切除难度大、不易切净，肿瘤容易浸润门静脉、肝动脉及其周围的肝实质，包括尾状叶。多数肝胆肿瘤科医生喜欢用手术的方法解决肝门胆管细胞癌，但患者术后的生存期短，究竟患者受益多少还很难断定。我们的结果是不接受外放疗的患者肝门胆管细胞癌的预后最差，相反，接受放疗的患者其生存情况最好。接受外放疗的肝门胆管细胞癌患者中位生存期长达 21 个月，3 年生存率达到 40%，与约翰斯·霍普金斯（Johns Hopkins）医院报道的中位生存期 19 个月、奥地利的 18.6 个月、意大利的 19 个月、日本的 27 个月的结果可以相媲美。肝门区肿瘤可以得到早期发现，由于其压迫胆总管导致梗阻性黄疸，患者因此就医得以发现，而周围型胆管细胞癌发现时肿瘤就较大，因为其症状出现较晚，延误了治疗。我们计算了左叶、右叶和肝门区胆管细胞癌，其肿瘤的直径分别是（7.85±0.44）cm、（7.33±0.46）cm、（5.08±0.66）cm。放疗剂量、肿瘤大小与肿瘤的控制率三者存在相关性，相同的放疗剂量，肿瘤越大，控制率越低，因此通过放疗控制肝门区肿瘤要比周围型肿瘤好。

我们的回顾性资料显示不能手术切除的胆管细胞癌,通过外放疗可以改善生存期。对手术切除的肝内胆管细胞癌患者,术后放疗是否对生存情况有益,目前还不清楚,但与肿瘤的部位有关。我们对不能手术切除的肝内胆管细胞患者,建议予姑息性放疗。

第十章病例 16、17、45 都是肝门部的胆管细胞癌,由于肝门部胆管细胞癌病灶小,可以接受立体定向放疗。3 位患者都接受立体定向放疗,2 例生存 3 年以上,1 例目前健在,说明肝门区胆管细胞癌患者接受放疗,其预后优于其他的肝内胆管细胞癌。

(四) 放疗技术

肝内胆管细胞癌的放疗与肝细胞癌有所区别,①主要在于肝细胞癌的放疗不必考虑肝门区及腹膜后淋巴结引流区,因为临床上肝细胞癌很少产生淋巴结转移。胆管细胞癌出现肝门区淋巴结转移较多见,因此对这些肿瘤应该考虑淋巴引流区的放疗;②不能手术切除的肝细胞癌接受经肝动脉栓塞化疗的效果好,应该结合介入治疗,减少肿瘤负荷再加以外放疗。胆管细胞癌瘤内的血供不丰富,用碘油栓塞的效果不好,介入治疗对放疗帮助不大;③肝细胞癌患者多数伴有肝炎肝硬化背景,肝脏对放射的耐受性较差。胆管细胞癌患者发生肝硬化较少,患者肝脏对射线的耐受好于肝细胞癌病人。

1. 放射野的确定　如果肝内肿瘤切除,切缘阴性,而淋巴结转移灶还存在,放疗野仅包括淋巴引流区;如果肝内肿瘤未切除,放射野设计根据正常肝脏在放射野内的比例,如果正常肝脏体积在放射野内不超过肝脏的 50% 或有一部分肝脏完全不在放射野内,肝内原发灶和淋巴引流区均一起放疗,否则,只放疗肝内原发灶。我们分析了 320 例临床影像学上未见腹腔淋巴结转移和远处转移的肝内胆管细胞癌患者(T1-3N0M0),这些患者接受手术切除,发现淋巴结转移 76 例(23.8%)。多因素分析显示,肿瘤边界、肝内病灶最大径、病理分级与淋巴结转移相关。结合这三项指标预测淋巴结转移的敏感性和阴性预测值分别为 96.1% 和 95%。因此,我们建议,若同时满足病理低级别、肿瘤最大径 ≤5cm 且有包膜的患者,放射野可不包括淋巴引流区。

2. 放疗剂量　目前的放疗设备针对肝内胆管细胞癌只能达到 50~60Gy 的常规分割放疗剂量,这种剂量只能起姑息放疗效果。如十二指肠在放射野内,放疗量应控制在 54Gy 以下。对放疗前或放疗中,出现梗阻性黄疸者,应先予胆汁引流,再进行放疗。肝门区的病灶接受立体定向放射治疗,应注意分割剂量不能太大,否则容易出现胆总管和胃肠道的并发症。

3. 肝内原发灶的勾画及外扩范围　由于肝内胆管细胞癌动脉血供少,肿瘤靶区勾画以静脉相为参考,可以明显区分肝脏内的血管、肝门部的淋巴结。肿瘤沿胆管蔓延,因此肿瘤靶区从 GTV 外扩到 CTV,必须根据肿瘤的情况而定:肿瘤边界清晰,CA19-9 ≤37U/ml,ALT ≤75U/L,AST ≤75U/L,ALP ≤147U/L,γ-GT ≤200U/L 评 0 分,反之评为 1 分。总评分等于肿瘤边界情况 +CA19-9+(ALT+AST)/2+(ALP+γ-GT)/2。对于评分 ≤1.5 分者,在 CT 上,GTV 到 CTV 需外扩 4.9mm(4/0.82),96% 以上患者肝内肿瘤的亚临床灶在放射野内;对于评分 ≥2.0 分者,CT 上,需外扩 7.9mm(6.5/0.82),95.1% 患者肝内肿瘤亚临床灶在放射野内。

4. 放疗中是否结合药物治疗或介入治疗　尽管肝内胆管细胞癌缺少药物治疗或介入治疗的高级别临床试验,与历史资料比较,化疗或介入栓塞化疗患者的生存期延长。最近本院开展了 GEMOX 化疗方案结合靶向药物仑伐替尼和免疫检测点抑制剂抗 PD-1 抗体,待肿瘤缩小后再进行放疗。该研究正在进行中,第十章的病例 44、45 就显示良好的治疗效果。在该研究结果出来前,我们还是认为化疗或介入治疗结合外放疗缺少高级别循证医学证据,但是就目前的报道,化疗结合外放疗患者,生存期最长。化疗药物的作用可以达到放射增敏,也可以预防远处转移。化疗结合靶向药物和免疫治疗药物的药物治疗,再结合外放疗,值得我们进一步研究,期待结果出炉。

（曾昭冲）

参考文献

［1］ POULTSIDES G A, ZHU A X, CHOTI M A, et al. Intrahepatic cholangiocarcinoma [J]. Surg Clin North Am, 2010, 90 (4): 817-837.

［2］ KOBAYASHI M, IKEDA K, SAITOH S, et al. Incidence of primary cholangiocellular carcinoma of the liver in japanese patients with hepatitis C virus-related cirrhosis [J]. Cancer, 2000, 88 (11): 2471-2477.

［3］ DONATO F, GELATTI U, TAGGER A, et al. Intrahepatic cholangiocarcinoma and hepatitis C and B virus infection, alcohol intake, and hepatolithiasis: a case-control study in Italy [J]. Cancer Causes Control, 2001, 12 (10): 959-964.

［4］ TAO L Y, HE X D, QU Q, et al. Risk factors for intrahepatic and extrahepatic cholangiocarcinoma: a case-control study in China [J]. Liver Int, 2010, 30 (2): 215-221.

［5］ SHAIB Y, EL-SERAG H B. The epidemiology of cholangiocarcinoma [J]. Semin Liver Dis, 2004, 24 (2): 115-125.

［6］ BROOMé U, OLSSON R, LÖÖF L, et al. Natural history and prognostic factors in 305 Swedish patients with primary sclerosing cholangitis [J]. Gut, 1996, 38 (4): 610-615.

［7］ BURAK K, ANGULO P, PASHA T M, et al. Incidence and risk factors for cholangiocarcinoma in primary sclerosing cholangitis [J]. Am J Gastroenterol, 2004, 99 (3): 523-526.

［8］ HASWELL-ELKINS M R, SITHITHAWORN P, MAIRIANG E, et al. Immune responsiveness and parasite-specific antibody levels in human hepatobiliary disease associated with Opisthorchis viverrini infection [J]. Clin Exp Immunol, 1991, 84 (2): 213-218.

［9］ LIPSETT P A, PITT H A, COLOMBANI P M, et al. Choledochal cyst disease. A changing pattern of presentation [J]. Ann Surg, 1994, 220 (5): 644-652.

［10］ LI F H, CHEN X Q, LUO H Y, et al.[Prognosis of 84 intrahepatic cholangiocarcinoma patients][J]. Ai Zheng, 2009, 28 (5): 528-532.

［11］ JIANG W, ZENG Z C, TANG Z Y, et al. A prognostic scoring system based on clinical features of intrahepatic cholangiocarcinoma: the Fudan score [J]. Ann Oncol, 2011, 22 (7): 1644-1652.

［12］ 黄亮 , 晏建军 , 周飞国 , 等 . 肝内胆管细胞癌临床特点分析 [J]. 肝胆外科杂志 , 2006, 14 (5): 334-336.

［13］ CHEN Z, YAN J J, HUANG L, et al. Prognostic analysis of patients suffering from intrahepatic cholangiocarcinoma [J]. Chinese-German J Clin Oncol, 2011, 10 (3): 150-152.

［14］ MALAGUARNERA G, PALADINA I, GIORDANO M, et al. Serum markers of intrahepatic cholangiocarcinoma [J]. Dis

Markers, 2013, 34 (4): 219-228.

［15］ YAMASAKI S. Intrahepatic cholangiocarcinoma: macroscopic type and stage classification [J]. J Hepatobiliary Pancreat Surg, 2003, 10 (4): 288-291.

［16］ OKABAYASHI T, YAMAMOTO J, KOSUGE T, et al. A new staging system for mass-forming intrahepatic cholangio-carcinoma: analysis of preoperative and postoperative variables [J]. Cancer, 2001, 92 (9): 2374-2383.

［17］ NATHAN H, ALOIA T A, VAUTHEY J N, et al. A proposed staging system for intrahepatic cholangiocarcinoma [J]. Ann Surg Oncol, 2009, 16 (1): 14-22.

［18］ EDGE S, BYRD D, COMPTON C, et al. AJCC cancer staging manual [M]. 7th ed. New York: Springer-Verlag, 2010.

［19］ PARK J, KIM M H, KIM K P, et al. Natural History and Prognostic Factors of Advanced Cholangiocarcinoma without Surgery, Chemotherapy, or Radiotherapy: A Large-Scale Observational Study [J]. Gut Liver, 2009, 3 (4): 298-305.

［20］ YAMAMOTO M, ARIIZUMI S. Surgical outcomes of intrahepatic cholangiocarcinoma [J]. Surg Today, 2011, 41 (7): 896-902.

［21］ SULPICE L, RAYAR M, BOUCHER E, et al. Treatment of recurrent intrahepatic cholangiocarcinoma [J]. Br J Surg, 2012, 99 (12): 1711-1717.

［22］ 巨邦律, 方驰华, 颜政, 等. 肝内胆管结石并肝内胆管癌临床病理特征与外科治疗 [J]. 中华肝胆外科杂志, 2006, 12 (1): 27-29.

［23］ GHALI P, MAROTTA PJ, YOSHIDA E M, et al. Liver transplantation for incidental cholangiocarcinoma: analysis of the Canadian experience [J]. Liver Transpl, 2005, 11 (11): 1412-1416.

［24］ LE ROY B, GELLI M, PITTAU G, et al. Neoadjuvant chemotherapy for initially unresectable intrahepatic cholangiocarcinoma [J]. Br J Surg, 2018, 105 (7): 839-847.

［25］ BURGER I, HONG K, SCHULICK R, et al. Transcatheter arterial chemoembolization (TACE) in unresectable cholan-giocarcinoma—initial experience in a single institution. J Vasc Intervent Radiol, 2005, 16 (3): 353-361.

［26］ GUSANI N J, BALAA F K, STEEL J L, et al. Treatment of unresectable cholangiocarcinoma with gemcitabine-based transcatheter arterial chemoembolization (TACE): a single-institution experience [J]. J Gastrointest Surg, 2008, 12 (1): 129-137.

［27］ KIM J H, YOON H K, SUNG K B, et al. Transcatheter arterial chemoembolization or chemoinfusion for unresectable intrahepatic cholangiocarcinoma: clinical efficacy and factors influencing outcomes [J]. Cancer, 2008, 113 (7): 1614-1622.

［28］ CERCEK A, BOERNER T, TAN B R, et al. Assessment of hepatic arterial infusion of floxuridine in combination with systemic gemcitabine and oxaliplatin in patients with unresectable intrahepatic cholangiocarcinoma: a phase 2 clinical Trial [J]. JAMA Oncol, 2020, 6 (1): 60-67.

［29］ EDELINE J, TOUCHEFEU Y, GUIU B, et al. Radioembolization plus chemotherapy for first-line treatment of locally advanced intrahepatic cholangiocarcinoma: a phase 2 clinical Trial [J]. JAMA Oncol, 2020, 6 (1): 51-59.

［30］ VALLE J, WASAN H, PALMER D H, et al. Cisplatin plus gemcitabine versus gemcitabine for biliary tract cancer [J]. N Engl J Med, 2010, 362 (14): 1273-1281.

［31］ 李亚星, 张晓华, 杨春明, 等. 肝动脉灌注结合全身化疗治疗进展期肝内胆管细胞癌的效果观察 [J]. 江苏大学学报 (医学版), 2011, 21 (5): 439-442.

［32］ ZHAO Q, CHEN Y, DU S, et al. Integration of radiotherapy with anti-PD-1 antibody for the treatment of intrahepatic or hilar cholangiocarcinoma: reflection from four cases [J]. Cancer Biol Ther, 2021, 22 (3): 175-183.

［33］ 张德东, 于晓玲, 梁萍, 等. 经皮微波消融治疗肝内胆管细胞癌的疗效分析 [J]. 中华医学超声杂志 (电子版), 2011, 08 (11): 2314-2319.

［34］ KIM J H, WON H J, SHIN Y M, et al. Radiofrequency ablation for recurrent intrahepatic cholangiocarcinoma after curative resection [J]. Eur J Radiol, 2011, 80 (3): e221-e225.

［35］ CHEN Y X, ZENG Z C, TANG Z Y, et al. Determining the role of external beam radiotherapy in unresectable intrahepatic cholangiocarcinoma: a retrospective analysis of 84 patients [J]. BMC Cancer, 2010, 10: 492.

［36］ BEN-JOSEF E, NORMOLLE D, ENSMINGER W D, et al. Phase Ⅱ trial of high-dose conformal radiation therapy with concurrent hepatic artery floxuridine for unresectable intrahepatic malignancies [J]. J Clin Oncol, 2005, 23 (34): 8739-8747.

［37］ ZENG Z C, TANG Z Y, FAN J, et al. Consideration of the role of radiotherapy for unresectable intrahepatic cholangiocarcinoma: a retrospective analysis of 75 patients [J]. Cancer J, 2006, 12 (2): 113-122.

［38］ CHANG W W, HSIAO P K, QIN L, et al. Treatment outcomes for unresectable intrahepatic cholangiocarcinoma: Nationwide, population-based, cohort study based on propensity score matching with the Mahalanobis metric [J]. Radiother Oncol, 2018, 129 (2): 284-292.

［39］ YAMAMOTO M, TAKASAKI K, OTSUBO T, et al. Recurrence after surgical resection of intrahepatic cholangiocarcinoma [J]. J Hepatobiliary Pancreat Surg, 2001, 8 (2): 154-157.

［40］ LEONG E, CHEN W W, NG E, et al. Outcomes from combined chemoradiotherapy in unresectable and locally advanced resected cholangiocarcinoma [J]. J Gastrointest Cancer, 2012, 43 (1): 50-55.

［41］ SHINOHARA E T, MITRA N, GUO M, et al. Radiation therapy is associated with improved survival in the adjuvant and definitive treatment of intrahepatic cholangiocarcinoma [J]. Int J Radiat Oncol Biol Phys, 2008, 72 (5): 1495-1501.

［42］ GIL E, JOH J W, PARK H C, et al. Predictors and patterns of recurrence after curative liver resection in intrahepatic cholangiocarcinoma, for application of postoperative radiotherapy: a retrospective study [J]. World J Surg Oncol, 2015, 13: 227.

［43］ MAVROS M N, ECONOMOPOULOS K P, ALEXIOU V G, et al. Treatment and prognosis for patients with intrahepatic cholangiocarcinoma: systematic review and meta-analysis [J]. JAMA Surg, 2014, 149 (6): 565-574.

［44］ JIA A Y, WU J X, ZHAO Y T, et al. Intensity-modulated radiotherapy following null-margin resection is associated with improved survival in the treatment of intrahepatic cholangiocarcinoma [J]. J Gastrointest Oncol, 2015, 6 (2): 126-133.

［45］ LIN Y K, HSIEH M C, WANG W W, et al. Outcomes of adjuvant treatments for resectable intrahepatic cholangiocarcinoma: Chemotherapy alone, sequential chemoradiotherapy, or concurrent chemoradiotherapy [J]. Radiother Oncol, 2018, 128 (3): 575-583.

［46］ JIANG W, ZENG Z C, TANG Z Y, et al. Benefit of radiotherapy for 90 patients with resected intrahepatic cholangiocarcinoma and concurrent lymph node metastases [J]. J Cancer Res Clin Oncol, 2010, 136 (9): 1323-1331.

［47］ LILLEMOE K D, CAMERON J L. Surgery for hilar cholangiocarcinoma: the Johns Hopkins approach [J]. J Hepatobiliary Pancreat Surg, 2000, 7 (2): 115-121.

［48］ PUHALLA H, GRUENBERGER T, POKORNY H, et al. Resection of hilar cholangiocarcinomas: pivotal prognostic factors and impact of tumor sclerosis [J]. World J Surg, 2003, 27 (6): 680-684.

［49］ GAZZANIGA G M, FILAURO M, BAGAROLO C, et al. Surgery for hilar cholangiocarcinoma: an Italian experience [J]. J Hepatobiliary Pancreat Surg, 2000, 7 (2): 122-127.

［50］ KONDO S, HIRANO S, AMBO Y, et al. Forty consecutive resections of hilar cholangiocarcinoma with no postoperative mortality and no positive ductal margins: results of a prospective study [J]. Ann Surg, 2004, 240 (1): 95-101.

[51] CHEN Y X, ZENG Z C, TANG Z Y, et al. Prediction of the lymph node status in patients with intrahepatic cholangiocar-cinoma: analysis of 320 surgical cases [J]. Front Oncol, 2011, 1: 42.

[52] BI A H, ZENG Z C, JI Y, et al. Impact factors for microinvasion in intrahepatic cholangiocarcinoma: a possible system for defining clinical target volume [J]. Int J Radiat Oncol Biol Phys, 2010, 78 (5): 1427-1436.

第六章

肝癌的立体定向放射治疗

第一节　基本概念

一、立体定向放疗

利用影像设备采集肿瘤及周围正常组织的图像,在治疗计划系统的配合下,利用立体定向原理和技术,对人体内肿瘤实施精确定位和精确照射,将放射线聚集于肿瘤靶区,给予较大剂量照射,使肿瘤产生局灶性破坏,而正常组织受到损伤降至最低程度。肝癌的立体定向放疗(SBRT)技术必须满足以下条件:有四维CT的影像设备引导和呼吸运动管理系统,非常精确的患者体位固定,放疗前的个体化图像校正,放疗射线能聚焦到肿瘤以及肿瘤之外的射线剂量梯度快速下降。

二、小肝癌的定义

原发性肝癌患者单个肿瘤最大径 ≤5cm 或多个病灶(≤3 个)的最大径 ≤3cm,无血管侵犯,无肝外转移,为小肝癌。值得一提的是,不是所有小肝癌都属于早期肝癌,如治疗后复发或残留的患者或者肝功能为 Child-Pugh C 级患者,尽管肝内肿瘤情况符合早期肝癌,但不是早期肝癌,我们把这种情况定义为小肝癌。有一部分转移性肝癌,只要肝内病灶符合小肝癌的标准,也属于小肝癌或称为寡转移,此时,这种患者已经属于远处转移,按照分期标准,属于晚期。早期肝癌往往是小肝癌,但是小肝癌不一定就是早期肝癌。

三、寡转移

寡转移被定义为恶性肿瘤单个器官转移数目 ≤5 个转移灶,如果多器官转移,其中一个器官肿瘤数目 ≤3 个,总数 ≤5 个转移灶。通过局部治疗(手术切除、射频消融、立体定向放疗)可以获得长期生存。原发性肝癌最常见的肝外转移器官分别为肺、骨、淋巴结、肾上腺。转移性肝癌最常见的原发来源为结直肠癌。不管是原发性肝癌或转移性肝癌,只要符合寡转移的概念,SBRT 是不错的选择。

四、SBRT 指征

SBRT 可作为小肝癌的根治性治疗方法。小的原发性肝癌(PLC,常见的肝细胞癌和肝内胆管细胞癌),特别是早期 PLC 患者,通常情况下施以手术切除或射频消融(RFA),除非患者有禁忌证或拒绝手术。第十章中病例 1、2 患者都有手术切除指征,病例 1 有 RFA 指征,但患者拒绝手术或 RFA,接受 SBRT。

SBRT 最适用于手术或射频消融难度高的肿瘤,如肿瘤位于肝脏中央(病例 3)、肝门区(病例 4)、紧贴大血管(病例 5)、高龄患者(病例 6)或伴有内科疾病如肝功能失代偿(病例 7)。这些情况不宜手术或射频消融,SBRT 可作为替代治疗,达到根治目的,除此之外的其他治疗,目前都不是根治性。

SBRT 亦适用于手术后残存肿瘤(R1 或 R2 切除)如病例 8,或 RFA 后残留如病例 9 和病例 10。这些病例在初诊初治时,医生就感觉到根治有难度。此时,SBRT 可作为补充治疗,达到根治目的。

SBRT 可作为介入后肿瘤残存的巩固治疗或辅助治疗,此时,肿瘤明显缩小,更容易实施 SBRT,从而获得根治性治疗机会,如病例 11。

SBRT 可作为术后复发(病例 12 和病例 13)或 RFA 复发(病例 14)的补救性治疗。有时候难以鉴别肝内新发病灶是原发病灶转移或新发病灶,但均适用 SBRT。

SBRT 也可作为肝癌患者肝移植前的桥接治疗(病例 15),待有合适的供肝,再接受肝移植,为控制肿瘤进展赢得宝贵的时间。

肝内胆管细胞癌的 SBRT 指征和肝细胞癌一样,病例 16、17 和 18 分别为位于大血管旁和不愿手术切除的胆管细胞癌,接受放疗前后的情况。

对原发性肝癌出现肝外的寡转移灶,也可以施以 SBRT,如肝癌肺转移(病例 19)、癌栓(病例 20)和骨转移(病例 21)。

转移性肝癌一般通过系统性治疗(化疗、靶向、免疫治疗)往往会缩小,一部分患者获得手术切除的机会。对外科不宜手术切除的患者,转移性小肝癌也适合 SBRT(病例 22 和病例 23)。

第二节 原发性肝癌的立体定向放射治疗

原发性肝癌有多种治疗方法,我们将其归为局部治疗与全身治疗。常见的局部治疗有外科手术切除、瘤内乙醇注射、消融、局部放射治疗等;常见的全身治疗有化疗、分子靶向治疗、免疫治疗。介入栓塞化疗严格说来属于区域性治疗,因为其所使用的碘油只对肝内肿瘤有效,化疗药物随碘油大部分沉积在瘤内。外科手术包括肿瘤局部切除和肝移植,是治愈肝癌的重要手段,但是,80% 原发性肝癌患者在确诊时,或因肿瘤大、位置不佳、癌栓、远处转移,或肝功能及其他内科疾病,失去手术切除的指征。非手术治疗,最常见的是针对肝内病灶,经肝动脉栓塞化疗,我们称为介入治疗。射频消融和瘤内乙醇注射主要对小于 3cm 的肝内肿瘤。外放疗可以结合其他治疗方法,对多种病期的肝癌,无论是肝内或肝外转移均适用。我国卫健委组织专家制定了第三版《原发性肝癌诊疗规范(2019 年版)》。在我国的诊疗规范中,对早期或小肝癌推荐包括放射消融(或立体定向放疗)在内的消融治疗,即消融有物理消融和化学消融,物理消融常见的有射频消融、微波消融、放射消融;化学消融如无水乙醇等。美国、韩国和我国的 CSCO 原发性肝癌诊疗指南,也推荐肝癌立体定向放射治疗,即放射消融。

一、疗效

(一)肝细胞癌

1. 局部控制率 表 6-2-1 列出不同作者报道的小肝癌 SBRT 的肿瘤局部控制率,大部分作者认为局部控制率与肿瘤的放疗剂量有关。剂量越大,局部控制率也越高。另外,与肿瘤的分期或大小也有关。最近几年,由于 SBRT 的经验积累,放疗剂量提高,局部控制率也随之上升,3 年局部控制率在 90% 以上。

由亚太原发性肝癌专家委员会(APPLE)肝癌放疗协作组联合开展了"亚洲地区肝细胞癌立体定向放疗与射频消融比较"的研究课题。该研究收集了亚洲 7 家大型医院 2 064 例肝细胞癌(HCC),其中 1 568 例患者接受射频消融(RFA),496 例患者接受 SBRT,采用倾向性评分匹配法(PSM),筛选出 313 对进行比较。结果显示 3 年局部复发率 SBRT 优于 RFA(21% 对 28%,$P<0.001$)。分层分析显示肿瘤最大径>3cm、肿瘤位于膈肌下方、介入栓塞后复发者,接受 SBRT 局部控制率更佳。

密歇根大学在 2016 年的 JCO 发表其研究结果,224 例不能手术的小肝癌患者,其中行射频消融的有 161 例,行 SBRT 的有 63 例。选择射频消融的患者,肿瘤直径大部分小于 3~4cm,选择 SBRT 的主要原因是肿瘤靠近血管或者肠道,或射频消融难以有效定位,或射频消融后局部残留、复发。结果显示,射频消融和 SBRT 的 1、2 年局部控制率分别为 83.6%、80.2% 和 97.4%、83.8%,进一步亚组分析发现,如果肿瘤直径小于 2cm,两者的局部控制率相似,但是,肿瘤直径大于 2cm,则 SBRT 的局部控制率要远远优于射频消融($HR=3.35$;95% CI 1.17~9.62,$P=0.025$)。尽管这是一项回顾性研究,但为 SBRT 提升到一线治疗提供了充分的依据,特别是肿瘤大于 2cm 的患者。

2. 总生存率 SBRT 是一种非常有效的无创治疗手段,既往一系列报道肝癌 SBRT 的临床疗效,3 年生存率为 69%~78%,对于早期肝癌患者(首诊首治)接受 SBRT,有研究报道其 5 年生存率达到 64%~82%。近年报道,众多肝癌 SBRT 相关临床研究结果,均显示生存获益。一项回顾分析 117 例 HCC 患者,直径 ≤5cm(Ⅰa 期),肝功能 Child-Pugh A 级,比较 SBRT 与手术切除的疗效差异,SBRT 剂量为(42~48)Gy/(3~5)Fx,结果发现 SBRT 与手术切除治疗的 1、3、5 年总生存分别为 96.3%、81.8%、70.0% 与 93.3%、83.1%、64.4%,两者差异无统计学意义;Hepatology 杂志 2019 年发表的一项研究,直径小于 3cm,病灶数小于 3 个(Ⅰa、Ⅰb 期)的 HCC,肿瘤放疗剂量为(35~45)Gy/(5~15)Fx,结果显示 SBRT 与射频消融的 3 年 OS 分别为 70.4% 与 69.1%,生存获益相似,肿瘤的 3 年局部复发率分别为 5.3% 和 12.9%,SBRT 比射频消融更有优势。

与外科手术或射频消融的肝癌患者情况比较,接受 SBRT 的患者,其肿瘤基线特征都比较差,为了排除其他预后因素的影响,Huang 等用 Cox 回归模型分析了 SBRT 对肝癌患者总生存的影响,其中 SBRT 组 36 例,非 SBRT 组 138 例($HR=2.44$,$P=0.005$)。最后,研究者将 28 例行 SBRT 患者与相同基线特征的未行 SBRT 的患者进行 1:1 的匹配,1 年生存率分别为 72.6% 和 42.1%($P=0.013$),结论是:对

表 6-2-1 小的肝细胞癌接受立体定向放疗的效果

作者	发表年	肝内病灶情况	例数	肿瘤剂量	反应率(%)				总体生存率(%)				局部控制率(%)		
					CR	PR	SD	PD	1年	2年	3年	5年	1年	2年	3年
Kimura T	2021	首诊首治，单发病灶，中位 Ø 2.3cm	36	40Gy/5Fx							78				90
Chen YX	2020	首治28%，复发31%，残存41%，中位 Ø 2.6cm	101	(48~60)Gy/(5~10)Fx	62.4	23.8	12.9	0.9	96.9	69	64.3	64	96.1	92.1	89
Kimura T	2018	BCLC 0 53.3%;BCLC A 46.7%, 不适合手术和射频或拒绝手术和射频治疗	28	48Gy/4Fx						78.6			95.4	95.4	
			122	TACE+48Gy/4Fx						80.3			99.2	98.5	
Takeda A	2016	BCLC 0-A 84%, C 16%; 补救 SBRT 42%, 首治 SBRT 36%, 肝内复发 22%	90	35Gy/5Fx (10%);40Gy/5Fx (90%)					95.5	80.0	66.7		98.8	96.3	96.3
Su TS	2016	最大径 Ø ≤5cm;BCLC A 55.3%,B 44.7%; Child-Pugh A 86.4%, Child-Pugh B 13.6%	132	(42~46)Gy/(3~5)Fx					94.1		73.5	64.3	90.9		
Wahl DR	2016	最大径 0~3cm 73.1%,3cm ≤Ø~5cm 23.2%, Ø≥5cm 3.7%;Child-Pugh A 68.7%,B 28.9%, C 2.4%	63	30Gy/3Fx~50Gy/5Fx					74	46			97.4	83.8	
Huertas A	2015	Ø ≤6cm, Child-Pugh A5-B8, ECOG ≤2, 病灶数 ≤3 ;AJCC Ⅰ期 28.6%, Ⅱ期 68.8%, Ⅲa 期 1.3%, Ⅲb 期 1.3%	77	45Gy/3Fx,2Fx/W					81.8	56.6			99	99	
Yamashita	2014	AJCC Ⅰ期 37%, Ⅱ期 27%, Ⅲ期 8%;复发 14%,分期不明 14%	79	BED$_{10}$=96.3Gy(75~106)、40Gy/4Fx~60Gy/10Fx	45.6	35.4	11.4	5.1		52.9				74.8	
Lo CH	2014	BCLC A 5.7%, B 11.3%,C 83.0%	53	40Gy/(4~5)Fx	32.8	38.8	23.9	4.5	70.1	45.4			73.3	66.8	
Sanuki	2014	≤5cm.T1 84.3%,T2 11.4%, T3 4.3%	185	CP A:40Gy/5Fx; CP B:35Gy/5Fx					95	83	70		99	93	91
Tekeda A	2014	T1:68.3%, T2:15.9%, T3:15.8%	63	(35~40)Gy/5Fx	80.7	17.7	1.6	0	100	87	73		100	95	92
Yoon SM	2013	最大径 Ø<6cm; ≤3 个病灶;Child-Pugh A or B; 正常肝>700ml;肿瘤与胃肠道间距>2cm;92 例既往其他治疗失败	93	(30~60)Gy/3Fx	51.5	21.4	25.2	0	86	53.8			94.8	92.1	92.1
Bibault JE	2013	BCLC A:53%;B:29%;C:18%,Ø<7cm	82	(33~60)Gy/3Fx						63		39		87	
		BCLC A:62.7%,B:13.3%,C:24%. 51%同时伴其他治疗	75	(24~45)Gy/3Fx (中位 45Gy)					78.5	50.4			89.8	89.8	
Park JH	2013	最大径 Ø<6cm; ≤3 个病灶; 正常肝>700ml;肿瘤与胃肠道间距>2cm	26	(40~50)Gy/(4~5)Fx	25	42.9	32.1	0	88.5	67.2				87.6	

注：CR. 完全缓解；PR. 部分缓解；SD. 稳定；PD. 进展；CP. Child-Pugh 肝功能分级；Ø. 肿瘤直径；BED. 等效生物剂量；Fx. 次。

于复发、无法手术切除的肝癌患者,SBRT 可以明显延长其总生存期。

需要指出的是,上述报道均是回顾性研究,样本量也不大,还包括了很多无法手术切除的中晚期病例。表 6-2-1 总结了肝癌 SBRT 治疗的报道,选择治疗次数 ≤ 10 次的文献。

表 6-2-2 列出不同根治手段治疗小肝癌的生存结果。根治性治疗手段主要有肝移植、局部手术切除肿瘤、射频消融等,这些治疗手段目前均被权威的肝癌治疗指南所推荐(如米兰标准、巴塞罗那分期),5 年生存率为 50%~80%,根据目前的报道,SBRT 的 5 年生存率与上述治疗手段相似。因此,SBRT 可作为无法行上述局部治疗或治疗失败后的一种替代治疗。

表 6-2-2　小肝癌各种局部治疗总体生存率比较

治疗方法	3 年生存率(%)	5 年生存率(%)
外科手术	75~90	40~70
腹腔镜切除	70~93	50~71
射频消融	54~67.2	40~67.9
肝移植	65~85	65~80
立体定向放疗	69~78	64~70

SBRT 还可作为肝癌患者等待肝移植前的一种衔接治疗。对于符合移植适应证的肝细胞癌患者,原位肝移植是最有效的治疗手段。但是,由于肝脏供体数量限制,许多患者在较长的肝源等待过程中,出现肿瘤进展,从而丧失最佳的肝移植治疗机会。因此,在肝源等待过程中,延缓肿瘤进展的衔接治疗非常重要。美国 Rochester 大学医学中心和密西根威廉博蒙特(William Beaumont)医院报道了 18 例移植前接受 SBRT 的肝癌患者,中位放疗剂量为 50Gy/10 次,没有严重的胃肠道不良反应和放射性肝炎发生。在放疗后 6.3 个月的中位等待期内,12 例患者成功地接受了肝切除或肝移植术,10 例患者的病肝出现肿瘤病理性坏死,在术后 19.6 个月的中位随访期中,所有患者均存活。一项回顾性人群分析,比较了 SBRT、TACE、射频消融三种治疗手段作为肝移植前桥接治疗的安全性和有效性,结果显示 SBRT 与 TACE 和射频消融相比,其安全性和有效性相似。但是,对于存在肝功能失代偿患者,由于腹水或凝血功能障碍,SBRT 比介入或射频有明显优势,如第十章的病例 15。SBRT 大分割放疗是肝癌患者等待肝移植前一种安全有效的衔接治疗,能够在移植前缩小或控制肿瘤,提高生存获益。肝癌肝移植前放疗,为等待期提供了有效的治疗措施,同时也缓解肝源压力,相似的报道还有很多,将越来越受到重视。

(二)肝内胆管细胞癌

肝内胆管细胞癌(ICC)的发病率不及肝细胞癌高,但容易出现淋巴结转移和沿肝内胆管浸润性生长,符合小肝癌而接受立体定向放疗的病例不多,目前国外报道的例数很少。国内外一些小样本的回顾性研究报道,ICC 接受立体定向放疗的中位生存期为 10~17 个月。美国梅奥(Mayo)医院报道 10 例肝内胆管细胞癌接受(45~60)Gy/(3~5)Fx 的立体定向放疗,中位随访时间 14 个月,局部控制率 100%,失败的主要原因是放射野外的肝转移复发或肝外播散。德国的一项多中心胆管癌 SBRT 病例回顾性研究,50% 是 ICC 患者(41/82),发现 BED 是影响局部控制率和生存率的唯一预后因素,3 级胃肠道出血发生率 4.7%。另一篇报道 34 例不宜手术切除的肝内胆管细胞癌接受立体定向放疗,30Gy/3Fx,局部控制率 79%,中位生存期 17 个月,3 级不良反应发生率 12%。低于 45Gy/3 次的分割剂量,肿瘤控制率可能不好。美国多中心研究收集 11 例肝内胆管细胞癌,放疗剂量为 30(22~50)Gy/(1~10)次,肿瘤的局部控制率只有 33.3%,RECIST 标准评价,完全缓解 11.1%,部分缓解 22.2%,稳定 22.2%,进展 44.4%,1 年总体生存率 45%。从表 6-2-3 可见 45Gy/3 次的分割剂量,肝内胆管细胞癌 1 年局部控制率 100%,受照射的肿瘤局部控制率似乎好于肝细胞癌和转移性肝癌,但是,肝内胆管细胞癌的生存期短,有些患者还没出现局部复发就死亡,长期局部控制率尚不清楚,而且只有 6 个病例,不足以说明 45Gy/3 次就可以达到很高的局部控制率。

表 6-2-3　各种肝癌立体定向放疗相似分割剂量的局部控制率和复发率比较

肝癌类型	例数	放疗剂量 (Gy)	病灶体积 (cm³)	局部控制率*(%)		复发率**(%)
				1 年	2 年	
肝细胞癌	42	45(27~45)/3 次	47.5(1.4~499)	90.5	90.5	7.3
肝内胆管细胞癌	6	45(39~45)/3 次	261(8~371)	100	–	33.3
转移性肝癌	72	45(30~45)/3-4 次	25.6(0.2~245)	73.3	67.4	25.4

注 * 局部控制率指受照射的肿瘤不再增长;** 复发率:放射野外的新病灶发生率,包括肝内外转移灶。

理论上说,肝内胆管细胞癌的放射敏感性不及肝细胞癌,这是因为胆管细胞癌的 α/β 低于肝细胞癌,对于 α/β 越低,其低分割放疗的受益越大。这也是立体定向放疗对于 ICC 可能获益的放射生物理论基础。综合目前的资料,立体定向放疗可作为不宜手术切除或射频消融,早期 ICC 的替代治疗手段。

但对于接近肝门部的肝内胆管癌,必须慎重使用立体定向放疗技术,因离胃窦、十二指肠较近,易发生穿孔、出血、梗阻等严重不良反应。第十章病例 16~18 为 ICC 接受立体定向放疗的典型病例,其效果不及同样是早期的肝细胞癌,ICC 患者均出现放射野复发或远处转移。

(三)原发性肝癌肝外转移

1. 癌栓　日本报道 43 例肝细胞癌伴门静脉和/或下腔静脉癌栓的患者,接受立体定向放射治疗,放疗剂量为 BED_{10} 73.4Gy,另外 54 例接受三维适形放疗,BED_{10} 58.5Gy。接受放射外科治疗的患者,客观缓解率(CR+PR)67%,三维适形放疗者 46%(P=0.04);接受放射外科患者 1 年生存率 49.3%,三维适形放疗者 29.3%(P=0.02),中位生存期分别为 11 个月和 6 个月。两组均未出现 CTCAE 4.0 版大于 3 级的不良反应。另一篇来自中国广州中山大学的报道,41 例接受容积调强弧形治疗技术(VMAT)的放疗,剂量(30~48)Gy/6 次,癌栓的有效率 76%,中位生存期 13 个月,1 年生存率 50.3%,无 4~5 级放疗不良反应。第十章病例 20 为小肝癌患者接受介入栓塞治疗后出现门静脉右支癌栓,此时患者接受原发灶和癌栓的 SBRT,达到根治。

2. 肝外转移　源自原发性肝癌的肺、肾上腺、骨、脑寡转移灶患者,只要肝内病灶控制好,都可以考虑 SBRT。Oh 报道 9 例原发性肝癌肺内孤立转移灶接受 50Gy/10 次到 60Gy/4 次 SBRT,2 年生存率为 57%。复旦大学附属中山医院报道 45 例肝细胞癌肺转移接受 SBRT,放疗剂量 50Gy/(5~10)次,肺内转移灶客观缓解率（CR+PR）为 67%，总体中位生存期 26.4 个月，如果结合索拉非尼作为全身治疗，总体生存期为 29.6 个月。Shah 报道 6 例肝细胞癌肾上腺转移，Chawla 报道 3 例、Ahmed 报道 1 例肝癌肾上腺转移，接受 SBRT 剂量为（45~50）Gy/10 次，放疗后肿瘤明显缩小，并且安全、无明显不良反应。腹腔淋巴结转移放疗需要行淋巴引流区的亚临床灶的预防性放疗，立体定向放疗作为可见病灶的补量，但由于腹腔淋巴结转移周围存在胃肠道，限制了 SBRT 的应用。

第十章病例 19 为肝癌肺转移患者接受肺部病灶的 SBRT；病例 35 为肝癌患者同时伴有左肾上腺转移，接受低分割放疗；病例 21 为肝癌骨转移患者接受骨转移灶的 SBRT；病例 41 为肝癌脑转移患者，必须接受 SBRT，但是经管医生没有给予 SBRT，出现肿瘤出血，这个教训也告诉我们肝细胞癌脑转移更需要 SBRT。

二、毒性反应

肝癌 SBRT 治疗出现早期急性反应，最常见的是非特异性反应，如乏力、食欲不振、恶心、不适等。其他常见反应有轻度肝酶升高，白细胞数下降、血小板数下降等。上述不良反应通常在放疗结束后逐步恢复，无须额外的治疗。比较严重的不良反应为非经典型放射性肝损伤（non-classic radiation-induced liver disease，RILD），表现为氨基转移酶超过正常最高值或治疗前水平的 5 倍，或 Child-Pugh 评分较放疗前升高 ≥ 2 分。出现致死性放射性肝损伤比较少见。在表 6-2-4 中，共查阅了 18 篇相关的文献，共计 1 404 例患者接受 SBRT 治疗，其中出现 5 级放射性肝损伤（致命性）仅 8 例（0.56%），这些致死性肝损伤往往与治疗时肝功能为 Child-Pugh B 级有关。这也给我们警示，对于肝功能为 Child-Pugh B 级的肝癌患者，进行 SBRT 治疗需要格外小心。尽量减少正常肝脏的照射剂量和照射体积，可以减少放射性肝损伤的发生率。消化道反应也是 SBRT 常见的不良反应，尤其是肿瘤与消化道（食管、胃、十二指肠、小肠、大肠等）紧靠。如表 6-2-4 所示，3 级以上的消化道反应的发生率大约为 0.85%（12 例）。其他的一些不良反应，如肋骨骨折（如病例 7）、胸腹壁疼痛、胆道狭窄（如病例 5）、骨骼肌纤维化，偶有发生。血小板数、白细胞数下降在肝癌患者中常见，与肝硬化有关，放疗后会略减少，不是骨髓抑制导致。总之，肝癌患者接受 SBRT 总的不良反应发生率很低，大多数为轻微反应。

表 6-2-4　立体定向放疗肝癌的不良反应

作者	发表时间	例数	肿瘤剂量	设备	危及器官剂量限制	不良反应（CTCAE）
Chen	2020	101	（48~60）Gy/（5~10）Fx	Tomo	正常肝 -V15Gy>700ml，十二指肠 1ml<25Gy，胃和小肠 1ml<25Gy	无 ≥3 级毒性
Kimura	2018	150	48Gy/4Fx	LA	单纯 SBRT 全肝 -GTV 平均剂量 6.7Gy（2.0~15.1Gy）；TACE+SBRT 全肝 -GTV 平均剂两 6.2Gy（2.7~13.1Gy）	3~4 级毒性 18.7%（28/150）；无 3~4 级的 GI 毒性发现

续表

作者	发表时间	例数	肿瘤剂量	设备	危及器官剂量限制	不良反应（CTCAE）
Takeda	2016	90	35Gy/5Fx 10人 40Gy/5Fx 80人	LA	20% 正常肝<40Gy；胃 10ml<25Gy；脊髓最大剂量（Dmax）<25Gy	3 级毒性 16.7%（15/90），无>3 级的毒性
Su	2016	132	(42~46) Gy/ (3~5) Fx	CK	十二指肠 1ml<25Gy，胃和小肠 1ml<25Gy；一侧肾 1/3<15Gy；全肝 -V15Gy>700ml；脊髓 Dmax<15Gy	G5 肝衰竭 4pts（3%），≥G3 肝性脑病 2（2.3%），≥G3 GI 出血 4（3%），肝破裂出血 1（0.8%）
Wahl	2016	63	(30~50) Gy/ (3~5) Fx	LA	十二指肠：0.5ml<24Gy/3Fx，30Gy/5Fx；胃：0.5ml<22.5Gy/3Fx，27.5Gy/5Fx；心脏 0.5ml<30Gy/3Fx，35Gy/5Fx；	G3 RILD 1 例，GI 出血 1 例，腹水加重 1 例
Huertas	2015	77	45Gy/3Fx	CK	肝 V21<33%，V15<50%；胃：Dmax<24Gy，5ml<21Gy；十二指肠：Dmax ≤24Gy，5ml<15Gy；小肠：0.5ml<27Gy，5ml<16Gy；大肠 1ml<30Gy，20ml<27Gy；脊髓 Dmax<18Gy；肺 V20<20Gy；心脏 Dmax<30Gy	G2 结肠溃疡 1 例（Dmax 45.6Gy；V30=16ml）；胃溃疡 2 例（Dmax=54Gy，V24=9.5ml）；出血 1 例
Culleton	2014	29	30Gy/6Fx	LA	0.5ml 胃、十二指肠、小肠、大肠分别<32、33、34、36Gy；肝 Veff NTCP<22Gy，肋骨<54Gy	63%CP 评分增加 2 分；G3 血小板下降 14%；G3 转氨酶升高 6.9%，G4 转氨酶升高 3.4%
Sanuki	2014	185	(35~40) Gy/ 5Fx	LA	肝 V20<20%，GI Dmax<25Gy/5Fx；脊髓 Dmax<25Gy/5Fx	CP 评分升高 2 分 19 例；G5 肝衰竭 2 例（都是 CP B）
Lo	2014	53	40Gy/5Fx [(28~60) Gy/ (3~6) Fx]	CK	无记录	无 ≥G3 GI 毒性；5 例（9.4%）RILD，2 例致死性肝衰竭
Yoon	2013	93	(30~60) Gy/ (3~6) Fx	LA	全肝 -V15>700ml，平均肝<13Gy/3Fx；食管和肠 2ml<21Gy；胃和十二指肠 2ml<18Gy	留置金标导致感染性休克 1 例；≥G3 肝毒性 6 例，CP 升高 ≥2 分 9 例；肋骨骨折 2 例（30 和 45Gy/3fx），胆管狭窄 1 例
Jang	2013	82	(33~60) Gy/ 3Fx	CK	全肝 -V15/V17>700ml；脊髓平均<17Gy；脊髓 Dmax<22Gy；食管 Dmax<24Gy	CP 评分升高 ≥2 分 6 例（7%），G3 软组织毒性 1 例（1%），G3 GI 毒性 5 例（6%）（溃疡 3 例，穿孔 2 例）
Jung	2013	92	(30~60) Gy/ (3~4) Fx	LA	肿瘤至 GI 距离>2cm，平均肝<20.4Gy	RILD：G2 11 例，G3 或以上 6 例
Bibault	2013	75	(40~50) Gy/ 3Fx	CK	正常肝>700ml，肝 V15<50%、V21<33%；胃 V21<5ml、十二指肠 V24<0.5ml；小肠 V27<0.5ml	肝功能失代偿 5 例（6.6%），十二指肠溃疡 G2 3 例（4%），G4 1 例（1.3%）
Park	2013	26	(40~50) Gy/ 10Fx	LA	25% 正常肝<50% 处方剂量；最大剂量：食管和结肠<35Gy/10Fx；胃、十二指肠和脊髓<25Gy/10Fx	≥G3 肝毒性 1 例（3.8%），CP 升高 2 分 1 例（3.8%），肋骨骨折 1 例
Katz	2012	18	50Gy/10Fx	LA	正常肝 ≥1 000cm³，70% 肝<27Gy，肝平均剂量 8.5Gy（1~15.6Gy）	无≥G3 GI 毒性，G3 肝酶升高 1 例

续表

作者	发表时间	例数	肿瘤剂量	设备	危及器官剂量限制	不良反应（CTCAE）
Huang	2012	36	37（25~48）Gy/（4~5）Fx	CK	肝体积>700ml平均剂量<15Gy；肾：V16<33%/4Fx，V18<33%/5Fx；脊髓：最大<23Gy/4Fx，<25Gy/5Fx；心：最大<32Gy/4Fx，<35Gy/5Fx；胃：V25<5ml/4Fx，最大<29Gy/4Fx，V27<5ml/5Fx，<31Gy/5Fx；小肠：V23<5ml/4Fx；最大<27Gy/4Fx，V25<5ml/5Fx，<29Gy/5Fx；大肠：V24<5ml/4Fx，最大<28Gy/4Fx，V25<5ml/5Fx，<29Gy/5Fx	G3胃溃疡1例，RILD 2例经过支持治疗恢复.≤G2 GI 毒性如呕吐5例，恶心9例，乏力9例，腹痛2例，骨骼肌不适1例
Andolino	2011	60	CP A：14Gy×3Fx CP B：8Gy×5Fx	LA	CP A：1/3肝≤10Gy，≥500ml肝<7Gy；CP B：1/3肝≤18Gy，≥500ml肝<12Gy；SC <18Gy；2/3右肾<15Gy；1/3左肾<15Gy；0.5ml小肠<12Gy	56例完成SBRT，G1-2非造血系统毒性13例（23%）；G3肝酶升高或胆红素升高9例（16%）；G3血小板减少9例，G4 1例（放疗前G3）；国际标准化比值升高2例；G3白蛋白降低7例，CPA→B 7/36，CP B→C 5/24
Kwon	2010	42	（30~39）Gy/3Fx	CK	肝V20<50%处方剂量，平均肝剂量<18Gy，胃、小肠、大肠<21Gy/3Fx；2/3右肾<15Gy/3Fx，脊髓Dmax<21Gy/3Fx	全身症状36%，G1或G2肝酶升高30%，白细胞减少18%.G4肝衰竭1例（2.4%）

注：CTCAE. 不良事件通用术语标准；GI. 胃肠道；RILD. 放射性肝病；CK. 射波刀；LA. 直线加速器；CP. Child-Pugh 评分；G. 级；Fx. 次。

三、照射剂量

（一）肿瘤剂量

SBRT 前提是给予肿瘤大剂量照射，达到毁损病灶的目的。目前没有统一标准的剂量分割模式，一般总剂量 24~60Gy，照射次数 3~10 次。较高的照射剂量可能会在一定程度上提高局部控制率，延长患者的总生存期。韩国报道，对 82 例肝细胞癌行射波刀的立体定向放疗，将照射剂量分为 >54Gy，45~54Gy，<45Gy 三个梯度，照射次数均为 3 次，2 年局部控制率 / 总生存率分别为 100%/71%、78%/64%、64%/30%（P=0.009/P<0.001），多因素分析也显示 SBRT 的总照射剂量是独立的预后因素，相关性分析显示照射剂量同 2 年局部控制率和 2 年总生存率均存在线性相关（局部控制率：R=0.899，P=0.006 ；总生存率：R=0.940，P=0.002）。但日本报道 185 例小肝细胞癌患者接受 C 形臂加速器的 SBRT，总剂量仅为 40Gy 或 35Gy，分 5 次照射，3 年的局部控制率和总生存率也能达到 91% 和 70%。Wahl 等报道采用中位生物等效剂量（BED）100Gy 照射（α/β=10），其 1 年和 2 年的生存率分别为 97.4% 和 83.8%。绝大部分肝癌 SBRT 治疗的 BED_{10} 大于 80Gy（表 6-2-1）。复旦大学附属中山医院用螺旋断层放疗小肝癌患者，只要 BED_{10} 超过 80Gy，疗效和剂量不存在相关性，这可能与螺旋断层放疗的放疗技术有关，利用螺旋断层放疗技术，肿瘤上的某一克隆细胞受照射的时间很短，仅 1~2 分钟就可以结束，而射波刀需要十几到几十分钟，该方面有待继续研究。

在临床实践中,采用何种剂量分割模式往往与以下因素有关:肿瘤大小、危及器官的耐受量、是否靠近消化道等。各种报道不同放疗剂量和局部控制率、生存率的关系,我们从中认识到用不同放疗设备进行 SBRT,其对肿瘤的局部控制剂量可能存在差异,因为分次放疗的时间长短存在很大差异,导致生物效应差异,如螺旋断层放疗和用 C 形臂加速器,同样的分割放疗剂量,其所用的放疗时间远远短于射波刀。这方面还有待积累更多的临床资料加以分析。

(二) 正常肝的剂量限制

亚洲学者 Su、Yoon、Jang 等指出,在给予(30~60)Gy/(3~6)Fx 照射时,如果正常肝脏体积减去肿瘤体积 ≥ 700ml 且平均剂量不大于 15Gy,3 级以上的放射性肝损伤发生率很少。法国 Bibault 报道,给予(40~50)Gy/3Fx 照射剂量时,如果正常肝体积大于 700ml,且 V15<50%,5 例(6.6%)患者在治疗结束后的 3 个月内出现肝功能失代偿,无致命性放射性肝损伤的发生。Huang 等报道,给予(25~48)Gy/(4~5)Fx 照射剂量时,正常肝体积大于 700ml,但是平均肝的剂量小于 15Gy,26 例患者中仅有 2 例出现放射性肝损伤,支持治疗后均恢复。Katz 报道,给予 50Gy/10Fx 照射时,如果正常肝体积大于 1 000ml 且全肝平均剂量小于 15Gy,无放射性肝损伤发生。因此,为了尽量减少早期和晚期放射性肝损伤的发生,对于肝功能 Child-Pugh A 级肝癌患者,在进行 SBRT 治疗时,至少保证有 700ml 以上的正常肝体积受照射剂量小于 15Gy。

(三) 胃肠道及其他危及器官的剂量限制

消化道出血是肝癌 SBRT 治疗最常见的非肝脏不良反应。如果胃、十二指肠、小肠等消化道器官接受的剂量小于 25Gy(总照射次数不超过 5 次),其发生出血的概率大约为 3%(4/132)。在 3 次照射时,剂量大于 24Gy 的体积小于 0.5ml,或者 5 次照射时,剂量大于 27.5Gy 的体积小于 0.5ml,则消化道出血的发生率下降到 1.6%,消化道溃疡的发生率大约在 3.9%(3/77)。也有研究显示,3 次分割照射时,胃接受的剂量,如果大于 21Gy 的体积小于 5ml,或者十二指肠接受的剂量大于 24Gy 的体积小于 0.5ml,消化道的毒性反应是非常轻微的(2 级反应,3/75;4 级反应,1/75)。其他研究显示,在肝癌 SBRT 治疗中,胃、大肠或小肠接受 25Gy、24Gy、23Gy 剂量的最大体积不超过 5ml,36 例患者中仅 1 例出现持续性胃溃疡。如果肝脏肿瘤靠近消化道,则需要考虑如何确定消化道的剂量限制。此外,除了射线的作用,对伴有肝硬化的患者,本身即存在十二指肠出血的风险。截至目前,关于消化道毒性(溃疡、出血、穿孔等)的发生率比较少(表 6-2-4)。主要原因是对食管、胃、十二指肠、小肠的消化道剂量限制比较严格,如大部分研究对胃肠道的剂量限制为:1ml 的体积接受的剂量<24Gy/3Fx 或<30Gy/6Fx。

此外,目前没有关于肾脏、心脏、脊髓等放射性损伤的报道,主要原因是上述器官距离肿瘤较远,很容易将剂量限制在安全范围内。如果肿瘤靠近肋骨,则肋骨的剂量限制应<30Gy/3Fx。即使肋骨骨折,患者也无明显感觉,如第十章病例 7。

四、与其他治疗的联合

Jacob 回顾性分析了肿瘤直径大约 3cm 的肝癌患者,一组接受经肝动脉栓塞化疗(TACE),另一组接受 TACE 结合 SBRT 治疗,结果显示 TACE 结合 SBRT 的局部复发率显著下降,生存期显著延长。

Honda 等报道,对于肿瘤直径大于 3cm 的肝癌患者,采用 TACE 加 SBRT 治疗,其完全缓解率(CR)显著提高。Paik 等报道,对于 TACE 治疗后残留的患者进行 SBRT 的巩固治疗,其总生存率与 TACE 后完全缓解或者 TACE 后行根治性治疗的患者的总生存率接近。因此,SBRT 作为巩固治疗,可以明显提高 TACE 的治疗效果。但是,目前没有报道,对于早期肝癌患者,在 SBRT 治疗之后,TACE 辅助治疗是否能进一步提高疗效。

SBRT 也可以作为肝癌患者手术切除或者射频消融后残留或复发的一种挽救性治疗手段。但是,SBRT 和索拉非尼联合应用,会增加肝脏的毒性反应,而无临床获益,因此,对于局部晚期肝癌患者,我们不推荐 SBRT 同步索拉非尼治疗,除非是进行临床研究。免疫治疗结合立体定向放疗的效果,处于临床试验阶段。对于伴有活动性肝炎的患者,建议在规范化抗病毒治疗后,再行 SBRT 治疗。

原发性肝癌肝外转移或原发灶肝外肿瘤的肝转移,均属于系统性转移,需要结合全身药物治疗,如化疗、靶向或免疫治疗。不同的肿瘤的全身治疗各不相同,要看具体情况。对肝细胞癌肺转移患者,放疗结合靶向药物优于单纯放疗或单纯靶向治疗。

五、SBRT 治疗技术

(一) 定位和靶区勾画

动态增强 CT 扫描是优先选择的定位技术,如果肿瘤不能在 CT 图像上清晰的显示,有必要将治疗前的磁共振图像与定位 CT 进行融合。4D-CT 可用于监测呼吸运动的范围和轨迹,从而帮助内靶区(ITV)范围的确定。

在肝癌 SBRT 治疗中,GTV(可见肿瘤)、CTV(临床靶区)、ITV(内靶区)、PTV(计划靶区)均按照国际辐射单位与测量委员会(ICRU)第 62 号报道进行定义。尽管亚临床灶是肝癌患者普遍存在的现象,但是在肝癌 SBRT 的计划设计中,通常无须外扩 CTV,原因之一是靶区剂量的逐渐递减范围覆盖了肿瘤的亚临床灶。如果应用呼吸门控技术,ITV 则是各个呼吸时相 GTV 的总和,PTV 的外扩范围根据所采用的技术以及所在单位的实际情况确定。最后,对于危及器官,如肝脏、双侧肾脏、脊髓、胃十二指肠等,均需要准确勾画。

(二) 体位固定

患者的体位固定及器官运动管理是肝癌 SBRT 治疗的重要一环。目前临床上有多种体部定位摆位框架,用于患者的体位固定,它们通常和真空垫联合使用,其中有的框架还可以与腹部加压装置兼容。呼吸运动以及治疗过程中肝脏位置的改变是值得关注的地方,需要在计划设计和实施时被充分考虑。

呼吸运动管理的技术主要有主动呼吸控制(active breathing control,ABC)、腹部加压(abdominal compression)、呼吸门控(respiratory gating)、肿瘤实时追踪(real-time tumor tracking,RTTT)。具体将在第九章第二节阐述。

(三) 图像引导技术

随着多种集成影像放疗系统逐渐应用到放疗中,使得在治疗过程中可以利用图像引导技术,进行实时动态监测肿瘤位置和运动轨迹或其他呼吸管理技术控制肿瘤的运动,从而达到精确照射,减少治疗误差。图像引导技术是在患者治疗前、治疗中利用各种影像设备,对肿瘤及正常器官进行监控,并根据器官位置的变化调整治疗位置、治疗条件,确保射野与靶区一致,如电子射野影像系统(EPID)、KV 级锥形束 CT(CBCT)、MV 级锥形束 CT(MVCT)等。对于肝癌 SBRT 治疗,目前能进行肿瘤实时追踪的设备主要有 Vero 和 CyberKnife 治疗系统。由于肝脏肿瘤在普通 CT 或者 X 线透视下往往显示不清,通常会在靠近肿瘤的正常肝组织中植入金属标志物,通过追踪金属标志物的运动来替代对肿瘤的直接追踪。植入的金属标志物要尽可能靠近肿瘤,可以达到减少残余误差的目的。当然,植入的金属标志物也可以用来对肿瘤的呼吸运动进行监测。

目前接受 SBRT 的肝癌患者,往往是肝脏功能不好,肿瘤位置靠近大血管,这些患者植入金标存在较大危险,因此,需要运用其他的呼吸管理技术,如主动呼吸控制(active breathing control,ABC)、腹部加压、呼吸门控(respiratory gating)等技术。图像引导的放射治疗是实施肝癌 SBRT 治疗的基本要求,目前,很多放疗设备,包括 CyberKnife、Helical Tomotherapy、VMAT 等均可以满足要求。

(四)治疗计划的设计

在过去的 10 余年中,通过多种技术手段实现了肝癌的 SBRT 治疗。相比其他放疗方法(三维适形放疗、调强放疗等),SBRT 的治疗计划要求肿瘤边缘具有非常快速的剂量跌落,同时肿瘤靶区具有高度适形性的剂量分布。此外,由于靶区体积通常比较小,剂量计算一般也需要使用较小的计算网格(通常是 2mm)。常规计划设计应使用 5~9 个共面或非共面入射野。小尺寸的射线整束装置可以提高靶区剂量分布的适形度。一些肝癌 SBRT 治疗计划的设计,建议在剂量计算时考虑组织不均匀性修正(RTOG1112)。此外,我们可以通过一些指标帮助评价治疗计划的质量,如适形指数(conformity index,CI)、R50%、D2cm、不均匀性指数等。梯度指数(the gradient index,与 R50% 定义一致)可以反映剂量在 PTV 周边的剂量跌落速度,对于评估肿瘤邻近正常组织的剂量分布有十分重要的作用。靶区的热点(hot spots)作为实现高剂量梯度的代价,在临床上是可以接受的。

六、SBRT 后的影像学变化

(一)肿瘤

肝癌 SBRT 治疗后影像学上的主要变化是增强扫描时没有强化的病灶,即肿瘤没有活性,因此,采用 EASL 或 mRECIST 标准评估 SBRT 疗效要比 RECIST 标准更加可靠。因为前两者主要以强化病灶的变化为依据,而后者则以肿瘤大小的变化为依据。影像学上有效率会随着随访时间的延长而不断增加,有些患者甚至在 2 年后肿瘤才完全没有活性或肿瘤消失。

(二)肝脏

接受 SBRT 治疗后,正常肝脏在增强 CT 上的变化可分为 3 型:1 型,在所有增强时相上均表现为高密度;2 型,在动脉相及静脉相表现为低密度;3 型,在所有增强时相上均表现为等密度。对于 1 型患者(增强),其在 CT 上的表现往往会随着时间的改变而改变,且这些患者的肝功能分级往往是 Child-Pugh A 级。对于 3 型患者(非增强),则肝功能为 Child-Pugh B 级者占大多数。值得一提的是,肝实质动脉相增强的现象会在放疗后的 6 个月内逐渐出现,这也许会对治疗效果的精确评估造成一定的干扰,当然,这些增强区域在延迟相往往仍表现为持续强化,该特征可以帮助区别是 SBRT 的相关反应还是放疗后肿瘤残留或复发。在治疗评估时,注意不要将肿瘤周围肝实质对射线的反应误认为是肿瘤复发。关于肝实质放射损伤的范围,在 5 次照射的前提下,如果是肝功能 Child-Pugh A 级的患者,对应的是 30Gy 的等剂量曲线范围,如果肝功能为 Child-Pugh B 级,对应的是 25Gy 的等剂量曲线范围,这可以帮助我们用于预测 SBRT 治疗后肝实质损伤的范围。

七、SBRT 对免疫功能的影响

放疗诱导放射野内肿瘤细胞 DNA 损伤,导致肿瘤细胞死亡的同时,调控机体的抗肿瘤免疫反应,不同放疗分割模式对免疫系统的调节发挥着不同的作用,基础和临床试验已证实,SBRT 对肿瘤患者机体免疫应答的激活作用优于常规分割放疗。

SBRT 对抗肿瘤免疫的促进作用主要体现在以下 3 个方面:①被射线杀死的肿瘤细胞,在体内成为免疫原,激发机体免疫反应,攻击原发肿瘤及转移灶;②高剂量照射可破坏肿瘤区血管上皮细胞,激发炎症反应,使免疫杀伤细胞及药物更易进入肿瘤发挥作用;③高剂量照射能够缩小肿瘤,改变肿瘤的微环境,更加有效地提高机体免疫能力。SBRT 的免疫抑制作用主要包括:①放疗后肿瘤内细胞上调抑制性配体(TIM-3、PDL-1 和 / 或 PDL-2)和免疫抑制分子(如 IDO1 或 PGE2)表达明显增多;②肿瘤微环境中具有肿瘤反应性 T 细胞的缺失和抑制性免疫细胞数量明显增多。所以,探索 SBRT 过程中如何尽可能减少免疫抑制因素、增强免疫促进因素对肿瘤的影响,是一个值得研究的课题。

根据 SBRT 触发的免疫机制,免疫治疗的加入作为"推动者",可增强放疗诱导的免疫反应,如何有效地将放疗与免疫治疗联合是今后肿瘤治疗的一大挑战。目前 SBRT 与不同免疫制剂(如免疫检查点、细胞因子、共刺激抗体等)的基础与临床试验,也在各种实体瘤中如火如荼地开展。针对肝细胞癌的 SBRT 联合免疫治疗的临床试验,目前正在征募入组,在 clinical trial 官网检索到近 10 项,我们期待随着对其机制的更深入理解和 Ⅰ / Ⅱ 期临床试验结果的出炉,SBRT 联合免疫治疗在肝癌的治疗上能给我们带来更多更好的结果。

SBRT 对机体免疫的影响,详见本书相关章节。

八、局限性

对肝内原发的不超过 3 个的小病灶或单发的稍大病灶,SBRT 都安全、有效,但是缺乏高级别的循证证据。首先,一些回顾性研究中,肿瘤的情况和分期不一致,差异性大,很难说服其他学科接受我们的结果,因此 SBRT 只能作为替代治疗。其次,在我国未能普及精准放疗设备,据中华医学会放疗分会的统计,我国只有 18.7% 中心有 SBRT 的放疗设备。最后,SBRT 的概念还是很模糊,分割次数究竟多少或每次分割剂量,尚不统一,美国认为 ≤5 次,国际上规定 ≤10 次的分割量才属于 SBRT,但是,临床上有些患者的肿瘤靠近胃肠道,分割次数增加,这样的分割不被视为 SBRT,而是低分割放疗,即使这样,也能长期控制肿瘤。我们的目的是控制肿瘤,延长总体生存期或无病生存期,安全和根治是追求的目标。

综上,对小的原发性肝癌患者,SBRT 是一种安全、有效的治疗方式,具有较高的局部控制率和总生存率,同时不良反应轻微,与手术或射频消融的有效率相似,值得进一步研究和推广。

第三节　肝转移癌的立体定向放射治疗

肝转移瘤(liver metastases)又称继发性肝癌(secondary liver carcinoma)或肝转移癌(metastatic liver carcinoma),系由肝脏之外全身其他部位恶性肿瘤转移至肝脏,并在肝脏形成单个或多个的癌灶,属于恶性肿瘤的晚期表现。肝脏血流异常丰富,是恶性肿瘤最常见的转移器官之一,几乎所有实体性肿瘤,特别是胃肠道肿瘤、乳腺癌、肺癌、泌尿生殖道癌、黑色素瘤、肉瘤等,均可转移至肝脏。一项 3 827 例尸检结果发现,肝脏是仅次于淋巴结的最常见转移部位,转移率为 11.1%。因恶性肿瘤死亡的患者中 41%~75% 有肝转移,其中结直肠癌肝转移率高达 60%~71%,胃癌 5%~29%,肺癌 43.5%。在西方国家,转移性肝癌的发病率是原发性肝癌的 20~64.5 倍,而在我国,两者发生率相近。

未经治疗的肝转移瘤预后很差,中位生存时间仅 5 个月,5 年生存率接近于 0。因此,肝转移瘤已成为肿瘤治疗的重要课题之一。近年研究结果表明,肝转移瘤若能早期诊断并采取积极有效的治疗措施,仍可获得良好的疗效,改善生存质量,延长生存期。

本节重点介绍转移性肝癌(主要是肠癌肝转移)的 SBRT 效果,SBRT 可作为不能切除或射频消融转移性肝癌的替代治疗方法。

一、疾病诊断要点

转移性肝癌可以是原发灶明确并治疗一段时间后出现肝转移,也可以是在原发灶明确的同时发现肝转移,少部分患者先发现转移性肝癌后,再寻找原发灶。转移性肝癌最常来自胃肠道肿瘤,依次为胆囊癌、结直肠癌、胃癌、胰腺癌,以及胸部肿瘤如肺癌、乳腺癌、食管癌,神经内分泌肿瘤也常出现肝转移。极少部分患者仅表现为转移性肝癌,未能发现原发灶。

影像学表现:超声检查方法简便和费用低。CT 和 MRI 检查的影像学特征呈圆形或者类圆形,边界较清,典型图像呈“牛眼征”或者“同心圆”征。增强扫描,肿瘤中心表现为无强化区域。一般不伴有肝硬化表现,也不侵犯门静脉形成癌栓。PET 检查的优点是可同时发现肝外其他病灶。

对诊断不明确的怀疑转移性肝癌者,应该行肝脏肿块穿刺活检,同时进行实验室检查,包括常见的肿瘤标志物。

二、治疗手段选择原则

转移性肝癌,无论其原发灶是何处,都是肿瘤远处转移,属于Ⅳ期或晚期癌症。但是,其预后相差很大,神经内分泌癌和肠癌肝转移者,经过积极治疗,预后相对好一些。治疗原则是以全身治疗为主,结合局部治疗。

全身治疗:最常用化疗药物。不同的原发肿瘤,其化疗药物不尽相同。若原发灶对分子靶向药物敏感者,可以结合分子靶向药物。免疫治疗也属于全身治疗的一种,目前这方面的报道逐渐增多,对转移性肝癌也有成功的报道。全身治疗的优点是可以兼顾原发灶和转移灶。

局部治疗:局部治疗肝内病灶有外科手术切除、射频消融或无水乙醇注射、经肝动脉栓塞化疗或同位素内放疗、外放疗包括 SBRT 等。

在众多全身治疗和局部治疗中,如何选择治疗方案:化疗和分子靶向治疗,必须根据原发灶的类型选择药物,可以让一部分不能手术切除的转移性肝癌转化为可手术切除,并作为术后的维持治疗;局部治疗要根据肿瘤的大小、数量、位置和肝脏功能情况而定。

手术切除仅适用于肝内寡转移灶或经过转化治疗后肿瘤缩小、数目减少的患者。对肝内转移灶进行射频消融治疗,其针对的肿瘤大小和个数与原发性肝癌相同。对一部分患者,转移灶位于大血管旁或不宜切除、射频消融的,则可以考虑 SBRT(如第十章病例 22)。对肿瘤较大,不宜手术切除、射频消融、SBRT 的患者,经过肝动脉栓塞化疗或内放疗(^{90}Y 玻璃微球),其局部治疗疗效与全身化疗、分子靶向治疗相近似。

确诊为结直肠癌的患者大约 50% 在其病程的某一阶段会发生肝转移。肠癌肝转移的治疗按照治疗模式可分为可手术切除、潜在可手术切除和不可手术切除。对可手术切除的单发或寡转移患者,可选择局部治疗如手术切除、SBRT、射频消融;对潜在可手术切除的患者,可选择转化治疗如化疗结合分子靶向治疗;对不可手术切除者,可以选择全身化疗结合或不结合分子靶向治疗、经肝动脉的钇 -90 的同位素内放疗(SIRT)或栓塞化疗。对单发或寡转移灶的患者,局部治疗可以达到根治性治疗为目的,其 5 年生存率可以达到 50%。不能手术切除的患者接受化疗或靶向治疗,大多为姑息性治疗(具体内容参考中华医学会外科学分会胃肠外科学组撰写的《结直肠癌肝转移诊断和综合治疗指南》)。第十章病例 22 是直肠癌肝转移患者接受手术、化疗、分子靶向治疗后,肝内转移灶在大血管旁,接受 SBRT。

肝转移癌除了来源于胃肠肿瘤,还有胰腺癌、乳腺癌、肺癌、鼻咽癌等肿瘤。一旦肝转移,都属于晚期肿瘤患者,治疗的策略都是全身治疗为主,结合局部处理。放疗作为局部治疗的手段之一,特别是 SBRT,越来越受到重视和认可。

三、患者选择

与原发性肝癌不同,转移性肝癌临床分期已经属于晚期(一般为Ⅳ期),治疗原则以全身治疗为主,只有局部未能手术、射频消融的情况下,才考虑 SBRT,但必须符合表 6-3-1 列出转移性肝癌接受 SBRT 的适应范围,患者肝外的转移灶控制良好及 KPS 60 分以上。

表 6-3-1　转移性肝癌立体定向放疗人群选择

选择标准	患者分类		
	适合	谨慎	不适合
病灶数	<3	4	>4
病灶直径(cm)	1~3	>3 和 ≤6	>6
危及器官的距离(mm)	>8	5~8	<5
肝功能(Child-Pugh 分级)	A	B	C
正常肝体积(ml)	>1 000	<1 000 和 ≥700	<700

四、剂量模式

转移性肝癌的来源多种多样,对射线的敏感程度也各不相同。这些肝脏转移性肿瘤放射敏感指数(radiation sensitive index, RSI)依次为胃肠道间质瘤(0.57)、黑色素瘤(0.53)、结直肠神经内分泌瘤(0.46)、胰神经内分泌瘤(0.44)、结直肠腺癌(0.43)、乳腺癌(0.35)、肺腺癌(0.31)、胰腺癌(0.27)、鳞癌(0.22)和小肠神经内分泌瘤(0.21)。放射敏感指数越低,对射线越敏感。由于临床资料有限,目前没有转移性肝癌统一的剂量标准,仅简单介绍肠癌肝转移的剂量与控制率。Chang 回顾性分析 65 例结直肠癌肝转移患者,102 个病灶放疗剂量与肿瘤局部控制,采用 TCP 模型计算,达到 90% 局部控制所需的剂量48Gy/3Fx。一项纳入 13 个研究,认为局部控制率与等效生物剂量(BED)相关,$BED_{10} < 100Gy$,3 年局部控制率 65%,$BED_{10} > 100Gy$,3 年局部控制率 93%($P < 0.001$)。Mc Partlin 进行前瞻性 I、II 期临床研究,分析了 2003—2012 年共 60 例结直肠癌肝转移患者,处方剂量为 37.6(22.7~62.1)Gy/6 次,中位随访时间 28.1 个月,2 例患者 SBRT 治疗后 49 个月和 125 个月时仍存活。45.0~62.1Gy/6 次组的患者,局部无进展生存率最高。存在剂量 - 效应关系,BED 在 100Gy 以上可获得较好的肿瘤控制,提高剂量可能有进一步获益。

五、临床治疗结果

(一) SBRT 用于肠癌肝转移的疗效及影响因素

Wild 总结了肠癌肝转移的 SBRT,纳入患者均为不能耐受手术 / 剩余肝脏储备不足 / 无肝外其他转移病灶或可控,肿瘤数目 1~3 个,中位直径 2.3~3.3cm(最大直径 6.8cm)。放疗剂量换算为 BED 34~263Gy。近期疗效:1 年局部控制率为 71%~100%;2 年局部控制率为 57%~100%。一项 I 期临床研究纳入不可切除肝转移 68 例,病灶数 143,其中 40 例结直肠癌肝转移,12 例乳腺癌,16 例其他肿瘤肝转移;放疗分割剂量 41.8(27.7~60)Gy/6 次 × 2 周,BED < 100Gy。中位肿瘤体积 75.2ml(1.19~3 090ml),1 年局部控制率 71%,中位生存时间 17.5 个月(95% CI 10.4~38.1)。

表 6-3-2 列出肝转移癌接受 SBRT 患者的局部控制率、生存率和不良反应,可见,以肠癌肝转移为多数,1 年生存率都在 60% 以上。

表 6-3-2 肝寡转移立体定向放疗报道汇总

研究者	年份	患者数/CRC 数	病灶数/CRC 数	剂量/分割	局部控制率(%)	生存率(%)	≥3 度毒性
Herfarth	2001	37 NR	56 30	14~26Gy×1 次	67(18 个月)	72(1 年)	0
Wulf	2006	39 NR	51 23	26Gy×1 次 12~12.5Gy×3 次 7~10Gy×3-4 次	100(1 年);86(2 年) 100(1 年);86(2 年) 86(1 年);58(2 年)	72(1 年) 32(2 年)	0
Méndez Romero	2006	25 15	34 28	12.5Gy×3 次	100(1 年); 86(2 年)	85(1 年); 62(2 年)	4
Katz	2007	69 20	174 NR	5Gy×10 次,或 30-55Gy,2-6Gy/次	76(10 个月) 57(20 个月)	78(10 个月) 37(20 个月)	0
Lee	2009	68 40	143 NR	4.7~10Gy×6 次	71(1 年)	63(1 年)	7
Rusthoven	2009	47 15	63 20	12~20Gy×3 次	95(1 年); 92(2 年)	60(2 年)	1
Van der Pool	2010	20 20	31 31	12.5~15Gy×3 次	100(2 年); 74(2 年)	100(1 年); 83(2 年)	2
Rule	2011	27 NR	37 16	(1)12Gy×5 次; (2)10Gy×5 次; (3)10Gy×3 次	(1)100(2 年); (2)89(2 年); (3)56(2 年)	50~67 (2 年)	0
Scorsetti	2015	42 42	52 52	25Gy×3 次	91(2 年)	65(2 年)	0
Goodman	2016	81 56	106 58	18Gy×3 次	91(2 年)	68.6(2 年)	4

注:NR. 未交代;CRC. 直结肠癌。

(二)疗效影响因素

转移性肝癌接受 SBRT,预后的影响因素有 ECOG 行为评分、是否合并肝外转移、肝内转移灶大小、接受立体定向放疗后病灶的进展情况。BED 是影响局部控制率的最重要因素,既往治疗也可能是影响因素之一;整体肿瘤负荷高、肝内病灶进展、肝外病灶未控,与不良预后有关。

(三)毒性和生活质量

原发性肝癌与转移性肝癌的肝脏基础疾病存在区别,原发性肝癌常存在肝炎肝硬化的基础,尽管大部分转移性肝癌患者不存在肝炎肝硬化,但是,有一部分转移性肝癌患者多次接受化疗或靶向治疗,肝脏的代偿能力明显下降。此时,应该区别药物性肝损伤或放射性肝损伤,或者药物性肝损伤的基础上,加重放射性肝损伤。

早期较低剂量照射时(BED<100Gy),耐受良好,急性期毒性多为 1~2 级,3 级少见,3 级以上后期毒性几乎为零。

一项前瞻性 Ⅱ 期研究,共入组 81 例患者,其中 58 例结直肠癌肝转移,转移灶 1~3 个,最大肿瘤直径 6cm，中位处方剂量为 54Gy/（3~5）次（BED>100Gy），3 级及以上肝脏毒性发生率为 4%，与 GTV 体积、CEA 水平相关，并未显示处方剂量与毒性呈正相关。在肝转移瘤的研究中也未显示肝门区剂量与毒性之间的关系。222 例患者，其中 86 例肝转移，基线 PS 0~1 占 51%，PS=2 占 49%，肝功能 Child-Pugh A 或 B 级，SBRT 照射（24~60）Gy/6 次，评估时间为治疗后 1、3、6 和 12 个月。根据患者自评量表显示，SBRT 耐受性良好，主要表现为一过性乏力和食欲减退，总体 QOL 未降低。转移性肝癌对 SBRT 耐受性好，严重不良反应少见，不减损生活质量（见表 6-3-2）。

第四节　立体定向放射治疗的临床实践

一、临床操作路径

（一）设备选用

随着 SBRT 设备技术不断完善，治疗精度及呼吸运动控制要求不断提高。迄今为止，可用于肝癌 SBRT 的设备种类繁多，有专用机如射波刀或 γ 刀，有通用机如带有图像引导的直线加速器或螺旋断层放疗，这些都可以对肝癌进行 SBRT。可以归纳为三维适形放疗（3-dimensional conformal radiation therapy，3DCRT）、容积调强弧形治疗技术（volumetric modulated arc therapy，VMAT）、旋转调强或螺旋断层调强放疗（TOMO）或射波刀，以及我国自主研发的非共面多野聚焦式体部 γ 刀。配有更先进图像引导功能、<10mm 的 MLC 和更高机械精度的立体定向 C 形臂直线加速器，是进行 SBRT 的最低条件，诸如治疗前透视肝脏运动范围的 X 线模拟机，以及腹部加压、主动呼吸控制（ABC）、金标植入、<5mm 的 MLC 等配置，可在不同情况下选用。

（二）患者选择

对于早期肝癌或者小肝癌患者，SBRT 是一种有效的治疗手段，尤其是手术或者射频消融困难的患者及拒绝上述治疗的患者。SBRT 同样也可以用于手术或者射频消融后复发或者仍有残存的患者。此外，SBRT 还可用于等待肝移植患者的衔接（bridge）治疗，以及肝内肿瘤碘油沉积不佳的巩固治疗。除了小肝癌可以用放射外科方法根治性放疗，原发性肝癌伴癌栓、肺转移、骨转移、肾上腺转移、淋巴结转移等肝外寡转移灶，也可以进行 SBRT。

根据 NCCN 指南，推荐 SBRT 用于伴或不伴肝外微小转移灶的肝内 1~3 个肿瘤病灶的 HCC 患者。只要残余肝脏体积足够，行 SBRT 的肿瘤体积无严格要求。临床研究主要选择肝功能 Child-Pugh A 级的患者，对于 Child-Pugh B 级的患者要进行严格的放疗剂量学评估才能治疗。对于 Child-Pugh C 级的小 HCC 患者，国内外指南都推荐肝移植作为唯一治疗方法，可考虑肝移植前 SBRT，作为衔接治疗。

原发性肝癌 SBRT 的禁忌证：全身状况差，卡氏（Karnofsky）评分 ≤50 分；炎症型肝癌；肝功能严重损害者；肿瘤巨大，伴大量腹水和 / 或广泛转移者；多种并发症，如肝昏迷、消化道出血，特别是脾功能亢进明显者等。

根治性放疗必备条件：受放射的肿瘤必须达到根治量,放疗野外无其他临床病灶,不良反应可以接受。SBRT 不一定能达到上述的根治性放疗标准,但应尽可能达到根治性目的。

(三) 定位与图像获取

1. 定位前　一般应禁食 4 小时以上。推荐定位前 30 分钟口服造影剂 300ml(饮用水 500ml+20% 泛影葡胺 20ml 混合),定位前 5 分钟再次口服造影剂 200ml。此后每次放疗前均参照此方法口服等量的液体(水或牛奶)。

2. 体位固定　选用专用的体位固定装置(如立体定向框架)或体位固定板或体位固定网及全身体位固定袋,选用腹部加压者,需要在剑突下方加压(见相关章节)。

3. 图像获取　患者一般采取仰卧位,平静呼吸状态下(可腹部加压或呼吸门控技术减少呼吸动度影响)行增强 CT 扫描,层厚 3mm,扫描范围从膈上 4~5cm 至 L4 椎体下缘。

(四) 靶区勾画与计划要求

与常规放疗一样,CT 图像经网络传输到计划系统,进行三维立体重建,均需要准确勾画肿瘤靶体积及邻近危及器官,如肝脏、双侧肾脏、脊髓、胃、十二指肠等。

动态增强 CT 扫描是优先选择的定位技术,如果肿瘤不能在 CT 图像上清晰地显示,有必要将治疗前的 MRI 图像与定位 CT 进行融合。4D-CT 可用于监测呼吸运动的范围和轨迹,从而帮助内靶区(ITV)范围的确定。

在肝癌 SBRT 治疗中,GTV(可见肿瘤)、CTV(临床靶区)、ITV(内靶区)、PTV(计划靶区)均按照 ICRU 62 报道进行定义。尽管亚临床灶是肝癌患者普遍存在的现象,但是在肝癌 SBRT 的计划设计中,通常无须外扩 CTV,原因之一是靶区剂量的逐渐递减范围覆盖了肿瘤的亚临床灶。如果应用呼吸门控技术,ITV 则是各个呼吸时相 GTV 的总和,PTV 的外扩范围根据所采用的技术及所在单位的实际情况确定。如果肝脏或邻近危及器官的放射剂量超过了耐受范围,为了使放疗能够安全进行,可以考虑酌情减少外扩。

(五) 剂量模式

采用直线加速器放射外科功能治疗肝癌,治疗计划的处方剂量通常给包绕 PTV 的剂量线或 PTV 内剂量分布要求均匀。而 γ 刀或射波刀的处方剂量,通常以更低等剂量线作为处方剂量线,如 50%~70% 等剂量线包绕 PTV,PTV 内剂量分布极不均匀,为剂量由外向内层层递增。

SBRT 的最佳剂量分割模式目前尚无统一标准,对于专用型 SBRT 设备如射波刀或 γ 刀,每次的分割剂量可以高,放疗次数可以少。对通用型放疗设备做 SBRT,由于肿瘤周边剂量递减慢,或肿瘤和危及器官距离近,每次分割剂量可以少一些,放疗总次数增多。SBRT 治疗 HCC 的剂量分割模式主要分为以下三种:(10~20)Gy/ 次 ×3 次、(8~10)Gy/ 次 ×(4~6)次、(5~5.5)Gy/ 次 ×10 次。2015 年 Wang 等根据肿瘤大小和 Child-Pugh 分级确定剂量分割方案。对于肿瘤直径<3cm、肝功能储备良好者(Child-Pugh A 级 5 分,CP-A5),处方剂量建议>(15~25)Gy/ 次 ×3 次;对于肿瘤直径 3~5cm、肝功能储备相对不足者(CP-A6),处方剂量建议(10~12)Gy/ 次 ×5 次;对于肿瘤直径>5cm、肝功能储备不足者(CP-B),

处方剂量建议(5~5.5)Gy/次×10次。原则上,肿瘤越大,所需要的放疗剂量也应该越大,但是对直径大于5cm的肿瘤,还要考虑全肝的放疗剂量导致放射性肝损伤。

其实,立体定向放疗的剂量模式除了肿瘤所需要的剂量外,正常肝脏的耐受量和肝脏以外的邻近危及器官的耐受量,同样重要。

(六)图像引导施照

根据不同的机器,采用不同的图像引导技术,常用的有MVCT、CBCT、实时图像追踪等。SBRT患者首次实施照射时,应该由经治医生、物理师和治疗技师团队一同参与,全面了解治疗全程的一致性和精准掌控是否符合质量标准,有任何环节出现误差或与定位、计划及靶区位置不符时必须进行调整和修正。

(七)治疗计划的设计

在过去的十余年中,通过多种技术手段实现了肝癌的SBRT治疗。相比其他放疗方法(三维适形放疗、调强放疗等),SBRT的治疗计划要求肿瘤边缘具有非常快速的剂量跌落,同时肿瘤靶区具有高度适形性的剂量分布。此外,由于靶区体积通常较小,剂量计算一般也需要使用较小的计算网格(通常是2mm)。小尺寸的射线整束装置可以提高靶区剂量分布的适形度。一些肝癌SBRT治疗计划的设计,建议在剂量计算时考虑组织不均匀性修正(RTOG1112)。此外,可以通过一些指标帮助评价治疗计划的质量,如适形指数(conformity index,CI)、R50%、D2cm、不均匀性指数等。梯度指数(the gradient index,与R50%定义一致)可以反映剂量在PTV周边的剂量跌落速度,对于评估肿瘤邻近正常组织的剂量分布有十分重要的作用。靶区的热点(hot spots)作为实现高剂量梯度的代价,在临床上是可以接受的。

(八)随访

放射外科治疗患者后必须进行定期复查随访。复查项目包括血常规、肝肾功能、AFP、CT、MRI、PET/CT等。在原治疗单位进行影像等检查和评估,详细掌握患者放射外科治疗计划的剂量分布对正确解读随访影像等检查的对应关系至关重要。由于条件所限,不能到原治疗单位随访检查评估,至少应该定期将影像检查结果与其他随访结果记录,了解患者治疗情况。如果CT检查怀疑局部复发,可以进行MRI或PET检查鉴别。如果影像学检查(CT、MRI和PET)怀疑局部复发的患者,如有进一步采用挽救性治疗机会时,建议活检病理确认。

(曾昭冲)

参考文献

[1] KIMURA T, TAKEDA A, SANUKI N, et al. Multicenter prospective study of stereotactic body radiotherapy for previously untreated solitary primary hepatocellular carcinoma: The STRSPH study [J]. Hepatol Res, 2021, 51 (4): 461-471.

［2］ CHEN Y X, ZHUANG Y, YANG P, et al. Helical IMRT-based stereotactic body radiation therapy using an abdominal compression technique and modified fractionation regimen for small hepatocellular carcinoma [J]. Technol Cancer Res Treat, 2020, 19: 1533033820937002.

［3］ KIMURA T, AIKATA H, DOI Y, et al. Comparison of stereotactic body radiation therapy combined with or without transcatheter arterial chemoembolization for patients with small hepatocellular carcinoma ineligible for resection or ablation therapies [J]. Technol Cancer Res Treat, 2018, 17: 1533033818783450.

［4］ TAKEDA A, SANUKI N, TSURUGAI Y, et al. Phase 2 study of stereotactic body radiotherapy and optional transarterial chemoembolization for solitary hepatocellular carcinoma not amenable to resection and radiofrequency ablation [J]. Cancer, 2016, 122 (13): 2041-2049.

［5］ SU T S, LIANG P, LU H Z, et al. Stereotactic body radiation therapy for small primary or recurrent hepatocellular carcinoma in 132 Chinese patients [J]. J Surg Oncol, 2016, 113 (2): 181-187.

［6］ WAHL D R, STENMARK M H, TAO Y, et al. Outcomes after stereotactic body radiotherapy or radiofrequency ablation for hepatocellular carcinoma [J]. J Clin Oncol, 2016, 34 (5): 452-459.

［7］ HUERTAS A, BAUMANN A S, SAUNIER-KUBS F, et al. Stereotactic body radiation therapy as an ablative treatment for inoperable hepatocellular carcinoma [J]. Radiother Oncol, 2015, 115 (2): 211-216.

［8］ YAMASHITA H, ONISHI H, MATSUMOTO Y, et al. Local effect of stereotactic body radiotherapy for primary and metastatic liver tumors in 130 Japanese patients [J]. Radiat Oncol, 2014, 9: 112.

［9］ LO C H, HUANG W Y, LEE M S, et al. Stereotactic ablative radiotherapy for unresectable hepatocellular carcinoma patients who failed or were unsuitable for transarterial chemoembolization [J]. Eur J Gastroenterol Hepatol, 2014, 26 (3): 345-352.

［10］ SANUKI N, TAKEDA A, OKU Y, et al. Stereotactic body radiotherapy for small hepatocellular carcinoma: a retrospective outcome analysis in 185 patients [J]. Acta Oncol, 2014, 53 (3): 399-404.

［11］ TAKEDA A, SANUKI N, ERIGUCHI T, et al. Stereotactic ablative body radiotherapy for previously untreated solitary hepatocellular carcinoma [J]. J Gastroenterol Hepatol, 2014, 29 (2): 372-379.

［12］ YOON S M, LIM Y S, PARK M J, et al. Stereotactic body radiation therapy as an alternative treatment for small hepatocellular carcinoma [J]. PLoS One, 2013, 8 (11): e79854.

［13］ JANG W I, KIM M S, BAE S H, et al. High-dose stereotactic body radiotherapy correlates increased local control and overall survival in patients with inoperable hepatocellular carcinoma [J]. Radiat Oncol, 2013, 8: 250.

［14］ BIBAULT J E, DEWAS S, VAUTRAVERS-DEWAS C, et al. Stereotactic body radiation therapy for hepatocellular carcinoma: prognostic factors of local control, overall survival, and toxicity [J]. PLoS One, 2013, 8 (10): e77472.

［15］ PARK J H, YOON S M, LIM Y S, et al. Two-week schedule of hypofractionated radiotherapy as a local salvage treatment for small hepatocellular carcinoma [J]. J Gastroenterol Hepatol, 2013, 28 (10): 1638-1642.

［16］ KIM N, CHENG J, JUNG I, et al. Stereotactic body radiation therapy vs. radiofrequency ablation in Asian patients with hepatocellular carcinoma [J]. J Hepatol, 2020, 73 (1): 121-129.

［17］ SU TS, LIANG P, LIANG J, et al. Long-term survival analysis of stereotactic ablative radiotherapy versus liver resection for small hepatocellular carcinoma [J]. Int J Radiat Oncol Biol Phys, 2017, 98 (3): 639-646.

［18］ HARA K, TAKEDA A, TSURUGAI Y, et al. Radiotherapy for hepatocellular carcinoma results in comparable survival to radiofrequency ablation: a propensity score analysis [J]. Hepatology, 2019, 69 (6): 2533-2545.

［19］ HUANG W Y, JEN Y M, LEE M S, et al. Stereotactic body radiation therapy in recurrent hepatocellular carcinoma [J]. Int J Radiat Oncol Biol Phys, 2012, 84 (2): 355-361.

［20］ ZENG Z C, SEONG J, YOON SM, et al. Consensus on stereotactic body radiation therapy for small-sized hepatocellular carcinoma at the 7th Asia-Pacific Primary Liver Cancer Expert Meeting [J]. Liver Cancer, 2017, 6 (4): 264-274.

［21］ KOREAN LIVER CANCER STUDY GROUP (KLCSG) AND NATIONAL CANCER CENTER, KOREA (NCC). 2014 KLCSG-NCC Korea practice guideline for the management of hepatocellular carcinoma [J]. Gut Liver, 2015, 9 (3): 267-317.

［22］ DE LOPE C R, TREMOSINI S, FORNER A, et al. Management of HCC [J]. J Hepatol, 2012, 56 (Suppl 1): S75-S87.

［23］ KATZ AW, CHAWLA S, QU Z, et al. Stereotactic hypofractionated radiation therapy as a bridge to transplantation for hepatocellular carcinoma: clinical outcome and pathologic correlation [J]. Int J Radiat Oncol Biol Phys, 2012, 83 (3): 895-900.

［24］ O'CONNOR J K, TROTTER J, DAVIS G L, et al. Long-term outcomes of stereotactic body radiation therapy in the treatment of hepatocellular cancer as a bridge to transplantation [J]. Liver Transpl, 2012, 18 (8): 949-954.

［25］ SAPISOCHIN G, BARRY A, DOHERTY M, et al. Stereotactic body radiotherapy vs. TACE or RFA as a bridge to transplant in patients with hepatocellular carcinoma. An intention-to-treat analysis [J]. J Hepatol, 2017, 67 (1): 92-99.

［26］ SHEN Z T, ZHOU H, LI A M, et al. Clinical outcomes and prognostic factors of stereotactic body radiation therapy for intrahepatic cholangiocarcinoma [J]. Oncotarget, 2017, 8 (55): 93541-93550.

［27］ GKIKA E, HALLAUER L, KIRSTE S, et al. Stereotactic body radiotherapy (SBRT) for locally advanced intrahepatic and extrahepatic cholangiocarcinoma [J]. BMC Cancer, 2017, 17 (1): 781.

［28］ JUNG D H, KIM M S, CHO C K, et al. Outcomes of stereotactic body radiotherapy for unresectable primary or recurrent cholangiocarcinoma [J]. Radiat Oncol J, 2014, 32 (3): 163-169.

［29］ MAHADEVAN A, DAGOGLU N, MANCIAS J, et al. Stereotactic Body Radiotherapy (SBRT) for Intrahepatic and Hilar Cholangiocarcinoma [J]. J Cancer, 2015, 6 (11): 1099-1104.

［30］ BARNEY B M, OLIVIER K R, MILLER R C, et al. Clinical outcomes and toxicity using stereotactic body radiotherapy (SBRT) for advanced cholangiocarcinoma [J]. Radiat Oncol, 2012, 7: 67.

［31］ BRUNNER T B, BLANCK O, LEWITZKI V, et al. Stereotactic body radiotherapy dose and its impact on local control and overall survival of patients for locally advanced intrahepatic and extrahepatic cholangiocarcinoma [J]. Radiother Oncol, 2019, 132: 42-47.

［32］ IBARRA R A, ROJAS D, SNYDER L, et al. Multicenter results of stereotactic body radiotherapy (SBRT) for non-resectable primary liver tumors [J]. Acta Oncol, 2012, 51 (5): 575-583.

［33］ DEWAS S, BIBAULT J E, MIRABEL X, et al. Prognostic factors affecting local control of hepatic tumors treated by Stereotactic Body Radiation Therapy [J]. Radiat Oncol, 2012, 7: 166.

［34］ MATSUO Y, YOSHIDA K, NISHIMURA H, et al. Efficacy of stereotactic body radiotherapy for hepatocellular carcinoma with portal vein tumor thrombosis/inferior vena cava tumor thrombosis: evaluation by comparison with conventional three-dimensional conformal radiotherapy [J]. J Radiat Res, 2016, 57 (5): 512-523.

［35］ XI M, ZHANG L, ZHAO L, et al. Effectiveness of stereotactic body radiotherapy for hepatocellular carcinoma with portal vein and/or inferior vena cava tumor thrombosis [J]. PLoS One, 2013, 8 (5): e63864.

［36］ OH D, AHN Y C, SEO J M, et al. Potentially curative stereotactic body radiation therapy (SBRT) for single or oligometastasis to the lung [J]. Acta Oncol, 2012, 51 (5): 596-602.

［37］ SUN T, HE J, ZHANG S, et al. Simultaneous multitarget radiotherapy using helical tomotherapy and its combination with sorafenib for pulmonary metastases from hepatocellular carcinoma [J]. Oncotarget, 2016, 7 (30): 48586-48599.

［38］ SHAH M M, ISROW D, FAREED M M, et al. Single institution experience treating adrenal metastases with stereotactic body radiation therapy [J]. J Cancer Res Ther, 2019, 15 (Supplement): S27-S32.

［39］ CHAWLA S, CHEN Y, KATZ A W, et al. Stereotactic body radiotherapy for treatment of adrenal metastases [J]. Int J Radiat Oncol Biol Phys, 2009, 75 (1): 71-75.

［40］ AHMED K A, BARNEY B M, MACDONALD O K, et al. Stereotactic body radiotherapy in the treatment of adrenal metastases [J]. Am J Clin Oncol, 2013, 36 (5): 509-513.

［41］ CULLETON S, JIANG H, HADDAD C R, et al. Outcomes following definitive stereotactic body radiotherapy for patients with Child-Pugh B or C hepatocellular carcinoma [J]. Radiother Oncol, 2014, 111 (3): 412-417.

［42］ JUNG J, YOON S M, KIM S Y, et al. Radiation-induced liver disease after stereotactic body radiotherapy for small hepatocellular carcinoma: clinical and dose-volumetric parameters [J]. Radiat Oncol, 2013, 8: 249.

［43］ ANDOLINO D L, JOHNSON C S, MALUCCIO M, et al. Stereotactic body radiotherapy for primary hepatocellular carcinoma [J]. Int J Radiat Oncol Biol Phys, 2011, 81 (4): e447-e453.

［44］ KWON J H, BAE S H, KIM J Y, et al. Long-term effect of stereotactic body radiation therapy for primary hepatocellular carcinoma ineligible for local ablation therapy or surgical resection. Stereotactic radiotherapy for liver cancer [J]. BMC Cancer, 2010, 10: 475.

［45］ SAWRIE S M, FIVEASH J B, CAUDELL J J. Stereotactic body radiation therapy for liver metastases and primary hepatocellular carcinoma: normal tissue tolerances and toxicity [J]. Cancer Control, 2010, 17 (2): 111-119.

［46］ JACOB R, TURLEY F, REDDEN DT, et al. Adjuvant stereotactic body radiotherapy following transarterial chemoembolization in patients with non-resectable hepatocellular carcinoma tumours of ≥ 3 cm [J]. HPB (Oxford), 2015, 17 (2): 140-149.

［47］ HONDA Y, KIMURA T, AIKATA H, et al. Stereotactic body radiation therapy combined with transcatheter arterial chemoembolization for small hepatocellular carcinoma [J]. J Gastroenterol Hepatol, 2013, 28 (3): 530-536.

［48］ PAIK E K, KIM M S, JANG W I, et al. Benefits of stereotactic ablative radiotherapy combined with incomplete transcatheter arterial chemoembolization in hepatocellular carcinoma [J]. Radiat Oncol, 2016, 11: 22.

［49］ BRADE A M, NG S, BRIERLEY J, et al. Phase 1 trial of sorafenib and stereotactic body radiation therapy for hepatocellular carcinoma [J]. Int J Radiat Oncol Biol Phys, 2016, 94 (3): 580-587.

［50］ ICRU "Prescribing, recording and reporting photon beam therapy (supplement to ICRU Report No. 50)," ICRU Report No. 62, 1999.

［51］ WANG M H, JI Y, ZENG Z C, et al. Impact factors for microinvasion in patients with hepatocellular carcinoma: possible application to the definition of clinical tumor volume [J]. Int J Radiat Oncol Biol Phys, 2010, 76 (2): 467-476.

［52］ HANSEN A T, PETERSEN J B, HøYER M. Internal movement, set-up accuracy and margins for stereotactic body radiotherapy using a stereotactic body frame [J]. Acta Oncol, 2006, 45 (7): 948-952.

［53］ CASE R B, SONKE J J, MOSELEY D J, et al. Inter-and intrafraction variability in liver position in non-breath-hold stereotactic body radiotherapy [J]. Int J Radiat Oncol Biol Phys, 2009, 75 (1): 302-308.

［54］ ECCLES C, BROCK K K, BISSONNETTE J P, et al. Reproducibility of liver position using active breathing coordinator for liver cancer radiotherapy [J]. Int J Radiat Oncol Biol Phys, 2006, 64 (3): 751-759.

［55］ HEINZERLING J H, ANDERSON J F, PAPIEZ L, et al. Four-dimensional computed tomography scan analysis of tumor and organ motion at varying levels of abdominal compression during stereotactic treatment of lung and liver [J]. Int J

Radiat Oncol Biol Phys, 2008, 70 (5): 1571-1578.

［56］ HU Y, ZHOU Y K, CHEN Y X, et al. 4D-CT scans reveal reduced magnitude of respiratory liver motion achieved by different abdominal compression plate positions in patients with intrahepatic tumors undergoing helical tomotherapy [J]. Med Phys, 2016, 43 (7): 4335.

［57］ ECCLES C L, DAWSON L A, MOSELEY J L, et al. Interfraction liver shape variability and impact on GTV position during liver stereotactic radiotherapy using abdominal compression [J]. Int J Radiat Oncol Biol Phys, 2011, 80 (3): 938-946.

［58］ BROCK K K. Imaging and image-guided radiation therapy in liver cancer [J]. Semin Radiat Oncol, 2011, 21 (4): 247-255.

［59］ SOTHMANN T, BLANCK O, POELS K, et al. Real time tracking in liver SBRT: comparison of CyberKnife and Vero by planning structure-based γ-evaluation and dose-area-histograms [J]. Phys Med Biol, 2016, 61 (4): 1677-1691.

［60］ WUNDERINK W, MéNDEZ ROMERO A, SEPPENWOOLDE Y, et al. Potentials and limitations of guiding liver stereotactic body radiation therapy set-up on liver-implanted fiducial markers [J]. Int J Radiat Oncol Biol Phys, 2010, 77 (5): 1573-1583.

［61］ HEINZ C, GERUM S, FREISLEDERER P, et al. Feasibility study on image guided patient positioning for stereotactic body radiation therapy of liver malignancies guided by liver motion [J]. Radiat Oncol, 2016, 11: 88.

［62］ KITAMURA K, SHIRATO H, SHIMIZU S, et al. Registration accuracy and possible migration of internal fiducial gold marker implanted in prostate and liver treated with real-time tumor-tracking radiation therapy (RTRT)[J]. Radiother Oncol, 2002, 62 (3): 275-281.

［63］ WANG P M, HSU W C, CHUNG N N, et al. Feasibility of stereotactic body radiation therapy with volumetric modulated arc therapy and high intensity photon beams for hepatocellular carcinoma patients [J]. Radiat Oncol, 2014, 9: 18.

［64］ BENEDICT S H, YENICE K M, FOLLOWILL D, et al. Stereotactic body radiation therapy: the report of AAPM Task Group 101 [J]. Med Phys, 2010, 37 (8): 4078-4101.

［65］ LIU R, BUATTI J M, HOWES T L, et al. Optimal number of beams for stereotactic body radiotherapy of lung and liver lesions [J]. Int J Radiat Oncol Biol Phys, 2006, 66 (3): 906-912.

［66］ PADDICK I, LIPPITZ B. A simple dose gradient measurement tool to complement the conformity index [J]. J Neurosurg, 2006, 105 (Suppl): 194-201.

［67］ PRICE T R, PERKINS S M, SANDRASEGARAN K, et al. Evaluation of response after stereotactic body radiotherapy for hepatocellular carcinoma [J]. Cancer, 2012, 118 (12): 3191-3198.

［68］ SANUKI N, TAKEDA A, MIZUNO T, et al. Tumor response on CT following hypofractionated stereotactic ablative body radiotherapy for small hypervascular hepatocellular carcinoma with cirrhosis [J]. AJR Am J Roentgenol, 2013, 201 (6): W812-W820.

［69］ SANUKI-FUJIMOTO N, TAKEDA A, OHASHI T, et al. CT evaluations of focal liver reactions following stereotactic body radiotherapy for small hepatocellular carcinoma with cirrhosis: relationship between imaging appearance and baseline liver function [J]. Br J Radiol, 2010, 83 (996): 1063-1067.

［70］ KIMURA T, TAKAHASHI S, TAKAHASHI I, et al. The Time Course of Dynamic Computed Tomographic Appearance of Radiation Injury to the Cirrhotic Liver Following Stereotactic Body Radiation Therapy for Hepatocellular Carcinoma [J]. PLoS One, 2015, 10 (6): e0125231.

［71］ PARK M J, KIM S Y, YOON S M, et al. Stereotactic body radiotherapy-induced arterial hypervascularity of nontumorous hepatic parenchyma in patients with hepatocellular carcinoma: potential pitfalls in tumor response evaluation on multiphase computed tomography [J]. PLoS One, 2014, 9 (2): e90327.

［72］SANUKI N, TAKEDA A, OKU Y, et al. Threshold doses for focal liver reaction after stereotactic ablative body radiation therapy for small hepatocellular carcinoma depend on liver function: evaluation on magnetic resonance imaging with Gd-EOB-DTPA [J]. Int J Radiat Oncol Biol Phys, 2014, 88 (2): 306-311.

［73］TAKEDA A, OKU Y, SANUKI N, et al. Dose volume histogram analysis of focal liver reaction in follow-up multiphasic CT following stereotactic body radiotherapy for small hepatocellular carcinoma [J]. Radiother Oncol, 2012, 104 (3): 374-378.

［74］JUNG J, YOON S M, CHO B, et al. Hepatic reaction dose for parenchymal changes on Gd-EOB-DTPA-enhanced magnetic resonance images after stereotactic body radiation therapy for hepatocellular carcinoma [J]. J Med Imaging Radiat Oncol, 2016, 60 (1): 96-101.

［75］BERNSTEIN M B, KRISHNAN S, HODGE J W, et al. Immunotherapy and stereotactic ablative radiotherapy (ISABR): a curative approach？[J]. Nat Rev Clin Oncol, 2016, 13 (8): 516-524.

［76］TWYMAN-SAINT VICTOR C, RECH AJ, MAITY A, et al. Radiation and dual checkpoint blockade activate non-redundant immune mechanisms in cancer [J]. Nature, 2015, 520 (7547): 373-377.

［77］LAN J, LI R, YIN L M, et al. Targeting myeloid-derived suppressor cells and programmed death ligand 1 confers therapeutic advantage of ablative hypofractionated radiation therapy compared with conventional fractionated radiation therapy [J]. Int J Radiat Oncol Biol Phys, 2018, 101 (1): 74-87.

［78］BROOKS E D, CHANG J Y. Time to abandon single-site irradiation for inducing abscopal effects [J]. Nat Rev Clin Oncol, 2019, 16 (2): 123-135.

［79］DISIBIO G, FRENCH S W. Metastatic patterns of cancers: results from a large autopsy study [J]. Arch Pathol Lab Med, 2008, 132 (6): 931-939.

［80］中华医学会外科学分会胃肠外科学组, 中华医学会外科学分会结直肠肛门外科学组, 中国抗癌协会大肠癌专业委员会. 结直肠癌肝转移诊断和综合治疗指南 (V 2010)[J]. 中华胃肠外科杂志, 2010, 13 (6): 457-470.

［81］SCORSETTI M, CLERICI E, COMITO T. Stereotactic body radiation therapy for liver metastases [J]. J Gastrointest Oncol, 2014, 5 (3): 190-197.

［82］AHMED K A, CAUDELL J J, EL-HADDAD G, et al. Radiosensivity differences between liver metastases based on primary histology suggest implications for clinical outcomes after stereotactic body radiation therapy [J]. Int J Radiat Oncol Biol Phys, 2016, 95 (5): 1399-1404.

［83］CHANG D T, SWAMINATH A, KOZAK M, et al. Stereotactic body radiotherapy for colorectal liver metastases: a pooled analysis [J]. Cancer, 2011, 117 (17): 4060-4069.

［84］OHRI N, JACKSON A, MENDEZ ROMERO A, et al. local control following stereotactic body radiotherapy for liver tumors: a preliminary report of the AAPM Working Group for SBRT [J]. Int J Radiat Oncol Biol Phys, 2014, 90 (1): S52.

［85］MCPARTLIN A, SWAMINATH A, WANG R, et al. Long-term outcomes of phase 1 and 2 Studies of SBRT for hepatic colorectal metastases [J]. Int J Radiat Oncol Biol Phys, 2017, 99 (2): 388-395.

［86］WILD A T, YAMADA Y. Treatment options in oligometastatic disease: stereotactic body radiation therapy-focus on colorectal cancer [J]. Visc Med, 2017, 33 (1): 54-61.

［87］LEE M T, KIM J J, DINNIWELL R, et al. Phase I study of individualized stereotactic body radiotherapy of liver metastases [J]. J Clin Oncol, 2009, 27 (10): 1585-1591.

［88］GOODMAN B D, MANNINA E M, ALTHOUSE S K, et al. Long-term safety and efficacy of stereotactic body radiation therapy for hepatic oligometastases [J]. Pract Radiat Oncol, 2016, 6 (2): 86-95.

[89] TOESCA D A, OSMUNDSON E C, EYBEN R V, et al. Central liver toxicity after SBRT: An expanded analysis and predictive nomogram [J]. Radiother Oncol, 2017, 122 (1): 130-136.

[90] KLEIN J, DAWSON L A, JIANG H, et al. Prospective longitudinal assessment of quality of life for liver cancer patients treated with stereotactic body radiation therapy [J]. Int J Radiat Oncol Biol Phys, 2015, 93 (1): 16-25.

第七章

肝癌的再程放射治疗

第一节 概述

一、再程放疗的定义

随着医学的进步,恶性肿瘤患者的生存时间逐年延长,使放射肿瘤科医师接触到更多的在既往照射区域内出现局部复发或第二原发肿瘤的患者。在没有其他有效治疗手段的情况下,经过多方面因素如年龄、肿瘤部位和类型、体力状况评分、远处转移情况及复发间隔时间等的评估,部分患者再次接受了放疗。这种对于曾经接受过放疗的肿瘤患者在既往照射靶区内或接近既往照射区域再次实施放疗,即为再程放射治疗(再程放疗)。

再程放疗对放疗科医师而言无疑是一个严峻的挑战,最主要的就是必须考虑到邻近正常组织对再程放疗的耐受性,以免出现影响患者生活质量乃至威胁生命的严重不良反应。尽管随着放疗新技术的不断进步,包括调强放疗(intensity modulated radiation therapy,IMRT)、影像引导放疗(image guided radiation therapy,IGRT)、螺旋断层放疗(helical tomotherapy,TOMO)、立体定向放疗(stereotactic body radiation therapy,SBRT)和质子束治疗等的发展,使正常组织得到更好的保护,但现有的临床数据绝大部分来自回顾性、非随机或小样本的研究结果,缺乏有力的循证医学证据指导临床。

(一)再程放疗的指征

1. 根治性放疗 适用于复发灶局限于原放疗区域且不伴有其他部位转移的患者。

2. 姑息性放疗 用于止痛、止血或缓解肿瘤压迫症状。

(二)根治放疗排除标准

1. 有严重的心脑血管疾病或肝肾功能障碍。

2. 伴有结缔组织病。

3. 首程放疗曾出现明显的急性或晚期毒性反应。

4. 多发远处转移。

5. 放射野内复发与既往放疗间隔≤3个月。

6. 剩余的正常组织耐受剂量过低。

7. 患者未签署知情同意书。

此外,还需要考虑的因素包括较好的体力状况、局部肿瘤体积较小、复发时间大于 6 个月、复发肿瘤与重要结构有足够距离、既往放疗资料完整及预计有长期生存的可能性等。

二、再程放疗的一般原则

2009 年加拿大放射治疗相关会议组织了关于再程放疗的专项研讨,表 7-1-1 是该会议对再程放疗原则提出的推荐意见。经过 10 余年的检验,这个原则还是比较适用的,除了第 6 条靶区定义目前调强放疗还需遵循 ICRU 83 号报告,以及第 8 条放疗技术的选择,按如今的设备条件,放疗专家多数会推荐图像引导下的调强或立体定向放疗技术。

表 7-1-1　再程放疗的一般原则

1. 多学科参与

2. 除再程放疗外无其他可行的治疗手段可供选择

3. 目的：根治或控制症状

4. 若以根治为目的,必须病理证实并完善再分期检查

5. 强烈建议再程治疗前签署知情同意书

6. 靶区定义应遵循 ICRU 50 和 62 号报告

7. 必须计算初始放疗的生物有效剂量(biological effective dose,BED)

8. 强烈推荐采用新的放疗技术如三维适形放疗或调强放疗

9. 根治放疗的每日分割剂量宜 ≤ 2Gy,可采用超分割方法

10. 维持适当的营养状态、水及电解质平衡、血红蛋白 > 100g/L,若有糖尿病或高血压,需及时控制

11. 治疗后需定期随访以评估再程放疗的疗效、治疗相关并发症及患者的生活质量

12. 记录必须完整保存,包括与患者、家属以及家庭医生的交流细节

三、等效生物剂量的计算

在考虑再程放疗时,评估危及器官(organ at risk,OAR)从前次放疗中所受的放射剂量非常重要。在使用治疗计划系统(treatment planning system,TPS)做治疗计划时,很容易通过剂量容积直方图(DVH)得到 OAR 所受到的剂量,但这仅仅是物理剂量,而 OAR 所受到的剂量一般不会是 100%,所以单次量往往小于常规分割剂量(2Gy);而随着 SBRT 和低分割放疗应用的普及,OAR 也会受到单次量 > 2Gy 的分割剂量。由于临床参考的各个组织器官的耐受量都是在常规照射下获得的,因此必须转换成等效生物剂量才能用于评估或剂量的叠加。目前通常采用生物效应剂量(biologically effective dose,BED)或 2Gy 分次放射等效剂量(equivalent dose in 2Gy fractions,EQD2)这两种基于 LQ 模型的计算方式：

$$BED = nEd \times (1 + d \div \alpha/\beta)$$

$$EQD2 = nQd \times (d + \alpha/\beta) \div (2 + \alpha/\beta)$$

公式中 n 为分次数,d 为分次剂量,α/β 值可通过查表得到。

两种计算方式都与组织 α/β 值相关:当 α/β 值较大时(如 α/β ≥ 10Gy),反映早反应组织或较敏感的肿瘤组织的等效生物剂量;当 α/β 值较小时(如 α/β ≤ 3Gy 时),反映晚反应组织或较不敏感的肿瘤组织的等效生物剂量。

LQ 模型经验上在每次分割剂量 1~5Gy 的剂量范围内相对可靠,但对于分割剂量 8~30Gy 的 SBRT 而言,能否准确评价受照射组织的生物效应存在争议。已有学者提出了其他修正模型,如 USC 模型、LQL 模型和 gLQ 模型等,但有的计算过于复杂且都还需要体内实验和临床试验的进一步论证,因此,目前发表的再程放疗相关研究还是采用经典的 LQ 模型为主。

第二节 降低再程放射治疗正常组织毒性反应的放射治疗技术

一、超分割技术

20 世纪的放射生物学研究已表明:相对于早反应组织,降低每次分割剂量(即超分割:通常每天照射 2 次,每次剂量低于 1.8Gy,两次间隔 >6 小时)能保护晚反应组织。这种现象可以理解为剂量效应关系,并可用线性二次方程来描述。晚反应组织的 α/β 值通常为 1.5~5Gy,分割剂量低于 1.8~2Gy 能更好地减少晚反应组织的放射损伤,而对于 α/β 值较高的早反应组织则保护效能降低,转化成治疗获益。对于再程放疗来说,由于存在较高的累积照射剂量,更易发生晚期毒性反应。慢性进行性的纤维化、狭窄梗阻、灌注不足导致的组织坏死,往往严重影响患者生活质量和器官功能,尤其是预期生存时间较长的患者。显然,在正电子发射计算机断层显像(positron emission tomography,PET)、图像引导放疗、磁共振引导加速器和质子放疗等医疗设备和技术出现之前,超分割放疗是经常应用于再程放疗的一种技术。

由于头颈部组织耐受剂量相对较高,因此再程放疗的研究也较多。RTOG9610 和 RTOG9911 就是两个头颈部肿瘤再程超分割放疗的 II 期临床研究,研究中患者均接受了总剂量 60Gy(1.5Gy/ 次,每日 2 次,5 天 / 周)的再照射,并同步化疗,大部分采用三维适形放疗。≥4 级急性毒性反应发生率分别为 25.3% 和 28%,治疗相关死亡率分别为 7.6% 和 8%。可见即便采用超分割方法,严重毒性反应率还是较高。因此,也有文献回顾显示头颈部肿瘤再照射有从超分割向采用传统分割的调强放射治疗转变的趋势。

对于腹盆部肿瘤,由于受胃肠剂量限制,接受再程放疗的病例数较少。M.D. 安德森癌症中心报道采用加速超分割方法(39Gy/26 次,1.5Gy/ 次,每日 2 次)对盆腔复发的直肠和肛管癌患者实施再程放疗取得一定疗效,且毒性反应可接受。2018 年该中心又报道了 24 例上腹部消化道恶性肿瘤(包括胰腺、胃肠和肝胆)患者采用 1.5Gy,每日 2 次超分割再程放疗的结果,目标根治的给予 39Gy/26 次,姑息减症的给予 30Gy/20 次,发生 3~4 级毒性反应 2 例,1 年无局部进展生存率(LPFS)38%,中位 LPFS 为 8 个月,8 例姑息放疗患者中,仅 2 例(25%)相关症状有明显缓解,结论认为加速超分割方法虽然对于腹部的再照射耐受良好,但仅能提供有限的局部控制和姑息减症的效果。

二、调强放射治疗（IMRT）

调强放射治疗（IMRT）是三维适形放疗的一种，它是在各放射野与靶区外形一致的条件下，针对靶区三维形状和要害器官与靶区的具体解剖关系对束强度进行调节，单个放射野内剂量分布是不均匀的，但是整个靶区体积内剂量分布比三维适形治疗更均匀。通常装配有多叶光栅的传统直线加速器即可以实施 IMRT。IMRT 技术通过优化靶区剂量分布的适形性，从而尽可能减少对正常组织的照射，在再程放疗的临床应用中表现出一定的优势，尤其是用于头颈部肿瘤复发的治疗。当治疗椎骨肿瘤时，应用 IMRT 能有效地避开脊髓，而这在传统放疗及三维适形放疗是很难实现的。

三、影像引导放射治疗

由于存在各种不确定性，例如患者每天相关的治疗位置、体内解剖位置的变化、在治疗期间器官的变形及各个分次之间的位移限制了 IMRT 的适用范围和功效，尤其是当靶区与危及器官（OAR）紧邻时，这对于正常组织耐受力已受损的再程放疗更应倍加谨慎。以脊柱转移瘤 IMRT 治疗为例，即使仅 1mm 的摆位偏差也可能导致脊髓受量的显著升高。在这种情况下，更推荐在分次 IMRT 中应用影像引导放射治疗（IGRT）技术以改善摆位精度提高再程放疗的安全性。

IGRT 是一种四维的放射治疗技术，它在三维放疗技术的基础上加入了时间因素的概念，充分考虑了解剖组织在治疗过程中的运动和分次治疗间的位移误差，如呼吸和蠕动运动、日常摆位误差、靶区收缩等引起放疗剂量分布的变化和对治疗计划的影响等方面的情况。在患者进行治疗前、治疗中利用各种先进的影像设备对肿瘤及正常器官进行实时监控，并能根据器官位置的变化调整治疗条件使放射野紧紧"追随"靶区，使之能做到真正意义上的精确治疗。在放射治疗先进设备中，TOMO、RapidArc、VMAT 和 CyberKnife 均可实现 IGRT 与 IMRT 的相结合，能精确地使放射剂量集中到肿瘤靶区，周围正常组织得到保护，从而提高局部控制率，同时也降低了正常组织的急性和晚期损伤发生率。

然而，无论是 EPID 还是 CBCT 或者普通 CT 引导，目前都做不到实时图像引导放疗。或者是因为成像时间较长，或者是因为成像和治疗过程不同步，或者是因为影像角度与治疗角度存在固有偏差。而 MRI 是容积性影像采集装置，可以通过梯度场的变化获得高空间分辨率和高对比度任意层面和方向的 2D 图像，对于 CT 较难分辨的头颈、中枢神经、肝脏、脊髓和软组织等部位肿瘤临床靶区有极大优势，且图像的成像速度快，1 帧不超过 10ms，这就相当于实时影像了。因此，磁共振引导加速器（MRI-Linac）受到国内外大型肿瘤中心的青睐。MRI 引导的优点可以归纳为 4 点：①无附加剂量，正常组织不会受到额外的辐射；②实时 MRI 引导软组织摆位，让对位更精准；③可实现在线自适应放射治疗（on-table adaptive RT）：在分次放疗中，根据肿瘤退缩或周围器官变化做在线适应性计划优化；④治疗中实时追踪肿瘤（real-time tracking）：治疗全程连续造影，系统透过软组织追踪和自动化的射线控制，当肿瘤组织移动超过医师定义的追踪界限，射线会自动暂停照射，当靶区移回界线内的范围，治疗会自动恢复。所以，对于精准度要求极高的再程放疗，MRI-Linac 无疑是一个较好的选择。

四、体部立体定向放射治疗

SBRT 是近年出现的放疗新技术,主要优势在于高分次剂量、短疗程分割模式,最大剂量集中在肿瘤靶体积,周围正常组织的剂量下降十分陡峭,有利于靶区剂量的提升和周围正常组织的保护,可获得更高的生存率和局部控制率。除了精确外,其短疗程的特点也比较适用于多以姑息减症为目的的再程放疗。为数不多的研究报道了 SBRT 用于再程放疗的临床结果,Mantel 等对此进行了较全面的综述,认为对于椎体转移应用 SBRT 再程放疗可获得较高的疼痛缓解和局部控制率,毒性反应尤其是脊髓病的发生率普遍较低,该方面的研究数据已较成熟,而在头颈部、胸部及盆腔肿瘤再程放疗的研究中,也初步显示应用 SBRT 获益的趋势。近年来,小肝癌领域 SBRT 的应用日渐普及,尤其适用于肝门附近、大血管或胆道附近难以手术切除或射频消融部位的病变。但是肝内重复 SBRT 的治疗文献很少,不过尽管还没有研究将肝内复发后再程 SBRT 与再次手术切除或再次 RFA 进行头对头的比较,现有数据显示肝细胞癌肝内复发再程 SBRT 后 3 年生存率可达 60%~70%,与既往发表的重复手术或 RFA 报道的生存率相似,且毒性可耐受。当然,目前大部分再程 SBRT 研究病例数较少、治疗剂量和分割方式不统一,且存在患者选择的偏倚,因此参考价值有限,还需进一步深入研究,尤其是患者的选择和危及器官的剂量限制尚无明确建议。不过,多数报道已提出对于包绕大血管(如颈动脉、主动脉或肺动脉等)或与胃、肠及中央胆道有明显重叠的野内复发病灶不推荐重复 SBRT 治疗。

五、质子和重离子放射治疗

质子和重离子独特的物理特性使其在再程放疗中极具应用潜力,其特征性的剂量吸收峰——Bragg 峰可通过对多个不同能量质子束的叠加进行峰宽的调制,从而覆盖需要的计划深度,而其远端的剂量急剧跌落,达到对周围正常组织保护的目的。质子治疗与 IMRT 相比主要优势在于降低中低剂量范围。质子的生物学效应和光子相似,但与重离子的放疗效应差异很大。虽然重离子放疗对于肿瘤乏氧细胞的杀伤力更强,但也会导致正常组织修复能力丧失,在再程放疗时将显著增加治疗风险,因此不被推荐。

应用质子进行再程放疗的临床数据非常有限。Verma 等筛选了 2017 年 6 月之前发表的所有涉及再程质子放疗的文献,最后有 16 篇符合系统综述标准,包括原发于中枢神经系统(CNS)肿瘤 6 篇、头颈部肿瘤 4 篇、肺癌 2 篇和消化道恶性肿瘤 4 篇。结果提示质子再放疗复发性葡萄膜黑色素瘤 5 年眼保持率为 55%;对于脊索瘤,再放疗提供了 2 年的局部控制和总生存率(OS)分别为 85% 和 80%。多个成人神经胶质瘤质子再放疗研究显示没有 ≥3 级毒性。两项儿童中枢神经系统肿瘤研究证明了再放疗的安全性和有效性,其中仅 1 例 3 级毒性,并获得长期 OS。对于头颈部恶性肿瘤,与以往基于光子的方法相比,质子再放疗显示在局部控制和毒性反应的优势,包括较低的(9%~10%)鼻饲管放置率。质子治疗复发性肺癌可获得良好的生存率和可耐受的不良反应,特别是对于接受同步化疗和中央型复发的患者。最后,4 项消化系统肿瘤研究中,质子再放疗也很少引起严重并发症。结论认为,基于现有资料,质子放疗可能是对经慎重筛选的复发患者进行再程放疗的相对最安全的选择。由于现有研究多为回顾性小样本,因此尚难对疗效作出准确判断,需要更多的临床治疗数据来证实其在再程放疗中的价值。

六、术中放疗和近距离放疗

术中放疗机械性地将需保护的正常组织推出放射野外,近距离放疗射线只影响放射源周围十分有限的区域,因此具备了肿瘤接受局部高剂量治疗,而周围正常组织受量大大降低的特点,成为可应用于再程放疗的理论基础。目前,有用于肺癌、妇科肿瘤和软组织肉瘤复发再程放疗的临床报道。

七、脉冲低剂量率(PLDR)外照射

脉冲低剂量率(pulsed low-dose-rate,PLDR)外照射是一种通过将每日常规分割放疗剂量分解成具有一定时间间隔的小剂量脉冲来输出射线的技术。有研究表明,当剂量率<100cGy/min 时,肿瘤细胞表现出高辐射敏感性,而正常组织则得到亚致死损伤修复的改善。因此,再照射的治疗总剂量得以适当提高,相对于不良反应可以提高肿瘤的杀伤能力。迄今为止发表的关于 PLDR 的人体研究很少。在有限的证据中,PLDR 已被证明对胶质瘤和乳腺癌的姑息性再治疗具有潜在的有效性。Lee 等回顾性分析了所在治疗中心 2006—2016 年接受 PLDR 技术再程放疗肿瘤患者的资料。PLDR 通常使用 IMRT、VMAT 或 3D 适形治疗,每周 5 天,每天 10 次 0.2Gy 脉冲,间隔 3 分钟,每天 2Gy。共 39 例患者接受了 41 个疾病部位的 PLDR 再照射,靶区是胸部 25 个(61%)、腹部 3 个(7%)和盆腔 13 个(32%),包括 36 个有症状部位。首程放疗和再程放疗之间的中位时间为 26.2 个月;首程和再程照射的中位剂量分别为 50.4Gy 和 50Gy。结果显示,6 个月时局部进展为 16.5%,12 个月时局部进展为 23.8%。在 36 个有症状的疾病部位中,有 25 个部位(69%)在 PLDR 后出现症状缓解,其中 6 个部位(17%)症状完全缓解。39 例患者中只有 5 例(12.8%)出现 3 级急性毒性,其中大多数为放射性皮炎;未出现 4 级或更高的急性毒性;晚期毒性只有 1 例为 2 级的皮肤反应。结论是采用 PLDR 技术再程放疗可作为缓解晚期胸部、腹部和盆腔肿瘤症状的安全有效的潜在选择。

第三节　胸腹部正常组织对再程放射治疗的耐受性

随着肝癌患者生存期的延长,我们不仅要面对肝脏原发灶的再程放疗,在肝内肿瘤控制良好的情况下,其转移灶包括肺转移、骨转移、腹腔淋巴结转移和肾上腺转移经首程放疗获得疗效后再次出现疼痛或压迫症状时,也可考虑再程放疗,因此会考虑胸腹部多种正常组织的修复能力。目前大多数组织器官的隐匿性放射性损伤修复数据来源于临床前研究,这些动物实验结果并不能代表临床实际,所以收集再程放疗耐受性的临床资料显得非常重要。从目前掌握的临床数据来看,快反应组织一般能在几个月内完全修复且能耐受再程放疗;对于晚期损伤,与皮肤、脊髓相反,心脏、膀胱、肾等器官的损伤会随着时间推移逐渐进展而非修复。

一、肠

一项与肠的再程照射耐受性相关的动物实验发现,小鼠经再程全腹照射后,极少的残存肠隐窝能记忆初始照射剂量,表明肠对于再程照射的急性反应具有极大的耐受性。临床上 Hunt 等报道了 24 例消化道恶性肿瘤患者,在初始剂量 45~50.4Gy 后接受腹部超分割再程放疗(1.5Gy/ 次,每日 2 次),7 例 30Gy/20 次,15 例 39Gy/26 次,1 例 45Gy/30 次,还有 1 例 15Gy/10 次后发现腹膜进展提前中止。中位间隔时间 28 个月。仅有 1 例出现 3 级肠道急性毒性反应(胃空肠吻合口出血)导致中止放疗,再程放疗剂量为 30Gy,这一例在再程放疗结束 2 个月后进一步出现 4 级吻合口出血的晚期反应,经手术治疗恢复,该患者吻合口区两次放疗的累积剂量为 63Gy。一项韩国的研究共 42 例有放疗史的腹部恶性肿瘤患者接受了再次放疗,并对两次放疗计划进行了叠加评估。首程放疗的中位剂量是 50.0Gy(30.0~60.0Gy),再程放疗中位剂量是 45.0Gy(15.0~75.0Gy)。2 例患者出现腹痛为表现的 3 级急性肠道相关反应;4 例(9.5%)患者出现 ≥3 级晚期毒性反应,其中 1 例患者在再程放疗后 22.9 个月因十二指肠穿孔引起的全腹膜炎而需要紧急手术,3 例患者在再程放疗后 4.0~13.8 个月出现消化道出血,包括黑便和呕血。这 4 例患者的回顾性剂量重建分析显示,2cc 的十二指肠受到的最高累积剂量(D2cc)均>60.0Gy(60.1~73.7Gy),不过其中 3 例在再程放疗前即存在十二指肠溃疡。因此结论是,上腹部恶性肿瘤的再照射可能对于没有胃肠道病变的且既往十二指肠未接受过高剂量照射的患者是安全的。Mohiuddin 等的研究报道了 103 例复发性直肠癌再程照射并同步 5-Fu 化疗增敏的晚期毒性反应结果,首程放疗中位剂量 50.4Gy,再程放疗中位剂量 34.8Gy,两次放疗中位间隔时间 19 个月,再程靶区包括 CT 可见病灶和骶前区,43 例接受 1.2Gy/ 次、每日 2 次的超分割放疗,60 例接受 1.8Gy/ 次的常规放疗。结果有 23 例(22%)患者因 3 度以上急性毒性反应(腹泻、湿性脱皮或黏膜炎)而终止或提前结束治疗,22 例患者出现晚期并发症,其中 18 例(17.5%)有持续性严重腹泻,15 例(14.6%)发生小肠梗阻,4 例有瘘管形成,2 例有大肠肛门狭窄。单因素分析提示采用超分割技术和两次照射间隔>24 个月与较低的晚期毒性发生率相关。表 7-3-1 是该研究者给出的复发直肠癌再程放疗的推荐剂量。Das 观察到盆腔首程放疗剂量超过 54Gy 患者组,发生晚期并发症的概率明显高于<54Gy 组。再程放疗肠道的剂量限制很难定义,患者来源异质性过强,且依赖于以前的放疗剂量和分割,以及与首次照射间隔的时间。Abusaris 等发表的盆腔 SBRT 再照射的回顾性研究中描述了肠道的累积 EQD2 限量,他们建议肠道的两次累积 EQD2 剂量超过 $110Gy_3$($\alpha/\beta=3$)的体积不要超过 $10cm^3$。

表 7-3-1　复发直肠癌再程放疗剂量推荐(Mohiuddin 等)

再放疗间隔时间(月)	再放疗剂量(Gy)	累积剂量(Gy)
3~12	35	85
12~24	40~45	95~100
24~36	45~50	100~105
>36	50~55	105~115

二、肝脏

由于放射性肝病（radiation-induced liver disease，RILD）的致死率较高，因此在进行上腹部再程放疗时，必须考虑到肝脏的耐受剂量。随着肝癌放疗的普及，关于首程放疗的肝脏耐受剂量已有较多文献报道。Liang 等研究认为我国 Child-Pugh A 级肝癌患者肝平均剂量 TD5 和 TD50 分别为 21Gy 和 40.5Gy，而在 Child-Pugh B 级患者中，其 TD5 和 TD50 分别为 6Gy 和 23Gy，而且受照射的肝脏体积越大，其耐受量就越低。近年来，SBRT 技术在肝肿瘤的应用越来越多，对于 HCC，基于 5 次分割的 SBRT 的肝脏平均剂量（MLD）限制的可以参考 RTOG 1112 方案：处方剂量为 50Gy/5 次，MLD ≤ 13Gy；（40~45）Gy/5 次，MLD ≤ 15Gy；35Gy/5 次，MLD ≤ 15.5Gy；30Gy/5 次，MLD ≤ 16Gy；27.5Gy/5 次，MLD ≤ 17Gy。但目前国内外罕有关于人正常肝细胞照射后损伤修复能力的研究发表，也就是说，肝脏对于再程放疗的耐受剂量从基础到临床都缺乏证据。Gunvén 等对 11 例接受 SBRT 治疗后长期生存的肝内肿瘤（原发性 2 例、转移性 9 例）患者进行多年的肝功能、血生化和代谢指标的随访，以评估肝脏的迟发性损伤反应，结果只有 1 例先后接受 3 次 SBRT 的患者和 1 例接受了 2 次肝脏切除手术及 1 次 SBRT 的患者检测出轻到中度迟发性肝功能异常。作者认为经过一定条件的选择，之前接受过放疗或手术并不是再程放疗或再次手术的绝对禁忌证。只有少数研究报道了肝内肿瘤再程放疗的肝脏毒性以及放射性肝损伤的临床预测因子，但由于病例数量少、患者异质性强，结果差异较大，有报道 25% 因为致命性肝损伤死亡的，也有报道仅 4.1% 患者在肝内再次照射后出现非经典放射性肝病。不过，结论都认为再程放疗前的肝功能在决定再照射耐受性和治疗后生存率方面起重要作用，建议选择肝功能良好的患者（Child-Pugh 评分＜6）进行再程放疗。由于我国大部分原发性肝癌常常有慢性肝炎和肝硬化背景，导致正常肝细胞的放射耐受性降低，其受照射后的修复能力必定也受到影响，因此在决策再程放疗时应更加慎重，宜采用精确放疗新技术以尽量减少照射体积。

三、肾脏

肾脏是一个对辐射非常敏感的器官，但是临床反应可能在照射后很长时间才表现出来，这与辐射剂量成反比。动物研究显示，随着时间的推移，放射诱导的肾脏损伤会逐渐进展而非修复，再程照射的耐受性与首程照射剂量有关，随着间隔时间的延长，耐受性降低而非增加。应用线性二次模型对首程低剂量照射后 26 周给予再程照射进行了数据分析，α/β 值为 1.4Gy，明显低于单次照射的 3.3Gy，表明再程照射时增大分次剂量可能对肾有保护作用。而且受照肾对化疗药物尤其顺铂的损伤更加敏感，因此腹部放疗期间或放疗后应慎用肾毒性药物。由于再程放疗多为姑息性质，患者生存期较短，而肾功能损伤往往在数年后才显现，在临床上比较少见。第十章病例 36、40 接受邻近肾脏的腹腔转移灶的放疗，一侧肾脏在放射野内，其放疗后的损伤表现为肾皮质进行性变薄，继而肾脏萎缩，同位素肾图显示受照肾脏灌注差，功能极度下降，但由于对侧肾正常可代偿，患者往往不表现为肾功能损伤症状。

四、脊髓

脊髓纵贯胸腹腔,因其为典型的串联器官,各段功能无法相互代偿,因此成为主要的剂量限制器官,从而受到了广泛的重视,获得了大量基础和临床的数据。对于脊髓再程照射的耐受性,除了对啮齿类动物的研究,M.D. 安德森癌症中心的 Ang 等耗时多年在最接近人类的灵长类动物进行了常规分割剂量的研究,数据显示初始照射导致的隐匿性损伤在 2 年内会得到修复,并计算出照射时间间隔为 1、2、3 年时,总累积剂量(以 EQD2 换算)可以为首程设定耐受剂量的 150%、156%、167%。不少临床的研究也支持了有关脊髓修复的学说。Nieder 等分析了有关脊髓病变的报道,得出结论只要脊髓的总累积剂量(EQD2)不超过 70~75Gy,任何疗程中(首程或再程)总剂量(EQD2)不超过 51Gy 以及两次放疗间隔不小于 6 个月,则出现脊髓病变的风险较低,并总结出指导临床的脊髓病变风险预测模型($\alpha/\beta=2$,表 7-3-2)。

表 7-3-2　放射性脊髓病风险评分

评分	总累积 BED 剂量(Gy_2)	评分	总累积 BED 剂量(Gy_2)
0	≤ 120	5	160.1~170
1	120.1~130	6	170.1~180
2	130.1~140	7	180.1~190
3	140.1~150	8	190.1~200
4	150.1~160	9	>200

注:两次放疗间隔<6 个月(+4.5 分);单程放疗 BED 剂量 ≥102Gy_2(+4.5 分)。

与未曾接受放疗的患者相比,风险评分 ≤ 3 分的放疗计划,预示导致脊髓病变风险概率<5%,为低危组;风险评分 4~6 分的放疗计划,预示导致脊髓病变风险概率约 25%,为中危组;风险评分>6 分的放疗计划,预示导致脊髓病变风险概率约 90%,为高危组。

Sahgal 等从已发表的文献中提取了脊髓对 SBRT 的耐受性数据,并对其进行了回顾和建模。对于单程 SBRT 1~5 次分割,以下是估计发生 1%~5% 的放射性脊髓病(radiation myelitis,RM)风险的脊髓最大剂量点(Dmax):12.4~14.0Gy/1 分次;17.0Gy/2 分次;20.3Gy/3 分次;23.0Gy/4 分次和 25.3Gy/5 分次。对于 1~5 次再程照射 SBRT,建议两次放疗脊髓硬膜囊的 EQD2 累积等效剂量不超过 70Gy(BED ≤ 140Gy,$\alpha/\beta=2$),再程 SBRT 放疗的硬膜囊 EQD2 等效剂量不超过 25Gy(BED ≤ 50Gy,$\alpha/\beta=2$),后者与前者的比值不超过 0.5,且第一次和第二次照射之间至少有 5 个月的时间间隔。

五、肺

动物模型发现肺的急性放射性炎症损伤可很好的修复,修复发生在 1~3 个月,若照射剂量小于耐受剂量的 75% 则恢复更好。而晚期的肺纤维化则很难逆转,因此临床建议除非能避开肺,肺部区域的再程放疗只能用于预期寿命短的姑息治疗中。Ren 等回顾性分析了 67 例进行胸部再放疗的复发或转移性肺癌患者,60 例患者再程放疗采用三维适形放疗(3D-CRT)或调强放疗(IMRT),剂量 40~60Gy,2Gy/次;7 例患者采用 SBRT,40~50Gy,8~10Gy/ 次。并将两次的放疗计划采用形变图像配准(DIR)创建复合计划进行评估。结果 18 例(26.9%)患者出现 ≥3 级放射性肺炎(3 级 17 例,4 级 1 例)。多因素分析表明:初始放疗计划的肺平均剂量 MLD、复合计划的 V5 以及 overlap-V5/re-V5(即两次放疗计划重叠的 V5 与再程放疗计划的 V5 的比值)是 ≥3 级放射性肺炎独立预测指标。研究还发现与野内复发相比,邻近的野外复发发生 ≥3 级放射性肺炎的风险更高。近年来,在肺部肿瘤放疗领域,SBRT 应用较多,也适用于既往接受过胸部放疗的孤立性肺复发性灶或寡转移灶。来自 MDACC 的一项研究纳入了 72 例既往接受过中位剂量 63Gy 胸部常规分割放疗的患者,因肺内复发或转移予 SBRT,剂量 50Gy/4次再程放疗,结果 15 例(20.8%)患者出现较严重放射性肺炎(3 级 14 例,5 级 1 例)。多因素分析的结论是两次放疗复合计划的肺 V20 ≥30% 是放射性肺炎的显著不良危险因素,ECOG 评分 2~3、SBRT 前 FEV1(第 1 秒用力呼气容积)≤65% 及既往治疗过的 PTV 的位置横跨双侧纵隔是其他重要的不良因素,但还需要前瞻性研究来验证。另有多项研究表明,中央型肿瘤是发生肺毒性的显著不良因素。此外,考虑到中重度放射性肺炎较高的致死率,在决策肺部的再程放疗时仍需谨慎,肺功能较差、曾使用具有肺毒性的化疗或靶向药物的患者可能只能耐受小范围低剂量的姑息治疗。

六、心脏和主动脉

心脏是对辐射敏感的器官之一。乳腺癌进行初次放疗后,主要冠状动脉事件的发生率随心脏平均剂量线性增加,每升高 1Gy 增加 7.4%。然而,辐射的后果,如心血管疾病和心肌梗死,只有在很长时间间隔后才能看到。Wondergem 等研究了动物心脏的再程照射耐受性,照射间隔时间 9 个月,采用大鼠模型测量再程照射后 6 个月的离体心功能,实验数据显示在照射后的 6 个月中,再程照射的 ED50(半数接受治疗的动物丧失 50% 心脏功能的剂量)接近首程照射的 ED50,但在 6 个月后明显下降。首程照射剂量的增加会导致再程照射耐受性的下降。首程照射诱发的损伤呈现缓慢的进展而非修复,因而随着时间的延长,心脏的再程照射耐受性也会逐渐下降。目前尚缺乏系统性的临床数据。

而主动脉等大血管的再照射耐受能力较强。MD Anderson 中心回顾分析了 35 例接受过两次胸部肿瘤放疗的患者,根据复合计划计算 1cm³ 主动脉受到的最大累积剂量。2 例患者(6%)发生 5 级主动脉并发症。在 1cm³ 主动脉接受累积剂量 ≥120.0Gy 的患者中 25% 发生 5 级主动脉毒性,而<120.0Gy 的患者中为 0(P=0.047)。

七、食管

急性食管炎是胸腔肿瘤放疗过程中较常见的不良反应,尤其加用同步化疗后急性食管炎发生率可达 15%~25%。而对于食管晚期损伤的研究报道却并不常见。急性放射性食管损伤的靶细胞是黏膜基底细胞,临床症状由黏膜萎缩及溃疡引发,发生在放疗开始后 2~3 周,发生在放疗后 3 个月或更晚的为晚期损伤,如食管狭窄、溃疡及穿孔等,有报道晚期损伤相关的死亡率为 0.4%~1%。肺癌单程放疗的研究数据提示若食管 V50<30%,发生放射性食管损伤危险性相对较低。有关再程放疗食管毒性的研

究较少。一项对 14 项研究(13 项回顾性)的汇总分析评估了肺癌患者接受大剂量再照射后的毒性,食管 ≥ 3 级毒性的平均发生率为 2%。Poltinnikovs 等报道了 17 例肺癌患者接受肺部和纵隔再程放疗的急性食管毒性,初始放疗中食管所受到的中位最大剂量不超过 50Gy,再程照射采用大分割,食管所受中位剂量为 32Gy,中位分次剂量为 4Gy,其中 4 例(24%)出现 2 级急性食管炎,他们提出沿着食管长径和周径的三维剂量分布对急性放射性食管炎有预测价值。多数复发食管癌的再程放疗研究显示出较高的食管穿孔或出血发生率,高的可达 40%~50%,但其中很可能混杂有食管肿瘤本身的因素,并不能真正反映再程放疗对正常食管组织的毒性。发生急性放射性炎症患者出现晚期放射损伤的概率成倍增加。

第四节　肝癌复发及转移病灶的再程放射治疗研究

肝癌放疗已成为不能切除的原发性肝癌非手术治疗的重要手段之一。放疗除了可用于肝内原发灶的根治性治疗外,对于门脉 / 下腔静脉癌栓、腹腔淋巴结转移及肺、骨、肾上腺等远处转移,均起到一定的改善生存或姑息减症作用,因此除了肝功能 Child-Pugh C 级患者,放疗可应用于各个期别的肝癌患者。由于病灶较大、肝硬化较重或不能手术的肝癌患者导致放疗剂量受限,且转移灶的放疗多采取较低的姑息剂量,从而局部控制时间较短,放射野内病灶再次进展的机会增多。当然多数晚期患者有限的生存期内未能发现局部野内复发或进展,但仍有少部分患者需要进行再程放疗。因一系列研究表明,接受肝癌转移灶放疗患者的死亡原因多数为肝内病灶进展或未控所致,所以在决定针对转移灶进行再程放疗前,最好先明确肝内病灶控制情况。因再程放疗的毒性预测困难,无选择性地应用反而可能会增加患者的痛苦和经济负担,因此治疗前充分权衡利弊,并在知情同意过程中正确解释毒性风险是最重要的。

一、肝内病灶的再程放疗

肝脏本身对射线的耐受力有限,尤其是具有肝硬化背景的肝癌患者,因此肝脏区域的放疗首先要考虑是否留有足够的有代偿能力的正常肝细胞。其次要关注的是与胃肠道的关系,尤其是位于肝门部的病灶,常与胃窦部和十二指肠紧邻,照射剂量因此而受限。通常对于肝功能正常、KPS>80 分、Child-Pugh B 级以上、肝内肿瘤局限无远处转移、与胃肠道有一定距离的原发性肝癌放疗后区域复发的患者,可以考虑给予根治性再程放疗。为减少正常组织损伤,在有条件的情况下,应尽量采用精确放疗的新技术。Gunvén 等报道 1 例 76 岁的女性肝细胞癌患者,首程针对位于肝脏第 7 段单发的 5cm 肿瘤和门脉予 SBRT 治疗(8Gy×5 次),4 年多后局部复发予再程 SBRT 治疗(10Gy×4 次),7 个月后又针对第 8 段的新发病灶做了第 3 次的 SBRT 放疗(11Gy×4 次),1 年后死于肿瘤播散,末次治疗后 3 个月出现 CTCAE2 级的肝脏反应(非肿瘤性肝叶门脉分支阻塞伴疼痛和局部肝叶萎缩),而肝功能生化指标无明显异常。第十章病例 13 的患者也是在 2014、2016 和 2018 年因肝内复发先后做了 3 次 SBRT 治疗,其中第 1 次(8Gy×6 次)和第 3 次(6Gy×9 次)都是在右前叶同一肝段,随访至今无复发,肝功能无异常。可见 SBRT 在肝内病灶的再程放疗中具有一定的疗效和安全性优势。随着放疗设备和技术的进步,近年来发表的有关肝内肿瘤再程放疗的回顾性研究有所增加,且多数采用的是 SBRT 技术(表 7-4-1)。

表 7-4-1　肝内肿瘤复发再程放疗的研究

研究者信息	例数	中位间隔时间(月)	放疗技术	放疗剂量	生存情况	放疗毒性
Seol 2015 韩国	43 (HCC)	13.8	3DCRT	首程中位 EQD2 48.8Gy ($\alpha/\beta=10$) 再程中位 EQD2 44Gy ($\alpha/\beta=10$)	中位 OS 11.2 个月 1 年 OS 57% 2 年 OS 38%	1~2 级 41.9%(18/43) 3 级 4.7%(2/43,1 例十二指肠穿孔,1 例肺炎) 无 RILD
Huang 2016	36 (HCC)	11	IMRT TOMO	再程平均 EQD2 37.52Gy ($\alpha/\beta=15$) 累积平均 EQD2 87.70Gy ($\alpha/\beta=15$)	中位 OS 有 RILD 5.7 个月 无 RILD 29 个月	RILD 36%(13/36,其中 5 级 9 例,3 级 4 例)
Oshiro 2017 日本	83 (HCC) (68 例再程,12 例三程,3 例四程)		质子	中位剂量 首程 71.0GyE 再程 70.0GyE 三程 70.0GyE 四程 69.3GyE	OS(从首次治疗算起) 中位 61 个月 2 年 87.5% 5 年 49.4%	无 ≥3 级毒性 无 RILD
McDuff 2018 美国	49 (原发 26 例,转移 23 例)	9	3DCRT IMRT SBRT 质子	首程平均 EQD2 64.3Gy ($\alpha/\beta=10$) 再程平均 EQD2 65Gy ($\alpha/\beta=10$)	中位 OS 14 个月 原发 1 年 OS 44.9% 1 年 LF 32.5% 转移 1 年 OS 60.8% 1 年 LF 61.0%	1~2 级 85.7%(42/49) RILD 4.1%(2/49) 3 级 4.1%(恶心呕吐) 无 4、5 级毒性
Gkika 2019 德国	24 (原发 12 例,转移 12 例)	15	SBRT	首程中位 EQD2 70.5Gy ($\alpha/\beta=10$) 再程中位 EQD2 71Gy ($\alpha/\beta=10$)	1 年 LC 75%	无 ≥2 级的毒性 无 RILD
Kimura 2020 日本	81 (HCC)	18	SBRT	再程中位剂量 40Gy/5 次	中位 OS 44 个月 3 年 OS 61% 5 年 LR 4.5%	≥3 级的毒性 15% 无 4 级及以上毒性
Eriguchi 2021 日本	52 (HCC) (33 例再程,19 例多程)	19.2	SBRT	再程中位剂量 54Gy/3~5 次	3 年 LC 96.6% 1 年 OS 85.8% 3 年 OS 62.8%	≥3 级的毒性 7.7% (1 例低蛋白血症,2 例血小板减少,1 例 5 级 RILD)

注:IMRT. 调强放疗;3DCRT. 三维适形放疗;TOMO. 螺旋断层放疗;SBRT. 立体定向放疗;EQD2. 2Gy 分次放射等效剂量;RILD. 放射性肝病;OS. 总生存;LF. 局部失败;LC. 局部控制;LR. 局部复发。

但是,由于均为回顾性小样本研究,入组患者肿瘤和治疗情况都极不均衡,使得报道的疗效和毒性有很大差异,削弱了临床应用的参考价值。可以说目前没有肝脏再程放疗的标准指南,大多数中心还是凭经验。2020 年报道美国和加拿大四家大型肿瘤中心的专家就两个考虑肝内再程放疗的病例交流了各自中心的经验和意见。第一例为 85 岁的结肠癌肝内转移患者,肝左叶 2 段转移灶接受了 50Gy/5 次 SBRT 治疗后 7 个月 PET/CT 提示局部进展,患者体力状况不适宜手术,也不能做呼吸门控,而 PTV 与胃壁紧邻,既往胃已接受 D0.5cc=30Gy。密歇根大学医院、纪念斯隆凯特林癌症中心(MSKCC)、玛格丽特公主癌症中心的专家均认为首要考虑年老体弱患者胃黏膜对再放疗的耐受性差,穿孔出血风险极高,且间隔时间较短就进展,提示肿瘤生物学能力差和相对的放射抵抗,低剂量重复放疗的应答机会较少,所以目前不考虑给予再照射。但若已间隔 2 年,且没有新病灶出现,则会考虑再次根治放疗。麻省总医院(MGH)的专家则认为最佳解决方案是选择他们已经开展的一项技术,通过腹腔镜植入生物补片机械分离肝和胃,以提供几厘米的距离,然后给予根治剂量再照射。如果此时进行再程放疗,四个中心的专家比较统一的意见是:①治疗前禁食 2~4 小时;②胃需设置 3mm 以上的 PRV;③通过呼吸运动管理、CBCT 或 MR 影像引导或每日自适应计划,使 PTV 尽可能小;④宜降低处方总剂量和分次剂量,建议较多次数(如 15 次);⑤当危及器官紧邻肿瘤时,使用质子没有什么优势,剂量梯度比光子更差,且质子计划更容易受到几何变化的影响;⑥磁共振图像引导的加速器是比较好的选择。第二个病例是 75 岁的伴酒精性肝硬化的 HCC 患者,中央肝段切除术后 2 年切缘复发,接受 50Gy/5 次 SBRT 治疗后 1 年,腹部 MRI 显示位于残余肝左叶和尾状叶动之间(距先前放疗病灶约 3cm),有 1 枚缓慢增大的软组织结节(1.7cm),增强后符合 HCC "快进快出" 的特征,目前患者肝功能 Child-Pugh B 级 7 分。三家中心的专家认为距首程放疗已经间隔 1 年多,而且病灶位于既往高剂量区以外,并与空腔脏器不相邻,因此可以考虑根治剂量放疗。密歇根大学医院将给予 40Gy/5 次,若为首程放疗肝平均剂量(MLD)限制在 15Gy 以下,但再程放疗可能需要降低 50%;MSKCC 的专家则表示会予质子放疗,同时设置金标并控制呼吸,剂量给 50Gy/10 次或 60Gy/15 次;MGH 的专家也建议给 60Gy/15 次的剂量。而加拿大的专家则认为首先要确定是否真正的复发,除了影像学还要结合血清肿瘤标志物,然后该患者肝功能欠佳为 B 级 7 分,再程放疗风险较大,更倾向于选择射频消融(RFA),若 RFA 不适合,充分知情同意后可予(30~35)Gy/5 次,平均肝脏 -GTV 剂量应小于 15Gy。各个中心被问及对胆道系统是否限制剂量,回答仍然是模棱两可的,大多数专家同意限制该区域的热点。

综上所述,肝内肿瘤的再程放疗还是需个体化。重要的考虑因素包括两次治疗的间隔时间、避开高剂量的正常肝脏体积、邻近空腔脏器的剂量,以及患者因素如预期目标、合并症、基线肝功能等。间隔时间>1 年、肝功能 CP 评分<7 分、至少有 800cc 的正常肝组织受照剂量低于 15Gy,以及肝 -GTV 的 V20<20% 且平均剂量<15Gy 等实施肝脏再程放疗的条件或剂量限制在既往发表的文献中被提及,仅供参考。

二、肝外转移病灶的再程放疗

(一) 腹腔淋巴结转移的再程放疗

肝细胞癌患者一旦出现淋巴结转移,大部分失去手术切除机会,介入、局部无水乙醇注射和射频治疗均不适宜,预后较差。肝癌腹腔淋巴结转移大致分为三区,即肝门区、胰周和腹主动脉旁淋巴结,若不治疗,可能会侵犯压迫周围组织或器官如胆管、幽门、下腔静脉等造成机械性梗阻,从而危及生命。Zeng 等回顾性分析、比较了 125 例肝癌伴腹腔淋巴结转移的患者接受或未接受局部外放疗的疗效,表明外放疗可以降低淋巴结引起的死亡,且中位生存期从 3.3 个月延长到 9.4 个月。可见外放疗是比较有效的姑息治疗手段,尽管几乎没有文献报道腹腔淋巴结转移的再程放疗,但在小部分经选择的患者中还是可以尝试给予姑息剂量照射以缓解症状。对于腹腔淋巴结的放疗,最重要的剂量限制器官在腹腔是胃和十二指肠,在盆腔则是小肠。有关腹腔和盆腔部位再程放疗的文献较少,多数是复发性直肠癌的数据,其中部分研究报道了较高的肠道后期并发症,如肠梗阻的发生率>15%,但也有部分研究数据显示少有 3~4 级肠道急性或晚期毒性反应发生。第十章病例 32 患者因肝细胞癌腹腔淋巴结转移先后 5 次放疗(4 次的再程放疗),锁骨上淋巴结和纵隔淋巴结 2 次放疗(1 次的再程放疗),患者最后肝内病灶复发死亡,无明显胃肠道损伤症状,自 2014 年 2 月首次出现腹膜后淋巴结转移到死亡,存活 6 年 2 个月。而另一病例 46 患者为肝内胆管细胞癌术后腹腔淋巴结转移间隔 12 年野内再程放疗,放疗后 2 个月即出现胃、十二指肠溃疡大出血。由此可见,再程放疗患者的异质性很强,对于肝癌腹腔淋巴结转移的再程放疗也只能在摸索中积累经验。结合本中心的实践和有限的文献数据,我们通常认为病灶广泛涉及大量胃肠组织重叠、两次间隔<6 个月、首程放疗出现过 ≥3 级的胃肠道不良反应、已存在胃十二指肠溃疡的患者不宜再程放疗。对于放疗剂量和分割方式的选择,还是以 1.8~2.0Gy/ 次的常规分割为宜,总剂量 40~50Gy;也可以采用超分割方式,有报道 30Gy/20 次(1.5Gy/ 次,每日 2 次)是安全的姑息剂量;对于病灶局限、与胃肠道有一定距离的淋巴结也可以予 SBRT。总体还是要根据体质状况、照射范围和间隔时间等进行个体化调整,对于同时应用抗血管生成靶向药物的患者需更谨慎,因为可能增加肠道出血及穿孔的机会。

(二)骨转移的再程放疗

放疗对骨转移的止痛作用毋庸置疑,但是中位疼痛控制时间仅 3~6 个月,有 11%~42% 和 0%~24% 的骨转移患者接受单次和多分次放疗后需要再次治疗。通常初次放疗有效的骨转移患者从再程放疗中获益更多。还有数据提示多分次长疗程的放疗有助于骨破坏的重建,放射野内脊髓压迫的复发更少。原发性肝癌的骨转移率为 8% 左右,除了好发于脊柱和扁骨外,He 等发现近 40% 肝癌骨转移病灶伴有血供丰富的软组织形成,这些患者中约 8.8% 需要再程放疗。我科肝癌骨转移再程放疗的病例以肋骨、胸骨、骨盆等外围扁骨为多,脊柱转移发生率虽高,但重复照射的较少,主要还是对脊髓损伤有所顾忌。意大利放疗和临床肿瘤学协会(AIRO)再照射工作组的系统综述分析了 19 项研究的 1 373 例接受脊柱再程放疗的患者,综合的疼痛缓解率、神经功能改善率、1 年局部控制率和 1 年总生存率分别为 74.3%、73.8%、78.8% 和 54.6%,≥3 级急性毒性和晚期毒性的合并结果分别为 0.4% 和 2.2%,只有 8 例发生放射脊髓炎(RM),6 项研究报道了椎体压缩骨折(VCF)发生率为 1.5%~9.5%。再程放疗后与预后良好相关的因素:良好的体力状况、与首程放疗较长的间隔时间、组织对辐射敏感、无内脏转移以及为寡转移。肿瘤接近中枢神经结构、脊髓旁软组织形成或侵犯到硬膜外、肿瘤体积大是影响局部控制的因素。由于现代精准放疗技术,如 IG-IMRT 和 SBRT 的应用,可以更好地保护脊髓同时给予尽可能高的治疗剂量,从而达到提高局部控制的目的。该综述认为再程放疗对治疗复发性脊柱转移患者是安全、有效的,但由于均为回顾性小样本研究,纳入病例年代跨度大、异质性强,所以仍无法提供任何关于患者选择标准或最佳的治疗方案和技术的明确建议。目前我们在临床中评估放射性脊髓病发生的风险,还是推荐采用前述提到的 Nieder 评分标准。

（三）肾上腺转移的再程放疗

肝细胞癌肾上腺转移的最佳治疗方案仍然不确切,放疗是可选择的姑息局部治疗方法。复旦大学附属中山医院放疗科总结了 55 例不能手术切除的肝细胞癌肾上腺转移,43 例有局部压迫症状,治疗后症状缓解率 100%,肾上腺肿瘤缩小有效率 68.4%,中位生存期 13.6 个月,其中有 4 例 PR 患者在放疗结束后 6~14 个月肾上腺病变复发,由于其肝内肿瘤控制好,接受再程放疗,放射野和以前相同,放疗剂量 40Gy,并再次获得 PR。从解剖位置上来看左肾上腺照射剂量受胃体限制,右肾上腺受十二指肠限制,但通常都有一定距离,而且往往只涉及单侧肾脏或上半部分肾脏,因此若采用影像引导调强放疗的新技术或新设备,理论上再程放疗较易实现。建议放疗前禁食 3~4 小时,以免胃、十二指肠充盈而靠近病灶。目前并无高级别证据显示放疗能延长肝癌肾上腺转移患者的生存,故是否实施再程放疗,还要根据复发间隔时间、肝内病灶控制情况、全身状况和肾上腺病灶的局部症状来综合考量。Zeng 等在回顾性研究中展示了 1 例肝癌右肾上腺转移压迫下腔静脉患者接受再程放疗的局部疗效(图 7-4-1)。第十章病例 35 患者肝癌左侧肾上腺转移,放疗后 1 年余因 AFP 水平升高,PET/CT 检查发现该转移灶糖代谢升高,再程放疗后 AFP 水平降至正常,1 年后因肝内病灶未能控制,导致肝功能衰竭死亡。

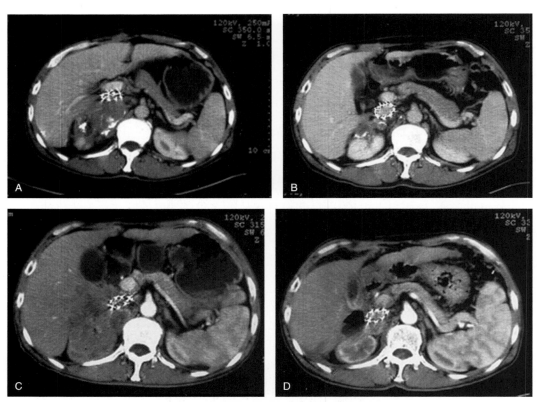

图 7-4-1　肝癌右肾上腺转移患者两次放疗前后的腹部 CT

A. 首程放疗前,下腔静脉支架置入术后;

B. 首程放疗 3 个月后,肾上腺转移灶明显退缩,下腔静脉复原;

C. 10 个月后肾上腺病灶复发,予再程放疗 40Gy;

D. 再程放疗后再次获得 PR。

（四）肺转移的再程放疗

肝癌的肺转移常为双肺多发，加上呼吸运动，使放疗实施相对困难，且肺内转移病灶通常进展比肝内原发灶缓慢，不到 20% 的肝细胞癌肺转移患者死亡是由肺内病灶导致，因此既往多数仅针对有明显肺部症状者给予姑息放疗。随着放疗设备和技术的进展，多靶点精准放疗得以实现，我科总结了 45 例肝细胞癌肺转移患者 195 个病灶接受螺旋断层放疗，13 个（6.7%）完全缓解，137 个（70.3%）病灶部分缓解。自诊断肺转移开始算起，中位生存期 26.4 个月，2 年生存率 46.7%。且未观察到 2 级以上的放射性肺损伤。因此对于肝内病灶已控制仅有单发或少量多发肺内转移的患者以及肺内转移灶出现侵犯或压迫症状的患者，可考虑予局部姑息外放疗。由于医学的进步，晚期肝癌患者的生存时间也较前延长，使得医生面临更多治疗后再复发的情况。肺转移放疗后复发多为野外新发病灶，若与原放射野邻近，则再程放疗很难评估肺的受量，反复交叉重叠使放射性肺炎的发生率增加，所以用普通加速器进行适形或调强放疗很难达到能安全实施肺部再程放疗的剂量分布，最好需要影像引导、实时追踪、呼吸门控等多种技术联合运用。第十章病例 37 患者因肝细胞癌肝移植后肺转移，先后针对双肺 8 枚病灶接受了 3 次影像引导下的 SBRT 治疗，其中有 2 枚病灶涉及相近部位的再程放疗，未出现 2 级以上的放射性肺损伤。对于肺转移再程放疗的患者选择和肺的剂量限制尚无标准，通常认为首程放疗曾出现 ≥3 级放射性肺损伤、单侧肺全切除或丧失功能且转移灶接近中央支气管、ECOG 评分 2~3 分、肺功能 $FEV_1 \leqslant 65\%$、肺内病灶 >5 个的患者均不适宜再程放疗。有研究提示两次放疗计划复合评估后 V20 ≥ 30% 与 3~5 级放射性肺炎的发生最相关。

（孙 菁）

参考文献

［1］JOSEPH K J, AL-MANDHARI Z, PERVEZ N, et al. Reirradiation after radical radiation therapy: a survey of patterns of practice among Canadian radiation oncologists [J]. Int J Radiat Oncol Biol Phys, 2008, 72 (5): 1523-1529.

［2］JOSEPH K, TAI P, WU J, et al. Workshop report: A practical approach and general principles of re-irradiation for in-field cancer recurrence [J]. Clin Oncol (R Coll Radiol), 2010, 22 (10): 885-889.

［3］NIEWALD M, FELDMANN U, FEIDEN W, et al. Multivariate logistic analysis of dose-effect relationship and latency of radiomyelopathy after hyperfractionated and conventionally fractionated radiotherapy in animal experiments [J]. Int J Radiat Oncol Biol Phys, 1998, 41 (3): 681-688.

［4］STEWART F A. Re-treatment after full-course radiotherapy: is it a viable option？ Acta Oncol, 1999, 38 (7): 855-862.

［5］VALENTINI V, MORGANTI A G, GAMBACORTA M A, et al. Preoperative hyperfractionated chemoradiation for locally recurrent rectal cancer in patients previously irradiated to the pelvis: a multicentric phase Ⅱ study [J]. Int J Radiat Oncol Biol Phys, 2006, 64 (4): 1129-1139.

［6］POPOVTZER A, GLUCK I, CHEPEHA D B, et al. The pattern of failure after reirradiation of recurrent squamous cell head and neck cancer: implications for defining the targets [J]. Int J Radiat Oncol Biol Phys, 2009, 74 (5): 1342-1347.

［7］ SPENCER S A, HARRIS J, WHEELER R H, et al. Final report of RTOG 9610, a multi-institutional trial of reir-radiation and chemotherapy for unresectable recurrent squamous cell carcinoma of the head and neck [J]. Head Neck, 2008, 30 (3): 281-288.

［8］ LANGER C J, HARRIS J, HORWITZ E M, et al. Phase Ⅱ study of low-dose paclitaxel and cisplatin in combination with split-course concomitant twice-daily reirradiation in recurrent squamous cell carcinoma of the head and neck: results of Radiation Therapy Oncology Group Protocol 9911 [J]. J Clin Oncol, 2007, 25 (30): 4800-4805.

［9］ WONG S J, BOURHIS J, LANGER C J. Retreatment of recurrent head and neck cancer in a previously irradiated field [J]. Semin Radiat Oncol, 2012, 22 (3): 214-219.

［10］ DAS P, DELCLOS M E, SKIBBER J M, et al. Hyperfractionated accelerated radiotherapy for rectal cancer in patients with prior pelvic irradiation [J]. Int J Radiat Oncol Biol Phys, 2010, 77 (1): 60-65.

［11］ TAO R, TSAI C J, JENSEN G, et al. Hyperfractionated accelerated reirradiation for rectal cancer: an analysis of outcomes and toxicity [J]. Radiother Oncol, 2017, 122 (1): 146-151.

［12］ OSBORNE E M, ENG C, SKIBBER J M, et al. Hyperfractionated accelerated reirradiation for patients with recurrent anal cancer previously treated with definitive chemoradiation [J]. Am J Clin Oncol, 2018, 41 (7): 632-637.

［13］ HUNT A, DAS P, MINSKY B D, et al. Hyperfractionated abdominal reirradiation for gastrointestinal malignancies [J]. Radiat Oncol, 2018, 13 (1): 143.

［14］ DUPREZ F, MADANI I, BONTE K, et al. Intensity-modulated radiotherapy for recurrent and second primary head and neck cancer in previously irradiated territory [J]. Radiother Oncol, 2009, 93 (3): 563-569.

［15］ HAN F, ZHAO C, HUANG S M, et al. Long-term outcomes and prognostic factors of re-irradiation for locally recurrent nasopharyngeal carcinoma using intensity-modulated radiotherapy [J]. Clin Oncol (R Coll Radiol), 2012, 24 (8): 569-576.

［16］ LEE N, CHAN K, BEKELMAN J E, et al. Salvage re-irradiation for recurrent head and neck cancer [J]. Int J Radiat Oncol Biol Phys, 2007, 68 (3): 731-740.

［17］ MILKER-ZABEL S, ZABEL A, THILMANN C, et al. Clinical results of retreatment of vertebral bone metastases by stereotactic conformal radiotherapy and intensity-modulated radiotherapy [J]. Int J Radiat Oncol Biol Phys, 2003, 55 (1): 162-167.

［18］ GUCKENBERGER M, MEYER J, WILBERT J, et al. Precision required for dose-escalated treatment of spinal metastases and implications for image-guided radiation therapy (IGRT)[J]. Radiother Oncol, 2007, 84 (1): 56-63.

［19］ STERZING F, HAUSWALD H, UHL M, et al. Spinal cord sparing reirradiation with helical tomotherapy [J]. Cancer, 2010, 116 (16): 3961-3968.

［20］ MANTEL F, FLENTJE M, GUCKENBERGER M. Stereotactic body radiation therapy in the re-irradiation situation--a review [J]. Radiat Oncol, 2013, 8: 7.

［21］ ERIGUCHI T, TSUKAMOTO N, KUROIWA N, et al. Repeated Stereotactic Body Radiation Therapy for Hepatocellular Carcinoma [J]. Pract Radiat Oncol, 2021, 11 (1): 44-52.

［22］ KIMURA T, TAKEDA A, TSURUGAI Y, et al. A multi-institutional retrospective study of repeated stereotactic body radiation therapy for intrahepatic recurrent hepatocellular carcinoma [J]. Int J Radiat Oncol Biol Phys, 2020, 108 (5): 1265-1275.

［23］ SUN J, OUYANG C, CHANG X, et al. Repeated CyberKnife stereotactic body radiation therapy in hepatocellular carcinoma [J]. Radiat Oncol, 2020, 15 (1): 10.

［24］ VERMA V, RWIGEMA J M, MALYAPA R S, et al. Systematic assessment of clinical outcomes and toxicities of proton radiotherapy for reirradiation [J]. Radiother Oncol, 2017, 125 (1): 21-30.

［25］ PETIGNAT P, JOLICOEUR M, ALOBAID A, et al. Salvage treatment with high-dose-rate brachytherapy for isolated vaginal endometrial cancer recurrence [J]. Gynecol Oncol, 2006, 101 (3): 445-449.

［26］ WILLETT C G, CZITO B G, TYLER D S. Intraoperative radiation therapy [J]. J Clin Oncol, 2007, 25: 971.

［27］ HAUSWALD H, STOIBER E, ROCHET N, et al. Treatment of recurrent bronchial carcinoma: the role of high-dose-rate endoluminal brachytherapy [J]. Int J Radiat Oncol Biol Phys, 2010, 77 (2): 373-377.

［28］ STEEL G G. The ESTRO Breur lecture. Cellular sensitivity to low dose-rate irradiation focuses the problem of tumour radioresistance [J]. Radiother Oncol, 1991, 20 (2): 71-83.

［29］ JOINER M C, MARPLES B, LAMBIN P, et al. Low-dose hypersensitivity: current status and possible mechanisms [J]. Int J Radiat Oncol Biol Phys, 2001, 49 (2): 379-389.

［30］ ADKISON J B, TOMÉ W, SEO S, et al. Reirradiation of large-volume recurrent glioma with pulsed reduced-dose-rate radiotherapy [J]. Int J Radiat Oncol Biol Phys, 2011, 79 (3): 835-841.

［31］ RICHARDS G M, TOME W A, ROBINS H I, et al. Pulsed reduced dose-rate radiotherapy: a novel locoregional retreatment strategy for breast cancerrecurrence in the previously irradiated chest wall, axilla, or supraclavicular region [J]. Breast Cancer Res Treat, 2009, 114: 307-313.

［32］ DILWORTH J T, KRUEGER S A, DABJAN M, et al. Pulsed low-dose irradiation of orthotopic glioblastoma multiforme (GBM) in a pre-clinical model: effects on vascularization and tumor control [J]. Radiother Oncol, 2013, 108 (1): 149-154.

［33］ LEE C T, DONG Y, LI T, et al. Local control and toxicity of external beam reirradiation with a pulsed low-dose-rate technique [J]. Int J Radiat Oncol Biol Phys, 2018, 100 (4): 959-964.

［34］ REYNAUD A, TRAVIS E L. Late effects of irradiation in mouse jejunum [J]. Int J Radiat Biol Relat Stud Phys Chem Med, 1984, 46 (2): 125-134.

［35］ LEE J, CHOI S H, IM J H, et al. Clinical safety and efficacy of salvage reirradiation for upper abdominal malignancies [J]. Strahlenther Onkol, 2019, 195 (6): 526-533.

［36］ MOHIUDDIN M, MARKS G, MARKS J. Long-term results of reirradiation for patients with recurrent rectal carcinoma [J]. Cancer, 2002, 95 (5): 1144-1150.

［37］ ABUSARIS H, HOOGEMAN M, NUYTTENS J J. Re-irradiation: outcome, cumulative dose and toxicity in patients retreated with stereotactic radiotherapy in the abdominal or pelvic region [J]. Technol Cancer Res Treat, 2012, 11 (6): 591-597.

［38］ LIANG S X, ZHU X D, XU Z Y, et al. Radiation-induced liver disease in three-dimensional conformal radiation therapy for primary liver carcinoma: the risk factors and hepatic radiation tolerance [J]. Int J Radiat Oncol Biol Phys, 2006, 65 (2): 426-434.

［39］ Radiation Therapy Oncology Group: RTOG 1112: Randomized phase Ⅲ study of sorafenib versus stereotactic bodyradiotherapy followed by sorafenib in hepatocellular carcinoma. Available at: https://www. rtog. org/Portals/0/RTOG-Broadcasts/Attachments/1112master_w_update_5. 7. 13. pdf. Accessed November 3, 2020.

［40］ GUNVÉN P, JONAS E, BLOMGREN H, et al. Undetectable late hepatic sequelae after hypofractionated stereotactic radiotherapy for liver tumors [J]. Med Oncol, 2011, 28 (4): 958-965.

［41］ HUANG Y, CHEN S W, FAN C C, et al. Clinical parameters for predicting radiation-induced liver disease after intrahepatic reirradiation for hepatocellular carcinoma [J]. Radiat Oncol, 2016, 11 (1): 89.

[42] STEWART F A, OUSSOREN Y, VAN TINTEREN H, et al. Loss of reirradiation tolerance in the kidney with increasing time after single or fractionated partial tolerance doses [J]. Int J Radiat Biol, 1994, 66 (2): 169-179.

[43] ANG K K, JIANG G L, FENG Y, et al. Extent and kinetics of recovery of occult spinal cord injury [J]. Int J Radiat Oncol Biol Phys, 2001, 50 (4): 1013-1020.

[44] NIEDER C, GROSU A L, ANDRATSCHKE N H, et al. Proposal of human spinal cord reirradiation dose based on collection of data from 40 patients [J]. Int J Radiat Oncol Biol Phys, 2005, 61 (3): 851-855.

[45] NIEDER C, GROSU A L, ANDRATSCHKE N H, et al. Update of human spinal cord reirradiation tolerance based on additional data from 38 patients [J]. Int J Radiat Oncol Biol Phys, 2006, 66 (5): 1446-1449.

[46] SAHGAL A, CHANG J H, MA L, et al. Spinal Cord Dose Tolerance to Stereotactic Body Radiation Therapy [J]. Int J Radiat Oncol Biol Phys, 2021, 110 (1): 124-136.

[47] TERRY N H, TUCKER S L, TRAVIS E L. Residual radiation damage in murine lung assessed by pneumonitis [J]. Int J Radiat Oncol Biol Phys, 1988, 14 (5): 929-938.

[48] REN C, JI T, LIU T, et al. The risk and predictors for severe radiation pneumonitis in lung cancer patients treated with thoracic reirradiation [J]. Radiat Oncol, 2018, 13 (1): 69.

[49] LIU H, ZHANG X, VINOGRADSKIY Y Y, et al. Predicting radiation pneumonitis after stereotactic ablative radiation therapy in patients previously treated with conventional thoracic radiation therapy [J]. Int J Radiat Oncol Biol Phys, 2012, 84 (4): 1017-1023.

[50] PEULEN H, KARLSSON K, LINDBERG K, et al. Toxicity after reirradiation of pulmonary tumours with stereotactic body radiotherapy [J]. Radiother Oncol, 2011, 101 (2): 260-266.

[51] BINKLEY M S, HINIKER S M, CHAUDHURI A, et al. Dosimetric factors and toxicity in highly conformal thoracic reirradiation [J]. Int J Radiat Oncol Biol Phys, 2016, 94 (4): 808-815.

[52] DARBY S C, EWERTZ M, MCGALE P, et al. Risk of ischemic heart disease in women after radiotherapy for breast cancer. N Engl J Med, 2013, 368 (11): 987-998.

[53] WONDERGEM J, VAN RAVELS F J, REIJNART I W, et al. Reirradiation tolerance of the rat heart [J]. Int J Radiat Oncol Biol Phys, 1996, 36 (4): 811-819.

[54] EVANS J D, GOMEZ D R, AMINI A, et al. Aortic dose constraints when reirradiating thoracic tumors [J]. Radiother Oncol, 2013, 106 (3): 327-332.

[55] WERNER-WASIK M, YORKE E, DEASY J, et al. Radiation dose-volume effects in the esophagus [J]. Int J Radiat Oncol Biol Phys, 2010, 76 (3 Suppl): S86-S93.

[56] DE RUYSSCHER D, FAIVRE-FINN C, LE PECHOUX C, et al. High-dose re-irradiation following radical radiotherapy for non-small-cell lung cancer [J]. Lancet Oncol, 2014, 15 (13): e620-e624.

[57] POLTINNIKOV I M, FALLON K, XIAO Y, et al. Combination of longitudinal and circumferential three-dimensional esophageal dose distribution predicts acute esophagitis in hypofractionated reirradiation of patients with non-small-cell lung cancer treated in stereotactic body frame [J]. Int J Radiat Oncol Biol Phys, 2005, 62 (3): 652-658.

[58] KAMIńSKA J, LISOWSKA A, KOPER-LENKIEWICZ O M, et al. Differences in monocyte subsets and monocyte-Platelet aggregates in acute myocardial infarction-preliminary results [J]. Am J Med Sci, 2019, 357 (5): 421-434.

[59] SHARMA V, MAHANTSHETTY U, DINSHAW K A, et al. Palliation of advanced/recurrent esophageal carcinoma with high-dose-rate brachytherapy [J]. Int J Radiat Oncol Biol Phys, 2002, 52 (2): 310-315.

［60］Nemoto K. Reirradiation of esophageal cancer [J]. J Jpn Soc Ther Radiol Oncol, 1991, 3: 71.

［61］JIANG W, ZENG Z C. Is it time to adopt external beam radiotherapy in the NCCN guidelines as a therapeutic strategy for intermediate/advanced hepatocellular carcinoma？[J]. Oncology, 2013, 84 (Suppl 1): 69-74.

［62］ZENG Z C, TANG Z Y, FAN J, et al. Radiation therapy for adrenal gland metastases from hepatocellular carcinoma [J]. Jpn J Clin Oncol, 2005, 35 (2): 61-67.

［63］HE J, ZENG Z C, TANG Z Y, et al. Clinical features and prognostic factors in patients with bone metastases from hepatocellular carcinoma receiving external beam radiotherapy [J]. Cancer, 2009, 115 (12): 2710-2720.

［64］JIANG W, ZENG Z C, ZHANG J Y, et al. Palliative radiation therapy for pulmonary metastases from hepatocellular carcinoma [J]. Clin Exp Metastasis, 2012, 29 (3): 197-205.

［65］ZHANG S M, ZENG Z C, TANG Z Y, et al. Prognostic analysis of pulmonary metastases from hepatocellular carcinoma [J]. Hepatol Int, 2008, 2 (2): 237-243.

［66］ZENG Z C, TANG Z Y, FAN J, et al. Consideration of role of radiotherapy for lymph node metastases in patients with HCC: retrospective analysis for prognostic factors from 125 patients [J]. Int J Radiat Oncol Biol Phys, 2005, 63 (4): 1067-1076.

［67］SEOL S W, YU J I, PARK H C, et al. Treatment outcome of hepatic re-irradiation in patients with hepatocellular carcinoma [J]. Radiat Oncol J, 2015, 33 (4): 276-283.

［68］OSHIRO Y, MIZUMOTO M, OKUMURA T, et al. Analysis of repeated proton beam therapy for patients with hepatocellular carcinoma [J]. Radiother Oncol, 2017, 123 (2): 240-245.

［69］GKIKA E, STROUTHOS I, KIRSTE S, et al. Repeated SBRT for in-and out-of-field recurrences in the liver [J]. Strahlenther Onkol, 2019, 195 (3): 246-253.

［70］OWEN D, LUKOVIC J, HOSNI A, et al. Challenges in Reirradiation of Intrahepatic Tumors [J]. Semin Radiat Oncol, 2020, 30 (3): 242-252.

［71］JUFFERMANS J H, HANSSENS P E, VAN PUTTEN W L, et al. Reirradiation and hyperthermia in rectal carcinoma: a retrospective study on palliative effect [J]. Cancer, 2003, 98 (8): 1759-1766.

［72］CHOW E, HARRIS K, FAN G, et al. Palliative radiotherapy trials for bone metastases: a systematic review [J]. J Clin Oncol, 2007, 25 (11): 1423-1436.

［73］JEREMIC B, SHIBAMOTO Y, IGRUTINOVIC I. Second single 4 Gy reirradiation for painful bone metastasis [J]. J Pain Symptom Manage, 2002, 23 (1): 26-30.

［74］VAN DER LINDEN Y M, LOK J J, STEENLAND E, et al. Single fraction radiotherapy is efficacious: a further analysis of the Dutch Bone Metastasis Study controlling for the influence of retreatment [J]. Int J Radiat Oncol Biol Phys, 2004, 59 (2): 528-537.

［75］RADES D, SCHILD S E, ABRAHM J L. Treatment of painful bone metastases [J]. Nat Rev Clin Oncol, 2010, 7 (4): 220-229.

［76］PONTORIERO A, LILLO S, CARAVATTA L, et al. Cumulative dose, toxicity, and outcomes of spinal metastases re-irradiation: Systematic review on behalf of the Re-Irradiation Working Group of the Italian Association of Radiotherapy and Clinical Oncology (AIRO)[J]. Strahlenther Onkol, 2021, 197 (5): 369-384.

［77］ZHOU L Y, ZENG Z C, FAN J, et al. Radiotherapy treatment of adrenal gland metastases from hepatocellular carcinoma: clinical features and prognostic factors [J]. BMC Cancer, 2014, 14: 878.

［78］SUN T, HE J, ZHANG S, et al. Simultaneous multitarget radiotherapy using helical tomotherapy and its combination with sorafenib for pulmonary metastases from hepatocellular carcinoma [J]. Oncotarget, 2016, 7 (30): 48586-48599.

［79］ MILANO M T, MIHAI A, KONG F S. Review of thoracic reirradiation with stereotactic body radiation therapy: A focus on toxicity risks [J]. Pract Radiat Oncol, 2018, 8 (4): 251-265.

［80］ LIN G, XIAO H, ZENG Z, et al. Constraints for symptomatic radiation pneumonitis of helical tomotherapy hypofractionated simultaneous multitarget radiotherapy for pulmonary metastasis from hepatocellular carcinoma [J]. Radiother Oncol, 2017, 123 (2): 246-250.

第八章

原发性肝癌放射治疗降期——从姑息走向根治

恶性肿瘤分期的目的之一是指导按分期治疗,恶性肿瘤某一期别的治疗有其规范或指南,但治疗方案并非一成不变。当治疗到某一阶段再评估疗效和再分期,有可能下降到另一期别或分型,此时,必须对治疗进行适时调整,目的是让患者尽可能获益,甚至达到根治。

随着原发性肝癌治疗手段的增多,治疗效果提高,降期治疗得到重视,尤其是配合外科手术的降期治疗,有相当一部分患者可以从姑息走向根治。我们将降期治疗分为新辅助治疗与转化治疗,新辅助治疗是在初始能手术切除的基础上,通过非手术手段,使肿瘤进一步缩小或降期或降型,获得根治性手术切除的概率更大,根治更彻底。转化治疗是指初始不能手术切除,经过积极治疗后,有可能转变为可手术切除。

本章从外放疗的角度论述不同分期的原发性肝癌特别是肝细胞癌的降期治疗。降期治疗可使肝癌的姑息治疗走向根治,使不可治愈向可治愈转化,甚至带来治疗结局的飞跃。其实,这些内容在前几章就有阐述,在此从另一个角度进行分析。

一、不能手术切除的 Ⅱ 期降为 Ⅰ 期或 Ⅰb 期降为 Ⅰa 期,部分转化为根治性手术切除

局限在肝内但不能手术切除的肝细胞癌患者,给予肝动脉栓塞化疗(TACE)后结合外放疗,虽然放疗受限于全肝放射耐受剂量,达不到完全控制肿瘤,但放疗后肿瘤进一步缩小,达到部分缓解(PR),正常肝代偿性增生,外科医生认为可以手术时,应该尽可能手术切除。我们曾报道,外放疗后,不能手术切除的肝癌患者转化为 Ⅱ 期手术,手术切除率为 23%(8/35),手术标本有残存的癌细胞;接受手术的患者,较未能手术切除者的生存期长。同期临床资料显示,单纯 TACE 获得 Ⅱ 期手术切除率为 12.8%(19/149),TACE 结合外放疗 Ⅱ 期手术切除率为 20.4%(11/54)。第十章病例25、26 是局限于肝内的大肝癌患者,初始为不能手术切除,经过介入结合外放疗,转化为可手术切除肝癌,获得根治性手术切除机会。

二、Ⅲa 期术前新辅助放疗或部分降为 Ⅱ 期或 Ⅰ 期,转化为可手术切除或肝移植

(一)新辅助放疗

肝细胞癌伴门静脉癌栓(Ⅲa 期)患者,经过积极手术切除,只有小部分患者获得长期生存,大部分患者在短期内出现肝内复发或转移,导致死亡。对门静脉癌栓进

行单纯放疗只是姑息手段。日本学者报道,肝细胞癌合并癌栓患者,接受术前新辅助放疗,较单纯手术的疗效好,对门静脉一级分支或主干癌栓先给予放疗(30~36)Gy/(10~12)次,放疗结束后 2 周内手术取栓及肝内病灶切除,术后根据情况给予介入、射频、无水乙醇注射等治疗。结果显示:手术结合外放疗患者,中位生存期为 19.6 个月,不手术者为 9.1 个月,两组患者生存期差异有统计学意义($P=0.036$);手术标本病理显示,83% 癌栓完全坏死(病理完全缓解)。因此,手术的主要目的是提高原发灶的控制率和疏通门静脉。对于合并癌栓的患者,术前放疗结合外科手术切除取栓是综合治疗的有效模式。

东方肝胆外科医院进行一项随机、前瞻、多中心的临床研究,比较肝细胞癌伴门静脉癌栓患者的术前新辅助放疗与不放疗的生存情况,82 例随机入组放疗,给予 18Gy/6 次的新辅助外放疗,另外 82 例随机分入未行新辅助放疗组,作为对照组。结果显示:1 年、2 年生存率,新辅助放疗组为 75.2%、27.4%,对照组为 43.1%,9.4%($P<0.001$)。结论:新辅助放疗明显提高肝细胞癌患者的术后生存期。

(二) 转化治疗

韩国 Yonsei 大学的 Kim 等回顾性分析了同步放化疗对肝细胞癌患者的疗效。研究入选 264 例患者,因门静脉癌栓或残肝体积不足,不能行手术治疗而接受三维适形放疗,大部分患者接受单次剂量 1.8Gy,总剂量 45Gy 的放疗,同时在放疗的第 1、5 周静脉输注 5-Fu。放疗结束 1 个月后,静脉输注 5-Fu 和顺铂,每 4 周一次,共 3~12 个周期。其中 18 例患者转化为可手术切除,术后病理显示,4 例(22.2%)肿瘤完全坏死,7 例(38.9%)肿瘤 70%~99% 坏死。接受手术的 18 例患者,中位生存期和中位无疾病进展期分别为 40 个月和 24 个月,4 例肿瘤完全坏死的患者中位无病生存期为 54.6 个月。因此,不能手术切除的肝细胞癌患者,接受适形放疗后,部分患者转化为可手术切除。第十章病例 30 是门静脉主干癌栓,经过术前放疗,癌栓从程氏Ⅲ型降为Ⅱ型,最后获得手术切除。

在新辅助放疗和转化治疗之间,很难划出明确的界限,这是因为外科医生在判断可否手术方面,存在很大的差异,一是外科医生的经验不同,存在主观性;二是外科医生所在的团队差异,包括麻醉、术后护理等。病例 30 就是典型的例子,有的外科医生认为可以手术治疗,有的外科医生拒绝手术切除。

(三) 移植前窗口期观察

对超出肝细胞癌移植标准的患者,接受外放疗可以缩小病灶,特别是作为窗口期,筛选出生物学行为好的肝癌患者,即使超出标准的肝细胞癌患者,也可能纳入肝移植标准,获得肝移植机会。而生物学行为差的肿瘤,在治疗过程中,向肝外转移,从而失去肝移植机会。我们已经运用介入治疗结合外放疗,使得 10 余位肝癌伴门静脉癌栓患者获得肝移植机会,存活时间最长的一例已存活 11 年。第十章病例 37 是癌栓患者接受放疗后,肝内病灶缩小,长达 5 个月的窗口期观察,无远处转移,从而给予原位肝移植。类似研究在其他国家有所报道,但都是例数不多。17 例肝细胞癌伴门静脉癌栓患者,接受介入治疗结合放疗,随后接受肝移植,1-、3- 年的生存率分别是 87% 和 60%。5 例门静脉癌栓接受介入和介入后放疗,降期后再接受肝移植,其 1-、3- 年生存期为 100% 和 80%,同一时期配对的 10 例(1:2 匹配)门静脉癌栓患者,单纯放疗,1-、3- 年生存期仅 50% 和 30%。由于供体来源短缺,国内外这类研究尚处于起步阶段,需要进一步摸索。

三、T1 或 T2 肝癌肝移植前的桥接放疗

对于符合肝移植适应证的肝细胞癌患者,原位肝移植是最有效的治疗手段。但是,由于肝脏供体数量有限,不少患者在较长的肝源等待中发生肿瘤进展,从而丧失最佳的肝移植治疗机会。因此,在肝源等待期,延缓肿瘤进展的桥接治疗非常重要。

立体定向放疗(SBRT)可以作为肝癌患者等待肝移植前的一种桥接治疗,既不属于新辅助放疗,也不属于转化放疗。由于立体定向放疗属于根治性治疗,T1 或 T2 的患者,绝大部分可以降为 T0。肝移植的目的是把失代偿的肝脏更换为肝功能正常的肝脏。放疗的目的是在特定的时期(缺乏供肝),控制肿瘤的进展。

美国 Rochester 大学医学中心和密西根 William Beaumont 医院报道了 18 例移植前接受立体定向放疗的肝癌患者,中位放疗剂量为 50Gy/10 次,没有严重的胃肠道不良反应和放射性肝炎发生。在放疗后中位等待期为 6.3 个月,12 例患者成功接受了肝移植术,10 例患者病理显示肿瘤完全坏死。术后中位随访期 19.6 个月,所有患者均存活。因此,立体定向放疗是肝癌患者等待肝移植前一种安全有效的衔接治疗措施,能够在移植前控制肿瘤,利于缓解肝源压力,已经越来越受到重视。

研究报道,379 例接受肝移植的移植前桥接治疗,其中 36 例接受立体定向放疗,99 例接受介入栓塞化疗,244 例接受射频消融(RFA)。最终有 312 例患者获得肝移植,立体定向放疗组 30 例,介入栓塞化疗 79 例,射频消融 203 例,三组获得肝移植的概率相似,无明显差别。1-、3-、5- 年生存率,立体定向放疗组 83%、61% 和 61%,介入栓塞化疗组 86%、61% 和 56%,射频消融组 86%、72% 和 61%,三组间差异无统计学意义($P=0.4$)。立体定向放疗作为肝细胞癌移植前的桥接治疗,和介入栓塞、射频消融一样安全有效。对伴有腹水、凝血酶原时间延长的肝细胞癌患者的移植前桥接治疗,相比介入栓塞、射频消融,立体定向放疗更有优势。第十章病例 15 是肝功能为 Child-Pugh C 级的小肝癌患者,在 22 个月等待肝源期间,接受立体定向放疗,最终获得肝源,成功移植。

还有研究报道,符合米兰或旧金山肝移植标准的肝细胞癌 69 例,随机分为 36 例介入治疗,33 例接受质子放疗。其中,介入组 10 例(10/36)获得肝移植机会,质子组 12 例(12/33)获得肝移植机会。术后病理检查发现,介入完全病理缓解率为 10%,质子组 25%。两组患者移植后的生存率差异无统计学意义,因此,质子放疗和介入治疗一样,可以使肿瘤降期,赢得等候时间,不影响肝移植成功率。

四、大肝癌(T2)经介入或药物治疗,降期为小肝癌(T1),再予以立体定向放疗达到根治

如果肝肿瘤较大,立体定向放疗容易带来肝脏损伤。经过介入栓塞化疗后,肝肿瘤明显缩小,直径一般小于 5cm,特别是单发肿瘤,则给予立体定向放疗,从而使不能根治的肝内肿瘤转化为可根治。我国香港报道了 49 例患者接受介入治疗后给予立体定向放疗,较 98 例(1:2 配对)接受单纯介入治疗的对照组,立体定向放疗者肿瘤局部控制率和生存期都远有优势。第十章病例 11 是局限肝内的大肝癌患者,肿瘤靠近肝门不能手术,介入后肿瘤降期,调整为立体定向放疗,肿瘤获得完全缓解。

肝内胆管细胞癌由于缺乏动脉血供,经过肝动脉栓塞化疗的疗效不如肝细胞癌。最近几年,靶向药物仑伐替尼和免疫检测点抑制剂抗 PD-1 抗体及抗 PD-L1 抗体的临床应用,已经改变了肝内胆管细胞癌的药物治疗模式。化疗、靶向、免疫的单药治疗均显示对肝内胆管细胞癌的效果,如果三药联合,效果明显提高,肝内外的病灶明显缩小降期,部分患者可以接受手术切除或立体定向放疗。第十章病例 45 就是不能手术切除的肝内胆管细胞癌患者,经过"三联"药物治疗,病灶缩小,获得立体定向放疗机会,从姑息走向根治性治疗。病例 44 是肝内胆管细胞癌伴右侧腰大肌及后腹壁、后腹膜淋巴结多发转移患者,经过药物治疗,肿瘤负荷减少,再结合放疗肝内病灶和淋巴结转移灶,达到完全缓解。

综上所述,肝癌放疗降期的目的是为进一步达到根治创造条件。手术、立体定向放疗和射频消融均是局部治疗,均能达到根治性治疗。这三者中,手术切除是最常用的手段。降期后的局部治疗,可以让患者从姑息走向根治。表 8-1-1 列出肝癌放疗降期的分类管理。

表 8-1-1　肝癌放疗降期的分类管理

顺序	分类管理	适宜人群	放疗方案	放疗目的	后续治疗	治疗结局
1	放疗转化	不能手术的 II 期	TACE+SBRT/IMRT	降期,转化为根治手术	根治手术	部分治愈
2	新辅助放疗	门静脉癌栓 IIIa 期	CRT/IMRT ± TACE	降期,转化为可手术	取栓及病灶切除	部分长期生存
3	桥接放疗	符合肝移植	SBRT	等待肝源	肝移植术	治愈
4	放疗转化	不符合肝移植	SBRT/IMRT 为主的综合治疗	转化为肝移植	肝移植术	部分治愈
5	根治放疗	不能手术切除的肝癌,经 TACE 或药物治疗降期后,仍不宜手术	SBRT 或低分割放疗	替代手术		部分治愈或长期生存

注:TACE. 介入栓塞化疗;SBRT. 立体定向放疗;IMRT. 调强放疗;CRT. 适形放疗。

五、降期是相对的概念,分期的标准也是相对的,根治才是目的

第十章病例 26 患者,治疗前肿瘤最大径 21cm,2 枚肿瘤,属于 IIb 期,经过放疗后,肿瘤缩小到 10cm,此时仍属于 IIb 期。严格说没有降期,但是,如果此时的肿瘤明显缩小,肿瘤包膜清晰,正常肝脏代偿性增生,虽不降期,也可以手术。放疗的目的不一定墨守成规于降期,达到根治性手术切除才是最终目的。

病例 30 患者合并门静脉癌栓,通过放疗后,癌栓虽然缩小了但仍然存在,再分期仍然属于 IIIa 期,但是以程氏癌栓分型,已经从 III 型降到 II 型。

病例 11 和 37 都是移植前的桥接放疗,但是放疗目的各不相同。病例 11 无须降期也可以手术,只是等待供肝,与时间赛跑。病例 37 放疗的目的不是降期,而是作为窗口期,观察是否出现远处转移,甄别恶性肿瘤的生物学行为。

降期后不一定能获得根治性外科手术机会,如果大肝癌转化为小肝癌,可以进行立体定向放疗或射

频消融,部分患者也能达到根治。病例 45 的肿瘤最大径从 5cm 缩小到 3cm,T 降期后用立体定向放疗获得根治。

　　最引人争议的问题是能不能手术,均由肝胆外科医师决定。一般是Ⅰ期肝细胞癌,只要没有手术禁忌证,技术上可行,都可以手术;Ⅱ期则取决于外科医生;有些外科医生甚至Ⅲa(癌栓)都可以直接手术。现在缺乏手术切除适应证的统一标准,不同级别的肝胆外科医生掌握手术的原则不同,国内外肝癌手术适应证也存在很大差异,对降期后的手术治疗存在争议属于正常的学术讨论。虽然肝癌放疗降期治疗的病例数较少,但相关研究报道逐渐增多,循证级别逐渐提高。

（曾昭冲　郎锦义　孙建国）

参考文献

［1］ ZENG Z C, TANG Z Y, YANG B H, et al. Comparison between radioimmunotherapy and external beam radiation therapy for patients with hepatocellular carcinoma [J]. Eur J Nucl Med Mol Imaging, 2002, 29 (12): 1657-1668.

［2］ ZENG Z C, TANG Z Y, FAN J, et al. A comparison of chemoembolization combination with and without radiotherapy for unresectable hepatocellular carcinoma [J]. Cancer J, 2004, 10 (5): 307-316.

［3］ KAMIYAMA T, NAKANISHI K, YOKOO H, et al. Efficacy of preoperative radiotherapy to portal vein tumor thrombus in the main trunk or first branch in patients with hepatocellular carcinoma [J]. Int J Clin Oncol, 2007, 12 (5): 363-368.

［4］ WEI X, JIANG Y, ZHANG X, et al. Neoadjuvant three-dimensional conformal radiotherapy for resectable hepatocellular carcinoma with portal vein tumor thrombus: a randomized, open-label, multicenter controlled study [J]. J Clin Oncol, 2019, 37 (24): 2141-2151.

［5］ KIM J, LEE I, KIM J, et al. Clinical features of hepatocellular carcinoma patients undergoing resection after concurrent chemoradiation therapy [J]. Int J Radiat Oncol Biol Phys, 2012, 84: S336-S337.

［6］ WIGG A, HON K, MOSEL L, et al. Down-staging of hepatocellular carcinoma via external-beam radiotherapy with subsequent liver transplantation: a case report [J]. Liver Transpl, 2013, 19 (10): 1119-1124.

［7］ JEONG Y, SHIN M H, YOON S M, et al. Liver transplantation after transarterial chemoembolization and radiotherapy for hepatocellular carcinoma with vascular invasion [J]. J Gastrointest Surg, 2017, 21 (2): 275-283.

［8］ CHOI J Y, YU J I, PARK H C, et al. The possibility of radiotherapy as downstaging to living donor liver transplantation for hepatocellular carcinoma with portal vein tumor thrombus [J]. Liver Transpl, 2017, 23 (4): 545-551.

［9］ KATZ A W, CHAWLA S, QU Z, et al. Stereotactic hypofractionated radiation therapy as a bridge to transplantation for hepatocellular carcinoma: clinical outcome and pathologic correlation [J]. Int J Radiat Oncol Biol Phys, 2012, 83 (3): 895-900.

［10］ O'CONNOR J K, TROTTER J, DAVIS G L, et al. Long-term outcomes of stereotactic body radiation therapy in the treatment of hepatocellular cancer as a bridge to transplantation [J]. Liver Transpl, 2012, 18 (8): 949-954.

［11］ SAPISOCHIN G, BARRY A, DOHERTY M, et al. Stereotactic body radiotherapy vs. TACE or RFA as a bridge to transplant in patients with hepatocellular carcinoma. An intention-to-treat analysis [J]. J Hepatol, 2017, 67 (1): 92-99.

［12］ BUSH D A, SMITH J C, SLATER J D, et al. Randomized clinical trial comparing proton beam radiation therapy with transarterial chemoembolization for hepatocellular carcinoma: results of an interim analysis [J]. Int J Radiat Oncol Biol Phys, 2016, 95 (1): 477-482.

［13］ WONG T C, CHIANG C L, LEE A S, et al. Better survival after stereotactic body radiation therapy following transarterial chemoembolization in nonresectable hepatocellular carcinoma: A propensity score matched analysis [J]. Surg Oncol, 2019, 28: 228-235.

［14］ 中国医师协会肝癌专业委员会 . 肝细胞癌合并门静脉癌栓多学科诊治中国专家共识 (2018 年版)[J]. 中华医学杂志 , 2019, 99 (8): 579-586.

第九章

肝癌不同放射治疗模式应用及放射治疗的基本问题

第一节　肝癌不同放射治疗模式及应用

　　临床上,为了实现治疗目标、获得最佳治疗方案所实施的一系列整体操作,都属于治疗计划设计的工作范围。对于肝癌,临床医生一旦明确了肿瘤的诊断信息,确定了治疗的总体目标(如根治、姑息等),设定了治疗所需的剂量(包括肿瘤治疗的剂量和正常器官所能耐受的剂量等)后,治疗计划设计的工作内容将包括治疗模式的选择、各种影像的获取、定位技术的选择、总剂量和剂量分割的选择、靶区和正常器官的勾画、照射计划的优化、治疗计划的质量控制等。当然,放射治疗计划设计中,这些工作内容并不各自独立,很多时候是相互交叉和相互影响的。比如,在肝癌的计划设计中,计划靶体积(PTV)的边界扩放大小需要根据是否使用图像引导来确定,即治疗技术的选择可以影响靶体积的确定。但是,通常来说,放疗计划设计的定义是在计算机的辅助下,通过不断优化治疗机的出束参数,使患者体内获得期望的剂量分布的过程。

　　目前,在肝癌放射治疗的临床工作中,可供选择的治疗模式相当多:既可使用光子治疗,也可使用质子治疗;既可使用外照射治疗,也可使用内照射治疗。即使是使用光子治疗,也有常规治疗模式和体部立体定向治疗模式可选,还有三维适形模式和调强放射治疗模式可选。而且,即使是使用光子调强治疗,依然还有固定机架角的静态调强、动态调强以及容积旋转调强和螺旋断层治疗可选。有的时候,这些治疗模式之间的界限并不是很明显,如螺旋断层治疗完全可以采用体部立体定向剂量分割模式。虽然在某些治疗机构或某些城市乃至某些国家不一定能同时具备实施上述治疗模式的能力,但原则上对于肝癌的放射治疗具体选用何种治疗模式,应该是由下列因素决定:肿瘤所需获得的放射剂量、肿瘤的大小和数量、肿瘤和周边正常器官的相对位置以及正常器官所能耐受的剂量。因此,了解各种常见治疗模式的基本特点,正确选择合适的治疗模式是准确实施放射治疗计划设计的前提。

一、三维适形放射治疗

　　光子治疗中,三维适形放射治疗的主要特点是实施简单、总的出束时间短。虽然照射范围较大,但在靶区受呼吸运动影响大时,如能有效地确定靶区的运动范围,可以保证靶区始终位于放射野内。临床上可以观察到,未受照射的正常肝脏在靶区受到照射后存在增生现象,但目前还不是很明确正常肝脏在受到多少剂量的照射后将失去增生能力,而三维适形也可以有效地将部分正常肝的剂量限制在非常低的水平,保持这部分肝的增生能力。显然,这种治疗模式保护周围正常器官的能力比较弱,靶区内剂量分布不易均匀,一部分正常肝剂量相当低的同时,接近靶区的正常肝体积受量会比较高。

在计算机辅助治疗计划出现之前,由于没有使用CT图像进行计划设计,肝癌的外照射放射治疗通常直接使用前后对穿野。这样处理的缺点:几乎整个肝脏都处在放射野内,大量体积的肾脏、部分小肠和部分的脊髓也都位于放射野内。这种缺点限制了肿瘤剂量的提高,有时为了安全不得不放弃部分治疗。1988年Lim等使用"CT治疗计划"采用使用倾斜角的方法减少左肾的照射,使用投影方向上的区域屏蔽来减少右肾的剂量,并证明了在肝肿瘤放疗中"CT治疗计划"提高治疗增益比的作用。这就是比较原始的肝癌的适形治疗计划设计。1991年,Ten等使用三维治疗计划系统,在肝肿瘤外照射放射治疗中使用了非共面的入射野设计,并通过三维体积剂量计算说明了这种布野的优势。即使是在当前计算机辅助治疗计划设计已经发展到相当的先进程度,这些20多年前的射野设计方法依然在临床中广泛地运用着。

当前,肝癌的光子外照射计划设计一般采用具有不均匀组织修正、三维剂量算法的计划系统来完成。射野的适形使用低熔点铅挡块或多叶准直器(multileaf collimator,MLC)来完成,计划评估中广泛使用剂量体积直方图工作,使用数字重建影像(digitally reconstructed radiographs,DRRs)进行适形挡块设计和摆位验证。而且,当前的计划设计中大量使用楔形板进行一维强度调整,也可以尽量提高靶区内剂量分布的均匀性。

肝癌三维适形计划设计的布野与肿瘤的位置相关。肿瘤位于腹部靠表浅的位置,一般射野设计时可以考虑两野交角的加楔形板的设计(图9-1-1A);当肿瘤处于体中线附近时,还可以采用4~6野的楔形野的非共面设计(图9-1-1B);当肿瘤呈长条状位于表浅部位时,可以考虑使用切线方向对穿的射野设计(图9-1-1C);当肿瘤位于体中部时,可以考虑使用前野并两侧对穿加楔形板的方法(图9-1-1D);也可以考虑使用四野设计(图9-1-1E)。无论上述哪种设野方法,都可以看出,没有射野通过的正常肝剂量特别低。当靶区形状特别不规则时,由于适形放疗不能形成"凹"形剂量分布,位于"凹"内的正常肝只能被"牺牲"了(图9-1-1F)。显然,分布比较散的多靶区肝癌,三维适形放疗布野几乎无能为力,勉强实施的话,只能使得靶区间的正常肝脏受到损伤(图9-1-2)。

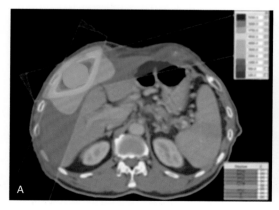
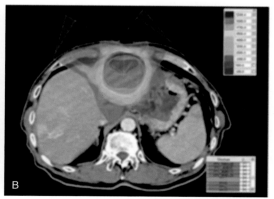

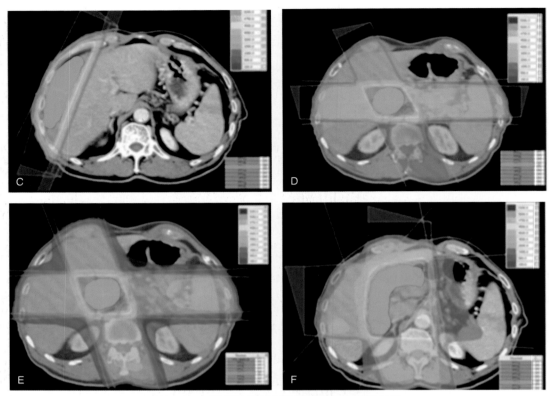

图 9-1-1　肝癌三维适形放疗常见射野设置示意

对于肝脏在三维适形治疗过程伴随呼吸运动的问题，三维适形放疗可以通过从临床靶区（CTV）外放一个内靶区来解决，也可通过各种呼吸控制措施来解决。这些措施包括 4D-CT（四维 CT）、呼吸门控、主动呼吸控制等，甚至也包括最简单的腹部加压措施。对于三维适形放疗，调整射野角度相对容易，比较容易避开腹部引流管、加压板等影响剂量分布的异物。

近年临床实践中，为了减少呼吸运动对于靶区剂量的影响，在肿瘤比较规则和体积比较小，并且在能够达到

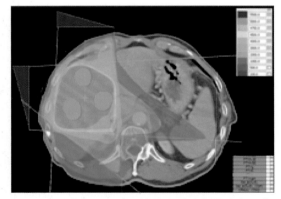

图 9-1-2　多靶区肝癌三维适形放疗剂量分布示意

正常肝组织的剂量限制条件下，可以使用三维适形实施立体定向放射治疗，但需要使用较多的射野（通常 ≥9 野）或者可以使用三维适形旋转照射。

二、固定机架角调强放射治疗

在光子治疗中，调强放射治疗的主要特点是三维剂量分布的剂量适形度好，可以形成较不规则的剂量分布，对邻近正常器官避让较好。但较常规放射治疗的时间长，其剂量分布上的优势受到治疗机强度调制能力（强度分辨率）的影响。需要注意的是，如果不结合呼吸控制技术而单独使用常规调强治疗，在靶区内外必然会出现"剂量模糊"的现象。事实上，即使使用了呼吸控制技术，依然会有残存的"剂

量模糊"。这是因为呼吸控制技术只能减少靶区运动,而不能完全消除它。而且,通常情况下,常规调强放射治疗的每一个子野只会照射靶区的部分体积,如果这部分靶体积在该子野照射时运动出了子野的照射范围,必然使得该部分靶体积欠剂量;如果在该子野照射时靶区的其他部分运动进入子野的照射范围,当然其剂量也会发生升高。也有学者认为,放射治疗的分次治疗模式可以对靶区运动产生"平均"效应,所以在肝癌使用常规调强治疗模式时,还是应该将靶区运动纳入考量范围。

肝癌的固定机架角调强计划设计中,射野角度设计常见的方案是靠肿瘤偏心侧狭窄范围均等分射野设计和横断面整个旋转平面内均等分 5~7 野设计(图 9-1-3A、图 9-1-3B)。Kim 等的研究结果表明,第一种方案对正常肝的保护较好,但靶区适形度较差;第二种方案可以获得最佳的靶区适形度,但受到相对低剂量的正常肝脏体积比较大。

Mark 等研究了肝癌调强中使用降低子野数量后简易调强的可能性。其结果显示,简易调强在降低了计划子野复杂性的同时,虽在适形度上略有下降,但在靶区覆盖和正常组织避让方面依然具有良好的表现。总体上看,目前关于肝癌调强放疗的文献,特别是纯计划设计的文献并不多。

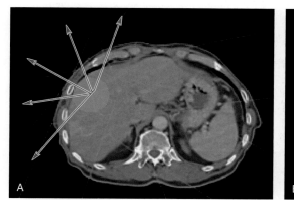 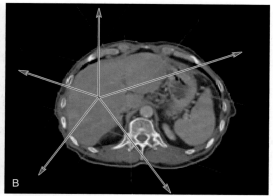

图 9-1-3　肝癌固定机架角射野设计示意

三、旋转调强放射治疗

光子治疗中的旋转调强治疗是目前放射治疗中的热点之一,又可以分为容积旋转调强(以瓦里安公司的 RapidArc 和瑞典医科达公司的 VMAT 为代表)和螺旋断层放射治疗两大类。

容积旋转调强的主要特点是单次治疗出束可以在较短的时间内完成,可以同时获得与常规调强相近的剂量分布,但其靶区内的剂量均匀性要差一些。通常情况下,单次治疗出束时间过长,肿瘤的局部控制率可能会下降。虽然肝癌最长允许的单次治疗出束时间,目前并无定论,但容积旋转调强降低了单次治疗时间,其正面效应是不言而喻的。

现有报道都表明,肝癌容积旋转调强治疗与固定机架角调强治疗相比可以明显降低机器总跳数,几乎可以与三维适形放疗相同,在防护方面(包括患者防护)有较大的收益。现有文献还表明,肝癌容积旋转调强治疗在适形度指数上接近或优于三维适形放疗和固定机架角静态调强(step and shoot),对非肝危及器官的保护也略强。这表明容积旋转调强对射线的调制能力大,在靶区不规则或多非肝正常器官剂量限制严格时,可以考虑使用容积旋转调强。最近,加速器多叶准直器(MLC)性能进一步提高,MLC

叶片厚度、叶片运动速度、叶片到位精度都有大幅度提高。所以固定机架角动态调强和容积旋转调强的调制能力已经趋同，必要时可以同时设计两个计划供临床选择。

现有报道还显示，当靶区剂量在 50Gy 左右时，容积旋转调强治疗使正常肝接受 40Gy 的体积要小于三维适形放疗，但正常肝接受 10Gy 的体积则要大于三维适形放疗和固定机架角调强。文献还认为容积旋转调强的正常组织并发症概率（normal tissue complication probability，NTCP）和固定机架角调强类似，强于三维适形放疗，这种结果基本反映了容积旋转调强的剂量分布特点。容积旋转调强基本上可以视为特别多机架角的固定机架角调强，其结果必然是低剂量的照射范围增大而高剂量的照射范围相对集中。这时候，即使在正常肝受到的平均剂量相同的情况下，是希望受到低剂量照射的体积小一点，还是希望受到高剂量照射的体积小一点，仍然是一个难以抉择、需要继续探究的问题。虽然现在有文献报道了肝癌放射治疗后放射性肝损伤（radiation-induced liver disease，RILD）Lyman 模式参数，但这些报道没有考虑正常肝的增生能力，其研究终止点（end point）为放射治疗后 3 个月，也就是这些模型反映的是急性放射性肝损伤。

由于在治疗实施过程中，治疗机机架旋转速度和治疗机剂量输出都在不断变化，肝癌在容积旋转调强治疗过程中执行诸如主动呼吸控制（ABC）、呼吸门控等措施虽然可行，但需要延长患者总的治疗时间，临床上多数愿意采用 4D-CT 确定内靶区和腹部加压的方法来减少呼吸运动的影响。

容积旋转调强计划设计中，最主要的调整内容是旋转弧的数量和范围。一般情况下，弧的数量为 2~5 个，计划设计中可以使用全弧，也可以使用部分弧，各弧之间允许相互重叠（图 9-1-4A、图 9-1-4B）。当使用部分弧时，容积旋转调强也可以降低正常肝的低剂量照射范围。

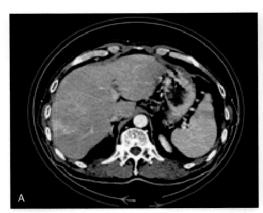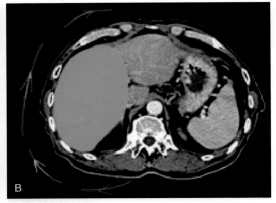

图 9-1-4　肝癌容积旋转调强设弧示意

螺旋断层放射治疗最主要的特点是强度的调制力特别高，因此可以形成特别不规则的剂量分布，也能较好地避开一些重要的正常器官（如十二指肠），同时靶区内的剂量分布也比较均匀。螺旋断层放射治疗由于机器治疗一个层面最快也需要 12 秒，而且每个小的靶体积需要跨越 2~10 个层面，而正常人的呼吸频率约为 16 次 /min，所以螺旋断层治疗本身也可以视为一种"慢扫描"治疗，也可以间接地被视为呼吸控制的一种方式。

使用螺旋断层放射治疗设计肝癌的治疗计划十分简便。可供选择的治疗机参数只有 3 个：螺距（在螺旋断层放疗中螺距为机架旋转一圈，治疗床前进的距离与准直器宽度的比值）、准直器宽度和调制因子的大小。从原理上说,螺距越小,准直器的宽度越小,调制因子越大,螺旋断层的计划调制力越强,也就能够形成更高梯度和更光滑的剂量分布。虽然各种肝癌理论上均可使用螺旋断层设计治疗计划,但临床上实际使用螺旋断层治疗的肝癌大多是肝内病灶、肿瘤离危及器官距离很近、晚期的大体积肿瘤等。即使这些情况下,一般使用 2.5cm 准直器、0.287 的螺距也都可以实现临床要求,而螺旋断层治疗机所具备的 1cm 准直器和 0.1 的螺距一般只有在设计立体定向计划时才会使用。

在肝癌的螺旋断层设计中通常会使用一些小的设计技巧。其中比较重要的是"Directional"(单向屏蔽)工具。比如在照射右肝的靶区时,可以在左肝上划出一个辅助结构(图 9-1-5A)。计划设计时,将这个区域设置为"Directional",这样当机架旋转到对应角度时,MLC 将全部关闭,也就是计划设计中正向穿过该辅助区域的所有子野将不被使用。由此左肝的部分区域将会被限制在一个特别低的剂量范围内,但是由于螺旋断层强大的调制力,剩余的子野依然可以保证靶区剂量的均匀性和相应计划的质量。

在设计肝内多靶区计划时,螺旋断层可以减少或消除相邻靶区间可能出现的高剂量区(图 9-1-5B)。但是,正如绝大多数逆向计划系统一样,必须清楚地通过辅助结构把相邻靶区间的剂量要求通过"计划约束"的方法在优化过程中体现出来。这种辅助区域可以是包围在各靶区周围的环状辅助结构,也可以是位于各靶区中的辅助结构。

在靶区紧邻比较重要的危及器官如胃和小肠,需要相应提高对应靶区的优先级(图 9-1-5C)。有的时候甚至需要将其提升到比靶区更高的优先级上。优先保证危及器官达到剂量要求,然后再逐步提高靶区的权重和罚分,逐步逼近整个计划的要求。必要时可以通过提高螺距和降低准直器的宽度来提升计划强度调制能力。

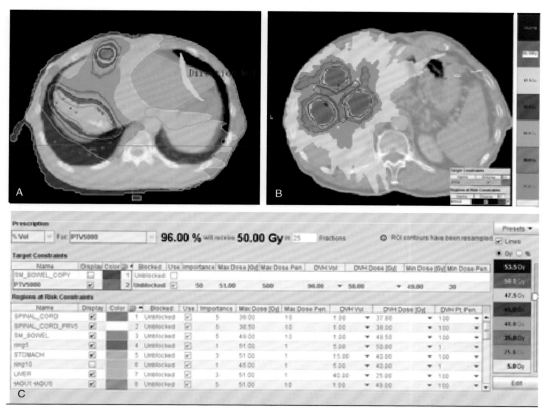

图 9-1-5　肝癌螺旋断层放疗计划技巧示意

相比较而言,螺旋断层放射治疗的出束时间比容积旋转调强略长,而且随肿瘤长度的增加、准直器宽度的减少、螺距的减少、调制因子的增加而增加。但是从生物学角度看,这种出束时间的增加与固定机架角调强完全不一样。在螺旋断层计划中,靶区的单一体元从进入准直器视野到走出准直器视野通常需要 2~4 次机架旋转(螺距 0.2~0.5),一般机架旋转周期在 12~60 秒,所以在常规剂量分割模式下,单体积元在最长 4 分钟内可以接受到处方剂量,几乎与容积旋转调强类似,最快时甚至小于 30 秒。而固定机架角调强完全可能出现这样的情况,即某一体元在第一个射野的第一个子野接收到第一部分处方剂量,而其余的处方剂量却在最后一个射野的最后一个子野照射时得到,也就是同一体积元需要在 10 分钟乃至更长的时间中分多次获得其处方剂量。

四、立体定向治疗

对于肝癌中的单个或数个小体积靶区,体部立体定向治疗是一种可选的治疗模式。这种模式的主要特点是,在几个分次中给予靶区特别高的物理剂量,以期杀死靶区内全部的组织。在这种模式下,靶区周边的剂量跌落速度将特别迅速,剂量梯度特别大,靶区内的剂量分布极不均匀,靶区内的剂量可以达到处方剂量的 150%。这就要求治疗时每一次的靶区位置都必须相当精确。由于近年来 IGRT 技术发展迅速,越来越多的部门结合使用 IGRT 技术来实施体部立体定向。肝癌的体部立体定向治疗模式的特点更多地体现在剂量分布和剂量分割异于常规。因此,除最常用的 γ 刀外,上述的各种治疗模式都可以用于实施体部立体定向治疗。

在使用三维适形实施肝癌立体定向治疗时,通常认为相互间具有最大空间间隔的共面和非共面的射野组合能实现计划的最佳几何优化结果。但具体使用多少射野比较合适,目前唯一能检索到的文献来自 RUIGUO 等的工作。其研究表明,从正常组织并发症的角度看,对直径小于 2cm 的肿瘤,当射野数量>9 个时,计划质量有明显提升,对于直径大于 2cm 的肿瘤,当射野数量增加到 9 个以上时对计划质量的提升作用不明显;从剂量适形和剂量梯度的角度看,在使用 13 个射野时可以实现计划的最优化。当然 RUIGUO 也提及,最佳射野数量可能因肿瘤所处的部位而有所不同,当串联性质的危及器官(如十二指肠)与靶区紧邻的时候,使用高于 9 个射野的设计可能在降低这些危及器官的最高剂量方面获益。

Laura 等和 Mary 等在 2012 和 2011 年分别对肝癌放射治疗做了综述。在其综述中,绝大部分实施立体定向放射治疗的靶区体积在 7cm 以下。Dietmar 等的研究中认为在单纯计划比较层面上,逆向固定机架角调强在实施立体定向治疗时并没比标准适形计划有所提高。Dietmar 之所以得到这样的结论,很可能是因为:当靶区体积较小时,不规则的靶区可以近似认为近似为球体;同时立体定向治疗计划允许靶区内剂量分布极不均匀,这样固定机架角调强在剂量适形和靶区内剂量调制的优势就丧失了。但是,Laura 和 Mary 的综述中存在部分特别大的靶区体积(大至 1 000cc 以上)使用立体定向治疗的情况,且如前所述,临床上也存在串联危及器官紧邻靶区的情况,在较好地解决靶区运动问题的基础上,固定机架角调强在肝癌的立体定向治疗中应该还是有用武之地的。

立体定向治疗单次治疗剂量大,有时可以达到 30Gy。受治疗机(通常为直线加速器)最高输出剂量率的影响,单次治疗时间特别是固定机架角调强的治疗时间将会变得很长。此时,治疗体位需要保持较长时间,如患者在治疗过程中不能维持体位,将会给治疗带来不利影响,因为立体定向本身对治疗几何精度的要求要高于对剂量精度的要求。相对地,容积旋转调强治疗出束时间短,所需机器跳数少的特点可以在立体定向治疗剂量分割模式下得到充分的发挥。而且目前多个公司推出的无均准器(flattering filter free,FFF)治疗机,在执行容积旋转调强时,最大剂量率可以达到2 400MU/min,可以进一步缩短治疗出束时间,同时能保持调强治疗的剂量学特性。

螺旋断层放疗中新出现的TOMO-Direct可以执行固定机架角的断层治疗,理论上是一种类似固定机架角调强的治疗模式,但其强度调制能力要强很多,其在患者左右方向上的分辨率为6.25mm,而在患者上下方向的分辨率理论上可以达到1~2mm。螺旋断层治疗机最高剂量率在880MU/min,也高于一般直线加速器。螺旋断层放疗中还有一种动态准直器技术,可以根据需要改变其在患者上下方向准直器的大小,进一步减少正常肝的受照剂量。

Cyberknife由于具备实时追踪能力,能对靶区在治疗中的位移做出反应,比较符合肝癌立体定向治疗对靶区几何位置修正的需求,目前在临床中也有部分应用。

五、其他治疗模式

质子或重离子及放射性粒子植入技术用于肝癌放射治疗目前并不十分普及,还属于新兴的治疗模式。所以对于这些治疗模式,临床上一方面缺少足够的资料和经验,另一方面也容易选择性地忽视其可能存在的不足。事实上任何一种新的治疗技术都可能存在一些潜在的不足。因此,在选择这类治疗模式时需要充分评估可能存在的治疗风险,并严格区分临床治疗和医学实验性治疗的界限。

(张建英)

第二节　原发性肝癌放射治疗的呼吸运动管理

呼吸运动是精度放疗技术的制约因素,对于原发性肝癌放疗而言,肝内肿瘤、肺内转移瘤以及肾上腺转移瘤等往往需要进行呼吸运动管理。呼吸运动主要依靠两部分呼吸肌的舒缩来完成,分别表现为胸腹两部位的活动。胸式呼吸和腹式呼吸的主要动力分别由肋间外肌和膈肌的舒缩而产生,胸式呼吸以肺的上半部肺泡工作为主。内靶区(internal target volume,ITV)主要是由于放疗期间肿瘤在呼吸运动过程中发生位置、形状以及尺寸上的变化所引起。如果ITV外放不合理,将会导致肿瘤的处方剂量覆盖不足或正常组织的过多照射。合理的呼吸运动管理更多强调的是综合性和可及性,任何单一的呼吸运动管理技术均有其局限性,放疗医生应视患者具体情况和单位条件为患者选择合适的呼吸运动管理手段。目前临床上常用的呼吸运动管理技术主要包括四维CT结合腹部加压技术、屏气技术、呼吸门控技术以及追踪技术等。腹部加压(压腹)技术较其他技术易于实践,在本节将着重阐述。

一、肝内肿瘤的呼吸运动管理

(一)四维 CT 结合腹部加压技术

腹部加压技术的最终目标是使患者由自由呼吸状态转变为强迫浅呼吸状态,从而减少肝内肿瘤的呼吸运动幅度。该技术较其他呼吸管理技术相对原始,目前仍存在诸多局限性和不确定性,但简便易行,时间成本低,易普及。复旦大学附属中山医院对应用螺旋断层放疗系统结合该技术实施立体定向放疗(SBRT)的 101 例小肝癌患者的预后进行了报道,疗效满意。

1. 腹部加压技术的禁忌证

(1)术后腹壁伤口未愈合。

(2)腹水:Dohmen 等报道对肝癌伴腹水患者进行放疗前定位压腹,次日患者出现大量胸腔积液,考虑胸腔积液是由腹水因腹内压急剧增加渗入胸腔。

(3)造瘘:有腹壁造瘘的患者不宜压腹,腹内压力急剧增加可能会使腹内容物从造瘘口脱出。

(4)正在使用腹腔引流管引流的患者。

(5)疝气:伴有脐疝或腹股沟疝的患者不推荐压腹,压腹可能会加剧疝气的发展。

(6)肝内肿瘤靠近胃肠道时,压腹前要权衡利弊,压腹虽然可以减少肝内肿瘤的呼吸运动幅度,但胃肠道可能会因为压腹而紧贴肿瘤(图 9-2-1)。

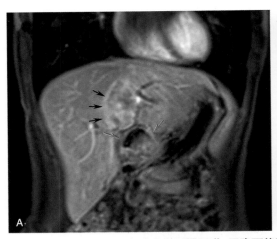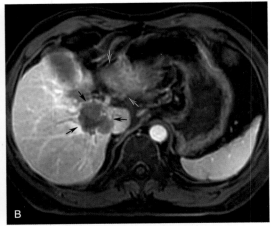

图 9-2-1　肝内肿瘤靠近胃肠道,压腹可能致肿瘤与胃肠道更为紧贴,不利于计划设计
A. 黑色箭头指肝门区肿瘤,足侧方向毗邻红色箭头所指的十二指肠;
B. 黑色箭头所指的尾状叶区域肿瘤,腹侧方向毗邻红色箭头所指的胃窦部。

(7)肿瘤位于肝脏外缘,且包膜不完整,腹内压力增加,可能会使肿瘤破裂种植于腹腔(图 9-2-2)。

(8)肿瘤巨大,伴有瘤内出血。

(9)肺功能明显不全的患者(肺大疱、肺气肿、肺叶缺如、肺不张和大量胸腔积液等),腹部加压往往效果欠佳,患者的胸式呼吸若不足以维持机体的氧气交换,也就无法大幅度减少膈肌运动(图 9-2-3)。

(10)伴有椎体转移,骨质严重破坏者。

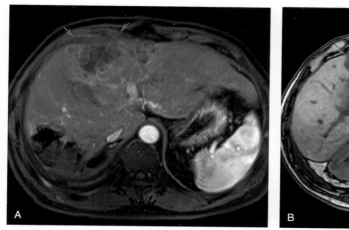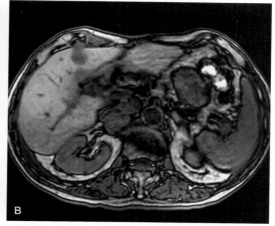

图 9-2-2　位于肝脏外缘的肿瘤不适宜压腹

A 和 B 红色箭头所指均为位于肝脏外缘的肿瘤,侵犯并突破肝包膜,压腹致腹内压力增加,可能会使肿瘤破裂种植于腹腔。

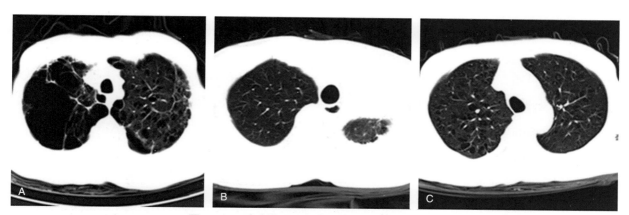

图 9-2-3　肺功能明显不全的患者,压腹效果欠佳

A. 患者两上肺肺气肿伴肺大疱,上肺通气障碍;

B. 患者左肺上叶部分缺如,上肺通气不足,压腹效果不理想;

C. 患者两肺气肿,肺功能检查证实小气道通气功能障碍,压腹效果不理想。

　　(11)伴有下腔静脉癌栓的患者不建议压腹,腹内压急剧增加可能会增加栓子脱落的风险,栓子脱落可引起肺栓塞,进一步可能导致患者猝死的严重后果。

　　上述禁忌证由日常工作总结而得,当然还有其他不宜压腹的情况。禁忌证究竟属于相对禁忌证还是绝对禁忌证,临床上应视具体情况而定。

　　2. 四维 CT 结合腹部加压技术实施的流程

　　(1)读片和沟通:指在放疗临床医生和技术员之间的沟通,定位前充分分析和讨论肝内肿瘤的部位、状态以及腹部加压技术的禁忌证,同时权衡患者接受腹部加压的利弊。这一步在临床上往往被忽视。

　　(2)宣教:腹部加压患者的宣教往往同样容易被诸多放疗单位忽视,而这一步恰恰极为关键。未接受宣教的患者可能过多关注的是腹部加压引起的不适,而非腹部加压对疗效的帮助,患者易出现明显的紧张和焦虑,因此压腹的效果会差强人意。宣教内容需要覆盖以下几点:①患者定位前必须空腹;②告知患者肝脏的运动幅度过大可能会影响放疗疗效,需要患者的配合;③腹部加压可能会引起患者临时的不适,Heinzerling 等报道在一定范围内腹部压力越高,肝脏运动的限制效果则越好,理论上疗效可能就会更好;④患者要知晓整个定位过程和放疗过程的耗时,对压腹的耐受度要有心理预期;⑤患者呼吸需要尽量保持规律,切忌定位和治疗期间刻意屏气,胸式呼吸为主。

(3)体位固定和压腹:不同的腹部加压工具相配套的体位固定装置也不相同,先对患者进行合适的体位固定,然后放疗临床医生和技术员找出患者的剑突和两侧肋弓,为了防止压腹时压到剑突或肋弓,临床上通常将腹压板和腹压袋置于剑突下 1~2cm 处,也可将剑突和肋弓在患者体表描出,以帮助压腹板或压腹袋的合理放置,在此期间还要注意某些高电子密度的腹压板对射线到达靶区路径上的遮挡问题,尤其是肝尾状叶区域肿瘤以及肝内肿瘤伴有肝门区或后腹膜区转移淋巴结同时照射的压腹患者。有条件的单位,放疗医生和技术员可先在 X 线模拟机下对患者进行体位固定和压腹,通过 X 线透视观察膈肌的活动度,调整压腹的部位和压力来达到理想的呼吸控制效果。Lovelock 等报道的气袋压腹装置,可以将绝大部分肝内肿瘤周围的植入性金标或术后银夹头足方向活动度控制在 5mm 以内。荷兰学者 Wunderink 等报道的压腹板装置也可以将肝内金标运动幅度(头足方向)控制在 5mm 以内。复旦大学附属中山医院放疗科研制的热塑网膜结合气囊装置(专利已授权)同样可以起到非常好的肝脏呼吸控制效果。

(4)呼吸信号的采集:理想的腹部加压往往会使患者出现明显的胸式呼吸,对于男性患者,腹式呼吸会明显减少,胸式呼吸明显增加。目前临床上用于患者呼吸信号采集的系统主要是实时位置管理系统(real-time position management,RPM,美国 Varian Medical Systems 公司)和 ANZAI belt 系统(日本 Anzai Medical 公司)。放疗定位中使用的某些腹压桥架可能一定程度上会遮挡 RPM 系统红外摄像机呼吸信号的采集,无法完成完整呼吸波形的采集或造成四维 CT 图像的失真和伪影的加重。患者的呼吸波形关乎四维 CT 影像的质量,腹部加压有效时,患者往往会由自由呼吸状态转变为强迫浅呼吸状态,呼吸频率有所加快,满意的呼吸波形信号采集见图 9-2-4。

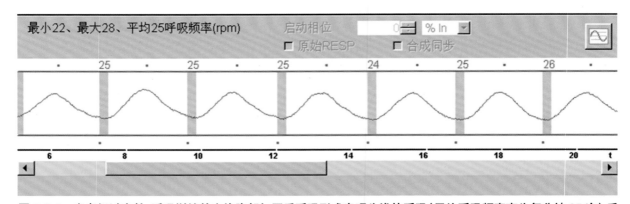

图 9-2-4　患者经过宣教、呼吸训练并实施腹部加压后呼吸形式表现为浅快呼吸(平均呼吸频率变为每分钟 25 次),采集的呼吸幅度和频率均很规律,四维 CT 图像质量佳,且肝脏的呼吸运动幅度限制效果好(膈顶最高点的头足方向运动幅度控制在 5mm 以内)

(5)三维增强 CT 扫描和四维 CT 的扫描:四维 CT 图像采集扫描可分为前瞻性扫描和回顾性扫描。根据患者呼吸周期特征优化四维 CT 扫描参数。对运动器官进行 CT 扫描,运动伪影本身就很难完全避免,尤其是呼吸幅度大的器官。呼吸不规律或呼吸周期较长(重建时需要插入附加同步)的患者,其重建影像的失真、断层和伪影程度可能会加重,影响靶区勾画(图9-2-5)。临床上四维CT的图像清晰度劣于三维CT图像,未增强的四维CT图像上很难准确勾画出肝肿瘤的轮廓,尤其是没有碘油沉积的小肝癌。美国安德森癌症中心曾建立一套四维CT增强扫描程序,但增强效果差强人意,应用难开展。另外,临床上不难发现某些碘类造影剂会使部分患者胸前产生突发灼热感,进而可能引起患者生理上的呼吸运动明显加深,而分次放射治疗期间患者并不注射该类造影剂,因此使用碘造影剂加深的呼吸幅度指导ITV的外放并不合理。碘油沉积较好或肝肿瘤周围有其他标志物的患者可先行非增强四维CT扫描,扫描后立即重建吸气末和呼气末两个时相的CT图像,在CT后处理工作站初步观察碘油或其他标志物的活动度,保证其运动幅度满足临床需求时再进行增强三维CT扫描。

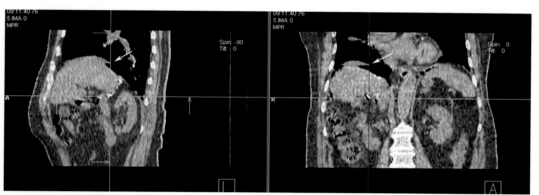

图9-2-5 采集的图像为1例气囊压腹患者的四维CT图像,白色箭头所指为矢状位和冠状位上膈顶的重建缺失和断层伪影,干扰膈肌、肝脏或肝内肿瘤呼吸运动幅度的计算,进而影响靶区外放

(6)呼吸运动幅度的测量及ITV外放:由于四维CT图像增强扫描困难,对于未接受过介入治疗的肝内病灶往往在四维CT影像上很难显示出来,放疗临床医生经验性的做法是利用膈肌的活动度来替代肝内肿瘤的动度,这一做法可能会使得ITV外放范围偏大;对于肝内病灶接受过介入治疗的患者,可以利用肝内碘油的运动幅度来计算ITV外放范围。也可利用肿瘤周围的其他天然标志物或植入性标志物来指导ITV外放。四维磁共振在肝内肿瘤定位中优势明显,无须四维增强扫描,在四维T2WI上可清晰显示肝内肿瘤,便于肝内肿瘤ITV的生成和放疗中的实时监控。对于四维影像上肝内清晰可见的肿瘤,放疗医生通常需要勾画全时相的肿瘤轮廓来生成ITV,但该方法费时费力,效率低;有学者建议采用吸气末和呼气末两个极端时相图像来替代全时相图像上肿瘤轮廓的勾画;也有学者尝试使用最大和最小密度投影(maximum intensity projection/minimum intensity projection,MIP/MinIP)方法快速生成ITV。

以往报道中,肝脏肿瘤行腹部加压的效果差异比较大,缺乏可比性。主要考虑以下原因:①腹部加压装置种类多,有腹压板、腹压带(袋)和气囊等,形状各异,头侧尖锐的腹压板易引起患者明显的不适主诉。②压腹部位的不一致,临床上为了防止腹压板遮挡经过靶区的射线,可能会出现过度下移压腹部位的现象,如脐周或脐下。③测量对象不同,测量对象有膈肌的活动度、全肝的中心活动度、肝内肿瘤的活动度、肝内碘油活动度、肝内金标或银夹的活动度等。有学者报道膈肌的活动度最大,肝脏各部分的呼吸运动幅度差别也非常明显,肝右叶自头侧至足侧运动幅度逐渐减小,肝右下叶的活动度只相当于肝右上叶活动度的 64%,而肝门区活动度则更小。全肝的中心活动度也远小于膈肌的活动度。其实临床上不难发现膈肌的运动幅度腹背方向上也在逐渐增大,之前报道的膈肌活动度标准难统一。④测量方法不同,测量方法包括 X 线模拟透视,四维 CT 和四维磁共振。X 线模拟机透视主要是观察膈顶的运动幅度,较为简单粗糙,不再赘述。Fernandes 等报道电影动态磁共振成像(cine-MRI)测量出的肝脏肿瘤运动幅度较四维 CT 测量值明显偏大,原因主要是 cine-MRI 在时间分辨率上优于四维 CT,更容易捕捉到肿瘤的呼吸极端位置,也有人认为可能是部分容积效应的影响程度不同所致。⑤选取病例不同,欧美地区报道的腹部加压患者其肝内金标或肝肿瘤等运动幅度数值明显大于亚洲地区,考虑主要是受患者体重指数(BMI)影响,欧美地区肥胖患者腹部脂肪堆积会影响压腹效果。之前绝大部分报道均为小样本报道,病例一致性差,当使用肝内肿瘤或肝内标志物作为活动度的测量对象时,病灶的部位一致性则极为关键,如上所述,否则小样本病例没有可比性。另外,肺功能差的患者,尤其是上肺病变患者可能会被不同程度地纳入小样本研究。⑥技术员的训练水平和操作水平差异大,首次压腹多由模拟定位技术员实施,某些医院临床医生和物理师并不参与,但国内放疗技术员受教育程度差异极大,范围从高中到博士,部分人员临床知识、生理知识和影像知识严重不足,定位前的读片、沟通和宣教往往被忽视。

腹部加压技术存在的不确定性还在于患者呼吸控制在分次间和分次内的稳定性,2017 年日本熊本大学医院进一步验证了肝癌放疗患者腹部加压的有效性和稳定性。该研究纳入了 10 例肝癌 SBRT 的患者,均植入了 1~2 枚直径 2mm 的金标来计算肝肿瘤的运动幅度,患者在计划模拟、SBRT 前以及 SBRT 后分别接受了 4D-CBCT 的扫描。通过分析发现,腹部加压技术的确可以将肝肿瘤的运动幅度控制在 5mm 左右,并保持稳定,计划模拟时和 SBRT 之前肝脏肿瘤头足方向上的平均运动幅度分别为 5.3mm 和 4.5mm,分次间肝脏肿瘤头足方向的运动幅度变化超过 3mm 的概率为 10%,分次内仅为 2%。该研究是单中心小样本报道,还需后续大样本数据的证实。

(二) 屏气技术

随着直线加速器的不断更新换代,深吸气屏气技术(deep inhale breath hold,DIBH)应用也越来越广,深吸气屏气技术和光学表面监测系统的联合应用也是目前的研究热点之一。深吸气屏气技术是指放疗患者"深吸气 - 深呼气 - 第二次深吸气 - 屏气"后进行模拟定位扫描、放疗前验证及分次治疗内均进行 10~20 秒的屏气。自由呼吸状态快速 CT 模拟扫描可能抓取的是呼气末或吸气末极端时相 CT 影像,不利于后续计划设计和后续治疗。深吸气屏气技术则可以一定程度上减少 CT 扫描时的运动伪影以及模拟定位和治疗前验证影像配准呼吸时相不一致的问题。随着容积旋转调强放疗(volumetric modulated arc therapy,VMAT)和无均整器(flattening filter free,FFF)放疗技术等快速治疗模式在临床上的使用,深吸气屏气技术的应用则更为广泛。当然,根据临床需求不同,也有单位尝试呼气末屏气技术,目的是将膈肌上抬,使贴近肠道的肝内肿瘤能和肠道间增加一些间隙,减少肠道的不良反应。该技术属于屏气技术范畴,但不属于 DIBH。主动呼吸控制技术(active breathing control,ABC)指的是通过特定的装置,实现在预设的特定呼吸时相,使患者处于呼吸静止状态,在该状态对患者进行 CT 定位和分次照射。ABC 装置可以监测患者吸入气体的流量,在操控的计算机终端预设吸入气体的体积,当患者吸入气体达到阈值时,该装置的球囊阀门则自动关闭,阻断气道,强制患者处于屏气状态。

ABC 技术在临床上使用目前主要的问题是患者的配合度、耐受度及时间成本,在 CT 模拟定位和分次放疗期间均需要患者高度的配合和耐受,耗费时间长、花费精力大。对于配合度不足和肺功能不好的患者,该技术实施难度较大。实施该技术前的评估和宣教同样必不可少,评估内容主要是患者的屏气能力和配合程度,宣教内容包含使用 ABC 的目的和 ABC 的简要工作原理等。ABC 在临床上使用还需要考虑患者吸气前肺内残余气体的基线水平,才能进一步提高分次间肿瘤位置重复的可靠性。

(三)呼吸门控技术

呼吸门控技术(gating technique)指在分次放射治疗过程中,采用呼吸信号采集装置对患者进行呼吸信号的实时采集,在预设的特定呼吸时相范围内触发直线加速器射线并对肿瘤进行照射,其他时相上射线处于关闭状态。呼吸门控技术时间成本也较高,该技术实施的前提是患者的呼吸要保持规律,呼吸状态(CT 模拟定位和分次间以及分次内治疗的呼吸幅度)尽量保持一致,需要患者进行呼吸训练和配合。

需要强调的是,四维 CT 扫描的呼吸信号采集装置要和治疗时呼吸门控的采集装置型号保持一致。如四维 CT 扫描使用的是 ANZAI belt 系统采集的呼吸信号,加速器门控装置采集呼吸信号的装置也应是 ANZAI belt 系统,而不可替换为 RPM 系统。Liu 等近年比较了两种呼吸信号采集装置对呼吸信号采集的差异,研究者将两种呼吸采集装置同时放置于同一患者体表,同时按下两种采集装置的鼠标进行呼吸信号采集,结果两种装置采集到的呼吸信号存在明显偏差,患者全肺体积相差 ±4%,膈肌位置偏差范围在 −5mm~+4mm。

(四)实时追踪技术

实时追踪技术(real time tracking,RTT)指的是在放射治疗过程中直线加速器的射线束随着患者的呼吸运动而实时动态调整,射线束实时追随着呼吸运动的靶区。最具代表性的追踪技术是射波刀实时追踪技术,治疗过程中机械臂随着患者的呼吸运动进行同步运动,通常追踪的目标是肝内肿瘤附近植入的金标。在国内,金标植入由于诸多原因,开展率相对不足,金标植入位置要尽量靠近肿瘤,但不能直接植入肿瘤内。实时磁共振成像引导放射治疗系统(ViewRay®System for MRI Guided Radiation Therapy)也可实现肝内肿瘤的实时追踪放疗。Calypso 4D 电磁追踪系统目前有单位在应用,但可行性和可靠性还需进一步明确。

二、肝外肿瘤的呼吸运动管理

(一)肝癌肺转移

肺转移是原发性肝癌最常见的转移方式,肺转移瘤受呼吸运动影响极大,尤其是下肺近膈肌病灶。对于肺转移病灶,腹部加压可以使膈肌附近的病灶运动幅度减少,但对于上叶或中叶病灶未必有效。对于肺功能好的患者,可以考虑屏气技术。有条件的单位也可使用呼吸门控技术和实时追踪技术。

(二)肝癌肾上腺转移

肝癌发生肾上腺转移较为常见,且肾上腺转移瘤的局部治疗目前仍以放射治疗为主,复旦大学附属中山医院放疗科证实了肾上腺转移瘤也易受呼吸运动的影响,通过四维 CT 扫描图像重建后计算分析发现,其平均运动幅度可超过 5mm。因此,对于肾上腺转移瘤,建议放疗前行 4DCT 扫描,并在靶区设计时增加 ITV。

（胡　永）

第三节　放射治疗的 5 个基本问题

一、明确放射治疗是否能让患者获益

放射治疗对肿瘤破坏的同时,对正常组织也有损伤,因此,我们应该严格掌握放疗的适应证。放疗指征是指肿瘤患者经过放疗后能受益,这种受益可以是延长生存期或解除患者的痛苦症状,提高生存质量。另外,肝癌患者接受放疗是否获益,必须有临床证据支持。如,2011 年前,我们缺乏小肝癌放疗有生存获益的证据,2011 年《中国肝癌分期与治疗指南》明确提出,中晚期原发性肝癌患者需要放疗,但不推荐早期肝癌接受放疗。也就是,当时的证据表明,只有中晚期的原发性肝癌患者才能从放疗中获益。对于早期的肝癌,通过手术切除、肝移植或射频消融,其 3 年生存率为 60%~90%,5 年生存率为 40%~60%,而当时的肝癌立体定向放疗 3 年生存率只有 42%。立体定向放疗效果不及其他被公认的治疗方法,只有不宜接受手术或射频消融者,且介入治疗碘油沉积不完全的患者,才考虑用立体定向放疗作为取代疗法。但是,在 2019 年版和即将更新的国家卫生健康委员会《原发性肝癌诊疗规范》明确指出,立体定向放疗可作为小肝癌治疗的选择,因为实践表明,小肝癌患者接受立体定向放疗的 5 年生存率达到 64%~82%。到目前为止,肝癌患者的放疗指征是以禁忌证为排除标准,只要没有禁忌证,都可以选择放疗。肝癌放疗的禁忌证是肝功能为 Child-Pugh C 级,除非部分患者接受肝移植前的桥接放疗。

二、明确放疗目的

总体上把放疗目的分为根治性、姑息性和辅助性(术前或术后)放疗。术前或术后辅助放疗以及桥接放疗,应视为根治性放疗的一部分;而转化放疗本质上属于姑息性。根治性放疗必须达到如下 3 个标准:①放疗剂量达到根治量;②放疗野外无临床病灶,并预防亚临床灶;③不良反应可以接受。对于肿瘤局限在其所处的解剖部位且没有远处转移,且其放疗剂量又能达到根治性剂量,对周围正常组织不产生严重的不良反应时我们必须争取根治性放疗。如果未能满足以上 3 个条件者,都视为姑息性放疗。目前所报道的原发性肝癌放疗,除立体定向放疗和辅助放疗之外,其余的基本上属于姑息性放疗。姑息性放疗目的是减轻患者疼痛、梗阻或出血等症状,或使肿瘤发展减缓,从而有限地延长患者生存期,少部分患者从姑息转化为可以根治。医生在放疗前就应该作出判断,究竟是何种放疗目的,以权衡放疗可能带来的利弊。

三、确定放疗靶区

原发性肝癌不仅会浸润周围肝组织,还会通过淋巴途径转移。因此我们将肿瘤视为两部分:一部分是肉眼可见的病灶(gross tumor volume,GTV);另一部分是肉眼看不见的病灶,只有借助显微镜方能看到肿瘤细胞,称为亚临床灶,如肿瘤周边的微浸润灶和潜在转移危险的淋巴结引流区。放疗科医生把亚临床灶和可见病灶合在一起,统称为临床治疗体积(clinical target volume,CTV)。通过放疗,使得亚临床灶达到与肉眼可见病灶相同的控制率,所需要的放疗剂量不同,一般亚临床灶只需可见病灶的70%剂量。

放疗的体积往往包括临床治疗体积(CTV)。由于肝内的病灶、肺转移或肾上腺转移灶会受到呼吸运动的影响,正如前一节所述,我们必须考虑呼吸运动管理,由此产生的内靶区(ITV)。除此之外,一个疗程放疗需要数周,在这期间,患者放疗时的体位不可能每次都会完全重复,放疗设备也会有误差,放疗中肿瘤会变化,因此应将ITV适当扩大,这个放疗体积称为计划靶体积(planning target volume,PTV)。由于射线半影的关系,放射野周边的剂量往往低于中间,为了不使放射野周边的剂量过低,我们还要再扩大放射野,此时的放射野就是治疗野。为了准确把握放疗靶区,放疗科医生必须掌握不同肿瘤转移的途径和浸润的深度,放疗前就应该确定好GTV、CTV、ITV和PTV。

肝细胞癌出现淋巴引流区转移相当少见,因此,CTV都不包括淋巴引流区。对于已经出现淋巴结转移的患者,可以包括其下一站的淋巴引流区,作为CTV。其余情况(如局限于肝内、癌栓、肾上腺、肺转移等)的CTV为影像可见的病灶外扩2~4mm。

勾画肝内病灶,必须有动脉相、静脉相互相参考,PET/CT和MRI对肝内外靶区的确定也有重要参考价值。临床上,我们经常利用MRI-CT融合技术,勾画肝内和颅脑内肿瘤靶区。

利用正常肝组织所具有的强大再生能力,在设计放射野时,最好能保留一部分正常肝组织不受放射,在大部分肝脏受放射损伤时,正常肝能得到再生。但是,对于正常肝体积超过700cm³、肝功能为Child-Pugh A级、全肝的平均放疗量不超过30Gy,则不必考虑正常肝的代偿性增生。

四、确定放疗剂量

核心问题:①能否给予肿瘤根治量及肿瘤周围组织的耐受量。②每次的分割剂量,如果是非常规分割,如何换算为常规分割。肝细胞癌放疗的根治量是多少,目前无定论。对小肝细胞癌患者,其接受立体定向放疗BED必须大于84Gy。对于大肝癌患者或腹腔淋巴结转移的肝细胞患者,由于受到肿瘤周围危及器官的限制,未能达到BED 84Gy。全肝的耐受量视患者肝功能及每次的分割剂量不同而定,正常肝的体积也是影响因素。肝功能为Child-Pugh A级者,全肝的耐受量为28~30Gy的常规分割放疗或23Gy的4~8Gy/次的低分割放疗。肝功能为Child-Pugh B级者,肝脏对射线的耐受量明显下降。目前的三维适形放疗技术很难做到既保证中晚期肝癌达到根治,又使正常肝受照射不超过耐受量。因此,中晚期肝癌,其肿瘤的放疗剂量依患者的危及器官的耐受剂量而定。

由于肝脏是并联器官,目前的放疗分割剂量已经从常规分割走向低分割放疗,问题是用什么样的公式把低分割放疗转换为常规分割放疗的等效剂量,仍无定论。肝癌放疗重塑肿瘤的免疫微环境,不仅仅表现在射线对肿瘤细胞 DNA 的损伤,还发生了肿瘤的免疫微环境变化。随着这方面认识的深入,有研究表明,每次剂量超过 7Gy,用 LQ 模式计算出来的等效剂量往往偏高,不宜用于等效生物剂量的公式换算。因此,任何形式的低分割放疗都属于临床研究,值得鼓励探索。

五、选择放疗技术

二维放疗已成为历史,三维适形放疗和调强放疗已经普及。由于肝脏的呼吸运动,C 形臂加速器调强放疗应用于肝癌仍存在诸多不确定性。肝癌的立体定向放疗(SBRT)已有不少报道,前提是肿瘤小、寡病灶、有足够的正常肝。螺旋断层放疗的优点是适用于多靶区,结合使用四维 CT 可以取得类似调强的效果。

呼吸运动是导致肝脏肿瘤在放疗过程中运动和形变的主要原因。目前,我们已经采取了多种技术减少呼吸运动带来的影响,这些技术覆盖了肝癌放疗从靶区确定到治疗评估的各个环节。以照射过程为例,可以使用的技术包括门控技术、实时追踪技术、呼吸控制技术和压腹技术等。每一种技术往往还存在很多具体实施方法,如呼吸控制技术还包括主动呼吸控制方法、深吸气末屏气方法、无呼吸监控自主屏气方法、伴呼吸监控自主屏气方法。

究竟选择哪一种放疗技术,以国内放疗界现状而言,通常不是取决于医生,而是取决于每家医院所拥有的放疗设备。理论上说,图像引导下的放疗技术优于三维适形放疗,且有两种放疗效果比较的临床资料。图像引导下的放疗设备包含不同厂家生产的多种放疗产品,除了瓦里安、医科达、西门子生产的 C 形臂加速器,还有射波刀、螺旋断层放疗,它们各有克服呼吸运动带来影响的装置,也各有自己的治疗计划系统。

大肝癌放疗剂量很难超过 70Gy,由于正常肝对射线的耐受量低、肝内肿瘤大或肝功能差,大部分大肝癌患者放疗剂量只能控制在 40~60Gy 这个范围。因此,三维适形放疗对中晚期肝癌患者只能达到姑息效果,或结合外科治疗方能达到根治目的。采用射波刀的立体定向放疗,适用于小肝癌患者。

C 形臂调强放疗可以实现适形度高得多的剂量分布,治疗范围大。由于不能手术的肝细胞癌患者绝大部分为多发,螺旋断层放疗最适合多发病灶的肝细胞癌患者。韩国报道用螺旋断层技术对同时存在肝内和肝外病灶(肺、肾上腺、软组织转移)的患者进行放疗,平均每例患者 3.5 个病灶,这些晚期患者中位生存期 12.3 个月,接受放疗的病灶 1 年局部控制率为 79%,且没有 4 级不良反应。第十章病例 28 是复旦大学附属中山医院螺旋断层放疗的患者:左叶肝肿瘤,紧邻胃体,用三维适形放疗,肿瘤受到 60Gy,胃受到 53Gy 的放疗,超过胃放射耐受量。为此,用三维适形放射技术治疗该患者,只能为姑息性。螺旋断层放疗 3.5Gy/ 次 × 17 次 =59.5Gy,相当于常规分割剂量的 76Gy,胃的受照射剂量只有 23Gy,随访半年,肿瘤部分缓解,甲胎蛋白水平从 205μg/L 降到 8μg/L。螺旋断层放疗可以使一部分肝癌患者从姑息放疗走向根治性放疗。病例 26 和 29 也同样比较了三维适形和螺旋断层放疗的剂量分布,在肝癌的放疗上,螺旋断层放疗优于三维适形放疗。

以上 5 个问题尽管是独立的,但它们之间相互联系,形成对立统一的整体。首先要确定患者是否能从放疗中获益,如果不能获益,就没有其他 4 个问题。以根治性放疗为目的,放射野必须包括所有可见病灶及其亚临床灶,放疗剂量必须达到根治量,且不能有严重的不良反应,如果未能达到这三个条件,都视为姑息性放疗。放疗技术对放射野的设计、放疗剂量产生深刻的影响。图像引导下的放疗,特别是螺旋断层放疗,可以使一部分既往不能根治的肝癌患者达到根治。

本书的第十章为肝癌放疗病例分析,每个病例都根据上述 5 个基本问题进行讨论,并对每个病例的特点加以评论。

(曾昭冲)

参考文献

［1］ 胡逸民 . 肿瘤放射物理学 [M]. 北京 : 原子能出版社 , 1999.

［2］ LIM M. CT treatment planning of the liver [J]. Med Dosim, 1988, 13 (3): 119-126.

［3］ TEN HAKEN R K, LAWRENCE T S, MCSHAN D L, et al. Technical considerations in the use of 3-D beam arrangements in the abdomen [J]. Radiother Oncol, 1991, 22 (1): 19-28.

［4］ KIM S H, KANG M K, YEA J W, et al. The impact of beam angle configuration of intensity-modulated radiotherapy in the hepatocellular carcinoma [J]. Radiat Oncol J, 2012, 30 (3): 146-151.

［5］ LEE M T, PURDIE T G, ECCLES C L, et al. Comparison of simple and complex liver intensity modulated radiotherapy [J]. Radiat Oncol, 2010, 5: 115.

［6］ OGINO R, HOSONO M, ISHII K, et al. A dose-volume intercomparison of volumetric-modulated arc therapy, 3D static conformal, and rotational conformal techniques for portal vein tumor thrombus in hepatocellular carcinoma [J]. J Radiat Res, 2013, 54 (4): 697-705.

［7］ PARK J M, KIM K, CHIE E K, et al. RapidArc vs intensity-modulated radiation therapy for hepatocellular carcinoma: a comparative planning study [J]. Br J Radiol, 2012, 85 (1015): e323-e329.

［8］ XI M, ZHANG L, LI Q Q, et al. Assessing the role of volumetric-modulated arc therapy in hepatocellular carcinoma [J]. J Appl Clin Med Phys, 2013, 14 (3): 4162.

［9］ KUO Y C, CHIU Y M, SHIH W P, et al. Volumetric intensity-modulated Arc (RapidArc) therapy for primary hepatocellular carcinoma: comparison with intensity-modulated radiotherapy and 3-D conformal radiotherapy [J]. Radiat Oncol, 2011, 6: 76.

［10］ GONG G Z, YIN Y, XING L G, et al. RapidArc combined with the active breathing coordinator provides an effective and accurate approach for the radiotherapy of hepatocellular carcinoma [J]. Strahlenther Onkol, 2012, 188 (3): 262-268.

［11］ KEALL P J, MAGERAS G S, BALTER J M, et al. The management of respiratory motion in radiation oncology report of AAPM Task Group 76 [J]. Med Phys, 2006, 33 (10): 3874-900.

［12］ LIU R, BUATTI J M, HOWES T L, et al. Optimal number of beams for stereotactic body radiotherapy of lung and liver lesions [J]. Int J Radiat Oncol Biol Phys, 2006, 66 (3): 906-912.

［13］ KLEIN J, DAWSON L A. Hepatocellular carcinoma radiation therapy: review of evidence and future opportunities [J]. Int J Radiat Oncol Biol Phys, 2013, 87 (1): 22-32.

[14] FENG M, BEN-JOSEF E. Radiation therapy for hepatocellular carcinoma [J]. Semin Radiat Oncol, 2011, 21 (4): 271-277.

[15] DVORAK P, GEORG D, BOGNER J, et al. Impact of IMRT and leaf width on stereotactic body radiotherapy of liver and lung lesions [J]. Int J Radiat Oncol Biol Phys, 2005, 61 (5): 1572-1581.

[16] REGGIORI G, MANCOSU P, CASTIGLIONI S, et al. Can volumetric modulated arc therapy with flattening filter free beams play a role in stereotactic body radiotherapy for liver lesions？A volume-based analysis [J]. Med Phys, 2012, 39 (2): 1112-1118.

[17] GOYAL K, EINSTEIN D, YAO M, et al. Cyberknife stereotactic body radiation therapy for nonresectable tumors of the liver: preliminary results [J]. HPB Surg, 2010, 2010: 309780.

[18] KEALL P J, MAGERAS G S, BALTER J M, et al. The management of respiratory motion in radiation oncology report of AAPM Task Group 76 [J]. Med Phys, 2006, 33 (10): 3874-900.

[19] HU Y, ZHOU Y K, CHEN Y X, et al. Clinical benefits of new immobilization system for hypofractionated radiotherapy of intrahepatic hepatocellular carcinoma by helical tomotherapy [J]. Med Dosim, 2017, 42 (1): 37-41.

[20] CHEN Y X, ZHUANG Y, YANG P, et al. Helical IMRT-Based Stereotactic body radiation therapy using an abdominal compression technique and modified fractionation regimen for small hepatocellular carcinoma [J]. Technol Cancer Res Treat, 2020, 19: 1533033820937002.

[21] DOHMEN K, TANAKA H, HARUNO M, et al. Hepatic hydrothorax occurring rapidly after manual abdominal compression [J]. World J Gastroenterol, 2007, 13 (46): 6284-6285.

[22] HEINZERLING J H, ANDERSON J F, PAPIEZ L, et al. Four-dimensional computed tomography scan analysis of tumor and organ motion at varying levels of abdominal compression during stereotactic treatment of lung and liver [J]. Int J Radiat Oncol Biol Phys, 2008, 70 (5): 1571-1578.

[23] HU Y, ZHOU Y K, CHEN Y X, et al. 4D-CT scans reveal reduced magnitude of respiratory liver motion achieved by different abdominal compression plate positions in patients with intrahepatic tumors undergoing helical tomotherapy [J]. Med Phys, 2016, 43 (7): 4335.

[24] LOVELOCK D M, ZATCKY J, GOODMAN K, et al. The effectiveness of a pneumatic compression belt in reducing respiratory motion of abdominal tumors in patients undergoing stereotactic body radiotherapy [J]. Technol Cancer Res Treat, 2014, 13 (3): 259-267.

[25] WUNDERINK W, MÉNDEZ ROMERO A, DE KRUIJF W, et al. Reduction of respiratory liver tumor motion by abdominal compression in stereotactic body frame, analyzed by tracking fiducial markers implanted in liver [J]. Int J Radiat Oncol Biol Phys, 2008, 71 (3): 907-915.

[26] BEDDAR A S, BRIERE T M, BALTER P, et al. 4D-CT imaging with synchronized intravenous contrast injection to improve delineation of liver tumors for treatment planning [J]. Radiother Oncol, 2008, 87 (3): 445-448.

[27] XI M, LIU M Z, ZHANG L, et al. How many sets of 4DCT images are sufficient to determine internal target volume for liver radiotherapy？[J]. Radiother Oncol, 2009, 92 (2): 255-259.

[28] LIU J, WANG J Z, ZHAO J D, et al. Use of combined maximum and minimum intensity projections to determine internal target volume in 4-dimensional CT scans for hepatic malignancies [J]. Radiat Oncol, 2012, 7: 11.

[29] ZHAO Y T, LIU Z K, WU Q W, et al. Observation of different tumor motion magnitude within liver and estimate of internal motion margins in postoperative patients with hepatocellular carcinoma [J]. Cancer Manag Res, 2017, 9: 839-848.

［30］ FERNANDES A T, APISARNTHANARAX S, YIN L, et al. Comparative assessment of liver tumor motion using cine-magnetic resonance imaging versus 4-dimensional computed tomography [J]. Int J Radiat Oncol Biol Phys, 2015, 91 (5): 1034-1040.

［31］ HU Y, ZHOU Y K, CHEN Y X, et al. Magnitude and influencing factors of respiration-induced liver motion during abdominal compression in patients with intrahepatic tumors [J]. Radiat Oncol, 2017, 12 (1): 9.

［32］ SHIMOHIGASHI Y, TOYA R, SAITO T, et al. Tumor motion changes in stereotactic body radiotherapy for liver tumors: an evaluation based on four-dimensional cone-beam computed tomography and fiducial markers [J]. Radiat Oncol, 2017, 12 (1): 61.

［33］ BODA-HEGGEMANN J, KNOPF A C, SIMEONOVA-CHERGOU A, et al. Deep Inspiration Breath Hold-Based Radiation Therapy: A Clinical Review [J]. Int J Radiat Oncol Biol Phys, 2016, 94 (3): 478-492.

［34］ ZENG Z C, SEONG J, YOON S M, et al. Consensus on Stereotactic Body Radiation Therapy for Small-Sized Hepatocellular Carcinoma at the 7th Asia-Pacific Primary Liver Cancer Expert Meeting [J]. Liver Cancer, 2017, 6 (4): 264-274.

［35］ LIU J, LIN T, FAN J, et al. Evaluation of the combined use of two different respiratory monitoring systems for 4D CT simulation and gated treatment [J]. J Appl Clin Med Phys, 2018, 19 (5): 666-675.

［36］ SEPPENWOOLDE Y, WUNDERINK W, WUNDERINK-VAN VEEN S R, et al. Treatment precision of image-guided liver SBRT using implanted fiducial markers depends on marker-tumour distance [J]. Phys Med Biol, 2011, 56 (17): 5445-5468.

［37］ JAVADI S, ECKSTEIN J, ULIZIO V, et al. Evaluation of the use of abdominal compression of the lung in stereotactic radiation therapy [J]. Med Dosim, 2019, 44 (4): 365-369.

［38］ BOUILHOL G, AYADI M, RIT S, et al. Is abdominal compression useful in lung stereotactic body radiation therapy ? A 4DCT and dosimetric lobe-dependent study [J]. Phys Med, 2013, 29 (4): 333-340.

［39］ CHEN B, HU Y, LIU J, et al. Respiratory motion of adrenal gland metastases: Analyses using four-dimensional computed tomography images [J]. Phys Med, 2017, 38: 54-58.

第十章

原发性肝癌放射治疗病例分析

第一节　小肝细胞癌立体定向放射治疗

病例 1　早期肝癌首诊首治

患者,男性,59 岁。以"体检发现肝占位 1 周"为主诉,于 2012 年 11 月 10 日转本院要求接受立体定向放射治疗。

患者入院前 1 周常规体检,腹部彩色超声检查发现右肝约 2cm 的占位,当地医生考虑为原发性肝癌可能,建议其到上级医院诊治。本院肝脏 MRI 检查,发现肝脏右叶近膈肌部位 2cm 病灶,动脉相强化(图 10-1-1A),静脉相减退为低密度,T1WI 低信号,T2WI 高信号。血常规正常,肝功能 Child-Pugh A 级,AFP 2.4μg/L,CEA 3.6μg/L,CA19-9 17.4U/L,乙型肝炎病毒指标检查为 HbsAb(+),HbcAb(+),HBV-DNA<500 拷贝/L。患者素健,否认患有肝炎等传染病史,有肝癌家族史。体格检查无阳性体征。临床诊断为肝细胞癌,我国原发性肝癌诊疗规范分期为 I 期。患者拒绝接受手术及射频消融治疗,并选择立体定向放疗。患者于 2012 年 11 月 13 日开始接受立体定向放疗,PTV 剂量为 5Gy/ 次 ×10 次(图 10-1B)。放疗过程中及结束后,均无不适主诉。目前已经随访至第 10 年,患者无瘤生存。患者治疗前后的影像学变化见图 10-1-1。

（曾昭冲）

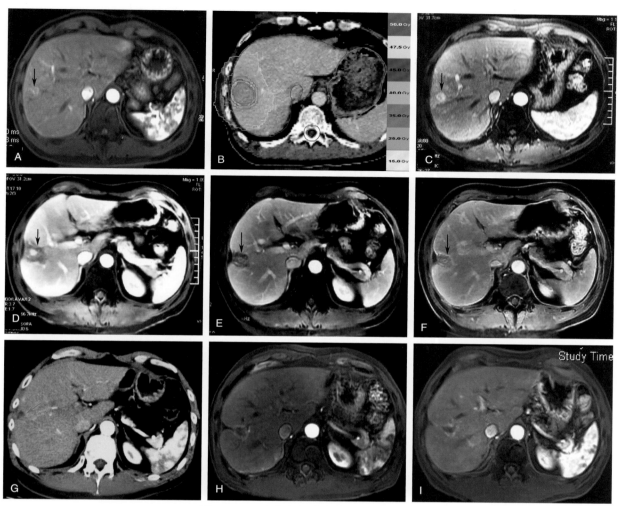

图 10-1-1　立体定向放疗前后影像学变化

A. MRI 显示右叶 1.8cm 小结节,动脉期强化(箭头所示);

B. 立体定向放疗肿瘤等剂量分布曲线;

C. 放疗后 2 个月,肿瘤大小同前,动脉期明显强化,正常肝脏接受 25Gy 放射剂量的区域低密度,为放射性肝损伤;

D. 放疗后 4 个月,肿瘤稍缩小,动脉相增强,周围正常肝组织萎缩,血供减少,为放射性坏死;

E. 放疗后 6 个月,肿瘤萎缩坏死,无血供。周围正常组织受到高剂量照射区域亦坏死;

F. 放疗后 9 个月,肿瘤基本消失,周围正常肝组织萎缩完毕;

G. 放疗后 18 个月,肿瘤完全缓解,受损肝组织修复完毕,仅留有瘢痕(红色箭头);

H~I. 放疗 6 年和 8 年之后,原瘤床和高剂量放射区域环状强化,放疗后变化,需与肿瘤复发鉴别。

病例 2　早期肝癌首诊首治

患者,男性,65 岁,以"发现肝占位伴甲胎蛋白升高 3 周"为主诉,于 2016 年 8 月 8 日来本院进一步检查。

本院 MRI 发现右肝包膜下肿块 4.5cm×4.1cm,T1WI 低信号,T2WI 高信号,动脉相明显强化(图 10-2-1A),静脉相减退。AFP 2 847μg/L,肝功能 Child-Pugh A 级。临床诊断为肝细胞癌,我国原发性肝癌诊疗规范分期为 I 期。患者拒绝手术切除,接受立体定向放疗。放疗后肿瘤完全缓解(图 10-2-1),目前第 5 年随访,患者无瘤生存。

(曾昭冲)

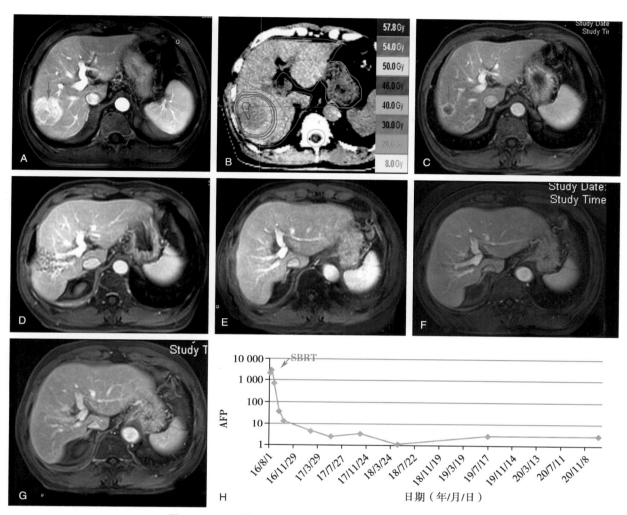

图 10-2-1　立体定向放疗前后影像学和肿瘤标志物变化

A. 右肝病灶 4.5cm,肿瘤边缘清楚,动脉期强化明显;

B. 立体定向放疗肿瘤等剂量曲线分布,肿瘤剂量 54Gy/6 次;

C. 放疗后 2 个月增强 MRI 动脉相,病灶缩小到 2cm,周边强化,瘤体血供减少无强化,30Gy 区域肝组织低密度,为放射损伤;

D. 放疗后半年 MRI,肿瘤完全缓解,周围正常组织增强后低密度,为放射性损伤;

E~G. 分别为放疗后 2、3 年和 4.5 年,肿瘤完全缓解,放射受损区域完全修复,左肝代偿性增生;

H. 放疗前后 AFP 变化,立体定向放疗后 AFP 快速下降至正常水平。

病例3 极早期肝癌

患者,男性,52岁。以"体检发现AFP升高,MRI提示肝癌2周"为主诉,于2015年2月10日就诊我科室。

患者因慢性肝炎病史,定期体检,2014年12月20日体检发现AFP升高到34μg/L,进一步做MRI检查,显示右肝中央0.8cm病灶,动脉相增强(图10-3-1A),静脉相低密度,T1WI低信号,T2WI高信号。彩色超声未能探及病灶。肝功能Child-Pugh A级。当时考虑为极早期肝细胞癌可能,外科医生建议待肿瘤增大到超声能检查到病灶(估计2cm),方考虑手术切除。患者随即转诊介入科,2015年1月初接受1次经肝动脉栓塞化疗(TACE)。2015年2月3日复查AFP水平升高到488μg/L,2015年2月10日MRI显示肿瘤大小不变。由于AFP水平升高较快,患者同意接受立体定向放射治疗,给予PTV 48Gy/6次(图10-3-1B)。放疗后肿瘤完全缓解,定期随访,未见肿瘤转移复发(图10-3-1C~G),AFP降至正常水平(图10-3-1H)。

(曾昭冲)

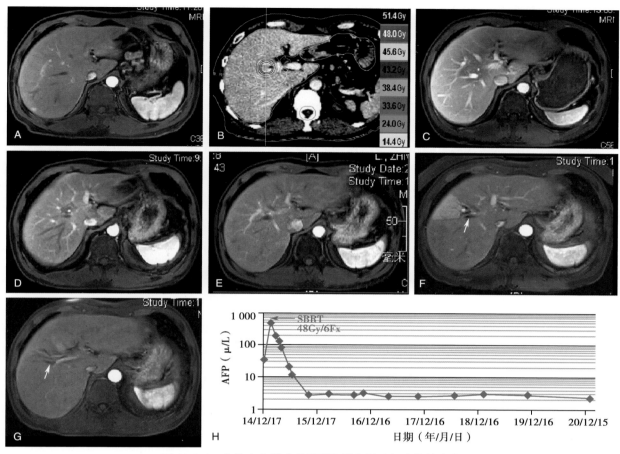

图 10-3-1　立体定向放疗前后影像学和肿瘤标志物的变化

A. 右肝中央部位 0.8cm 结节（箭头），动脉期明显增强，结合 AFP 升高，临床诊断为肝细胞癌，极早期；

B. 立体定向放疗等剂量分布图，PTV 48Gy/6 次；

C. 立体定向放疗后 3 个月，病灶完全缓解，放射野区域低密度，提示放射性损伤；

D. 立体定向放疗后 9 个月，放射性损伤区域缩小；

E-G. 分别为立体定向放疗后 2 年、4 年和 6 年，肿瘤消失，但出现放射野内肝内胆管扩张（白色箭头）；

H. 放疗前后 AFP 变化，立体定向放疗后 AFP 水平快速下降并稳定在正常水平。

病例 4 肝门区不能切除的肝癌

患者,男性,29 岁。以"皮肤黄染半个月"为主诉,于 2018 年 10 月 8 日到我科就诊。

患者 2018 年 9 月下旬,无诱因出现皮肤、巩膜黄染,伴皮肤瘙痒、尿黄、食欲减退。就诊当地医院,CT 显示肝门部占位伴肝内胆管扩张,总胆红素 357μmol/L,AFP 水平很高,诊断为肝门区肝癌压迫肝内胆管。2018 年 9 月 28 日,在当地接受左右胆管经皮肝穿刺胆汁引流(PTCD)术。于 2018 年 10 月 8 日转我科进一步治疗,我科检查总胆红素升到 448μmol/L,直接胆红素 353μmol/L,AFP 33 466μg/L,凝血酶原时间 12.5 秒(正常),肝功能 Child-Pugh A 级,HBV-DNA 无升高。MRI 显示肝门部直径约 5.5cm 肿瘤,动脉相增强,静脉相低密度(图 10-4-1A),T1WI 低信号,T2WI 高信号。临床诊断为肝细胞癌,我国卫生健康委员会原发性肝癌诊疗规范分期为 I 期。给予胆汁外引流和利胆治疗,2018 年 10 月 18 日,患者总胆红素降至 122μmol/L,开始图像引导下的低分割放疗,3Gy/ 次,共 20 次(图 10-4-1B)。由于十二指肠紧邻肿瘤下方,十二指肠受照射剂量为 50Gy/20 次 ×15ml,55Gy/20 次 ×10.6ml,60Gy/20 次 ×2.4ml(图 10-4-1C)。放疗结束后,患者总胆红素降至正常。放疗后半年随访,肿瘤完全缓解(图 10-4-1E),AFP 降至正常。放疗结束 8 个月,患者诉腹胀不适,胃镜检查,十二指肠球降交界处可见一个溃疡(A1 期),表面白苔,黏膜充血水肿(图 10-4-1F)。经过抑酸治疗,症状好转。之后每 3 个月门诊随访 1 次,未见肝内病灶复发(图 10-4-1G~I)。

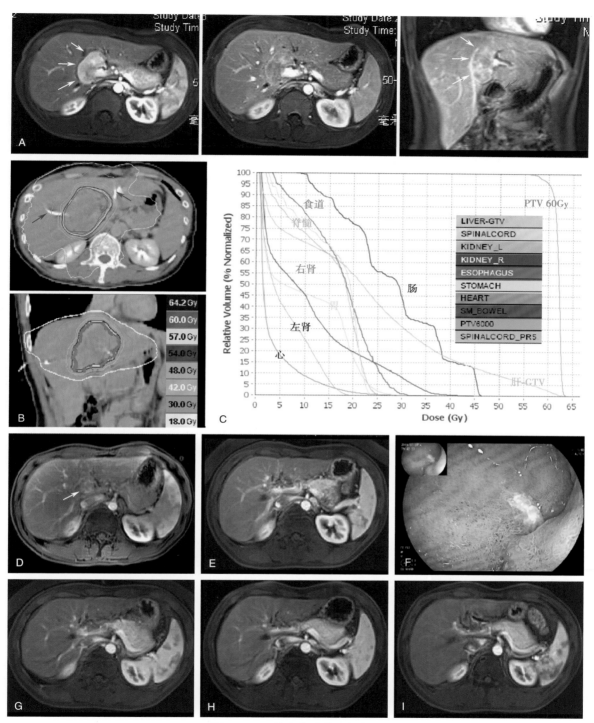

图 10-4-1　放疗前后的影像变化

A. 横断切肝门区占位 5.5cm(白色箭头),动脉期增强;冠状切肝门区占位,静脉期强化减退,肿瘤下方紧邻十二指肠(红色箭头);

B. 放疗定位 CT,可见左右胆管的引流管(蓝色箭头所指),肝门区肿瘤放射剂量分布图,60Gy/20 次。十二指肠紧邻肿瘤下方;

C. DVH 图相对应的肠道受照射剂量 50Gy/20 次 ×15ml,55Gy/20 次 ×10.6ml,60Gy/20 次 ×2.4ml;

D. 放疗后 2 个月随访 MRI,肿瘤明显缩小(部分缓解,白色箭头所指),血供减少,拔除引流管;

E. 放疗后 7 个月,肿瘤完全缓解;

F. 放疗后 8 个月,患者诉上腹部阵发疼痛,胃镜检查,十二指肠球降交界处可见一个溃疡,表面白苔,黏膜充血水肿,为放射性损伤;

G~I. 放疗后 14 个月、22 个月、25 个月随访 MRI,均未见肝内复发病灶。

　　2020 年 10 月,患者 AFP 开始进行性升高,12 月升高到 484μg/L(图 10-4-2I),MRI 检查未能发现肝内病灶(图 10-4-1I),12 月 16 日 PET/MRI 显示,肝右叶前上段近肝门区(第 IV 肝段)有一斑点状异常稍高摄取,SUV 值 5.35,稍长 T1 稍长 T2 信号,边界欠清,大小约 1.4cm×1.3cm(图 10-4-2A)。考虑肿瘤局灶存活。于 2021 年 2 月 23 日复查 MRI,见病灶范围增大(图 10-4-2B、C)。于 3 月 3 日行左半肝切除 + 左尾状叶切除 + 胆囊切除术,病灶位于第 IV 肝段,直径约 1.5cm,新发现肝右叶下角(第 V 肝段)1 枚小结节,其手术后的大体标本见图 10-4-2E,两枚病灶的部位见图 10-4-2F。第 V 肝段小的病灶,显微镜下病理为肝细胞癌(图 10-4-2G)。第 IV 肝段的显微镜下病理为放疗后变化(图 10-4-2H)。术后 2 个月随访 MRI,肝脏术后变化,未见肿瘤(图 10-4-2D)。术后 AFP 持续下降直到正常(图 10-4-2I)。

（曾昭冲）

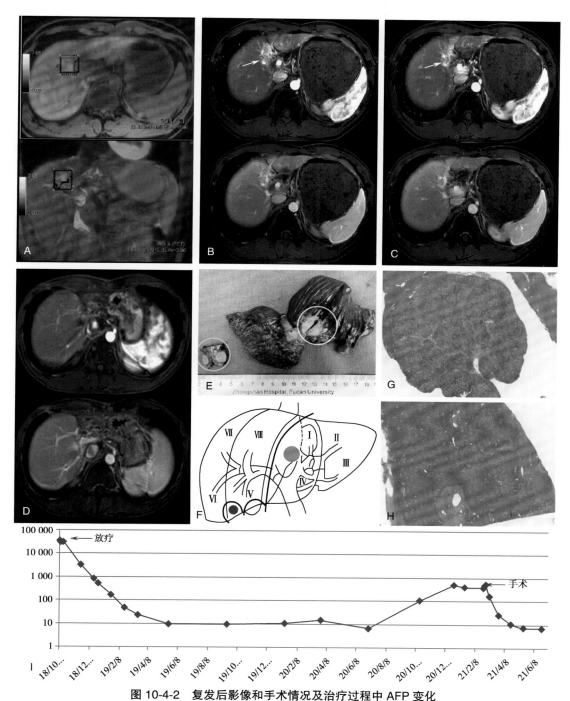

图 10-4-2　复发后影像和手术情况及治疗过程中 AFP 变化

A. 因 AFP 进行性上升,MRI 未能发现新病灶,行 PET/MRI 检查,在左右叶交界部位(第Ⅳ肝段)见到代谢升高病灶;

B-C. 放疗后 27 个月增强 MRI 检查,第Ⅳ肝段病灶动脉期强化(白色箭头),静脉相未见明显强化。结合 AFP 升高,高度怀疑此部位复发;

D. 扩大左半肝术后 2 个月随访 MRI,左肝缺如,右肝未见新病灶;

E. 两个切除标本:小标本大小 2.5cm×1.5cm,距切缘 0.5cm 见一肿块,直径 1cm,黄色圆圈内,该病灶来自第Ⅴ肝段,镜下表现见图 G。大标本 10cm×7cm×3cm,紧邻被膜及切缘见一灰黄区,最大径 1.5cm,白色圆圈内,该病灶来自第Ⅳ肝段,镜下表现见图 H;

F. 两个病灶的位置,第Ⅴ肝段小的病灶(红色),未能在增强 MRI 和 PET/MRI 上显示。第Ⅳ肝段大的病灶(粉红色)在增强 MRI 和 PET/MRI 显示代谢增强;

G. 第Ⅴ肝段小的标本为肝细胞癌,Ⅲ级,粗梁型,团片型;

H. 第Ⅳ肝段大的标本白色圆圈内,为肝紫癜样变,是放疗后的肿瘤瘢痕,低倍镜下可见中央静脉阻塞(VOD),肝细胞变性坏死,肝窦内充血;

I. 治疗前后 AFP 的变化,放疗后降至正常值,第Ⅴ肝段新病灶,AFP 又上升,术后 AFP 恢复正常。

病例 5　肝门区肝癌

患者,男性,47 岁。以"确诊肝癌介入治疗后 1 个月"为主诉,于 2016 年 7 月 21 日转我科治疗。

患者于 2016 年 6 月体检发现 AFP 1 709μg/L,MRI 显示肝内病灶 4.1cm× 3.4cm,动脉相强化,静脉相减退,T1WI 低信号,T2WI 高信号(图 10-5-1A),临床诊断为 Ⅰ 期肝细胞癌,肝功能为 Child-Pugh A 级。外科医生评估后认为肿瘤位于门静脉和下腔静脉之间,手术难度大,切除后残肝体积不够,不考虑手术切除,于 2016 年 6 月 29 日接受介入栓塞化疗。3 周后随访 AFP 升高至 3 509μg/L,考虑介入无效。于 2016 年 7 月 21 日转我科行立体定向放疗,图 10-5-1B 为放疗计划。放疗后肝门区病灶进行性缩小,形成纤维瘢痕(图 10-5-1C~H),AFP 降到正常范围(图 10-5-1I)。

(曾昭冲)

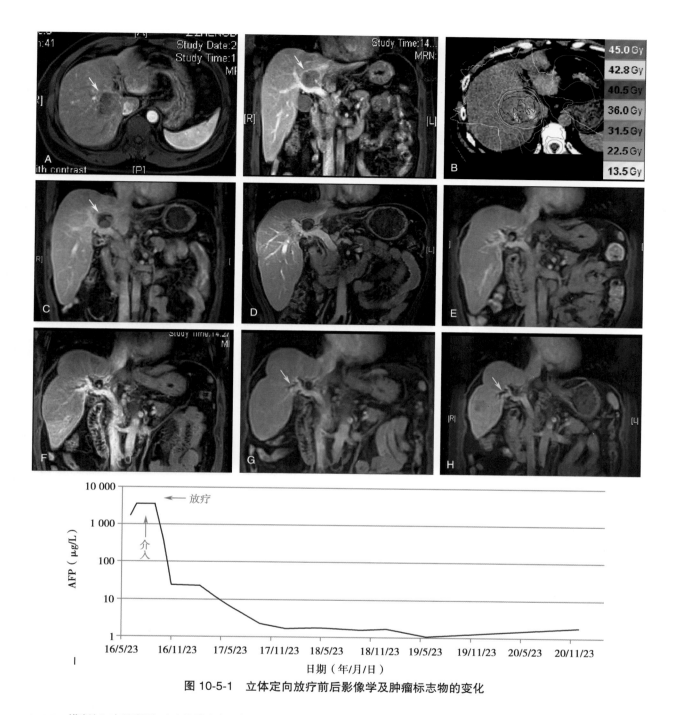

图 10-5-1　立体定向放疗前后影像学及肿瘤标志物的变化

A. MRI 横断切,病灶紧贴下腔静脉右侧,直径 4.1cm,冠状切见病灶位于门静脉主干上方,主干受到挤压变形。肿瘤乏血供(箭头);

B. 立体定向放疗肿瘤等剂量曲线,肿瘤 PTV 45Gy/6 次;

C. 放疗后 1.5 个月随访 MRI 冠状切,肿瘤缩小;

D. 放疗后 4 个月,肿瘤明显缩小坏死,无血供;

E-H. 放疗 1、2、3 和 4.5 年后随访 MRI,肿瘤缩小到 1cm,无血供。放疗后 3 年,可见肝门区胆管扩张(黄色箭头);

I. 治疗前后 AFP 动态变化,经放疗后,AFP 降至正常。

病例 6　高龄患者

患者,男性,99 岁。以"发现肝癌 2.5 个月,介入治疗 1 次"为主诉,于 2018 年 8 月 27 日来我科就诊。

患者 2018 年 6 月初体检,发现 AFP 1 460μg/L,进一步检查 MRI,发现肝内肿瘤直径 5.6cm,动脉相增强,静脉相低密度(图 10-6-1A),临床诊断为肝细胞癌。既往史有高血压,服用降压药;慢性肾病史,肌酐较高;乙型肝炎病史 45 年。由于患者高龄且伴有内科疾病,不考虑手术。于 2018 年 6 月 24 日接受一次经肝动脉介入栓塞化疗(TACE)。介入后 6 周随访 CT,未见碘油沉积,AFP 略升高。于 2018 年 8 月 28 日接受立体定向放疗,放疗剂量 PTV 54Gy/6 次(图 10-6-1B)。之后定期随访 MRI,肿瘤逐步缩小,血供减少,放疗结束 2.5 年,肿瘤才达到完全消失(图 10-6-1C~F)。放疗后随访 AFP,逐步下降,并于放疗结束后 4 个月降至正常水平(图 10-6-1G)。迄今无瘤生存。

(曾昭冲)

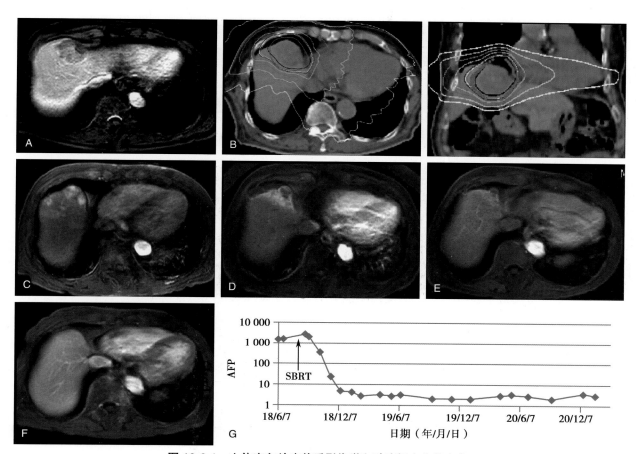

图 10-6-1 立体定向放疗前后影像学和肿瘤标志物的变化

A. 当地医院 MRI 静脉期显示右前叶近膈顶部占位,约 6cm,静脉相低密度;

B. 介入后 1 个月的放疗定位 CT,未见碘油沉积,腹部横断切和矢状切的等剂量曲线图,肿瘤 PTV 剂量 54Gy/6 次;

C. 放疗后 3 个月肿瘤缩小,动脉期肿瘤部分强化;

D. 放疗后 1 年,肿瘤明显缩小且无动脉血供,肿瘤周围正常肝组织动静脉期强化,为放疗后变化;

E. 放疗后 2 年,肿瘤缩小,无血供;

F. 放疗后 2.5 年,肿瘤完全消失;

G. AFP 的动态变化,放疗结束后 4 个月 AFP 降至正常水平。

病例 7　伴有内科疾病(肝功能失代偿)小肝癌

患者,男性,41 岁。以"便血并发现肝占位 7 个月"为主诉,于 2017 年 11 月转诊本院。

患者 2017 年 3 月出现便血住院,CT 发现左右肝交界处占位,当时考虑"错构瘤"(图 10-7-1A),肝硬化、脾大、腹水,肝功能 Child-Pugh C 级(表 10-7-1)。患者住院治疗 1 周后,消化道出血痊愈出院。7 个月后随访 CT,发现肝内占位病灶增大到 3cm×3cm,动脉相增强(图 10-7-1B),静脉相低密度,考虑为罕见的脂肪成分为主肝细胞癌。既往肝炎,服用恩替卡韦 10 余年。体内有金属片,不宜做 MRI 检查。住院保肝治疗后,肝功能恢复到 B 级。鉴于既往肝功能差,外科医生不予手术。因经济原因,患者不考虑肝移植。于 2017 年 11 月 13 日开始立体定向放疗,PTV 54Gy/6 次,治疗中及后无明显不适,定期随访 CT 见图 10-7-1D~I。2020 年 8 月(放疗后近 3 年)随访腹部 CT,发现靠近肿瘤的肋骨骨折(图 10-7-1J~L),患者未有任何不适症状。患者乙肝肝硬化失代偿,反复出现上消化道出血,于 2021 年 8 月 25 日死于上消化道出血。自发现肝占位到死亡,存活 4.5 年。

表 10-7-1　患者肝功能 Child-Pugh 评分

项目	结果(2017 年 3 月 26 日)	Child-Pugh 评分
总胆红素	24.1μmol/L	1
白蛋白	27g/L	3
凝血酶原时间	16.9 "	2
腹水	中	3
脑病	无	1
Child-Pugh C 级 10 分		

(曾昭冲)

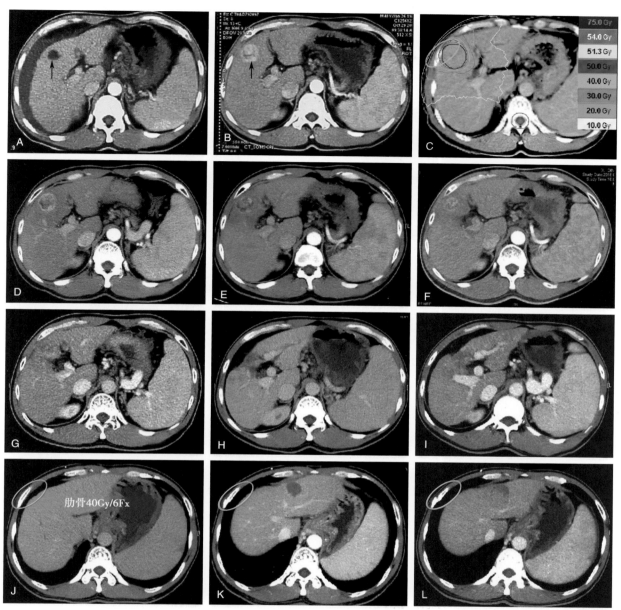

图 10-7-1　立体定向放疗前后的影像学变化

A. CT 显示左右叶交界处 2cm 小结节(黑色箭头),动脉期结节表现为脂肪密度,中等量腹水,巨脾;

B. 保肝治疗后半年随访 CT,腹水消失,左右叶交界处结节增大至 3cm,动脉期明显强化(黑色箭头),静脉期无强化,脾大。临床诊断为罕见的脂肪成分为主肝细胞癌;

C. 立体定向放疗的等剂量分布图;

D. 立体定向放疗后 2 个月随访 CT,肿瘤大小同前,动脉期血供较放疗前减少;

E. 立体定向放疗后半年,病灶血供明显减少,肿瘤周围肝组织密度减低,与图 C 中的 20Gy 的放疗剂量曲线大致符合,为放射性肝损伤的表现;

F. 立体定向放疗后 10 个月,病灶隐约可见,动脉血供进一步减少;

G. 立体定向放疗后 13 个月,病灶完全缓解;

H-I. 立体定向放疗 2.5 年和 3 年余随访 CT,肿瘤完全缓解,受到照射的肝组织萎缩;

J. 立体定向放疗后 2.5 年,肋骨无骨折;

K-L. 立体定向放疗后 2 年 9 个月和 3 年 4 个月随访 CT,发现肋骨骨折(靛青色椭圆圈内),患者无任何骨折症状,仅在随访 CT 上发现。回顾图 C 的放疗等剂量曲线图,肋骨受到 40Gy/6 次的放疗剂量。由于肝炎肝硬化以及局部放疗,肝脏不断萎缩,放疗前后肝脏和肋骨位置不一致。

病例 8　术后残存肿瘤

患者,男性,59 岁,以"肝癌手术切除后 6 年,随访发现复发 1 周"为主诉,于 2011 年 4 月就诊本院。

患者 2005 年 6 月例行常规体检,发现右肝占位,增强 CT 检查提示肝右叶下角 30mm×24mm 肿瘤,甲胎蛋白在正常范围内。当年 7 月接受手术切除,术中见肿瘤 4cm×3cm×3cm,病理报告为肝细胞癌,分化 Ⅱ 级。之后定期随访。2011 年 4 月,患者随访 MRI 和 CT,均显示第二肝门部一个 2.1cm 的病灶,动脉相强化(图 10-8-1A),静脉相无强化,诊断为肝细胞癌术后复发。于 2011 年 4 月接受一次介入治疗,1 个月后随访 CT,未见碘油沉积(图 10-8-1B)。于 2011 年 5 月下旬接受外科手术切除,术后病理报告为肝细胞癌。2011 年 6 月下旬(术后 1 个月)随访,发现肿瘤残存(图 10-8-1C)。于 2011 年 7 月接受立体定向放射治疗,50Gy/5 次(图 10-8-1D)。放疗迄今无瘤生存 10 年。

(曾昭冲)

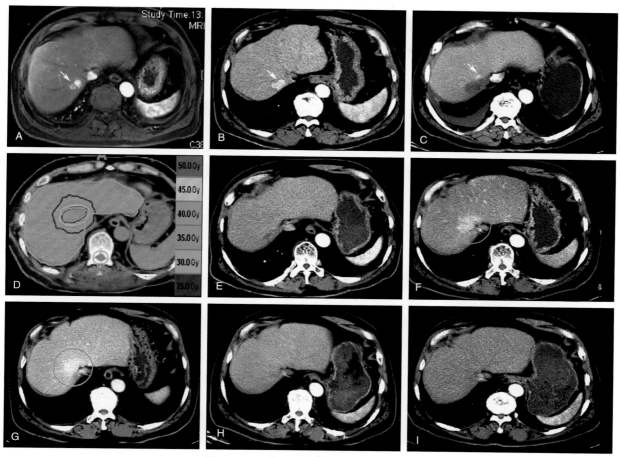

图 10-8-1　术后残存肿瘤立体定向放疗

A. 介入前 MRI 显示病灶 2.1cm,位于下腔静脉旁,动脉相强化(箭头);

B. 介入后 1 个月随访 CT,动脉期肿瘤强化,未见碘油沉积(箭头),随即转外科手术切除;

C. 术后 1 个月随访 CT,手术残腔无强化,切缘残存病灶,动脉相明显强化,箭头所指;

D. 立体定向放疗计划等剂量曲线图,针对残存灶给予 PTV 50Gy/5 次;

E. 立体定向放疗后 3 个月随访 CT,肿瘤完全缓解;

F. 立体定向放疗后 1 年随访 CT,放疗区域(原瘤床)动脉相强化,为放疗后充血水肿改变,靛青色圆圈内所示;

G. 立体定向放疗后 1 年随访 CT,放疗区域(原瘤床)静脉相强化,为放疗后充血水肿改变,靛青色圆圈内所示;

H. 放疗后 3 年随访 CT,放疗区域不再强化;

I. 放疗后 8 年随访 CT,正常肝脏,无瘤生存。

病例9 肿瘤位于大血管旁,射频消融后残存复发

患者,男性,66岁。以"发现肝癌4年,射频消融2次,肿瘤残存"为主诉,于2014年5月20日来我科室就诊。

患者2010年6月发现下腔静脉旁小肝癌,接受射频消融1次,并于2012年9月随访复发,再行射频消融。2014年5月随访MRI显示在下腔静脉旁有1.6cm的残存灶,其右侧为射频消融瘢痕(图10-9-1A)。AFP 28μg/ml。患者转我科并于2014年5月27日开始立体定向放疗,PTV 50Gy/10次(图10-9-1B)。随访迄今无瘤生存(图10-9-1C~F)。

(曾昭冲)

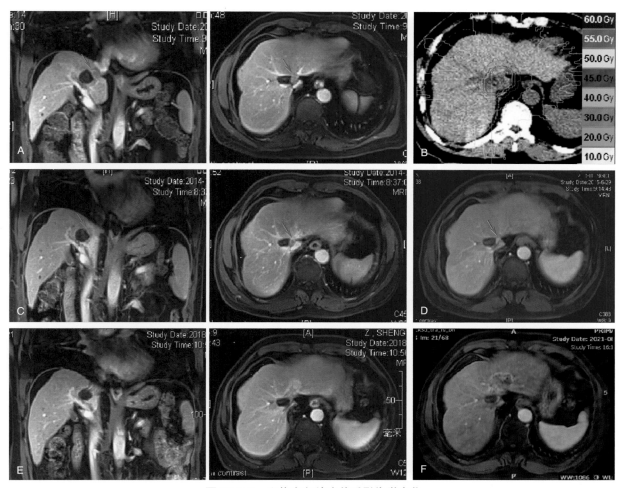

图 10-9-1　立体定向放疗前后影像学变化

A. 射频消融后随访 MRI,冠状切和横断切均见射频消融后的残腔无强化,残腔周围残存肿瘤(红色箭头),与下腔静脉紧贴;

B. 立体定向放疗的等剂量曲线图,PTV 50Gy/10 次;

C. 立体定向放疗后半年随访,残存肿瘤缩小,达到部分缓解;

D. 立体定向放疗 1 年后随访,残存灶明显萎缩;

E. 立体定向放疗后 4 年随访,残存灶完全缓解;

F. 立体定向放疗后 7 年随访,左右叶交界处灌注异常,为放疗后变化,较 2018 年的范围大,其余的相仿。

病例 10 射频消融残存肿瘤

患者,女性,59 岁。以"肝癌射频消融等综合治疗后 10 个月"为主诉,于 2016 年 7 月就诊我科室。

2015 年 9 月患者体检发现尾状叶一个 3.1cm×2.8cm 肿瘤,甲胎蛋白阴性。2015 年 11 月射频消融一次,之后分别于 2015 年 11 月和 2016 年 1 月各介入 1 次,均未见肿瘤碘油沉积。2016 年 3 月复查 CT,肿瘤距下腔静脉远处射频消融后缺血坏死,紧邻下腔静脉部分,动脉期强化,提示肿瘤存活,下腔静脉受压变形(图 10-10-1A)。2016 年 7 月 7 日开始,予立体定向放疗,PTV 45Gy/6 次(图 10-10-1B)。迄今无瘤生存。

(曾昭冲)

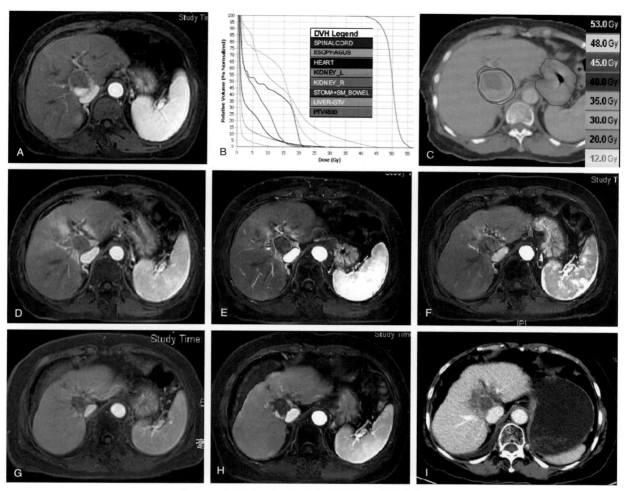

图 10-10-1 立体定向放疗前后影像学变化

A. 下腔静脉左侧肿瘤 5cm,压迫下腔静脉,射频消融后,靠近下腔静脉的肿瘤动脉期强化,提示残存;

B、C. 立体定向放射治疗的 DVH 图和等剂量曲线图。肿瘤接受 45Gy/6 次的治疗;

D. 立体定向放疗后 7 个月,肿瘤完全缓解,下腔静脉恢复原形;

E-I. 分别为立体定向放疗后 1、2、3、4、5 年,肿瘤完全缓解,无瘤生存迄今。

病例 11　介入栓塞后残存肿瘤

患者,男性,54 岁。以"确诊肝癌 2 年,介入治疗 7 次"为主诉,于 2013 年 1 月到我科室就诊。

患者于 2011 年 1 月因腹痛就诊,发现肝内肿瘤最大径 7.5cm,位于肝门区,压迫下腔静脉(图 10-11-1A),不能切除,AFP 106μg/L。先后 7 次的介入治疗,FOLFOX4 方案化疗 7 个疗程,肿瘤明显缩小,甲胎蛋白下降至 34μg/L,但 PET/CT 仍见肿瘤部分高代谢,提示有残存,SUV 值 5.3,延迟 1.5 小时后,SUV 值 7.03(图 10-11B)。2013 年 1 月到我科要求放疗,PTV 55.5Gy/15 次(图 10-11-1D)。经过放疗后随访 PET/CT,肿瘤无活性(图 10-11-1E),随访 MRI 病灶进一步缩小(图 10-11-1F、G)。AFP 进一步下降到正常水平(图 10-11-1H)。2017 年 9 月随访,发现下腔静脉近心房部位癌栓,慢性肾功能不全,患者接受 ^{125}I 支架治疗,2018 年 6 月死亡。自放疗到死亡,生存 5.5 年。

(曾昭冲)

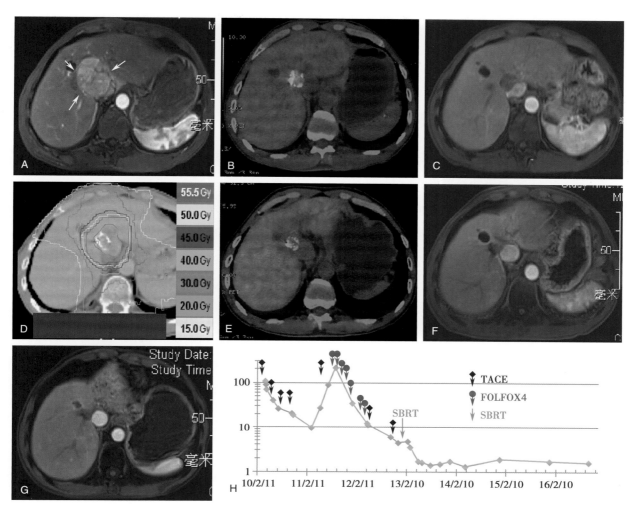

图 10-11-1　放疗前后影像学和肿瘤标志物的变化

A. MRI 显示肝门部 7.5cm 病灶,动脉期明显增强,为肝细胞癌的影像学表现;

B. 6 次介入后 PET/CT 见肿瘤缩小,部分碘油沉积,瘤内糖代谢较高,SUV 值 5.3g/ml;

C. 7 次介入和 7 次 FOLFOX4 化疗,立体定向放疗前,MRI 显示下腔静脉旁病灶 1.8cm,动脉期无明显强化;

D. 放射治疗肿瘤等剂量分布曲线,55.5Gy/15 次;

E. 放疗后 11 个月,肿瘤无糖代谢;

F. 放疗后 16 个月,与放疗前(C)比较,病灶缩小到 0.9cm,无血供;

G. 放疗后 4 年,病灶大小稳定,无血供;

H. 整个治疗过程中的 AFP 变化。放疗后,AFP 降至最低点。

病例 12　术后切缘复发

患者,男性,63 岁。以"肝癌手术切除后综合治疗 10 年"为主诉,于 2015 年 7 月来我科就诊。

患者于 2005 年 5 月体检发现 AFP 250μg/L,右肝肿瘤约 4cm×3cm,当月即住本院接受右半肝大部切除,病理为肝细胞癌。术后定期随访,于 2008 年 5 月发现右后叶切缘近下腔静脉复发灶 1.4cm,AFP 3.7μg/L,2008 年 7 月接受瘤内无水乙醇注射。2012 年 2 月右肝切缘近膈肌复发,病灶 2.3cm×2.4cm(图 10-12-1A),AFP 3.3μg/L,2 月 14 日给予介入治疗,术中见环状强化,病灶染色,边缘欠清,超选择肝动脉注入 8ml 碘油和丝裂霉素(MMC)10mg。介入半年后随访 MRI,发现肿瘤明显缩小至 1.1cm×1.3cm(图 10-12-1B)。以后每半年随访 AFP 和 MRI,到 2015 年 5 月,AFP 升至 21μg/L,切缘病灶增大到 2.2cm×2.3cm(图 10-12-1C)。遂到我科接受立体定向放疗,48Gy/6 次(图 10-12-1D)。放疗后随访 MRI,复发灶完全缓解(图 10-12-1E~G),立体定向放疗后 AFP 降至正常(图 10-12H)。迄今已经无瘤生存 6 年。

(曾昭冲)

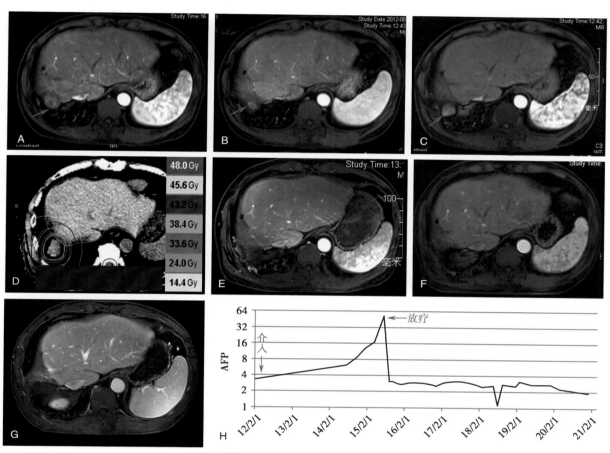

图 10-12-1　立体定向放疗前后影像学和肿瘤标志物的变化

A. 手术切缘复发灶 2.4cm,动脉期强化(红色箭头);

B. 介入后半年随访,复发灶缩小至 1.3cm,动脉血供减少;

C. 介入后 3 年复查增强 CT,病灶增大至 2.9cm(红色箭头);

D. 立体定向放疗肿瘤等剂量曲线,48Gy/6 次;

E-G. 分别是放疗后 40 天、2 年和 5.5 年的随访 CT,切缘复发灶完全缓解;

H. 综合治疗期间 AFP 的变化,放疗后 AFP 降至正常。

病例 13　多次立体定向放疗

患者,男性,63 岁。以"肝癌术后 3 年,复发 3 个月"为主诉,于 2014 年 11 月 7 日就诊我科。

患者 2011 年 10 月 7 日体检发现小肝癌,在本院肝外科手术切除,肿瘤位于左外叶,4.7cm×4.1cm,AFP 69μg/L,切除后病理为肝细胞癌 Ⅱ~Ⅲ 级。术后定期随访,AFP 降至正常水平。

2014 年 10 月 22 日复查 MRI,右肝前叶结节灶 1.0cm×1.2cm,动脉相增强(图 10-13-1A),较 2014 年 9 月 19 日明显增大,AFP 阴性,考虑复发小肝癌,给予立体定向放疗 48Gy/6 次(图 10-13-1B)。后定期随访,肿瘤完全缓解(图 10-13-1C)。

2016 年 12 月 9 日随访,AFP 升至 27μg/L,MRI 发现尾状叶紧邻下腔静脉病灶,直径约 1cm,动脉相强化(图 10-13-1D),考虑复发,第二次接受立体定向放疗 48Gy/6 次(图 10-13-1E)。随访 AFP 降至正常水平,MRI 显示肿瘤完全缓解(图 10-13-1F)。

2017 年 1 月 23 日随访,发现肝脏右前叶近膈肌 1 个小结节,AFP 正常,故继续随访。2018 年 5 月 3 日,随访 MRI,右前叶病灶增大(图 10-13-1G),有 2 个,但是 AFP 仍未升高(4.8μg/L),考虑第三次复发,给患者第三次立体定向放疗 54Gy/9 次(图 10-13-1H)。随访 MRI 显示肿瘤完全缓解(图 10-13-1I)。迄今患者无复发。

(曾昭冲)

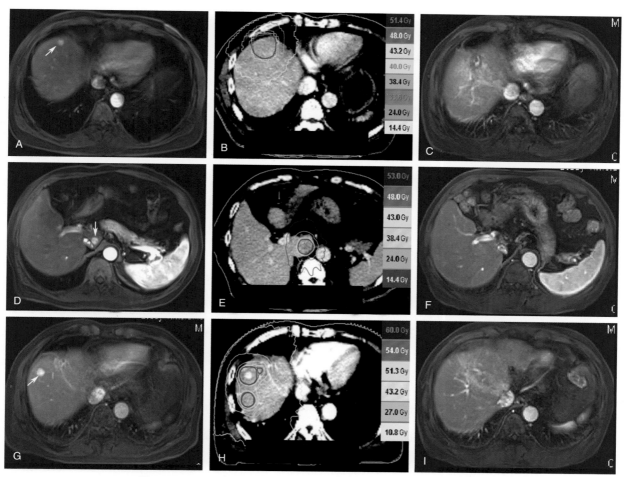

图 10-13-1　三次立体定向放疗靶区剂量分布及治疗前后影像改变

A. MRI 显示右肝前段近膈肌小结节 1.2cm,动脉期强化(白色箭头);

B. 立体定向放疗肿瘤等剂量分布曲线,48Gy/6 次;

C. 首次立体定向放疗后 6 年随访,病灶完全缓解,放射野(肿瘤及肿瘤周围正常肝组织)无强化,为放射后局部损伤;

D. 第二次复发病灶位于尾状叶,1cm,动脉期明显强化(白色箭头);

E. 第二次立体定向放疗的等剂量分布曲线,48Gy/6 次;

F. 第二次立体定向放疗后 4 年随访 MRI,病灶完全缓解;

G. 第三次复发病灶位于右肝靠近膈肌,1.2cm,动脉期强化,其下另一个 0.8cm 病灶(该层面图像没显示,但是定位 CT 上可见);

H. 第三次立体定向放疗等剂量曲线,54Gy/9 次;

I. 第三次立体定向放疗后 2 年随访 MRI,肿瘤完全缓解。

病例 14　射频消融后边缘复发

患者,男性,67 岁。以"肝癌射频消融后 8 年,发现复发 2 个月"为主诉,于 2019 年 8 月来我科就诊。

2011 年 1 月患者因肝炎定期肝脏超声检查,发现肝内占位,住本院消化科病房,入院 MRI 发现肝内病灶 2.5×2.3cm,T1WI 等信号,T2WI 为略高信号,动态增强早期明显强化(图 10-14-1A),门脉期及延迟期廓清。彩色超声检查发现右后叶低回声。影像检查支持肝细胞癌表现。AFP 5.3ng/ml,TB/CB 23/8.3μmol/L,A/G 35/43g/L,凝血酶原时间 13.9 秒。既往乙型肝炎 30 余年,多次体检发现 AST 升高,口服阿德福韦等抗病毒药物,2010 年 4 月肝硬化住院,当时查 HBV-DNA 10^6 拷贝 /L,ALT 600U/L,TB 60μmol/L,白蛋白 25g/L,戊肝抗体阳性,保肝利尿对症处理后,肝功能恢复正常。之后门诊定期随访。

2011 年 1 月 28 日,在超声引导下,针对下腔静脉旁病灶进行射频消融。消融后 3 天复查肝功能,总胆红素和凝血酶原时间稍升高,患者即出院。每 3 个月定期随访。图 10-14-1B 和 C 分别为射频消融后半年和 4 年 9 个月随访的 MRI,病灶部位表现为射频消融后变化,未见肿瘤。

2019 年 6 月 12 日随访磁共振,发现肝右叶第二肝门旁新发小结节状异常信号灶,直径约 1.3cm(图 10-14-1D 上图靛青色箭头),肝右后叶原射频消融病灶后缘异常信号灶,长径约 1.7cm,T1WI 呈等低信号,T2WI 呈高信号,增强扫描动脉期明显强化(图 10-14-1D 下图红色箭头),后期强化减低,较之前的随访情况进展,考虑新发肝细胞癌病灶和原射频消融灶边缘复发。拟行立体定向放疗,前来我科就诊。

放疗前肝功能和血常规正常,AFP 不高。2019 年 8 月 15 日开始,我科医生针对肝内 2 枚病灶进行立体定向放疗(图 10-14-1E),照射剂量 48Gy/6 次(图 10-14-1F),同步给予 PD-1 单抗(信迪利单抗)200mg,q3w 治疗。每 3 个月随访 1 次,2 枚病灶先后完全缓解(图 10-14-1G~I),血常规和生化指标均正常。目前放疗结束 2 年余,无复发生存。

(曾昭冲)

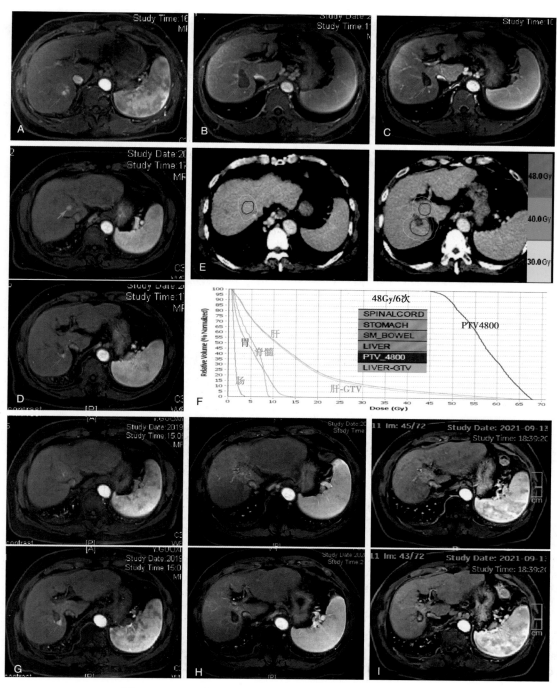

图 10-14-1　立体定向放疗前后肝内病灶的变化和放疗计划

A. 2011 年 MRI 动脉相,可见右肝靠近下腔静脉左侧病灶,最大径 2.5cm,病灶不均匀强化(红色箭头);

B. 射频消融后半年随访 MRI,下腔静脉旁病灶低密度,为消融后改变;

C. 射频消融后 4 年 9 个月随访 MRI,下腔静脉旁病灶低密度,仍为消融后改变;

D. 射频消融后 8 年随访 MRI,动脉期显示第二肝门新发病灶(靛青色箭头)和原射频消融灶边缘复发(红色箭头),两个病灶均显示动脉期明显强化;

E. 立体定向放疗靶区剂量分布图;

F. 计划靶体积的剂量体积直方图(DVH)。第二肝门病灶和下腔静脉左侧旁复发灶同一个 PTV,95%PTV ≥ 48Gy/6 次;

G. 立体定向放疗后 2 个月随访 MRI,动脉期显示第二肝门病灶部分缓解,原射频消融边缘复发病灶和放疗前相仿(红色箭头),为稳定;

H、I. 立体定向放疗后 9 个月和 25 个月随访 MRI,新发和复发病灶均达到完全缓解。

病例 15　肝移植前桥接放疗

患者，男性，55 岁。因"腹胀、食欲缺乏、乏力 1 个月"为主诉就诊。

2014 年 1 月当地检查，发现肝硬化失代偿期伴小肝癌。肿瘤位于肝右叶，约 2cm，动脉相增强（图 10-15-1A），静脉相低密度，符合肝细胞癌，肝功能检查总胆红素 38.9μmol/L，白蛋白 27g/L，出凝血时间 17.3 秒（延长 4.5 秒），中等量腹水，无肝性脑病表现。肝功能 Child-Pugh 评分 10 分，为 C 级。酗酒 30 年。经多学科讨论，建议肝移植。在获得供体肝之前，患者于 2014 年 2 月接受立体定向放疗，给予 50Gy/5 次（图 10-15-1B），作为移植前桥接治疗。放疗后复查 MRI，肿瘤完全消失，原肿瘤部位肝组织增强扫描强化（图 10-15-1 C~F），为放疗后变化。2015 年 11 月获得供肝，接受肝移植。移植后随访肝脏影像检查，未见肝内复发转移（图 10-15-1G~图 10-15-1I），肝功能恢复到 Child-Pugh A 级。

（曾昭冲）

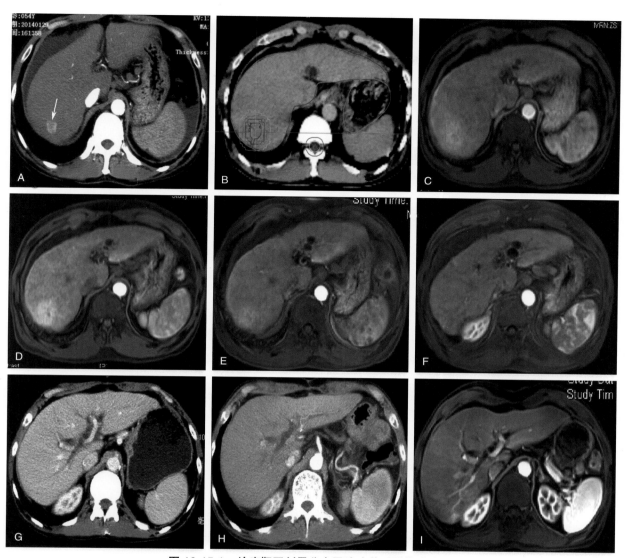

图 10-15-1　放疗靶区剂量分布及治疗前后影像学变化

A. 增强 CT, 右后叶病灶 2cm, 箭头所示, 动脉期强化, 中等量腹水;

B. 立体定向放疗计划, 等剂量分布曲线, 肿瘤 50Gy/5 次;

C. 立体定向放疗后 1.5 个月随访 MRI, 肿瘤消失, 放疗区域(瘤床)充血, 系放疗后改变, 腹水;

D. 立体定向放疗后 5 个月随访 MRI, 肿瘤消失, 放疗区域(瘤床)充血, 系放疗后改变, 腹水;

E. 立体定向放疗后 9 个月随访 MRI, 肿瘤消失, 放疗区域(瘤床)充血, 系放疗后改变, 腹水;

F. 立体定向放疗后 1.5 年, 肝移植前随访 MRI, 肿瘤完全缓解, 腹水;

G. 接受肝移植后 1 年(立体定向放疗后近 3 年)随访 CT, 无转移复发, 无腹水, 肝功能恢复到 Child-Pugh A 级;

H-I. 肝移植后 1 年 7 个月(立体定向放疗后 3 年 4 个月)随访肝脏 CT 和 MRI, 肝内无复发转移, 肝功能 Child-Pugh A 级。

第二节　胆管细胞癌或转移性肝癌立体定向放射治疗

病例 16　肝内胆管细胞癌

患者,男性,65 岁。以"体检发现肝占位 1 周"为主诉,于 2017 年 3 月 8 日入住本院肝外科病房。

患者因脑梗死右侧肢体活动障碍,外院给予降血压、控制血糖治疗,并行腹部 CT 检查,提示肝右叶占位,进一步增强 MRI 检查,发现尾状叶病灶,环状强化(图 10-16-1A),肿瘤标志物 CA19-9 178U/ml。本院查体:KPS 60,不能行走,右侧肢体活动障碍。PET/CT 提示:肝脏尾状叶肿瘤,4.6cm×4.9cm,SUV 最大值 8.1;无淋巴结肿大;双肺慢性炎症结节;脑内多发腔隙性脑梗死灶。因肿瘤位于肝门区和尾状叶,紧贴下腔静脉,不考虑外科手术切除。3 月 14 日在超声引导下行肝占位灶穿刺活检,病理报告:肝右叶腺癌,参考免疫组化结果和病史,考虑肝内胆管细胞癌。确诊为肝内胆管细胞癌(cT1aN0M0,Ⅰa 期),肝功能 Child-Pugh A 级。

2017 年 3 月 16~22 日接受立体定向放射治疗(图 10-16-1B、C),48Gy/6 次。同时口服卡培他滨(希罗达)1.0g,每日 2 次 ×14 天。放疗中患者无不适,结束时查 CA19-9 338U/ml。放疗结束后 1 个月,再查 CA19-9 162U/ml,放疗后 3 个月 CA19-9 降至 21U/ml。以后每 3 个月查血一次,每半年左右复查腹部 MRI,肝脏肿瘤逐步萎缩(图 10-16-1D~F),肿瘤标志物正常范围。

2019 年 6 月,复查 CA19-9 上升到 192U/ml,MRI 显示肝内病灶稳定,但病灶内部分血供增强(图 10-16-1G),较半年前(2018 年 12 月)的随访 MRI 进展,且出现腹壁、膈肌和双肺的转移灶,并逐步进展(图 10-16-1H、I)。患者于 2019 年 7 月 8 日试用纳武单抗(Nivolumab),140mg/65kg,每 2 周注射 1 次,共接受 9 次 Nivolumab 注射。到 10 月下旬出现乏力、食欲缺乏、恶心、消瘦和皮肤瘙痒,下肢水肿。11 月 21 日查血促甲状腺激素(TSH)、游离甲状腺素(FT4)、游离三碘甲腺原氨酸(FT3)均正常。血皮质醇夜 12 时 12.9nmol/L;早上 8 时 20.0nmol/L(133~537nmol/L);下午 4 点 14.5nmol/L(68.2~327.0nmol/L)。皮质醇明显下降,诊断为免疫性肾上腺功能减退。停用免疫治疗,口服氢化可的松早上 20mg,晚上 10mg。口服后 1 天,患者症状明显消失,体重增加至免疫治疗前,双下肢水肿消退。之后患者拒绝任何治疗,2020 年

2月21日,患者突发高热,呼吸困难,腹水增多,白细胞数升高至10.9×10^9/L。当地医院抢救无效,第二天死亡。从发现肝癌到死亡,存活3年。

（曾昭冲）

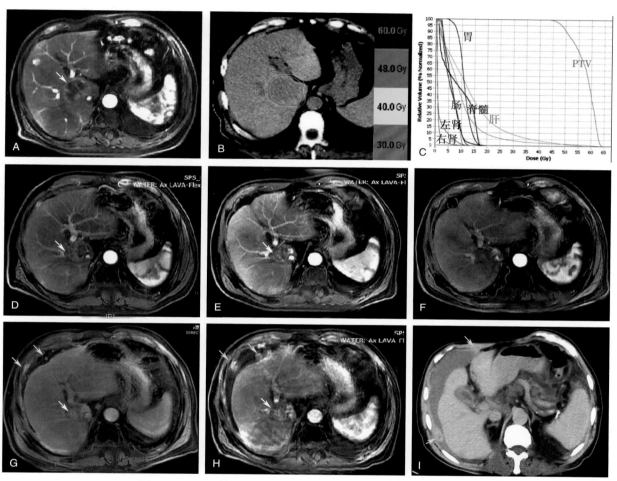

图10-16-1　立体定向放疗靶区和计划及治疗前后影像学的变化

A. 初诊MRI动脉期,尾状叶肿瘤4.9cm×4.6cm(白色箭头),周边紧靠下腔静脉和门静脉,肿瘤内无明显增强,周边环状强化;

B. SBRT治疗计划,等剂量分布曲线;

C. 48Gy/6次覆盖95%PTV,全肝平均剂量15.8Gy,所有危及器官受照剂量均在安全范围;

D. SBRT 11个月后随访MRI,尾状叶肿瘤缩小至3.2cm(白色箭头);

E. SBRT 16个月后随访MRI,尾状叶肿瘤进一步缩小至2.8cm(白色箭头);

F. SBRT 22个月后随访MRI,肿瘤几乎消失;

G. SBRT 27个月后,肿瘤不均匀强化,增至3cm(白色箭头)。腹壁新增结节,转移可能(黄色箭头);

H. SBRT 30个月后,肿瘤再增大至3.2cm(白色箭头),瘤内不均匀强化更明显,腹部病灶增大(黄色箭头),考虑转移灶;

I. SBRT 32个月后,患者食欲缺乏、腹胀,平扫CT可见胸腔积液、腹水,腹壁和胸膜多发病灶增多增大(黄色箭头)。

病例 17　疑似肝内胆管细胞癌

【病史和诊疗经过】

患者,女性,77 岁。以"体检发现肝占位 1 个月"为主诉,于 2016 年 10 月到本院肝外科就诊。

门诊进一步检查,2016 年 10 月 27 日腹部增强 CT(图 10-17-1A)和 2016 年 11 月 9 日增强 MRI(图 10-17-1B、C 和图 10-17-3A)均提示肝右叶下腔静脉旁占位,考虑肝脏恶性肿瘤可能。2016 年 11 月 2 日超声造影(图 10-17-1E):肝右叶下腔静脉旁实质占位——炎性假瘤可能,恶性肿瘤不能完全排除。鉴于肿瘤位于肝右叶下腔静脉旁,且患者冠心病接受经皮冠状动脉介入治疗(PCI)术后 13 年,口服阿司匹林,不考虑手术切除。患者既往无肝炎病史,肿瘤标志物:AFP、CEA、CA19-9 均在正常值水平。由于临床诊断不符合肝细胞癌的诊断标准,建议患者接受肝内病灶超声下病理穿刺活检,患者拒绝。遂转诊放疗科,要求外放疗。为协助诊断,2016 年 11 月 16 日行 PET/CT 检查(图 10-17-1D),见肝右叶下腔静脉旁病灶 SUV 值 13.6,考虑恶性肿瘤可能,炎性病变不除外。结合各项检查,临床诊断:肝右叶恶性肿瘤可能肝功能 Child-Pugh A 级;胆囊结石;冠心病 PCI 术后。放疗科认为肝脏恶性肿瘤可能性大,但无病理诊断,需公证后才可实施放疗。患者同意签署知情同意书并公证,于 2016 年 12 月 1 日开始放疗,针对病灶予立体定向放疗 48Gy/6 次(图 10-17-2A、B)。

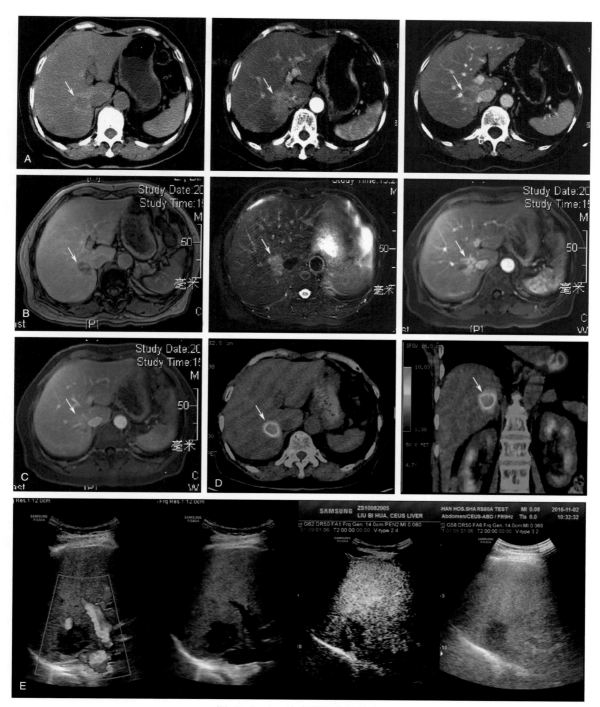

图 10-17-1　放疗前影像学检查

A. 3 张 CT 扫描,从左到右依次为:平扫,隐约可见低密度团块;动脉期增强,可见片状增强影(白色箭头);静脉期可见下腔静脉右侧旁增强灶,中间低密度影(白色箭头);

B. MRI 图像,从左到右依次为:T1WI 低密度灶(白色箭头);T2WI 高密度灶(箭头);动脉期可见下腔静脉右侧旁增强灶(白色箭头);

C. 同图 B,为 MRI 图像,静脉期未能明显看到病灶;

D. PET/CT 可见高代谢灶,从左到右分别为横断切和冠状切,SUV 值 13.6;

E. 超声检查:IVC 旁 22mm×24mm 低回声团块,边界清,周边暗环彩色多普勒未见明显彩色血流。超声造影后,显示肝右叶病灶 29 秒开始周边部环状增强,增强强度始终低于肝实质。41 秒呈明显低回声改变,病灶内仅见稀疏网格状增强,门静脉及延迟期均呈低回声改变。结论:肝右叶下腔静脉旁实质占位——炎性假瘤可能,恶性肿瘤不能完全排除。

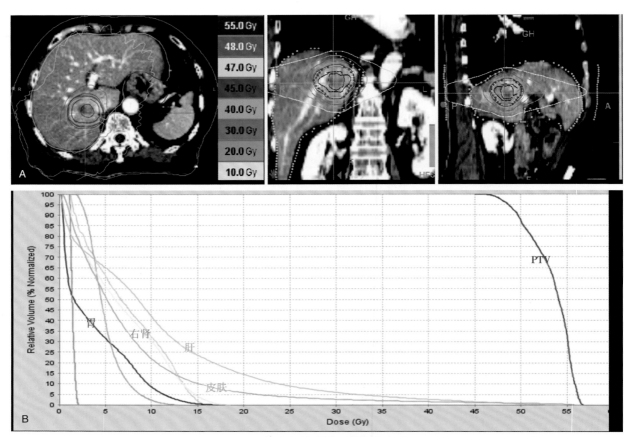

图 10-17-2　立体定向放疗靶区剂量分布及 DVH 图

A. 立体定向放疗等剂量分布曲线，48Gy/6 次；

B. 立体定向放疗肿瘤和正常组织的剂量体积 DVH 图。

　　患者接受放疗过程中无不适。放疗后每 3 个月一次门诊随访，血液检查无明显异常。立体定向放疗 11 个月后（2017 年 10 月 20 日）随访 MRI，肿瘤完全消失，放射野内呈动静脉期增强，为放疗后变化（图 10-17-3C）。

　　2018 年 4 月 27 日随访 MRI，肝右叶膈顶腔静脉旁存活病灶（图 10-17-3D），较 2017 年 10 月 20 日（图 10-17-3C）显著增大。2018 年 11 月 24 日复查，肝右叶膈顶腔静脉旁存活灶，伴门静脉右支局部受侵（图 10-17-3E），较 2018 年 4 月 27 日进展（图 10-17-3D）。于 2018 年 12 月 1 日住肝内科介入化疗，肝总动脉灌注化疗 5-Fu 0.5g，奥沙利铂 100mg，吡柔比星 30mg+6ml 碘油制成混悬液，注射 3ml 栓塞。2019 年 6 月 22 日第二次住肝内科，在超声引导下行肝右叶占位病理活检，病理诊断为腺癌，结合免疫组化结果，考虑混合型肝细胞 - 胆管细胞癌，2019 年 6 月 27 日第二次介入术，造影见肝右叶肿瘤团片状染色灶，肝总动脉灌注吉西他滨（健泽）1.0g，奥沙利铂 100mg，表柔比星（EADM）30mg+8ml 碘油混悬液栓塞。2019 年 8 月 29 日随访 MRI，肝内原发病灶增大，肝内多发转移灶（图 10-17-3F），患者于 2020 年 2 月 21 日肝内多发转移，腹水、肝衰竭死亡。患者自发病到死亡共生存 3 年 6 个月。

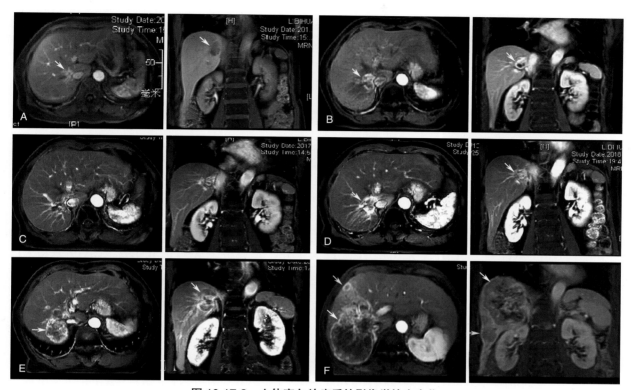

图 10-17-3　立体定向放疗后的影像学检查变化

A. 立体定向放疗前,可见下腔静脉右侧病灶,横断面动脉期增强,冠状切静脉期低信号;

B. 立体定向放疗后 1.5 个月,横断面或冠状切面,病灶轮廓较放疗前清晰,病灶周围正常肝组织低信号,为放疗后肝损伤表现;

C. 立体定向放疗后 11 个月,原病灶基本消失;

D. 立体定向放疗后 1 年半后,原病灶同 2017 年 2 月 16 日(图 10-17-3B)相仿,病灶周围肝组织血管增多,提示放射野内复发;

E. 立体定向放疗后近 2 年,复发灶增大,侵犯到门静脉右支;

F. 立体定向放疗后 33 个月,肿瘤复发灶占据右半肝和肝内多发转移(黄色箭头)。

【讨论】

1. 是否有放疗指征

从患者的影像学看,未能达到肝细胞癌的临床诊断标准,目前没有肝内胆管细胞的临床诊断标准,只能考虑肝内恶性肿瘤。因患者不愿接受病理活检及正服用抗凝药物,年龄 77 岁,所以医生也不强求一定有病理诊断。如果放疗不会产生明显的不良反应,可以控制肿瘤,至少比不放疗好。这方面如何掌握,全凭临床医生的经验。

2. 放疗的目的

如果病灶小,可以用立体定向放疗,其剂量可以达到根治性放疗剂量,不会出现明显的不良反应,放射野外没有其他病灶,就是以根治为目的。该患者符合根治性放疗的要求。

3. 放疗的范围

该患者疑似肝内胆管细胞癌,因此我们以肝内胆管细胞癌外扩计算。肝内胆管细胞癌靶区从 GTV 外扩到 CTV,必须根据肿瘤的情况而定,肿瘤边界清晰,CA19-9 ≤ 37U/ml,ALT ≤ 75U/L,AST ≤ 75U/L,ALP ≤ 147U/L,γ-GT ≤ 200U/L 评为 0 分,反之评为 1 分。总评分 = 肿瘤边界情况 +CA19-9+(ALT+AST)/2+(ALP+γ-GT)/2。对于评分 ≤ 1.5 分者,在 CT 上 GTV 到 CTV 需外扩 4.9mm,96% 以上患者肝内肿瘤的亚临床灶在放射野内;对于评分 ≥ 2.0 分者,CT 上需外扩 7.9mm,95.1% 患者肝内肿瘤的亚临床灶在放射野内。该患者肿瘤边界不清得 1 分,其他检查都在正常范围,均为 0 分。总分为 1 分,GTV 到 CTV 外扩 0.5cm。一般而言,CTV 的剂量为根治量的 70%,因此,该患者 CTV 剂量 33Gy 就足够,图 10-17-2A 的等剂量曲线可以看出,在 GTV(48Gy/6 次)曲线 0.5cm 处,剂量超过 33Gy/6 次。由此可见,对小肝癌接受立体定向放疗,往往无须考虑 CTV 范围。

4. 放疗剂量

我们的经验,肝细胞癌的立体定向放疗剂量必须超过 BED 84Gy,也有人认为,胆管细胞癌的立体定向放疗剂量或许超过 BED 100Gy。该患者 BED_{10} 为 86Gy。如果该患者是肝细胞癌,这个剂量足够,如果是肝内胆管细胞癌,这个剂量稍低。这和后来放射野内复发有关。

5. 放疗技术

对小肝癌,建议用立体定向放疗技术或图像引导下的调强放疗。

6. 是否结合其他治疗

该患者经过 PET/CT 检查,临床分期为早期原发性肝癌(尽管没有病理),目前没有证据支持立体定向放疗后需要化疗或其他的治疗,但值得今后临床探索。

【评论】

没有病理诊断但高度怀疑肝恶性肿瘤,可以做立体定向放疗

对年龄大,肝功能不好或不愿接受肝脏病理穿刺者,但病灶高度怀疑为恶性的小肝癌,可以考虑立体定向放疗,前提条件是立体定向放疗不会出现明显的不良反应。既往的临床研究结果显示,立体

定向放疗安全可靠,很少出现 3 级或 3 级以上的不良反应。该患者肝脏功能好,全肝平均剂量和胃肠道受照射剂量都在正常范围内,放疗安全。后因放射野内复发,肝内转移,转移灶大,容易活检,病理活检为肝内胆管细胞癌。该患者从放疗到死亡,存活 3 年 3 个月(从影像学疑似肝癌到死亡,存活 3 年半),因此,我们认为立体定向放疗有效,但放疗剂量 48Gy/6 次,对胆管细胞癌而言,这个剂量似乎不足。

(曾昭冲)

参考文献

[1] BI AH, ZENG ZC, JI Y, et al. Impact factors for microinvasion in intrahepatic cholangiocarcinoma: a possible system for defining clinical target volume [J]. Int J Radiat Oncol Biol Phys, 2010, 78 (5): 1427-1436.

[2] CHEN YX, ZHUANG Y, YANG P, et al. Helical IMRT-based stereotactic body radiation therapy using an abdominal compression technique and modified fractionation regimen for small hepatocellular carcinoma [J]. Technol Cancer Res Treat, 2020, 19: 1533033820937002.

病例 18　肝内胆管细胞癌立体定向放疗结合免疫治疗

【病史和诊疗经过】

患者,男性,50 岁。以"体检发现肝占位 1 周"为主诉,于 2017 年 10 月 20 日到本院就诊。

2017 年 10 月患者常规体检发现肝占位,转本院进一步诊断和治疗。入院检查血常规、生化指标均正常,AFP 3.2ng/ml,CEA 3.4ng/ml,CA19-9 60.4U/ml。体检未见与肝癌相关的阳性体征,ECOG 评分 0 分。有肝硬化病史 10 年,酗酒 30 年,白酒 1 000g/d。外院 MRI 显示 S2、S5 占位,分别为 3.4cm 和 0.9cm,病灶边缘强化,内部强化不明显,腹膜后无肿大淋巴结(图 10-18-1A)。患者拒绝病理活检,根据上述临床资料,诊断为肝内胆管细胞癌可能。患者不愿手术切除,于 2017 年 10 月 24 日至 11 月 3 日接受立体定向放疗,给予 S2 段 6Gy×10 次和 S5 段 5.5Gy×10 次(图 10-18-1B)。

放疗结束 50 天复查,CA19-9 降至 28.4U/ml,末梢血白细胞数 $12.94 \times 10^9/L$,嗜酸性粒细胞数高达 $7.51 \times 10^9/L$,排除感染。MRI 显示接受放疗的病灶稳定。

放疗结束近 5 个月复查 MRI,发现肝内新增多个病灶,还出现腹膜后淋巴结转移,考虑肿瘤进展,但原立体定向放疗的病灶明显缩小(部分缓解)(图 10-18-1C)。PET/CT 显示肝内多发高代谢灶,SUV 最高值达到 15.4,肝门、双侧膈脚、腹膜后淋巴结广泛转移(图 10-18-1D)。CA19-9 回升到 63.7U/ml(图 10-18-2E)。

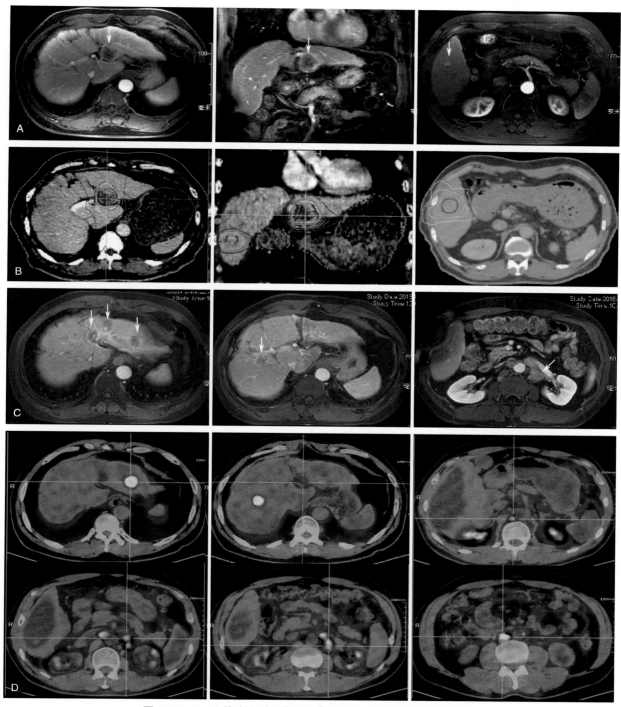

图 10-18-1　立体定向放疗靶区和剂量分布及治疗前后影像检查

A. 初诊时 MRI,第Ⅱ肝段病灶约 3.4cm,肿瘤周边强化,肿瘤中间不强化(白色箭头),第Ⅴ肝段小病灶,约 0.9cm 最大径(白色箭头),动脉相增强;

B. 立体定向放疗的计划和等剂量分布曲线,第Ⅱ肝段病灶大,给予 60Gy/10 次,第五肝段病灶小,给予 55Gy/10 次;

C. 立体定向放疗后近 5 个月,MRI 显示左右肝多发病灶(白色箭头),乏血供,病灶周边强化,原第Ⅱ肝段和第Ⅴ肝段病灶明显缩小,动静脉相均无增强。左侧肾门水平肿大淋巴结(白色箭头);

D. PET/CT 可见肝内多发高代谢病灶,SUV 最高值为 15.4g/L,第Ⅱ肝段病灶接受放疗后,代谢减低。双侧膈脚、腹膜后淋巴结肿大,代谢增强。

　　2018 年 3 月 26 日患者接受肝内病灶的射频,同时病理活检,结果为肝内胆管细胞癌,PD-L1(288 抗体)表达 80%,PD-L1(SP142 抗体)表达 70%,肿瘤内有大量的 CD4$^+$ 和 CD8$^+$ T 淋巴细胞浸润(图 10-18-2A),CD4$^+$/CD8$^+$ 1∶1.42,错配四项(MMR)蛋白均完整,肿瘤突变负荷(TMB)7.5mut/Mb。患者接受 GEMOX 化疗 1 次,因出现 3 度骨髓抑制,停止化疗。

　　患者于 2018 年 6 月 10 日开始接受 Nivolumab(PD-1 抗体)单抗,3mg/kg,每 2 周注射一次。患者 6 月 28 日复查 CA19-9 升至 148U/ml,MRI 可见肝内和肝外淋巴结转移灶(图 10-18-2B)。2018 年 8 月 29 日和 10 月 31 日随访 MRI(图 10-18-2C),肝内外病灶逐渐消失,迄今最后一次 MRI(图 10-18-2D),均未见新的病灶出现。CA19-9 降到 24U/ml 并一直保持正常水平(图 10-18-2E)。患者前后接受 Nivolumab 单抗 2 年,目前均恢复正常,未见不良反应,临床疗效评价达到完全缓解。

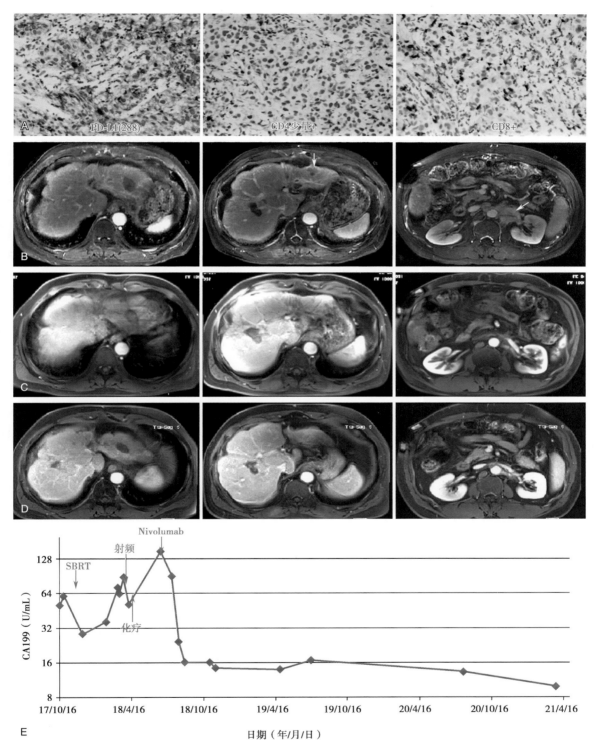

图 10-18-2　治疗过程肿瘤标志物变化及复发转移后免疫治疗相关病理和影像学改变

A. 病理穿刺标本进行免疫组化染色,分别是 PD-L1(288 抗体)表达 80%;CD4[+] T 淋巴细胞少量;CD8[+] T 淋巴细胞大量浸润。CD4[+]/CD8[+] T 淋巴细胞比值 1∶1.42 ;

B. 经过射频消融和一次 GEMOX 化疗,可以看到左叶和右叶各有一个射频消融灶,但是,左叶和左侧肾门病灶尚存(白色箭头);

C. 经过注射 10 次的 Nivolumab 单抗,肿瘤完全缓解;

D. 免疫治疗后近 2 年复查 MRI,未见肿瘤复发,左叶和右叶各有一个射频消融留下的瘢痕;

E. 治疗全过程 CA19-9 的变化,立体定向放疗(SBRT)后 CA19-9 下降;4 个月后开始回升;消融后稍降又升;化疗后一过性下降又上升;经过 Nivolumab 单抗治疗,CA19-9 降到正常范围。

【讨论】

1. 该患者接受立体定向放疗是否能获益

该患者未能满足肝细胞癌的临床诊断标准,而肝内胆管细胞癌无临床诊断标准,需要病理诊断。但是,患者拒绝病理穿刺和手术,经管医生只能根据患者的 CA19-9 水平升高和影像学上见到的肿瘤特征,高度怀疑肝内胆管细胞癌。如果是肝内胆管细胞癌,美国梅奥(Mayo)医院报道 10 例肝内胆管细胞癌接受(45~60)Gy/(3~5)次的立体定向放疗,中位随访时间 14 个月,局部控制率 100%,失败的主要原因是放射野外的肝转移复发或肝外播散。局部控制率的提高,是否能转化为生存率的提高,还需要探索。从该病例的随访看,验证了梅奥医院的研究结果,患者在接受 60Gy/10 次的立体定向放疗后,肿瘤得到控制(部分缓解),但出现肝内和肝外的转移复发。该患者能存活迄今(已经存活 4 年),主要是免疫治疗有效。

尽管该患者在接受立体定向放疗前没有病理诊断,但是,复发后进行病理检查,符合肝内胆管细胞癌。病理诊断还可以作为免疫治疗是否有效的依据。

2. 立体定向放疗后 2 个月外周血嗜酸性粒细胞升高的原因

嗜酸性粒细胞增多是指组织和 / 或外周血中嗜酸性粒细胞数量的增加。嗜酸性粒细胞增多可见于感染性疾病、过敏性疾病、自身免疫性疾病等。该患者入院后通过病史询问排除过敏性疾病;无皮疹和胃肠道症状,无发热、盗汗、瘙痒等症状,排除自身免疫及感染性疾病;常规实验室检查排除了血液系统肿瘤;详细询问旅游史,排除寄生虫等感染的可能。

嗜酸粒细胞可以与 T 淋巴细胞等多种细胞相互作用,参与对抗肿瘤的获得性免疫反应,在免疫反应增强时,其数量升高。外周血嗜酸性粒细胞比例变化与 PD-1 抗体治疗晚期实体肿瘤疗效存在正相关。放疗对机体抗肿瘤免疫反应的激活已被广泛报道,但放疗与外周血嗜酸性粒细胞计数的相关性目前尚不清楚。该患者外周血嗜酸性粒细胞计数在放疗结束后升高至 0.69×10^9/L,是否与 SBRT 激活机体的抗肿瘤免疫反应相关,需要我们进行更多的探索。近年有报道,黑色素瘤患者在应用 PD-1 单抗前或治疗期间的相对外周血嗜酸性粒细胞计数与患者的总生存相关。该患者在应用 Nivolumab 治疗前的高嗜酸性粒细胞计数可能与患者较好的免疫疗效相关。

3. 该患者 PD-L1 高表达与立体定向放疗是否有关

多项研究已证实,放疗可上调肿瘤细胞表面 PD-L1 的表达。同步放化疗后的 Durvalumab 巩固治疗已成为局部晚期非小细胞肺癌新的标准治疗方法,其基本原理也来自化疗和放疗上调肿瘤 PD-L1 表达的临床证据。但肿瘤细胞表面 PD-L1 的表达在肿瘤发生和发展过程中的动态变化受多种因素调控。该患者放疗前拒绝病理穿刺和手术切除,未检测 PD-L1 的表达,无法推测该患者 Nivolumab 治疗前的 PD-L1 高表达与立体定向放疗的相关性。

4. 肝内胆管细胞癌的 Nivolumab 治疗是否需要分子病理指导

KEYNOTE-028 和 KEYNOTE-224 试验显示了免疫检查点抑制剂在胆管癌患者中的潜在作用。PD-L1 阳性、微卫星高度不稳定、错配修复缺陷和肿瘤突变负荷(tumor mutation burden,TMB)等是反映恶性肿瘤免疫治疗效果的重要指标。但由于肝内胆管细胞癌的低发病率和高异质性，在一定程度上制约了免疫治疗相关生物学标志物的发现和临床应用实践，目前尚无可用于能准确预测肝内胆管癌患者接受免疫检查点抑制剂疗效的生物学标志物。该患者 MMR 完整，但放疗后肿瘤微环境中 PD-L1 高表达，同时浸润丰富的 CD8+T 淋巴细胞，可能与免疫治疗反应好相关。

在难治性晚期胆管癌患者使用 Nivolumab 进行的 Ⅱ 期临床试验（NCT02829918）中，Nivolumab 单一治疗的客观有效率（ORR）为 11%，其中包括 1 例未证实的部分缓解（PR），疾病控制率（DCR）为 50%。虽然 Nivolumab 对胆管癌患者展现出一定的有效性，然而，免疫检查点抑制剂的不良反应也是一个必须考虑的挑战。因此，在临床实践中，仍需要继续探索可以预测免疫检查点抑制剂疗效的预测因子，以最大限度地提高疾病效益，减少不良反应。

（曾昭冲　赵倩倩）

参考文献

［1］ BARNEY BM, OLIVIER KR, MILLER RC, et al. Clinical outcomes and toxicity using stereotactic body radiotherapy (SBRT) for advanced cholangiocarcinoma [J]. Radiat Oncol, 2012, 7: 67.

［2］ CARRETERO R, SEKTIOGLU IM, GARBI N, et al. Eosinophils orchestrate cancer rejection by normalizing tumor vessels and enhancing infiltration of CD8 (+) T cells [J]. Nat Immunol, 2015, 16 (6): 609-617.

［3］ 陈延春，孙雪竹，孙鹏摇，等．外周血嗜酸性粒细胞比例变化与 PD-1 抗体治疗晚期实体肿瘤疗效的相关性分析 [J]. 中华转移性肿瘤杂志，2021, 4 (1): 44-49.

［4］ WEIDE B, MARTENS A, HASSEL JC, et al. Baseline biomarkers for outcome of melanoma patients treated with pembrolizumab [J]. Clin Cancer Res, 2016, 22 (22): 5487-5496.

［5］ MARTENS A, WISTUBA-HAMPRECHT K, GEUKES FOPPEN M, et al. Baseline peripheral blood biomarkers associated with clinical outcome of advanced melanoma patients treated with ipilimumab [J]. Clin Cancer Res, 2016, 22 (12): 2908-2918.

病例 19　肝癌肺寡转移灶立体定向放疗

【病史和诊疗经过】

患者,男性,41 岁。以"肝癌术后近 2 年,发现肺部转移 2 个月"为主诉,于 2011 年 10 月到我科就诊。

2009 年 11 月,患者体检发现肝右叶小肝癌,转诊本院肝外科,于 11 月 26 日接受右肝病灶局部手术切除,术中见肿瘤位于第Ⅷ肝段,直径约 3cm,行右叶部分切除。病理报告为肝细胞癌,分化 Ⅱ 级,周围肝组织结节性肝硬化,免疫组化 AFP（-）。术后定期随访。2011 年 8 月 11 日随访 CT 显示,左肺上叶小结节,约 1.0cm×1.0cm（图 10-19-1A）,转移性可能,建议密切随访。2011 年 9 月 23 日再随访,左上肺小结节增大到 1.4cm×1.6cm（图 10-19-1B）,9 月 29 日进行 PET/CT 检查,发现左肺上叶结节 1.5cm×1.7cm（图 10-19-1C）,糖代谢轻度升高（SUV 值 1.9）。考虑为肝细胞癌术后肺单发转移灶。患者于 10 月 17 日开始,在我科接受立体定向放疗,40Gy/5 次（图 10-19-1D、E）。放疗中患者无不适。随后定期随访,立体定向放疗后 1.5 个月,肺部病灶消失（图 10-19-1F）,立体定向放疗后 4.5 个月,转移灶瘤床放疗后纤维化改变（图 10-19-1G）,之后纤维化区域缩小（图 10-19-1H~N）。

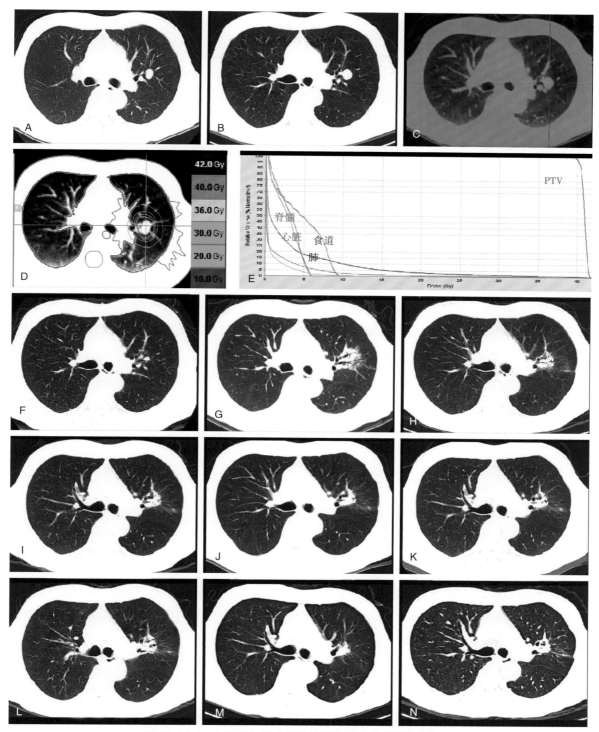

图 10-19-1　立体定向放疗靶区计划和放疗前后影像学变化

A. 随访胸部 CT,发现右肺结节(粉红色箭头),病灶边缘光滑,考虑肺转移癌;

B. 40 天后复查胸部 CT,病灶增大,临床上考虑为转移癌,结合病史,为肝癌肺转移;

C. 为了增加临床证据,并排除其他部位是否存在转移灶,[18]FDG-PET 检查,显示肺部单发灶,糖代谢增加,未见其他部位病灶;

D. 立体定向放疗的等剂量曲线图;

E. 肿瘤及正常组织的剂量体积直方图。肿瘤受到 40Gy/5 次的放疗,心、肺、食管、脊髓都在安全剂量内;

F. 立体定向放疗 1.5 个月后,肺内病灶几乎消失;

G~N. 立体定向放疗后每年随访胸部 CT,放射野内瘢痕形成,需要与复发鉴别。

2012 年 3 月 16 日随访 MRI，发现肝左外叶复发性肝癌，肿瘤约 1.9cm×1.3cm，患者接受射频消融治疗。其间随访肺部及肝内病灶，均未见复发。2015 年 6 月 29 日随访 MRI，发现肝左外叶原接受射频消融的病灶复发，约 2.2cm×2.4cm，双肺无新病灶，患者拒绝手术切除，亦无其他治疗。10 月 27 日，高分辨 CT 显示双肺多发小结节，建议随访。2016 年 10 月 27 日双肺病灶明显，考虑转移。未经治疗，这期间肝内病灶进展。2018 年 4 月 28 日 CT，显示双肺转移较前进展。2018 年 10 月 24 日患者出现腹水、黄疸，到本院做 MRI 检查，发现全肝弥漫性肿瘤，侵犯肝静脉、门静脉癌栓伴门脉高压，胆管扩张，大量腹水，肺多发肿块。患者于 2018 年 11 月底肝衰竭死亡。从放疗肺部病灶到死亡，患者存活 7 年，最后死于肝内复发。

【讨论】

（一）诊断：是否为肝细胞癌肺转移

患者体检发现早期肝癌，经过手术后近 2 年，随访发现左上肺小结节，最大径 1cm，边界光滑。43 天后随访复查，肿瘤最大径增到 1.6cm，并行 PET/CT 检查，有轻度糖代谢升高。从肿瘤的动态增大，考虑为恶性病灶，结合病史，考虑为原发性肝细胞癌肺转移。患者不同意做病理穿刺，如果患者愿意放疗，则为诊断性放疗。患者接受立体定向放疗后 40 天（2011 年 12 月 6 日），随访胸部 CT，可见肺部结节近乎消失（图 10-19-1F），从该方面看放疗有效，反过来支持肺部结节是恶性的。之后随访胸部 CT，肺窗相均显示原放疗部位肺组织纤维化，一般发生于放疗后 3 个月左右，此时必须与肿瘤复发鉴别。

（二）治疗

1. 是否有放疗指征

该患者为单发病灶，属于寡转移灶（≤5 个病灶，转移器官分布不多于 2 个）。根据报道，9 例原发性肝癌肺内孤立转移灶接受 50Gy/10 次到 60Gy/4 次的立体定向放疗，2 年生存率为 57%。复旦大学附属中山医院报道 45 例肝细胞癌肺转移接受立体定向放射治疗，放疗剂量 50Gy/（5~10）次，肺内转移灶客观缓解率（CR+PR）为 67%，总体中位生存期 26.4 个月，如果结合索拉非尼作为全身治疗，总体生存期为 29.6 个月。该患者接受立体定向放疗后 7 年，才死于肝内病灶复发引起的肝衰竭，从这点看，立体定向放疗肺部转移灶有生存获益。

2. 放疗能达到什么目的

该患者属于寡转移灶，无临床症状需要放疗缓解，肝内及其他部位无肿瘤，放疗的目的应该以根治性为目标，即放射野外无可见临床病灶，放疗剂量可以达到根治量，出现致命性的并发症概率很低。

3. 放射野如何设计

转移性肺癌无须考虑淋巴引流问题，仅照射可见病灶，GTV 为可见的肺结节，立体定向放疗不扩大 CTV，用四维 CT 融合出肿瘤的 ITV，根据所用放疗技术和设备的精准度，适当扩大 PTV。该患者在本院接受基于螺旋断层放疗（TOMO）的立体定向放疗，PTV 一般扩 3mm。

4. 放疗剂量

对肝细胞癌，无论肝内病灶或肝外病灶的立体定向放疗，推荐放疗剂量 $BED_{10} \geq 80Gy$。该患者接受 40Gy/5 次的放疗,BED_{10}=72Gy。该患者为 10 年前的病例,当时对肝细胞癌的立体定向放疗剂量比较保守,尽管未能达到 $BED_{10} \geq 80Gy$,但是,肺内放疗的病灶 7 年未见复发。

5. 需要采用什么技术才能满足放疗目的?

对寡转移灶、病灶小、肿瘤周围无危及器官影响,可以采用立体定向放疗,因此,该患者可以接受立体定向放疗。如果没有立体定向放疗设备的单位,可否采用常规放疗? 应该可以,但不是最好。

6. 放疗中或放疗后是否需要结合其他治疗?

肝细胞癌出现肝外转移,属于 BCLC C 期,当时指南推荐分子靶向药物治疗。复旦大学附属中山医院报道 45 例肝细胞癌肺转移接受放射治疗,一部分患者放疗结合索拉非尼作为靶向药物的系统性治疗,一部分患者单纯放疗或单纯索拉非尼治疗,结果显示放疗结合靶向药物治疗患者的生存期最长,差异有统计学意义。这是由于出现肺转移,属于全身转移,需要系统性药物治疗,控制更好。该患者未结合靶向药物治疗,最后死于肝内病灶复发,肝内病灶未控,随后再出现肺内转移灶。

(曾昭冲)

参考文献

[1] OH D, AHN Y C, SEO J M, et al. Potentially curative stereotactic body radiation therapy (SBRT) for single or oligometastasis to the lung [J]. Acta Oncol, 2012, 51 (5): 596-602.

[2] SUN T, HE J, ZHANG S, et al. Simultaneous multitarget radiotherapy using helical tomotherapy and its combination with sorafenib for pulmonary metastases from hepatocellular carcinoma [J]. Oncotarget, 2016, 7 (30): 48586-48599.

病例 20　门静脉癌栓

【病史和诊疗经过】

患者,男性,40 岁。以"临床确诊肝癌综合治疗 2 年,发现门静脉癌栓 1 周余"为主诉,于 2015 年 11 月来我科就诊。

患者为乙型肝炎病毒携带者,定期体检随访中,于 2013 年 9 月 5 日查 AFP 611ng/ml,MRI 显示肝右前叶 1.9cm×2.6cm 病灶(图 10-20-1A),临床诊断为早期肝细胞癌。患者拒绝手术切除,2013 年 12 月 3 日接受介入栓塞和射频消融。3 个月后随访 AFP 为 303ng/ml,MRI 显示肝右叶病灶治疗后改变,边缘复发可能。分别于 2014 年 4 月 18 日、8 月 4 日、12 月 2 日,2015 年 1 月 22 日、9 月 1 日接受介入栓塞化疗,术中造影隐约见右叶可疑结节状肿瘤染色灶,注入 5-Fu 1g,奥沙利铂(奥铂)150mg,表柔比星(法码新)20mg+5ml 超液化碘油。2014 年 9 月 3 日和 2015 年 4 月 6 日分别在超声引导下,针对右叶病灶无水乙醇注射。尽管多次介入和局部消融治疗,AFP 仍在 1 000ng/ml 上下波动,MRI 显示原发灶部分存活(图 10-20-1B)。并于 2015 年 11 月 2 日随访 MRI,门静脉右支可见癌栓(图 10-20-1C)。2015 年 11 月 10 日起针对癌栓和右肝残存病灶,给予立体定向放疗,95%PTV 包括 54Gy/10 次(图 10-20-1D、E)。放疗后随访 MRI(图 10-20-1F、G)和 AFP(图 10-20-1H),肿瘤完全缓解,AFP 降至正常水平。无瘤生存至今。

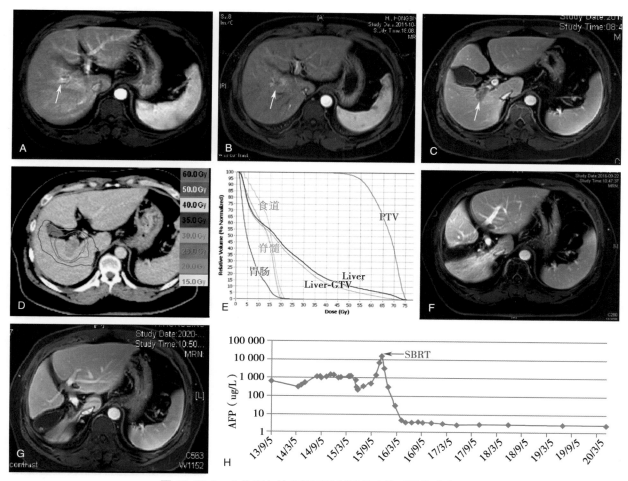

图 10-20-1　立体定向放疗靶区计划及放疗前后影像学变化

A. 初诊发现肝内病灶,MRI 动脉期强化,静脉期减退,MRI T2WI 见肿瘤高信号,最大径 2.6cm;

B. 患者接受 2 次介入和 1 次射频消融后,随访 MRI。动脉相可见病灶增强;

C. 6 次介入治疗后随访 MRI,静脉相可见门静脉右支癌栓充盈;

D. 放射治疗的等剂量曲线分布图,GTV 包括肝内原发灶和门静脉癌栓,处方剂量 54Gy/10 次;

E. 剂量体积直方图,95% PTV 包括 54Gy/10 次;

F. 立体定向放疗 10 个月后随访 MRI,原发灶和癌栓消失;

G. 立体定向放疗后 5 年随访 MRI,原发灶和癌栓均消失,放射野内的肝脏萎缩,可见胆囊在同一层面;

H. 治疗全过程的甲胎蛋白变化,多次介入和 1 次射频,AFP 水平未下降,接受立体定向放疗后,AFP 即降至正常水平。

【讨论】

1. 小肝癌患者拒绝手术切除,还有什么方法可以替代

在国内外肝癌诊疗指南或规范,都不推荐早期肝癌或小肝癌接受介入治疗,这是因为小的肝内病灶,肿瘤的动脉细小,介入导管往往无法超选择导入供养肿瘤的动脉,即使有部分碘油沉积在肿瘤内,介入治疗也属于姑息治疗,对于早期肝癌或小肝癌,治疗的目标就是根治。目前能达到根治原发性肝癌的治疗手段有手术切除、射频消融和立体定向放射治疗。因此,在该患者拒绝手术的情况下,应该用射频消融或立体定向放疗作为替代治疗方案。该患者射频消融治疗后,AFP 仍在高位水平,未能降至正常,又用了 5 次介入,最后肝内肿瘤进展,出现门静脉癌栓,才转用立体定向放疗。立体定向放疗后,病灶完

全缓解并稳定,迄今已有 6 年,反过来证明在小肝癌的治疗上,立体定向放疗优于介入和射频消融。

本章病例 3、5、6、8、10、12、14 都是小肝癌经介入治疗效果不好后才转放疗科接受立体定向放疗,最终获得根治。在临床实践中,立体定向放疗还未获得大家的重视。

2. 癌栓患者可以获得根治性放疗

一旦出现门静脉癌栓,就成为Ⅲ期患者,大部分癌栓患者都属于姑息性放疗,即使原发肿瘤不大、癌栓位于门静脉分支的患者,有机会接受手术切除,其中位生存期仅 16 个月。这样的生存期很难让手术被认可就是根治性治疗。对稍微晚期的癌栓患者,未能接受手术者,其接受介入结合放疗,中位生存期为 10.5~17.0 个月,绝大部分患者未能达到根治性放疗。这是因为肝内肿瘤大,癌栓比较广泛,放疗剂量达不到根治量。否则会出现放射性肝炎。另外,癌栓患者的癌细胞生物学行为比较差,侵袭性强,容易远处转移,有相当一部分患者肝内病灶控制完好,但出现肝外转移而致命。所以,肝细胞癌伴门静脉癌栓患者要达到根治性放疗,必须具备病灶小,癌栓局限,癌栓和原发灶均在同一个放射野内,放射野外无病灶,能达到根治放疗的剂量($BED_{10} \geqslant 80Gy$),最好是立体定向放疗,该患者就属于根治性放疗。

癌栓放疗的临床问题将在病例 27~30 中讨论。

(曾昭冲)

参考文献

WEI X, JIANG Y, ZHANG X, et al. Neoadjuvant three-dimensional conformal radiotherapy for resectable hepatocellular carcinoma with portal vein tumor thrombus: a randomized, open-label, multicenter controlled study [J]. J Clin Oncol, 2019, 37 (24): 2141-2151.

病例 21 肝癌骨单发转移

【病史和诊疗经过】

患者,男性,64 岁。以"肝癌术后 8 个月,右肩疼痛 1 个月余"为主诉,于 2020 年 8 月来我科就诊。

2019 年 9 月患者因腹痛 1 周就诊,MRI 发现肝左右叶交界部位肿瘤(图 10-21-1 A-C),因肿瘤大,未能手术。于 9 月 27 日接受介入治疗。11 月 21 日随访 MRI,显示肿瘤大部分坏死(图 10-21-1D~F),于 11 月 25 日接受扩大左半肝切除 + 胆囊切除。术后病理显示肿瘤 10cm×10cm×8cm,包膜完整,肝细胞癌Ⅲ级,大片梗死,符合介入后改变,镜下可见微脉管侵犯,包膜侵犯。术后开始口服抗乙型肝炎病毒药物,并定期随访,图 10-21-1G~I 为术后 14 个月的 MRI。

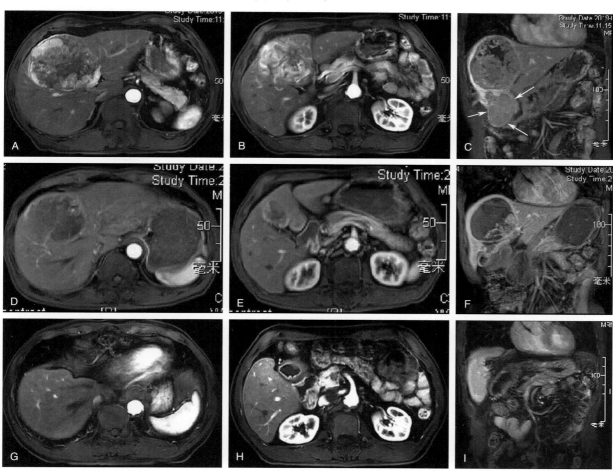

图 10-21-1 肝内病灶治疗前后 MRI 的表现

A. 初诊时显示左右肝交界部位肿瘤约 10cm,动脉相强化;

B. 在 A 的层面下方,存在另一个小的病灶,动脉血供丰富;

C. 冠状切面可见肝内大的病灶下方存在一个小的病灶(白色箭头);

D~F. 和 A-C 相对应的层面,经过介入栓塞,肿瘤动脉血供显著减少;

G~I. 扩大左半肝手术切除后 14 个月,左半肝缺如,未见残肝内有存活或复发灶。

　　2020年8月患者感觉右肩背疼痛,接受CT和PET/CT检查,发现右侧第二肋骨骨质破坏伴软组织包块,血供丰富(图10-21-2),接受放疗。制作固定体模,以胸部CT可见的软组织包块及破坏的骨组织为可见靶区,外扩4mm为CTV,CTV到PTV外扩2mm。于2020年8月24日开始放疗,60Gy/10次,每周5次(图10-21-3),结合抗PD-1单抗240mg,每3周一次。放疗后每个月定期随访血液检查和每3个月胸部CT以及肝脏超声检查。放疗结束1周,患者疼痛完全缓解,目前骨转移放疗1年,骨转移灶完全缓解(图10-21-4)。随访肝脏MRI,扩大左半肝术后,肝内无复发灶(图10-21-1G-I),患者无疾病生存至今。发病以来,患者血常规、肝肾功能正常,肿瘤标志物AFP、CEA、CA19-9均在正常范围内。

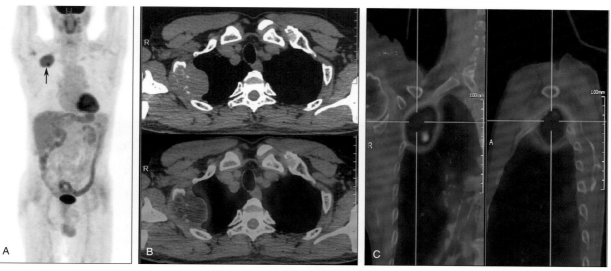

图 10-21-2　骨转移的影像学表现

A. 全身 PET 平扫,见右侧胸腔上部局限性高代谢病灶(黑色箭头);

B. CT 和 PET/CT 横断面融合,可见第二肋骨骨质破坏,伴有软组织凸向右肺野,4.7cm×4.2cm,最大 SUV 值 6.0,平均 CT 值 26.0Hu;

C. 病灶的冠状切和矢状切,可见代谢增强。

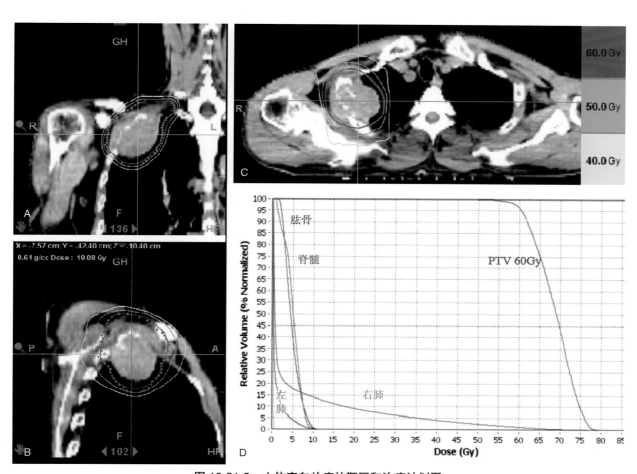

图 10-21-3　立体定向放疗的靶区和治疗计划图

A~C. 分别为冠状切、横断切、矢状切的等剂量分布图;

D. 剂量体积直方图,PTV 60Gy 时,各危及器官的受照射剂量。

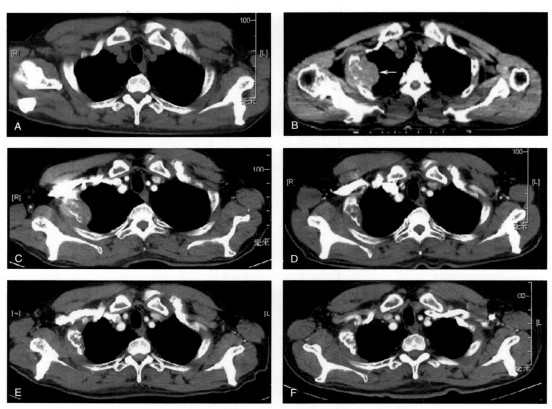

图 10-21-4　骨转移病灶放疗前后的随访 CT 图像

A. 初诊肝癌时,仅见肝内病灶,常规胸部 CT,未见第二肋骨有转移灶;

B. 确诊肝癌后的 11 个月,肝内病灶手术后的第 9 个月,因右侧肩背痛接受 CT 检查,发现右侧第二肋骨骨质破坏伴软组织肿块(白色箭头);

C~F. 立体定向放疗后的 2、4、6、9 个月随访 CT,转移灶进行性缩小,直到消失,被破坏的骨质恢复到接近正常。

【讨论】

1. 放疗是否能够获益

骨转移的放疗以缓解患者症状为主要目的。该患者出现疼痛 1 个月余,尽管无须使用镇痛药,但是随着转移灶的进展,有可能需要服用镇痛药。另外,放疗可以减少骨相关事件的发生,如病例 39。目前没有比较放疗是否可以延长肝癌骨转移的生存期的随机对照研究。

2. 放疗的目的

大部分骨转移为多发性,如病例 39 为多发性骨转移。但是,仍有一部分患者为单发,且不伴有其他器官的转移,该患者属于肝细胞癌术后出现骨转移,经过全身 PET/CT 检查,未发现其他部位存在转移灶。因此,该患者为单发转移,治疗原则以根治性治疗为目标。

3. 放疗剂量及分割

绝大部分骨转移的放疗,放疗剂量都只能姑息量,这可能与患者伴有其他部位的转移、生存时间短有关,另外,转移部位存在危及器官,放疗剂量不能提高到根治量。对肝细胞癌而言,与其他常见恶性肿瘤骨转移的明显区别在于肝细胞癌骨转移往往伴有骨旁的肿瘤软组织包块,提示肿瘤负荷大,要达到根治目的,必须给予更高的放疗剂量。

该患者肿瘤灶周围无重要的危及器官,可以采用立体定向放疗的分割剂量,达到 BED>100Gy 即可。我们可以采用 6Gy/ 次,共 10 次。这有别于其他恶性肿瘤骨转移。

4. 放疗靶区的确定

以 CT 和 PET/CT 上可见的软组织包块为 GTV,结合 CT 上的骨床相,勾画出溶骨性病变区域为可见靶区。GTV 外扩 4mm 为 CTV。我们采用图像引导下的放疗,CTV 外扩 2mm 为 PTV。由于病灶在胸壁上,不受呼吸运动的明显影响,无须考虑 ITV。

5. 采用何种放疗技术

该患者可以用立体定向放疗,因此可以用带有图像引导的加速器,加上团队的配合。如果不用立体定向放疗,必须用根治性放疗剂量,BED 达到 100Gy 以上。

6. 是否需要结合其他治疗

肝细胞癌骨转移为溶骨性破坏,放疗结合破骨细胞抑制剂如唑来膦酸盐,对骨修复有好处。该患者放疗后结合免疫治疗,仅作为临床研究,目前缺乏这方面的临床资料。由于患者为Ⅲb 期肝细胞癌,也可以推荐用靶向药物,但是,靶向药物对缓解疼痛症状缺乏证据。没有分层研究肝细胞癌骨转移用靶向、免疫、化疗药物能否延长患者的生存期。外放疗是各种恶性肿瘤骨转移的主要治疗方法。

(曾昭冲　陈一兴)

病例22　肠癌肝转移

【病史和诊疗经过】

患者,女性,47岁。以"乙状结肠癌肝转移两次术后1个月,发现切缘复发1周"为主诉,于2016年12月来我科就诊。

患者2015年6月因腹痛就诊,结肠镜发现距肛门口20cm处有不规则环腔生长肿物,病理活检报告为管状腺癌。同时发现肝内多发结节,最大径为3.3cm。CEA>1 000μg/L。诊断为乙状结肠癌伴肝转移。于当地接受FOLFIRI化疗方案,转化治疗13次。于2016年1月5日随访MRI,乙状结肠病灶明显缩小,MRI检查只见右肝4枚结节,1.0~2.3cm。2016年1月12日行肝内结节切除术+右侧附件切除+Dixon手术。术后每2周用一次替加氟+奥沙利铂(乐沙定)治疗,共10次。但是,出现CEA持续升高。2016年10月10日MRI见左肝多发转移灶。于11月8日接受第二次肝内肿瘤切除术,切除整个左叶,CEA从20.7μg/L降至5.0μg/L。2016年11月30日MRI见左内叶切缘复发病灶,靠近下腔静脉(图10-22-1A),不宜再切除或射频消融。于2016年12月13日接受立体定向放疗,6.5Gy/×8次(图10-22-1B、C),放疗后随访,病灶逐渐缩小(图10-22-1D)到完全缓解(图10-22-1E、F),CEA降至4.5~4.7μg/L。之后CEA再次渐进上升,发现肺部单发转移,于2017年4月13日接受肺转移灶切除。术后CEA从6.0μg/L降至4.2μg/L,并接受维持治疗。

2018年1月4日复查胸部CT,发现肺转移,给予立体定向放疗50Gy/5次。放疗后1个月随访CT,双肺病灶增多。2018年2—5月,一线姑息化疗XELOX方案6周期,6—8月姑息二线安维汀+伊立替康+雷替曲塞共4个疗程。9月随访,发现腹腔淋巴结转移导致腰酸腰痛,给予姑息止痛放疗缓解。自立体定向放疗后,肝内无新病灶发生(图10-22-1E、F),但肺部弥漫病灶(图10-22-1G)。之后用呋喹替尼,CEA持续升高超过1 000μg/L(图10-22-1H),进行性消瘦,于2019年7月4日死于呼吸衰竭。

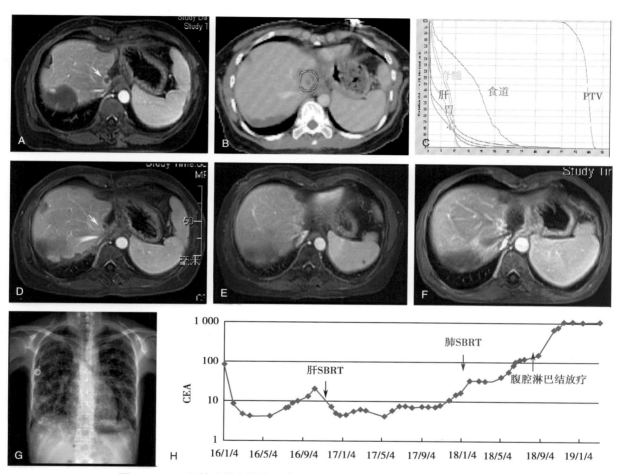

图 10-22-1　肝转移灶立体定向放疗计划和前后影像学及肿瘤标志物变化

A. 经过 2 次的肝转移灶手术切除,肝左叶缺如,右肝三个低密度影,为手术后肝组织残缺,左右叶交界切缘复发灶 1.2cm×1.1cm,环状强化(箭头所示);

B. 针对切缘复发灶立体定向放疗 52Gy/8 次,覆盖 97% 的 PTV;

C. 立体定向放疗的 DVH 图,各危及器官均在可耐受剂量范围内;

D. 立体定向放疗后 1 个月随访 MRI,复发灶部分缓解,病灶 0.8cm×0.6cm;

E. 立体定向放疗 11 个月后,病灶完全缓解;

F. 立体定向放疗 22 个月后,病灶完全缓解;

G. 立体定向放疗 27 个月,患者咳嗽、气短、胸部平片可见双肺广泛转移;

H. 治疗过程中 CEA 变化,肝内病灶立体定向放疗后 CEA 短暂下降后上升,为肺转移所致,再行肺内病灶立体定向放疗,CEA 稳定 3 个月,再次持续升高,为双肺广泛转移、淋巴结、肠系膜转移所致。

【讨论】

1. 该患者接受立体定向放疗能否受益

肠癌肝转移者,能手术切除的,应首选手术切除。该患者肝内接受 2 次手术切除。第二次手术后 50 天,随访发现肝左内叶切缘有复发病灶,病灶在大血管旁,不宜再切除或射频消融,可以选择立体定向放疗。目前报道,立体定向放疗肠癌肝转移的 1 年、2 年局部控制率分别在 71%~100% 和 57%~100%,中位生存期 17.5 个月。该患者从接受肝脏放疗到死亡,生存 2.5 年,肝内无新复发灶,死于肺部转移,因此有明显获益。

2. 立体定向放疗是姑息放疗还是根治性放疗?

从影像学看,全肝仅有一个复发灶,当时肝外没有其他可见的病灶,符合根治性放疗标准,因此应该给予根治性放疗。患者最后因肺部和腹膜后淋巴结转移死亡,非肝内病灶死亡,这也是根治放疗带来的益处。

3. 放疗靶区的确定

仅勾画可见的肿瘤病灶,无须扩大到 CTV。患者已经通过腹部加压和四维 CT,所以 ITV 由不同呼吸时相的肿瘤位置合成产生。该患者接受图像引导下的立体定向放疗,我们科室 TOMO 立体定向放疗,ITV 到 PTV 外放 2mm 即可。

4. 放疗剂量

不同肿瘤肝转移,其放射敏感性不一。肠腺癌肝转移的放射敏感性不如鳞癌肝转移或原发性肝细胞癌。Chang 回顾性分析 65 例结直肠癌肝转移,结果是,达到 90% 局部控制所需的剂量 48Gy/3 次。目前有关肠癌肝转移的立体定向放疗剂量报道不多,但是,建议 BED_{10} 超过 100Gy。该患者 50Gy/5 次,其 BED_{10} 正好 100Gy。

5. 放疗中需要结合其他治疗

目前没有证据支持肠癌肝转移患者立体定向放疗中或后结合其他治疗能获益。因此,不强求立体定向放疗中给予其他治疗,如化疗或靶向或免疫治疗。立体定向放疗后,肿瘤内科可以根据患者情况,制订其他的药物治疗方案。

(曾昭冲)

参考文献

[1] WILD A T, YAMADA Y. Treatment options in oligometastatic disease: stereotactic body radiation therapy-focus on colorectal cancer [J]. Visc Med, 2017, 33 (1): 54-61.

[2] LEE M T, KIM J J, DINNIWELL R, et al. Phase I study of individualized stereotactic body radiotherapy of liver metas-

tases [J]. J Clin Oncol, 2009, 27 (10): 1585-1591.

［3］ AHMED K A, CAUDELL J J, EL-HADDAD G, et al. Radiosensitivity differences between liver metastases based on primary histology suggest implications for clinical outcomes after stereotactic body radiation therapy [J]. Int J Radiat Oncol Biol Phys, 2016, 95 (5): 1399-1404.

［4］ CHANG D T, SWAMINATH A, KOZAK M, et al. Stereotactic body radiotherapy for colorectal liver metastases: a pooled analysis [J]. Cancer, 2011, 117 (17): 4060-4069.

病例 23 十二指肠癌术后肝转移

【病史和诊疗经过】

患者,男性,47 岁。以"十二指肠癌术后 2 年,肝转移半年"为主诉,于 2013 年 8 月到我科就诊。

患者于 2011 年 11 月 8 日确诊"胆总管下段占位",在本院行胰十二指肠切除术,病理:十二指肠乳头腺癌,分化 II 级,侵及十二指肠全层及胰腺实质,各切缘均未见癌累及,检出淋巴结 0/13(+)。术后门诊化疗 6 次后定期随访。发病以来 AFP、CEA、CA19-9 均阴性。

2013 年 4 月 2 日 PET/CT 显示肝右叶新发病灶,糖代谢增强(图 10-23-1A),MRI 见右肝复发灶伴肝内胆管扩张(图 10-23-1B)。2013 年 4 月 9 日于本院行 TACE+ 微波消融术。2013 年 8 月 12 日 PET/CT 示原转移灶仍有活性(图 10-23-1C)。于 2013 年 8 月 20 日开始接受立体定向放疗,60Gy/10 次(图 10-23-1D、E)。2013 年 12 月 9 日上腹部 MRI 显示肝脏右叶原转移灶经放疗后无血供,其右侧旁见新病灶(图 10-23-1F),PET/CT 显示 SBRT 后病灶无糖代谢活性,右侧旁新病灶(图 10-23-1G)。2013 年 12 月 18 日在彩超造影引导下,对肝内新病灶采用射频消融术。之后随访发现肝内多发转移灶(图 10-23-1H、I)、腹腔淋巴结转移、肠系膜转移,肝内病灶予射频消融结合全身化疗。患者于 2015 年 9 月全身多器官转移导致衰竭、死亡。该患者从出现肝转移到死亡,生存 28 个月,从接受立体定向放疗到死亡,生存 24 个月。

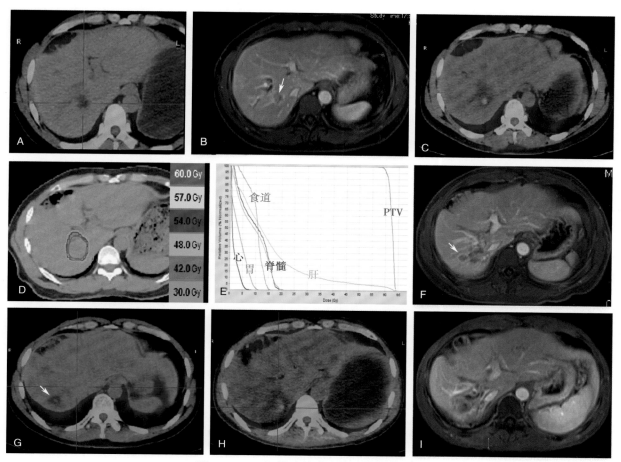

图 10-23-1　肝转移灶放疗前后影像学变化

A. PET/CT 示右肝转移灶 25mm×24mm，SUV 值 6.3；

B. MRI 示右肝转移灶 2cm（白色箭头），门静脉期相对低信号，边缘强化；

C. 经介入 + 微波治疗后 4 个月随访 PET/CT，右肝病灶 28mm×20mm，糖代谢升高，SUV 值 6.6；

D. 立体定向放疗计划图，显示肿瘤及周围正常肝组织的放疗剂量分布，PTV 60Gy/10 次；

E. DVH 图显示 60Gy/10 次覆盖 97% 的 PTV，危及器官剂量均在正常范围内；

F. 立体定向放疗后 4 个月随访 MRI，静脉期放射区域肿瘤基本坏死，其右侧旁新病灶 1.3cm，低信号，周围环状强化（白色箭头）；

G. 与 E 相对应的 PET/CT，原立体定向放疗后的病灶无活性，其右侧旁的病灶代谢增高，SUV 值 4.8（白色箭头）；

H. 立体定向放疗 1 年随访 PET/CT，右后叶高代谢病灶为肝内转移。其他部位（腹膜后、肠系膜淋巴结转移）多处转移未列出；

I. 立体定向放疗 16 个月后随访 MRI，静脉期右肝病灶增大，伴肝内胆管扩张。

【讨论】

1. 放疗是否使患者获益

对转移性肝癌,特别是结直肠癌肝转移,能手术切除或射频消融的,有证据表明可以延长患者的生存期。十二指肠癌出现肝转移接受立体定向放疗是否能延长患者的生存期,目前缺乏高级别的循证证据。意大利单中心的临床资料显示,51例胆道恶性肿瘤出现寡转移灶,其中十二指肠壶腹部癌10例,接受立体定向放疗,作者将肝转移、肺转移、淋巴结转移混为一谈,未能显示立体定向放疗对总体生存有益,但对无远处转移的患者,有生存获益。

2. 放疗的目的

该患者为十二指肠乳头状腺癌肝转移,发现肝转移时为十二指肠根治术后1年半,全身PET/CT检查未见其他部位有转移灶,故为寡转移。寡转移灶的治疗应以根治性为目标。所以该患者采用射频结合TACE,既考虑到可见病灶的治疗,又考虑到预防肝内新的病灶出现。射频消融后4个月复查,原肝内转移灶还有活性,没有新的病灶出现,因此,患者接受立体定向放疗,应该以根治为目的。

3. 放疗的剂量

正如病例22所讨论,肝转移性腺癌的放射敏感性不及肝细胞癌,目前没有明确的放疗剂量和分割次数。但是,用立体定向放疗,建议$BED_{10} \geq 100Gy$。该患者60Gy/10次,BED_{10}为96Gy。

4. 放疗的靶区

患者放疗的靶区为影像学可见病灶,定为GTV。立体定向放疗4个月后,病灶周边放射野外再现新病灶,是否靶区范围不够? 应该不是,是新的转移灶。

5. 放疗的技术?

如果以根治为目的,就需要用立体定向放疗技术。

6. 放疗是否结合其他治疗?

患者出现肝转移,分期则为Ⅳ期,治疗原则以全身治疗为主,因此,立体定向放疗时应该结合化疗,但这方面的病例不多。

(曾昭冲)

参考文献

[1] FRANZESE C, BONU M L, COMITO T, et al. Stereotactic body radiotherapy in the management of oligometastatic and recurrent biliary tract cancer: single-institution analysis of outcome and toxicity [J]. J Cancer Res Clin Oncol, 2020, 146 (9): 2289-2297.

第三节　大肝癌介入后巩固放射治疗

病例 24　大肝癌介入后巩固放疗

【病史和诊疗经过】

患者,女性,57 岁。以"腹胀、腹痛、食欲缺乏 3 个月"为主诉,于 2018 年 2 月到本院就诊。

患者因腹部不适,当地医院超声检查发现右肝占位,12cm×8cm,甲胎蛋白 8 300μg/L,考虑原发性肝癌转本院。本院 MRI 检查,右肝巨大肿块,12.3cm×7.5cm,T1WI 低信号,T2WI 高信号,动脉相不均匀强化,静脉期不明显强化,考虑肝细胞癌(图 10-24-1A)。肝功能为 Child-Pugh A 级,为排除肝外转移,胸部 CT 仅见两个钙化的小结节,按照我国卫生健康委员会分期标准为 Ⅱ 期。因肿瘤大,不能手术切除,分别于 2018 年 3 月 1 日和 4 月 9 日给予介入治疗。第一次用洛铂 50mg+ 表柔比星 40mg+23ml 超液化碘油及明胶海绵颗粒栓塞。第二次介入发现肿瘤动脉血供明显减少,化疗药物种类和剂量同第一次,碘油仅用 6ml。2 次介入后随访 MRI,肿瘤明显缩小,大部分缺血坏死,仅很小存活灶(图 10-24-1B)。2018 年 5 月 15 日开始接受调强放疗,肿瘤 PTV 55Gy/22 次(图 10-24-1C),靶区和正常组织的剂量见 DVH 图(图 10-24-1G),肝 -GTV 的体积 878cm³,全肝平均剂量 23Gy。在整个治疗过程中,肝脏功能无明显变化,AFP 显著下降(图 10-24-2)。放疗结束,右腹痛明显缓解,食欲稍恢复。

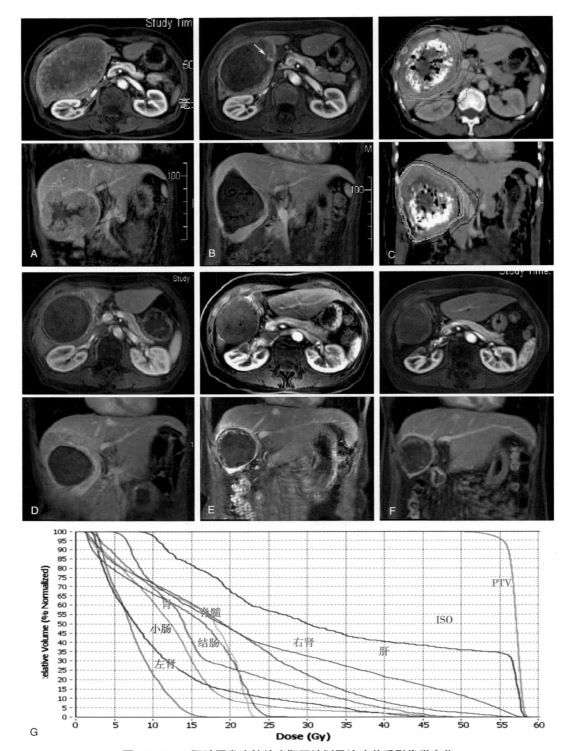

图 10-24-1　肝脏原发病灶放疗靶区计划及治疗前后影像学变化

A. 初诊为肝细胞癌 MRI，上图为横断切动脉期，肿瘤 12.3cm×7.5cm，右肾明显被压；下图为冠状切面；肿瘤不均匀强化；

B. 2 次介入后肿瘤明显缩小，中央缺血坏死，包膜下残存结节约 1cm（白色箭头），动脉期增强；

C. 放疗计划，MRI-CT 融合，可见肿瘤中央碘油沉积，大部分坏死，出现液化或气体；

D. 放疗后半年，肿瘤进一步坏死并缩小，未见残存病灶；

E. 放疗后 2 年随访，mRECIST 或 EASL 评价标准，达到完全缓解；

F. 放疗后 3 年随访，完全缓解；

G. 放疗肝内病灶的 DVH 图，55Gy 覆盖 96% 的 PTV。

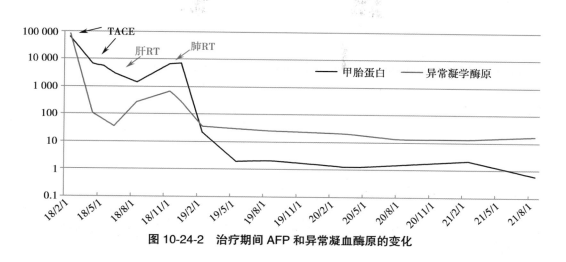

图 10-24-2　治疗期间 AFP 和异常凝血酶原的变化

　　介入结合放疗后,AFP 持续下降,放疗后 1、3 个月,异常凝血酶原和 AFP 水平分别持续上升,发现肺转移,针对肺转移灶的立体定向放疗之后,又都降至正常水平。

　　2018 年 8 月 15 日随访 CT,右肺 2 个钙化灶(图 10-24-3A1)和 3 个结节灶(图 10-24-3A2~A4),AFP 水平稍上升(图 10-24-2),服用索拉非尼 1 个月,因全身酸痛、头痛,患者未能坚持而停药。2018年 11 月 6 日,随访胸部 CT,除了右上肺钙化灶不增大(图 10-24-3 B1),其余 3 个结节灶进展(图10-24-3B2~B4),AFP 持续上升,考虑肝癌转移可能。11 月 28 日,针对右肺行立体定向放疗,60Gy/10次(图 10-24-3C1~C4)。之后门诊随访,肝内无存活灶(图 10-24-1D~F),受到照射的肺部病灶消失(图10-24-3D2~D4、E2~E4)和瘢痕形成(图 10-24-3F2~F4),未放疗的钙化灶无变化(图 10-24-3D1、E1 和F1)。迄今肝脏无活性病灶,AFP 和异常凝血酶原维持正常水平(图 10-24-2)。

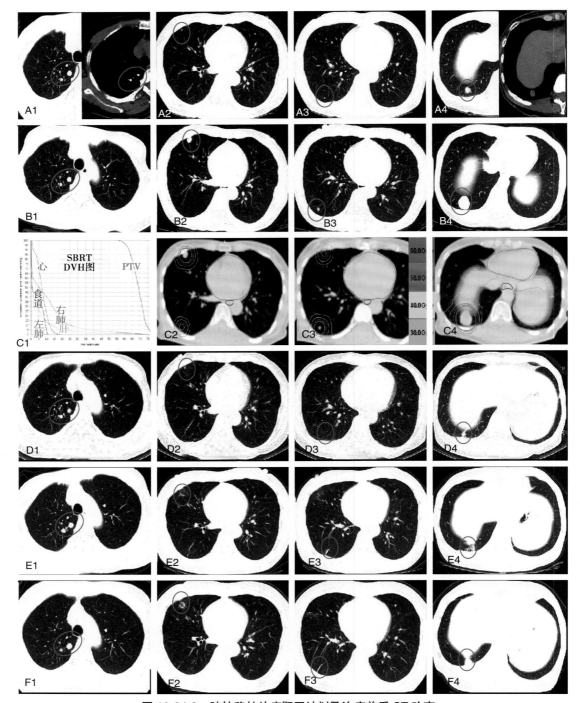

图 10-24-3　肺转移灶放疗靶区计划及治疗前后 CT 改变

A. AFP 升高后随访肺部 CT,发现肺部多个结节。A1:肺窗相 2 个结节,红圈内所示;纵隔相有钙化,排除转移结节。
A2、A3:小结节红色圈内。A4:肺窗相结节约 1.1cm,纵隔相可见病灶,转移可能大;

B. 2.5 个月后随访。B1:钙化结节无增大,进一步排除转移灶;B2~B4:肺内结节明显增大,结合 AFP 水平持续升高,临床诊断为肺转移;

C. 肺部病灶 SBRT 治疗计划。C1:DVH 图,60Gy/10 次覆盖 96% 的 PTV,右肺平均剂量 10.4Gy,左肺平均剂量 2.2Gy;
C2-C4:三个病灶同时放疗;

D. SBRT 后 3 个月,非转移灶稳定,转移灶部分缓解;

E. SBRT 后 1 年半,非转移灶稳定,转移灶完全缓解。印证放疗灶就是转移灶。放射野内磨玻璃样为放疗变化;

F. SBRT 后 2 年半,钙化灶稳定,转移灶消失,放射野内肺部瘢痕形成。

【讨论】

(一) 诊断

1. 是否肝细胞癌?

根据国家卫生健康委员会原发性肝癌诊疗规范,肝癌诊断路线图,患者有病毒性肝炎背景,肝内肿块最大径大于 2cm,至少有一种影像学检查支持肝细胞癌,结合肿瘤标志物 AFP 或异常凝血酶原阳性,临床诊断为原发性肝细胞癌,则可以进入治疗流程。该患者符合肝细胞癌临床诊断标准,经过介入和放疗,肿瘤血供丰富,并达到完全缓解,反过来支持治疗前的诊断。

2. 肺内病灶是否为肝癌肺转移?

目前没有肝细胞癌肝外转移的临床诊断标准。我们只能通过随访肺内病灶是否进行性增大,如果肿瘤标志物阳性者,还可以通过随访这些肿瘤标志物是否同时升高。很有意思,该患者右上肺两个病灶,在肺窗相上和其他转移灶难区分,但在纵隔相上明显钙化,且无进行性增大表现,可以排除肺转移灶。该患者其他三个病灶符合肺转移的临床表现。且经过放疗,肺内病灶缩小甚至消失,肿瘤标志物下降,又进一步支持肺转移诊断成立。

(二) 治疗

1. 是否有放疗指征

对直径大于 5cm 的肝细胞癌,存在肝动脉和门静脉双重血供,介入栓塞化疗不能让肿瘤完全坏死,还有存活的癌细胞,成为日后复发的根源。我们已经比较过接受介入栓塞化疗结合与不结合放疗的两组患者。结果显示,结合放疗的患者总体生存期明显延长。相同的报道还很多,经过收集 15 篇相似报道,进行 Meta 分析,结果显示,不能手术切除的肝细胞癌,介入栓塞化疗结合放疗者总体生存期较不放疗者延长,特别是长期生存期(3 年和 5 年生存率)更加显著。该患者介入治疗后 2 次复查 MRI,在肿瘤周边还有存活病灶(图 10-24-1B),放疗后随访 MRI,残存灶消失。

肺部是肝细胞癌肝外转移最常见的部位,转移灶常是多发性,但与原发性肺癌比较之下,转移性肺癌进展缓慢,由肺转移灶导致死亡的比例不超过 20%。我们回顾性分析 45 例肝细胞癌肺转移的患者,接受 TOMO 放疗,自确诊肺转移计算生存期,中位生存期 26.4 个月,2 年生存率 46.7%。放疗或许对肺转移患者有生存获益。该患者接受放疗,控制了局部病灶,延长了无疾病生存期。

2. 放疗目的

对局限于肝内的大肝癌患者,接受介入治疗后,相当一部分存在残癌,此时的放疗目的为辅助或巩固性放疗,有一部分患者可以转化为可手术切除。因此,我们不视之为姑息性放疗,有相当一部分患者潜在可根治。

一部分肺转移患者属于姑息减症放疗,特别是肺内多发转移灶和肝内病灶未控的患者,放疗目的是缓解患者的咳嗽、咯血或胸痛等症状。然而,该患者肺内仅 3 枚转移灶,属于寡转移灶,肝内病灶完全缓解,没有肺部以外器官或组织的转移,因此,应以根治性放疗为目的,即使没有临床症状,也应该积极放疗。

3. 放射野的设计

对肝内和肺内的病灶,均以影像学上能见到的肿瘤范围作为 GTV,肝内病灶外扩 4mm 作为 CTV,不预防淋巴引流区。以四维 CT 合成 ITV。PTV 的范围则根据不同放疗设备和团队,有所不同。

4. 需要采用什么技术才能满足放疗目的?

对肝内肿瘤,属于巩固或辅助放疗,采用三维适形放疗或更高级的放疗技术如调强、图像引导下的放疗均可。放疗的剂量取决于肝脏和周围危及器官的耐受剂量。该患者右肝肿瘤的下方是结肠肝曲,受肠道的影响,我们采用图像引导下的放疗技术,只能给予 55Gy/22 次。如果没有图像引导下的放疗技术,肿瘤的放疗剂量或许更低。

对肺内的病灶,要达到根治性放疗,必须使用立体定向放疗技术。

5. 放疗剂量

原则上,肿瘤接受的剂量越高,局部控制率越高。该患者经过介入治疗,绝大部分肿瘤已经缺血坏死,仅存肿瘤周边小灶。该患者肝内肿瘤的放疗剂量受到结肠限制,只能以结肠所能耐受的剂量(45Gy 的常规分割)定肿瘤剂量。该患者接受图像引导下的调强放疗,肿瘤获得 55Gy/22 次的低分割放疗,结肠的剂量达到 45Gy/22 次。

肺内病灶的剂量必须达到根治量,原则上 BED ≥ 80Gy,本例采用 60Gy/10 次。

6. 为了提高放疗效果需要的综合治疗

放疗前 2 次 TACE,本身就是综合治疗方法,TACE 能使一部分肿瘤缺血坏死,减少肿瘤负荷,从而提高肿瘤放疗的局部控制率。

肝细胞癌发生肺转移,全身治疗结合局部放疗是最好的综合治疗方法。我们曾报道过 23 例肝细胞癌肺转移患者接受放疗结合索拉非尼,中位生存期 29.6 个月,22 例仅接受放疗,中位生存期 23.0 个月 (P=0.031);单纯索拉非尼治疗者,中位生存期 25.0 个月 (P=0.018)。结果显示肝细胞癌肺转移者,放疗结合索拉非尼较单纯放疗或单纯索拉非尼好。因此,嘱患者服用索拉非尼,但因不良反应较大,服用 1 个月后就终止用药了。

(曾昭冲)

参考文献

[1] ZENG Z C, TANG Z Y, FAN J, et al. A comparison of chemoembolization combination with and without radiotherapy for unresectable hepatocellular carcinoma [J]. Cancer J, 2004, 10 (5): 307-316.

[2] HUO Y R, ESLICK G D. Transcatheter arterial chemoembolization plus radiotherapy compared with chemoembolization alone for hepatocellular carcinoma: a systematic review and Meta-analysis [J]. JAMA Oncol, 2015, 1 (6): 756-765.

［3］ KITANO K, MURAYAMA T, SAKAMOTO M, et al. Outcome and survival analysis of pulmonary metastasectomy for hepatocellular carcinoma [J]. Eur J Cardiothorac Surg, 2012, 41 (2): 376-382.

［4］ SUN T, HE J, ZHANG S, et al. Simultaneous multitarget radiotherapy using helical tomotherapy and its combination with sorafenib for pulmonary metastases from hepatocellular carcinoma [J]. Oncotarget, 2016, 7 (30): 48586-48599.

病例 25　右叶大肝癌介入结合放疗后二期手术切除

【病史和诊疗经过】

患者,男性,47 岁。以"腹痛半个月"为主诉,于 2012 年 10 月 10 日在当地医院就诊。

超声检查发现右肝巨大肿块,10 月 12 日进一步行腹部增强 CT 检查,可见右肝外生性肿块,最大径约 20cm(图 10-25-1)。查 AFP 32 356μg/L。考虑肝细胞癌,转本院治疗。否认肝炎史。既往体健,无烟酒嗜好,无肝肿瘤家族史。查体肝肋下 6cm,其余无异常。实验室检查:血常规、肝肾功能基本正常,AST 稍高,凝血酶原时间 12.7 秒(正常范围),乙型肝炎病毒学检查 HBsAg(+),HBsAb(+),HBeAb(+),其余见表 10-25-1。根据超声检查、外院 CT 和 AFP 水平升高,临床诊断为肝细胞癌 Ⅱ期。不能手术切除,于 2012 年 10 月 19 日在本院介入科接受肝动脉造影 +TACE,造影显示肝动脉增粗,分支多紊乱,末梢见较多血管湖,实质期呈巨块型肿瘤染色,周边染色浓密,中心染色淡(图 10-25-2A、B)。超选择至肿瘤血管支,用 300~500μm 微球一瓶栓塞后,再用奥沙利铂 100ml+ 碘油 5ml 制成乳剂后注入,碘油瘤区沉积不佳,再用明胶海绵加强栓塞,复造影肿瘤血管大部分栓塞(图 10-25-2C)。抗病毒(恩替卡韦口服)、保肝、止吐、制酸等对症处理,仅轻度恶心、腹胀,无发热,介入后 3 天出院。介入后右上腹部疼痛未缓解,需服用非甾体抗炎药。

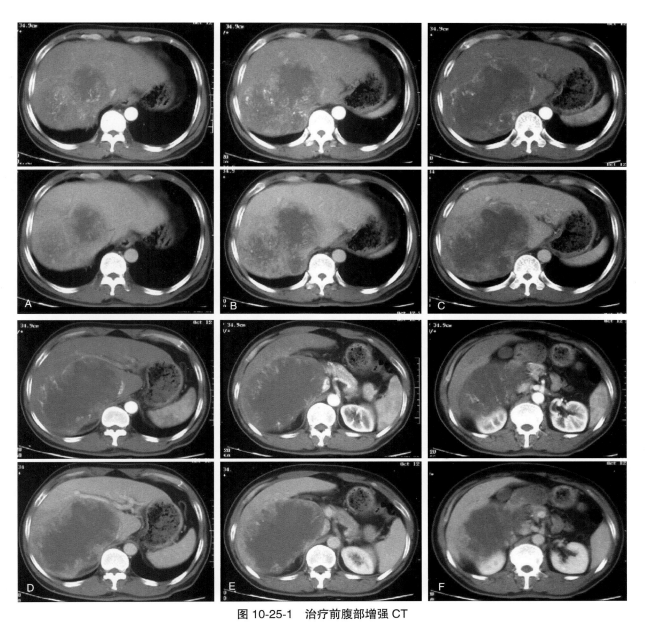

图 10-25-1　治疗前腹部增强 CT

A~F. 自上而下腹部层面,每幅的上图动脉相,下图为相应的静脉相,肿瘤中央缺少血供。

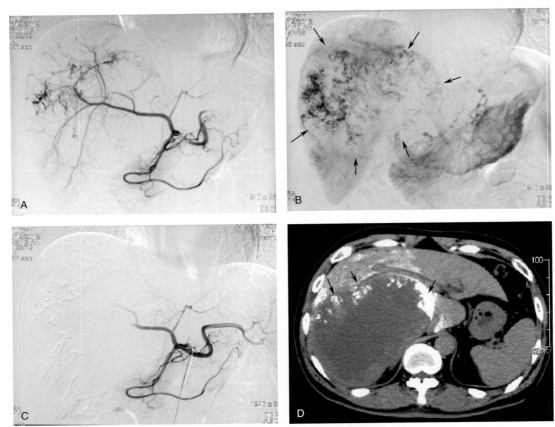

图 10-25-2　肝动脉造影显像和介入栓塞后 3 天的 CT 平扫

A. 肿瘤少许动脉染色；

B. 碘油零星沉积在瘤内，箭头指示肿瘤范围；

C. 碘油和明胶海绵栓塞后复造影，动脉均闭塞；

D. 介入后随访，瘤内碘油仅在瘤周少量沉积（箭头）。

　　介入治疗后 1 周（2012 年 10 月 26 日），鉴于瘤内碘油沉积不好（图 10-25-2D），患者肝内病灶接受螺旋断层放疗，放疗靶区见图 10-25-3A、B，2.6Gy/ 次，共放疗 20次，全肝 -GTV 体积 1 188ml，全肝 -GTV 平均剂量 25.1Gy，小肠最大剂量 48Gy/20次，≥45Gy 小肠体积 1.3%（图 10-25-3C）。放疗中患者无不适，放疗 7 次后患者腹痛逐渐缓解，停止服用镇痛药，放疗结束 2 周，疼痛完全缓解。放疗后门诊定期随访。

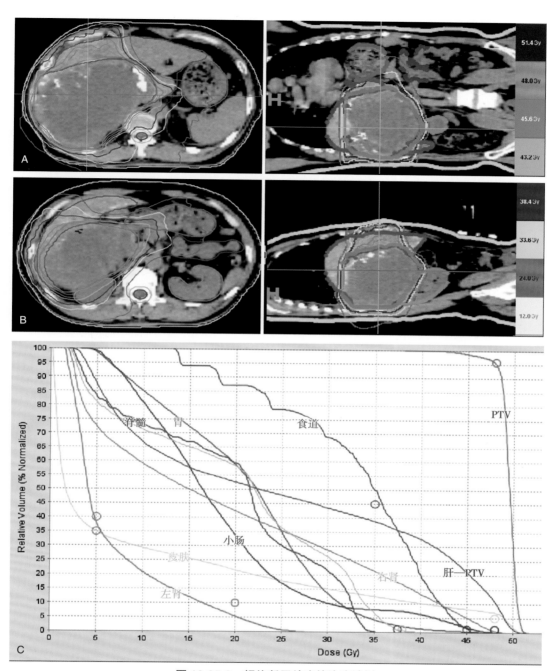

图 10-25-3　螺旋断层放疗的治疗计划

A、B. 为肿瘤及其周围正常组织的剂量分布图；

C. 肿瘤及危及器官的 DVH 图。

　　放疗后 2 个月门诊随访 AFP，下降至 113μg/L，MRI 显示肿瘤略缩小，肿瘤缺乏血供，肿瘤包膜明显易见（图 10-25-4A）。放疗后 4 个月，随访 AFP 237μg/L，MRI 显示肿瘤无明显缩小，肿瘤包膜清晰，病灶边缘见多发结节强化（图 10-25-4B）。

　　肝外科经过 CT 扫描，计算正常肝体积 1 100ml，肝功能好，肿瘤包膜完整，和血管存在明显界线，可以进行手术切除。术前血红蛋白仅 68g/L，血细胞比容 22.9%（正常 40%~50%），平均红细胞体积 72.7fl（正常 82~100fl），平均血红蛋白量 21.6pg（正常 27~34pg），平均血红蛋白浓度 297g/L（316~354g/L），粪便隐血试验阴性。经术前输血准备，于 2012 年 3 月 29 日给予右半肝切除＋胆囊手术。术中未见肝硬化，肝内肿瘤约 15cm×15cm×10cm，包膜完整，大部坏死，周边部分组织肿瘤存活（图 10-25-5）。术后病理报告肝细胞癌 Ⅱ 级，脉管内癌栓，周围肝组织炎症（图 10-25-6）。术后 2 周出院，肝功能各项指标恢复正常，AFP 降到 142μg/L，术后 4 周 MRI 显示肝内未见肿瘤（图 10-25-7），之后定期门诊随访。

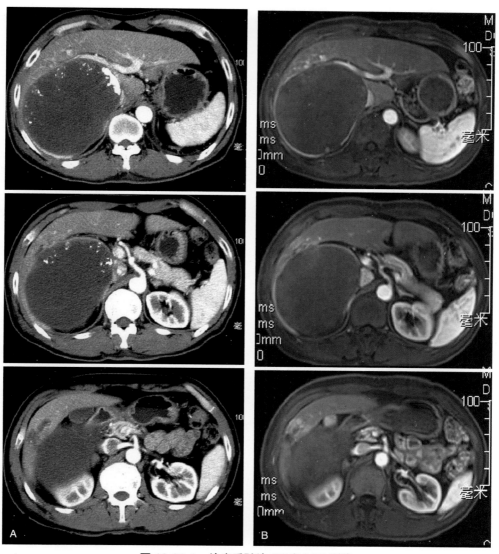

图 10-25-4　放疗后随访 CT 和 MRI 影像

A. 放疗后 2 个月随访的 CT,肿瘤完全缺血,体积缩小,包膜增厚;

B. 放疗后 4 个月 MRI,和 A 比较,肿瘤无明显缩小,但包膜明显增厚。

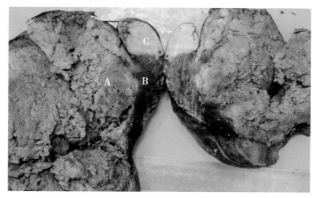

图 10-25-5　放疗后手术病理标本大体观

A. 坏死、纤维化区(高剂量区);

B. 过渡区(中度放射性炎症区,可见明显红肿、出血、渗出改变);

C. 相对正常区(低剂量区)。

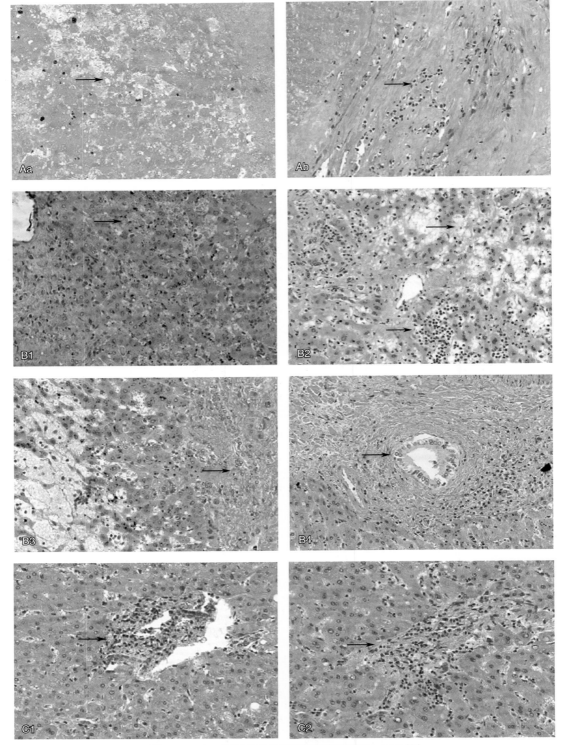

图 10-25-6　放疗后手术病理显微镜下观（×200 倍）

A. 坏死、纤维化区：a. 中心的淡粉色坏死物；b. 周边层状或漩涡状的纤维化区；

B. 过渡区：B1. 肝窦、肝小叶内及肝索间见大量红细胞淤积，肝细胞内可见细小褐色点状胆盐沉积；B2. 肝细胞可呈空泡样或气球样改变、坏死、炎症细胞大量浸润；B3. 毛细胆管增生；B4. 残留小胆管；

C. 相对正常区：C1. 小静脉闭塞性病变，伴炎症细胞浸润；C2. 小静脉闭塞性病变，伴局部纤维化。

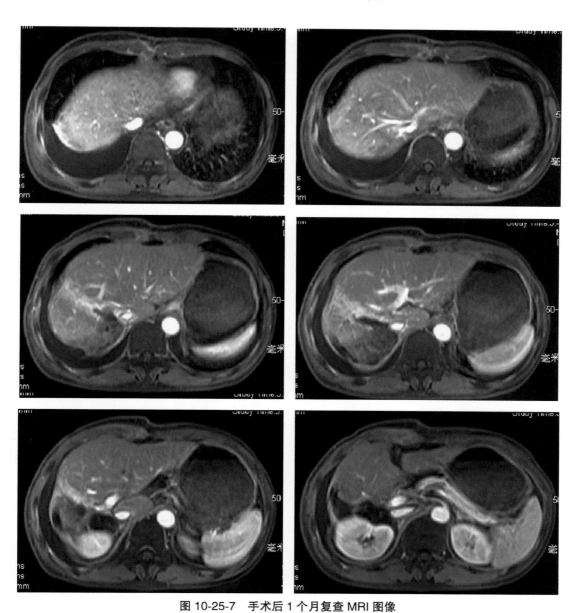

图 10-25-7　手术后 1 个月复查 MRI 图像

肿瘤完全切除,未见肝内残留病灶,患侧少量胸腔积液,原先被肿瘤压迫的肾脏恢复正常位置和形态。

2019 年 4 月 4 日门诊随访 MRI,发现第Ⅶ~Ⅷ肝段交界处结节,8mm×7mm,T1WI 等信号,T2WI 高信号,动脉相明显强化,静脉相低信号(图 10-25-8A),考虑为小肝癌。血液检查都在正常范围。于 4 月 18 日局麻下行微波消融毁损术。术后 1 个月复查 MRI,病灶基本坏死,周围炎性改变(图 10-25-8B)。最近一次随访时间是 2021 年 2 月,病灶坏死(图 10-25-8D)。

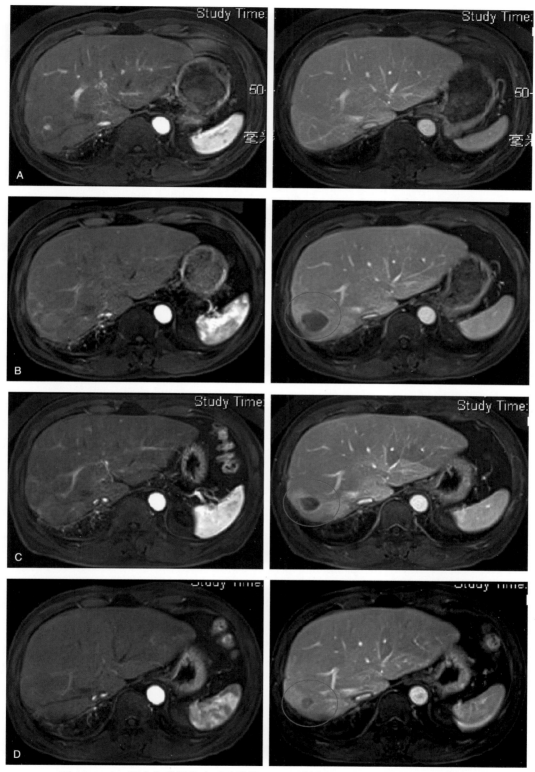

图 10-25-8　肝内复发及治疗后随访的 MRI 影像变化（左侧动脉相，右侧静脉相）

A. 术后 7 年随访 MRI，右后叶病灶动脉相增强，静脉相等密度；

B. 微波消融后 1 个月随访，动脉相病灶不明显，静脉相低信号（红色圆圈内）；

C、D. 射频消融后半年和 2 年随访，肝内未见新病灶，静脉相可见微波消融灶范围逐步缩小。

表 10-25-1　患者治疗过程中实验室检查报告

时间	2012			2013			2019				2021
	10-19	11-6	11-16	1-16	3-19	4-5	4-17	5-29	10-16		2-22
Hb(g/L)	162	171	161	117	68	119	155	170	176		169
WBC(×10⁹/L)	7.08	6.91	5.96	7.61	7.12	15.2	10.71	9.41	10.85		10.23
PLT(×10⁹/L)	246	211	121	151	279	228	263	252	298		256
TB(μmol/L)	9.5	18.6	23.3	11.8	7.1	14.1	6.8	8.9	14.2		10.6
CB(μmol/L)	4.5	10.0	14.4	5.3	3.2	9.3	3.2	3.2	3.3		3.7
A(g/L)	33	35	35	32	37	44	45	50	53		51
G(g/L)	31	41	39	32	35	24	30	34	33		28
ALT(U/L)	26	35	24	10	18	60	24	35	41		16
AST(U/L)	80	156	102	35	38	43	23	38	46		22
ALP(U/L)	197	265	215	144	136	120	128	139	144		170
γ-GT(U/L)	172	244	209	64	38	66	31	60	39		29
AFP(ng/ml)	28 659	18 358	7 206	113	237	142	2.1	2.3	3.2		2.6
CA19-9(U/ml)	0.6	0.7	0.6		0.6	1.1	0.6				1.0
CEA(ng/ml)	2.57	2.18	3.39		2.52	2.1	2.9				3.1
HBV-DNA(IU/ml)	8.1×10³			<500							

【讨论】

1. 是否有放疗指征

患者为局限于肝内不能手术切除的大肝癌,首选的治疗方法为经肝动脉栓塞化疗(TACE)。从初诊时(图 10-25-1)的影像学表现看,肿瘤中央缺血,肿瘤周边动脉血供不丰富,表现为动脉相增强不显著,而门静脉血供相对丰富。从介入治疗时的肝动脉造影图像看(图 10-25-2),动脉血供不丰富,介入后 3 天随访的 CT 片看,碘油沉积寥寥无几。介入治疗后 2 周(2012 年 11 月 6 日)AFP 仍很高。介入作为姑息性治疗手段,结合外放疗,可以提高患者肿瘤控制率和延长患者的生存期,因此,放疗有益。在病例 24 的讨论中已经阐述。

2. 放射治疗的目的

对巨大的肝内病灶,放疗剂量必须达到 76Gy 的常规分割量,方能达到根治性效果。该患者由于肝脏的耐受量及周围肠道存在,未能达到如此高剂量。但是,待放疗后肿瘤缩小,争取二期手术切除,从而达到根治性治疗目的。因此,该放疗和介入栓塞化疗结合,可视为转化治疗。

3. 放射治疗野的设计

对局限于肝内的肿瘤,放疗仅针对可见病灶作为 GTV,GTV 外扩 0.4cm 为 CTV。我们通过压腹技术降低肝脏的呼吸动度,用四维 CT 确定内靶体积(ITV)。如果患者接受加速器的三维适形放疗,我科则 ITV 外放 0.5cm 为 PTV。如果用图像引导下的放疗,ITV 外放 0.2~0.3cm 即为 PTV。

4. 放射治疗剂量

患者肝功能好,影像学上无肝硬化表现,正常肝体积超过 1 100cm³,因此,全肝平均安全放疗剂量为 30Gy,肿瘤剂量 50~54Gy,这种剂量对今后手术不产生明显影响。

5. 采用何种放疗技术

原则上,能实现上述放射野和剂量实施的放疗技术都可以选择,并以最经济、安全优先。我们比较了三维适形放疗和螺旋断层放疗计划的剂量分布,肿瘤剂量都是 52Gy/20 次,三维适形放疗全肝 -GTV 的平均剂量为 32.7Gy(图 10-25-9B),螺旋断层放疗全肝 -GTV 的平均剂量为 25.1Gy,其他脏器或组织的受辐射剂量 DVH 图(见图 10-25-3C),显示螺旋断层放疗可达到正常肝组织平均安全放疗剂量,优于三维适形放疗。

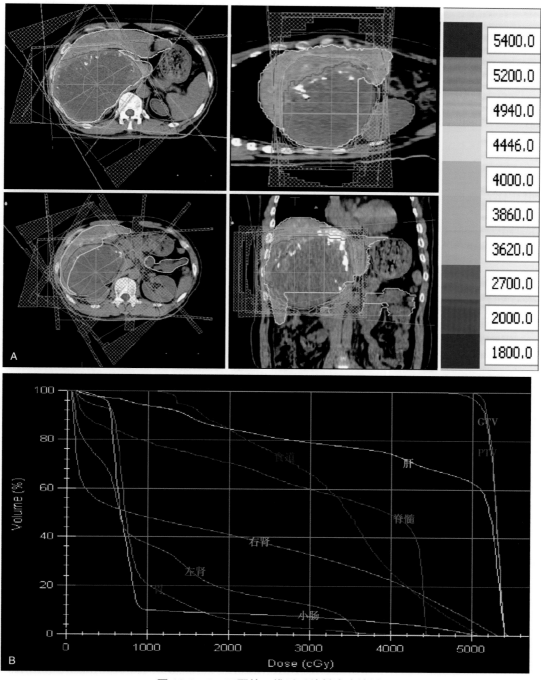

图 10-25-9　五野的三维适形放射治疗计划
A. 肿瘤及正常组织的剂量分布;
B. 肿瘤和危及器官的 DVH 图,全肝 -GTV 平均剂量 32.7Gy。

【评论】

1. 放疗后手术切除的病理特点

毫无疑问,肝脏放射性损伤的病理改变程度取决于所受照射剂量的高低。螺旋断层放疗的特点是精确的靶区适形、靶区内照射剂量均匀,靶区外可形成陡峭高剂量至低剂量的跌落区;因此,在肝癌螺旋断层放疗时,癌肿周边的肝脏组织必然会受到高剂量、偏高剂量和低剂量三种照射,相对于剂量分布,相应地在大体病理标本上可见典型分层样病理改变,依次为坏死、纤维化区(靶区,高剂量区)、过渡区(中度放射性炎症区,剂量跌落区)、相对正常区(低剂量区)。其中过渡区肝脏组织大体标本可见明显的红肿、出血、渗出改变(图 10-25-5)。

进一步行 HE 病理染色发现,坏死、纤维化区、过渡区和相对正常区肝脏的镜下病理差异较大体病理更显著。坏死、纤维化区的镜下病理:主要由中心的淡粉色无定型坏死物和周边的粉色层状或涡旋状分布的纤维化区构成,后者内可残存少量变性的肝细胞。过渡区,即中度放射性炎症区的镜下病理:可见肝小叶汇管区血管损伤、渗出、肝内淤血,肝窦、肝小叶内及肝索间见大量红细胞淤积。过渡区的镜下病理另一特点是:可见多种肝细胞变性,肝细胞可呈空泡样或气球样改变,同时放射损伤的肝细胞会继发胆汁代谢功能障碍,很多肝细胞内可见细小褐色点状胆盐沉积;大量散在的变性或代谢障碍的肝细胞可进而继发凋亡、坏死、炎症细胞大量浸润;晚期,一般发生在肝脏受照射后 1~2 个月后,表现为肝星状细胞等激活并合成胶原纤维,局部形成纤维增生。另外,我们的研究还发现,过渡区内接近坏死区的部位常局部有明显的毛细胆管增生,而且过渡区内,片状肝小叶坏死区中常见完整残留的小胆管,其管壁的胆管细胞形态基本正常,这些均提示胆管对射线相对耐受。相对正常区肝脏的镜下病理:可见散在的小静脉闭塞性病变(veno-occlusive disease,VOD)。VOD 是经大量研究证实的放射性肝损伤的经典病理改变:早期主要表现为肝小静脉及肝窦内皮细胞持续广泛损伤、局部淤血,周边肝细胞变性、坏死,同时可见中性粒细胞浸润等急性肝脏炎症改变;逐步形成以小静脉管壁为中心的放射性肝纤维化等(图 10-25-6)。

2. 贫血非胃肠道出血,手术是纠正贫血的最好办法

该患者出现贫血的时期是介入化疗栓塞和放疗后。此时,肝细胞癌放疗后出现贫血的原因很多,最常见的是放疗导致胃肠道溃疡出血,出现失血性贫血,该患者肝脏右叶下极和小肠毗邻(见图 10-25-1E、F 和图 10-25-3C),且患者的血液检查为小细胞缺铁性贫血,应高度警惕胃肠道出血,故进行粪便隐血试验,结果阴性。其次,患者有可能因放疗导致肝功能损伤加重,出现脾功能亢进,导致造血系统"三系"下降,但该患者白细胞、血小板都正常,因此排除脾功能亢进所致。

患者接受肿瘤手术切除后,血红蛋白即恢复正常,更可以支持不是上述两种情况导致的贫血。本病例的缺陷是没有进行骨髓穿刺和一系列贫血实验室检查,因此只能猜测贫血原因可能是肿瘤坏死释放的毒素抑制骨髓造血功能,也可能为肿瘤导致的自身溶血。有个例报道,伴有乙型肝炎病毒感染的肝细胞癌的初诊患者表现为自身免疫性溶血性贫血,经过手术切除病灶,贫血即被矫正。对排除胃肠道出血的肝细胞癌患者,如出现贫血症状,必须了解贫血原因,在无手术禁忌证的情况下,应争取切除肿瘤或可

以纠正贫血。

3. 7年后新发病灶不是原来病灶的转移

患者术后坚持定期随访,并于2019年4月发现右肝新病灶,影像学符合小肝癌的表现,及时治疗,最后得到根治。患者的新病灶不是7年前病灶的转移。首先是生物学特性不同,7年前病灶AFP高,这次新病灶AFP不升高;其次,病灶手术后稳定7年,很少再出现以前的病灶转移,往往是肝病背景,容易再发新的病灶。

4. 为何复发灶不用立体定向放疗?

有研究表明,对小于2~3cm的病灶,其肿瘤的位置适合射频消融或微波消融,立体定向放疗的局部控制率和消融治疗相同,生存期无明显差别。该患者肿瘤最大径小于1cm。立体定向放疗和射频消融都可以选择,但是,射频消融较立体定向放疗容易开展,患者只需要经受一次30分钟的消融术。如果用立体定向放疗,治疗过程就比消融术复杂。因此,肿瘤小于3cm,不在大血管旁、胆囊旁或肝包膜下等不宜射频消融的部位,都建议首选射频消融。

（曾昭冲）

参考文献

［1］张薇,高东伟,朱向辉,等.大剂量低分割照射大鼠局部肝脏的早期实验研究[J].西南国防医药,2011,21(9):936-939.

［2］OLSEN C C, WELSH J, KAVANAGH B D, et al. Microscopic and macroscopic tumor and parenchymal effects of liver stereotactic body radiotherapy [J]. Int J Radiat Oncol Biol Phys, 2009, 73 (5): 1414-1424.

［3］OKADA T, KUBOTA K, KITA J, et al. Hepatocellular carcinoma with chronic B-type hepatitis complicated by autoimmune hemolytic anemia: a case report [J]. World J Gastroenterol, 2007, 13 (32): 4401-4404.

［4］KIM N, CHENG J, JUNG I, et al. Stereotactic body radiation therapy vs. radiofrequency ablation in Asian patients with hepatocellular carcinoma [J]. J Hepatol, 2020, 73 (1): 121-129.

病例 26　肝内多灶癌介入结合放疗后二期手术切除

【病史和诊疗经过】

患者,男性,57 岁。以"消瘦伴皮肤瘙痒 3 个月"为主诉,于 2011 年 3 月 3 日来本院就诊。

2010 年 11 月出现消瘦及四肢、背部皮肤瘙痒,短期内体重下降 3kg。2011 年 2 月底,在当地医院行 B 超检查,发现肝脏巨大占位,右叶肿瘤 21cm×14cm,左叶 8.6cm×6.6cm。AFP 580μg/L。随即转诊本院。否认有肝炎史,吸烟 40 年,每日 1 包,酗酒 40 年,每日白酒 250g。3 月 3 日入院体格检查,腹部触诊肝肋下四指。入院实验室检查见表 10-26-1,CA19-9 和 CEA 均正常,肝炎指标检查为"小三阳",HBV-DNA<10^2 拷贝/L。本院 B 超示肝肋下斜切 172mm,肋下三指,剑突下纵切 82mm,脐上二指,右叶 160mm×140mm 高回声,左叶 74mm×65mm 高回声,彩色血流丰富,考虑为原发性肝癌。CT 检查发现肝脏 2 个原发灶,最大径分别为 20.5cm 和 7.6cm(图 10-26-1)。

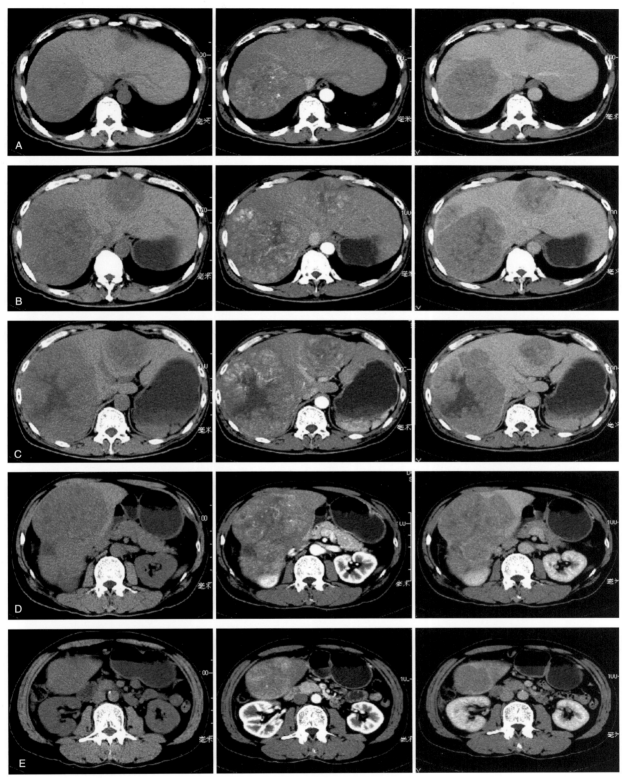

图 10-26-1　治疗前增强 CT 检查影像

2011 年 3 月 4 日 CT：肝内 2 个病灶，肝右叶病灶 12cm×18cm×20cm、左叶病灶 7.6cm×7.6cm；
A~E. 每幅有 3 个时相，从左到右依次为平扫、动脉相、静脉相。平扫肿瘤为低密度，动脉相病灶增强，静脉相低密度。临床诊断为肝细胞癌。

2011 年 3 月 8 日接受经肝动脉栓塞化疗（TACE），血管造影（DSA）见肝左右叶多发肿瘤血管染色，超选择经肿瘤血管注入吡柔比星（THP）30mg+ 超液化碘油 25ml+300~500μm 微球 2ml 栓塞，碘油沉积好，明胶海绵碎块加强栓塞（图 10-26-2 A、B）。术后 24 小时开始发热（39℃），术后 3 天出院。4 月 19 日再入院行第二次 TACE，DSA 下见右叶肿瘤有少量肿瘤血管染色，侧支循环建立（图 10-26-2C、D），给予注入 14ml 碘油，患者无不适。6 月 1 日第三次 TACE，右肝肿瘤血管少许（图 10-26-2E）。介入后患者诉上腹部烧灼样疼痛，服用埃索美拉唑镁（耐信）20mg/ 次，2 次 /d，3 周后腹痛缓解。7 月 19 日随访 CT，右叶肿瘤缩小到 16cm×11cm，缺乏碘油沉积的肿瘤，其动脉期仍有强化，左叶 5.5cm×6cm，碘油沉积佳（图 10-26-3）。如果继续介入栓塞，肿瘤侧支循环已经建立，效果不好，AFP 水平不会下降。经过肝内科、外科和放疗科会诊，给予放疗。

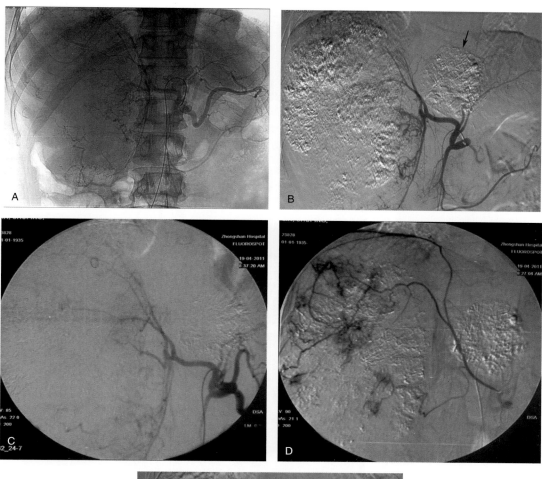

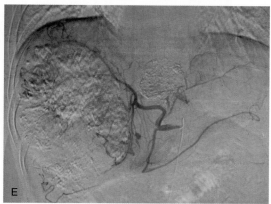

图 10-26-2　患者 3 次 TACE 的血管造影所见

A. 第一次介入治疗的 DSA 显示肝内 2 个肿瘤存在丰富的肝动脉血供；

B. 第一次介入后左叶病灶碘油沉积好（黑色箭头），右叶肿瘤大，下半极少有碘油沉积；

C. 第二次介入，右叶肿瘤的肝动脉血供不明显；

D. 右叶肿瘤的侧支循环建立，来自右膈动脉；

E. 第三次介入，肿瘤的动脉血供不明显。

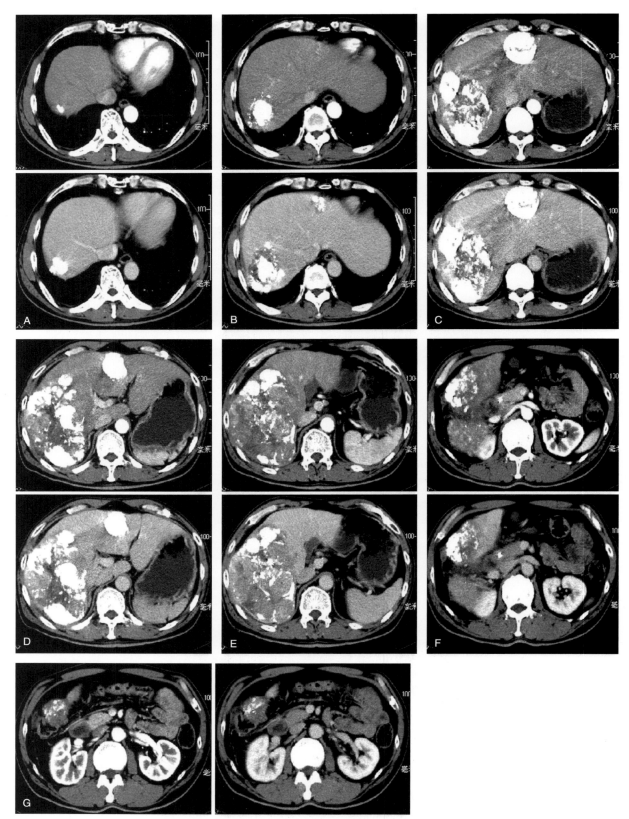

图 10-26-3　介入 3 次后放疗前腹腔 CT 检查影像

A~G 每幅 CT 片有动脉相和静脉相,左、右叶各有 1 枚肿瘤,右叶病灶碘油沉积欠佳。

2011 年 7 月 27 日，体模固定，腹部加压，四维 CT 肝脏扫描，左右肝肿瘤为可见靶体积（GTV，图 10-26-4）。GTV 到 CTV 外扩 4mm，ITV 为不同呼吸时相融合而成，ITV 到 PTV 外扩 2mm。治疗计划显示 PTV 1 880cm³，全肝减去 PTV 的体积 1 185cm³。采用螺旋断层放射治疗技术，肿瘤剂量 4Gy/ 次 × 11 次，每周 5 次。正常肝的平均剂量为 20.8Gy。放疗期间患者无不适，饮食、睡眠和排便正常，复查血常规和肝肾功能没有明显变化（表 10-26-1）。

表 10-26-1　患者主要实验室检查结果

	2011年介入前	介入后2天	第2次介入前	第3次介入前		放疗前	放疗结束	放疗后2个月	手术前	术后2周	术后4周	2020年SBRT前	SBRT后	2021年
日期	3月3日	3月10日	4月19日	5月31日	6月4日	7月19日	8月9日	10月18日	11月17日	12月2日	12月22日	6月1日	8月3日	7月20日
Hb(g/L)	160	161	145	140	131	145	155	165	151	126	123	140	158	141
WBC(×10⁹/L)	7.21	13.4	7.65	9.29	11.9	7.8	6.62	5.77	4.82	18.5	7.24	7.44	8.34	6.86
PLT(×10⁹/L)	526	474	570	363	279	320	276	148	184	332	304	240	280	227
TB(μmol/L)	11.4	22.9	6.5	6.0	20.8	6.0	7.3	7.8	14.3	9.7	8.1	8.3	7.7	12.7
A(g/L)	40	43	40	40	37	40	42	39	46	37	37	46	51	44
G(g/L)	29	32	35	40	38	39	41	37	38	30	33	25	29	29.7
ALT(U/L)	27	152	27	25	89	21	36	28	29	25	20	15	23	21
AST(U/L)	48	531	45	40	131	32	53	37	36	18	23	25	29	32
ALP(U/L)	311	595	257	182	206	134	133	151	121	98	108	73	107	107
γ-GT(U/L)	32	45	28	27	27	24	25	44	48	34	37	11	42	53
AFP(ng/ml)	439		637	475	323	339	538	3.6	3.3	1.9	2.5	1.8	2.3	1.7

放疗中 AFP 水平呈现一过性上升，2011 年 8 月 14 日放疗结束，以后定期门诊随访，AFP 水平下降到正常值范围，ALP 水平持续下降，肝功能、血常规正常。2011 年 11 月 17 日随访 CT，肿瘤明显缩小，右叶肿瘤 10cm × 5.5cm，左叶肿瘤 4.7cm × 4.6cm，肿瘤无强化（图 10-26-5）。患者于 2011 年 11 月 21 日接受肝肿瘤的降期手术切除，术中见肝轻度硬化，右叶萎缩，左叶增生，肿瘤 2 枚与膈肌及周围广泛粘连，1 枚位于右叶第 V、VI、VII 肝段，13cm × 8.5cm × 7cm，质硬，界清，包膜完整，肿瘤大致坏死，另 1 枚位于左内叶第 Ⅳb 肝段，6.5cm × 6cm × 5cm，界清、包膜完整，质硬，全部坏死（图 10-26-6A）。显微镜下病理报告：左叶肿瘤组织全部凝固性坏死，未见癌组织残存，右叶肝细胞癌，分化 Ⅱ 级，肿瘤组织绝大部分坏死，仅见残瘤小灶组织约 5%。周围肝细胞核大异型，间质较多炎症细胞浸润（图 10-26-6B~D）。

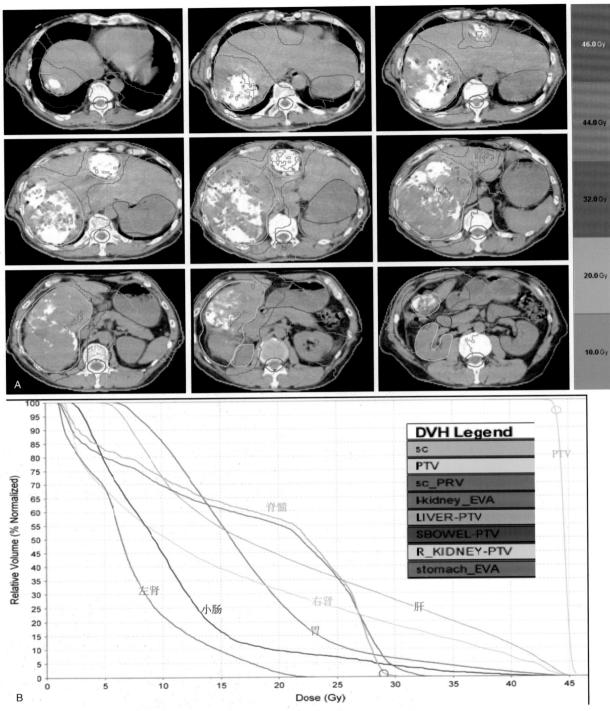

图 10-26-4　螺旋断层放疗计划靶区剂量分布和 DVH 图

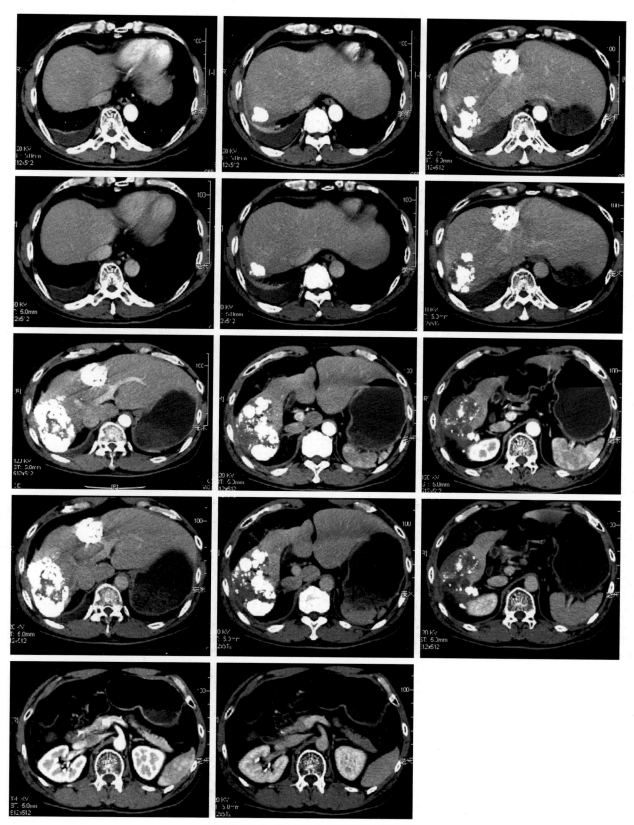

图 10-26-5　放疗后 3 个月随访 CT 图像

2011 年 11 月 17 日腹部增强 CT 和放疗前(图 10-26-3)比较,右叶病灶显著缩小,肿瘤和肝脏界线明显,左肝代偿性增生。

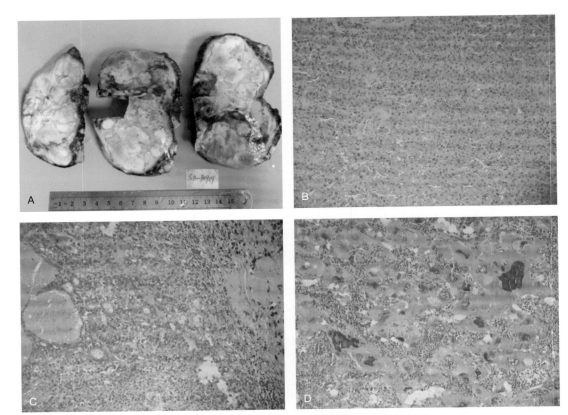

图 10-26-6　放疗后 3 个月肝肿瘤切除手术病理表现

A. 肝内肿瘤的大体标本,肿瘤坏死,包膜完整;

B. 肿瘤周围肝组织充血;

C. 肝细胞核大异型,间质较多炎症细胞浸润;

D. 残存的癌细胞,表现为胞体大,胞质多,核仁大且多,称为多核巨细胞。

　　术后 3 周膈下积液引流后,切口愈合,患者出院。2012 年 4 月随访肝肾功能、血常规正常,MRI 见术后改变(图 10-26-7)。门诊定期随访血生化、肿瘤标志物和影像学检查,均正常。

　　2020 年 5 月 19 日复查 MRI,发现左外叶类圆形 T1WI 低信号,T2WI 高信号,动脉期明显强化,后期等信号,病灶直径 1.0cm,考虑左外叶复发机会大(图 10-26-8A)。血液检查及肿瘤标志物均正常。6 月 1 日在本院接受立体定向放疗,54Gy/6 次(图 10-26-8B~C)。放疗期间和放疗后患者无不适,血液检查均正常。8 月 3 日复查 MRI,左右叶交界处近膈顶(立体定向放疗部位)片状持续强化(图 10-26-8D),为放疗后改变。2021 年 3 月 15 日复查 MRI,左外叶病灶消失(图 10-26-8E)。血化验指标均在正常范围内。

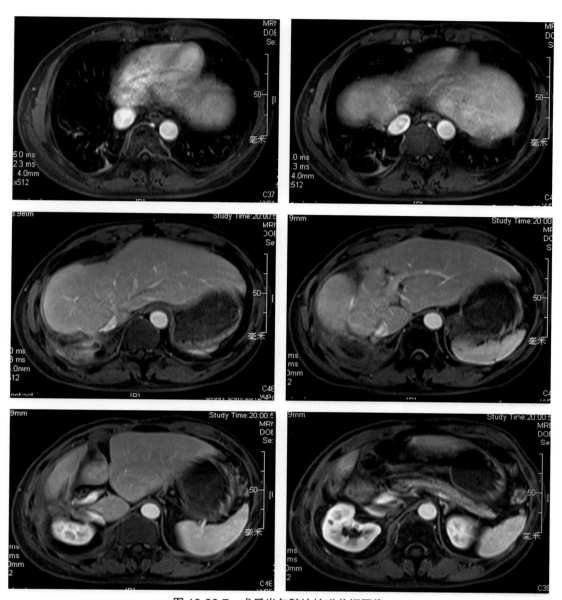

图 10-26-7　术后半年随访核磁共振图像

2012 年 4 月 10 日,术后半年随访,肝脏术后改变,右叶缺如,左肝增大。

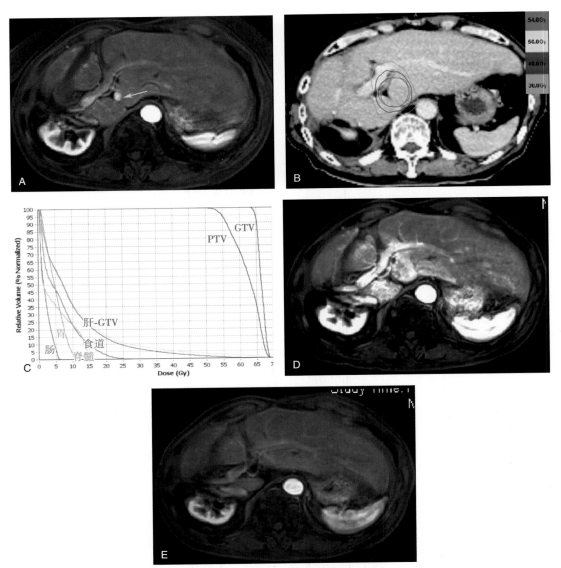

图 10-26-8　术后肝内复发灶放疗靶区和计划及治疗前后影像改变

A. 2020 年 5 月 19 日随访 MRI,发现左外叶病灶直径约 1cm,动脉相增强(黄色箭头所指),考虑为肝细胞癌;

B. 立体定向放疗等剂量曲线图,54Gy/6 次;

C. 立体定向放疗的剂量体积直方图;

D. 放疗后 50 天随访 MRI,放射野强化,未见病灶;

E. 放疗后 9 个月随访 MRI,肿瘤消失,原放疗部位萎缩。

【讨论】

1. 明确放疗是否能让患者获益

患者经过 3 次 TACE,碘油沉积一次比一次差,主要原因是侧支循环建立。有回顾性分析,对碘油沉积不好,结合外放疗可以延长患者的生存期,有一部分患者肿瘤缩小,获得二期手术切除的机会,从不能治愈到可治愈。因此,该患者接受放疗有益。

2. 明确放疗目的

患者的肿瘤大,要达到肿瘤的根治量,全肝平均剂量超过可耐受范围,因此大肝癌介入后的放疗往往往属于巩固放疗或辅助放疗,有一部分患者可以转化为二期手术切除,该患者属于转化治疗。

3. 确定放疗靶区

该患者肝内病灶 2 枚,右叶大的肿瘤碘油沉积差,需要放疗,作为靶区。另一枚位于左内叶,肿瘤小,碘油沉积好,是否需要确定为靶区,加以放疗。从图 10-26-3B 的 CT 动脉相看,左内叶的肿瘤仍然有增强灶,需要放疗。

4. 确定放疗剂量

患者的肿瘤 2 枚,如果要达到肿瘤根治性放疗剂量 76Gy 常规分割量,必须是 4Gy×15 次 =60Gy,这样全肝的平均放射剂量会超过 23Gy。因此,只能给予姑息性剂量,4Gy×11 次,全肝的平均剂量 20.8Gy,或可以转化为二期手术切除。

5. 选择放疗技术

患者肝内 2 个病灶,用三维适形放射治疗计划,4Gy/ 次 ×11 次,CTV 平均 45Gy,肝 -PTV 体积 1 185cm³,平均剂量是 28.5Gy,超过 23Gy 低分割放疗的全肝耐受剂量(图 10-26-9)。对多病灶的肝癌患者,螺旋断层放疗剂量分布优于三维适形放疗。我们选择螺旋断层放疗。

【评论】

1. 肝脏肿瘤动脉血供侧支循环建立是介入效果不好的主要原因

患者第一次介入显示肝内肿瘤动脉血供丰富,左内叶较小的肿瘤碘油基本沉积,右叶大肿瘤仅 1/3 的肿瘤有碘油沉积,AFP 未能下降。第二次介入显示,肿瘤来自肝动脉的血供不多,右膈动脉进入肿瘤明显(图 10-26-2D),即肿瘤的侧支循环来自膈动脉,这是最常见的侧支循环建立,此时介入效果不好。第三次介入显示,肿瘤几乎没有肝动脉来源的血管,碘油不能再起栓塞肿瘤血液供应的作用。究竟介入几次结合放疗,现在未能定论,但从该病例看,介入后 1~2 次碘油沉积不佳,再介入同样不佳。本院刘清欣报道,38 例经多次(4 次以上)肝动脉化疗栓塞术后,20 例产生肝外侧支循环,占 52.6%,其中以右侧膈动脉多见,为 10 例(26.3%)。

2. 外放疗能提高肝癌二期手术的机会

局限在肝内的肝细胞癌不能手术切除,肝动脉栓塞后结合放疗,由于全肝的放射剂量限制,肿瘤的放射治疗量达不到完全控制肿瘤的剂量。这样的病例,只要放疗后肿瘤缩小,外科医生认为可以手术,应该尽可能给予手术切除。我们曾报道,外放疗后,不能手术切除的肝癌患者获得二期手术率 23%(8/35),手术后见到有残存的癌细胞。接受手术的患者,生存期较不能手术切除的长。

3. 正常肝组织的代偿性增生,减少肝功能衰竭的发生

无论是手术、介入治疗还是放疗后,肿瘤被切除或得到控制的同时,正常肝会代偿性增生,这是肝脏区别于其他脏器的重要特性。代偿性增生使得肝脏功能继续保持正常水平。该患者初诊为肝癌时,肝左叶很小(图 10-26-1)。介入后,左叶明显增大,放疗后再增大,直到二期切除后。如果肝脏受到照射,应该控制在多少剂量,肝脏的再生功能不受影响,我们的动物实验得出的剂量是 8Gy。该患者的肝左叶基本是 10Gy 以下(图 10-26-4)。

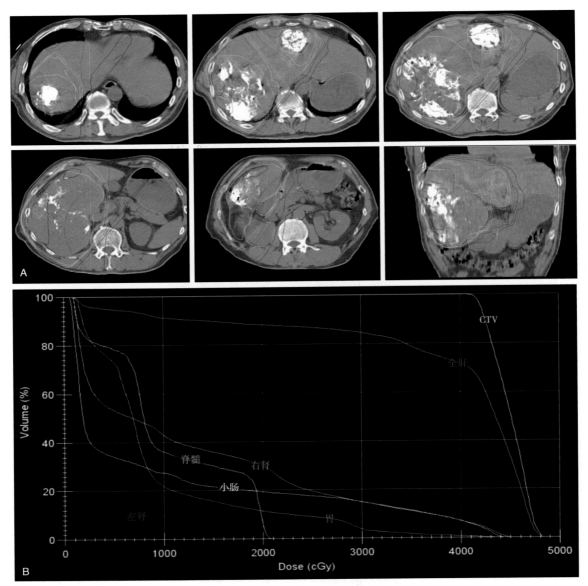

图 10-26-9　三维适形放射治疗计划

A. 肿瘤剂量分布曲线；
B. 肿瘤和各危及器官的 DVH 图。

　　肝脏放疗计划应尽量减少正常肝脏受照射的体积,对需要代偿性再生的肝组织,必须保留足够未受照射肝体积,这样即使放疗后局部肝脏损伤或者二期切除术后,残存正常肝脏仍可发挥代偿作用。对于放疗后有二次手术指征者,术前应给外科医生提供肝脏照射剂量分布图,这样外科医生能更好地掌握放疗后二次切除肝脏部位和范围,最大限度地保留未受照射肝脏。

　　4. 多核巨细胞出现是肝癌放疗后的主要病理表现

　　放疗后残存的肝癌细胞表现为多核巨细胞,这是由于癌细胞受到射线的照射,细胞停滞在 G2 期。我们的研究表明,不照射的肝癌细胞 G2 期只有 13.7%;8Gy 的照射后,G2 期细胞达到 25.9%;16Gy 照射后,达到 40.8%,称为 G2 期延迟。G2 期比例提高,是肿瘤防御射线的表现。肿瘤细胞在这个时期可以有足够的时间进行 DNA 损伤修复,避免分裂后死亡。G2 期细胞虽不分裂,但细胞内的一系列合成仍在进行,如 DNA 的复制、细胞器的产生等,因此,细胞的体积越来越大。我们用咖啡因干预细胞的周期,使细胞快速进入下一个周期,增加肿瘤细胞的凋亡,提高放疗的效果,这种方法不损伤正常肝细胞,是最理想的放射增敏剂。

5. 随访是早诊早治的有效方法

病例 24、25 和本病例,都是大肝癌接受介入结合外放疗后,肝内肿瘤得到完全控制,3 例患者按照医生嘱咐,定期随访。病例 24 在放疗后 5 个月,发现肺转移;病例 25 放疗后 7 年发现肝内复发;本病例放疗后 9 年(2020 年 5 月)发现肝内复发。这 3 例都是随访发现小病灶,及时治疗,获得根治性治疗机会。

CSCO 原发性肝癌诊疗指南推荐根治术后、肝移植、完全消融术、根治性放疗、系统性治疗完全缓解的患者,2 年之内每 3~6 个月检测 AFP 和影像学检查一次,影像学检查为腹部和盆腔增强 MRI 或 CT,评估肝脏病灶,胸部 CT 视病情而定。以后每 6~12 个月随访 1 次。由于该患者依从医生的随访医嘱,得到早发现。该患者 9 年后复发的小肝癌,临床诊断考虑为 HCC,经过 SBRT 后,病灶完全缓解,反过来又支持 HCC 诊断。SBRT 不像手术后有病理诊断,最终需要治疗的结果加以验证。

6. 为何该患者选择立体定向放疗

病例 25 和本病例均为介入 + 放疗 + 手术,也是在长期的随访中发现肝内复发,病例 25 的肝内复发灶选择射频消融,但本病例却选择立体定向放疗,为何?

该患者复发灶在左叶和残存的右肝(术后解剖位置变化,可能是尾状叶位置)之间,新病灶的前方是门静脉,消融针很难从前方穿入。如果选择手术,右肝已经缺如,目前病灶位于左叶深处,做局部切除难度大,需左肝全部切除,如果这样,就没有正常肝。患者的肿瘤周边不受胃肠道影响,是立体定向放疗最好适应证。经过 54Gy/6 次的放疗,实践证明患者的肿瘤不仅完全消失,肝功能也未受影响。

(曾昭冲)

参考文献

［1］ ZENG Z C, TANG Z Y, FAN J, et al. A comparison of chemoembolization combination with and without radiotherapy for unresectable hepatocellular carcinoma [J]. Cancer J, 2004, 10 (5): 307-316.

［2］ 唐延卫, 邵国良, 刘清欣. 原发性肝癌多次 TACE 术后肝外侧支循环分析 [J]. 实用临床医学, 2005, 6 (8): 121-122.

［3］ ZENG Z C, TANG Z Y, YANG B H, et al. Comparison between radioimmunotherapy and external beam radiation therapy for patients with hepatocellular carcinoma [J]. Eur J Nucl Med Mol Imaging, 2002, 29 (12): 1657-1668.

［4］ DU S S, ZENG Z C, TANG Z Y, et al. Regenerative capacity of normal and irradiated liver following partial hepatectomy in rats [J]. Int J Radiat Biol, 2009, 85 (12): 1114-1125.

［5］ WANG T J, LIU Z S, ZENG Z C, et al. Caffeine enhances radiosensitization to orthotopic transplant LM3 hepatocellular carcinoma in vivo [J]. Cancer Sci, 2010, 101 (6): 1440-1446.

［6］ WANG T J, LIU Z S, ZENG Z C, et al. Caffeine does not enhance radiosensitivity of normal liver tissue in vivo [J]. Mol Biol Rep, 2011, 38 (7): 4359-4367.

第四节 癌栓介入结合放射治疗

病例 27 门静脉癌栓

【病史和诊疗经过】

患者,女性,58 岁。以"确诊肝癌伴癌栓 2 个月,介入治疗 1 次"为主诉,于 2012 年 8 月到我科就诊。

患者 2012 年 6 月体检 B 超发现肝占位。进一步 CT 检查,发现右肝癌伴门静脉右支和主干癌栓,肝硬化、脾大,侧支循环开放。AFP>1 210μg/L。肝功能为 Child-Pugh A 级。6 月 16 日在当地行 TACE。7 月 20 日复查 CT,肝右叶病灶部分坏死,病变处仍有血供(图 10-27-1A~C),AFP 1 792μg/L,转本院治疗。本院放疗科于 2012 年 8 月 14 日开始,针对肝内病灶和门静脉右支及主干,进行图像引导下的低分割放疗,总剂量 54Gy/15Fx(图 10-27-2)。放疗后口服索拉非尼,放疗后 45 天和 9 个月随访 CT 和 AFP,门脉主干癌栓完全消失,右后支栓子明显缩小且乏血供(图 10-27-1D~I),AFP 降至正常水平(图 10-27-6)。

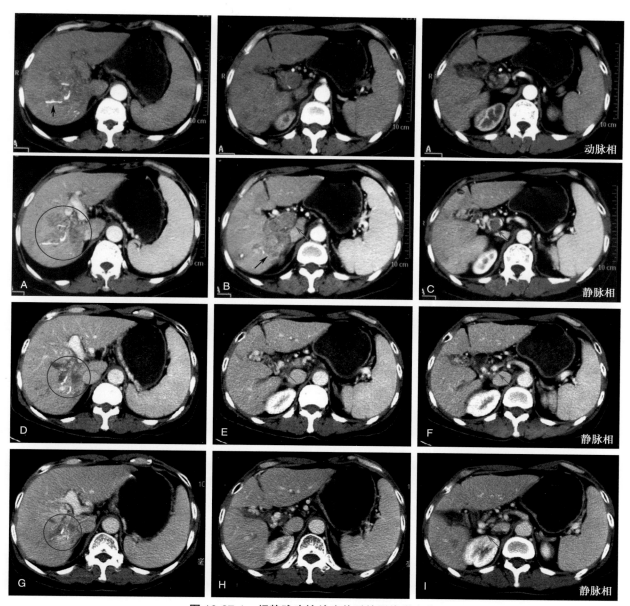

图 10-27-1　门静脉癌栓放疗前后的影像学变化

A~C. 放疗前 CT 影像, 上为动脉相, 下为静脉相(红色箭头指向门脉主干癌栓, 蓝色圈内和黑色箭头所指为门脉右支癌栓);

D~F. 放疗后 45 天复查 CT 静脉相影像, 门脉主干癌栓完全消失, 右后支栓子明显缩小;

G~I. 放疗后 9 个月随访 CT 静脉相影像, 右后支栓子进一步退缩, 门脉主干未见癌栓。

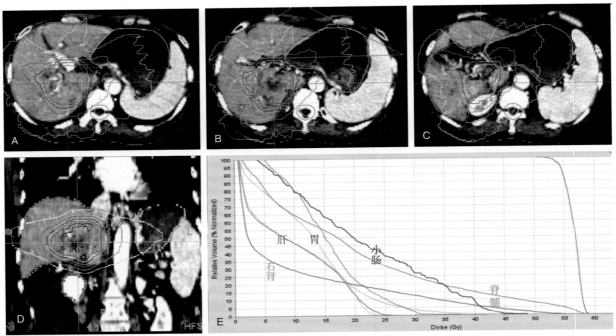

图 10-27-2　螺旋断层放疗计划

A~D. 肝内病灶和门静脉癌栓的等剂量分布曲线；
E. 肿瘤和正常器官剂量体积 DVH 图。

2014 年 5 月 6 日复查腹部 MRI，发现右叶复发灶 1.5cm（图 10-27-3D），AFP 13.4μg/L，肝功能 Child-Pugh A 级。患者于 2014 年 5 月 19 日接受 TACE，DSA 见 2cm 染色（图 10-27-4 黄色箭头），给予表柔比星 30mg + 碘油 5ml。2014 年 9 月 11 日开始，患者改服舒尼替尼（索坦）和阿昔替尼（表 10-27-1、图 10-27-6），AFP 逐步下降至 7μg/L，之后再次升高。到 2015 年 5 月 31 日 AFP 水平升到 33μg/L，MRI 显示右肝后叶原介入病灶动脉血供丰富（图 10-27-3G），2015 年 6 月 3 日针对该病灶进行第二次介入治疗，介入后 AFP 水平呈现一过性下降，一个半月后再次进行性上升，到 2016 年 2 月 2 日 AFP 达到 79μg/L（图 10-27-6）。2016 年 2 月初，患者改服瑞戈非尼，AFP 呈现很短暂下降后，再度持续上升，2016 年 9 月 30 日 AFP 568μg/L，总胆红素 15.1μmol/L，白蛋白 32.8g/L，ALT/AST 163/198U/L，ALP/γ-GT 292/232U/L，白细胞数 2.7×10^9/L，血小板数 142×10^9/L，凝血酶原时间正常，无腹水。患者消瘦、食欲缺乏。考虑瑞戈非尼等靶向药物导致的肝功能损伤，于 2016 年 10 月 21 日停服瑞戈非尼（表 10-27-1）。2016 年 12 月 6 日肝功能基本恢复正常后，接受肝内病灶立体定向放疗（图 10-27-5），PTV 50Gy/10 次。

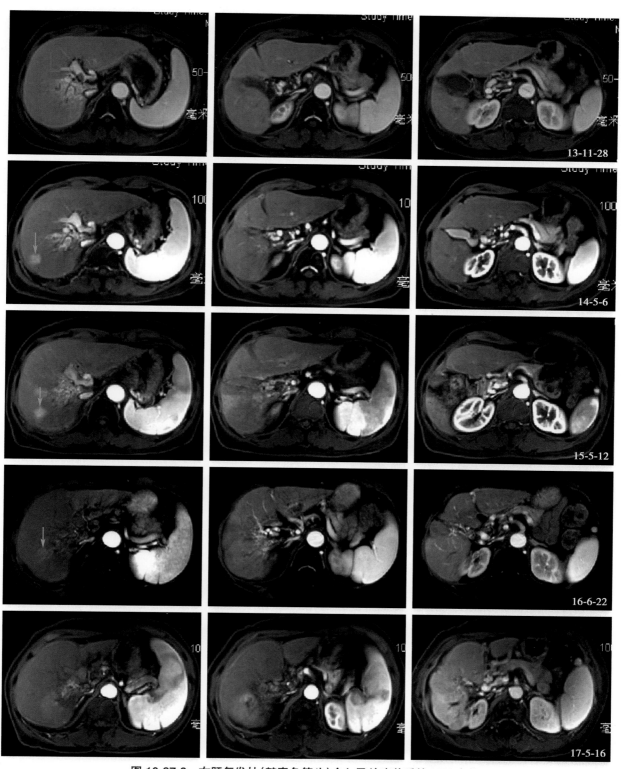

图 10-27-3 右肝复发灶(靛青色箭头)介入及放疗前后的 MRI 变化

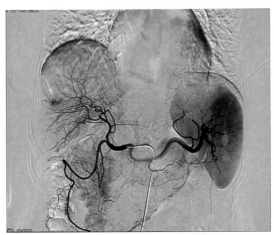

图 10-27-4　右肝复发首次 TACE 治疗术中造影

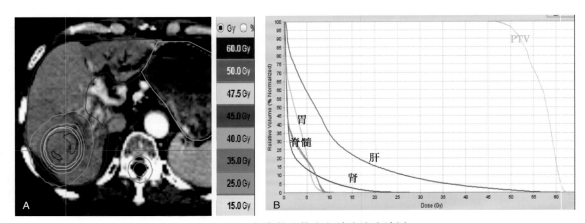

图 10-27-5　复发灶立体定向放疗治疗计划

A. 肝脏靶区等剂量曲线图,肝右叶病灶接受立体定向放疗,50Gy/10 次;

B. 剂量体积直方图(DVH),肿瘤计划靶区 50Gy,肝、胃、肾、脊髓的相应剂量体积都在安全范围。

患者接受立体定向放疗后，未接受任何抗肿瘤治疗，肝功能未进一步损伤（表10-27-2），AFP降至正常水平（图10-27-6）。2018年初反复出现上消化道出血合并肺部感染，于2018年4月20日死亡。

表10-27-1 患者接受靶向药物治疗的时间和剂量

日期	靶向药物
2013-9-2—2014-7-29	索拉非尼 0.4g，b.i.d.
2014-09-11—2014-10-02	舒尼替尼 37.5mg，q.d.
2014-10-02—2014-11-17	阿昔替尼 7mg，b.i.d.
2014-11-17—2015-01-12	舒尼替尼 37.5mg，q.d.
2015-02-17—2015-10-09	阿昔替尼 10mg，b.i.d.
2015-10-16—2016-01-13	来那度胺 25mg + 卡博替尼 60mg，q.d.
2016-01-17—2016-02-16	阿昔替尼 10mg，b.i.d.
2016-02-21—2016-10-21	瑞戈非尼 160mg q.d.×21d，停 7d

注：q.d. 为每日 1 次，b.i.d. 为每日两次。

表10-27-2 患者接受分子靶向治疗后肝功能的变化和白细胞进行性下降

日期	总胆红素（μmol/L）	白蛋白（g/L）	ALT/AST（U/L）	ALP/γ-GT（U/L）	白细胞计数（×10⁹/L）	血小板计数（×10⁹/L）
2015-05-12	5.5	39	32/34	76/45	4.49	107
2016-01-13	24.2	45.5	105/163	290/578		
2016-02-29	22.3	46	65/103	324/524		
2016-08-27	21.9	33	56/89	243/214	3.36	98
2016-09-30	15.1	32.8	163/198	292/232	2.7	142
2016-10-13	18.4	32	49/75	231/153	2.3	141
2017-02-08	21.9	30.7	46/70	138/70	2.24	110
2017-04-17	16.9	37	38/70	179/295	3.24	101

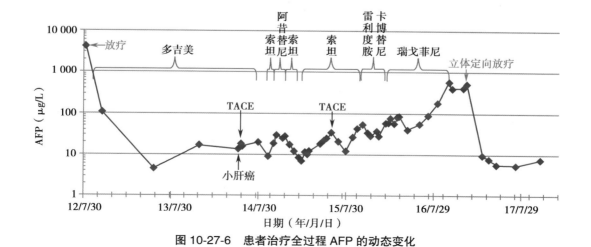

图 10-27-6 患者治疗全过程 AFP 的动态变化

【讨论】

1. 介入结合放疗是肝细胞癌伴门静脉癌栓的标准治疗模式

我国《原发性肝癌诊疗规范》和《门静脉癌栓中国专家共识》中，癌栓治疗的推荐有手术、介入、系统性药物治疗、外放疗，该患者是门静脉主干癌栓，肝内原发灶不能手术的情况下，可以选择介入、药物治疗和放疗。癌栓患者接受靶向药物治疗，是基于 Oriental 和 SHARP 试验，认为靶向药物对晚期肝细胞癌患者，较安慰剂分别延长 2.3 个月（从 4.2 个月延长到 6.5 个月）和 2.8 个月（从 7.9 个月延长到 10.7 个月）的总体生存期。之后，研究者对 Oriental 临床研究进行亚组分析，对出现血管癌栓或肝外转移者，服用索拉非尼者中位生存期 5.6 个月，安慰剂者 4.1 个月，仅提高 1.5 个月。

索拉非尼仅与安慰剂比较，如果与介入结合放疗比较，结果如何？ 2018 年 *JAMA Oncol* 发表的一项来自韩国 Asan 医院 Yoon 和他的团队开展一项随机前瞻的临床研究，随机入组 90 例影像学可见的门静脉癌栓患者，一组给予介入结合放疗，另一组给予口服索拉非尼，每日 2 次，每次 400mg。每组各 45 例。前者 TACE 处理肝内病灶和放疗处理癌栓及邻近 2cm 肝内病灶，放疗剂量为 45Gy，分次剂量 2.5~3Gy；介入结合外放射治疗组的中位生存期 12.8 个月，索拉非尼组的中位生存期为 10.0 个月，两组差异有统计学意义（*P*=0.04）。从这个研究上看，介入结合放疗明显优于索拉非尼的治疗。

2. 肝细胞癌伴门静脉癌栓放疗后是否需要靶向药物巩固治疗

《肝癌靶向治疗专家共识》指出，对于局部晚期肝癌患者，建议肝内病灶放疗同时谨慎使用索拉非尼，可考虑序贯索拉非尼，推荐开展相关临床研究（Ⅲ级推荐，3 类证据）。放疗联合靶向治疗的相关研究主要集中于中晚期肝癌，目前缺乏高质量的研究结果。一项 Ⅱ 期研究入组 40 例不可切除且不适合接受 TACE 治疗的局部晚期肝癌患者，给予肝脏病灶常规放疗同步联合索拉非尼治疗，并序贯服用索拉非尼直至疾病进展。全组患者放疗后 1 个月时的 ORR 达到了 55%，2 年总生存率及照射野内无进展生存率分别为 32% 和 39%。但 ≥2 级肝脏毒性的发生率达到了 35%，包括 3 例死亡，提示同步治疗存在较大的潜在风险。中国医学科学院肿瘤医院发表的回顾性分析发现，尽管在单纯放疗联合 TACE 治疗的基础上同步加用索拉非尼可以延长患者的无进展生存，但 3 级治疗相关不良事件的发生率明显更高。因此，该患者在癌栓放疗后结合索拉非尼是正确的，但是副作用发生率更高。服用多久？上述两个临床研究都是服用到疾病进展或毒性不可耐受。因此，该患者放疗结束后，坚持服用靶向药物，尽管出现复发或 AFP 水平升高趋势，也更换靶向药物，直到肝功能受损不能耐受（表 10-27-2），2016 年 8 月白蛋白明显降低，10 月停用靶向药物，接受立体定向放疗，2017 年 4 月 17 日肝功能恢复正常。

3. 小肝癌患者如何选择非手术治疗

该患者癌栓和肝内病灶经过介入结合外放疗和靶向药物的综合治疗，AFP 降至正常水平，影像学上达到完全缓解。患者在随访过程中，于 2014 年 5 月 6 日发现右肝新发小肝癌。由于是在以前癌栓治疗后的基础上发生的小肝癌，因此，不属于早期肝癌。此时，患者的肝功能正常，针对小肝癌，可以选择手术切除，也可以选择非手术切除。患者不考虑手术切除，应该选择什么样的治疗最好？

肝癌的治疗分为根治性治疗与姑息性治疗，手术切除（包括肝移植）、消融和立体定向放疗都属于根治性治疗,介入栓塞化疗、药物治疗(化疗、靶向、免疫)属于姑息性治疗。能根治者,必须优先用根治性治疗手段。该患者如果不愿意接受手术切除,应该首选消融或立体定向放疗,才能达到根治目的。但是该患者却接受介入栓塞化疗和靶向药物治疗,结果是肝内病灶存活,AFP 持续升高。另外,小肝癌患者是否用靶向药物治疗?《肝癌靶向治疗专家共识》指出,不适合局部处理的局部晚期和晚期肝细胞癌,才考虑靶向药物治疗,而该患者右叶小肝癌可以用局部治疗处理。所以,该患者接受介入治疗小肝癌,是错误选择。从图 10-27-4 的血管造影看,栓塞剂也只能从肝动脉或肝固有动脉注入,很难做到超选择进入肿瘤动脉。由于小肝癌的动脉细小,不推荐经肝动脉介入栓塞作为首选治疗方法。

4. 目前哪些靶向药物获批可作为肝细胞癌的治疗

该患者在其病程中用过多种靶向药物,如索拉非尼、舒尼替尼(索坦)、阿昔替尼、来那度胺(雷利度胺)、卡博替尼、瑞戈非尼。患者药物治疗的时间发生在 2014—2016 年,当时,除了索拉非尼有临床研究结果,其余靶向药物都在临床研究中或研究结果尚未报道。

目前明确,对晚期肝细胞癌,舒尼替尼不及索拉非尼,530 例患者服用舒尼替尼,中位生存期 7.9 个月,544 例患者服用索拉非尼,中位生存期 10.2 个月($P=0.001\ 4$),且舒尼替尼的毒性反应比索拉非尼严重。阿昔替尼作为二线治疗晚期肝癌与安慰剂对照的二期随机临床研究结果显示,阿昔替尼不改善总体生存。来那度胺作为二线治疗晚期肝细胞癌,无进展生存期和总体生存期分别为 1.8 个月和 8.9 个月。卡博替尼作为二线治疗晚期肝细胞癌,与安慰剂比较,卡博替尼中位生存期 10.2 个月,安慰剂为8.0 个月($P=0.005$),卡博替尼可作为晚期肝细胞癌的药物治疗。对索拉非尼治疗后进展的患者,瑞戈非尼有生存获益,与对照组比较,中位总体生存期从 7.8 个月提高到 10.6 个月,提高 2.8 个月,瑞戈非尼也可以作为索拉非尼治疗失败后的二线治疗。REFLECT 研究入组了 954 例未接受过全身治疗的晚期肝细胞癌患者,随机接受仑伐替尼或索拉非尼治疗。两组的中位总体生存期分别是 13.6 个月和 12.3 个月,仑伐替尼非劣效于索拉非尼,达到了研究的主要终点。两组患者无进展生存期分别是 7.4 个月和3.7 个月。

在我国《肝癌靶向治疗专家共识》,专家意见 1:对于不适合局部处理的局部晚期和晚期肝细胞癌,可选择索拉非尼(Ⅰ级推荐,1 类证据)、仑伐替尼(Ⅰ级推荐,1 类证据);也可考虑多纳非尼(Ⅱ级推荐,1 类证据,药品未上市);慎重选择阿帕替尼(Ⅲ级推荐,2 类证据)、安罗替尼(Ⅲ级推荐,3 类证据)。专家意见 2:对于不适合局部处理的局部晚期和晚期肝细胞癌的二线治疗,可选择瑞戈非尼(Ⅰ级推荐,1 类证据);也可考虑阿帕替尼(Ⅱ级推荐,1 类证据,未获得适应证)、卡博替尼(Ⅱ级推荐,1 类证据,国内未上市)、雷莫芦单抗(Ⅱ级推荐,1 类证据,国内未上市);慎重选择安罗替尼(Ⅲ级推荐,3 类证据)。

5. 立体定向放疗与靶向药物比较,哪一种治疗毒性大

立体定向放疗属于局部放疗,主要对肿瘤周围的肝脏和肿瘤邻近的胃肠道产生损伤,即使对肝损伤也是局部的,因此,肝功能 Child-Pugh B 级,甚至部分 C 级患者(病例 15 和病例 7),也可以接受放疗。靶向药物治疗属于全身性治疗,服用时间长,几乎各个系统都会出现程度不一的毒性反应。不良反应的

发生率,索拉非尼≥3级毒性反应发生率32%(SHARP研究),立体定向放疗的毒性反应主要发生在肝和胃肠道,≥3级肝毒性<7%,出现致命性放射性肝损伤的发生率为0.8%(8/1 064),≥3级胃肠道毒性反应发生率1.4%,无胃肠道出血或穿孔导致死亡。该患者服用3年靶向药物后出现肝功能损伤和食欲缺乏,患者不能耐受靶向药物治疗后,转用立体定向放疗。立体定向放疗后肝功能未进一步恶化,停用靶向药物后还能恢复。从这点看,立体定向放疗毒性轻,今后的方向就是系统性靶向药物治疗结合精确放疗。

6. 该患者最终死亡的原因

该患者最后死于上消化道出血,这是由于介入、放疗,尤其是靶向药物治疗长达3年,患者肝功能受到影响,导致肝硬化加重,门脉高压,脾功能亢进,出现胃底静脉曲张出血,肝硬化也会导致凝血功能异常,出现难治性出血。上消化道出血是绝大部分肝癌伴门静脉癌栓患者死亡的主要原因。

(曾昭冲)

参考文献

[1] CHENG A L, KANG Y K, CHEN Z, et al. Efficacy and safety of sorafenib in patients in the Asia-Pacific region with advanced hepatocellular carcinoma: a phase III randomised, double-blind, placebo-controlled trial [J]. Lancet Oncol, 2009, 10 (1): 25-34.

[2] LLOVET J M, RICCI S, MAZZAFERRO V, et al. Sorafenib in advanced hepatocellular carcinoma [J]. N Engl J Med, 2008, 359 (4): 378-390.

[3] CHENG A L, GUAN Z, CHEN Z, et al. Efficacy and safety of sorafenib in patients with advanced hepatocellular carcinoma according to baseline status: subset analyses of the phase III Sorafenib Asia-Pacific trial [J]. Eur J Cancer, 2012, 48 (10): 1452-1465.

[4] YOON S M, RYOO B Y, LEE S J, et al. Efficacy and safety of transarterial chemoembolization plus external beam radiotherapy vs sorafenib in hepatocellular carcinoma with macroscopic vascular invasion: A randomized clinical trial [J]. JAMA Oncol, 2018, 4 (5): 661-669.

[5] 中国医学科学院北京协和医学院肿瘤医院消化道肿瘤多学科协作组. 肝癌靶向治疗专家共识(草案)[J]. 肝癌电子杂志, 2020, 7 (2): 2-11.

[6] CHEN S W, LIN L C, KUO Y C, et al. Phase 2 study of combined sorafenib and radiation therapy in patients with advanced hepatocellular carcinoma [J]. Int J Radiat Oncol Biol Phys, 2014, 88 (5): 1041-1047.

[7] ZHAO Y, ZHU X, WANG H, et al. Safety and efficacy of transcatheter arterial chemoembolization plus radiotherapy combined with sorafenib in hepatocellular carcinoma showing macrovascular invasion [J]. Front Oncol, 2019, 9: 1065.

[8] CHENG A L, KANG Y K, LIN D Y, et al. Sunitinib versus sorafenib in advanced hepatocellular cancer: results of a randomized phase III trial [J]. J Clin Oncol, 2013, 31 (32): 4067-4075.

[9] KANG Y K, YAU T, PARK J W, et al. Randomized phase II study of axitinib versus placebo plus best supportive care in

second-line treatment of advanced hepatocellular carcinoma [J]. Ann Oncol, 2015, 26 (12): 2457-2463.

［10］ SHAO Y Y, CHEN B B, OU D L, et al. Lenalidomide as second-line therapy for advanced hepatocellular carcinoma: exploration of biomarkers for treatment efficacy [J]. Aliment Pharmacol Ther, 2017, 46 (8): 722-730.

［11］ ABOU-ALFA G K, MEYER T, CHENG A L, et al. Cabozantinib in patients with advanced and progressing hepatocellular carcinoma [J]. N Engl J Med, 2018, 379 (1): 54-63.

［12］ BRUIX J, QIN S, MERLE P, et al. Regorafenib for patients with hepatocellular carcinoma who progressed on sorafenib treatment (RESORCE): a randomised, double-blind, placebo-controlled, phase 3 trial [J]. Lancet, 2017, 389 (10064): 56-66.

［13］ KUDO M, FINN R S, QIN S, et al. Lenvatinib versus sorafenib in first-line treatment of patients with unresectable hepatocellular carcinoma: a randomised phase 3 non-inferiority trial [J]. Lancet, 2018, 391 (10126): 1163-1173.

［14］ ZENG Z C, SEONG J, YOON S M, et al. Consensus on stereotactic body radiation therapy for small-sized hepatocellular carcinoma at the 7th asia-pacific primary liver cancer expert meeting [J]. Liver Cancer, 2017, 6 (4): 264-274.

病例 28　左叶肝细胞癌伴门静脉主干癌栓

【病史和诊疗经过】

患者,男性,48 岁。以"发现肝癌 1 个月余,介入治疗一次"为主诉,于 2012 年 2 月 9 日到我科就诊。

2011 年底,患者体格检查,B 超显示左肝占位,AFP 水平升高,当地医生考虑为肝癌,到本院就诊,住肝外科准备接受手术治疗。入院体检,慢肝面容,肝掌,卡诺夫斯凯计分(KPS)100 分,肝剑突下 6cm,无其他阳性体征。血常规正常,肝功能 Child-Pugh A 级,AFP 5 863μg/L,HBV-DNA 1.08×10^4 拷贝 /L,乙型肝炎病毒检查为"小三阳"。彩色超声发现肝左叶 77mm×78mm 低回声区,门静脉主干、左支及矢状段内见实质回声;脾门处脾静脉内径 6mm,血流通畅,肝区回声增强增粗不均匀,提示肝硬化伴肝癌。CT 示肝表面欠光滑,左叶见团块状低密度灶,边界欠清,病灶约 141mm×103mm,增强扫描动脉期病灶不均匀强化,左右肝交界处见片状异常灌注,静脉期呈相对低密度影,门静脉主干及左右支见低密度充盈缺损。由于门静脉主干癌栓,外科医生不考虑手术切除和取栓。于 2012 年 1 月 6 日接受 TACE,造影见肝左叶及左内叶大片肿瘤染色灶,并见动静脉瘘(图 10-28-1A),肝固有动脉注入 5-Fu 1.0g,奥沙利铂 150mg,化疗灌注,丝裂霉素 C 10mg+ 碘油 10ml,左右肝动脉各注入 5ml,碘油沉积不佳。介入治疗后抗肝炎病毒治疗。

2 月 7 日随访增强 CT,左右叶散在分布斑点片状碘油(图 10-28-2)。由于存在动静脉瘘,肝内病灶碘油沉积不好,介入医生推荐患者接受放疗。于 2012 年 2 月 14 日用螺旋断层放疗,针对肝左叶病灶和门静脉癌栓放疗,GTV 2.8Gy/ 次 ×20 次,全肝平均剂量为 13.6Gy,但是胃的最大剂量 57Gy,平均剂量 34Gy(图 10-28-3)。放疗中患者无明显不适,仅诉食欲缺乏、乏力,不影响放疗,于 2012 年 3 月 13 日放疗结束。

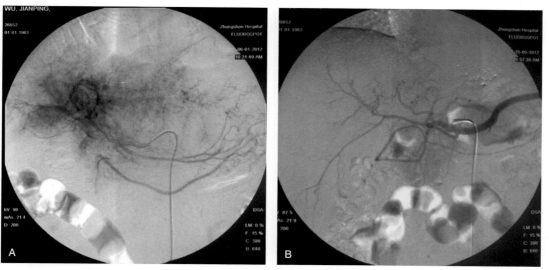

图 10-28-1　两次介入 DSA 造影显像

A. 2012 年 1 月 6 日接受 TACE 治疗,肝左叶及左内叶大片肿瘤染色灶,并见动静脉瘘;

B. 2012 年 5 月 24 日接受第二次 TACE 治疗,未见明显的肿瘤血管染色。

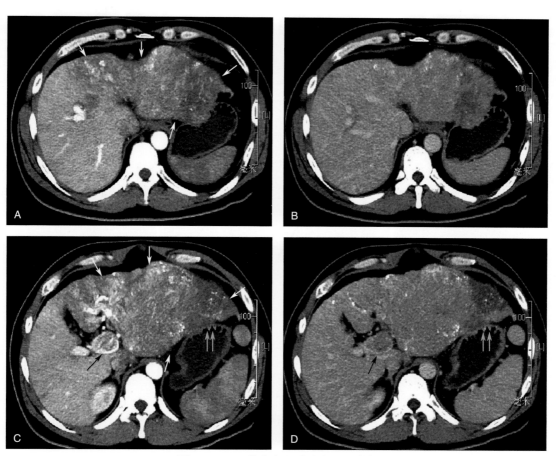

图 10-28-2　首次介入后随访 CT 影像

A. 动脉相,B. 静脉相,左叶大肝癌与胃壁粘连(白色箭头);

C. 动脉相,D. 静脉相,可见门静脉主干癌栓(黑色箭头)、肝硬化出现胃底静脉曲张(靛青色箭头)。

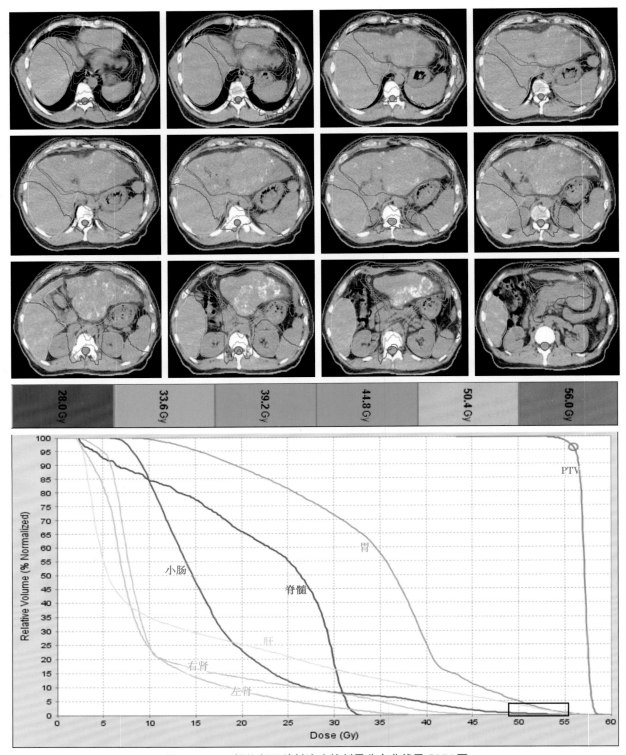

图 10-28-3　螺旋断层放射治疗的剂量分布曲线及 DVH 图

放疗后保肝治疗,2012 年 4 月 10 日(放疗后 4 周)复查 CT,可见腹腔内大量腹水,左叶病灶内见点状碘油沉积,动态增强动脉期多个病灶结节增强,门静脉主干及左右支内充盈缺损,较前缩小(图 10-28-4B、图 10-28-5B)。考虑存在肝功能失代偿,给予保肝、利尿、补白蛋白治疗。

2012 年 5 月 22 日复查 CT,腹水消失,肝右叶表明光滑,左叶病灶几乎完全消失,门静脉癌栓明显缩小(图 10-28-4C、图 10-28-5C)。肝功能指标恢复正常,查 HBV-DNA<10^3 拷贝 /L。

5 月 25 日患者接受第 2 次介入治疗(图 10-28-1B),左叶片状淡肿瘤染色灶,边界不清,用 5-Fu、奥沙利铂和丝裂霉素 C 及注入 5ml 碘油,介入后患者诉心窝部烧灼样疼痛,给予服用制酸剂,症状缓解。2013 年 3 月复查 CT,肝内肿瘤基本消失,门静脉通畅(图 10-28-4D、图 10-28-5D)。2014 年 1 月复查 MRI,肝内多发病灶(图 10-28-4E 粉色圈),门静脉主干出现癌栓(图 10-28-5E 黑色箭头),住本院肝内科介入治疗。患者于 2014 年 4 月 1 日肝内病灶进展,肝功能衰竭死亡。表 10-28-1 为患者整个诊疗过程中实验室检查的结果。

表 10-28-1　患者诊疗过程中实验室检查表

年	2012								2013		2014
月 - 日	1-3	2-8	2-23	3-7	4-9	5-24	5-28	6-26	2-24	7-4	1-7
Hb(g/L)	166	152	138	140		122	109	119	132	132	129
WBC($\times 10^9$/L)	5.52	7.46	2.62	3.96		5.21	1.75	4.52	2.98	3.63	3.51
PLT($\times 10^9$/L)	219	225	197	129		96	66	89	97	103	104
TB(μmol/L)	9.5	11.0	4.1	9.7	15.4	6.9	11.8	14.3	15.7	11.6	29
A(g/L)	38	39	37	34	32	36	32	33	42.5	41	36
G(g/L)	20	30	29	28	23	25	22	24	22.5	22	21
ALT(U/L)	44	28	24	34	50	28	20	31	32	40	121
AST(U/L)	75	72	86	38	131	33	30	34	34	40	104
ALP(U/L)	81	147	156	180	260	175	119	121	158	150	267
γ-GT(U/L)	305	553	579	412	367	276	223	251	115	129	128
AFP(ng/ml)	5 863	4 097	4 122	2 850	86	39.4	38.2	32	31.4	36	217

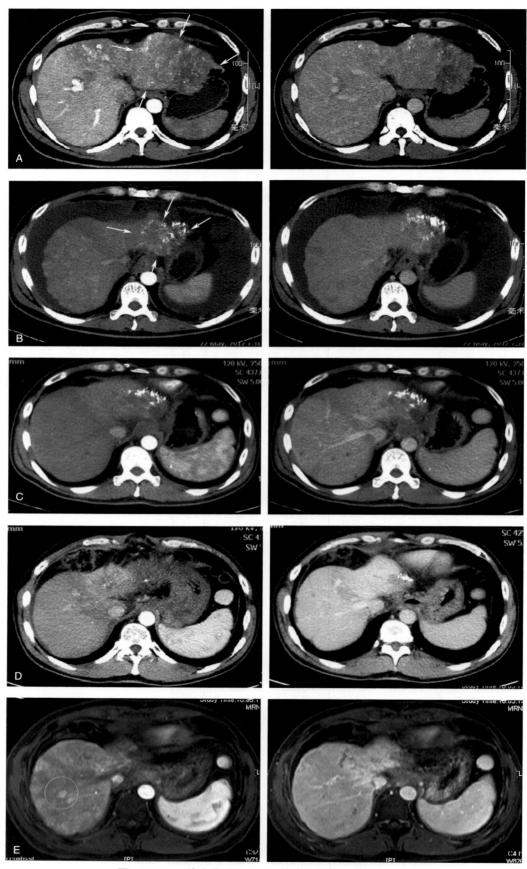

图 10-28-4　放疗前后 CT/MRI 检查图像（左肝病灶层面）

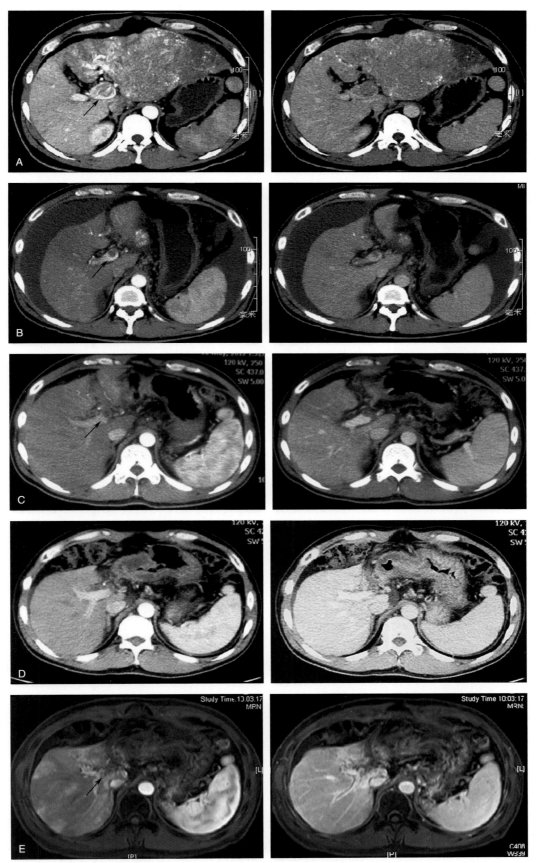

图 10-28-5　放疗前后 CT/MRI 检查图像（门静脉癌栓层面）

【讨论】

1. 是否有放疗指征

根据中国肝细胞癌诊疗规范,该患者临床分期为Ⅲa期,由于癌栓位于门静脉主干,不推荐手术切除,治疗策略可以选择介入、放疗或药物治疗(化疗及分子靶向治疗),2011年当时还没有A+T治疗(贝伐单抗联合阿特珠单抗)。患者接受1次介入治疗,由于动静脉瘘,碘油沉积不佳。我国和韩国的报道都显示门静脉癌栓放疗,患者生存期较不放疗者明显延长,不良反应小。我们报道126例门静脉癌栓患者接受放疗,其中位生存期为9.7个月,韩国的为11.6个月。明显优于同一期别的患者接受索拉非尼治疗的效果。韩国Asan医院Yoon和他的团队开展一项随机前瞻的临床研究,证实介入结合外放疗优于单纯靶向药物治疗。

2. 放疗目的

肉眼可见的门脉主干癌栓放疗都属于姑息性,中位生存期在1年左右。我们的资料显示,66%门静脉癌栓患者放疗失败的主要原因是肝内病灶未能控制。随放疗技术的进展,可以同时放疗肝内原发灶和癌栓,且能达到根治放疗剂量,有少部分患者放疗后达到长期生存,从姑息转为根治性。

3. 放射治疗野的设计

肝细胞癌伴门静脉癌栓患者的放疗,放射野最好包括所有的肝内病灶和门静脉内的癌栓,但有的癌栓患者肝内病灶多或者大,癌栓从分支到主干,如果所有病灶都包括在放射野内,肝脏受到的放射治疗剂量高,只有通过降低放疗总剂量,此时,最好通过介入治疗肝内病灶,减少肿瘤负荷,甚至可以不必放疗碘油沉积好的肝内肿瘤,从而提高癌栓的放疗剂量。该患者肿瘤位于左叶,癌栓位于门静脉左支和主干,整个右叶都不在放射野内,因此放射野设计可以包括左叶肿瘤和门静脉主干癌栓。

4. 放疗剂量

我们的资料显示,接受姑息性放疗的癌栓患者,采用常规分割,放疗剂量和生存之间无关,也就是提高放疗剂量,未能相应提高生存,一般给予癌栓50Gy的常规分割量即可。但是,该患者还有肝内病灶,且碘油沉积不佳,究竟给肝内病灶多少剂量合理,我们仍没有这方面资料。原则是尽可能让患者达到或接近根治性放疗条件,即放射野外无可见病灶,放疗剂量能够达到根治量,不能有严重的并发症。我们的研究表明,采用图像引导下的低分割放疗,优点是缩短放疗总次数,疗效显著提高。由于全肝的平均剂量和胃肠道的耐受量限制,我们给予2.8Gy/次,放疗20次,假设$\alpha/\beta=12Gy$,相当于常规分割的等效生物剂量69Gy。肝平均剂量仅13.6Gy,V20=25%、V30=16%;但胃的最大剂量57Gy,平均剂量34Gy,V50为3.5%,已接近胃肠的耐受量。

5. 采用何种放疗技术

该患者肿瘤和胃壁紧紧相贴,如果采用三维适形放疗,胃的耐受剂量只能是50Gy,肿瘤的剂量也只能到50Gy,而且肝的放疗剂量也增加,如果有条件,用螺旋断层放疗,在肝肿瘤和胃交界处,放疗剂量迅速递减(见图10-28-3)。胃壁接受高剂量区的体积明显下降。如果PTV接受56Gy放疗剂量,采用三维适形放疗技术,胃(该患者胃的体积为442cm³)的V50和V55分别为28%和10.4%(图10-28-6);而螺旋断层放疗技术,胃的V50和V55分别为4.9%和0.45%。表10-28-2列出这两种放疗技术靶区、肝和胃的剂量比较,很显然,该患者应该接受螺旋断层放疗。

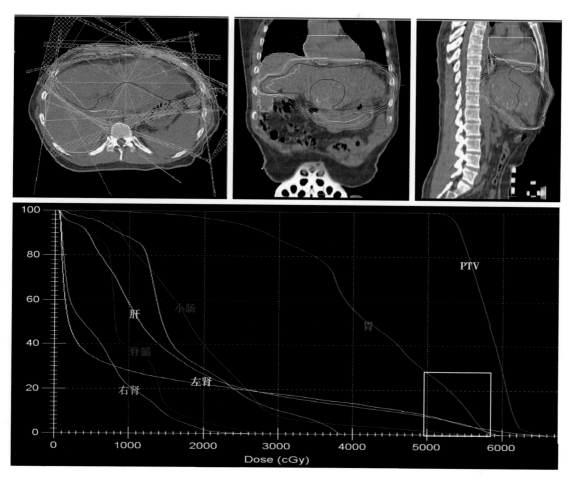

图 10-28-6　三维适形放疗胃的剂量分布

表 10-28-2　三维适形放疗和螺旋断层放疗技术危及器官的剂量分布比较(Gy)

	PTV		肝 -PTV		胃	
	三维适形	螺旋断层	三维适形	螺旋断层	三维适形	螺旋断层
最小剂量	48.3	43.2	0.45	1.7	5.2	8.2
最大剂量	66.9	59.0	66.9	58.0	59.1	57.3
平均剂量	58.0	57.1	17.3	13.6	42.3	34.3

【评论】

1. 门静脉主干癌栓能进行经肝动脉栓塞治疗

肝脏存有门静脉和肝动脉双重血供,即使肝动脉被栓塞,门静脉可代替肝脏的血液供应,肝脏不会缺血坏死。然而,该患者门静脉主干几乎完全被癌栓栓塞,影像学上除了癌栓的直接征象,还可以看到胃底静脉曲张的间接征象(图 10-28-2 靛青色箭头所指)和彩色超声所见的脾静脉扩张。如果把肝动脉完全栓塞,门静脉侧支循环还没建立,患者就会出现肝衰竭。由于该患者的侧支循环已经建立,表现为胃底静脉曲张,因此,介入医生愿意为患者进行肝动脉栓塞治疗。另外,该患者存在动静脉瘘,介入后肝功能未受到影响。

2. 放疗后腹水不等于放射性肝炎

放射性肝炎发生时间通常是放疗后 4~8 周(2 周~7 个月);其临床症状为疲乏、体重增加、腹围增大(腹水),有时出现右上腹不适;体征多为腹水、肝大(严重的患者);实验室检查显示 AST、ALT 升高(>正常值 2 倍),总胆红素不升,碱性磷酸酶上升 3~10 倍。放射性肝炎诊断标准:①典型放射性肝炎,碱性磷酸酶(AKP)升高>2 倍,无黄疸,排除肿瘤进展导致腹水、肝大;②非典型放射性肝炎,转氨酶超过正常最高值或治疗前水平的 5 倍。一旦出现放射性肝炎,大部分患者即发生肝衰竭死亡。该患者放疗以后 1 个月随访 CT,发现大量腹水,而总胆红素正常,碱性磷酸酶从放疗前的 150U/L 上升到 260U/L,未达到放射性肝炎的诊断标准。肝平均剂量仅 13.6Gy,在全肝耐受量范围内。因此,不是放射性肝炎,只是患者白蛋白低导致的腹水,通过补白蛋白治疗,6 周后随访 CT,腹水完全消失,肝功能指标达到放疗前的水平。

3. 胃肠道能耐受的放疗剂量

RTOG 对胃肠道的放射损伤分为 4 级。胃肠道的放射耐受剂量就是针对出现Ⅲ级或以上的放射性损伤而言,也就是尽量避免胃肠道的出血(Ⅲ级)或穿孔(Ⅳ级)。肝癌放疗后胃肠道小面积损伤,表现为充血或出血点,不出现症状,也不危及生命,只有在胃镜下才能发现,临床上往往被忽视。因此,允许胃肠道小面积受到稍高剂量的放射,正如该病例,患者的 V50 为 3.5%,患者仅诉心前区烧灼感,经过抗酸治疗缓解。

4. 门静脉癌栓消失后的治疗

患者放疗后 3 个月随访 CT,显示肝内肿瘤完全消失,门静脉栓子明显缩小,AFP 降到 32μg/L,接近正常水平。这时候除了保肝、制酸治疗,需要如何继续针对肝内肿瘤治疗?目前,癌栓放疗后治疗仍然没有统一的意见,最关键是未能确定残存肿瘤的位置。目前没有证据支持癌栓放疗后的治疗对生存有益,放疗后结合化疗、免疫、靶向或介入作为巩固治疗,或转化为可手术切除,可作为临床研究课题。如果不作为临床研究,像该患者放疗结束后无须巩固治疗,定期随访,一旦肝内外有新病灶,则针对新病灶治疗。

5. 癌栓完全消失只有 20%

肿瘤侵犯到血管形成癌栓,在血流的冲击下,癌栓、血栓常混合一起。即便放疗后癌细胞完全死亡溶解,血栓仍然存在,栓子很难消失,特别是门静脉癌栓。因为门静脉细、血流慢、来自胃肠道吸收的物质经过门静脉进入肝脏,血流容易凝固。我们报道显示,门静脉癌栓放疗后完全缓解者只有 20%(30/144),韩国报道的门静脉癌栓放疗完全缓解率只有 3.6%(10/281)。因此,放疗后的残存栓子不一定有癌细胞。此时,如果患者的条件允许,尽量通过手术取栓,可以使得门静脉血流更加通畅,或许对生存有益。由此，出现了门静脉癌栓的术前新辅助放疗。

（曾昭冲）

参考文献

［1］中华人民共和国卫生部 . 原发性肝癌诊疗规范 (2011 年版)[J]. 临床肿瘤学杂志 , 2011, 16 (10): 929-946.

［2］HOU J Z, ZENG Z C, ZHANG J Y, et al. Influence of tumor thrombus location on the outcome of external-beam radiation therapy in advanced hepatocellular carcinoma with macrovascular invasion [J]. Int J Radiat Oncol Biol Phys, 2012, 84 (2): 362-368.

［3］YU J I, PARK H C, LIM D H, et al. Prognostic index for portal vein tumor thrombosis in patients with hepatocellular carcinoma treated with radiation therapy [J]. J Korean Med Sci, 2011, 26 (8): 1014-1022.

［4］CHENG A L, GUAN Z, CHEN Z, et al. Efficacy and safety of sorafenib in patients with advanced hepatocellular carcinoma according to baseline status: subset analyses of the phase Ⅲ Sorafenib Asia-Pacific trial [J]. Eur J Cancer, 2012, 48 (10): 1452-1465.

［5］YOON S M, RYOO B Y, LEE S J, et al. Efficacy and safety of transarterial chemoembolization plus external beam radiotherapy vs sorafenib in hepatocellular carcinoma with macroscopic vascular invasion: a randomized clinical trial [J]. JAMA Oncol, 2018, 4 (5): 661-669.

［6］HOU J Z, ZENG Z C, WANG B L, et al. High dose radiotherapy with image-guided hypo-IMRT for hepatocellular carcinoma with portal vein and/or inferior vena cava tumor thrombi is more feasible and efficacious than conventional 3D-CRT [J]. Jpn J Clin Oncol, 2016, 46 (4): 357-362.

［7］KIM H, LIM D H, PAIK S W, et al. Predictive factors of gastroduodenal toxicity in cirrhotic patients after three-dimensional conformal radiotherapy for hepatocellular carcinoma [J]. Radiother Oncol, 2009, 93 (2): 302-306.

［8］KHOZOUZ R F, HUQ S Z, PERRY M C. Radiation-induced liver disease [J]. J Clin Oncol, 2008, 26 (29): 4844-4845.

［9］CHON Y E, SEONG J, KIM B K, et al. Gastroduodenal complications after concurrent chemoradiation therapy in patients with hepatocellular carcinoma: endoscopic findings and risk factors [J]. Int J Radiat Oncol Biol Phys, 2011, 81 (5): 1343-1351.

病例 29　肝右叶肝细胞癌伴下腔静脉癌栓

【病史与诊疗经过】

患者,男性,60 岁。以"甲胎蛋白升高 2 个月,发现肝癌 3 周"为主诉,于 2011 年 6 月 28 日来本院就诊。

患者 2011 年 4 月体检发现 AFP 升高到 150μg/L,做肝脏彩色超声和 MRI,均未发现肝内有占位性病变。遂每 2 周定期随访一次,每次复查 AFP 均渐进上升。到 2011 年 5 月下旬,AFP>1 600μg/L,复查彩超和 MRI,肝内仍无占位。曾住外院请本院泌尿外科医生检查,排除生殖系统肿瘤后,为明确诊断,转本院。患者乙型肝炎病史 20 年,近 8 年口服抗乙型肝炎病毒药物。2 年前因甲状腺瘤,接受甲状腺大部切除。无烟酒嗜好。

2011 年 6 月 7 日,在本院介入科行数字减影血管造影(DSA),经肝动脉注入造影剂,见肝右叶近膈角处团块状肿瘤血管染色,约 2cm×2.5cm(图 10-29-1A)。影像学为肝细胞癌表现,结合 AFP 升高到 1 600μg/L,临床诊断为肝细胞癌,超选择至肝右动脉肿瘤血管支,奥沙利铂 50mg+吡柔比星 50mg+超液化碘油 6ml 混成乳剂注入,见碘油沉积好。术后保肝、对症处理,恢复好。6 月 22 日口服索拉非尼 400mg/次,每日 2 次,出现双足底皮肤脱皮、腹泻,不良反应大,服用 2 周后,减为 200mg/次,每日 2 次。

介入术后 3 周(2011 年 6 月 28 日)随访 CT,肝右叶内碘油沉积,肿瘤大小 6.8cm×4.3cm,动脉期病灶膈顶部边缘强化,门静脉期相对低密度,下腔静脉局部充盈缺损,上下约 35mm(图 10-29-2)。PET/CT 显示右肝楔形低密度灶伴大片碘油沉积,病灶膈顶部下腔静脉旁见小片糖代谢异常增高灶,SUV 值 4.68,下腔静脉内癌栓的 SUV 值 8.36,提示肝右叶病灶部分肿瘤活性存在,下腔静脉癌栓形成(图 10-29-3)。请放射治疗科会诊,要求结合放疗。

2011 年 7 月 4 日开始,针对肝内和下腔静脉病灶进行螺旋断层放疗,3.0Gy/次 × 18 次,图 10-29-4 示放射治疗剂量曲线分布和剂量体积直方图。放疗中无不适。

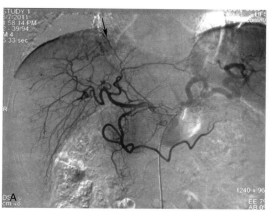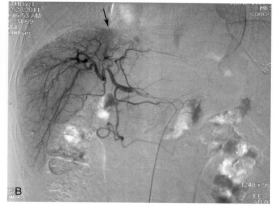

图 10-29-1　两次介入的 DSA 显像

A. 2011 年 6 月 7 日,肝脏动脉造影显示,右肝膈下团块状肿瘤血管染色,以膈角处最明显(箭头);
B. 2011 年 12 月 28 日再次造影,在原肿瘤部位即膈角处,仍有肿瘤血管染色(箭头)。

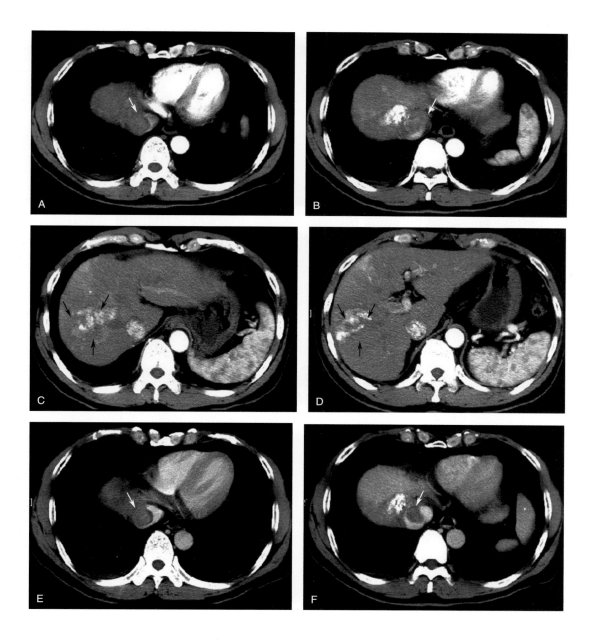

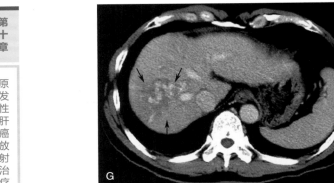
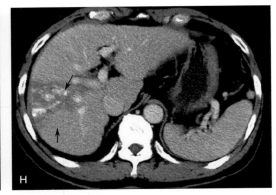

图 10-29-2　首次介入后随访增强 CT

A~D 为动脉相,E~H 为静脉相;

A、B 和 E、F 白色箭头指下腔静脉癌栓;

C、D 和 G、H 黑色箭头所示为肝内病灶,肿瘤边界不清,瘤内部分碘油沉积。

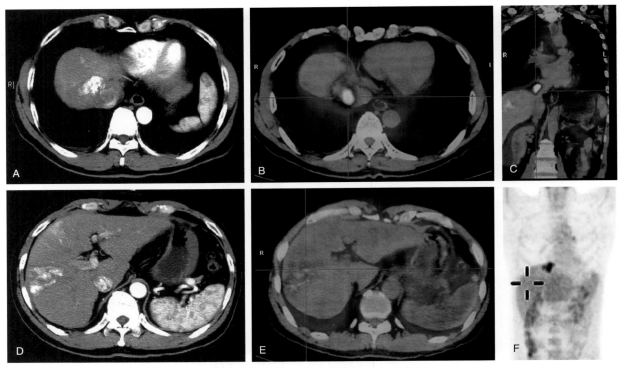

图 10-29-3　首次介入后 PET/CT 影像

A. 增强 CT 显示下腔静脉癌栓缺少碘油沉积,肝内病灶部分碘油沉积;

B. PET/CT 融合,下腔静脉癌栓糖代谢活跃,提示癌栓存活;

C. 冠状切见癌栓在下腔静脉心房入口处;

D. CT 显示肝内病灶在动脉期增强,并且有碘油沉积;

E. 肝内病灶的糖代谢不及癌栓明显,与碘油沉积有关;

F. 冠状切显示肝内肿瘤糖代谢不明显。

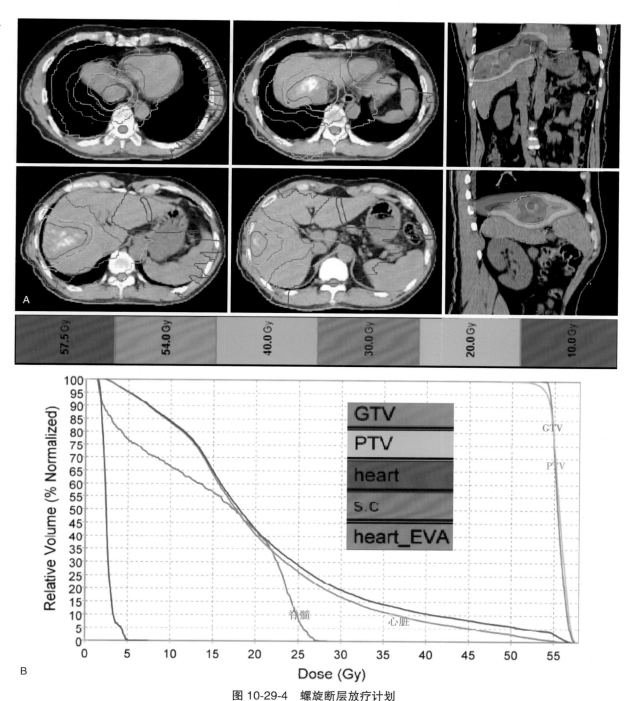

图 10-29-4　螺旋断层放疗计划

A. 肿瘤靶区剂量分布；

B. 剂量体积直方图，心脏放射剂量>50Gy 仅 6%。

　　放疗后定期门诊随访,第 1、2 个月分别随访腹部 CT,肝内肿瘤约 5.3cm×2.2cm,碘油沉积良好,动脉期瘤内无强化(图 10-29-5B)。2011 年 11 月随访,发现 AFP 开始持续上升,12 月再次入院予 DSA,见膈顶不规则结节样肿瘤血管染色,约 1.5cm×2cm(图 10-29-1B)。注入 5ml 碘油 + 表柔比星 30mg+ 奥沙利铂 50mg,碘油沉积好。患者 1 周后出院。

　　出院后门诊随访 AFP 水平持续上升,2012 年 2 月 24 日 CT 发现双肺转移灶(图 10-29-6A)。肝脏 CT 增强,未发现肝内病灶,下腔静脉癌栓逐渐变小(图 10-29-5C、D)。介入科医生加倍索拉非尼用量,400mg/ 次,每日 2 次,仅表现为脱皮,无其他不良反应,AFP 水平保持稳定 1 个月后,又继续上升。2012 年 8 月、10 月、12 月和 2013 年 1 月先后给予行支气管动脉灌注化疗,但 AFP 每个月都上升,2013 年 1 月 7 日进入临床研究,用三氧化二砷治疗,之后随访肺部 CT,病灶进行性增大增多(图 10-29-6C~F),但肝内病灶始终控制良好(图 10-29-5D、E)。患者 2014 年 7 月 21 日因肺部转移瘤并发感染,出现呼吸衰竭死亡。

　　治疗期间实验室检查血常规、血生化和甲胎蛋白见表 10-29-1。

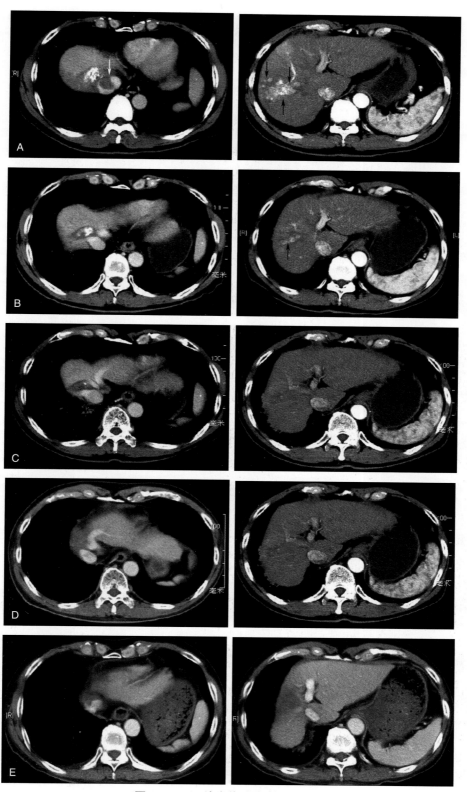

图 10-29-5　放疗前后随访 CT 影像

A. 介入后放疗前,下腔静脉癌栓(白色箭头),肝内病灶(黑色箭头);

B. 放疗后 40 天;

C. 放疗后 4 个月;

D、E. 放疗后 17 和 34 个月随访,癌栓和肝内肿瘤病灶消失达到完全缓解。

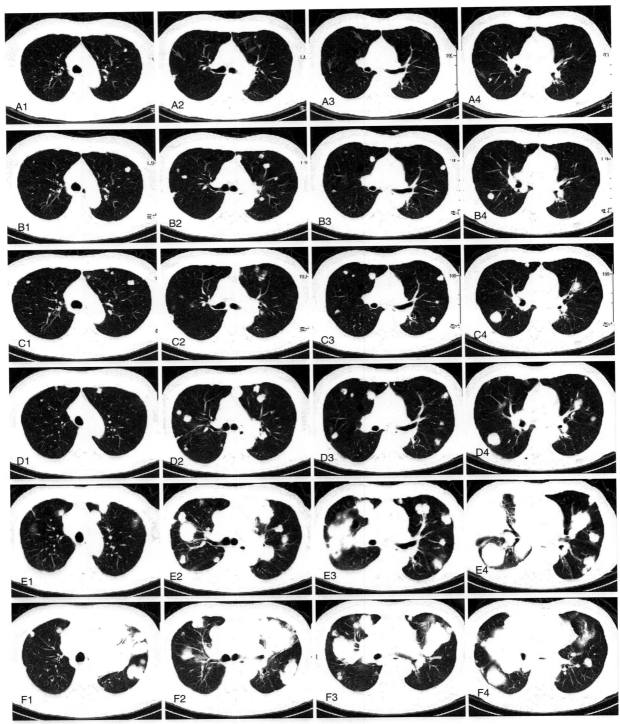

图 10-29-6　肺转移灶影像学变化

A. 放疗后 7 个月，AFP 升高，胸部 CT 首次发现双肺多个转移灶可能（红色箭头）；

B. 半年后随访，与以前的病灶相对应，双肺转移灶增大、增多；

C. 1 年后病灶继续增大、增多；

D~F. 肺转移病灶不断进展。

表 10-29-1　治疗期间实验室检查结果

日期 时间	2011								2012							2013			2014
	6-4 介入前	6-13 介入后2周	6-20 口服索拉非尼	7-15 放疗第2周	9-7 放疗后1个月	10-14	11-24	12-23 第2次介入前	1-29 介入后1天	2-24 索拉非尼加倍	3-23	4-27	6-29	8-17	11-19	1-21	3-1	12-14	4-10
Hb(g/L)	147	129	122	134	150	151	153	148	140	137	143	148	138	140	137	142	136	118	120
WBC(×10⁹/L)	5.42	7.9	7.3	3.86	5.92	4.09	4.74	4.29	6.13	5.26	4.57	5.94	5.98	4.9	5.93	6.62	6.13	10.2	8.39
PLT(×10⁹/L)	192	166	339	139	123	110	161	117	131	140	130	130	160	171	145	204	161	356	329
TB(μmol/L)	11.1	3.0	12.2	10.2	22.3	14.9	19.8	21.7	16.8	15	16.2	23.4	18.8	16.9	20.3	15.4	12	12.6	8.6
A(g/L)	43	32	39	38	43	42	43	49	44	43	42	43	42	41	42	47	42	27	30
G(g/L)	32	29	30	33	35	37	35	34	31	33	30	34	31	37	31	33	28	32	39
ALT(U/L)	12	188	33	15	23	27	15	20	17	15	31	26	25	22	22	18	24	50	32
AST(U/L)	18	39	17	26	30	36	25	32	25	27	36	37	36	39	34	37	36	71	58
ALP(U/L)	66	110	93	90	87	82	69	67	77	69	66	74	76	81	82	101	95	180	113
γ-GT(U/L)	28	72	64	54	73	83	72	78	86	67	63	66	76	72	48	46	79	128	98
AFP(ng/ml)	2 193	1 352	1 157	2 509	19.1	19.2	47.5	73.3	137	219	221	348	670	1417	2 181	4 343	3 534	33 803	60 500

【讨论】

1. 明确放疗是否能让患者获益

患者接受介入栓塞后随访 CT，发现右叶肿瘤最大径 6.8cm，肿瘤内部分碘油沉积，同时，下腔静脉内有一直径 3.5cm 的癌栓。介入后 2 周，AFP 从 1 352μg/L 降至 1 157μg/L，仍处于高水平。PET/CT 可见癌栓的糖代谢很高，SUV 值 8.36g/ml。再介入治疗效果不好。我们的临床资料显示，不管是肝内碘油沉积不好的肝细胞癌患者，还是伴有静脉癌栓者，接受放射治疗中位生存期较不接受放疗者延长 4~6 个月，且不良反应小。如果不接受放疗，下腔静脉癌栓患者中位生存期仅 2 个月，接受放疗者，中位生存期为 17.4 个月。因此，放疗可以延长患者的生存期。

2. 明确放疗目的

癌栓的放疗绝大部属于姑息治疗。我们分析了 181 例患者，肝内病灶控制不好和 AFP 高为预后不好，该患者属于两者皆有，因此，该患者偏向姑息性放疗。如果该患者符合根治性放疗条件，应争取根治性放疗，即靶区外无可见病灶、达到根治性剂量及不良反应可以耐受。

3. 确定放疗靶区

理想的靶区设计是原发灶和转移灶都包括在放射野内。两个靶区中，下腔静脉癌栓是主要靶区，因为癌栓阻塞下腔静脉会引起血液循环障碍，或者栓子脱落导致肺栓塞。原发灶是次要矛盾，至少有碘油沉积，使肿瘤的生长暂时减缓。在可见的下腔静脉癌栓作为 GTV，还需把右心房作为预防区域，即 CTV，预防癌栓蔓延到心房，形成心房癌栓。该患者在常规影像检查中，未能发现肝内病灶，对 CT 上的肝内病灶靶区确定，只能参考碘油沉积影，这样很难确定肿瘤的边界。为此，不能保证所勾画的靶区能把所有病灶包括其中。

4. 确定放疗剂量

如果是姑息性放疗，以全肝放疗平均耐受剂量为 28Gy，我们的临床资料多因素分析结果显示，患者的生存期和肿瘤常规放疗剂量（>30Gy）没有关系。因此，不必强求用根治性剂量。我们计划用 3Gy/ 次 × 18 次，相当于常规分割的 67.5Gy。该剂量的全肝平均量为 17.5Gy。从治疗计划的剂量分布曲线看，左叶和右下叶都没有受到射线的照射。该剂量不会产生放射性肝炎。

5. 选择放疗技术

该患者癌栓的形成是肝内肿瘤侵犯肝静脉，经肝静脉进入下腔静脉，并有可能进入右心房。从图 10-29-4 看，靶区跨越范围长，用三维适形放疗，正常肝脏（全肝减去 PTV）体积 1 299cm³，给予肿瘤 54Gy，全肝平均放疗剂量仅 20.1Gy，处于安全范围，但是，心脏受到 58Gy，右肺底 60Gy（图 10-29-7）。我们选择螺旋断层放疗，全肝的平均剂量低，特别是右肺底和心脏受到保护较明显。

我们的回顾性研究结果表明，与三维适形放疗比较，螺旋断层放疗显著延长肝细胞癌伴有门静脉和/ 或下腔静脉癌栓的患者总体生存期，从 10.5 个月延长到 15.5 个月（P=0.005）。

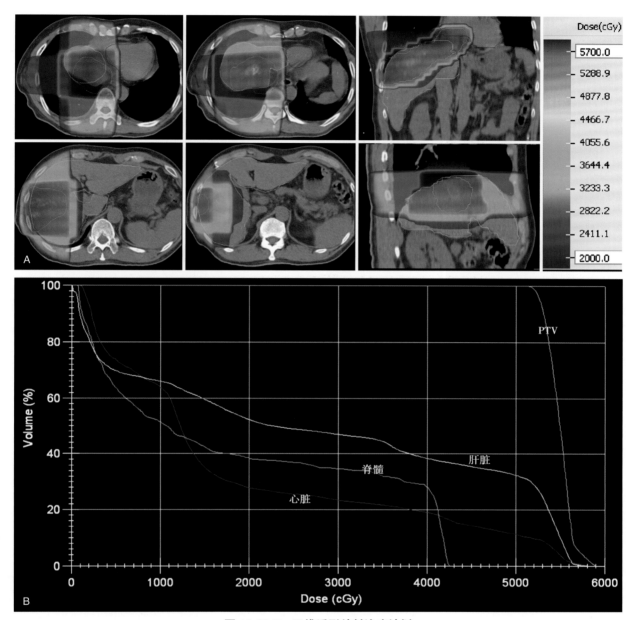

图 10-29-7　三维适形放射治疗计划

A. 靶区及危及器官的剂量分布图；
B. 剂量体积 DVH 图。

【评论】

1. 经肝动脉数字减影血管造影（DSA）是肝癌影像诊断之一

我国已经制定了肝癌的临床诊断标准：① AFP ≥ 400μg/L，能排除妊娠、生殖系胚胎源性肿瘤、活动性肝病及转移性肝癌，并能触及肿大、坚硬及有大结节状肿块的肝脏或影像学检查有肝癌特征的占位性病变者。② AFP<400μg/L，能排除妊娠、生殖系胚胎源性肿瘤、活动性肝病及转移性肝癌，并有两种影像学检查有肝癌特征的占位性病变或有两种肝癌标志物（异常凝血酶原、谷氨酰转肽酶同工酶Ⅱ、α-L-岩藻糖苷酶及 CA19-9 等）阳性及一种影像学检查有肝癌特征的占位性病变者。

该患者初诊阶段，AFP 水平持续上升，影像学检查（MRI 和超声）未能发现肝内有肿瘤，因此，没能达到肝细胞癌的临床诊断标准。在排除生殖细胞肿瘤的情况下，介入科医生行 DSA，发现右肝膈角处团块血供丰富（图 10-29-1A）。由此可见，肝脏血管 DSA 也是影像诊断的手段之一。肝细胞癌介入治疗之前，常规进行 DSA。

2. 下腔静脉癌栓放疗效果好于门静脉癌栓

我们的临床资料显示，下腔静脉癌栓患者接受放射治疗，其中位生存期 17.4 个月，而门静脉癌栓者中位生存期只有 7.4~10.2 个月，两者生存期差异有统计学意义。癌栓位于不同的静脉系统，其预后差别较大的原因与如下两个方面有关。门静脉狭窄，血流较慢，接受来自胃肠道的血液，其中含有从胃肠道吸收来的脂肪、淀粉和蛋白质，黏稠度高，容易形成血栓，相比之下，下腔静脉宽阔，血流快，不易形成血栓。血栓的存在，即使癌细胞受射线照射死亡，但栓子不易缩小。因此，下腔静脉癌栓放射治疗后有效率（完全缓解 + 部分缓解）82.8%，门静脉癌栓只有 54.1%，两者差异有统计学意义（$P<0.001$）。门静脉栓子未能缩小，影响进一步介入治疗，肝内病灶控制不佳；下腔静脉癌栓缩小，不影响肝内病灶的介入治疗。我们的资料显示，下腔静脉癌栓者，放疗后 70.3% 患者有机会再介入，而门静脉癌栓者只有50.7%。

3. 索拉非尼对肝细胞癌伴癌栓患者有用吗

索拉非尼是一种多激酶抑制剂，能同时抑制多种存在于细胞内和细胞表面的激酶，包括 RAF 激酶、血管内皮生长因子受体 -2（VEGFR-2）、血管内皮生长因子受体 -3（VEGFR-3）、血小板衍生生长因子受体 -β（PDGFR-β）、KIT 和 FLT-3。先后在欧美人群和亚太人群中开展了两项临床研究，即 SHARP 研究（602 例）和 Oriental 研究（226 例）。这两项研究均为随机双盲对照设计，以总体生存期为主要观察终点，以 BCLC C 期、肝功能情况为 Child-Pugh A 级的晚期 HCC 患者为研究对象。SHARP 临床研究结果显示索拉非尼可延长患者的总体生存期，中位生存期从 7.9 个月延长到 10.7 个月、Oriental 临床研究结果从 4.2 个月延长到 6.5 个月。

晚期肝癌的情况多种多样，将这些晚期肝癌分层，发现伴与不伴静脉癌栓者，服用索拉非尼患者的中位生存期是 4.1 个月比 5.6 个月。因此，伴有癌栓患者服用索拉非尼中位生存期延长 1.5 个月。同样是癌栓患者，接受放射治疗的中位生存期，国内外报道都在 10 个月左右。

该患者服用索拉非尼后接受放射治疗，索拉非尼的效果如何？无法评估，从 2012 年 2 月 24 日发现肺部转移后，患者接受加大索拉非尼的剂量，AFP 水平只稳定 1 个月，之后又快速上升。由此可见，索拉非尼在这例癌栓患者身上，作用也只有 1 个月，和文献报道的一致。

4. 下腔静脉癌栓患者肺转移的发生率高

下腔静脉癌栓随血流直接到心房，进入肺循环，容易出现肺转移。门静脉癌栓则不然，即使门脉受阻，血液循环经脾进入胃底静脉等侧支循环。我们早就注意到这差别，已经报道门静脉、下腔静脉、两个静脉系统都存有癌栓者，其肺的转移发生率分别是 18.1%、53.3%、41.7%，三者有显著差别（$P<0.001$）。该患者于 2 月 24 日复查胸部 CT，发现肺部多发病灶，转移可能。经过一段时间随访，肺内相应的病灶增大，数量增多，确诊为肺转移应该从首次发现肺部结节开始。该患者从诊断肺转移到死亡为 29 个月，

和我们报道的肺转移中位生存期相吻合。

（曾昭冲）

参考文献

［1］ZENG Z, YANG P, WANG L, et al. Poor lipiodol accumulation is an unfavorable predictor in hepatocellular carcinoma patients treated with transcatheter arterial chemoembolization combined with external beam radiation therapy [J]. Int J Radiat Oncol Biol Phys, 2011, 81 (s2): S352-S353.

［2］ZENG Z C, TANG Z Y, FAN J, et al. A comparison of chemoembolization combination with and without radiotherapy for unresectable hepatocellular carcinoma [J]. Cancer J, 2004, 10 (5): 307-316.

［3］ZENG Z C, FAN J, TANG Z Y, et al. A comparison of treatment combinations with and without radiotherapy for hepatocellular carcinoma with portal vein and/or inferior vena cava tumor thrombus [J]. Int J Radiat Oncol Biol Phys, 2005, 61 (2): 432-443.

［4］HOU J Z, ZENG Z C, ZHANG J Y, et al. Influence of tumor thrombus location on the outcome of external-beam radiation therapy in advanced hepatocellular carcinoma with macrovascular invasion [J]. Int J Radiat Oncol Biol Phys, 2012, 84 (2): 362-368.

［5］HOU J Z, ZENG Z C, WANG B L, et al. High dose radiotherapy with image-guided hypo-IMRT for hepatocellular carcinoma with portal vein and/or inferior vena cava tumor thrombi is more feasible and efficacious than conventional 3D-CRT [J]. Jpn J Clin Oncol, 2016, 46 (4): 357-362.

［6］中国抗癌协会肝癌专业委员会 . 原发性肝癌的临床诊断与分期标准 [J]. 中华肝脏病杂志 , 2001, 9 (6): 324.

［7］LLOVET J M, RICCI S, MAZZAFERRO V, et al. Sorafenib in advanced hepatocellular carcinoma [J]. N Engl J Med, 2008, 359 (4): 378-390.

［8］CHENG A L, KANG Y K, CHEN Z, et al. Efficacy and safety of sorafenib in patients in the Asia-Pacific region with advanced hepatocellular carcinoma: a phase Ⅲ randomised, double-blind, placebo-controlled trial [J]. Lancet Oncol, 2009, 10 (1): 25-34.

［9］CHENG A L, GUAN Z, CHEN Z, et al. Efficacy and safety of sorafenib in patients with advanced hepatocellular carcinoma according to baseline status: subset analyses of the phase Ⅲ Sorafenib Asia-Pacific trial [J]. Eur J Cancer, 2012, 48 (10): 1452-1465.

病例 30　门静脉癌栓新辅助放疗

【病史与诊疗经过】

患者,男性,47 岁。以"发现肝癌 3 个月,介入治疗 1 次"为主诉,于 2020 年 10 月 8 日到我科就诊。

2020 年 6 月底,患者出现腹痛,就诊本院。MRI 显示肝右叶占位,7.4cm× 4.2cm,门脉右支及主干癌栓(图 10-30-1),血液检查:血红蛋白 146g/L,白细胞数 $5.99 \times 10^9/L$,血小板数 $171 \times 10^9/L$,总胆红素 20μmol/L,结合胆红素 7.8μmol/L,白蛋白 45g/L,球蛋白 36g/L,ALT 34U/L,AST 38U/L,ALP 89U/L,γ-GT 45U/L,凝血酶原时间 11.3 秒,AFP 48 543μg/L,CEA 1.11μg/L,CA19-9 6.6U/ml,异常凝血酶原 5 184mAu/ml。行肝病灶穿刺活检,病理报告为肝细胞癌。诊断为:肝细胞癌,临床分期 BCLC C 期,ECOG 评分 0 分。

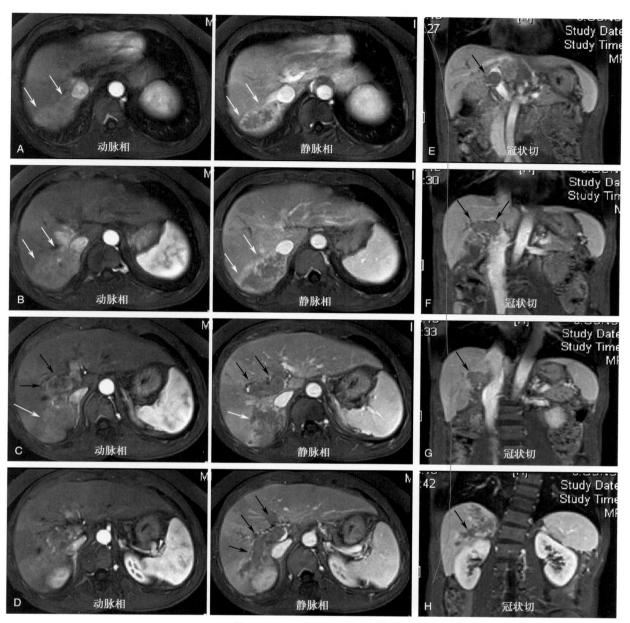

图 10-30-1　介入前 MRI 影像

A~D 横断切，左侧动脉相，右侧静脉相；

E~H 冠状切。肝右后叶团块状病灶，7.2cm×4.2cm，动脉相强化，静脉相减退（白色箭头）。门脉右支及主干增粗，内见充盈缺损，可见强化（黑色箭头）。

　　2020 年 7 月 8 日,患者接受肝动脉栓塞术,造影见右肝不规则团块状肿瘤染色,肿瘤血供中等丰富,伴肝动静脉瘘及门静脉癌栓条纹征。注入奥沙利铂 + 表柔比星 + 5ml 碘油 + 微球 1 瓶。复造影显示肿瘤染色区部分消失,动静脉瘘有所改善。介入治疗后 2.5 个月(2020 年 9 月 22 日)随访 MRI,肿瘤缩小到 5.3cm×3.1cm,癌栓也明显缩小,血供减少(图 10-30-2)。AFP 降到 8 582μg/L,异常凝血酶原 1 785mAu/ml。肝功能和血常规同介入前水平,无明显变化。经过多学科讨论,患者可以考虑手术或新辅助放疗再手术。

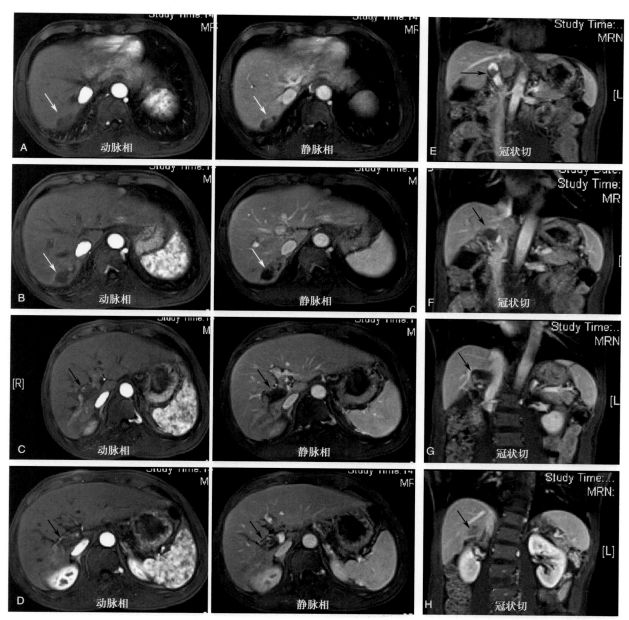

图 10-30-2　介入后 MRI 影像

A~D. 横断切，左侧动脉相，右侧静脉相；

E~H. 冠状切。肝右后叶团块状异常信号，最大层面 5cm×3cm，动脉相边缘强化（白色箭头）。门脉右支充盈缺损（黑色箭头）。与 2020 年 6 月 30 日 MRI 比较，右后叶原发灶和门静脉病灶均缩小，血液供应减少。

2020 年 10 月 8 日开始,患者接受新辅助放疗,肝内肿瘤灶和门静脉癌栓作为 GTV,外扩 4mm 作为 CTV,并用四维 CT 获得 ITV,采用图像引导下的调强放疗, ITV 外扩 3mm 作为 PTV,给予 30Gy/10 次(图 10-30-3)。放疗后,患者无不适。放疗结束 3 周,随访血液指标无异常,肝内病灶进一步缩小,11 月 19 日到肝外科就诊, H 接诊医生认为癌栓不宜切除,拒绝手术,并建议口服仑伐替尼 8mg/d。患者接受该医生的建议。

患者口服仑伐替尼并门诊定期随访,2021 年 2 月 18 日随访 AFP 和异常凝血酶原,表现为持续性上升。患者再次到肝外科就诊,希望有机会手术。Z 接诊医生看了 2021 年 2 月 19 日的 MRI(图 10-30-4),认为可以手术切除。患者于 2021 年 3 月 3 日接受右肝特殊肝段切除 + 胆囊切除 + 门脉取栓术。术中见肝右叶肿瘤灶 2.8cm × 2.5cm × 2.2cm,周边 2 枚卫星灶,直径分别为 0.6cm 和 0.4cm,肿瘤组织大部分坏死,包膜完整,门脉右支、主干充满癌栓,大小约 4.0cm × 3.5cm(图 10-30-5A),重度肝硬化。显微镜下见肿瘤大部分坏死,癌栓中伴有血栓形成(图 10-30-5B、C)。

术后 1 个月随访,查血红蛋白 128g/L,白细胞数 $4.15 × 10^9$/L,血小板数 $146 × 10^9$/L,总胆红素 11.4μmol/L,结合胆红素 4.7μmol/L,白蛋白 42g/L,球蛋白 40g/L,ALT 88U/L,AST 66U/L,ALP126U/L,γ-GT 65U/L。AFP 6.7μg/L,异常凝学酶原 14mAu/ml(图 10-30-6)。随访 MRI 提示,肝脏术后改变,未见肿瘤(图 10-30-7)。目前术后 9 个月,各项指标都正常,未见复发,术后继续口服仑伐替尼。

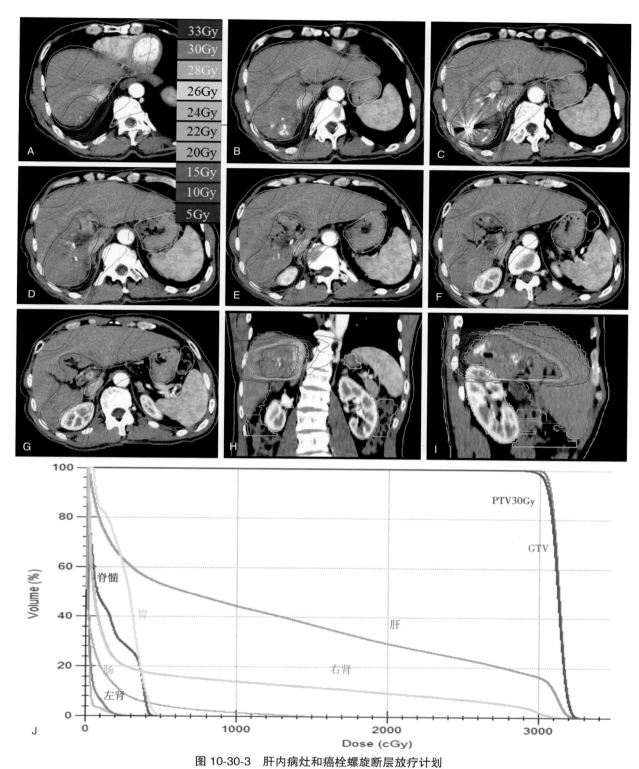

图 10-30-3 肝内病灶和癌栓螺旋断层放疗计划

A~I. 右肝后叶病灶和门静脉右支及主干癌栓在放射野内,等剂量由不同颜色的曲线显示(剂量单位 Gy);

J. 剂量体积直方图,肿瘤和正常组织的照射剂量由不同颜色曲线显示出来。

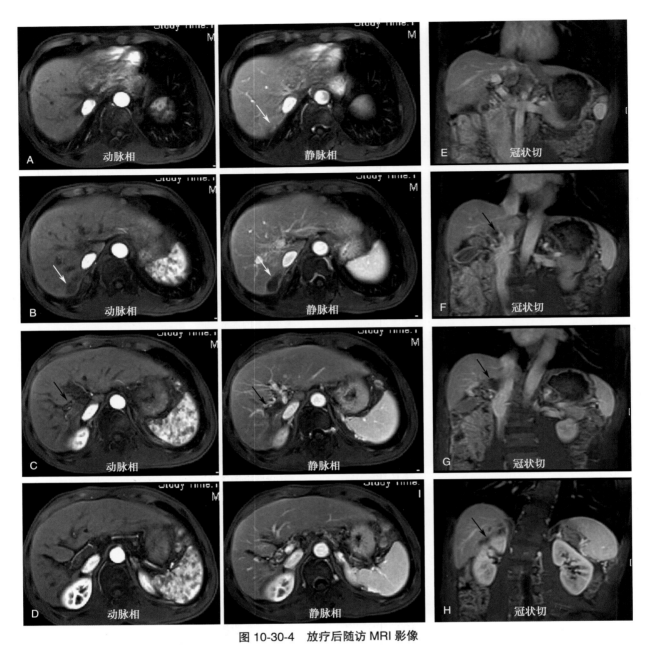

图 10-30-4　放疗后随访 MRI 影像

放疗后近 4 个月,肝右后叶病灶缩小到 3cm×1.5cm(白色箭头)。与放疗前 MRI 比较,癌栓明显缩小(黑色箭头)。原发灶与癌栓强化减弱。

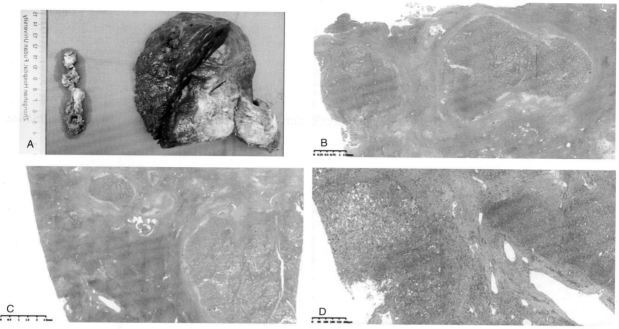

图 10-30-5　术后原发灶和癌栓的病理

A. 肝组织可见硬化结节 0.4~0.7cm，重度肝硬化。原发病灶 2.8cm×2.5cm，大部分坏死。左侧长条癌栓呈灰白色，4cm 长；

B. 切片内肿瘤大部分区域呈彻底凝固性坏死；

C. 肿瘤主灶及周边癌栓彻底坏死，周围肝内个别血管可见微球及内膜增生；

D. 小灶区可见肿瘤残留，其旁肝组织可见部分肝窦淤血。

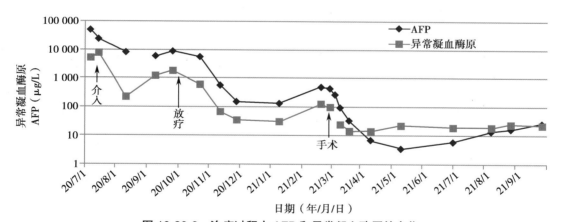

图 10-30-6　治疗过程中 AFP 和异常凝血酶原的变化

介入后，两种肿瘤标志物出现下降，之后再上升；术前新辅助放疗后，肿瘤标志物再下降；放疗 3 个月后，肿瘤标志物出现上升趋势；切除肝内肿瘤和门静脉癌栓，肿瘤标志物降到正常水平。

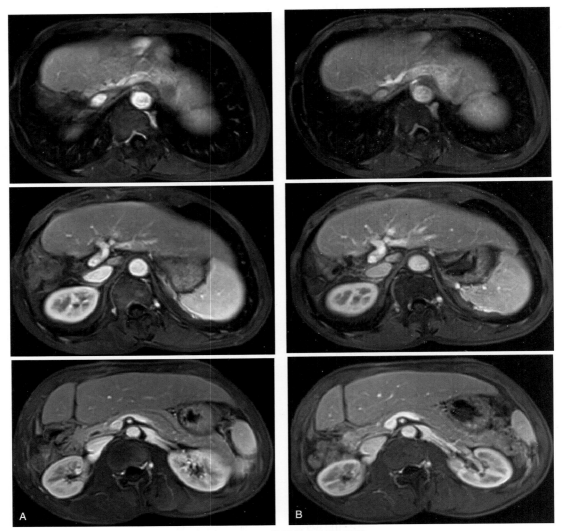

图 10-30-7　术后复查 MRI 影像

术后 3 个月（A）和 6 个月（B）复查 MRI 可见右肝缺如，左肝增大，门静脉主干通畅，无栓子。

【讨论】

1. 肝细胞癌伴门静脉癌栓的新辅助放疗有了高级别循证依据

2007 年日本学者报道，癌栓患者接受术前放疗的疗效较单纯手术好，对门静脉一级分支或主干癌栓的患者先放疗（30~36）Gy/（10~12）次，放疗结束后 2 周内进行门静脉取栓术和肝内病灶切除，术后根据情况结合介入、射频、无水乙醇注射等治疗。结果显示，结合外放疗的患者，其中位生存期为 19.6 个月，不手术者为 9.1 个月，两组生存期差异有统计学意义（P=0.036）。尽管该研究筛选出疗效好、可手术切除者，但给我们一个启示，可以通过放疗降期再手术，作为术前的新辅助治疗。这种降期不是把 BCLC C 期降至 B 或 A 期，是癌栓的分型从高位降到低位。

2019 年 JCO 杂志发表了一项多中心随机前瞻对照研究，可切除的伴门静脉癌栓的肝细胞癌患者，随机分为术前新辅助放疗组（82 例）或单纯手术切除组（82 例），术前放疗剂量为肝内肿瘤及门静脉癌栓 18Gy/6Fx，放疗后 4 周左右手术，结果提示术前放疗组的 1、2 年总体生存期分别为 75.2%、27.4%，均较单纯手术切除组的 43.1%、9.4% 显著升高（$P<0.001$），中位生存期分别为 19 个月和 11 个月。该研究为我们提供了术前新辅助放疗癌栓患者的高级别循证依据。

2. 肝细胞癌伴门静脉癌栓是否能手术, 外科医生主观差别很大

该患者的术前治疗究竟是新辅助放疗还是转化治疗？根据上述临床研究，癌栓的术前新辅助放疗，患者的入组条件必须是程氏分型Ⅱ/Ⅲ型，且可手术切除，手术时机在放疗结束 4 周。在分型上，该患者放疗前属于Ⅲ型（门脉主干癌栓），放疗后降为Ⅱ型（门脉右支癌栓）。但是，是否能手术切除，不同的外科医生在判断上存在很大的主观性。该患者即使经过介入和放疗后，原发灶和癌栓都明显缩小，H 医生仍坚持不可手术。在等待时间上，该患者放疗结束 4 周，重新做 MRI 等检查，肿瘤缩小，放疗结束 4 个月后手术，手术的目的是清除残存肿瘤，打开门静脉通路。因此，该患者属于新辅助放疗。

3. 癌栓手术切除的生存效果不尽人意, 精准放疗的效果不断提高。

2018 年华中科技大学同济医院报道我国 42 573 例肝细胞癌接受手术切除，其中门静脉癌栓患者接受手术切除者，中位生存期 481 天（16 个月）。2016 年东方肝胆外科医院报道手术切除肝细胞癌伴门静脉癌栓的中位生存期，Ⅰ型 236 例，15.9 个月；Ⅱ型 315 例，12.5 个月；Ⅲ型 194 例，6.0 个月。同一个时期，接受介入结合放疗的中位生存期，Ⅰ型 8 例，12.2 个月；Ⅱ型 54 例，10.6 个月；Ⅲ型 56 例，8.9 个月。随着图像引导下放疗的普及，不可切除的癌栓患者接受图像引导下的放疗，其中位生存期是 15.5 个月。由此可见，癌栓患者的手术切除效果也不好，尤其是Ⅲ型。在术前新辅助放疗的临床研究，分为两组，一组为单纯手术；另一组为新辅助放疗后手术，其实，该研究缺少一组放疗不手术切除的对照组。

（曾昭冲）

参考文献

［1］ KAMIYAMA T, NAKANISHI K, YOKOO H, et al. Efficacy of preoperative radiotherapy to portal vein tumor thrombus in the main trunk or first branch in patients with hepatocellular carcinoma [J]. Int J Clin Oncol, 2007, 12 (5): 363-368.

［2］ WEI X, JIANG Y, ZHANG X, et al. Neoadjuvant three-dimensional conformal radiotherapy for resectable hepatocellular carcinoma with portal vein tumor thrombus: a randomized, open-label, multicenter controlled study [J]. J Clin Oncol, 2019, 37 (24): 2141-2151.

［3］ ZHANG B, ZHANG B, ZHANG Z, et al. 42, 573 cases of hepatectomy in China: a multicenter retrospective investigation [J]. Sci China Life Sci, 2018, 61 (6): 660-670.

［4］ WANG K, GUO W X, CHEN M S, et al. Multimodality treatment for hepatocellular carcinoma with portal vein tumor thrombus: a large-scale, multicenter, propensity mathching score analysis [J]. Medicine (Baltimore), 2016, 95 (11): e3015.

［5］ HOU J Z, ZENG Z C, WANG B L, et al. High dose radiotherapy with image-guided hypo-IMRT for hepatocellular carcinoma with portal vein and/or inferior vena cava tumor thrombi is more feasible and efficacious than conventional 3D-CRT [J]. Jpn J Clin Oncol, 2016, 46 (4): 357-362.

第五节 淋巴结转移放射治疗

病例 31 癌栓和淋巴结转移

【病史与诊疗经过】

患者,男性,49 岁。以"肝癌术后综合治疗 1 年,发现腹腔淋巴结转移 3 周"为主诉,于 2012 年 8 月就诊于放疗科。

现病史:2011 年 8 月因肝区疼痛伴间歇性低热 1 个月就诊,CT、MRI、超声和 PET/CT 检查均诊断为左、右叶交界处病灶伴瘤内出血(图 10-31-1),AFP、CEA、CA19-9 均为正常范围,结合临床,考虑原发性肝细胞癌可能。于 2011 年 8 月 1 日住肝外科病房接受手术切除,术后病理报告为肿瘤 7.0cm×6.5cm×6.5cm,侵犯膈肌,肝细胞癌,Ⅱ 级。2012 年 2 月 22 日(手术后半年)门诊随访 MRI(图 10-31-2B、C),发现肝内多个结节,考虑复发。于 2012 年 3 月 2 日和 5 月 11 日,先后 2 次肝内病灶介入治疗。2012 年 8 月 6 日(术后 1 年)随访 CT(图 10-31-2E~H),显示肝内复发灶、右侧心膈角淋巴结、右侧腹壁结节,胰头后方淋巴结大小为 3.3cm×4.3cm,考虑转移可能。进一步行 PET/CT 检查(图 10-31-2 I-L),提示右侧心膈角无糖代谢增高淋巴结,右肝胆囊旁原切缘部位高代谢灶,胰头后方及右侧腹壁下转移灶。

既往史:慢性乙型肝炎 10 余年。

查体:无相关阳性体征。

实验室和辅助检查:血常规、血生化、肿瘤标志物正常,HBV-DNA 拷贝数正常。

诊断:肝细胞癌术后肝内复发、右侧腹壁转移、右心膈角和胰头后方淋巴结转移;肝功能 Child-Pugh A 级。

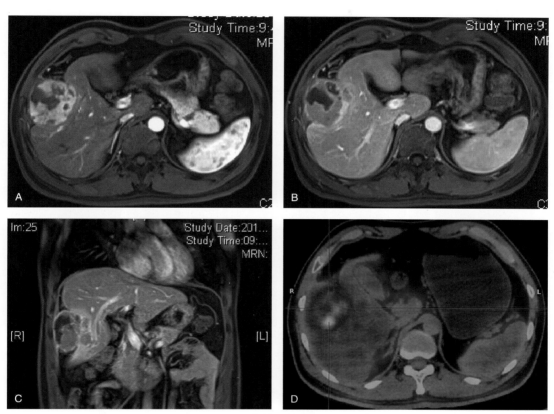

图 10-31-1　术前肝内病灶 MRI 影像

右叶病肿瘤 7.0cm×6.5cm；

A. 动脉相明显增强；

B. 静脉相造影剂退出；

C. 冠状切，肿瘤内无增强区域为出血灶，肿瘤侵犯膈肌；

D. PET/CT 融合，显示病灶 FDG 摄取升高。

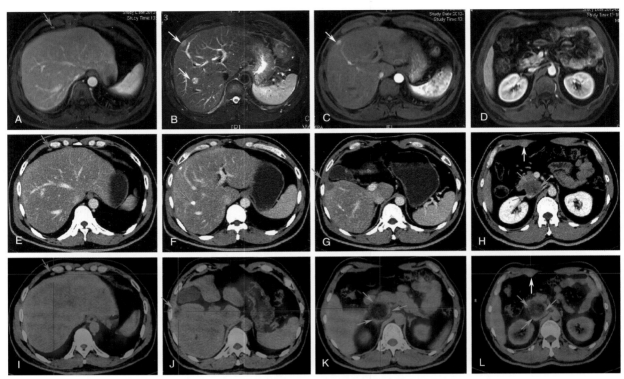

图 10-31-2　术后复发及介入治疗后随访影像检查

A~D 为术后半年随访 MRI：A. 右侧心膈角淋巴结肿大（粉红色箭头）；B. T2WI 显示 2 个肝内病灶（白色箭头）；C. 动脉相显示其中一个病灶有增强（白色箭头）；D. 该层面当时未见转移复发灶；

E~H. 为肝内复发 2 次介入治疗后复查 CT：E. 右侧心膈角淋巴结肿大（粉红色箭头）；F. 介入后碘油沉积（红色箭头）；G. 术区切缘低密度灶和膈肌粘连（绿色箭头）；H. 和 2012 年 2 月 22 日 MRI（D 图）比较，右腹壁下新增病灶（白色箭头），门腔静脉间见肿大淋巴结（橘色箭头）；

I~L 为 PET/CT 检查图像：I. 右侧心膈角无糖代谢增高淋巴结（粉红色箭头）；J. 对应增强 CT（G 图），术区切缘和膈肌粘连，代谢增高灶（绿色箭头）；K. 胰头后方门腔静脉间肿大淋巴结糖代谢增强（橘色箭头）；L. 对应增强 CT（H 图），可见右腹壁下病灶（白色箭头），门腔静脉间肿大淋巴结（橘色箭头）。

处理：针对切缘受侵犯膈肌部位和转移淋巴结（右侧心膈角、门腔静脉间转移淋巴结）、右侧腹壁转移结节放疗。

于 2012 年 9 月 3 日到 29 日放疗，右心膈角转移淋巴结、腹壁转移结节 44Gy/20 次；切缘及受侵膈肌 56Gy/20 次；门腔静脉间转移淋巴结 60Gy/20 次（图 10-31-3）。

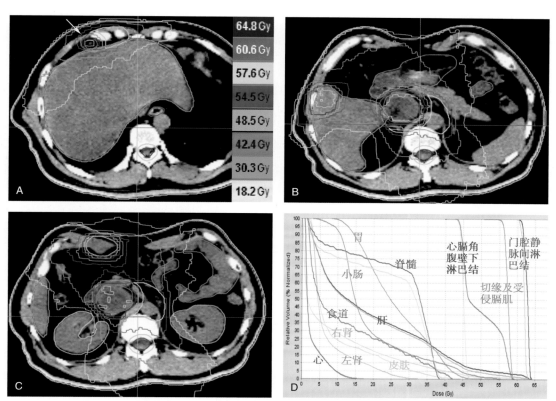

图 10-31-3　首程螺旋断层放疗各靶区剂量分布及 DVH 图

A. 右侧心膈角淋巴结；

B. 切缘和受侵犯右膈肌范围,胰头后方门腔静脉间淋巴结；

C. 腹壁下结节和门腔静脉间淋巴结；

D. DVH 图。

放疗后随访和处理

2012年11月6日放疗后第一次随访CT(图10-31-4A~D),之后每3个月随访一次。右侧心膈角淋巴结、胰头后方淋巴结逐步缩小,右侧腹壁转移结节消失,肝切缘和受侵的膈肌病灶也基本消失(图10-31-4E~H),无明显不良反应。

2014年4月4日CT(图10-31-4I~L)显示,较2013年6月CT片(图10-31-4F、G)新增肝右叶复发灶,胰头后方门腔间隙淋巴结较前缩小。分别于2014年4月18日、2014年6月24日、2015年1月9日先后3次,针对肝右叶复发灶介入栓塞化疗。2015年3月、5月、9月MRI随访,发现肝内肿瘤碘油沉积不佳,肿瘤进行性增大(图10-31-5A~D)。

2015年9月24日,接受第二次放疗,针对右肝下极病灶、门静脉右支及主干、右肾上腺转移灶、胰头后方淋巴结放疗(图10-31-6),PTV 2.2Gy/次×25次,常规分割。放疗期间患者无诉不适,未发现肝功能评分下降和血常规异常,轻度胃肠道反应。

2016年3月2日随访MRI(图10-31-5E~H),发现门脉右支及主干癌栓消失、右叶病灶、肾上腺转移灶和淋巴结部分缓解,左外叶新病灶。于2016年1月25日、3月8日、5月28日先后3次介入左叶病灶,2016年12月7日复查MRI(图10-31-5I~L),第二次放疗的病灶均缩小,血供减少,但是,左外叶病灶进展。2019年3月10日患者因肝内病灶进展死亡。

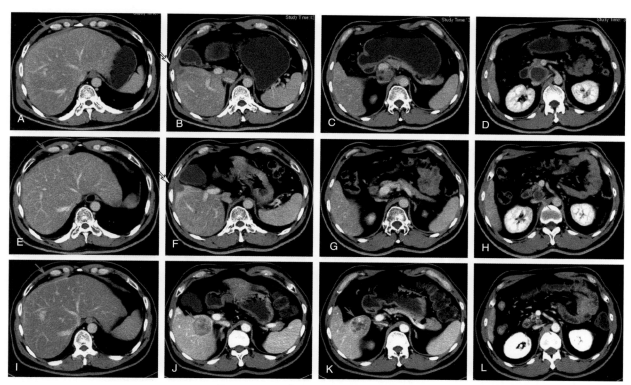

图 10-31-4　首程放疗后 CT 随访影像

A~D 为放疗后 1.5 个月增强 CT：A. 右侧心膈角淋巴结缩小（粉红色箭头）；B. 切缘和受侵膈肌病灶稳定（白色箭头）；C. 胰头后方淋巴结明显缩小（蓝色箭头）；D. 门腔间隙淋巴结缩小，血供减少（蓝色箭头），右侧腹壁上转移结节消失；

E~H 为放疗后 9 个月增强 CT：E. 右侧心膈角淋巴结继续缩小；F. 切缘和受侵膈肌病灶稳定；G. 胰头后方转移淋巴结基本上看不出；H. 门腔间隙转移淋巴结明显缩小（蓝色箭头），右侧腹壁上转移结节消失；

I~L 为放疗后 20 个月增强 CT：I. 右侧心膈角淋巴结缩小后稳定；J. 切缘和受侵膈肌病灶基本消失，右肝出现新病灶（红色箭头）；K. 胰头后方淋巴结消失，可见右肝新病灶（红色箭头）；L. 门腔间隙淋巴结转移灶进一步缩小（蓝色箭头），右侧腹壁上转移结节消失。

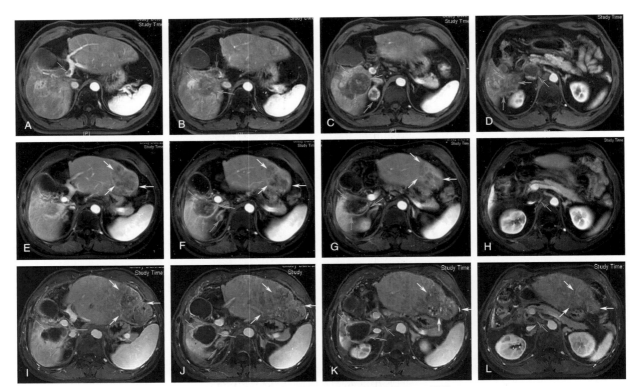

图 10-31-5　肝内复发再程放疗前后随访 MRI 影像

A~D 为右肝复发介入后 8 个月随访 MRI：A. 门静脉右支受侵犯（粉红色箭头）；B. 右肝病灶（绿色箭头）侵犯门静脉主干（粉红色箭头）；C. 右肝病灶（绿色箭头）和右肾上腺转移灶（橙色箭头）；D. 右肝病灶（绿色箭头），胰头后方淋巴结放疗缩小后再进展（粉红色箭头）；

E~H 为再程放疗后半年随访 MRI：E. 门静脉右支癌栓消失，但左外叶新病灶（白色箭头）；F、G. 右肝病灶缩小，血供减少（绿色箭头），肾上腺转移灶缩小（橙色箭头），左肝可见新病灶（白色箭头）；H. 经过第二次放疗，胰头后方淋巴结明显缩小（粉红色箭头）；

I~L 为第二次放疗后 15 个月随访 MRI：门静脉癌栓完全缓解，肝右叶病灶缩小，血供减少（绿色箭头），左外叶新病灶增大（白色箭头），肾上腺转移灶缩小后保持稳定（橙色箭头），胰头后方淋巴结缩小后保持稳定（粉红色箭头）。

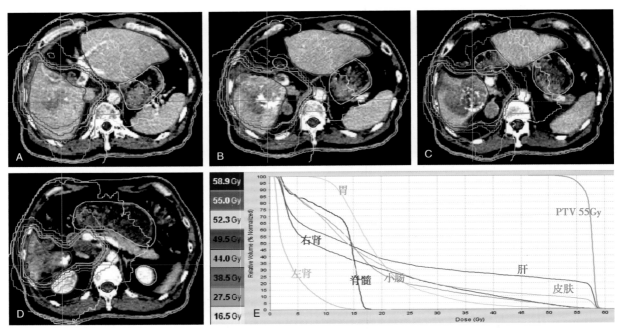

图 10-31-6　再程放疗靶区剂量分布和 DVH 图

PTV 55Gy 等剂量曲线（里面的绿色线）包括门静脉癌栓、右肝内病灶、右肾上腺转移灶、胰头后方淋巴结。

【讨论】

1. 放疗能使肝细胞癌淋巴结转移患者生存获益

绝大部分肝细胞癌腹腔淋巴结转移患者无手术切除机会，除了淋巴结转移灶手术清扫难度大外，肝内病灶或合并淋巴结以外的肝外转移灶往往不能手术切除。腹腔淋巴结转移灶也不适合介入、射频消融或乙醇注射。有证据表明，接受放射治疗的患者，其总体生存期优于非放射治疗者。第四章比较不同作者报道的结果，支持放疗可以延长患者的生存期。

2. 淋巴结转移灶放疗剂量

腹部肿瘤放疗剂量主要受限于腹腔的脏器，放疗导致消化道溃疡、出血最常见。放疗剂量越高，体积越大，毒性也越大。借用胆道肿瘤放疗的经验，胃远端和十二指肠 C 段最容易处于放射野内，它们受到 55Gy 的外放疗剂量，发生严重胃肠道并发症概率为 5%~10%，如果放疗剂量 >55Gy，并发症概率提高到 1/3。我们分析肝细胞癌腹腔淋巴结转移接受放疗的患者，如果胃肠道受到照射的剂量超过 56Gy，胃肠出血发生率达到 44.4%（4/9），所以我们推荐胃肠道的受照射剂量必须低于 56Gy 的常规分割量。

3. 门静脉癌栓患者接受放疗有生存获益

门静脉癌栓患者预后很差，如果不治疗，其中位生存期仅 2.4~2.7 个月。我们回顾性研究 181 例门静脉 / 下腔静脉癌栓放疗的患者，中位生存期 10.7 个月。韩国报道，配对比较了 102 例门静脉癌栓的肝细胞癌患者接受介入 + 放疗与 102 例单纯介入治疗，中位生存期分别为 11.4 个月和 7.4 个月（P=0.023）。韩国 Asan 医院 Yoon 和他的团队开展一项随机前瞻的临床研究，随机入组 90 例影像学可见的门静脉癌栓，一组给予介入结合放疗，另一组给予口服索拉非尼，每日 2 次，每次 400mg。每组各 45 例。前者 TACE 处理肝内病灶而放疗处理癌栓及邻近 2cm 肝内病灶，放疗剂量为 45Gy，分次剂量 2.5~3Gy；介入结合外放射治疗组的中位生存期 12.8 个月，索拉非尼组的中位生存期为 10.0 个月，两组差异有统计学意义（P=0.04）。放疗对门静脉癌栓有生存获益，已经列入我国卫生健康委员会肝癌诊疗指南和中国专家共识。

4. 癌栓放疗剂量

在一定剂量范围内，放疗剂量提高，肿瘤局部控制率随之升高，但是，门静脉癌栓或下腔静脉癌栓的放疗剂量受到邻近危及器官的限制，特别是胃肠道和肝脏的耐受剂量。我们推荐癌栓的放疗剂量 50Gy 常规分割，但还须考虑周围危及器官的剂量进行适当地增减。

5. 肾上腺转移患者接受放疗是否能获益

肝癌肾上腺转移的治疗方法很多，哪一种方法最好？目前没有答案，外科手术切除、介入栓塞化疗和消融均有报道。对伴有肝内病灶不能切除、癌栓、淋巴结转移或肝外其他器官的转移，都不考虑肾上腺转移灶的切除术。理论上而言，介入栓塞化疗对肾上腺转移灶有效，因为肝细胞癌的转移灶往往也是富血供，但是转移灶的血供要是来自肾动脉，栓塞转移灶的同时，也会损伤正常肾脏，介入必须慎用。复旦大学附属中山医院和韩国的研究结果，分别报道了 81 例和 134 例肝癌肾上腺转移接受放疗的病例，中位生存期分别是 13.5 个月和 12.8 个月。

6. C 期肝细胞癌患者接受图像引导下的放疗优于非图像引导下的放疗

图像引导下的放疗明显优于非图像引导下的放疗,为此,NCCN 肝癌诊疗指南自 2018 年开始,明确推荐肝癌尽可能用图像引导下的放疗。表 10-31-1 比较了图像引导下的放疗和非图像引导下的放疗,不同病期的肝细胞癌接受图像引导下的放疗,其总体生存期明显优于非图像引导下的放疗。该病例先后接受 2 次的图像引导下的放疗,与三维适形放疗比较,图像引导下的放疗剂量分布更均匀、精确,因此,可以提高每次放疗剂量。该患者自放疗淋巴结转移算起,存活 79 个月,自放疗门静脉癌栓和右肾上腺算起,存活 42 个月,应该是图像引导下放疗所起的效果。

表 10-31-1　图像引导下放疗(IGRT)与非图像引导下放疗不同病期肝癌的生存情况比较

BCLC 分期	文章出处	中位生存期(月)		P 值
		非 IGRT	IGRT	
BCLC B(局限于肝内)	Can J Gastroenterol Hepatol,2017,6267981	24.0	44.7	0.009
BCLC C(门静脉癌栓)	Jpn J Clin Oncol,.2016,46 :357-362	10.5	15.5	0.05
BCLC C(淋巴结转移)	Ann Palliat Med,2019,8 :717-727	9.7	15.3	0.098
BCLC C(肺转移)	Oncotarget,2016,7(30):48586-48599	16.7	29.6	<0.001

7. 该患者经过 2 次放疗后,出现左叶肿瘤复发,为何不给予第三次放疗?

该患者接受肝肿瘤手术切除和 2 次外放疗,2016 年 3 月 2 日及 12 月 7 日的 CT 显示,右肝明显萎缩,正常肝体积不足 600cm³,再进行第三次放疗,引起放射性肝炎的概率很高,所以不冒险做第三次放疗。

(曾昭冲)

参考文献

[1] BUSKIRK S J, GUNDERSON L L, SCHILD S E, et al. Analysis of failure after curative irradiation of extrahepatic bile duct carcinoma [J]. Ann Surg, 1992, 215 (2): 125-131.

[2] GUNDERSON L L, WILLETT C G. Pancreas and hepatobiliary tract.//PEREZ C A, BRADY L W. Principles and practice ofradiation oncology [M]. 3rd ed. Philadelphia: Lippincott-Raven, 1997: 1467-1488.

[3] ZENG Z C, TANG Z Y, FAN J, et al. Consideration of role of radiotherapy for lymph node metastases in patients with HCC: retrospective analysis for prognostic factors from 125 patients [J]. Int J Radiat Oncol Biol Phys, 2005, 63 (4): 1067-1076.

[4] HOU J Z, ZENG Z C, ZHANG J Y, et al. Influence of tumor thrombus location on the outcome of external-beam radiation therapy in advanced hepatocellular carcinoma with macrovascular invasion [J]. Int J Radiat Oncol Biol Phys, 2012, 84 (2): 362-368.

[5] KIM G A, SHIM J H, YOON S M, et al. Comparison of chemoembolization with and without radiation therapy and

sorafenib for advanced hepatocellular carcinoma with portal vein tumor thrombosis: a propensity score analysis [J]. J Vasc Interv Radiol, 2015, 26 (3): 320-329. e6.

[6] YOON S M, RYOO B Y, LEE S J, et al. Efficacy and safety of transarterial chemoembolization plus external beam radiotherapy vs sorafenib in hepatocellular carcinoma with macroscopic vascular invasion: a randomized clinical trial [J]. JAMA Oncol, 2018, 4 (5): 661-669.

[7] JUNG J, YOON S M, PARK H C, et al. Radiotherapy for adrenal metastasis from hepatocellular carcinoma: a multi-institutional retrospective study (KROG 13-05)[J]. PLoS One, 2016, 11 (3): e0152642.

[8] YUAN B Y, HU Y, ZHANG L, et al. Radiotherapy for adrenal gland metastases from hepatocellular carcinoma [J]. Clin Transl Oncol, 2017, 19 (9): 1154-1160.

原发性肝癌放射治疗病例分析

病例 32　肝癌腹腔淋巴结转移多程放疗

【病史与诊疗经过】

患者,男性,42 岁。以"肝癌综合治疗 4 年余,腰酸腰痛 2 周"为主诉,于 2014 年 2 月 26 日首次到我科就诊。2009 年 12 月初,患者体检发现肝占位,本院 MRI 发现右肝病灶约 3.5cm,AFP 45μg/L,诊断为原发性肝癌,于 2009 年 12 月 10 日行肝右叶部分切除,肿瘤 3.5cm×3.5cm×3.0cm,包膜完整,术中探查,无淋巴结转移,无门静脉癌栓,肝硬化结节 0.3cm。术后病理为肝细胞癌,分化Ⅱ级。术后 AFP 水平降至正常,定期随访。

2012 年 9 月 26 日 B 超检查,发现右肝占位,考虑恶性可能,本院 CT 见右叶病灶动脉相增强,静脉相等密度病灶(图 10-32-1A)。肝功能 Child-Pugh A 级,AFP 正常水平,考虑局部复发。于 9 月 28 日行射频消融治疗,超声下见右叶 15mm×12mm 病灶。射频消融后 50 天随访 MRI,肿瘤完全缓解(图 10-32-1B)。2013 年 9 月随访,原射频消融灶边缘复发(图 10-32-1C),于 9 月 26 日接受第二次射频消融,超声下见 12mm×12mm 病灶。第二次射频消融后 50 天随访 MRI,肿瘤完全缓解(图 10-32-1D)。

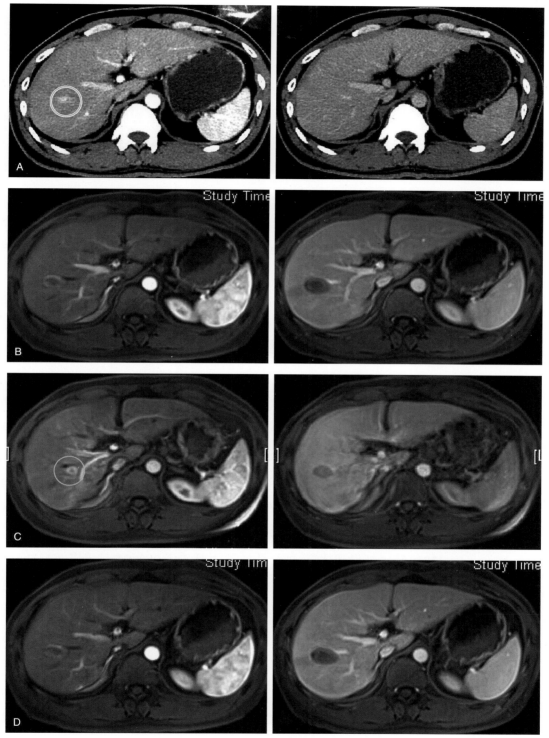

图 10-32-1　两次射频消融治疗前后影像学改变

左边动脉期,右边静脉期;

A. CT 动脉期增强结节(黄色圆圈内),静脉期等密度;

B. 射频消融后 50 天复查磁共振,动脉期病灶环状强化,静脉期消融后瘢痕;

C. 射频消融后 1 年,病灶边缘复发(黄色圆圈内)灶,动脉期强化,静脉期等密度;

D. 再次射频消融,病灶消失,呈现射频消融后的变化。

2014 年 2 月下旬,患者诉腰酸、腰痛 2 周,到我科就诊,磁共振成像发现肝内病灶复发,腹膜后多发淋巴结转移(图 10-32-2),AFP 和肝功能均在正常范围。于 2014 年 3 月 3 日至 4 月 4 日开始,在我科接受 TOMO 放疗,总剂量 57.5Gy/25 次(图 10-32-3A-D)。患者腰酸、腰痛症状完全缓解。放疗结束 2 个月随访 MRI,影像学上病灶完全缓解(图 10-32-4)。

2015 年 4 月 1 日随访 MRI,发现门腔静脉间隙淋巴结(图 10-32-5A)和肠系膜根部转移淋巴结(图 10-32-5C)有增大伴有血供,随后 PET/CT 显示这两处的淋巴结糖代谢升高(图 10-32-5B、D)。于 2015 年 4 月 8 日针对这两枚转移淋巴结行图像引导下的放疗,50Gy/25 次(图 10-32-6)。放疗后 3 个月随访 MRI,转移淋巴结消失(图 10-32-5E、G)。放疗后 10 个月随访 PET/CT,肿大的淋巴结不再显示糖代谢增强(图 10-32-5F、H)。

2016 年 2 月 29 日随访 MRI,发现后腹膜、肠系膜根部转移淋巴结(图 10-32-7A、B),进一步行 PET/CT 检查,新增后腹膜 2 枚淋巴结转移糖代谢增高(图 10-32-7C、D),和磁共振成像检查相对应。2016 年 3 月 22 日开始第 3 次接受 TOMO 的图像引导下放疗,50Gy/20 次(图 10-32-7E、F)。放疗结束随访 CT,病灶完全缓解(图 10-32-7G、H)。

2017 年 7 月 6 日复查 PET/CT,提示新增左侧锁骨上及上纵隔气管左侧旁淋巴结转移(图 10-32-8A、B),7 月 12 日开始放疗,PTV 44-50-56Gy/20 次(图 10-32-8C~G)。放疗后 5 个月复查 PET/CT,转移的淋巴结代谢活性显著减低(图 10-32-8H、I)。

2018 年 1 月出现黄疸,进行性加重,1 月 5 日 PET/CT 显示下腔静脉前方淋巴结肿大,融合成团,代谢升高(图 10-32-9A),增强 CT 见门腔静脉间肿大淋巴结,肝内胆管扩张(图 10-32-9B)。1 月 19 日行超声引导下经皮胆管引流术(PTCD),并予 2018 年 2 月 22 日开始针对肝门区及部分后腹膜淋巴结放疗(图 10-32-9C、D),PTV 40Gy/20 次。放疗结束后,黄疸消退,随访 CT,淋巴结显著缩小(图 10-32-9E)。

2018 年 10 月出现声音嘶哑,2018 年 10 月 29 日胸部增强 CT 可见纵隔多发淋巴结肿大,以左侧纵隔为主,部分融合,包绕左侧颈总动脉、左侧锁骨下动脉,局部与气管左侧壁及食管上段分界不清,食管被推向右侧(图 10-32-10A)。喉镜检查发现左侧声带固定。于 2018 年 11 月 7 日开始放疗,GTV 50Gy/25 次(图 10-32-10B)。

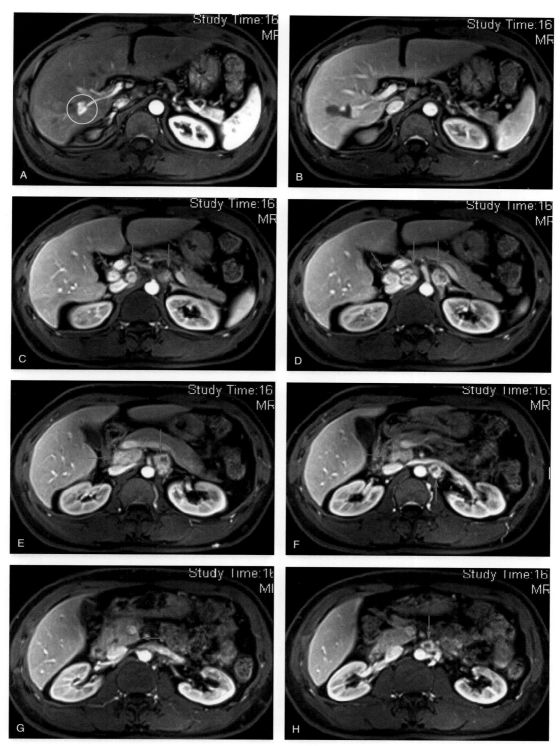

图 10-32-2　首次放疗前 MRI 表现

第二次射频消融后 3 个月,随访 MRI;

A. 肝内病灶动脉期增强,提示原射频消融病灶复发(黄色圆圈内);

B. 肝内复发灶静脉期接近等密度,肝门区淋巴结肿大(红色箭头);

C-H. 不同层面所示的肿大淋巴结(红色箭头),考虑淋巴结转移。

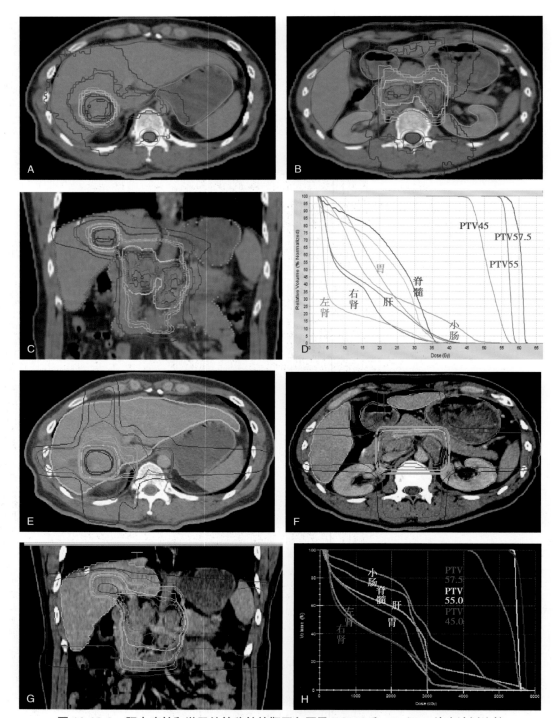

图 10-32-3　肝内病灶和淋巴结转移灶的靶区勾画及 TOMO 和 3D-CRT 放疗计划比较

A~C. 螺旋断层调强放疗等剂量曲线分布图；

D. 螺旋断层调强放疗的 DVH 图；

E~G. 三维适形放疗的等剂量曲线分布图；

H. 三维适形放疗的 DVH 图。比较 D 和 H，小肠受到照射剂量，螺旋断层放疗的 V20、V30、V40、V50 分别是 37%、26%、13%、1%，而三维适形放疗的 V20、V30、V40、V50 分别是 79%、42%、25%、4%。

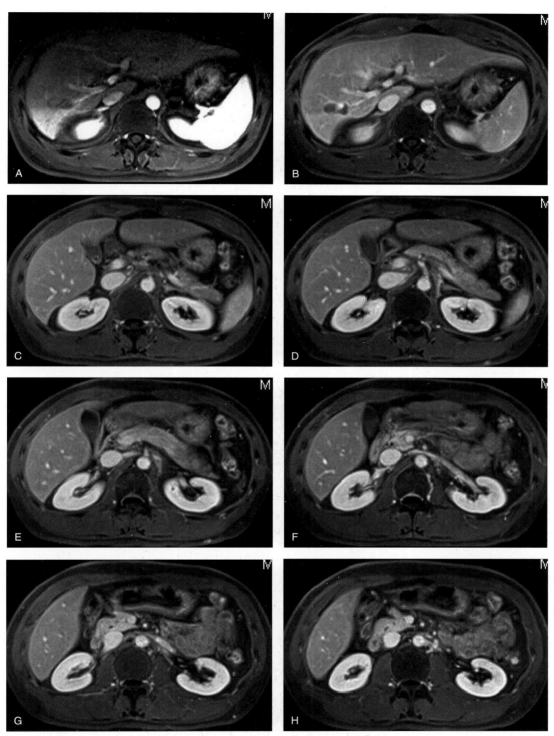

图 10-32-4　首次放疗后随访 MRI 影像

放疗结束后 2 个月随访 MRI，与放疗前（图 10-32-2）比较相对应的层面，肝内肿瘤和腹膜后淋巴结转移灶完全缓解。

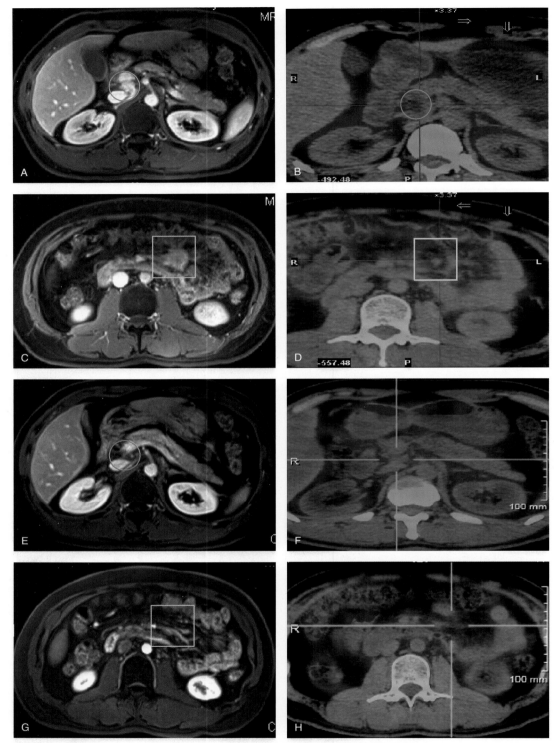

图 10-32-5　第 2 次腹腔淋巴结放疗前后影像改变

首次放疗后 1 年,随访 MRI 和 PET/CT;

A. 门腔静脉间肿大的淋巴结(绿色圆圈内);

B. PET/CT 可见其代谢增强(绿色圆圈内);

C. 肠系膜根部肿大淋巴结(黄色方框内);

D. PET/CT 可见其代谢增强(黄色方框内);

E-H. 再程放疗后 3 个月和 10 个月分别随访 MRI 和 PET/CT,相应层面的肿瘤消失,病灶无代谢增强。

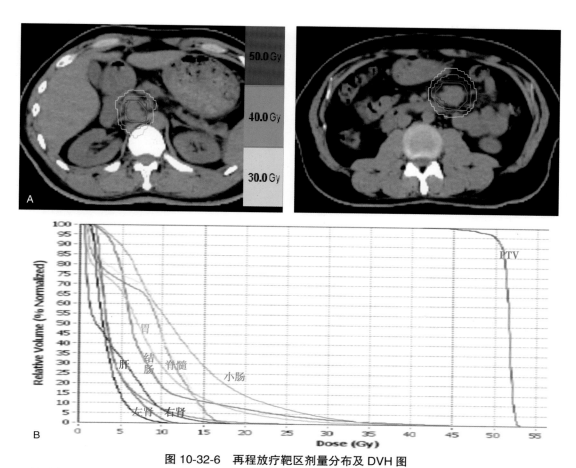

图 10-32-6　再程放疗靶区剂量分布及 DVH 图

A. 针对门腔静脉间肿大淋巴结和肠系膜根部肿大淋巴结进行螺旋断层放疗的等剂量曲线分布图；
B. 肿瘤及正常组织的 DVH 图。

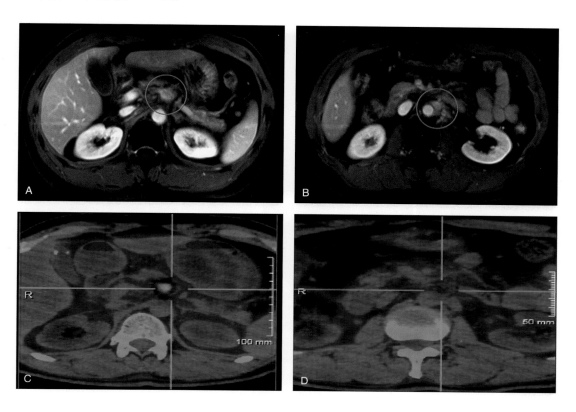

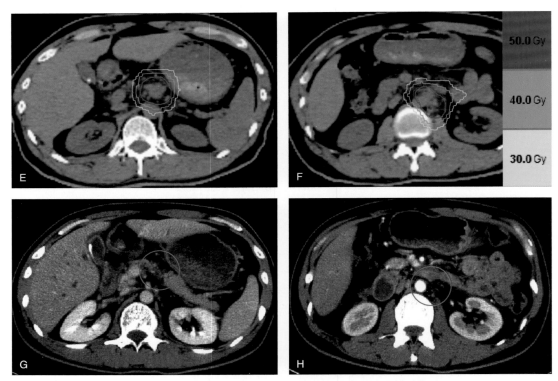

图 10-32-7 第 3 次腹腔淋巴结放疗前后影像改变及放疗靶区

A. MRI 显示肠系膜淋巴结肿大(红色圆圈内);

B. 腹主动脉左侧旁肿大淋巴结(红色圆圈内);

C、D. PET/CT 相对应于 A 和 B 层面的肿大淋巴结,其糖代谢增强;

E、F. 相应病灶放疗的等剂量曲线分布图;

G、H. 放疗后随访增强 CT,红色圆圈位置相对应于图 A 和 B 的圆圈位置,肿大的淋巴结均达到完全缓解。

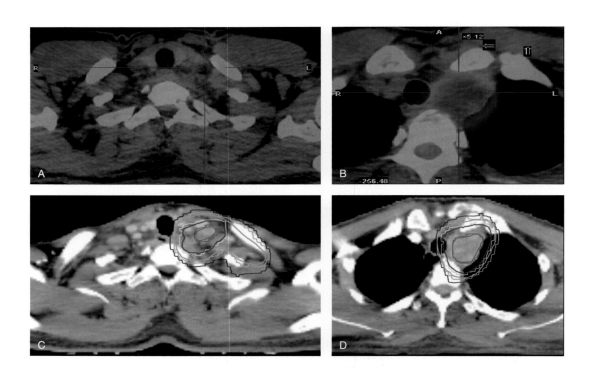

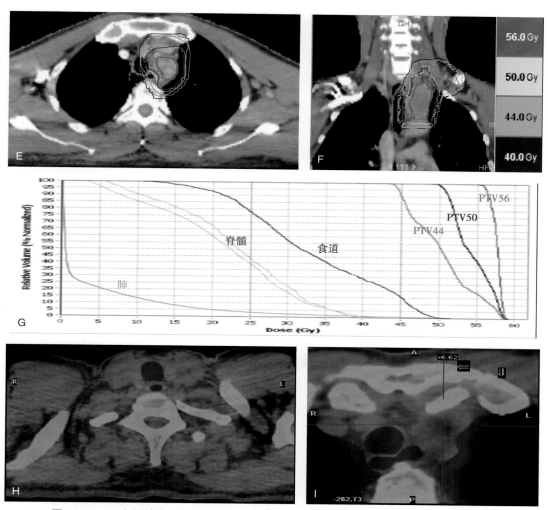

图 10-32-8　左侧锁骨上及上纵隔淋巴结转移放疗计划和治疗前后 PET/CT 影像改变

A. 随访 PET/CT 发现左侧锁骨上淋巴结肿大,糖代谢增强;

B. 上纵隔气管左侧旁淋巴结肿大,糖代谢增强;

C～F. 针对左侧锁骨上、气管左侧旁淋巴结进行放疗,其等剂量曲线分布图;

G. 肿瘤和正常组织的剂量体积直方图;

H、I. 放疗后半年随访 PET/CT,相对应于 A 和 B 的病灶,糖代谢明显降低。

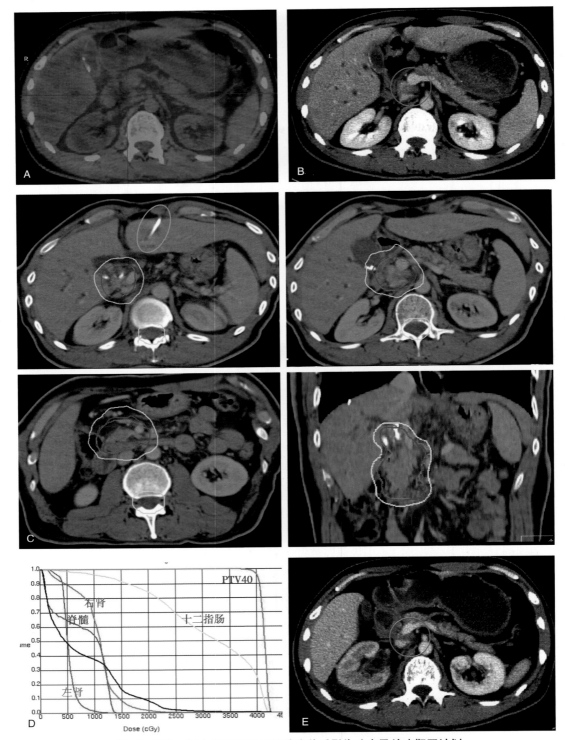

图 10-32-9　第 4 次腹腔淋巴结放疗前后影像改变及放疗靶区计划

A. 门腔静脉间肿大淋巴结糖代谢稍增强；

B. 增强 CT 可见肿大淋巴结，存在血供（红色圆圈内），肝内胆管扩张（红色箭头）；

C. 经过外引流（靛青色椭圆圈内的白色为引流管），梗阻性黄疸缓解，给予外放疗的靶区等剂量曲线分布图；

D. 放疗计划 DVH 图；

E. 放疗后黄疸消失，引流管拔除，1 年后随访增强 CT，门腔静脉间转移淋巴结部分缓解。

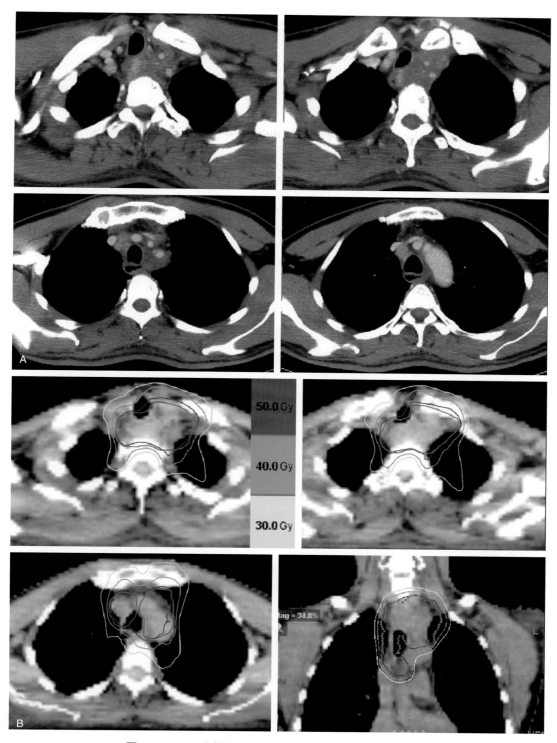

图 10-32-10　上纵隔淋巴结第 2 次放疗前 CT 及放疗靶区

A. 胸部增强 CT,发现上纵隔多发淋巴结肿大;

B. 针对纵隔肿大淋巴结再程放疗靶区。

2019 年 2 月出现腰酸腰痛,3 月 4 日本院 CT 显示右肾盂积水(图 10-32-11A),腰椎前方后腹膜淋巴结肿大压迫所致(图 10-32-11B)。于 3 月 18 日开始针对腰椎前方的后腹膜淋巴结放疗(图 10-32-11C~F),剂量为 55Gy/25 次。放疗 15 次后,腰酸腰痛症状明显缓解,无口服镇痛药。半年后随访 MRI,右侧肾盂无明显积水(图 10-32-11G),腹膜后淋巴结完全缓解(图 10-32-11H)。

2019 年 6 月 5 日因梗阻性黄疸再次入住本院,2019 年 6 月 6 日再行 PTCD 术降黄疸。之后长期留置胆道引流管,每日引流量 400~500ml,由于长期胆管引流,反复感染导致高热,体温在 40℃。2019 年 10 月 9 日 MRI 可见肝内多发病灶,肝内胆管、胆总管及胰管稍扩张,肝门及腹膜后结构不清(图 10-32-12)。因肝内病灶进展和反复感染,患者于 2020 年 4 月 27 日死亡。

患者自 2014 年 2 月出现腹膜后淋巴结转移到死亡,存活 6 年 2 个月。腹腔淋巴结转移先后 5 次放疗(4 次再程放疗),锁骨上淋巴结和纵隔淋巴结 2 次放疗(1 次再程放疗)。患者最后肝内病灶复发死亡。

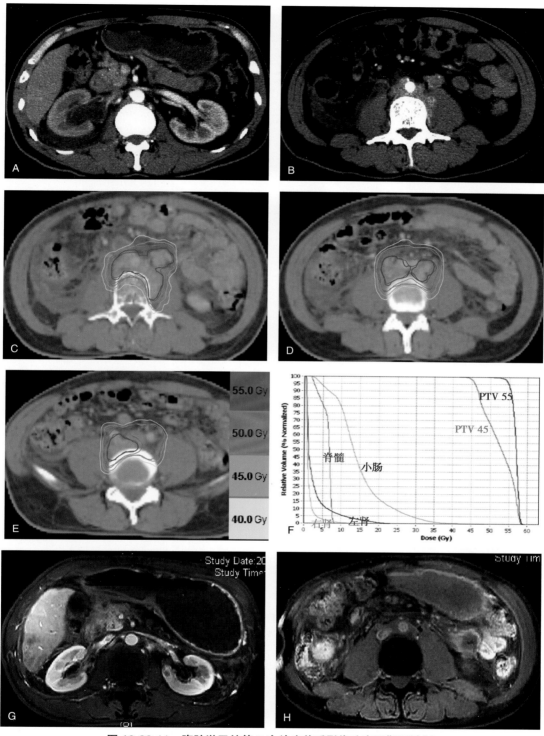

图 10-32-11　腹腔淋巴结第 5 次放疗前后影像改变及靶区计划

A. 右侧肾盂积水；

B. 腰椎椎体前方、腹主动脉旁淋巴结肿大，融合成团，侵犯腰大肌；

C~E. 定位 CT 和诊断 MRI 图像融合，针对腹主动脉旁淋巴结转移灶进行放疗，蓝色曲线为 GTV；

F. 靶区和正常组织的 DVH；

G. 放疗后半年随访 MRI，右肾盂不再积水，恢复正常；

H. 腹主动脉双侧旁淋巴结完全缓解，患者腰酸及腰痛症状完全缓解。

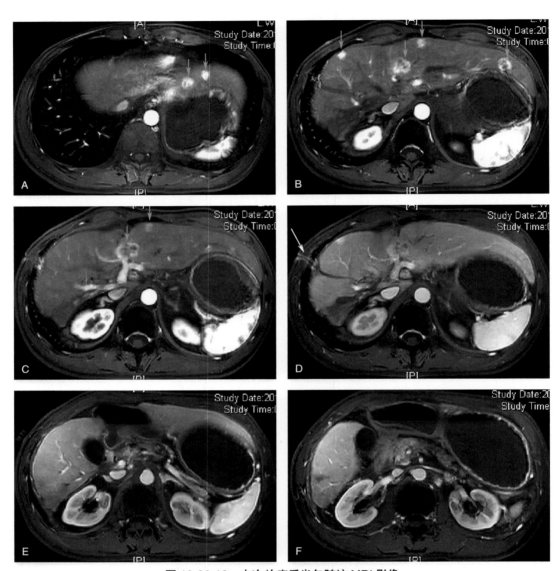

图 10-32-12　末次放疗后半年随访 MRI 影像

A~C. 肝内多发病灶,动脉相增强(靛青色箭头);

D. 静脉相可见右侧肝脏内有胆汁引流管(白色箭头),左叶肝内胆管扩张;

E、F. 肝门区结构不清,未见明显的肿大淋巴结。

【讨论】

1. 有没有放疗指征

回顾性临床研究显示,肝细胞癌伴腹腔淋巴结转移患者接受外放疗与不接受外放疗,中位生存期有显著差异,如第四章表4-5-1列出的不同作者报道的结果,接受外放疗者,其中位生存期为8~19个月。肝细胞癌伴腹腔淋巴结转移患者,分期为C期或Ⅲb期,也可以用靶向治疗,但亚太地区的临床研究显示,46位出现淋巴结转移的肝细胞癌患者,服用索拉非尼的中位生存期只有5.6个月。因此,外放疗是肝细胞癌腹腔淋巴结转移的重要治疗方法。

2. 放疗的目的

肝细胞癌腹腔淋巴结转移,其淋巴结邻近胃肠道,放疗剂量取决于胃肠道对射线的耐受程度。因此,我们在三维适形放疗时代,给予50Gy的常规分割。在图像引导的放疗时代,可以稍微提高到相当于60Gy的常规分割剂量。即使这个剂量,也达不到根治性放疗剂量,因此,肝细胞癌淋巴结转移的患者绝大部分属于姑息性放疗,缓解症状,有限提高患者的生存期。该患者出现腰酸及腰痛和梗阻性黄疸,经过放疗,均能缓解。

3. 放疗剂量

肝细胞癌腹腔淋巴结转移的放疗剂量主要取决于其周围胃肠道的耐受剂量。因此,治疗计划采用常规分割,控制胃肠道的剂量V50 ≤ 5%,最大剂量不超过56Gy。在这个原则上,我们选用了图像引导下的放疗计划,57.5Gy/25次的剂量。在此后的再程放疗,因为有了以前放疗的剂量累积,必须更严格控制淋巴结周围危及器官的剂量。

4. 放疗范围

我们将肝细胞癌腹腔淋巴结转移的位置大致分为三个部位,即肝门、胰周、腹主动脉旁淋巴结。放射野的设计只照射累及野,不扩大到其他引流区。该患者是典型范例,不但肝门、胰周和腹主动脉旁三个部位有淋巴结转移,还有肝内原发病灶。

累及野照射的原因:①由于肝细胞癌腹腔淋巴结转移的次序无规可循,故无法提前照射下一个淋巴引流区。如该患者首次放疗后1年出现肠系膜根部和肠系膜淋巴结转移,这是难以预料到的;②患者中位生存期不长,大多是姑息放疗;③由于图像引导下的放疗,即使以后再出现淋巴结转移,也可再程放疗。也有建议扩大野放疗,认为若肝内病灶控制好,腹腔淋巴结转移可勾画CTV包括下一站淋巴引流区,预防可能出现的淋巴结转移。目前缺乏比较这两种放射野的疗效。

5. 放疗的技术

如果用图像引导下的调强放疗,根据图10-32-3D的DVH图,患者小肠V50为1%,约1.76ml,最大剂量为56.6Gy,肿瘤PTV剂量为57.5Gy/25次。如果用三维适形放疗,根据图10-32-3H的DVH图,小肠V50为4%,约7.3ml,小肠最大剂量为55.3Gy,肿瘤的PTV为57.5Gy/25次。因此,选择图像引导下的放疗,对正常组织的影响比较小。实践证明,用图像引导下的外放疗,患者的总体生存期明显优于三维适形放疗。

6. 放疗是否结合其他治疗

如果患者同时伴有肝内病灶,则可以结合介入、消融技术,控制肝内病灶。由于该患者属于 BCLC C 期或我国的分期Ⅲb 期,也可以推荐靶向药物治疗。当时有报道,放疗结合靶向药物增加患者的毒性。故该患者放疗同时,未结合其他药物治疗。但是,最近报道,放疗后序贯索拉非尼可能提高效果。从治疗原则上考虑综合治疗,放疗是局部治疗,对肝外转移者,应该结合全身的药物治疗,可以减少远处转移的概率,但必须在安全的前提下进行。我们有待这方面的临床研究出炉。

【评论】

再程放疗是否安全和临床获益?

肝细胞癌腹腔淋巴结转移患者,如果接受外放疗,只有 8% 患者死于淋巴结转移导致的症状,由肝内病灶导致死亡的比例为 58%;如果未接受放疗的患者,由于转移的淋巴结压迫管腔,导致死亡率高达 43.5%。该患者尽管淋巴结反复转移和复发,但肝内病灶长期稳定,没有其他有效治疗手段的情况下,该患者有再程放疗指征。经过第一次肝门区、胰周、腹主动脉旁淋巴结的放疗,1 年后(2015年 4 月),在以前受到放疗的区域(门腔静脉间隙淋巴结)复发,进行第一次再程放疗。4 年后(2018 年2 月)还是门腔静脉间隙和下腔静脉旁淋巴结复发,进行第二次再程放疗,患者的黄疸缓解,无须外引流。2017 年 7 月左锁骨上淋巴结和左上纵隔淋巴结转移,接受外放疗,2018 年 10 月因声音嘶哑,接受再程放疗。

患者从接受第一次腹腔淋巴结的再程放疗算起,生存了 5 年,如果不接受放疗,目前指南推荐靶向药物治疗,但不一定能生存 5 年。从这点看,患者接受再程放疗有效,包括症状缓解和生存期延长。第七章介绍了肝癌再程放疗,最常见于淋巴结转移的放疗。

(曾昭冲)

参考文献

［1］ CHENG A L, GUAN Z, CHEN Z, et al. Efficacy and safety of sorafenib in patients with advanced hepatocellular carcinoma according to baseline status: subset analyses of the phase Ⅲ Sorafenib Asia-Pacific trial [J]. Eur J Cancer, 2012, 48 (10): 1452-1465.

［2］ ZHANG H, CHEN Y, HU Y, et al. Image-guided intensity-modulated radiotherapy improves short-term survival for abdominal lymph node metastases from hepatocellular carcinoma [J]. Ann Palliat Med, 2019, 8 (5): 717-727.

［3］ CHEN S W, LIN L C, KUO Y C, et al. Phase 2 study of combined sorafenib and radiation therapy in patients with advanced hepatocellular carcinoma [J]. Int J Radiat Oncol Biol Phys, 2014, 88 (5): 1041-1047.

［4］ KIM B K, KIM D Y, BYUN H K, et al. Efficacy and safety of liver-directed concurrent chemoradiotherapy and sequential sorafenib for advanced hepatocellular carcinoma: a prospective phase 2 trial [J]. Int J Radiat Oncol Biol

Phys, 2020, 107 (1): 106-115.

［5］ZENG Z C, TANG Z Y, FAN J, et al. Consideration of role of radiotherapy for lymph node metastases in patients with HCC: retrospective analysis for prognostic factors from 125 patients [J]. Int J Radiat Oncol Biol Phys, 2005, 63 (4): 1067-1076.

病例 33   肝癌肝移植术后胰周淋巴结转移放疗后上消化道出血

【病史和诊疗经过】

患者,男性,46 岁。以"肝癌肝移植术后 2 个月,腹胀、腰酸 2 周"为主诉于 2011 年 11 月 20 日到我科就诊。

患者既往有慢性乙型肝炎病史 10 余年,一直在服用抗乙型肝炎病毒药物治疗。2010 年 11 月 27 日在当地体检,彩超发现"肝左外叶占位,肝癌可能,肝硬化"。转本院行 CT 检查,提示为肝左叶巨块型恶性肿瘤,门脉左支及主干处癌栓(图 10-33-1A)。AFP 4 243.0ng/ml。于 2010 年 12 月 6 日行左半肝切除术 + 胆囊切除术 + 门静脉取栓术,肿瘤大小为 15cm×11cm×9cm,界不清,无包膜,术后病理为肝细胞癌 Ⅱ 级。于 2010 年 12 月 21 日复查 AFP 降至 362.6ng/ml。患者开始口服索拉非尼(0.4g,每日 2 次)。

于 2011 年 1 月 7 日行第一次 TACE 术,造影见肝右叶近手术区团片状肿瘤血管染色灶,直径约 3cm,注入 5-Fu 0.25g+ 奥沙利铂 50mg 灌注化疗,再予丝裂霉素 10mg+ 超液化碘油 10ml 制成混悬液,栓塞 5ml,见病灶碘油沉积好。2011 年 3 月 8 日上腹部 CT,肝内见碘油沉积,增强后动脉期肝右叶见 58mm×32mm 的片状强化灶(图 10-33-1B),AFP 346.3ng/ml,考虑复发,参加临床研究接受唑来磷酸联合索拉非尼治疗。2011 年 6 月 9 日 AFP 870.4ng/ml,于 7 月 6 日行第二次 TACE 术,治疗效果不好。2011 年 8 月 10 日 MRI 见肝内散在病灶和门静脉癌栓(图 10-33-2A)。于 2011 年 9 月 21 日行同种异体原位肝移植术,术中见腹腔内及肝周重度粘连,腹水约 1 500ml,重度肝硬化,硬化结节 0.6~1.2cm,肝内肿瘤弥散分布,最大一个位于 V、Ⅷ段,界不清,约 8cm×7cm×5cm,其旁及其余肝组织散布多枚粟粒至黄豆大小转移结节,部分相互融合(图 10-33-2B)。术中 B 超示门静脉主干及右支充满癌栓,肝门淋巴结肿大,直径约 1.5cm×1cm,膈肌处一苍白色可疑结节,直径约 0.3cm。

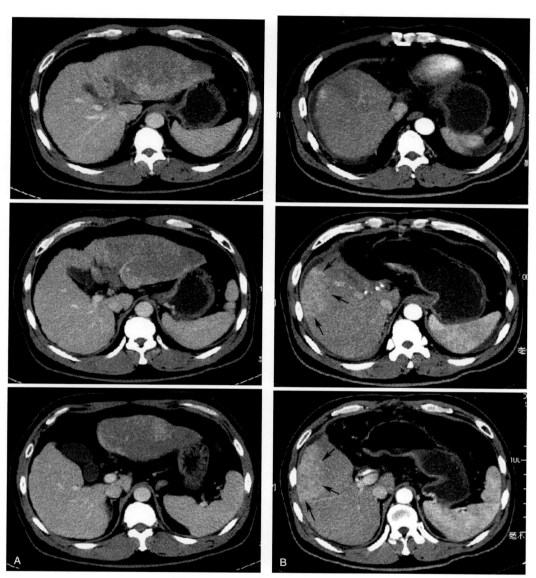

图 10-33-1　肝癌手术前后 CT 影像

A. 初诊时 CT,见肝左叶病灶,门静脉左支及主干充满癌栓;

B. 左叶肿瘤切除及取栓后 3 个月,随访 CT 可见肝右叶片状强化灶(黑色箭头)。

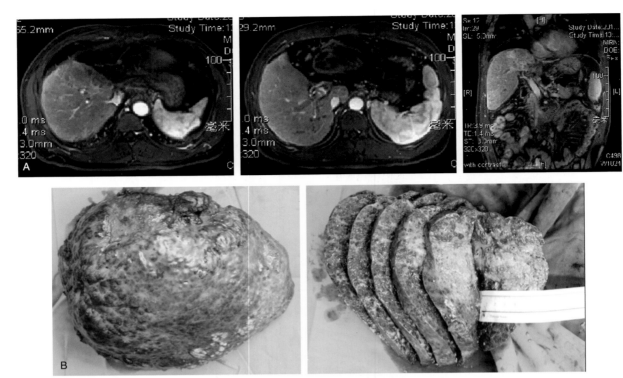

图 10-33-2　肝移植术前 MRI 影像及术后大体标本
A. 术后 8 个月随访 MRI,可见门静脉右支癌栓,肝内弥漫病灶和肝硬化加重;
B. 肝移植时切除病肝,可见全肝硬化结节明显,肝质地硬,肿瘤弥漫全肝。

　　2011 年 11 月 20 日(移植后 2 个月),患者诉上腹胀、腰酸伴食欲减退 2 周,到我科就诊,PET/CT 示:①胰头周围及腹膜后多发糖代谢升高转移性淋巴结;②双肺多发无糖代谢增高的小结节,转移性可能,纵隔气管旁多发无糖代谢升高肿大淋巴结(图 10-33-3)。于 2011 年 11 月 28 日开始接受螺旋断层放疗,放疗区域包括胰周、腹膜后淋巴结转移灶及其引流区(图 10-33-4A)。GTV 为 PET/CT 上所见病灶,剂量 4.25Gy/ 次,CTV 包括腹膜后淋巴引流区如肝门、胰周和腹主动脉旁引流区,单次剂量 3.1Gy/ 次,每周 5 次,共 3 周。图 10-33-4B 为治疗计划及各重要脏器、组织的剂量体积直方图。放疗过程中患者出现 2 级胃肠道反应,经对症处理顺利完成治疗,放疗结束后腰酸症状完全缓解,MRI 提示胰头及后腹膜淋巴结较前片(2011 年 11 月 16 日)缩小(图 10-33-5)。

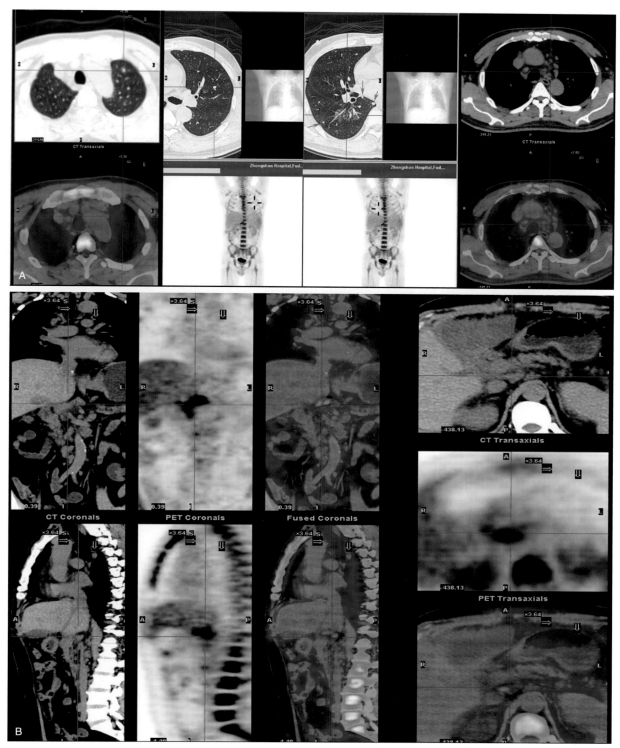

图 10-33-3 肝移植术后随访 PET/CT 影像

A. 胸部 CT 可见双肺多发转移灶,纵隔气管旁多个无糖代谢增高的肿大淋巴结;

B. 胰头周围及腹膜后血管旁见多发糖代谢异常增高肿大淋巴结,最大径 1.6cm,SUV 值 6.6,考虑为淋巴结转移。

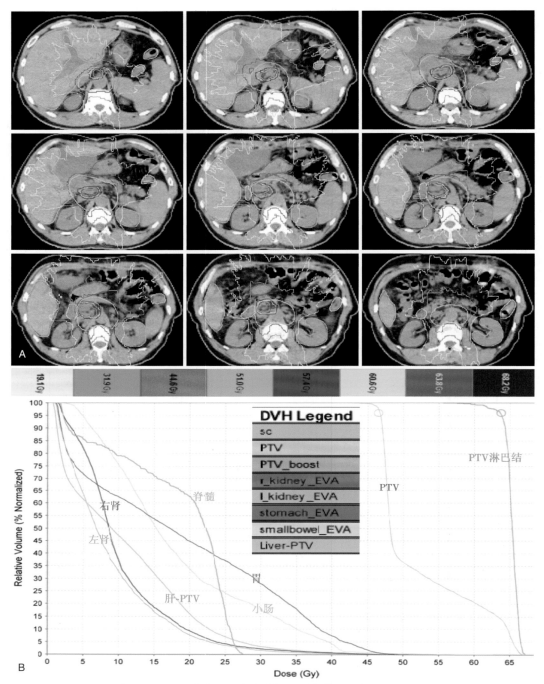

图 10-33-4　腹腔淋巴结放疗靶区剂量曲线分布和 DVH 图

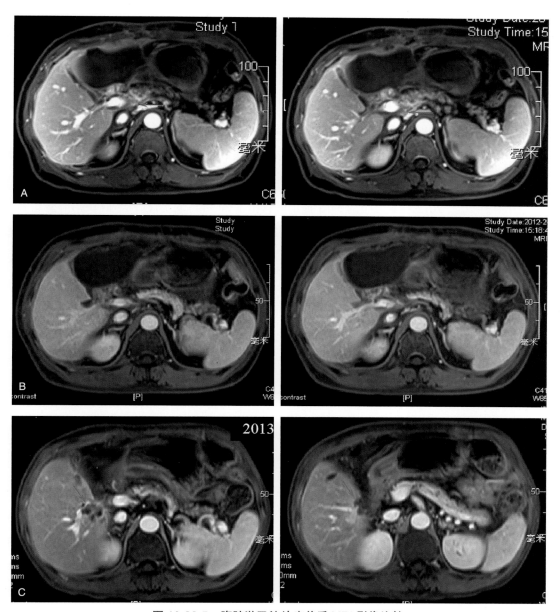

图 10-33-5　腹腔淋巴结放疗前后 MRI 影像比较

A. 胰头周围、门腔静脉左侧旁肿大淋巴结(红色箭头);

B. 放疗后 6 周随访,肿大淋巴结明显缩小;

C. 放疗后 16 个月再随访,肿大淋巴结消失,但肝内见新病灶(红色箭头)。

2012 年 3 月 31 日起患者出现反复呕血、黑便,2012 年 4 月 9 日行胃镜检查提示放射性胃炎(图 10-33-6A),经积极止血、扩容、保护胃黏膜、纠正电解质紊乱治疗,并予小剂量糖皮质激素,治疗后症状好转,随访胃镜,胃窦部水肿、充血逐渐好转(图 10-33-6B~D)。

2012 年 6 月腹部 MRI 提示肝移植术后,肝再发恶性肿瘤(巨块结节型)。遂于 2012 年 7 月 3 日再次行 TACE 术,造影见肝右叶大片状肿瘤染色,大小约 7cm,内有陈旧性碘油沉积。2013 年 4 月 27 日,患者出现贫血(血红蛋白 79g/L),血小板计数 64×10^9/L,白蛋白在正常值的低限(36g/L),ALT、AST(肝酶)升高到 200U/L 左右,碱性磷酸酶和谷氨酸转肽酶(胆酶)>1 000U/L。腹部 MRI 提示肝内多发转移伴门静脉癌栓、双肺多发转移和肝内胆管扩张(图 10-33-7)。2013 年 6 月 21 日因肝功能衰竭死亡。患者从发现腹腔淋巴结转移并接受放疗,到肝内复发出现肝衰竭死亡,共生存 19 个月。

【讨论】

1. 是否有放疗指征

患者为中晚期肝细胞癌接受肝移植术,移植术中 B 超示肝门淋巴结肿大,约 1.5cm×1cm,我科就诊时仅移植术后 2 个月余,AFP 26.5ng/ml 较术后略升高,且患者有腹胀、食欲减退等症状,结合 PET/CT 影像检查,胰周多个肿大淋巴结伴糖代谢升高表现,临床诊断为肝细胞癌腹腔淋巴结转移。对肝细胞癌伴淋巴结转移的患者,通过放疗可以延长患者生存期。但是,对于肝癌肝移植术后淋巴结转移的放疗,目前尚无大规模病例报道。本例患者有腹胀及食欲缺乏,此类症状多与后腹膜淋巴结转移有关,通过放疗可以缓解患者的症状,有放疗指征。本病例在放疗后症状得到明显改善,支持诊断和治疗效果。

肺部转移灶较腹膜后淋巴结转移灶发展慢,且病灶小,不考虑对肺部病灶进行放疗。

2. 放疗的目的

患者不符合肝移植标准,即使接受移植,也属于姑息性肝移植。肝癌移植术后 2 个月,PET/CT 提示除胰周及腹膜后淋巴结转移外,双肺存在小结节,肺转移可能。因此本例患者的放疗属于姑息性放疗,目的是缓解症状,有限延长生存期。

3. 放射野设计

肝移植后肝内无病灶。结合 MRI 和 PET/CT 表现,患者转移淋巴结位于胰周(门腔静脉左侧),为 GTV,临床靶体积(CTV)包括肝门、胰周和腹主动脉旁淋巴引流区,见图 10-33-4A。

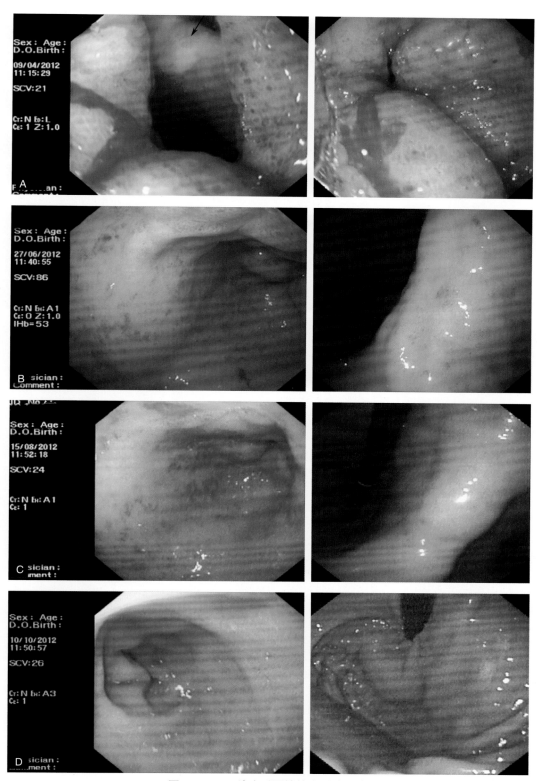

图 10-33-6　放疗后胃镜检查随访图像

左图为胃窦部,右图为幽门口;

A. 放疗后 4 个月,胃窦区前后壁均见散在新鲜出血点,前壁见 1cm 溃疡(箭头),黏膜充血水肿明显,幽门口黏膜充血水肿明显,几乎密闭;

B. 放疗后 6 个月,胃窦部和幽门口水肿略缓解,可见出血点,幽门口已经张开;

C. 放疗后 8 个月,胃窦区散在黏膜充血,幽门口明显张大;

D. 胃窦部仍充血,较以前明显好转,幽门口尚圆。

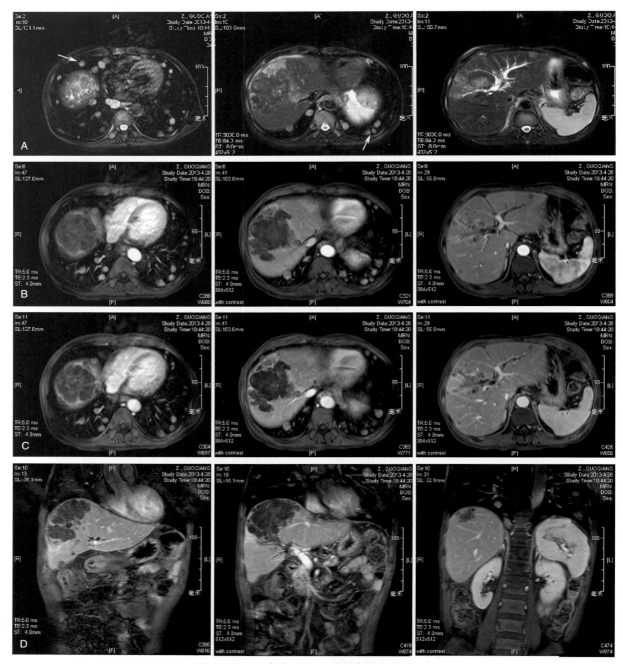

图 10-33-7　末次 MRI 随访影像（2013-4-27）

肝移植后 18 个月（放疗后 16 个月），右肝转移病灶，介入后部分碘油沉积，伴有门静脉癌栓（红色箭头）和双肺多发转移结节（白色箭头）。

4. 放疗剂量

该患者既往无放疗病史,考虑病灶与胃肠道和肾脏的关系,GTV 可以达到 64Gy,CTV 给予 46Gy。该剂量必须保证胃肠道受照射剂量在安全范围内。

5. 放疗技术

该患者的靶区位于胃后方,部分层面紧靠十二指肠,且还需要考虑肝脏、肾脏的耐受剂量。采用螺旋断层放疗,可以在后腹膜转移淋巴结达到高剂量的同时,给予淋巴结引流区预防剂量,并且保证胃肠道、脊髓、肾脏的受照剂量在可接受的范围。因此,该患者适合采用螺旋断层放疗新技术以提高肿瘤的放疗剂量。

6. 放疗中是否结合其他治疗

本例患者有肝炎病史,放疗中必须结合抗乙型肝炎病毒治疗。肝内未见病灶,故暂不考虑结合 TACE 及 RFA 治疗。对肝外转移灶,没有证据支持放疗结合索拉非尼对淋巴结转移者有益。研究提示腹腔淋巴结放疗结合索拉非尼会增加胃肠道出血,这是由于淋巴结周围存在胃肠道。本例患者放疗旨在减轻症状,因此,我们不主张结合索拉非尼。

【评论】

1. 肝癌后腹膜淋巴结转移患者放疗后胃肠道毒性反应

在肝癌患者放疗中,胃肠道的耐受量是一个非常重要的因素。用三维适形放疗肝癌,胃十二指肠毒性反应的发生率在 4.2%~23.1%,其产生的原因可能有 3 个方面:①射线直接损伤胃黏膜表面的柱状上皮细胞,导致胃酸分泌方式改变,胃黏膜对射线极其敏感,据报道,低剂量(1 800cGy)的放射就能导致胃酸分泌降低 50%,持续时间可超过 1 年,这种损伤在显微镜下最初表现为黏膜水肿,而后是出血、渗出,伴有胃壁细胞和主细胞内胞质内容物及颗粒消失。射线诱发的胃十二指肠溃疡通常在放疗后 1~2 个月出现,而放射性胃炎则可见于放疗后 1~12 个月。②长期肝硬化导致门静脉压力增高,胃黏膜的防御和自愈机制在门脉高压状态下出现异常,肝硬化患者胃黏膜的分泌能力减小,胃肠上皮细胞的增生受抑制,黏膜防御调节因子的产物也改变了,不仅如此,过高的门脉压力和过多涌向胃肠的血流导致胃黏膜越来越脆弱,扩张的血管也凸现在胃黏膜表面,在临床上就表现为胃食管静脉曲张。报道显示,肝硬化肝癌患者放疗后更容易出现严重的胃十二指肠毒性反应。③肝硬化时,由于脾脏充血及脾内其他成分的增生,使脾脏发生肿大,脾功能亢进导致白细胞、血小板和红细胞显著减少,其中血小板数量的降低会使机体凝血功能受到影响,患者容易出血。此外,综合治疗模式也可能增加胃肠道毒性反应的发生,如反复 TACE 治疗可使胃黏膜处于缺血状态,容易受到外来因素的破坏。中国肝癌患者多数有肝炎肝硬化的背景,因此在肝癌放疗中出现胃肠道毒性反应通常是多种因素共同参与。本例患者在放疗完成后 4 个月出现上消化道出血的症状,胃镜下表现为放射性胃炎(图 10-33-6A)。经过治疗,患者出血停止,此后每 2 个月胃镜复查提示胃肠道黏膜的损伤逐渐修复(图 10-33-6B~D)。回顾其放疗计划,胃窦部幽门紧靠 PTV(图 10-33-4A)。在常规分割放疗中,胃的耐受量通常在 40~50Gy,也有报道显示,在胃肠道 V35>5% 或患者年龄>50 岁的情况下,发生 3 级胃肠道毒性反应的可能性大大增加。本例患者胃的

V35>15%,应当给予重视。除了在做计划的时候降低胃十二指肠受照体积,放疗过程中也要注意给予胃肠道黏膜保护药,尽可能减少严重胃肠道毒性反应的发生。

2. PET/CT 用于肝细胞癌患者淋巴结转移最有参考价值

^{18}FDG PET/CT 诊断肝细胞癌的肝外转移灶,其敏感性和特异性分别是 76.6% 和 98.0%。本例患者接受 ^{18}FDG PET/CT 检查,发现胰头周围及后腹膜淋巴结糖代谢增高。同样是肝外转移,肺部小转移灶大部分无明显糖代谢升高,^{18}FDG PET/CT 用于淋巴结转移灶的诊断,最有参考价值。该患者出现纵隔及气管旁淋巴结肿大,但糖代谢不升高,后来随访证实纵隔淋巴结不是转移。病例 32、34、35(肝细胞癌)和病例 47、48(胆管细胞癌)也伴有淋巴结转移,其 ^{18}FDG PET/CT 也表现为糖代谢增高。

3. 肝细胞癌淋巴结转移的诊断

肝细胞癌的淋巴结转移属于临床诊断,由于肝门及后腹膜淋巴结处于深部且周围存在重要脏器,经皮淋巴结穿刺很难达到诊断目的,且目前也不支持对肝癌的淋巴结行剖腹活检,因此,多数仅能根据影像学表现诊断。任何缺乏病理诊断的治疗,都属于诊断性治疗,该患者放疗后 AFP 水平下降到正常值,支持淋巴结转移诊断正确。

4. 肝移植的标准

目前公认的肝癌肝移植筛选标准主要是"Milan 标准"(单个肿瘤直径 ≤5cm 或多发肿瘤数目 ≤3 个,且最大直径 ≤3cm)。本院采用的是"上海复旦标准"(即单个肿瘤直径 ≤9cm 或多发肿瘤 ≤3 个且最大肿瘤直径 ≤5cm、全部肿瘤直径总和 ≤9cm,无大血管侵犯、淋巴结转移及肝外转移)。与 Milan 标准相比,"上海复旦标准"在 3 年总体生存率、无瘤生存率和复发率几无差异的情况下,增加了大约 1/4 的"入组"病例,也就是说,显著扩大了肝癌肝移植的适应证范围,能使更多的肝癌患者因手术受益。肝癌移植术后 10%~60% 患者会在术后 1~2 年出现复发或转移,最常见部位是肝(19%~62%)、肺(19%~56%)、骨(14%~18%),而一旦发生复发或转移,患者中位生存时间只有 12 个月(自复发或者转移确诊起)。该患者从放疗淋巴结算起,存活 19 个月;从移植开始算起,存活 21 个月,最后死于肝内病灶。这种超"标准"移植是否值得,很难回答。

5. 教训

该患者给予的放疗剂量高,分割剂量大,加上服用索拉非尼,是导致胃肠道溃疡出血的主要原因。病例 34 也是这种情况。

(曾昭冲　杨　平)

参考文献

[1] ZENG Z C, TANG Z Y, FAN J, et al. Consideration of role of radiotherapy for lymph node metastases in patients with HCC: retrospective analysis for prognostic factors from 125 patients [J]. Int J Radiat Oncol Biol Phys, 2005, 63 (4): 1067-1076.

［2］ CHENG A L, GUAN Z, CHEN Z, et al. Efficacy and safety of sorafenib in patients with advanced hepatocellular carcinoma according to baseline status: subset analyses of the phase Ⅲ Sorafenib Asia-Pacific trial [J]. Eur J Cancer, 2012, 48 (10): 1452-1465.

［3］ YANAI S, NAKAMURA S, OOHO A, et al. Radiation-induced hemorrhagic duodenitis associated with sorafenib treatment [J]. Clin J Gastroenterol, 2015, 8 (3): 116-119.

［4］ CHENG S H, LIN Y M, CHUANG V P, et al. A pilot study of three-dimensional conformal radiotherapy in unresectable hepatocellular carcinoma [J]. J Gastroenterol Hepatol, 1999, 14 (10): 1025-1033.

［5］ PARK H C, SEONG J, HAN K H, et al. Dose-response relationship in local radiotherapy for hepatocellular carcinoma [J]. Int J Radiat Oncol Biol Phys, 2002, 54 (1): 150-155.

［6］ ROBERTSON J M, LAWRENCE T S, ANDREWS J C, et al. Long-term results of hepatic artery fluorodeoxyuridine and conformal radiation therapy for primary hepatobiliary cancers [J]. Int J Radiat Oncol Biol Phys, 1997, 37 (2): 325-330.

［7］ FELDMAN M, SCHARSCHMIDT B F. Sleisenger&Fordtran's gastrointestinal and liver disease: Pathophysiology, diagnosis, management. Ch: 38 Radiation injury to the gastrointestinal tract [M]. 8th ed. Philadelphia: Saunders, 2006: 815-816.

［8］ PALMER W. Gastric irradiation in peptic ulcer [M]. Chicago: University of Chicago Press, 1974.

［9］ COIA L R, MYERSON R J, TEPPER J E. Late effects of radiation therapy on the gastrointestinal tract [J]. Int J Radiat Oncol Biol Phys, 1995, 31 (5): 1213-1236.

［10］ SELL A, JENSEN T S. Acute gastric ulcers induced by radiation [J]. Acta Radiol Ther Phys Biol, 1966, 4 (4): 289-297.

［11］ KITANO S, DOLGOR B. Does portal hypertension contribute to the pathogenesis of gastric ulcer associated with liver cirrhosis？ [J]. J Gastroenterol, 2000, 35 (2): 79-86.

［12］ CHON Y E, SEONG J, KIM B K, et al. Gastroduodenal complications after concurrent chemoradiation therapy in patients with hepatocellular carcinoma: endoscopic findings and risk factors [J]. Int J Radiat Oncol Biol Phys, 2011, 81 (5): 1343-1351.

［13］ HALL E J, GIACCIA A J. Radiobiology for the Radiobiologist [M]. 6th ed. Philadelphia: Lippincott Williams & Wilkins, 2006.

［14］ KIM H, LIM D H, PAIK S W, et al. Predictive factors of gastroduodenal toxicity in cirrhotic patients after three-dimensional conformal radiotherapy for hepatocellular carcinoma [J]. Radiother Oncol, 2009, 93 (2): 302-306.

［15］ LIN C Y, CHEN J H, LIANG J A, et al. ^{18}F-FDG PET or PET/CT for detecting extrahepatic metastases or recurrent hepatocellular carcinoma: a systematic review and meta-analysis [J]. Eur J Radiol, 2012, 81 (9): 2417-2422.

［16］ FAN J, YANG G S, FU Z R, et al. Liver transplantation outcomes in 1, 078 hepatocellular carcinoma patients: a multicenter experience in Shanghai, China [J]. J Cancer Res Clin Oncol, 2009, 135 (10): 1403-1412.

［17］ REGALIA E, FASSATI L R, VALENTE U, et al. Pattern and management of recurrent hepatocellular carcinoma after liver transplantation [J]. J Hepatobiliary Pancreat Surg, 1998, 5 (1): 29-34.

［18］ ROAYAIE S, SCHWARTZ J D, SUNG M W, et al. Recurrence of hepatocellular carcinoma after liver transplant: patterns and prognosis [J]. Liver Transpl, 2004, 10 (4): 534-540.

［19］ SCHREIBMAN I R, BEJARANO P, MARTINEZ E J, et al. Very late recurrence of hepatocellular carcinoma after liver transplantation: case report and literature review [J]. Transplant Proc, 2006, 38 (9): 3140-3143.

［20］ SCHLITT H J, NEIPP M, WEIMANN A, et al. Recurrence patterns of hepatocellular and fibrolamellar carcinoma after liver transplantation [J]. J Clin Oncol, 1999, 17 (1): 324-331.

病例 34　肝细胞癌术后腹主动脉旁淋巴结转移

【病史与治疗经过】

患者,女性,44 岁。以"小肝癌术后 3 年,腰酸腰痛 1 周"为主诉,于 2011 年 11 月 19 日到我科就诊。

3 年前患者体检,超声检查发现肝左叶占位,当地医院 MRI 检查,显示左肝占位,为典型的小肝癌表现(图 10-34-1)。转本院肝外科,拟行手术切除。术前体检无阳性体征,血常规和肝肾功能正常,HBsAg(+),HBsAb(-),HBeAg(-),HBeAb(+),HBcAb(+),HCV-Ab(-),HBV-DNA<500 拷贝 /L,AFP 969μg/L,CEA 和 CA19-9 正常水平。患者于 2008 年 5 月 12 日接受左半肝切除,肿瘤位于Ⅳa 段,直径 3cm,术中未见肝硬化和肿瘤子灶。术后病理报告为肝细胞癌,Ⅱ~Ⅲ级,伴灶性坏死,周围肝个别脉管内可见癌栓,免疫酶标显示 Hepa20%(+),AFP 部分(+),CK7(-),CK8(+),CK19(-),CD34 血窦(+),PDEC 70%(++)。病理报告有脉管内癌栓,外科医生建议患者术后介入治疗,介入前复查 AFP,降到 19.1μg/L,于 2008 年 6 月 11 日接受术后预防性介入治疗。经肝动脉造影,未见肝内血管异常,给予注入碘油 10ml。患者出院后开始口服索拉非尼 400mg,每日 2 次。服用药物后出现脱发、全身泛发小脓疱,后结痂、间断性腹泻、大便颜色发黑,口服索拉非尼 1 年后减为 200mg/d。术后第一年每 3 个月门诊随访 1 次,2008 年 9 月 12 日复查 AFP 降至 2.0μg/L,血常规和生化指标均在正常范围内。之后每年均在当地医院随访肝脏超声检查、血生化和肿瘤标志物。

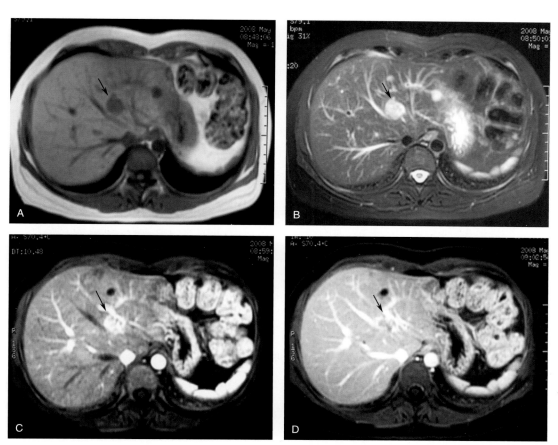

图 10-34-1　小肝细胞癌的 MRI 表现(2008 年 5 月 8 日)

A. T1WI 肿瘤为低信号;

B. T2WI 肿瘤为高信号;

C. 动脉期肿瘤增强;

D. 静脉期肿瘤为等信号。箭头标示肿瘤,肿瘤正上方为囊肿,增强相最明显。

　　2011 年 10 月 8 日,患者出现腰酸、腰痛 1 周,随即在当地医院做腹部超声,发现腹膜后淋巴结肿大,腹腔干周围见 35mm×35mm 肿大淋巴结,考虑为淋巴结转移,AFP 4.3μg/L,医生建议患者进一步做全身 ^{18}FDG PET/CT 肿瘤显像,发现门腔静脉间(胰头后方)直径 1.5cm 的淋巴结肿大伴有糖代谢活跃,腹腔干周围肿大淋巴结直径约 3.0cm 伴糖代谢显著升高(图 10-34-2)。考虑为肝癌淋巴结转移,患者又接受腹部 MRI 增强检查,见门腔静脉和腹腔干旁肿大淋巴结,呈现周边强化(图 10-34-3A~C)。

　　根据病史、临床症状和影像学表现,临床诊断为肝细胞癌术后腹膜后淋巴结转移。2011 年 10 月 19 日在我科室接受螺旋断层放疗,针对 CT 上可见肿大的淋巴结作为 GTV,肝门、胰周和腹主动脉旁淋巴引流区作为 CTV(图 10-34-4)。给予 GTV 52.5Gy/15 次,CTV 40.5Gy/15 次,每周 5 次,共 3 周,十二指肠平均照射剂量为 42.7Gy(图 10-34-5)。放疗 3 次,患者感腰部酸痛明显缓解,放疗 10 次后疼痛完全缓解。放疗期间患者食欲稍减,偶尔恶心,随访血常规、肝肾功能都在正常值范围,仍口服索拉非尼。

　　放疗结束后 2 个月,患者在当地医院复查腹部 CT,门腔静脉淋巴结部分缓解,腹主动脉旁淋巴结完全缓解(图 10-34-3D~F)。PET/CT 未见原转移部位有糖代谢增强(图 10-34-6)。实验室检查肝肾功能、肿瘤标志物均正常。

　　放疗结束后 3 个月,患者诉乏力、食欲缺乏,进食后腹部不适,曾有黑便,半个月体重下降 5kg,即住当地医院检查,血常规显示血红蛋白 64g/L,红细胞数 1.7×10^9/L,血细胞比容 20%(女性正常值 37%~48%),红细胞平均体积 114fl(正常值 80~97fl),红细胞平均血红蛋白含量 37pg(正常值 26~33pg),白细胞数 3.7×10^9/L,血小板数 141×10^9/L;肝功能检查白蛋白 34g/L(轻度降低),其余正常;血清铁 5.4μmol/L,铁蛋白 6μg/L,出凝血各指标正常,粪便隐血(+);HBV-DNA 4×10^3 拷贝/L。骨髓穿刺诊断为增生性贫血。根据病史,诊断为上消化道出血,于 3 月 13 日进行胃镜检查,胃底、胃体正常,见胃窦部和十二指肠球部及球后黏膜弥漫性充血、红斑样糜烂,未见溃疡及肿物,考虑为糜烂型十二指肠炎。患者为中重度贫血,入院后给予输血、补铁、补液、止血、营养支持治疗,停止服用索拉非尼。4 周后患者血红蛋白升到 96g/L,出院后继续服用补铁、制酸、保护胃黏膜的药物,2 个月后复查血液各项指标完全恢复正常,患者正常生活和工作。放疗后 3 年内,每半年体检一次,均无异常,2013 年 4 月 2 日,未见肝内病灶和腹膜后肿大淋巴结(图 10-34-3G~I)。

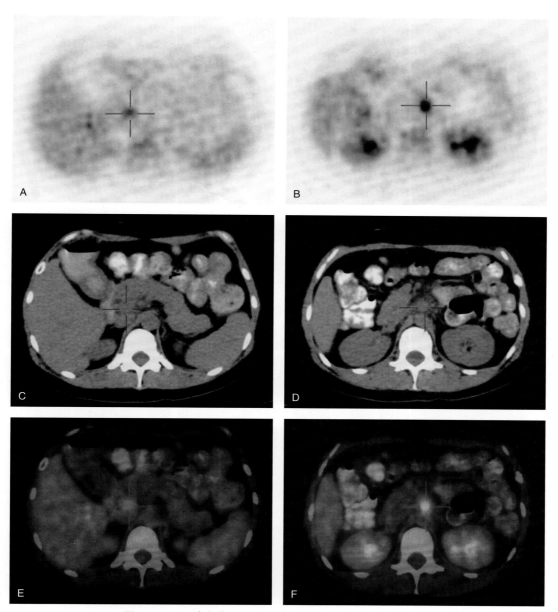

图 10-34-2 放疗前 PET/CT 检查图像(2011 年 10 月 9 日)

A、B. PET 示糖代谢增高病灶;

C、D. CT 见可疑淋巴结肿大;

E、F. 为 PET/CT 融合,清楚可见胰头后方和腹腔干左侧旁淋巴结肿大伴糖代谢升高,恶性肿瘤淋巴结转移可能。

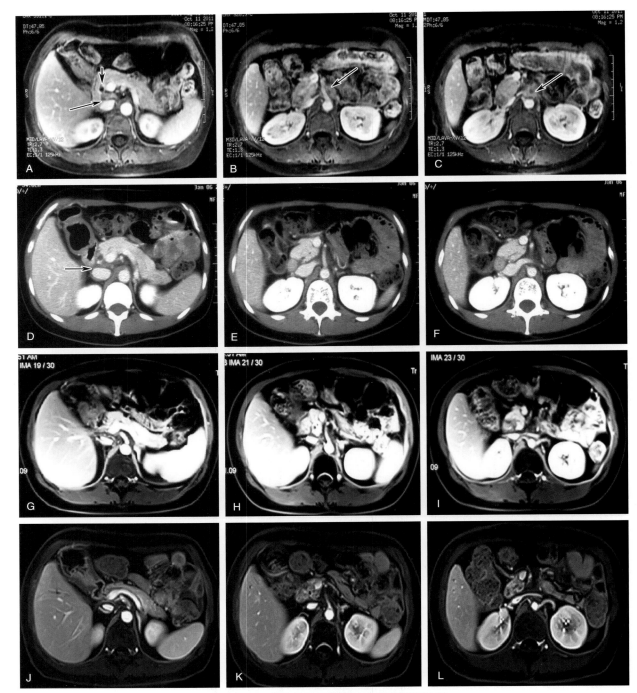

图 10-34-3 放疗前后影像学检查相应层面比较

A~C 为放疗前 MRI,长箭头指示各层面肿大淋巴结,A.门腔静脉间肿大淋巴结,胆总管扩张(短箭头)。B.腹腔干左侧肿大淋巴结。C.腹腔干左侧肿大淋巴结,呈现周边强化,中间低密度,腹腔干被推移;

D~F 为放疗后 2 个月随访 CT,D.门腔静脉间淋巴结部分缓解;

E 和 F.腹腔干左侧肿大淋巴结完全缓解;

G~I 为放疗后 17 个月随访 MRI,和放疗前相应层面比较,腹腔淋巴结完全缓解;

J~L 为放疗后 10 年随访 MRI,未见肿大的腹腔淋巴结。

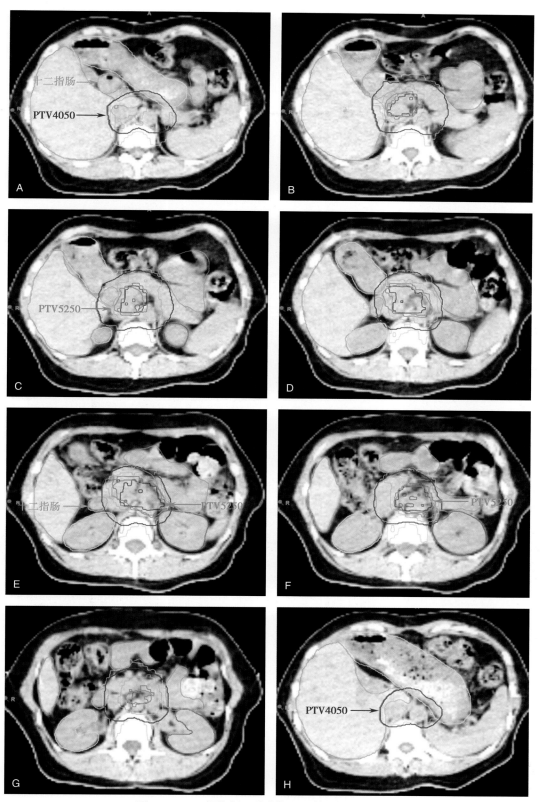

图 10-34-4　螺旋断层放疗靶区及等剂量分布曲线

PTV5250 包括可见的淋巴结转移灶（绿色箭头），PTV 4050 包括淋巴引流区（蓝色箭头）。十二指肠作为
危及器官，部分在 PTV4050 内（靛青色箭头）。

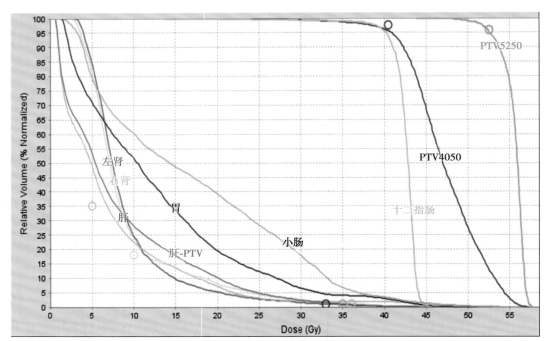

图 10-34-5　螺旋断层放疗计划 DVH 图

2013 年后,每年在当地医院随访,均未发现复发转移和其他异常。2019 年 8 月,患者无明显诱因出现寒战、高热,就诊于当地医院,诊断为胆道感染,经抗感染后好转。2019 年 12 月再次出现寒战、发热伴休克,经积极抗感染后恢复,进一步胃镜检查,提示十二指肠狭窄,可疑胆管十二指肠内瘘,因感染组织水肿,未处理。其后 1 年多患者口服抑酸、利胆及调整肠道菌群药物,反复出现低热、畏寒症状。为进一步诊治,2021 年 5 月转本院,腹部 MRI 检查未见肝内复发灶,无腹腔淋巴结转移灶,但是肝内胆管扩张(图 10-34-7)。胃镜显示十二指肠球部狭窄,球部小弯偏前壁 0.4cm 线样瘘口,大量澄清胆汁漏出(图 10-34-8)。胃镜下经球部瘘口导丝引导下插管造影,瘘管长约 1cm。发病以来,肝功能均为 Child-Pugh A 级,无黄疸。目前在治疗十二指肠胆道瘘。

【讨论】

1. 是否有放疗指征

肝细胞癌淋巴结转移外放疗后患者的中位生存期在 10 个月左右,有研究显示较未放疗的患者中位生存期 3.2 个月明显延长,疼痛症状缓解明显。基于这些结果,我国肝细胞癌治疗推荐淋巴结转移者应该接受外放疗。

2. 放疗的目的

既往放疗肝细胞癌淋巴结转移都以姑息性为目的。首先是缓解转移淋巴导致的症状,提高患者生存质量,其次是延长生存期。即使肝内病灶完全切除,无淋巴结之外的其他部位转移,放射野完全包括所有转移淋巴结及其引流区,由于转移淋巴结周围存在胃肠道,放疗剂量只能限制在54Gy常规分割量。这个剂量属于姑息性放疗剂量,如果超过这剂量,放疗诱发的胃肠道出血概率高达33%。因此,肝细胞癌淋巴结转移的放疗往往都是姑息性的。

3. 放射野设计

肝细胞癌淋巴结转移规律,从肝门区经胰周到腹主动脉旁淋巴结,最终汇入腰骶椎前方的乳糜池或到锁骨上淋巴结,入胸导管。该患者经过手术后,左肝缺如,胃肠道占据左肝和肝门区的位置,出现"跳跃"式淋巴转移,直接转移到胰周、腹主动脉旁,考虑到无其他远处转移,我们设计的放射野包括未见淋巴结转移的淋巴引流区,以可见转移淋巴结作为GTV,淋巴引流区作为CTV。

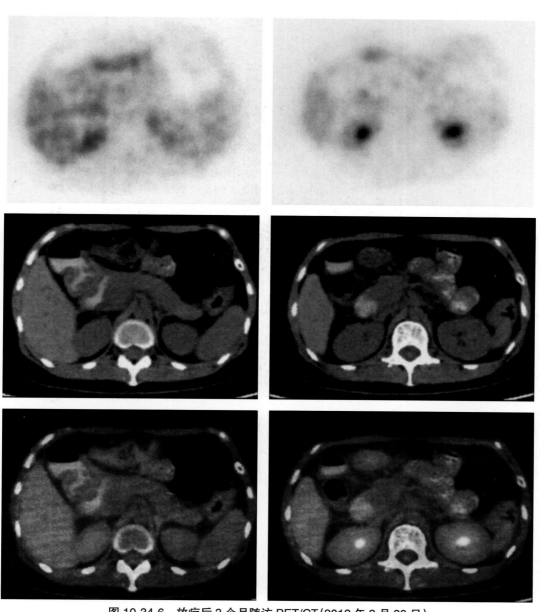

图10-34-6　放疗后3个月随访PET/CT(2012年2月29日)

胰头后方和腹腔干左侧淋巴结无糖代谢。

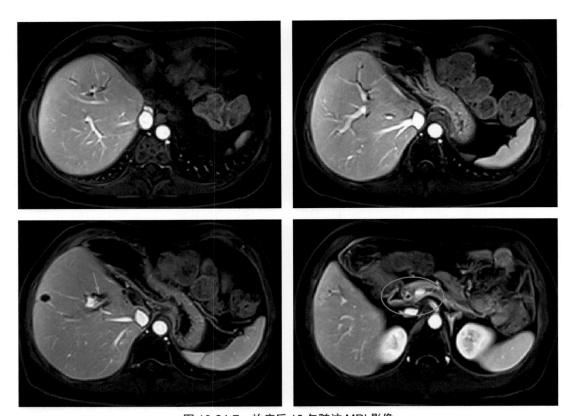

图 10-34-7 放疗后 10 年随访 MRI 影像

肝内胆管扩张（靛青色箭头），与 2012 年 1 月 6 日 MRI（图 10-34-3D）比较，十二指肠球部明显缩小（绿色椭圆内）。

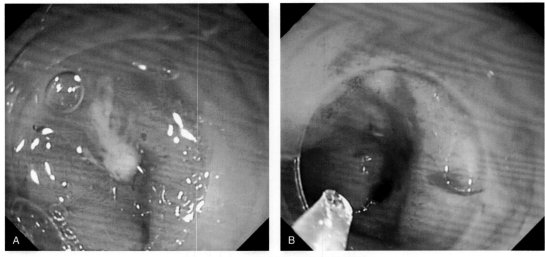

图 10-34-8 放疗后 10 年随访胃镜

A. 胃镜下可见澄清的胆汁从瘘管流出；
B. 经过清理十二指肠胆道瘘管，可见瘘管开口。

4. 放疗剂量

患者放疗前 PET/CT 显示，仅腹膜后淋巴结转移，放射野完全包括所有转移淋巴结及其引流区，应该尽可能提高放疗剂量，使姑息转向根治放疗。CTV 40~45Gy 常规分割，在正常组织安全的前提下（该患者的十二指肠放疗剂量<50Gy），尽量提高 GTV 剂量。

5. 放疗技术

根据既往经验,三维适形放疗腹腔淋巴结转移,放疗剂量只能局限在 54Gy 的常规分割量,超过这个剂量容易发生放射性胃肠炎,出现致命性上消化道出血。我们用螺旋断层放疗做出的放疗计划,既提高放疗剂量,缩短放疗时间,又不增加胃肠道的放疗剂量。对 GTV 周围存在危及器官,采用螺旋断层放疗,每次放疗都能图像引导,提高放疗的精准度(图 10-34-4、图 10-34-5)。

6. 放疗中是否结合其他治疗

该患者手术后开始服用索拉非尼,放疗期间仍继续服用。细胞试验证明,索拉非尼联合外放疗,具有放疗增敏作用,但缺少临床依据。肝细胞癌淋巴结转移,放疗结合索拉非尼是否增敏?其安全性如何?目前没有这方面的临床资料。

患者有乙型肝炎病史,尽管 HBV-DNA 检查在正常范围,放疗中需要抗乙型肝炎病毒治疗。

【评论】

1. 肝细胞癌腹膜后淋巴结转移都为临床诊断,难有病理诊断,放射治疗属于诊断性治疗

恶性肿瘤浅表淋巴结转移(如锁骨上、颈部等)都可以通过穿刺得到病理证实。腹膜后淋巴结转移,由于其解剖位置深在,较难得到病理诊断。对腹膜后淋巴结转移的诊断都是根据肿瘤病史、临床表现和影像学表现,做出临床诊断。治疗任何肿瘤的原发灶或转移灶,在没有获得病理诊断的前提下接受治疗,都属于诊断性治疗。治疗也是诊断的依据之一,如果达到预期效果,进一步支持临床诊断。该患者有肝细胞癌病史,特别是肝内肿瘤周围个别脉管内可见癌栓,其转移复发危险性高;该患者临床表现为腹膜后淋巴结转移最常见症状——腰背酸痛;MRI 显示肿大淋巴结周边强化,PET/CT 显示肿大淋巴结糖代谢显著增高,影像学支持淋巴结转移;通过放疗后疼痛完全缓解,反过来证明是淋巴结转移。

2. 放疗后胃肠道炎症伴出血是放射和服用索拉非尼共同不良反应所致

索拉非尼造成皮肤、胃肠道黏膜上皮细胞损害,患者表现为全身皮疹、间歇性腹泻和黑便等胃肠道症状。腹部肿瘤的放疗对胃肠道也有损伤,放疗结合索拉非尼会增加胃肠道症状和损伤。该患者十二指肠几乎全在 PTV 范围内,受到(40~43.5)Gy/15 次的放疗剂量(图 10-34-5)。胃肠道黏膜急性反应的 $\alpha/\beta=12Gy$,用 L-Q 模式换算为常规分割剂量,BED =49~54Gy,这是胃肠道损伤出血的临界剂量。由于和索拉非尼胃肠不良反应叠加,患者出现胃肠出血。

3. 目前缺少临床依据支持索拉非尼用于术后预防肝癌复发转移或结合放疗有益,务必注意放疗结合索拉非尼导致严重胃肠道损伤

索拉非尼仅被推荐为晚期肝癌的药物治疗手段,这是基于两个国际性临床试验,服用索拉非尼患者中位生存期延长 2~3 个月。但是,没有临床依据支持肝细胞癌患者根治术后用索拉非尼对患者有益,相反,给患者带来诸多的不良反应。

索拉非尼结合放射治疗,可以对肝细胞癌细胞株放射增敏。索拉非尼结合外放疗只有个案报道,有报道 1 例肝细胞癌接受调强外放疗结合口服索拉非尼,出现放射野内皮炎及光过敏。另有报道 2 例肝细胞癌接受外放疗结合索拉非尼,未出现明显不良反应。上海市肿瘤医院正在开展肝细胞癌介入结

合放疗后,用索拉非尼维持治疗的临床研究。因此,外放疗结合索拉非尼治疗肝细胞癌,患者是否受益和安全性仍不清楚。目前可以检索到 2 篇论文,报道索拉非尼结合外放射治疗导致胃肠道穿孔,由此可见,放疗和索拉非尼结合,务必注意胃肠道损伤。

4. AFP 是监测 AFP 阳性肝癌患者转移复发的良好指标,但不是唯一的依据

AFP 作为肝细胞癌肿瘤标志物,在肝癌早期诊断、早期治疗中起很重要的作用,临床上,AFP 也作为肝细胞癌治疗后复发转移的监测指标。AFP 阳性患者接受肝内病灶切除后,AFP 转为阴性后再次升高,意味肿瘤复发。但是,也有一部分阳性患者肿瘤转移复发,AFP 不升高,相反,也有一部分患者,原来 AFP 阴性,复发转移后转为阳性。对这种情况,存在两种可能性,一是新的病灶出现,不属于旧病灶的复发转移;另一种情况是旧肿瘤转移复发,但新病灶表达 AFP 不同。该患者肿瘤标志物检测提示,AFP 部分(+),也就是肿瘤内有的癌细胞表达 AFP,有的不表达 AFP,如果转移的癌细胞不表达 AFP,则血清 AFP 不升高。因此,AFP 不能作为转移复发的唯一依据,必须结合临床其他依据。

肝细胞癌患者接受根治性手术切除后,其血清 AFP 生物半衰期为 4~6 天,一般以 5 天计算比较方便。该患者术前 AFP 969μg/L,术后 30 天复查 AFP 为 19μg/L,AFP 经过 6 个半衰期,即 969μg/L ÷ 2^6=15μg/L。由此可见,该患者术后体内无残存 AFP 阳性病灶。

5. 十二指肠狭窄或十二指肠瘘是放疗的远期不良反应,IGRT 时代必须重视

患者放疗后 9 年出现十二指肠狭窄,第 10 年诊断为十二指肠内瘘(胆道瘘),这是放疗后的远期不良反应。根据 CTCAE V4.0 的毒性分级标准,该患者达到 2 级,但是,随病情进展,级别还会提高。

腹部肿瘤的内外放疗,尤其是胰头癌、肝门区的恶性肿瘤、腹部淋巴结转移癌的放疗,均有十二指肠狭窄或内瘘的报道。有报道腹部肿瘤的放疗,如肝癌、胃癌、胰腺癌、胆囊肿瘤或妇科肿瘤腹腔淋巴结转移 258 例,放疗后胃镜随访胃肠道的不良反应变化,有 30 例(12.1%)出现十二指肠 2~4 级不良反应。3 级不良反应 18 例,4 级不良反应 4 例。大多是十二指肠溃疡,8 例出现十二指肠狭窄,5 例穿孔,1 例出现十二指肠瘘。作者通过计算得出,V55Gy ≥ 1cm³,V50Gy ≥ 4cm³,其发生 ≥ 2 级十二指肠不良反应概率为 7.7%。该患者在放疗后的早期不良反应是十二指肠出血,后期不良反应是十二指肠狭窄和内瘘。追溯其十二指肠的放疗剂量(40.5~52.5)Gy/15 次(图 10-34-4 靛青色靶区)。

十二指肠内瘘有多种,如胃十二指肠瘘、十二指肠胆囊瘘、十二指肠胆总管瘘、十二指肠胰腺瘘、十二指肠结肠瘘、十二指肠肾盂(输尿管)瘘等。该患者表现为十二指肠胆道瘘,发生胆道感染症状而发现。有报道十二指肠小肠瘘和十二指肠主动脉瘘。

随着图像引导下放疗的效果提高,患者的生存期延长,十二指肠狭窄或内瘘的发生率提高,我们必须重视患者的远期不良反应。

(曾昭冲)

参考文献

［1］ CHENG A L, GUAN Z, CHEN Z, et al. Efficacy and safety of sorafenib in patients with advanced hepatocellular carcinoma according to baseline status: subset analyses of the phase Ⅲ Sorafenib Asia-Pacific trial [J]. Eur J Cancer, 2012, 48 (10): 1452-1465.

［2］ 中华人民共和国卫生部 . 原发性肝癌诊疗规范 (2011 年版)[J]. 临床肿瘤学杂志 , 2011, 16 (10): 929-946.

［3］ ZENG Z C, TANG Z Y, FAN J, et al. Consideration of role of radiotherapy for lymph node metastases in patients with HCC: retrospective analysis for prognostic factors from 125 patients [J]. Int J Radiat Oncol Biol Phys, 2005, 63 (4): 1067-1076.

［4］ LI Q, HU Y, XI M, et al. Sorafenib modulates the radio sensitivity of hepatocellular carcinoma cells in vitro in a schedule-dependent manner [J]. BMC Cancer, 2012, 12: 485.

［5］ HSIEH C H, JENG K S, LIN C C, et al. Combination of sorafenib and intensity modulated radiotherapy for unresectable hepatocellular carcinoma [J]. Clin Drug Investig, 2009, 29 (1): 65-71.

［6］ HORGAN A M, DAWSON L A, SWAMINATH A, et al. Sorafenib and radiation therapy for the treatment of advanced hepatocellular carcinoma [J]. J Gastrointest Cancer, 2012, 43 (2): 344-348.

［7］ ZHAO J D, LIU J, REN Z G, et al. Maintenance of sorafenib following combined therapy of three-dimensional conformal radiation therapy/intensity-modulated radiation therapy and transcatheter arterial chemoembolization in patients with locally advanced hepatocellular carcinoma: a phase Ⅰ/Ⅱ study [J]. Radiat Oncol, 2010, 5: 12.

［8］ PETERS N A, RICHEL D J, VERHOEFF J J, et al. Bowel perforation after radiotherapy in a patient receiving sorafenib [J]. J Clin Oncol, 2008, 26 (14): 2405-2406.

［9］ INOUE T, KINOSHITA H, KOMAI Y, et al. Two cases of gastrointestinal perforation after radiotherapy in patients receiving tyrosine kinase inhibitor for advanced renal cell carcinoma [J]. World J Surg Oncol, 2012, 10: 167.

［10］ SHIM J H, YOON D L, HAN S, et al. Is serum alpha-fetoprotein useful for predicting recurrence and mortality specific to hepatocellular carcinoma after hepatectomy？ A test based on propensity scores and competing risks analysis [J]. Ann Surg Oncol, 2012, 19 (12): 3687-3696.

［11］ SHIM J H, HAN S, LEE Y J, et al. Half-life of serum alpha-fetoprotein: an early prognostic index of recurrence and survival after hepatic resection for hepatocellular carcinoma [J]. Ann Surg, 2013, 257 (4): 708-17.

［12］ GEORGE G, LEWIS S, CHOPRA S, et al. A Retrospective Study of the Dosimetric Parameters and Duodenal Toxicity in Patients With Upper Gastrointestinal and Gynaecological Cancers Treated With Radiation Therapy [J]. Clin Oncol (R Coll Radiol), 2020, 32 (2): e53-e59.

［13］ SHEN Z T, ZHOU H, LI A M, et al. Clinical outcomes and prognostic factors of stereotactic body radiation therapy combined with gemcitabine plus capecitabine for locally advanced unresectable pancreatic cancer [J]. J Cancer Res Clin Oncol, 2020, 146 (2): 417-428.

［14］ DE LANGE S M, VAN GROENINGEN C J, MEIJER O W, et al. Gemcitabine-radiotherapy in patients with locally advanced pancreatic cancer [J]. Eur J Cancer, 2002, 38 (9): 1212-1217.

［15］ PUCCIO F, PANDOLFO G, CHIODINI S, et al. Primary aorto-duodenal fistula as a late complication of radiotherapy: report of a case and review of the literature [J]. Case Rep Gastroenterol, 2008, 2 (3): 415-423.

［16］ DIMECH A P, SAMMUT M, CORTIS K, et al. Unusual site for primary arterio-enteric fistula resulting in massive upper gastrointestinal bleeding-A case report on presentation and management [J]. Int J Surg Case Rep, 2018, 49: 8-13.

第六节　肾上腺转移放射治疗

病例 35　肝细胞癌伴腹腔淋巴结和肾上腺转移

【病史和诊疗经过】

患者,男性,70 岁。以"反复腹痛半年,肝癌肾上腺转移 2 个月,介入治疗 1 次"为主诉,于 2011 年 7 月到我科就诊。

患者于 2010 年底出现上腹部隐痛不适,未予重视。至 2011 年 3 月症状加重,伴乏力、食欲缺乏、消瘦,2011 年 5 月 18 日在当地做超声检查,发现肝占位,继而行 MRI 检查,显示肝右前叶一异常信号肿块,大小约 6cm×3.7cm,增强扫描为不均匀延迟环形强化,肝右叶下角前部见小动脉期强化结节;左侧肾上腺区见一异常信号肿块,大小约 5cm×5.7cm。5 月 21 日 PET/CT 显示右肝肿瘤最大径约 6cm,胰头淋巴结转移和左肾上腺转移灶(图 10-35-1),血液检查 AFP 26ng/ml,CA19-9 46U/ml,CEA 1.12ng/ml,凝血酶原时间 14.1 秒,乙型肝炎病毒检查为"小三阳",HBV-DNA<500 拷贝 /L,其他实验室检查见表 10-35-1。临床诊断为肝右叶肝细胞癌伴胰周淋巴结、左肾上腺转移。2011 年 5 月 25 日在本院行肝动脉造影 + TACE 术,DSA 显示肝右叶单发肿瘤染色,未见左肾上腺上动脉显影(图 10-35-2A、B)。超选择至肝右叶肿瘤血管支,注入奥沙利铂 + 吡柔比星 + 超化碘油,瘤区碘油沉积良好,复造影栓塞良好(图 10-35-2C、D)。2011 年 6 月 21 日复查 CT:肝癌介入术后,肝内病灶动脉期强化,碘油沉积不均,左肾上腺占位,考虑转移灶。2011 年 7 月 13 日复查 MRI,肝内肿瘤灶及左肾上腺占位(图 10-35-3A、B),肝内病灶部分碘油沉积,胰头旁淋巴结和左肾上腺转移灶无碘油沉积,与 2011 年 6 月 21 日相仿。外科医生则推荐至我科放疗。治疗前体检:KPS 90 分,营养尚好,未扪及浅表肿大淋巴结及其他阳性体征。

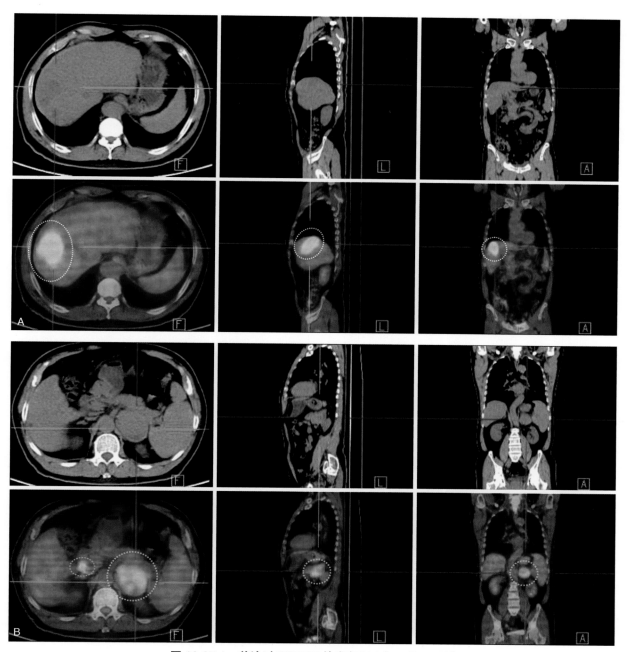

图 10-35-1　首诊时 PET/CT 检查（2011 年 5 月 21 日）

A. 肝内病灶,白色圆圈内;

B. 胰周淋巴结和左肾上腺转移灶(靛青色和绿色圆圈)。

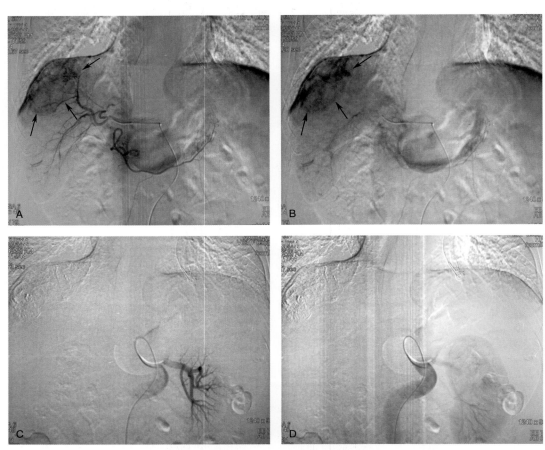

图 10-35-2　肝内病灶介入治疗的 DSA 血管造影（2011-5-25）

A、B. 右肝病灶动脉血供丰富；

C、D. 复造影见碘油栓塞好，未见左肾上腺病灶血供。

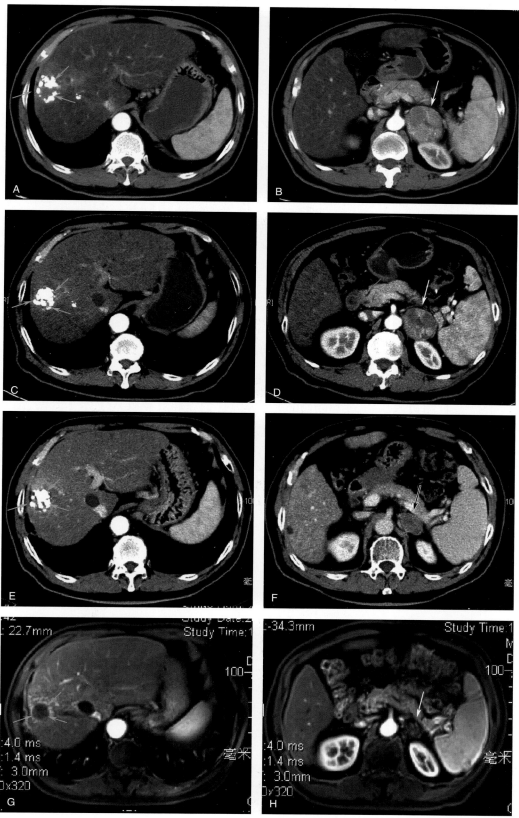

图 10-35-3　首次放疗前后影像学检查改变

A、B. 放疗前肝内病灶(靛青色箭头)、胰周淋巴结(红色箭头)和左肾上腺转移灶(白色箭头);

C、D. 放疗后 1 个月随访;E、F. 放疗后 3 个月随访;

G、H. 放疗后 9 个月随访,左肾上腺转移灶明显缩小,血供减少。

2011 年 7 月 18 日开始接受螺旋断层放疗,放疗区域包括肝内肿瘤病灶、腹腔淋巴结及其引流区、左肾上腺转移灶,靶区和剂量分布见图 10-35-4 和图 10-35-5。病灶为 PET/CT 上所见的病灶(GTV)4.5Gy/ 次,腹膜后淋巴引流区包括肝门、胰周和腹主动脉旁引流区作为亚临床灶(CTV)3.0Gy/ 次,每周 5 次,共 2 周,治疗计划及各重要脏器、组织的剂量体积直方图见图 10-35-4D。放疗中出现 2 级胃肠道反应,给予胰蛋白酶片缓解食欲缺乏症状,经对症处理顺利完成放疗,放疗结束 2 周后,症状好转。放疗后未予任何抗肿瘤治疗,随访的结果见表 10-35-1 和图 10-35-3C~H。

放疗结束后,每 3 个月门诊定期随访,2012 年 8 月 4 日随访 AFP 上升到 64.1ng/ml,总胆红素和转氨酶稍升高,为排除肝炎活动,检查 HBV-DNA<500 拷贝 /L,嘱门诊密切随访。2012 年 10 月 30 日腹部 MRI 显示肝内病灶完全坏死,左肾上腺病灶最大径约 2cm(图 10-35-6A、B)。患者遂接受全身 ^{18}FDG PET/CT 检查,发现左肾上腺转移灶最大径 2.7cm 伴糖代谢升高灶,SUV 值 4.0g/ml(图 10-35-7)。2012 年 11 月 20 日随访 AFP 升到 134ng/ml。考虑为肾上腺病灶导致 AFP 水平升高,患者于 2012 年 11 月 23 日接受左肾上腺转移灶的再程放疗,给予左肾上腺转移灶立体定向放疗(图 10-35-8),4Gy/ 次 ×10 次,放疗中患者无不适,放疗结束后随访 AFP 降到 19ng/ml(表 10-35-1),肾上腺病灶缩小(图 10-35-6C、D)。之后每 3 个月随访一次,2013 年 5 月 AFP 水平再次明显上升,左肾上腺病灶稳定后又增大,肝内新增多发病灶(图 10-35-6E、F),于 2013 年 12 月 17 日因肝内病灶未能控制,导致肝功能衰竭死亡。

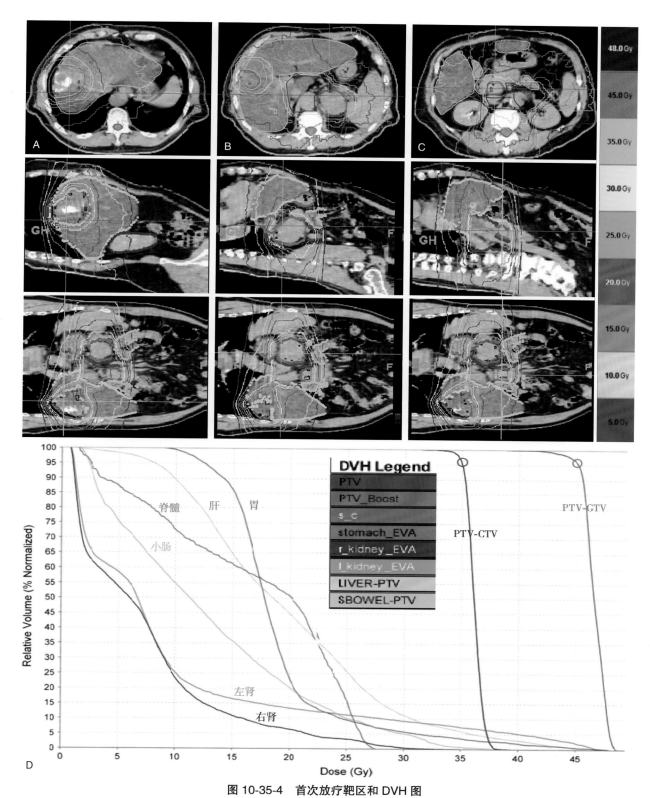

图 10-35-4　首次放疗靶区和 DVH 图

A. 肝内肿瘤；
B. 左肾上腺肿瘤；
C. 胰头淋巴结；
D. DVH 图。

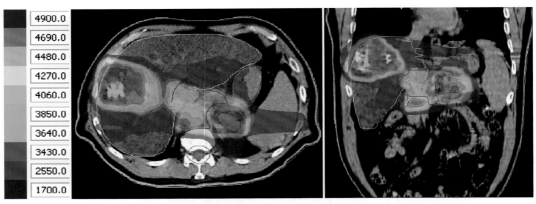

图 10-35-5　螺旋断层放疗肝内原发灶、左肾上腺和胰周淋巴结的剂量分布图

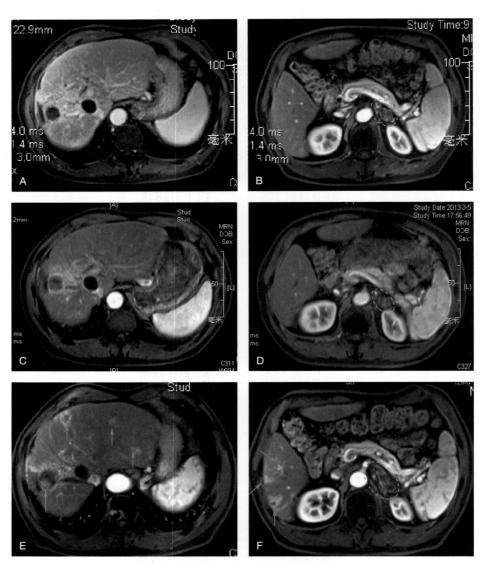

图 10-35-6　左肾上腺转移再程放疗前后 MRI 影像改变

A. 肝内肿瘤坏死(靛青色箭头)伴囊肿(肿瘤的左侧);

B. 左肾上腺转移灶(靛青色椭圆圈内),约 2cm;

C、D. 再程放疗后 4 个月随访,肝内病灶同前,左肾上腺病灶略缩小;

E、F. 左肾上腺转移灶再程放疗后 9 个月随访,左肾上腺病灶增大(靛青色椭圆圈内),特别是新增肝内多发病灶(绿色箭头),以前放疗的病灶有了血供(靛青色箭头)。

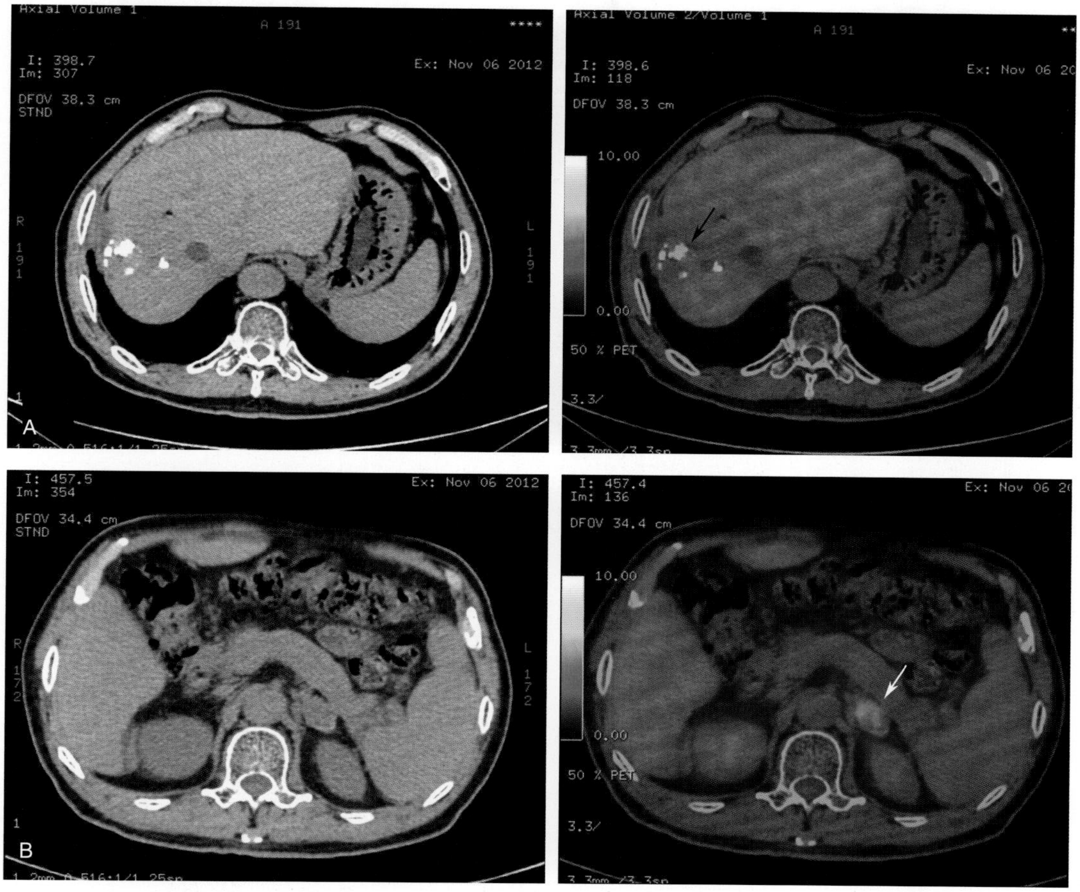

图 10-35-7　左肾上腺转移灶再程放疗前 PET/CT 影像（2012 年 11 月 6 日）

A. 肝内病灶碘油沉积，未见糖代谢升高（黑色箭头）；

B. 左肾上腺病灶约 2cm，糖代谢升高，SUV 值 4.0（白色箭头）。

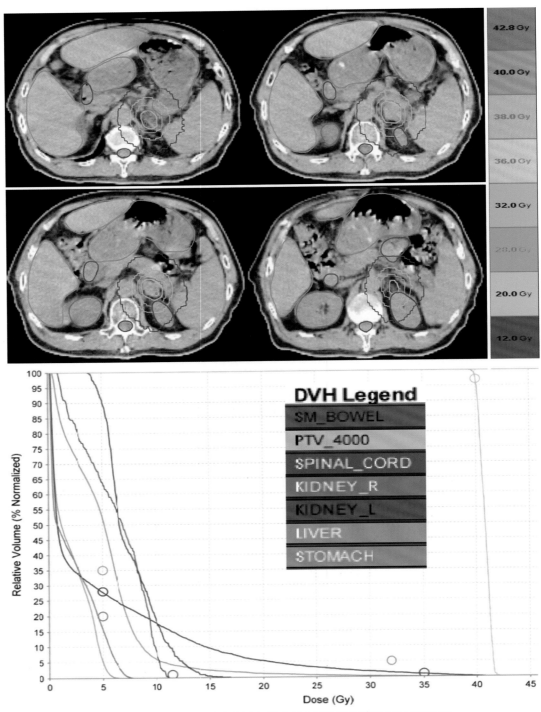

图 10-35-8　左肾上腺病灶再程放疗（SBRT）的靶区计划和 DVH 图

表 10-35-1　患者放疗前后实验室检查结果

年	2011								2012					2013		
月日	5-22	5-27	6-21	7-12	7-25	8-4	9-6	11-3	5-4	8-4	9-27	11-20	12-28	1-30	3-1	5-2
	介入前	介入后		放疗前	放疗中	放疗结束						再程放疗前				
Hb (g/L)	148	135	134	129	127	133	130	151	142	149	150	155	153	161	155	161
WBC (×10⁹/L)	7.76	15.9	6.63	7.06	3.52	4.58	5.22	4.82	4.57	5.46	4.21	5.52	4.9	5.25	4.7	5.87
PLT (×10⁹/L)	244	231	108	100	107	125	89	88	88	93	96	91	88	105	97	94
TB (μmol/L)	33.9	36.5	16.1	21.2	15.4	22.8	17.2	30.4	18.8	33.4	25.9	21.6	18.4	28	22.2	27
CB (μmol/L)	16.9	19.5	9.2	12.4	8.7	11.9	9.4	14.2	9.2	15.4	11.4	8.7	7.8	11.4	8.8	10.5
A (g/L)	39	34	35	32	34	35	36	38	40	38	40	41	42	43	43	43
G (g/L)	37	35	34	34	34	32	32	37	28	33	29	33	28	29	27	28
ALT (U/L)	17	35	36	41	28	31	42	41	35	74	26	29	34	36	32	33
AST (U/L)	21	51	50	55	34	42	51	41	30	54	27	31	30	36	29	33
γ-GT (U/L)	74	82	164	227	182	242	205	225	200	138	81	80	99	79	81	95
ALP (U/L)	91	68	110	132	94	91	92	91	106	541	192	159	157	159	156	163
AFP (ng/ml)	26	21	14	33.6	45	25.6	8.0	17.1	8.5	64.1	66.4	134	19	23.2	61.7	57.2
CA19-9 (U/ml)	46	-	71.1	72.8	78	76	65	56	46	80.7	49.1	44.8	54.2	45.8	42.5	43.5

【讨论】

1. 是否有放疗指征

患者为原发性肝癌伴腹膜后淋巴结转移、左侧肾上腺转移,表现为腹部疼痛,进食较以往减少。局限于肝内的病灶介入后碘油沉积不佳者,通过放疗可以延长患者生存期;淋巴结转移者,通过放疗也可以延长患者生存期。肾上腺转移一般不会直接导致患者死亡,但多数会伴有腹胀、腰背部胀痛,影响进食及休息,导致患者营养及体力状态变差,通过放疗,可以缓解症状。本病例所出现的症状应与腹膜后淋巴结肿大及肾上腺肿块有关。对于该类患者,视患者情况及意愿,建议施行放疗,以达到缩小肿瘤、减轻局部压迫症状、改善患者生活质量为目的。我科自 2001 年初至 2011 年 8 月底,共有 55 例肝细胞癌伴肾上腺转移患者接受放疗,结果显示,中位生存期约 13.6 个月,42 例有腹部疼痛主诉,经过放疗,疼痛缓解率达到100%,肝细胞癌肾上腺转移较其他部位远处转移预后好。因此,该患者通过放射治疗可以获益。

2. 放疗目的

对伴有远处转移肝癌的放疗,既往放疗只能姑息性,阻止或延缓肿瘤进展,减轻症状,从而达到延长生存期的目的。随着放疗设备的进步,根治性放疗的定义也发生改变,我们认为,根治性放疗必须具备3个条件:一是临床可见的肿瘤病灶必须达到根治性放疗剂量,且能够预防亚临床灶;二是放射野之外没有可见肿瘤病灶;三是不能出现严重并发症。我们当时不清楚肝内病灶、淋巴结转移灶和肾上腺转移灶的根治剂量分别为多少,故不能确定患者的放射治疗是否以根治为目的。从该患者出现肝内病灶和左肾上腺转移灶复发看,45Gy/10次未能控制肝细胞癌病灶。

3. 放射野设计

对不同放疗条件的单位,设计放射野也不尽相同。如果该患者接受三维适形放疗,可以仅针对淋巴结病灶先予放疗,因为淋巴结转移者短期内会导致梗阻性黄疸、小肠梗阻、下腔静脉压迫或肠麻痹,威胁患者生命,如果不放疗,中位生存期只有3个月。如果用螺旋断层放疗,则根据PET/CT表现,放射野可以包括原发的肝内肿瘤、腹膜后淋巴结、左侧肾上腺转移灶。将可见的肿瘤作为临床靶区(GTV),外扩0.2cm,作为CTV,同时包括肝门、胰周和腹主动脉旁淋巴引流区域。采用腹部加压的方式,减轻因呼吸运动产生的靶区移动。

4. 放疗剂量

我们采用螺旋断层放疗技术,放疗区域包括肝内原发灶、腹腔淋巴结灶、左肾上腺转移肿瘤,可见病灶(GTV)4.5Gy/次,腹腔淋巴引流区作为亚临床灶(CTV)3.5Gy/次,共照射10次。参考L-Q模式,按肿瘤 α/β 值为12Gy,4.5Gy/次 ×10次相当于61.9Gy常规分割量,3.5Gy/次 ×10次相当于45Gy的常规分割量。这只是参考剂量,究竟怎样的分割次数较为合理,目前未能提供有说服力的答案。但是,在安全的前提下,尽可能减少患者的放疗费用。如果采用三维适形放疗技术,建议用常规分割剂量,参考上述的剂量分布。

5. 放疗技术

该患者的放射野需要包括肝脏肿瘤、腹膜后淋巴、肾上腺区转移肿瘤。采用三维适形放疗或者调强放疗,胃、小肠位于靶区之间,况且还需要考虑肝脏、肾脏不能超过它们的耐受剂量。我们用螺旋断层放疗,只需要一个中心,就可以包括3个病灶及腹腔淋巴结引流区(图10-35-5),胃肠道、双肺、脊髓、心脏的受照剂量在可耐受范围。因此,该患者最合适采用螺旋断层放疗新技术以提高肿瘤的放疗剂量。

6. 放疗中是否结合其他治疗

本例患者肝脏已行TACE术,其他部位肿瘤无法通过TACE治疗来达到治疗目的。全身化疗疗效差,根据报道,口服索拉非尼对肝外转移的肝细胞癌患者,能延长约1个月的生存期。目前没有临床证据认为放疗结合其他治疗优于单纯放疗。因此,本例患者只予放疗,后随访观察。如果加入临床研究,可采取放疗结合免疫治疗或靶向治疗。

【评论】

1. PET/CT 是发现原发性肝癌肝外转移的好方法

[18]FDG PET/CT 扫描诊断肝内肿瘤阳性率不高,目前用 PET/CT 对原发性肝癌患者进行全身扫描,公认的是用 [11]C- 乙酸。有报道比较 12 例肝细胞癌患者接受 PET/CT 的阳性率,用 [18]FDG 的放射性核素摄取率只有 33%(4/12),用 [11]C- 乙酸者阳性率 83%(10/12)。但是,用 [18]FDG PET/CT 诊断肝细胞癌的肝外转移灶,其敏感性和特异性分别是 76.6% 和 98.0%。该患者接受 [18]FDG PET/CT 后,发现胰周淋巴结转移灶,再通过 PET/CT 复习 MRI,可以隐约发现 MRI 也显示胰周淋巴结转移(图 10-35-3B),而增强 CT 未能发现任何淋巴结转移的迹象。因此,[18]FDG PET/CT 是发现肝细胞癌肝外转移的好方法。

2. 原发性肝癌肾上腺转移应采取何种治疗方法

目前文献报道,肾上腺转移癌可以选择:①手术;②放疗;③介入治疗;④无水乙醇注射(PEIT)或射频消融(RFA);⑤药物治疗(全身化疗、靶向药物、免疫治疗)。Park 等报道了 30 例肝癌肾上腺转移病灶手术治疗、非手术治疗及不治疗的疗效分析,中位生存期:手术治疗 21.4 个月,非手术治疗 11.1 个月,未治疗组 5.6 个月。但每组病例数少,手术治疗都为全身情况好的病例,仅 5 例。Momoi 等比较了 23 例肝癌肾上腺转移切除术与 TACE 或 PEIT 治疗效果,显示手术治疗与其他疗法疗效没有显著差异。复旦大学附属中山医院回顾性分析显示放疗可以使 92.9% 患者肾上腺转移相关的疼痛缓解,72% 病例肿瘤达到部分缓解。其后续的资料显示 55 例肝癌肾上腺转移放射治疗的病例,中位生存期为 13.6 个月,而接受大于 54Gy 照射的病例,中位生存期为 23.7 个月,但差异无统计学意义(>54Gy 组与 ≤54Gy 组比较,P=0.089),可能是由于病例数较少。因此,肝癌肾上腺转移选择放射治疗不失为一种安全、有效的治疗方法。

肝细胞癌肾上腺转移理论上可以进行介入栓塞治疗,因为转移灶和原发灶一样,都是血供丰富的肿瘤,可以进行栓塞。实际上,肾上腺转移灶的动脉血供复杂,有的是肝动脉分支,但大部分是肾动脉血供,栓塞的同时会出现患侧肾梗死,导致血尿、蛋白尿、肾功能衰竭等并发症。该患者在接受肝内病灶介入的过程中,医生曾试图找出肾上腺病灶的动脉血供,但是未能发现肿瘤的动脉血供。病例 36 的左肾上腺转移灶接受介入栓塞成功,但为姑息性治疗,病灶部分缓解。

3. 选择断层放疗技术可以达到理想的剂量分布,保护重要脏器

本例患者需要照射的可见肿瘤区有 3 个,且腹膜后淋巴结紧邻十二指肠、肾上腺区肿块前方为小肠和结肠,这样的复杂靶区,而且还需要综合考虑肝、胃、肾脏的耐受剂量,采用普通加速器的 3D-CRT 或者 IMRT 技术,不可能达到合理的剂量分布。我们采用断层放疗技术,对 PTV-GTV 采用 4.5Gy×10 次,PTV-CTV 3.5Gy×10 次。该患者所接受的胃平均剂量为 18.71Gy,小肠的平均剂量为 12.67Gy,根据 DVH 图显示接受高剂量的胃和小肠体积极小。这样的剂量分布可以保证不至于发生严重的消化道不良反应,缩短放疗时间。

4. 肾上腺转移病灶的照射分割剂量对转移灶的影响

根据目前的立体定向放疗定义,用四维 CT 带有图像引导下放疗的直线加速器或螺旋断层放疗系

第十章 原发性肝癌放射治疗病例分析

统,都可以对体部肿瘤做立体定向放疗。Chawla 等采用立体定向放疗 30 例肾上腺转移病灶,剂量及分割方式从 16Gy/4Fx 到 50Gy/10Fx,中位剂量 40Gy,有 24 例完成随访,其中 1 例 CR,15 例 PR,4 例 SD。未出现 2 级以上的放射损伤,证明 SBRT 对肾上腺转移病灶是安全、有效的。我们采用 4.5Gy/ 次,共 10 次图像引导下放疗,有趣的是患者肿瘤到放疗结束后 9 个月才明显缩小,但是,其 AFP 和 CA19-9 在放疗后 1 个月就明显下降,且持续到肿瘤最大程度缩小,即反映大分割放疗的效果,肿瘤标志物先于肿瘤体积的变化,这是由于每次大剂量放疗,不仅对肿瘤细胞杀伤大,对肿瘤所在的血管内皮损伤也明显,血管受到破坏,坏死的肿瘤细胞分解或代谢的物质不能通过血管及时排除,肿瘤缩小慢,以及放疗后导致肿瘤免疫微环境的变化。常规分割放疗肝细胞癌病灶,同样的放疗剂量,病灶一般在放疗后 2 个月明显缩小,该患者在放疗后 2 个月随访的影像学表现,肿瘤大小几乎和放疗前相当。

5. 原发性肝癌左侧肾上腺转移再程放疗安全有效

中晚期原发性肝癌放疗原则都是姑息性放疗为主,一般不予根治性放疗剂量,有一部分患者生存时间长,原放疗病灶再生长,需要再次放疗。我们分析,再程放疗者以淋巴结转移、肾上腺转移灶居多。患者左肾上腺周围无重要的危及脏器或组织,我们给予再程放疗,且以低分割短疗程放疗,随访半年,肿瘤标志物下降,无明显不良反应发生。

6. 再程放疗偶尔也可以采用低分割放疗

一般不主张再程放疗采用低分割模式,这是由于再次放疗可加重肿瘤周围正常组织的损伤。随着精确放疗的出现,放疗精准度高,以及该患者的病灶小,周围无重要的脏器,可以采用图像引导下的放疗技术完成再程放疗。放疗后随访也未发现患者出现不良反应,AFP 水平明显下降,说明放疗有效、安全。

（曾昭冲）

参考文献

[1] ZENG Z C, TANG Z Y, FAN J, et al. A comparison of chemoembolization combination with and without radiotherapy for unresectable hepatocellular carcinoma [J]. Cancer J, 2004, 10 (5): 307-316.

[2] ZENG Z C, TANG Z Y, FAN J, et al. Consideration of role of radiotherapy for lymph node metastases in patients with HCC: retrospective analysis for prognostic factors from 125 patients [J]. Int J Radiat Oncol Biol Phys, 2005, 63 (4): 1067-1076.

[3] ZENG Z C, TANG Z Y, FAN J, et al. Radiation therapy for adrenal gland metastases from hepatocellular carcinoma [J]. Jpn J Clin Oncol, 2005, 35 (2): 61-67.

[4] HWANG K H, CHOI D J, LEE S Y, et al. Evaluation of patients with hepatocellular carcinomas using [(11) C] acetate and [(18) F] FDG PET/CT: A preliminary study [J]. Appl Radiat Isot, 2009, 67 (7-8): 1195-1198.

[5] LIN C Y, CHEN J H, LIANG J A, et al. ^{18}F-FDG PET or PET/CT for detecting extrahepatic metastases or recurrent hepatocellular carcinoma: a systematic review and meta-analysis [J]. Eur J Radiol, 2012, 81 (9): 2417-2422.

［6］PARK J S, YOON D S, KIM K S, et al. What is the best treatment modality for adrenal metastasis from hepatocellular carcinoma？[J]. J Surg Oncol, 2007, 96 (1): 32-36.

［7］MOMOI H, SHIMAHARA Y, TERAJIMA H, et al. Management of adrenal metastasis from hepatocellular carcinoma [J]. Surg Today, 2002, 32 (12): 1035-1041.

［8］ZHOU L Y, ZENG Z C, FAN J, et al. Radiotherapy treatment of adrenal gland metastases from hepatocellular carcinoma: clinical features and prognostic factors [J]. BMC Cancer, 2014, 14: 878.

［9］CHAWLA S, CHEN Y, KATZ A W, et al. Stereotactic body radiotherapy for treatment of adrenal metastases [J]. Int J Radiat Oncol Biol Phys, 2009, 75 (1): 71-75.

［10］GARCIA-BARROS M, PARIS F, CORDON-CARDO C, et al. Tumor response to radiotherapy regulated by endothelial cell apoptosis [J]. Science, 2003, 300 (5622): 1155-1159.

病例 36　肝癌肾上腺转移

【病史和诊疗经过】

患者，男性，68 岁。以"肝癌综合治疗 5 年，发现转移复发半年"为主诉，于 2016 年 12 月就诊放疗科。

2011 年 7 月患者体检发现肝右叶 V 段 3cm×2.5cm×2.5cm 肿瘤（图 10-36-1A），AFP 和 CA19-9 都在正常范围内（图 10-36-2），HBV-DNA 10^6 拷贝 /ml，"大三阳"，血压 130/90mmHg。自诉肝炎 20 年，未服用抗病毒药物和降压药物。于 2011 年 7 月 13 日在本院手术切除，病理为肝内胆管细胞癌，下腔静脉旁淋巴结肿大，未见癌转移。2012 年 1 月 9 日随访 MRI，发现第 Ⅵ 肝段 2.3cm 的环状强化灶（图 10-36-1B），考虑复发，进一步 PET/CT 检查发现肿块糖代谢 SUV 值 5.88（图 10-36-1C），证实复发。再次入住本院，血压 140/80mmHg，于 2012 年 2 月 10 日再次手术，肝内 2 枚 1cm 结节，为肝内胆管细胞癌。术后开始服用抗乙型肝炎病毒药物。2012 年 3 月 23 日肝内科给予介入治疗，预防复发，灌注 5-Fu 和奥沙利铂。2014 年复查，AFP、CA19-9 正常，肝脏 MRI 未见转移复发灶（图 10-36-1D）。

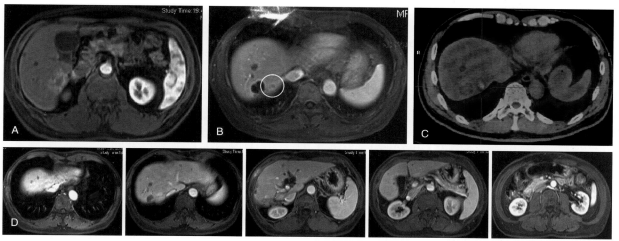

图 10-36-1　两次手术前后影像学检查结果

A. 首诊发现第 Ⅴ 肝段占位,约 3cm,术后病理报告为肝内胆管细胞癌;

B. 第一次手术后半年随访 MRI,发现第 Ⅵ 肝段占位 2cm 左右,环状强化;

C. 经 PET/CT 证实,该占位糖代谢升高,经过第二次手术,病理报告为肝内胆管细胞癌;

D. 术后 2 年随访 MRI,未见肿瘤复发,肿瘤标志物 CA19-9 和 AFP 都在正常水平。

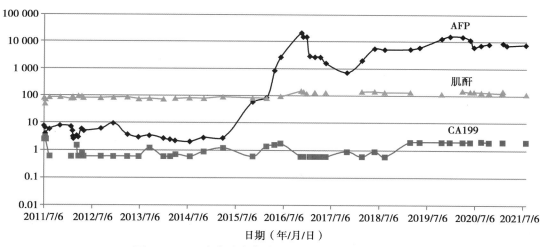

图 10-36-2　患者治疗全过程 AFP、CA19-9、肌酐的变化

2015 年 11 月随访，AFP 水平上升到 56μg/L。2016 年 6 月 23 日 MRI 发现腹膜后下腔静脉旁团状软组织影，伴下腔静脉、右肾静脉癌栓，右肾动脉受侵，未见肝内病灶（图 10-36-3A~E）。2016 年 11 月 18 日复查 CT，显示肝肾间隙转移，侵犯周围肝实质及部分右肾、肾上腺，肝门区及腹膜后淋巴结肿大，右肾动脉和下腔静脉栓子形成，右肾转移可能，病灶呈现动脉期增强，静脉期不增强，临床诊断为肝细胞癌多部位转移（图 10-36-3F~J）。无介入适应证，转放疗科放疗。

2017 年 1 月 9 日开始放疗，可见病灶均 50Gy/25 次（图 10-36-3K~O，图 10-36-4），放疗中结合索拉非尼 2 片 /d（200mg/ 片），阿帕替尼 2 片 /d（0.25g/ 片），服用 10 个月，因手足综合征，且见 AFP 下降，于 2017 年 10 月停药。之后门诊随访血液指标和影像学检查，AFP 水平明显下降（图 10-36-2），肝肾功能正常，腹腔内肿瘤完全缓解（图 10-36-3P~Y）。2018 年 2 月 26 日随访腹部 CT，下腔静脉血栓，左肾上腺新发病灶（图 10-36-3R 白色箭头），AFP 明显上升，肌酐超出正常值（图 10-36-2）。之后定期随访，左肾上腺病灶进行性增大，AFP 持续升高，因担心左肾放疗后肾功能进一步损伤，患者不考虑放疗。由于左肾上腺肿瘤大，包绕血管（图 10-36-5C~E），泌尿外科不考虑手术切除。于 2020 年 5 月 30 日住介入科，入院血压 120/80mmHg，行介入治疗，用微导管超选至左侧膈动脉发出的左侧肾上腺上动脉肿瘤血管支（图 10-36-6A），用 1ml 碘油乳剂进行栓塞后，用载药微球的一半进行栓塞，等待 5 分钟后再次造影，仍显示少许肿瘤血管染色，用 1ml 碘油乳剂及 350~560μm 明胶海绵颗粒少许加强栓塞，复造影栓塞良好（图 10-36-6B）。

分别于 2020 年 7 月 1 日（图 10-36-5F~J）、8 月 27 日（图 10-36-5K~O）、10 月 26（图 10-36-5P~T）和 2021 年 1 月 19 日（图 10-36-5U~Y）复查腹部磁共振成像或 CT，左肾上腺病灶缩小（图 10-36-7A~E），部分碘油沉积（图 10-36-5W~X），肿瘤缺血区域增加，AFP 水平少许下降后再回升（图 10-36-2）。自 2020 年 11 月开始诉头晕数月，血压（180~200）/（100~110）mmHg，心内科医生考虑高血压所致，给予抗高血压药治疗，血压保持正常。2021 年 1 月 13 日用 ^{99m}Tc-DTPA 核素检测肾小球滤过率（GFR），左肾 43.2ml/min，右肾 8.0ml/min。左肾功能正常，右肾功能极度下降（图 10-36-8）。自 2012 年口服各种抗病毒药物，HBV-DNA 降至 <50IU/ml。至今在门诊随访。

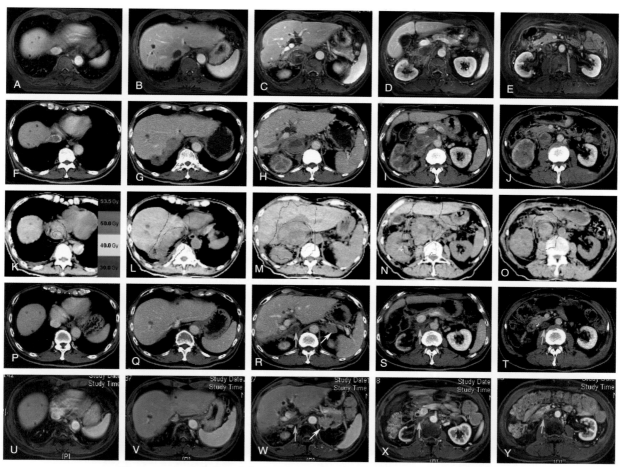

图 10-36-3　患者第二次复发放疗靶区计划及治疗前后肿瘤的影像学变化

A~E 为 2016 年 6 月 23 日 MRI 复查结果：A、B. 肝内未见病灶；C. 下腔静脉充满癌栓，管腔扩张；D. 下腔静脉右肾静脉癌栓，右肾动脉受侵；E. 下腔静脉右肾静脉癌栓；

F~J 为 2016 年 11 月 18 日 CT 复查结果：与 5 个月前的相应层面（A~E）比较，肿瘤明显进展。F. 下腔静脉癌栓向上延伸到近心房入口处；G. 下腔静脉充满癌栓，肝肾间隙转移，侵犯周围肝实质；H. 下腔静脉充满癌栓并明显扩张，肾脏转移可能；I. 下腔静脉、肾静脉癌栓，腹腔干右侧肿大淋巴结，考虑转移性，右肾脏转移；J. 下腔静脉充满癌栓，右肾转移；

K~O 为相对应 F~J 的层面，其病灶放射野的等剂量曲线分布图，GTV 50Gy/25 次；

P~T 为放疗结束 1 年随访 MRI：P. 下腔静脉癌栓消失，血管通畅；Q. 肝肾之间肿块（右肾上腺转移灶和侵犯肝实质肿块）完全消失，下腔静脉肝内段癌栓消失，管腔重现；R. 下腔静脉栓子明显缩小，残存栓子乏血供，考虑为血栓（黄色箭头），新发左侧肾上腺转移瘤（白色箭头）；S. 腹腔干右侧旁转移淋巴结消失，下腔静脉癌栓缩小，血栓形成（黄色箭头），与左侧肾比较，右侧肾脏明显萎缩，皮质变薄；T. 下腔静脉癌栓缩小，血栓形成（黄色箭头），肾脏转移灶消失，肾萎缩，这个层面未能见到肾脏；

U~Y 为放疗结束 2 年随访 MRI：与放疗结束 1 年的 MRI（P~T）比较，左侧肾上腺转移灶明显增大（W 白色箭头），右肾继续萎缩，皮质进一步变薄（X），下腔静脉栓子（黄色箭头）继续缩小（机化），其余保持稳定。

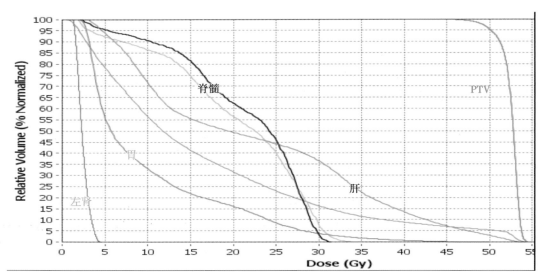

图 10-36-4　复发转移病灶放疗的 DVH 图

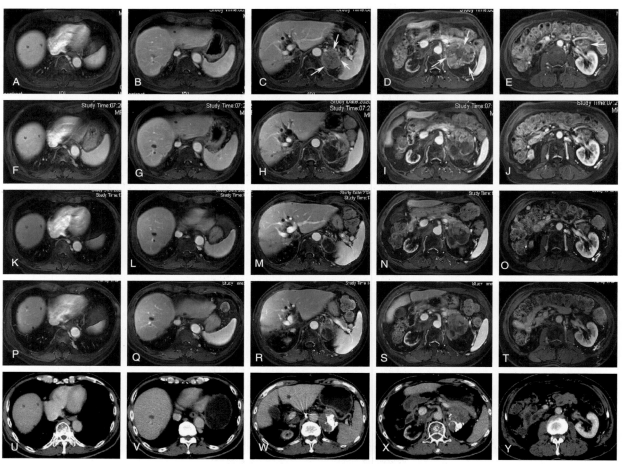

图 10-36-5　左侧肾上腺转移介入治疗前后的影像学变化

A~E. 介入治疗前 MRI,左侧肾上腺病灶(白色箭头);

F~J. 介入治疗后 1 个月,左肾上腺病灶似乎增大,但缺血范围增大;

K~O. 介入后 3 个月随访 MRI;P~T. 介入后 5 个月随访 MRI;

U~Y. 介入后 8 个月随访 CT,左肾上腺转移灶明显缩小,可见病灶部分碘油沉积(W~X)。

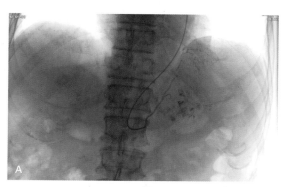
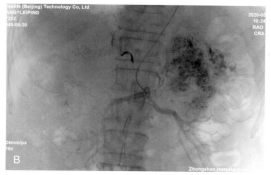

图 10-36-6　左肾上腺转移灶介入治疗血管造影显像

A. 微导管超选至左侧膈动脉发出的左侧肾上腺上动脉肿瘤血管支；

B. 栓塞后复造影，可见碘油沉积良好。

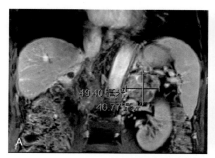
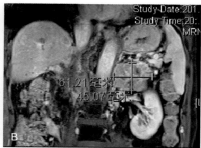
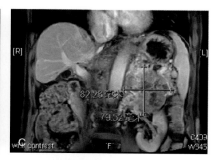
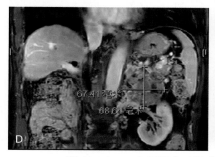
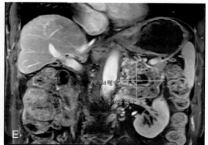

图 10-36-7　左侧肾上腺转移灶介入治疗前后的大小变化

A~C 为介入前肿瘤不断增大，从 49mm×46mm 到 61mm×45mm，再增大到 82mm×79mm；

D~E 为介入后肿瘤略有缩小到 67mm×68mm 和 69mm×69mm。

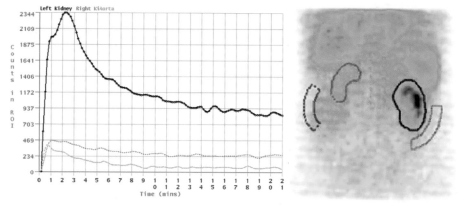

图 10-36-8　同位素肾脏排泄功能检查

左肾灌注佳，功能正常，排泄通畅，肾小球滤过率在正常范围内；右肾灌注差，功能极重度下降，肾小球滤过率显著低于正常范围。

【讨论】

1. 肝内胆管细胞癌为何又发展为肝细胞癌

该患者 2011 年发现肝癌时,就自诉有肝炎病史 20 年,HBV-DNA 很高,且"大三阳"。肝炎患者发生肝细胞癌的概率较正常人高 30 倍,发生胆管细胞癌的概率升高 10~20 倍。该患者第一次和第二次肝内病灶手术,病理结果报告都是胆管细胞癌,属于肝炎相关性肝癌。问题是 2015 年底 AFP 水平上升,2016 年发现癌栓、淋巴结转移和肾脏转移,是以前病灶的复发,或是第二种恶性肿瘤? 这两种不同细胞类型的癌是否存在关联?

认为这两种细胞类型的癌不存在关联的根据是,2015 年发现 AFP 水平升高时距前次手术已经 3 年,根据肝癌常见复发多为两年内,而两年以上多为新发的规律,推测 2016 年发生淋巴结转移的是新发肿瘤,根据 AFP 水平升高明显,推测含肝细胞癌成分。患者有病毒性肝炎背景,再发生肝细胞癌的概率很高。

认为胆管细胞癌和肝细胞癌存在关联,是胆管细胞癌复发,这是因为患者出现下腔静脉癌栓、淋巴结转移、肾转移,未能发现肝内的原发灶。目前有不少文献报道,肝细胞癌和肝内胆管细胞癌起源于同一个干细胞,且互相转化。我国科学家对 133 例肝细胞胆管细胞混合型肝癌进行外显子测序、全基因组测序和转录组测序,发现混合型肝癌的高频驱动事件,包括体细胞突变、HBV 插入位点、拷贝数变异、融合基因、结构变异、差异表达基因等,全面绘制了混合型肝癌的基因组图谱,并把混合型肝癌分为三个亚型:separate type(分开型)、combined type(结合型)和 mixed type(混匀型)。"combined type"表现较强的肝内胆管细胞癌样特征,"mixed type"表现类肝细胞癌样特征。

2. 下腔静脉癌栓、肝门区及腹膜后淋巴结转移、右肾及右肾上腺转移、肝内累及病灶的治疗如何选择

该患者于 2016 年 12 月 1 日入住介入科,介入科医生认为癌栓、淋巴结和肾脏、肾上腺转移,不宜做经肿瘤动脉的栓塞。就这么多的转移灶,是选择靶向药物治疗还是外放疗? 在《肝癌靶向治疗专家共识》中的专家意见 1 明确指出:对于不适合局部处理的局部晚期和晚期肝细胞癌,方可选择靶向药物治疗。局部处理有外科手术、射频消融、介入栓塞化疗、放疗,该患者经过多学科会诊,外科切除、射频消融和介入栓塞都不宜。癌栓、淋巴结转移、右肾及肾上腺转移都集中靠近在一个区域,放疗的射线可以覆盖所有病灶,因此,患者应当接受以放疗为主的综合治疗,并建议放疗后结合分子靶向治疗药物。以局部治疗结合系统性的药物治疗,这是因为药物治疗除了增加放疗的敏感性,还可以预防放射野外的复发转移。事实上,该患者经过放疗,肿瘤达到完全缓解,迄今已经控制 5 年,未见放射野内复发。选择放疗结合靶向药物治疗正确。

3. 肾上腺转移灶选择经动脉栓塞化疗还是放疗

该患者先后出现右侧和左侧肾上腺转移,先后接受放疗和介入,因此,比较放疗和介入治疗的效果,说服性较强。右侧肾上腺(包括右侧肾脏转移)经过放疗,影像学上达到 EASL 标准的完全缓解,但是,受到照射的肾萎缩。左肾上腺转移灶经过介入治疗,只能达到部分缓解,表现为肿瘤大小从 8.0cm×8.2cm 缩小到 6.7cm×6.8cm,AFP 从 11 476μg/L 降到 6 234μg/L,达到部分缓解。从肿瘤的治疗效果看,放疗较介入的效果好。但是,放射野包括到肾脏,会出现肾萎缩,而介入治疗,只要肿瘤不是肾动脉血供,介入对肾脏不构成明显损伤。该患者经过介入治疗,左肾上腺转移灶缩小明显,与肾脏的距离增大,放疗对肾脏的影响就小,

还可以针对左肾上腺转移灶,进行精准放疗。病例 36 出现的肾上腺转移,放疗对同侧肾几乎不影响。如表 4-10-1 所列各种手段治疗肝细胞癌肾上腺转移的例数和效果,外放疗是肾上腺转移的最主要治疗手段。

4. 一侧放射性肾损伤会出现什么症状?

该患者于 2016 年 6 月发现右肾静脉癌栓,右肾动脉受累,2017 年 1 月右肾脏受到放射,其后右肾萎缩进行性加重,血肌酐较前轻度升高,2021 年 1 月同位素肾图证实右肾灌注差,功能极重度下降,肾小球滤过率显著低于正常范围。2020 年下半年患者出现头晕,经神经内科诊疗,行头颅 MRI 检查,排除肿瘤脑转移及脑血管疾病后,考虑为严重高血压所致头晕。该患者高血压的原因:①右肾动脉内出现癌栓及右侧肾动脉受到放射均可导致右肾动脉狭窄,继而引起血压升高;②右侧肾脏缺血萎缩,可激活体内肾素 - 血管紧张素 - 醛固酮系统,导致肾素等血管活性物质分泌增多,同时增强体内交感神经活性,从而引起肾性高血压。该患者除了肾性高血压外,无血尿和蛋白尿等表现,且患者左肾无肿瘤累及或放射损伤,故可进行功能性代偿,血肌酐水平并无进行性上升,可维持相对稳定。该患者高血压引起的头晕必须和腔隙性脑梗及肝癌脑转移鉴别。

该病例要点:

1. 肝内胆管细胞癌和肝细胞癌常在同一位患者先后或同时存在(混合性肝癌)。

2. 多部位转移,只要能局部治疗的原发性肝癌,应当首选局部治疗结合或不结合靶向治疗。

3. 肝细胞癌肾上腺转移局部放疗的效果优于介入栓塞,但要注意放射性肾损伤。

4. 放射性肾损伤导致的肾功能不全和肾性高血压,需要数年的病程演变。

(曾昭冲)

参考文献

[1] THIELE M, GLUUD L L, FIALLA A D, et al. Large variations in risk of hepatocellular carcinoma and mortality in treatment naïve hepatitis B patients: systematic review with meta-analyses [J]. PLoS One, 2014, 9 (9): e107177.

[2] WELZEL T M, GRAUBARD B I, EL-SERAG H B, et al. Risk factors for intrahepatic and extrahepatic cholangiocarcinoma in the United States: a population-based case-control study [J]. Clin Gastroenterol Hepatol, 2007, 5 (10): 1221-1228.

[3] PALMER W C, PATEL T. Are common factors involved in the pathogenesis of primary liver cancers? A meta-analysis of risk factors for intrahepatic cholangiocarcinoma [J]. J Hepatol, 2012, 57 (1): 69-76.

[4] CHEN J, HE J, DENG M, et al. Clinicopathological, radiologic, and molecular study of 23 combined hepatocellular-cholangiocarcinomas with stem cell features, cholangiolocellular type [J]. Hum Pathol, 2017, 64: 118-127.

[5] ZHAO Q, YU W L, LU X Y, et al. Combined hepatocellular and cholangiocarcinoma originating from the same clone: a pathomolecular evidence-based study [J]. Chin J Cancer, 2016, 35 (1): 82.

[6] XUE R, CHEN L, ZHANG C, et al. Genomic and transcriptomic profiling of combined hepatocellular and intrahepatic cholangiocarcinoma reveals distinct molecular subtypes [J]. Cancer Cell, 2019, 35 (6): 932-947.

[7] 中国医学科学院北京协和医学院肿瘤医院消化道肿瘤多学科协作组 . 肝癌靶向治疗专家共识 (草案)[J]. 肝癌电子杂志 , 2020, 7 (2): 2-11.

第七节 肺、骨、脑转移和腹腔种植放射治疗

病例 37 癌栓放疗后肝移植及多发肺转移

【病史和诊疗经过】

患者,男性,57 岁。以"肝癌术后 13 年,复发介入后 1 个月"为主诉,于 2011 年 7 月到本院就诊。

患者有乙型肝炎病史,长期门诊随访。1998 年 10 月体检发现 AFP 水平上升,CT 发现肝占位,于当年 11 月 23 日在当地接受肝右叶肿瘤根治性手术,术后病理为肝细胞癌。2011 年 5 月出现腹胀、腹痛进行性加重,在当地医院检查 AFP 95μg/L,CT 示肝右叶团块影,考虑为肝癌复发,于 2011 年 7 月 14 日磁共振检查,显示肝右叶肿瘤伴门静脉癌栓(图 10-37-1),在当地医院行介入治疗,肝动脉造影发现有动静脉瘘,碘油沉积不佳。介入后服用索拉非尼 2 周,因腹泻加重停药转我科要求放疗,经检查肝功能为 Child-Pugh A 级,无放疗禁忌证,遂于 7 月 18 日开始接受 TOMO 放疗 50Gy/25 次,包括右叶肿瘤及其门静脉癌栓(图 10-37-2)。放疗后 1 个月随访腹部 CT,癌栓和原发灶明显缩小,少许腹水(图 10-37-3)。肝功能显示总胆红素 17.8mmol/L,白蛋白 36g/L,凝血酶原时间 14.1 秒(延长 0.6 秒)。于 2011 年 9 月 28 日获得供肝,行同种原位肝移植,术中见腹腔内及肝周重度粘连,腹水约 1 500ml,重度肝硬化,肝内肿瘤弥漫分布,共 14 枚,最大径位于Ⅷ段,7.5cm×5.5cm×3.5cm,包膜完整,扪及门静脉主干癌栓。手术标本在显微镜下病理为肝细胞癌,Ⅱ~Ⅲ级,部分核固缩伴纤维化及坏死,脉管内易见癌栓(图 10-37-3)。术后用 FOLFOX4 方案化疗 6 个疗程,每个月 1 次。移植后 5 个月随访肝脏 MRI,未见复发。之后定期复查,未见明显异常。

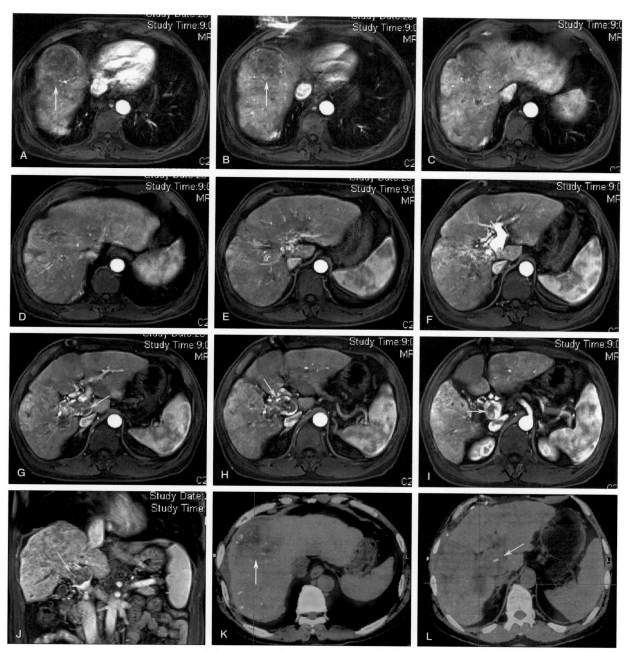

图 10-37-1　术后复发放疗前影像学检查

A~J 为 2011 年 7 月 14 日本院 MRI 检查：动脉期可见肝右叶膈顶下病灶，强化不均（白色箭头）；门静脉右支充满癌栓，静脉未能显示（粉红色箭头），主干基本被癌栓阻塞（黄色箭头）；

K~L 为 PET/CT 检查：肝内病灶（白色箭头）和门静脉癌栓（粉红色和黄色箭头）。

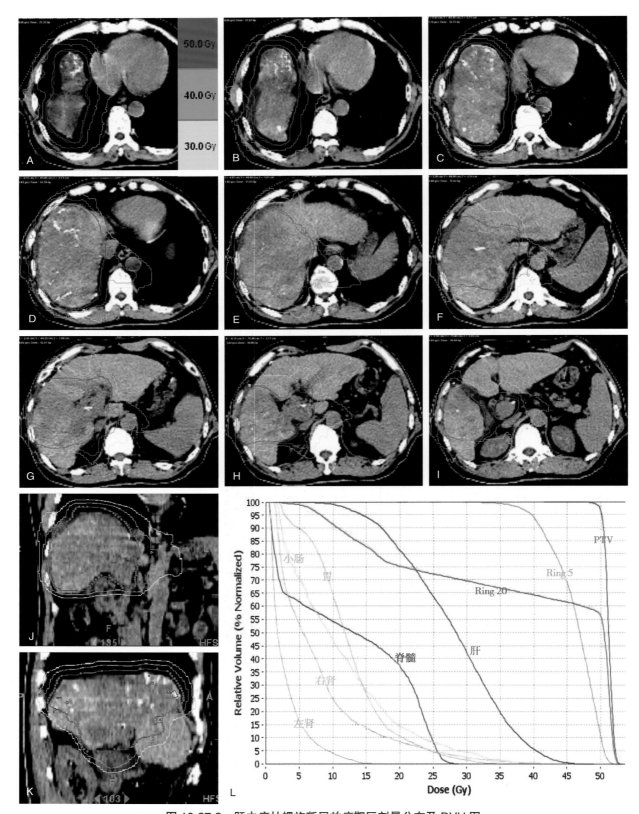

图 10-37-2　肝内病灶螺旋断层放疗靶区剂量分布及 DVH 图

A~K 为肝内病灶和门静脉右支及主干的靶区,其剂量线用不同颜色表示,红色为 GTV。L 为剂量体积直方图,PTV 50Gy 97.5%,全肝平均剂量 16.9Gy。

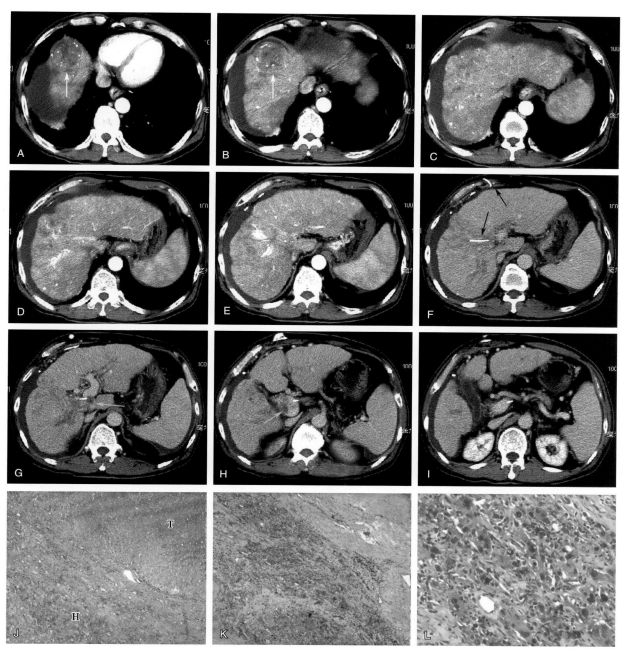

图 10-37-3　肝内病灶放疗后 CT 改变及肝移植术后病理

放疗后 1 个月随访 CT,肝内病灶明显缩小(白色箭头),可见腹水;

F~H 可见癌栓明显缩小,粉红色和黄色箭头分别指向门静脉右支和主干。黑色箭头(F)指向门静脉插管,为患者第一次手术时留下的门静脉化疗泵;

J~L 为肝移植的肿瘤显微镜下病理表现。

2013 年 12 月 16 日复查,腹部磁共振成像未见复发病灶,AFP 和血液实验室检查均正常,但是胸部 CT 报告肺多发转移灶(图 10-37-4A1~A4),随后接受左肺 5 枚转移灶的放疗,50Gy/10 次(图 10-37-5),同时服用索拉非尼(多吉美)3 个月,因不良反应不能耐受停药。2014 年随访胸部 CT,转移灶明显缩小(图 10-37-4B1~B4)。

2015 年初,患者接受 CT 随访,发现右肺新发小结节,并进行性增大,于 2017 年 8 月和 10 月,分别针对右肺尖病灶和右下肺病灶进行立体定向放疗(图 10-37-6A-F),50Gy/10 次。2017 年 12 月 20 日随访胸部 CT,右肺 2 个病灶基本消失(图 10-37-7A~F)。

2018 年 2 月随访胸部 CT,发现左下肺近膈顶部位病灶增大,于 2018 年 2 月 2 日针对肺部病灶进行第 3 次立体定向放疗,50Gy/10 次(图 10-37-8A~D)。随访 CT,病灶部分缓解(图 10-37-8E~H)。

2020 年随访 CT,发现左肺 2 个病灶增大(图 10-37-9A~B),于 2020 年 8 月 3 日接受左肺肿瘤微波消融术,左上叶近前胸膜及左下叶近膈面病灶为靶点,用 18G 微波消融针穿刺 2 个病灶。后出现液气胸(图 10-37-9C~D),患者接受胸腔闭式引流。

由于 AFP 持续性升高,于 2020 年 11 月底 AFP 超过 10 000μg/L,在放疗、靶向药物治疗无效的情况下,患者接受临床研究,于 2020 年 11 月 30 日接受超声引导下的肝穿刺活检,病理报告为肝细胞间质 PD-1(−),PD-L1{28-8} 间质(−),PD-L1{22C3} 间质(−)。考虑到移植肝无 PD-1 和 PD-L1 的表达,于 12 月 7 日接受国产 PD-1 单抗 240mg,每 3 周 1 次。随访 AFP 持续下降,患者无明显不适,随访内分泌、心肌酶谱和肝肾功能,未见异常。患者至今继续接受 PD-1 单抗的临床研究用药,ECOG 评分 0 分。治疗全过程肿瘤标志物 AFP 的变化如图 10-37-10。

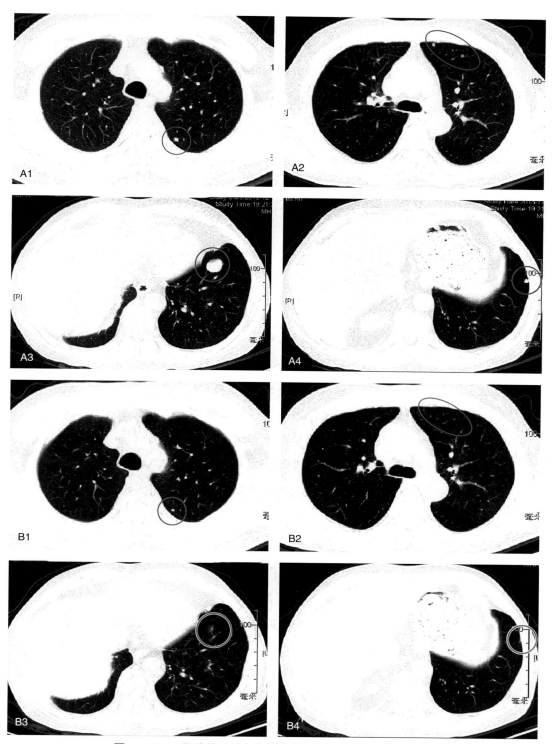

图 10-37-4　肝移植后肺多发转移首次放疗前后 CT 影像改变

A1~4 为放疗前左肺转移灶,病灶在紫红色圈内,共 5 枚病灶;

B1~4 为放疗后 2 个月随访 CT,病灶均明显缩小,在红色圈内。

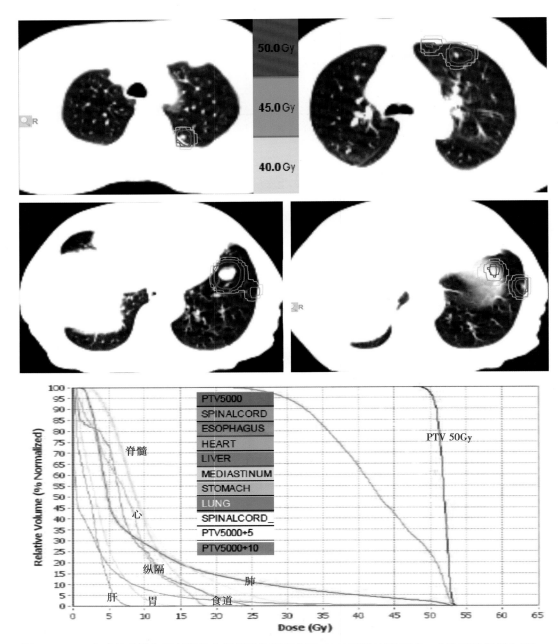

图 10-37-5　左肺转移灶靶区剂量分布及剂量体积直方图,96%PTV 达到 50Gy,右肺平均剂量 3.7Gy,左肺平均剂量 15.9Gy。

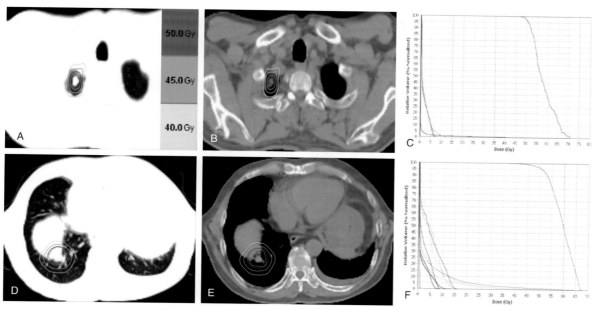

图 10-37-6 右肺转移灶放疗靶区剂量分布及 DVH 图

A-C 为右肺尖转移灶靶区计划:A. 肺窗相;B. 纵隔相;C. DVH 图;

D-F 为右下肺膈肌顶转移灶靶区计划:D. 肺窗相;E. 纵隔相;F. DVH 图。肺、食管和脊髓的受照剂量很低。

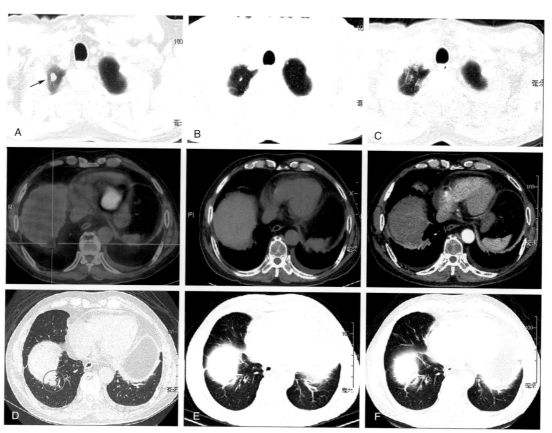

图 10-37-7 右肺转移灶放疗前后影像检查改变

A-C 为右肺尖部转移灶立体定向放疗前后的变化,转移灶明显缩小,C 为放疗后 15 个月放射野纤维化变化;

D-F 为右膈肌旁病灶立体定向放疗前后变化,D 为 PET/CT,病灶大小为 1.2cm×1.0cm,SUV 值 2.9,肺窗病

灶在红色圆圈内;E、F 为放疗后随访 CT,不管是纵隔相,还是肺窗相,病灶完全消失。

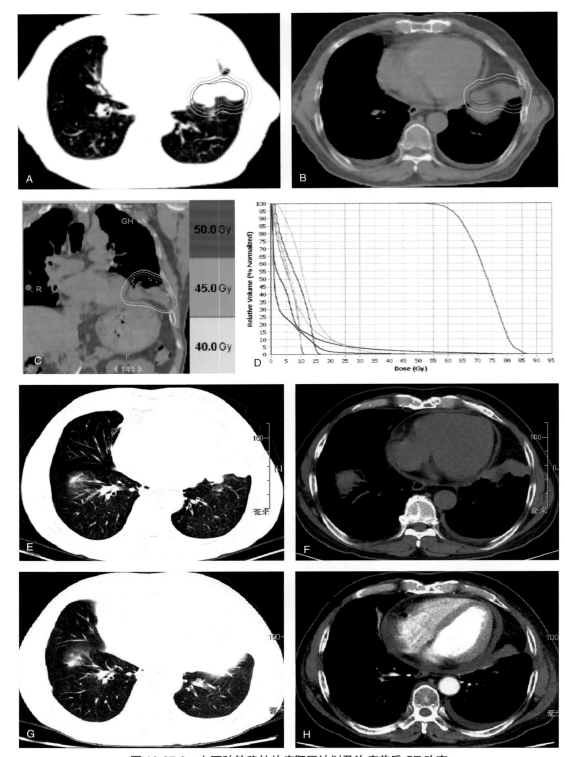

图 10-37-8　左下肺转移灶放疗靶区计划及治疗前后 CT 改变

A-C 左肺下叶基底段病灶立体定向放疗的靶区剂量曲线；

D 为剂量体积直方图；

E-F 为放疗前 CT 的肺窗相及纵隔相；

G-H 为放疗后半年随访 CT，肿瘤有所缩小。

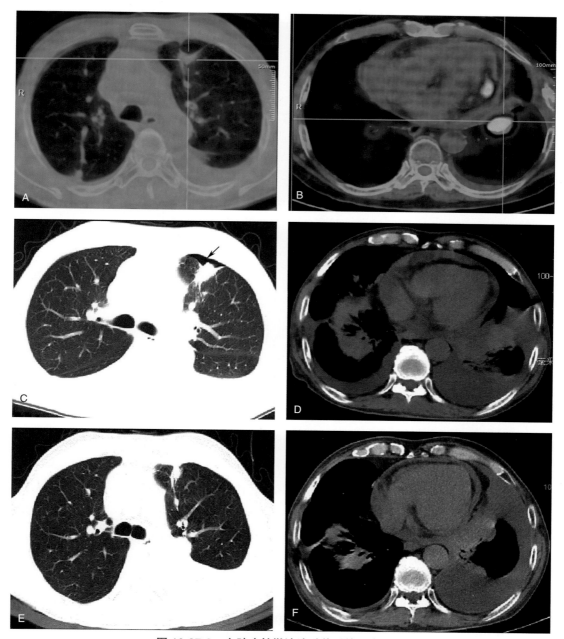

图 10-37-9　左肺病灶微波消融前后的影像变化

A-B 为微波消融前 PET/CT 检查：显示的 2 枚转移灶，左肺上叶舌段病灶不规则，大小约 2.6cm×1.9cm，
SUV 值为 2.2；左下肺近心房病灶大小为 3.3cm×2.5cm，SUV 值 10.8；

C-D 为微波消融后 2.5 个月随访 CT 影像：C. 左肺上叶肺窗相，舌段消融后变化，出现气胸（黑色箭头）；

D. 左肺下叶纵隔相，胸腔积液增多，病灶成团，为消融后改变；

E-F 为免疫治疗后 7 个月，全身病灶稳定。

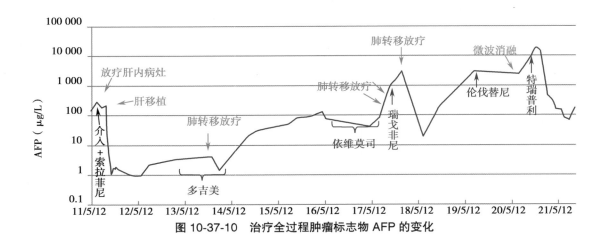

图 10-37-10　治疗全过程肿瘤标志物 AFP 的变化

【讨论】

1. 患者接受肝移植,是桥接等待移植还是转化治疗?

目前我国仍推荐采用 UCSF 肝癌肝移植标准,即 Ⅰa、Ⅰb、Ⅱa 期肝癌以及Ⅳ期,全身状况 ECOG 评分 0~2 分、肝功能 Child-Pugh C 级,肿瘤情况符合 UCSF 标准的肝癌患者,可考虑行肝移植治疗。该患者为门静脉癌栓,已经超出肝细胞癌肝移植标准。经过外放疗,门静脉癌栓明显缩小,图 10-37-1 为放疗前 MRI,门静脉右支和主干充满癌栓,图 10-37-3 为放疗后增强 CT,门静脉癌栓明显缩小,特别是主干癌栓完全消失。通过放疗,实现降期,即从分期偏晚转化到分期较早期别。肝细胞癌降期治疗的另一个目的就是筛选出生物学行为好的肝癌患者,即使超出肝移植标准的肝细胞癌患者,也可能纳入肝癌肝移植标准,获得肝移植机会。而生物学行为差的肿瘤,在治疗过程中,向肝外转移,从而失去肝移植机会。我们已经运用介入治疗结合外放疗,使得 10 余位肝癌伴门静脉癌栓患者降期,并获得肝移植机会。类似研究在其他国家也有报道,但都是个例。如,17 例肝细胞癌伴癌栓患者接受介入治疗结合放疗,随后接受肝移植,1-、3- 年的生存率分别是 87% 和 60%。由于供体的短缺,国内外这类研究尚处于起步阶段,需要一段时间的摸索。

该患者属于转化治疗,从不符合肝移植标准转化为可移植。桥接等待移植是初始治疗就符合肝移植标准,只是在供体时间不确定的情况下,通过放疗,延缓肿瘤的进展,待有供体的时候,接受肝移植。病例 15 属于桥接等待移植。该患者也不属于新辅助放疗后手术,新辅助放疗应该是可以手术切除的肝癌伴门静脉癌栓,经过放疗后 3 周左右,再接受肝叶切除和术中取栓,病例 30 属于门静脉癌栓患者的新辅助放疗。

2. 肺转移灶接受放疗病灶局部控制率高,能转化为生存期延长?

该患者经过 3 次肺部转移灶放疗,接受放疗的病灶都得到控制,获得完全缓解,且无放射性肺炎发生。如此好的局部控制率,可否转化为生存获益? 患者从第一次接受肺部病灶放疗到最近一次随访,已经存活近 8 年。肺部的转移灶不经过治疗是不可能存活 8 年的,从这一点看,放疗能使肝癌肺转移患者生存获益。我们回顾性分析了 45 例肝细胞癌肺转移患者接受螺旋断层放疗,23 例患者接受放疗结合索拉非尼,中位生存期 29.6 个月;22 例接受单纯放疗,中位生存期 23 个月($P=0.031$)。选择同时期 18 例接受单纯索拉非尼治疗的患者,与放疗结合索拉非尼比较,中位生存期 25.0 个月,统计学有显著差异($P=0.018$)。由此可见,螺旋断层放疗肺转移病灶有优势,结合靶向药物疗效更好。

3. 肺转移灶是用射频消融还是用立体定向放疗?

该患者的肺部病灶先后 3 次接受立体定向放疗,并获得完全缓解。之后,该患者的肺部病灶接受过 1 次微波消融术,最后出现液气胸,由于液气胸持续时间长,无法从影像学上判断肿瘤是否得到控制,但是,肿瘤标志物持续上升。从这点看,立体定向放疗的安全性比微波或射频消融好。日本学者报道,43 例肠癌肺转移患者接受射频消融,出现气胸、胸腔积液、皮下气肿的发生率 55.8%,14% 患者需要胸腔闭式引流,中位无疾病进展生存期 6.8 个月。意大利学者报道 26 例肝细胞癌患者肺内 42 个转移灶,通过射频消融结合索拉非尼治疗,22.5% 的患者出现气胸。另一篇报道,174 例肺癌患者,264 个病灶接受射频消融,出现气胸 15.9%、胸腔积液 20%、皮下气肿 5%、肺脓疡 0.36%。目前没有肺部病灶用射频消融与立体定向放疗疗效的比较,就安全性而言,立体定向放疗要安全很多。

4. 肝移植患者能否接受免疫治疗?

近年来,临床不断尝试使用 PD-1/PD-L1 免疫检查点抑制剂等免疫疗法治疗肝细胞癌,相当多的患者取得了较好的临床获益。目前,全球 / 开放 / 随机对照Ⅲ期临床研究(IMbrave150)结果显示阿替利珠单抗 + 贝伐珠单抗(A+T)较分子靶向治疗疗效更显著,因此,A+T 方案已被 CSCO 肝癌指南等推荐可用于一线治疗晚期不可手术的肝细胞癌患者。同时,放疗有免疫增强作用,即有将免疫"冷肿瘤"转变为"热肿瘤"的作用,主要是放疗增加肿瘤以及引流淋巴结(TDLNs)内细胞毒性 T 淋巴细胞的肿瘤浸润性、增加活化的树突状细胞等,并且 TDLNs 具有更高的 PD-L1 表达;放疗联合抗 PD-1 抗体的给药,可显著增强活化细胞毒性 T 淋巴细胞的绝对作用和浸润性,增加疗效。

对肝细胞癌肝移植后进展的患者,虽然一些小样本临床研究或个案报道的结果提示,使用检查点抑制剂治疗可能表现出良好的治疗反应;但目前临床上,这类患者使用检查点抑制剂治疗还存在一定的顾虑,其根源在于:担心抑制 PD-1/PD-L1 会上调肝脏免疫,诱发致死性的移植肝免疫排斥。需说明的是:除肝移植后为防治排斥,临床要使用药物确保肝脏处于免疫耐受状态外,正常人的肝脏也处于一种特殊"免疫耐受"状态,即面对大量由肠道吸收的细菌相关脂多糖(LPS)等毒素,肝脏并不产生炎症。TLR4 免疫及 PD-1/PD-L1 免疫通路在该"免疫耐受"状态维系的过程中可能起关键作用。研究表明:长期低剂量的 LPS 刺激,可诱导免疫细胞形成 TLR4 免疫耐受,同时可上调 PD-1/PD-L1 表达,参与正常肝"免疫耐受状态"的维系;抑制炎细胞 TLR4 免疫,可促进 PD-L1 表达,减少白介素和 TNF-α 等炎症因子分泌。也就是说,上调 PD-1/PD-L1 表达,也可能是抑制肝移植后免疫排斥反应的重要机制。故我们推测,如移植肝组织检测到 PD-1/PD-L1 高表达,则需慎用免疫检查点抑制剂治疗肝癌术后进展,以防急性移植排斥反应。值得注意的是,该患者近期肝脏穿刺病理检测 PD-1 和 PD-L1 表达也为阴性,所以我们尝试使用 PD-1 抗体,并未出现明显排斥反应;同时由于该患者免疫治疗前接受过放疗,放疗会使肿瘤细胞死亡、释放抗原、刺激 T 淋巴细胞、增效免疫治疗,因此,该患者最终免疫治疗获得了较好疗效。以上这些提示:对于肝细胞癌肝移植后进展(尤其是曾行放疗)的患者,谨慎使用免疫检查点抑

第十章 原发性肝癌放射治疗病例分析

制剂治疗也可能有效,但需同时预测和防治急性移植排斥反应的风险;且需进行进一步的前瞻性研究,以期在达到最佳抗肿瘤疗效的同时,保护移植肝脏功能。

（曾昭冲）

参考文献

［1］中华人民共和国国家卫生健康委员会医政医管局 . 原发性肝癌诊疗规范 (2019 年版)[J]. 中华肝脏病杂志 , 2020, 28 (2): 112-128.

［2］WIGG A, HON K, MOSEL L, et al. Down-staging of hepatocellular carcinoma via external-beam radiotherapy with subsequent liver transplantation: a case report [J]. Liver Transpl, 2013, 19 (10): 1119-24.

［3］JEONG Y, SHIN M H, YOON S M, et al. Liver Transplantation after transarterial chemoembolization and radiotherapy for hepatocellular carcinoma with vascular invasion [J]. J Gastrointest Surg, 2017, 21 (2): 275-283.

［4］SUN T, HE J, ZHANG S, et al. Simultaneous multitarget radiotherapy using helical tomotherapy and its combination with sorafenib for pulmonary metastases from hepatocellular carcinoma [J]. Oncotarget, 2016, 7 (30): 48586-48599.

［5］HIYOSHI Y, MIYAMOTO Y, KIYOZUMI Y, et al. CT-guided percutaneous radiofrequency ablation for lung metastases from colorectal cancer [J]. Int J Clin Oncol, 2019, 24 (3): 288-295.

［6］LASSANDRO G, PICCHI S G, BIANCO A, et al. Effectiveness and safety in radiofrequency ablation of pulmonary metastases from HCC: a five years study [J]. Med Oncol, 2020, 37 (4): 25.

［7］PICCHI S G, LASSANDRO G, BIANCO A, et al. RFA of primary and metastatic lung tumors: long-term results [J]. Med Oncol, 2020, 37 (5): 35.

［8］IñARRAIRAEGUI M, MELERO I, SANGRO B. Immunotherapy of Hepatocellular Carcinoma: Facts and Hopes [J]. Clin Cancer Res, 2018, 24 (7): 1518-1524.

［9］FINN R S, QIN S, IKEDA M, et al. Atezolizumab plus Bevacizumab in Unresectable Hepatocellular Carcinoma [J]. N Engl J Med, 2020, 382 (20): 1894-1905.

［10］YOO G S, AHN W G, KIM S Y, et al. Radiation-induced abscopal effect and its enhancement by programmed cell death 1 blockade in the hepatocellular carcinoma: A murine model study [J]. Clin Mol Hepatol, 2021, 27 (1): 144-156.

［11］CHIANG C L, CHAN A, CHIU K, et al. Combined stereotactic body radiotherapy and checkpoint inhibition in unresectable hepatocellular carcinoma: a potential synergistic treatment strategy [J]. Front Oncol, 2019, 9: 1157.

［12］HO C M, CHEN H L, HU R H, et al. Harnessing immunotherapy for liver recipients with hepatocellular carcinoma: a review from a transplant oncology perspective [J]. Ther Adv Med Oncol, 2019, 11: 1758835919843463.

［13］DELEON T T, SALOMAO M A, AQEL B A, et al. Pilot evaluation of PD-1 inhibition in metastatic cancer patients with a history of liver transplantation: the Mayo Clinic experience [J]. J Gastrointest Oncol, 2018, 9 (6): 1054-1062.

［14］FRIEND B D, VENICK R S, MCDIARMID S V, et al. Fatal orthotopic liver transplant organ rejection induced by a checkpoint inhibitor in two patients with refractory, metastatic hepatocellular carcinoma [J]. Pediatr Blood Cancer, 2017, 64 (12): 10. 1002/pbc. 26682.

［15］CHEN G H, WANG G B, HUANG F, et al. Pretransplant use of toripalimab for hepatocellular carcinoma resulting in fatal acute hepatic necrosis in the immediate postoperative period [J]. Transpl Immunol, 2021, 66: 101386.

［16］ ECHAVARRIA R, MAYAKI D, NEEL J C, et al. Angiopoietin-1 inhibits toll-like receptor 4 signalling in cultured endo-thelial cells: role of miR-146b-5p [J]. Cardiovasc Res, 2015, 106 (3): 465-477.

［17］ SACHDEVA M, SHARMA A, ARORA S K. Increased expression of negative regulators of cytokine signaling during chronic HIV disease cause functionally exhausted state of dendritic cells [J]. Cytokine, 2017, 91: 118-123.

病例 38　肝细胞癌肺转移

【病史和诊疗经过】

患者,男性,68 岁。以"肝癌术后 16 个月,干咳 1 个月余"为主诉,于 2019 年 1 月到放疗科就诊。

患者因右下腹痛 3 天,外院怀疑肝癌,于 2017 年 8 月 26 日入住本院,入院 MRI 检查发现肝右叶恶性肿瘤伴瘤内出血,门脉右支受侵,下腔静脉及肝右静脉栓子形成,肝硬化,脾大,门脉高压,少量腹水(图 10-38-1A-C)。血常规报告血红蛋白 163g/L,红细胞 4.81×10^{12}/L,白细胞 9.57×10^9/L,血小板 102×10^9/L,血生化和出凝血功能正常,AFP 426μg/L。临床诊断为肝细胞癌,BCLC 分期 C 期,肝功能 Child-Pugh A 级。于 2017 年 9 月 6 日接受肝右叶特殊肝段切除术 + 胆囊切除术 + 下腔静脉取栓术,术后随访 MRI,如图 10-38-1D。术后病理报告为肝细胞癌,Ⅱ~Ⅲ级,脉管内癌栓,另送癌栓为肝细胞癌组织。术后恢复好,AFP 呈现下降趋势。于 2017 年 10 月 9 日再次入院接受术后辅助介入栓塞化疗,经肝总动脉灌注 5-FU 0.75g + 奥沙利铂 100mg,经肝固有动脉栓塞化疗奥沙利铂 50mg + 碘油 3ml,未见碘油沉积。之后患者每 3 个月定期随访,AFP 都在正常范围内,肝内未见复发病灶。

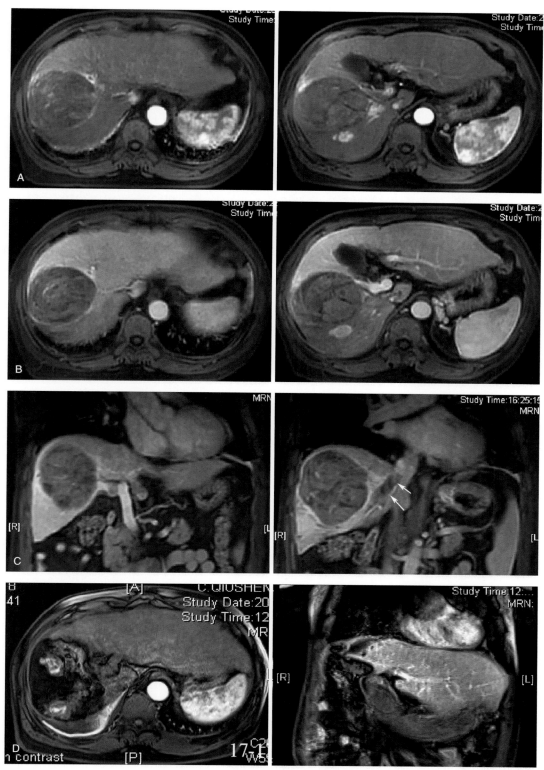

图 10-38-1　肝脏手术前后 MRI 影像学检查

A~C 为初诊肝细胞癌的 MRI，A. 动脉相，病灶部分增强；B. 静脉相，病灶强化减弱；C. 冠状切面，可见肝静脉和下腔静脉癌栓（白色箭头）；

D. 术后 2 个月随访 MRI，横断切和冠状切面可见右肝缺如。

2018 年 5 月 28 日随访 AFP 升到 14.4μg/L,胸部 CT 见双肺多发小结节(图 10-38-2 D-F,视频),转移可能。之后继续随访,AFP 呈现持续上升,肺部结节增多增大,并于 2018 年 12 月出现刺激性干咳和咯血,胸部 CT 检查发现气管右前方,隆突下和右侧肺门多发淋巴结肿大,肺部多发结节,边缘光滑,考虑肝癌纵隔淋巴结转移,双肺多发转移灶(图 10-38-2 G-I,视频)。查 AFP 385ng/ml。2019 年 12 月 8 日行 E-BUS 穿刺,病理:结合病史,考虑转移性 HCC。于 2019 年 1 月初入住放疗科,针对纵隔淋巴结和右肺门区域的病灶,给予图像引导下的外放疗(图 10-38-3),原计划 60Gy/20 次,患者接受放疗 5 次后中止放疗。放疗后未接受任何抗肿瘤治疗。

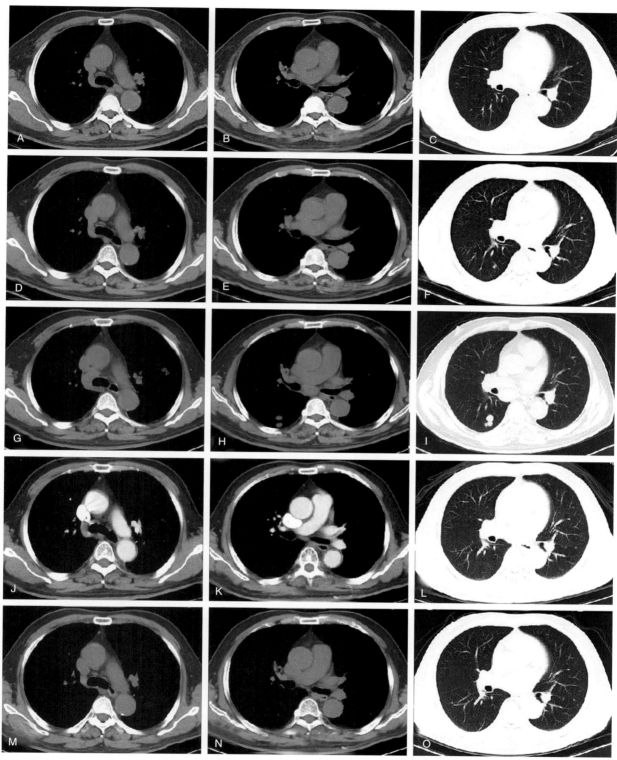

图 10-38-2　纵隔双肺转移灶 CT 随访影像学改变

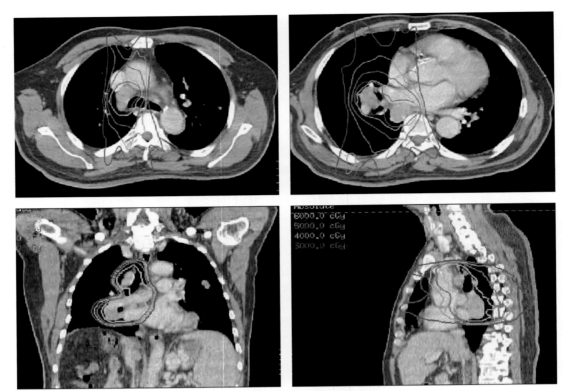

图 10-38-3　纵隔肺门淋巴结放疗计划靶区

　　患者定期随访,胸部 CT 显示放疗区域(纵隔淋巴结和右侧肺门附近)的病灶完全缓解,放射野外的病灶稳定或缩小(图 10-38-2 J-L 视频)(图 10-38-2 M-O 视频),AFP 呈现持续下降直到正常水平(图 10-38-4)。2020 年复查出现胃底静脉曲张出血,接受内镜下的胃底静脉曲张球结扎。因血小板低下,于 2020 年 11 月 26 日住院,检查血红蛋白 84g/L,红细胞 3.54×10^{12}/L,白细胞 2.21×10^9/L,血小板 33×10^9/L,于 12 月 2 日接受脾切除。12 月 6 日再查血常规,血红蛋白 90g/L,红细胞 3.77×10^{12}/L,白细胞 16.08×10^9/L,血小板 212×10^9/L。术后至今,患者 AFP 正常范围,肝内无复发病灶,肺部病灶稳定,未见进展。

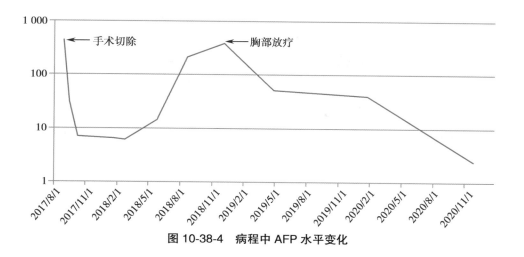

图 10-38-4　病程中 AFP 水平变化

【讨论】

(一) 诊断: 是否为肝细胞癌肺转移

该患者肝内病灶手术后,病理诊断为肝细胞癌,伴门静脉和下腔静脉癌栓。术后 9 个月双肺出现多发结节,进行性增多、增大,纵隔淋巴结肿大,AFP 持续上升,从发现肺转移到出现咳嗽(气管旁淋巴结压迫所致)又经历半年。临床考虑为纵隔淋巴结转移,双肺转移可能,但缺乏病理诊断。我们研究结果表明,下腔静脉癌栓的患者有超过一半的患者会出现肺转移,这是由于下腔静脉血流进入右心房,再进入肺循环。目前,仅有肝细胞癌肝内病灶的临床诊断标准,作为治疗的凭证,无肝细胞癌肝外转移的临床诊断标准,因此,任何缺乏病理诊断的恶性肿瘤,其治疗均为诊断性治疗,需要治疗效果作为反证。患者拒绝接受病理穿刺,同意接受放疗。

(二) 治疗

1. 是否有放疗指征?

肝细胞癌肺转移是否需要放疗,目前缺乏高级别的循证医学证据。回顾性资料显示,肝细胞癌肺转移灶对放射治疗敏感,外放射治疗和外科手术切除比较,患者的生存情况相似。由于大部分肺转移患者,肺内病灶为多发性,螺旋断层放疗肺转移病灶有优势,结合靶向药物,更能改善生存情况。除了延长患者的生存期,放疗还可以缓解患者肺部转移灶导致的症状,如咳嗽、咯血、肺不张等。该患者已经出现气管旁淋巴结压迫导致的咳嗽症状,也有放疗指征。

2. 放疗能达到什么目的?

该患者的放疗目的是姑息性,一是缓解咳嗽症状,其二是有限延长生存期。转移灶导致咳嗽,患者的生存质量受到影响。如果转移灶继续进展,有可能出现支气管受压迫,导致肺不张,或病灶侵犯气管,出现咯血等,这些进展最终可能致命。

3. 放射野如何设计?

由于肺部转移常为多发,转移灶大小不均,放疗的目的首先是缓解症状,提高生存质量,或预防潜在的并发症出现,如气道受压。因此,无须顾及所有的转移灶。该患者已经出现症状,因此,需要照射纵隔淋巴结导致的咳嗽和潜在的气道受压迫。如图 10-38-3，我们设计的放射野包括纵隔可见的淋巴结和连带附近的肺转移灶，其余的病灶短期内不会出现症状，无须放疗。可以结合系统性治疗，如靶向药物治疗。

4. 需要采用何种技术才能满足放疗目的？

目前光子的放疗技术有二维、三维适形、调强、图像引导和立体定向放疗，回顾性的资料显示，图像引导下的调强放疗优于非图像引导下的放疗或三维适形放疗。立体定向放疗主要针对寡转移灶或纵隔以外的病灶。该患者存在纵隔淋巴结转移且导致咳嗽症状，如果采用立体定向放疗，分割剂量大，会出现气管损失，导致气管狭窄或软化。该患者有条件的话，建议采用图像引导下的调强放疗。

5. 如何确定放疗剂量？

目前文献报道的转移性肺癌的放疗剂量跨度很大，从 BED_{10} 47Gy 到 50Gy/5 次不等。剂量相差如此之大，主要是考虑到根治或姑息目的，肺内转移灶的个数，及肺脏的放射耐受剂量。转移灶数量多，肺部受到的放射剂量可能就高，需要适当减少肺部的放疗剂量。对寡转移灶，可以通过放疗达到根治，就需要考虑立体定向放疗（如病例 19）。该患者属于姑息性放疗，右侧肺门及气管均在放疗野内，分割剂量不宜高。给予 60Gy/20 次的分割剂量。但是，该患者仅放疗 15Gy/5 次就停止放疗。

6. 患者是否出现远隔效应？

肝癌肺转移患者肺部大的转移灶照射后，一些不在放射野内的小病灶出现自行消失的现象，称之为"放疗的远隔效应（abscopal effect）"。该患者 2018 年 12 月 5 日的 CT 片，肺窗相可见多发转移灶多达 21 个（图 10-38-2 G-I，视频），经过放疗后，2019 年 5 月 30 日 CT（放疗后 5 个月）的肺窗相仅剩 3 个，纵隔相显示纵隔淋巴结完全缓解（图 10-38-2 J-L 视频），2020 年 11 月 26 日（放疗后近 2 年）的 CT 肺窗相也只有 3 枚转移灶（图 10-38-2 M-O 视频）。这期间患者未进行其他的抗肿瘤治疗，放射野外的病灶随之消失，AFP 逐步降到正常水平。从临床诊断的角度看，这或许就是放疗的远隔效应，但是很遗憾缺乏病理证实。

（曾昭冲）

参考文献

[1] ZENG Z C, FAN J, TANG Z Y, et al. Prognostic factors for patients with hepatocellular carcinoma with macroscopic portal vein or inferior vena cava tumor thrombi receiving external-beam radiation therapy [J]. Cancer Sci, 2008, 99 (12): 2510-2517.

[2] JIANG W, ZENG Z C, ZHANG J Y, et al. Palliative radiation therapy for pulmonary metastases from hepatocellular carcinoma [J]. Clin Exp Metastasis, 2012, 29 (3): 197-205.

［3］ SUN T, HE J, ZHANG S, et al. Simultaneous multitarget radiotherapy using helical tomotherapy and its combination with sorafenib for pulmonary metastases from hepatocellular carcinoma [J]. Oncotarget, 2016, 7 (30): 48586-48599.

［4］ OKUMA K, YAMASHITA H, NIIBE Y, et al. Abscopal effect of radiation on lung metastases of hepatocellular carcinoma: a case report [J]. J Med Case Rep, 2011, 5: 111.

病例39　肝细胞癌术后肝内复发伴骨转移

【病史与诊疗经过】

患者，男性，76岁。以"肝癌手术后1年，右肋及腰背痛1个月"为主诉，于2010年12月首次来我科就诊。

患者2009年11月16日外院体检，彩超及MRI检查发现肝左叶肿瘤，直径约7cm，遂就诊于本院。本院复查AFP 13.3ng/ml，CEA 1.43ng/ml，CA19-9 41.9U/ml，Hb 150g/L，WBC 6.7×10^9/L，PLT 180×10^9/L，肝功能检查白蛋白45g/L，Child-Pugh A级，肝炎指标检查HBsAg（+），各种血清转氨酶正常。彩超及MRI、CT等检查支持原发性肝癌表现（图10-39-1）。于2009年12月9日行扩大左半肝＋肝右叶部分切除＋胆囊切除术。术后病理报告为肝细胞癌，分化Ⅱ级，脉管内见癌栓。术后复查AFP 2.7ng/ml。术后3个月（2010年3月8日）复查腹部CT，提示肝内多个复发灶，于2010年3月9日、7月14日和12月24日先后三次肝动脉栓塞化疗（TACE）术：5-Fu 1.0g＋奥沙利铂150mg＋EADM 20mg＋超液化碘7ml制成混悬液栓塞。随访CT见肝内多个小复发病灶，碘油沉积良好（图10-39-2）。

2010年12月初患者出现右肋及胸背部疼痛，12月24日CT检查发现胸12椎体及右侧肋骨转移性病灶，PET/CT检查亦见肋骨和胸椎转移，未见其他部位转移灶。12月29日来我科行骨转移灶放疗，针对患者第7右肋、第12胸椎骨转移灶（图10-39-3 A-D）行三维适形放疗，放疗前KPS 90，疼痛评估采用0~10数字疼痛强度量表（numerical rating scale，NRS）6分，分别给予第7右肋50Gy/20Fx和第12胸椎40Gy/20Fx的放疗分割剂量（图10-39-4），至2011年1月25日放疗结束。放疗期间，患者无明显不适，诉轻微乏力。放疗后1周评估疗效，患者KPS 100，疼痛完全缓解（CR）。随访肝肾功能和血常规正常。图10-39-3 A-D、图10-39-3 E/F、图10-39-3 G/H分别为病灶（第7右肋骨、第12胸椎骨转移灶）放疗前、放疗结束2个月、11个月后随访CT或PET/CT变化。

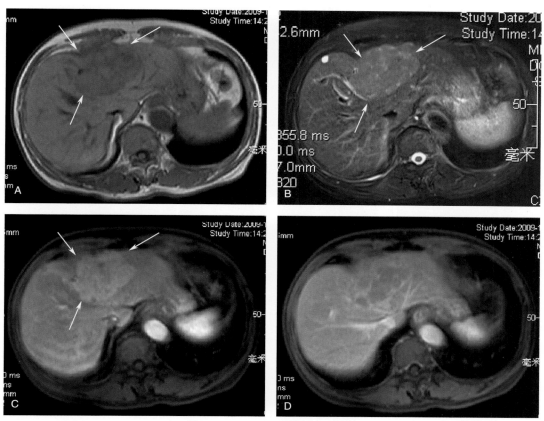

图 10-39-1 术前肝脏 MRI 影像

初诊时 MRI 发现肝左叶病灶(箭头),直径约 8cm;

A. T1WI 呈低信号;

B. T2WI 呈高信号;

C. 动脉期增强明显;

D. 静脉期肿瘤低信号,为肝细胞癌典型的 MRI 表现。

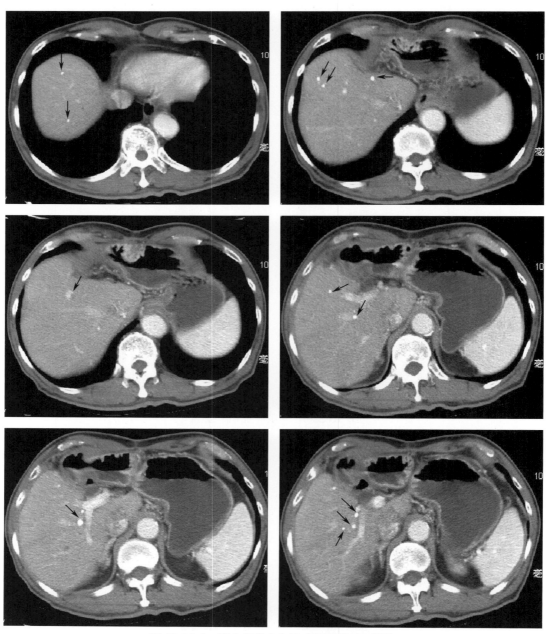

图 10-39-2　肝内复发介入治疗后随访 CT 影像

2010 年 10 月 18 日两次介入治疗后随访增强 CT,可见肝内多个碘油沉积小点(箭头),为肝内复发小病灶。

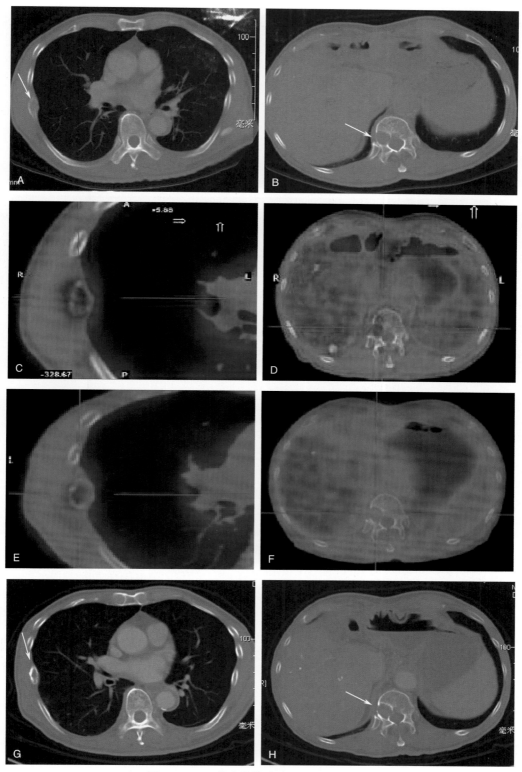

图 10-39-3 首次骨转移放疗前后随访影像

第 7 右肋和第 12 胸椎骨转移；

A/B 为放疗前 CT 骨窗，表现为溶骨性破坏为主；

C/D 为放疗前 PET/CT，第 7 右肋 SUV 值 2.3，第 12 胸椎 SUV 值 2.2；

E/F 为放疗后 2 个月复查 PET/CT，SUV 值接近 0；

G/H 为放疗后 11 个月 CT 骨窗，第 7 右肋完全恢复正常，第 12 胸椎溶骨性破坏未见恢复。

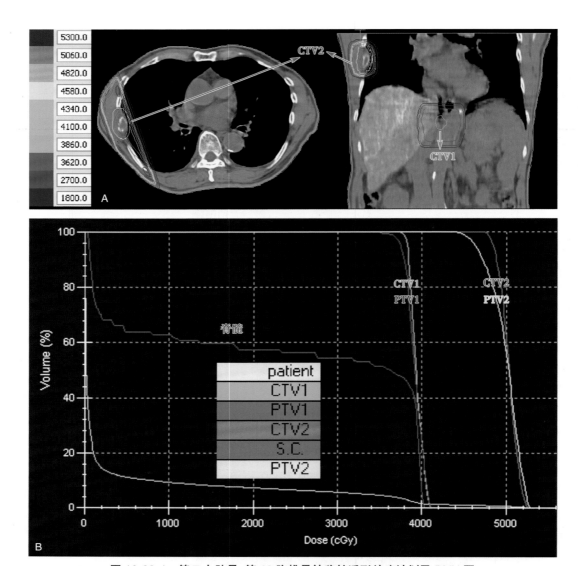

图 10-39-4　第 7 右肋骨、第 12 胸椎骨转移灶适形放疗计划及 DVH 图

2011 年 3 月 22 日至本院随访,查 PET/CT 示:肝内多发碘油沉积灶不伴明显糖代谢异常摄取,考虑肿瘤活性低下,第 4 及第 7 右肋骨、第 7 左肋、第 12 胸椎、骶骨、右侧髋臼多发骨转移(图 10-39-5);与 2010 年 12 月 29 日本院 PET/CT 图像比较,肝内糖代谢异常增高灶基本消失,第 7 右肋和胸 12 椎体转移灶控制好,骶骨、右侧髋臼、第 4 右肋骨、左侧第 7 肋骨为新增病灶,肝内病灶控制较好。2011 年 3 月 24 日 SPECT/CT 所示右侧第 4 肋骨后段溶骨性骨质破坏伴软组织肿块形成,右侧第 7 肋骨腋段、左侧第 7 肋骨后段溶骨性骨质破坏伴软组织肿块形成,伴放射性异常浓聚(图 10-39-6),考虑为第 4、7 右肋骨及第 7 左肋骨、第 4 胸椎肿瘤转移。因疼痛症状不明显,未予放疗,予继续随访。

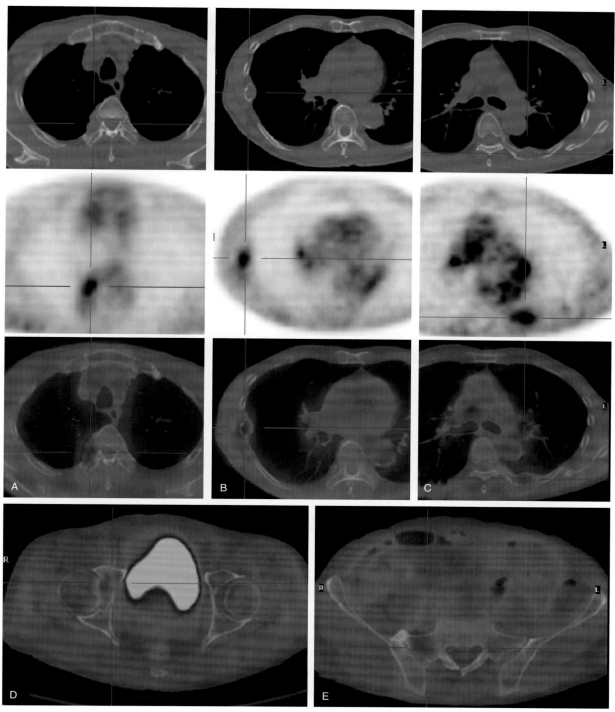

图 10-39-5   2011 年 3 月 22 日 PET/CT 图像

A、B、C 分别为第 4 胸椎右侧软组织影转移灶伴肋骨头骨质破坏、第 7 右肋、第 7 左后肋骨转移的 CT 骨窗、PET 和 PET/CT 融合；

D 为右侧髋臼骨质破坏的 PET/CT 融合；

E 为右侧骶骨转移灶的 PET/CT 融合表现。

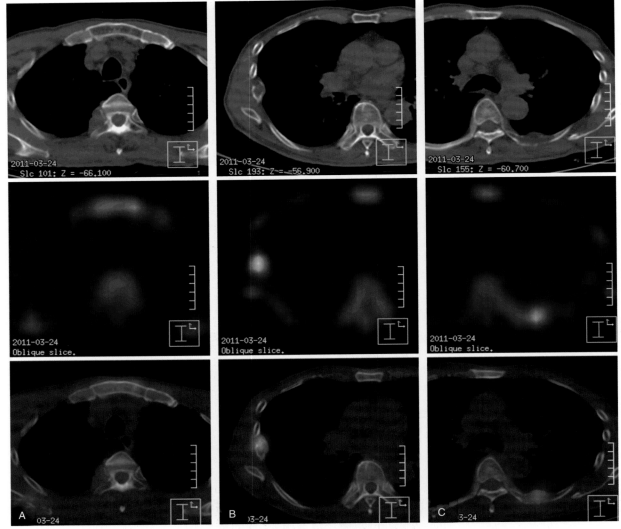

图 10-39-6　2011 年 3 月 24 日 SPECT-CT 图像

A. 右侧第 4 肋骨后段溶骨性骨质破坏伴软组织肿块形成;

B. 右侧第 7 肋骨腋段溶骨性骨质破坏伴软组织肿块形成和放射性异常浓聚;

C. 左侧第 7 肋骨后段溶骨性骨质破坏伴软组织肿块形成和放射性异常浓聚。

　　2011 年 6 月起患者背部出现持续性疼痛,进行性加重,影响生活,考虑为骨转移所致。6 月 17 日复查 CT 发现第 4 右后肋和第 7 左后肋病灶较 3 个月前进展且伴有明显的软组织肿块影(图 10-39-7A、B)。针对第 4 右后肋骨和第 7 左后肋骨转移病灶行螺旋断层放疗(图 10-39-8),2 个病灶均给予 40Gy/10Fx 常规分割。放疗前 KPS 90,疼痛评估 NRS 5 分,至 7 月 6 日完成放疗,放疗后 1 周评估,KPS100,骨疼痛完全缓解(CR)。图 10-39-7C、D 和图 10-39-7E、F 分别为放疗结束 2、8 个月后随访 CT 变化,可见病灶到放疗后 8 个月才明显缩小。

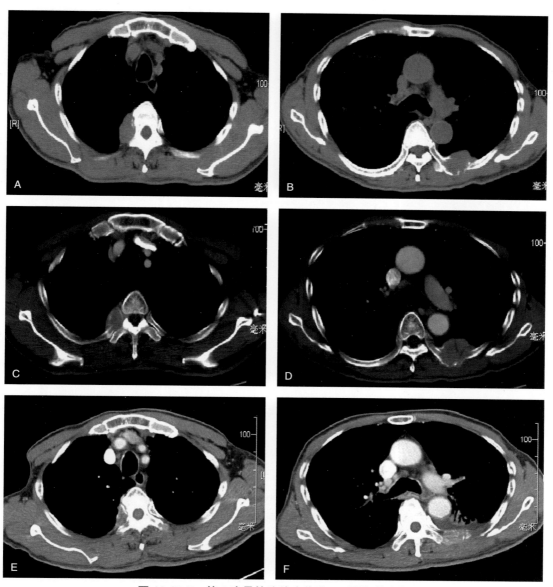

图 10-39-7　第 2 次骨转移放疗前后 CT 影像学改变

A/B 为放疗前 CT,第 4 右后肋与胸椎交界处软组织影伴肋骨头骨质破坏,第 7 左后肋软组织影伴骨质破坏,和 3 个月前的 PET/CT 病变部位一致,但软组织影增大;

C/D 为放疗后 2 个月随访 CT,病灶稳定;

E/F 为放疗后 8 个月随访 CT,软组织影病灶基本消失,但骨质破坏仍存在。

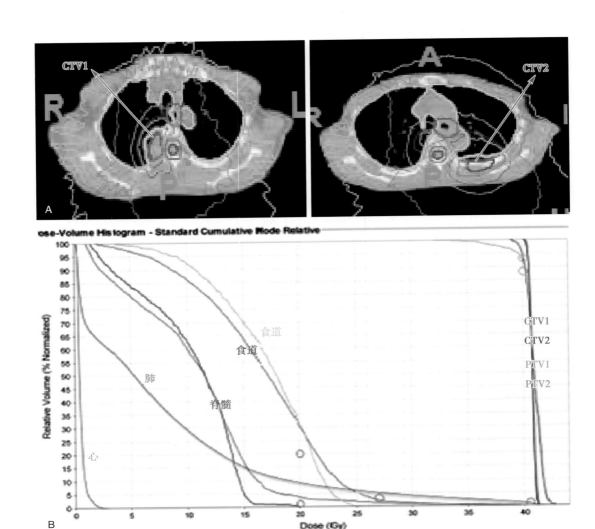

图 10-39-8　右第 4 后肋、左第 7 后肋骨转移灶螺旋断层放疗靶区剂量分布和 DVH 图

　　患者自 2012 年 3 月自诉腰腿部疼痛,3 月 15 日复查 SPECT(图 10-39-9 C、D) 示,右侧骶骨关节及髋臼处放射性异常浓聚,与 2011 年 12 月 5 日比较范围增大,程度加重,第 2 胸椎新增异常浓聚灶。同时 CT 检查发现肝内病灶进展,于 2012 年 3 月 19 日介入科行第 4 次肝内病灶 TACE 术(方案同前),随后到我科接受第 3 次放疗,针对盆骨转移灶予三维适形放疗,放疗前 KPS 90,疼痛评估 NRS 6 分,图 10-39-10 为放疗计划,总剂量 46Gy,常规分割,完成放疗后 1 周,KPS 100,腰腿部疼痛完全缓解(CR)。

　　患者于 2012 年 12 月 20 日死于肝内病灶复发,导致肝功能衰竭。自发现肝癌,肝内肿瘤手术到死亡存活 3 年 1 个月,发现骨转移到死亡生存 2 年。

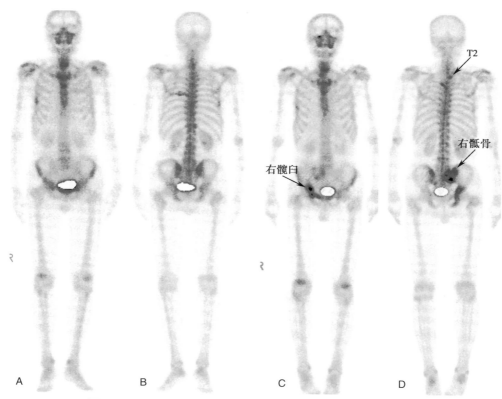

图 10-39-9 第 3 次骨转移放疗前 SPECT 全身骨扫描随访图像

A/B 为 2011 年 12 月 5 日骨扫描,未见盆腔明显放射性浓聚;

C/D 为 2012 年 3 月 15 日骨扫描,可见右侧骶骨及髋臼处放射性异常浓聚,与 2011 年 12 月 5 日的骨扫描比较,骨转移范围增大,程度加重,第 2 胸椎新增异常浓聚灶。

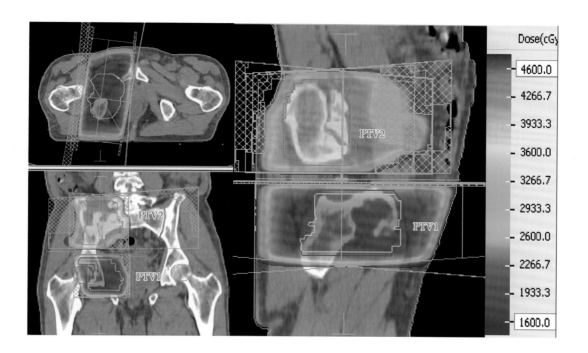

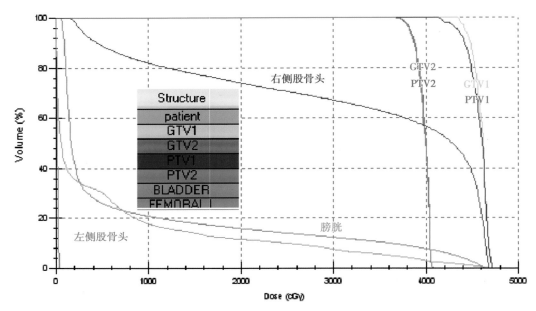

图 10-39-10　骨盆转移灶适形放疗计划及 DVH 图

【讨论】

1. 是否有放疗指征

任何恶性肿瘤骨转移引起的骨转移症状,都应该考虑外放射治疗缓解症状。该患者先后 3 次放疗,都因为不同部位的骨转移灶导致的疼痛。骨转移产生的症状还有病理性骨折、脊髓神经压迫引起的神经综合征及神经根疼痛。该患者经过 3 次放疗,放疗前 NRS 疼痛评分分别为 6 分、5 分、6 分,放疗后均达到完全缓解,也证实放疗能使患者获益,提高生存质量。但无证据支持放疗可以延长患者的生存期。

2. 骨转移放疗目的

恶性肿瘤一旦出现骨转移,即为晚期,均为姑息性治疗缓解症状。原发性肝癌骨转移的中位生存期仅 5~7.4 个月。该患者的放疗属于姑息治疗,其主要目的为止痛,改善患者的生存质量。

3. 骨转移灶放疗靶区的确定

通过问诊患者疼痛部位、体检,和影像学检查的结果进行核对,确定靶区部位。该患者第一次放疗,是根据 PET/CT 所见第 7 右肋骨、第 12 胸椎骨转移灶,勾画其骨质破坏区及软组织肿块。第 2 和第 3 次放疗骨转移灶,也同样方法,其病灶作为可见肿瘤靶体积(GTV)。目前无 GTV 到 CTV 在 CT 上的外扩范围数据,我们以外扩 1cm 为度。临床上检测骨转移瘤的影像学检查方法主要有全身骨显像、X 线平片、CT、MRI、PET/CT 等,各种影像学检查方法各有各的优势和不足,骨转移瘤的靶区勾画需要结合多种影像相互补充,相互印证。

4. 放疗剂量确定

姑息性止痛放射治疗,对不伴有软组织肿块者,一般使用 40~50Gy 的常规分割剂量,同时伴有骨旁软组织肿块者,照射剂量应该适当提高到 50~60Gy 常规分割剂量。据我们以往的经验,在照射剂量 32~66Gy,疼痛缓解有效率为 99.5%,并没有发现骨转移症状的减轻与剂量有统计学关系,但骨转移灶伴有软组织肿块者,再程放疗率高。

骨转移放疗纯粹为姑息性放疗,复旦大学附属中山医院开展一项前瞻性临床研究,比较肝细胞癌骨转移接受常规分割和低分割放疗的疗效。常规分割的剂量,对不伴有骨转移灶软组织包块者,分割剂量 40Gy/20 次,伴有软组织肿块者,分割剂量 60Gy/30 次;低分割的剂量,对不伴有骨转移灶软组织包块者,分割剂量 28Gy/7 次,伴有软组织肿块者,分割剂量 40Gy/10 次。两组疼痛缓解率分别为 96.7% 和 91.2%,P=0.116,无显著差别。低分割放疗一般不用于以下患者:预后好、预期生存时间较长、转移灶周围有重要器官诸如胃肠道、脊髓等。该患者 AFP 阴性(<20ng/ml)、肝内介入后碘油沉积好(图 10-39-2)、KPS 评分高,均提示预后较好,生存预期较长,但该患者病灶在椎体,必须保护脊髓。因此放疗前需考虑正常组织的迟发反应,故选择常规分割,尽量减少晚反应组织损伤。

患者第二次放疗部位是第 4 胸椎和右肋交界处、第 7 左后肋,其周围伴软组织肿块。为了增加伴软组织骨转移灶的剂量、提高局部控制率,并有效保护脊髓,我们采用螺旋断层放疗,剂量 40Gy/10Fx,脊髓受到 20Gy 以内的剂量(图 10-39-8B)。如果以肝细胞癌 α/β 值 12Gy,换算为等效生物剂量(BED)为 53Gy。

患者第三次放疗为盆腔骨,其周围有小肠,因此给予常规分割。

5. 放疗技术的选择

该患者第一次放疗针对第 7 右肋骨,第 12 胸椎骨转移灶,当时我科尚无螺旋断层放疗设备,采用两个中心的适形放疗,即能达到姑息性放疗要求。第二次放疗由于病灶位于椎体旁,靠近脊髓(图 10-39-7A),伴软组织受侵犯的骨转移灶需要更高的剂量(50~60Gy),并且该患者胸部局部已经放疗过。我们采用螺旋断层图像引导下的精确放疗,可以通过 1 个中心,就能对 2 个位于胸椎两旁不同层面的病灶同时放疗,脊髓受量不超过限制耐受量(<45Gy 常规分割),肺部放射剂量 V20、V5 在规定允许安全范围内(图 10-39-8 B),同时 BED 达到病灶所需的控制剂量,体现了螺旋断层放疗在剂量适形度及剂量梯度的极大优势。第三次放疗病灶为右侧骶骨及髋臼,与前两次放疗灶对比,无照射重叠区,并且此处无脊髓分布,不受脊髓剂量限制,从医疗费用角度考虑,选择适形放疗。

【评论】

1. 肿瘤骨转移临床诊断

任何肿瘤出现骨转移的诊断,都不强求有转移灶的病理证据,这是由于转移灶常难以穿刺获得肿瘤细胞,即使获得转移灶的穿刺标本,阳性率也不高。我们常用临床诊断骨转移,其诊断标准如下:

(1)病史:有肿瘤病史伴或不伴症状如疼痛,症状为进行性加重。

(2)辅助检查:骨转移较重的患者,其 X 线平片可见骨质破坏,大部分患者为溶骨性,也有部分患者为成骨或混合性;CT 也能发现转移灶,特别是骨窗像。在诊断骨转移癌方面,MRI 比骨 X 线平片和 CT 好。绝大部分骨转移患者全身骨扫描呈放射性浓聚,较 CT 和 MRI 敏感,但伴有软组织受肿瘤的浸润情况和单纯溶骨性破坏,SPECT 不如 MRI 清楚。由于全身骨扫描的假阳性率高,对不能明确诊断者,有条件的患者,建议行全身 PET/CT/MRI 检查。

(3)实验室检查:部分患者血清钙和碱性磷酸酶升高。

（4）诊断性治疗：骨转移患者接受放疗效果好者，反过来作为支持骨转移的临床证据。

该患者有肝肿瘤病史、疼痛症状进行性加剧、影像学有 CT、SPECT 全身骨扫描和 ^{18}FDG PET/CT 检查，均考虑为肝细胞癌骨转移，最后通过放疗，症状完全缓解，反过来证实为骨转移。

2. 肝细胞癌骨转移临床特点

几乎所有恶性肿瘤都会出现骨转移，但是不同的肿瘤骨转移有不同的个性，即临床特点。肝细胞癌骨转移的临床特性有 3 点：①约 50% 肝细胞癌骨转移患者伴骨旁软组织，该患者第二次放疗部位右侧第 4 和左侧第 7 后肋，均有软组织肿块影（图 10-39-7 A~D）。②骨转移通常以溶骨性破坏为主，该患者的第 12 胸椎就是单纯溶骨性破坏，未见成骨组织（图 10-39-3H），在 SPECT 骨扫描上，呈现假阴性（图 10-39-9）。③有的患者伴有肝硬化，或经过各种放化疗，全身造血功能下降或脾功能亢进，表现为红细胞、白细胞、血小板下降。

3. 肝细胞癌骨转移放射治疗止痛效果好、费用少

肝细胞癌骨转移者，外放射治疗疼痛缓解率达 99.5%，减少麻醉药品用量，改善活动能力，是一种花费少、起效快、疗效持续时间长的治疗方法。但临床诊断骨转移，无疼痛症状，转移灶不是承重骨，则不主张放疗。该患者多处骨转移，导致疼痛，严重影响生活质量，分别于 2010 年 12 月、2011 年 6 月、2012 年 3 月接受 3 次外放射治疗，治疗后疼痛均完全缓解。

4. 骨转移灶放疗剂量分割方式和放疗技术的选择

目前对骨转移肿瘤放射分割剂量仍存争议。我们进行的随机前瞻性的临床研究表明，4Gy/ 次的低分割放疗，和常规分割放疗相比，其缓解疼痛的效果无明显差异。我们总结了原发性肝癌骨转移放疗的原则：一般对预计生存期短者，用大剂量短疗程放射治疗，以求方便和止痛效果快；预计生存期长者，采用常规分割，以保护周围正常组织。肝细胞癌骨转移中位生存期 7.4 个月，最长者存活 5 年，由此可见，有一部分患者能长期存活，因此对这部分患者应考虑正常组织的放射保护，尤其是肝内原发灶得到控制、肝功能状况较好者。另外，对转移灶邻近胃肠道、脊髓者，不宜用短疗程低分割放疗。

本例患者前后 3 次放疗，用 2 种分割剂量方法和 2 种放疗技术，恰到好处。第一次放疗，转移灶为第 12 胸椎，需要保护脊髓，不考虑低分割放疗。第二次放疗，肿瘤位于椎体旁，为保护脊髓，选择螺旋断层放疗，可以减少脊髓的受照剂量，由于脊髓可以通过精确放疗技术避开，因此选用低分割剂量。第三次放疗，为避免盆腔内的肠道受损，选用常规分割。

5. 该患者骨转移的预后指标好，生存期长

我们搜集 205 例原发性肝癌骨转移患者的临床资料通过单因素分析，发现较短的生存率和以下几个方面有关：卡氏（Karnofsky）评分低、白蛋白水平低，骨转移时较高的 ALP 水平、γ-GT 水平、AFP 水平、肝内肿瘤大于 5cm、肝内原发灶未控、多发骨转移灶、骨外其他脏器转移以及诊断肝癌至出现骨转移的时间较短。在随后的多因素分析中发现，卡氏评分、骨转移时 AFP 水平、AST 水平、血小板计数、肝内原发灶未控制，这些均为独立预后因素（P 值均 <0.05）。该患者除了肝内肿瘤超过 5cm，上述各指标均为预后好因素，因此，患者生存期远远超过肝细胞癌骨转移的中位生存期。

我们分析这些临床预后因素，对制订最适宜的放疗方案有指导作用，实现个体化治疗，以达最佳疗效。

6. 该患者是否可接受同位素内放疗？

同位素内放疗是利用放射性同位素（如锶-89，钐-153）能让病变的骨组织中成骨细胞吞噬，放射性同位素即浓聚于肿瘤内。有 7 种情况是骨转移内放疗的相对或绝对禁忌证：单个骨转移灶、病理性骨折、转移灶位于椎体（潜在出现脊髓瘫痪的危险）、全身骨扫描为假阴性、伴有肿瘤软组织影、脾功能亢进或全身骨髓抑制导致的血细胞明显下降、估计患者的生存期不足 3 个月。

该患者不宜用同位素内放疗。尽管该患者全身多处骨转移，同位素内放疗有优势，但是，多处骨转移是在不同时间内，间隔超过 1 年。最主要的是该患者表现为溶骨性破坏，在 SPECT 骨扫描，病灶同位素浓聚不高，且患者有软组织影，放射性同位素不在软组织内浓聚，内放疗效果差。

（何 健 曾昭冲）

参考文献

［1］ SEONG J, KOOM W S, PARK H C. Radiotherapy for painful bone metastases from hepatocellular carcinoma [J]. Liver Int, 2005, 25 (2): 261-265.

［2］ KOOM W S, SEONG J S, LEE M J, et al.[Radiation therapy for bone metastasis from hepatocellular carcinoma][J]. Taehan Kan Hakhoe Chi, 2002, 8 (3): 304-311.

［3］ KODAMA H, AIKATA H, UKA K, et al. Efficacy of percutaneous cementoplasty for bone metastasis from hepatocellular carcinoma [J]. Oncology, 2007, 72 (5-6): 285-292.

［4］ MELICHAR B, VOBORIL Z, TOUPKOVÁ M, et al. Hepatocellular carcinoma presenting with bone metastasis [J]. J Exp Clin Cancer Res, 2002, 21 (3): 433-436.

［5］ HE J, ZENG Z C, TANG Z Y, et al. Clinical features and prognostic factors in patients with bone metastases from hepatocellular carcinoma receiving external beam radiotherapy [J]. Cancer, 2009, 115 (12): 2710-2720.

［6］ HE J, SHI S, YE L, et al. A randomized trial of conventional fraction versus hypofraction radiotherapy for bone metastases from hepatocellular carcinoma [J]. J Cancer, 2019, 10 (17): 4031-4037.

病例 40　肝细胞癌破裂后腹腔种植手术、放疗综合治疗

【病史与诊治经过】

患者,男性,43 岁。以"肝癌术后 8 个月,发现腹腔种植瘤 1 周"为主诉,于 2006 年 4 月第一次来我科就诊。

2005 年 8 月 27 日患者以"阵发性腹痛、腹胀 6 小时"就诊于当地医院,急查 B 超发现肝癌破裂,并出现失血性休克。急诊行右肝癌切除术,术后病理为肝细胞癌,浸润肝包膜,免疫组化 Hepa(+)。患者有乙型肝炎病史 20 年,其父为肝癌患者。

1. 肝脏介入治疗

2005 年 9 月 24 日转入本院,复查 CT 提示:肝肿瘤术后病例,肝脏多发动脉期异常强化灶,肝硬化,少量腹水。于 9 月 26 日行 TACE 介入治疗,术中造影见肝动脉走行正常,无增粗,无扭曲,未见明显肿瘤染色,超选择插管至肝固有动脉,注入 FUDR1 000mg+CBP400mg,用 EADM50mg+ 进口碘油 5ml 制成乳剂栓塞,可见少量碘油沉积,复造影见血流减慢。

2006 年 3 月 6 日复查 CT:肝肿瘤术及 TACE 术后,动脉期多发片状高密度影,考虑异常灌注,肝硬化,脾大。于 2006 年 3 月 7 日行第二次预防性 TACE,术中造影见肝内小结节肿瘤染色,主要位于右叶,由右肝动脉两小动脉供血,超选择插管至该动脉,注入 FUDR1 000mg+CBP400mg,用 EADM50mg+ 进口碘油 10ml 制成乳剂栓塞,碘油瘤区沉积良好。2006 年 4 月 10 日患者于外院复查 CT:肝癌术后 TACE 后改变,术区旁腹腔转移(种植)瘤。

2. 腹腔转移的放射治疗及手术治疗

2006 年 7 月 5 日患者随访 CT 示:见肝肾右侧结节(图 10-40-1)。于 2006 年 7 月 11 日就诊我科,予三野同中心适形放疗(入射角度为 10°、140° 和 250°),6MV 与 15MVX 线混合照射,肿瘤量为 50Gy/25Fx,图 10-40-2 显示放射治疗剂量曲线分布和剂量体积直方图。放疗中患者未诉不适。2006 年 12 月初患者复查 CT 可见右肾前肿块完全缓解(图 10-40-3)。

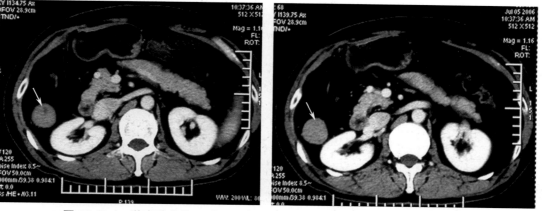

图 10-40-1　首次放疗前 CT(2006 年 7 月 5 日)可见右肾右前方病灶,如箭头。

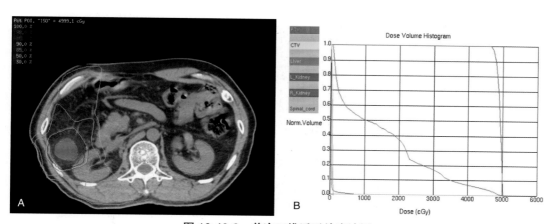

图 10-40-2　首次三维适形放疗计划

A. 肿瘤及周围正常组织的剂量分布;

B. 剂量体积直方图。

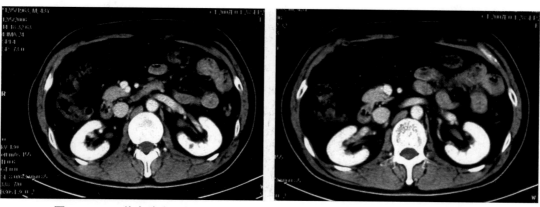

图 10-40-3　首次放疗后复查 CT(2006 年 12 月 5 日)可见右肾右前肿块基本消失。

2007年9月初，患者自行扪及左上腹肿块，2007年9月11日至本院复查CT：左腹部肾脏前方直径约8cm肿块。诊断为肝癌腹腔种植转移，图10-40-4。于2007年9月17日在本院普外科行剖腹探查、左上腹肿块切除术。术后病理示：（左上腹）肝细胞癌，伴大片坏死，分化Ⅲ级。免疫组化检查：Hepa（+），AFP（-）。术后恢复可。于2007年10月8日至我科行放疗，针对手术区行三野等中心适形放疗，15MV-X线，DT40Gy/20Fx，放射治疗剂量曲线分布和剂量体积直方图（图10-40-5）。患者术后服卡培他滨（希罗达）8个月余。2007年12月30日随访CT，见肿瘤完全消失，右肾稍萎缩（图10-40-6）。

2008年7月患者至我科随访，查CT示（图10-40-7）：肝右叶后内侧见约4cm低密度影，肝右侧见软组织密度影，直径约3.5cm，与老片比较，考虑肝右侧为2006年发现的腹腔种植灶，肝右叶后内侧为肾上腺转移灶。诊断为肝癌，腹腔种植、右肾上腺转移。患者肝肾功能正常，于2008年7月14日起再次放疗，针对腹腔种植灶及右肾上腺转移病灶适形放疗，DT46Gy/23Fx，剂量分布如图10-40-8。

2009年1月9日患者再次到本院随访CT示：肝肿瘤治疗后改变，右后方腹壁（1cm）和肝切缘与膈肌间结节灶（2.5cm），考虑种植转移，右肾部分萎缩，图10-40-9B。2009年7月25日MRI：肝癌术后，肝脏术区边缘肿块（3cm×2.5cm），考虑腹腔种植转移，右肾萎缩。遂收入本院肝外科，于2009年8月5日行腹腔复杂粘连松解术+膈肌部分切除、修补术+肝右叶部分切除术+胆囊切除术。术中见肝脏右叶萎缩，肿瘤位于肝右叶Ⅵ段，侵犯部分膈肌，紧邻胆囊，大小约5cm×2cm×2cm，界清，包膜完整。术后病理为：（肝右叶）肝细胞癌，分化Ⅱ级，肿瘤大部分组织坏死伴碘油沉积，脉管内可见癌栓，癌组织与肝周围软组织粘连，周围肝结节性肝硬化。免疫组化（09-N3997）：AFP（-），Hepa（+）。术后给予保肝、抗感染、置管引流等治疗，恢复可。

2009年10月30日上腹部CT示：肝癌手术后，肝门区胆管扩张。在超声引导下行PTCD引流术，2009年11月6日行介入治疗，局麻下行右股动脉穿刺、插管，选择性行腹腔动脉造影示：肝内血管紊乱，肝内未见肿瘤染色灶，超选入肝固有动脉注入化物5-Fu 1 000mg+丝裂霉素C 20mg+表柔比星40mg+奥沙利铂200mg+IL-2 200万IU化疗及碘油2.5ml栓塞，未见肝内碘油沉积，超选入脾动脉，应用明胶海绵碎屑做栓塞，栓塞术后脾动脉造影，脾动脉血流减慢，部分血管血流中断。2011年1月13日在DSA下经PTCD管胆道造影+胆道支架植入术，之后胆汁引流通畅，随访至今未见复发转移征象（图10-40-9C-D），2012年10月10日和2020年6月16日复查肝肾功能正常，血压正常。

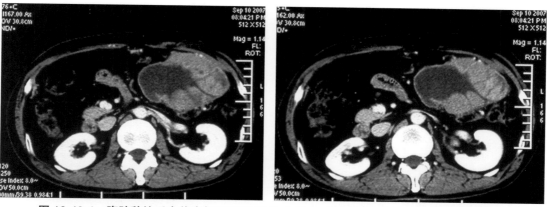

图 10-40-4　腹腔种植手术前腹部 CT（2007 年 9 月 11 日）可见左腹部肾脏前方较大肿块。

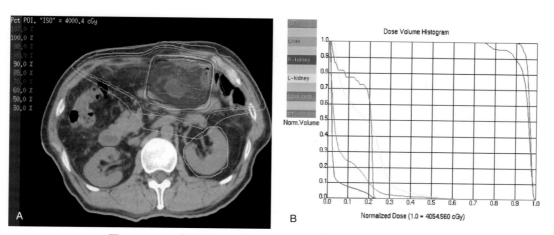

图 10-40-5　腹腔种植术后瘤床适形放疗靶区剂量分布和 DVH 图

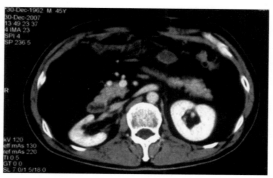

图 10-40-6　第二次放疗后复查 CT（2007 年 12 月 30 日）
左腹未见肿瘤，右肾稍萎缩。

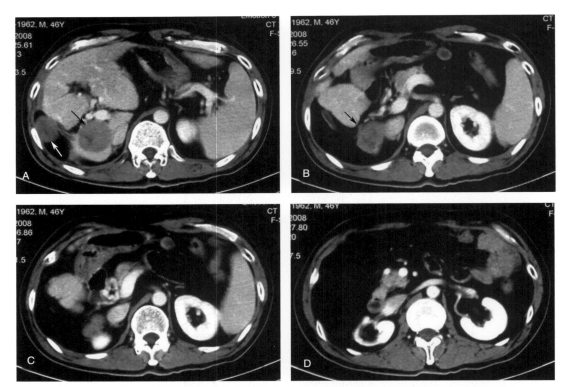

图 10-40-7　第三次放疗前腹部 CT(2008 年 7 月 11 日)见肝右侧腹腔种植灶(白色箭头),
肝右后叶内侧肾上腺转移灶(黑色箭头)。A-D 为自上而下不同层面。

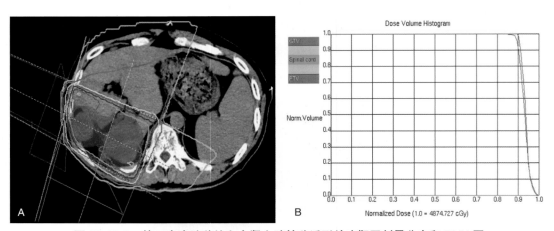

图 10-40-8　第三次腹腔种植和右肾上腺转移适形放疗靶区剂量分布和 DVH 图

【讨论】

1. 明确放疗是否能使患者获益

患者肝癌破裂后行急诊手术,术后预防介入两次,肝内病灶控制好。术后 11 个月随访 CT 发现腹腔种植病灶。目前仅有个例报道腹腔种植灶手术治疗。尚无放疗用于腹腔转移的研究报道。但该患者除局部种植灶外,无其他远处转移及广泛播散,考虑局部控制可延缓肿瘤进展。故认为放疗作为局部治疗手段,结合手术,对患者有益。且患者再次就诊我科时,出现右肾上腺转移,根据我科对肝细胞癌伴肾上腺转移患者的回顾性分析显示,经过放疗,中位生存期约 13.6 个月,疼痛缓解率达到 100%。

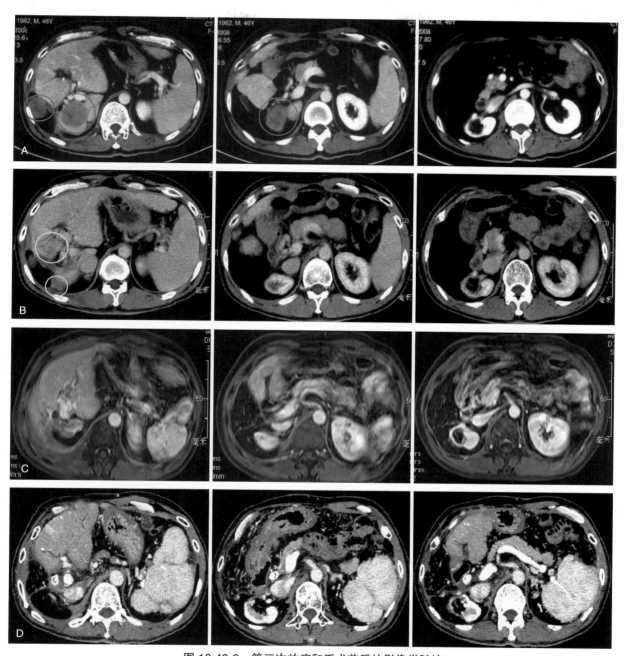

图 10-40-9　第三次放疗和手术前后的影像学随访

A. 放疗前 CT 增强扫描,大的红色圆圈是右肾上腺转移灶,小的红色圆圈是种植的腹腔病灶;

B. 放疗后半年随访,种植灶和转移灶完全缓解,但右后方腹壁和肝切缘与膈肌间可见结节灶(黄色圆圈);

C、D. 放疗后 4 年 2 个月和 12 年,随访 MRI 未见复发转移灶,但右肾渐萎缩。

2. 明确放疗的目的

患者肝癌破裂后腹腔内种植灶不断生长,转移病灶给予的放射治疗属于姑息性放疗。患者肝内原发灶手术及介入治疗后持续随访未见复发,仅有腹腔种植病灶,一般情况好,但因周围正常组织的限制,给予姑息性放疗剂量。尽管患者首次放疗至今已存活 12 年,仍健在,但仍属于姑息性放疗。

3. 确定放疗靶区

患者第二次介入见右叶肝内小结节染色，故第一次放疗放射野包括碘油沉积区及种植灶。之后肝内病灶随访控制好，放射野主要为转移灶或瘤床。将可见的肿瘤作为 GTV，外扩 0.4cm，作为临床靶区（CTV），PTV 为呼吸运动及每次的摆位误差，如果没有四维 CT，则给予大致外扩 1.0cm。

4. 确定放疗剂量

姑息性放射治疗的剂量和生存时间不存在关系，50Gy 的常规分割即可。患者为腹腔种植灶，反复生长，多次照射，需考虑到正常组织的累积受量，因而最后一次放疗仅给予 46Gy。

5. 选择放疗技术

患者几次腹腔种植灶位于近腹壁、肝前缘及肝肾间，但常规的二维放疗剂量分布差，无法避开肠道，给予适合肿瘤位置和形状的照射，而三维适形技术可以达到治疗要求。第三次放疗，患者腹腔种植及肾上腺转移多个病灶，且已经照射两次，如能给予螺旋断层放射治疗，其实可以更好地保护正常组织，特别是肾脏和肠道，提高肿瘤剂量，但是，当时没有这种放疗设备和技术。

【评论】

1. 该患者肝癌生物学特性恶性程度相对较低

肝癌破裂是肝癌患者非常少见但致死性最高的并发症，急诊手术围手术期（30 天内）死亡率可达 35.6%，肝外复发率和 1 年生存率都较未破裂肝癌患者低。该患者术后不断出现腹腔种植灶，但生长缓慢，经 3 次放疗及 2 次手术，控制所有种植灶后，随访 3 年均未再出现新发种植灶，且肝内复发和远处转移均未发生，获得长期生存。考虑除了有效的治疗外，其肿瘤生物学侵袭性不高。

2. 肝癌破裂是腹腔种植转移的危险因素

肝癌破裂是腹腔种植转移的独立危险因素。但是对于急诊手术后获得较长生存的患者，目前并无有效的预防措施，仍以对种植灶的姑息挽救治疗为主。然而，研究认为腹腔种植不是独立预后因素，而肝功能不良及肝内病灶未控仍是肝癌腹腔转移患者的独立危险因素。因此，对于此类患者，保护肝功能及控制肝内病灶仍是治疗重点。

3. 外科、放疗科的结合恰到好处

目前关于肝癌破裂后腹腔种植转移的治疗尚缺乏大宗的报道及标准的治疗，以手术局部切除的报道为多。该患者经三维适形放疗后，腹腔种植灶退缩好，无明显放射损伤，显示放疗可作为肝癌腹腔种植的有效治疗手段之一。该患者外科、放疗科的结合恰到好处，和小肠粘连的病灶，给予手术，不在小肠周围病灶，选择放疗。不能多次手术，也不能多次放疗，相互结合，取长补短。

4. 断层放疗技术可能提供更理想的剂量分布，保护重要脏器

该患者因当时治疗技术的限制，仅接受三维适形放疗，虽然右侧肾脏的影像学变化，但无明显放射损伤症状或肾功能实验室检查改变，但是腹腔种植多为多处种植、不断生长，该患者经过多次放疗，由于正常组织的剂量限制，肿瘤剂量已相应降低，对于其他患者，如种植灶靠近重要脏器如小肠等，靶区剂量所受影响将更加显著。目前，螺旋断层放疗（tomotherapy）技术已经应用于临床，其优点是适用于多靶区,应用于此类患者,可能提供更理想的剂量分布,并且更好地保护重要脏器。

5. 右肾的萎缩并无带来相应的并发症

2006 年 7 月 5 日的 CT 显示左右肾正常(图 10-40-1),之后针对右肾周边病灶放疗 50Gy/25Fx,DVH 图(图 10-40-2)显示,右肾 V20 37.5%,V30 17.0%。同年 12 月 5 日(放疗结束 5 个月)复查 CT,肿瘤完全消失,右肾形态无改变(图 10-40-3)。2007 年 12 月 30 日的 CT 显示,右肾开始萎缩(图 10-40-6),2008 年 7 月 11 日 CT,右肾上极明显萎缩,表现为肾皮质变薄(图 10-40-7)。但是,该患者经过 12 年的随访,没有肾功能减退的表现,也没有肾性高血压、蛋白尿等表现。肾脏作为并联器官,我们临床上也未见到其他患者,因接受腹部放射治疗出现放射性肾损伤及相应的并发症,文献上也很少有这方面的报道,目前能找到的系统描述放射性肾病的文献是 1986 年,由于放射治疗技术的进步,有关放射性肾病的文献很少。

6. 腹腔种植患者常需要多次照射

患者肝癌破裂后,癌细胞在腹腔内广泛播散,生长速度不同,陆续发展为可见病灶,因而可能需要多次姑息治疗,相比手术受腹腔粘连的限制,放疗可以相对给予腹腔不同部位的多次放疗。且在多次照射的靶区内,可能覆盖播散细胞所在的亚临床病灶,这可能也是患者经 3 次照射后播散灶未再出现的原因之一。

(曾昭冲)

参考文献

［1］YEH C N, CHEN M F. Resection of peritoneal implantation of hepatocellular carcinoma after hepatic resection: risk factors and prognostic analysis [J]. World J Surg, 2004, 28 (4): 382-386.

［2］ZENG Z C, TANG Z Y, FAN J, et al. Radiation therapy for adrenal gland metastases from hepatocellular carcinoma [J]. Jpn J Clin Oncol, 2005, 35 (2): 61-67.

［3］YANG P, ZENG Z C, WANG B L, et al. The degree of lipiodol accumulation can be an indicator of successful treatment for unresectable hepatocellular carcinoma (HCC) patients-in the case of transcatheter arterial chemoembolization (TACE) and external beam radiotherapy (EBRT)[J]. J Cancer, 2016, 7 (11): 1413-1420.

［4］ZHANG X F, WEI T, LIU X M, et al. Spontaneous tumor rupture and surgical prognosis of patients with hepatocellular carcinoma [J]. Scand J Gastroenterol, 2012, 47 (8-9): 968-974.

［5］KWAK M S, LEE J H, YOON J H, et al. Risk factors, clinical features, and prognosis of the hepatocellular carcinoma with peritoneal metastasis [J]. Dig Dis Sci, 2012, 57 (3): 813-819.

［6］KROCHAK R J, BAKER D G. Radiation nephritis. Clinical manifestations and pathophysiologic mechanisms [J]. Urology, 1986, 27 (5): 389-393.

病例 41 肝细胞癌脑转移

【病史和诊疗经过】

患者,男性,51 岁。以"肝癌综合治疗 20 个月,跛行进行性加重 10 天"为主诉,于 2020 年 9 月 9 日到我科就诊。

2019 年 1 月上旬,患者体检超声发现肝占位,AFP>20 000ng/ml,1 月 16 日本院肝脏磁共振成像显示第Ⅳ肝段肿瘤 94cm×69mm,其右前方伴有子灶(图 10-41-1),临床诊断为原发性肝癌,Ⅱ期。于 2019 年 1 月 22 日在本院接受肝中叶肿瘤切除术 + 胆囊切除术,术后病理报告为肝细胞癌,分化Ⅱ-Ⅲ级,伴坏死,脉管内见癌栓,肝切缘未见癌累及。术后 1.5 个月(2019 年 3 月 5 日)复查 AFP 降至 684.5ng/ml(图 10-41-2),然而 10 天后(2019 年 3 月 15 日),AFP 回升至 1 557ng/ml。复查上腹部增强 MRI,见肝膈顶新发病灶,胸部 CT 见多发肺结节。2019 年 3 月 18 日,针对肝内复发灶,进行第一次介入治疗(TACE),并口服索拉非尼。2019 年 4 月 19 日查 AFP,进一步升高到 3 028ng/ml,此时再复查磁共振成像,见肝右叶(S7 段)病灶部分存活,胸部 CT 见肺部多发转移灶,较 3 月 15 日进展。于 5 月 6 日接受第二次介入治疗。2019 年 6 月 5 日,复查 AFP 降至 2 578ng/ml,肝脏增强 MRI 可见肝内多发新病灶,最大者约 51mm×33mm,肝门区及右心膈角淋巴结稍大,肝右叶(S7 段)病灶部分存活,较前稍改善。2019 年 7 月 3 日行第三次介入治疗。2019 年 7 月 15 日因耐药开始停用索拉非尼。2019 年 8 月 20 日肝脏增强 MRI 显示肝 S5 段病灶基本坏死,余部分病灶较前稍进展,肝门区及右心膈角淋巴结稍大(图 10-41-3),CT 显示两肺多发转移较前进展(图 10-41-4),AFP 升高到 6 335ng/ml(图 10-41-2)。2019 年 9 月 4 日行第四次介入治疗。后于 2019 年 10 月 8 号复查 AFP 提示降至 2 863ng/ml,直至 2020 年 3 月,患者 AFP 为 2 597~2 934ng/ml(图 10-41-2),后于 2020 年 3 月改服瑞戈非尼 120mg,每日 1 次。2020 年 4 月 20 日复查 AFP 为 765.5ng/ml。患者定期随访,评估病情为 SD。

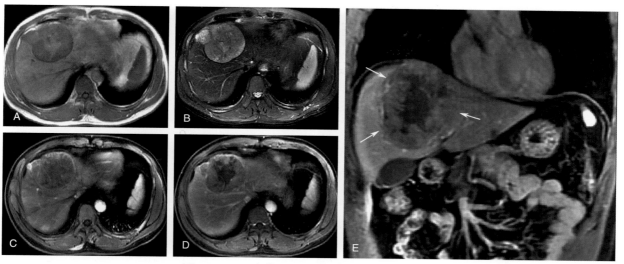

图 10-41-1　术前 MRI 影像（2019 年 1 月 16 日）

肿瘤位于右肝 S4 段,符合肝细胞癌表现;

A. T1WI 低信号;

B. T2WI 高信号;

C. 动脉期肿块边缘明显强化;

D. 后期强化减弱;

E. 冠状切（白色箭头）。

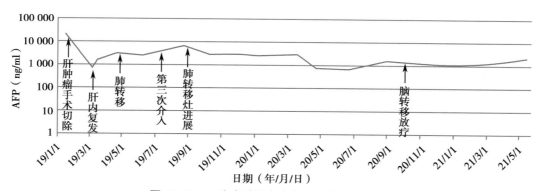

图 10-41-2　治疗过程中患者 AFP 的动态变化

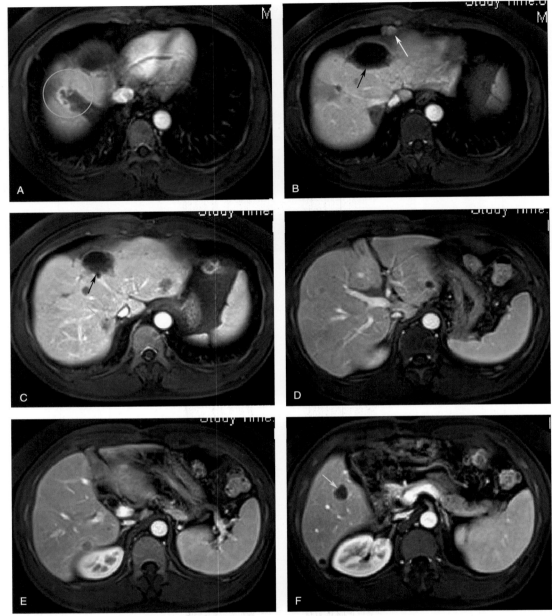

图 10-41-3　术后复发 3 次介入后腹腔 MRI（2019 年 8 月 20 日）

A. 右叶近膈顶（第Ⅶ肝段）结节，大小约 2.9cm×2.1cm，增强后病灶边缘环状强化（靛青色圆圈内）；

B. 第Ⅳ肝段术区无强化（黑色箭头），右心膈角淋巴结稍大（白色箭头）；

C. 肝内数枚新发结节影（靛青色箭头），较大者直径 1.5cm，位于第Ⅱ肝段；

D、E. 不同层面的横断面，可见肝内多个囊肿，未见肿瘤；

F. 第Ⅴ肝段病灶基本坏死（黄色箭头）。

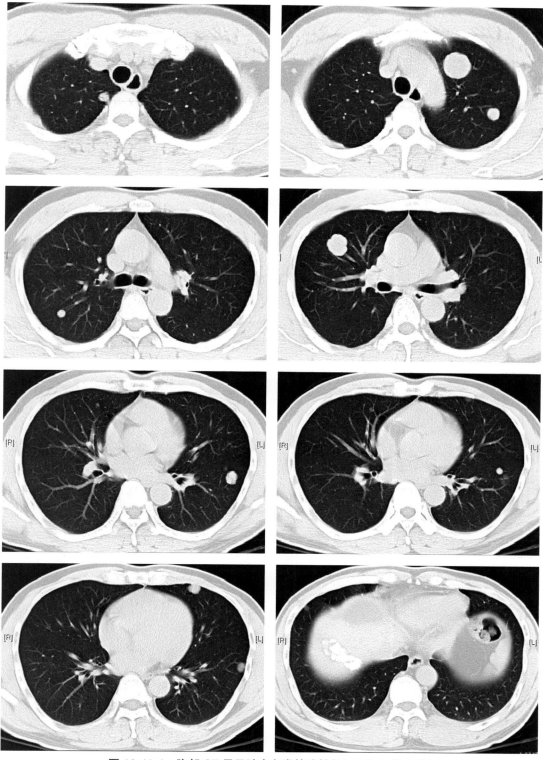

图 10-41-4　胸部 CT 显示肺内多发转移灶(2019 年 9 月 2 日)

2020 年 8 月 27 日,患者出现跛行伴持物不稳、定位不准,次日到本院查 AFP 1 542ng/ml,异常凝血酶原(PIVKA-Ⅱ)159mAu/ml,9 月 3 日行 MRI 检查,显示左顶叶占位,最大径约 4.5cm,血供丰富,转移瘤可能大(图 10-41-5A)。遂来我科准备针对颅内转移灶进行放疗。

2020 年 9 月 14 日开始放疗,以 MRI 所见颅内病灶为 GTV,计划照射 60Gy/30Fx(图 10-41-6),并予甘露醇降颅压。10 月 17 日晚间,患者突发头晕、头痛,伴恶心、呕吐,10 月 19 日急诊行头颅 MRI 平扫,提示左侧枕叶巨大占位伴明显水肿带,考虑颅内占位伴出血(图 10-41-5B),予脱水降颅压对症处理,停服瑞戈非尼。因肿瘤区域改变,重新定位和勾画肿瘤靶区,并在上级医生的指导下,改为低分割放疗 21Gy/7Fx(图 10-41-7)。患者于 2020 年 10 月 27 日完成放疗。放疗结束后继续服用瑞戈非尼 1 200mg/d 服用 3 周停 1 周。2021 年 2 月 20 日、5 月 11 日,患者复查颅脑 MRI(图 10-41-5C、D)和肝脏 MRI(图 10-41-8),提示脑部肿瘤大部坏死,肝内病灶较 2019 年 8 月 19 日明显好转。肺部 CT 提示:两肺多发转移灶,与 2019 年 9 月 2 日胸部 CT 比较,部分病灶增大,但是以前的小病灶消失(图 10-41-9),AFP 水平明显升高。患者头颅症状明显好转,生活正常自理,无头晕、头痛、恶心、呕吐,查体四肢肌力Ⅳ级。

2021 年 6 月 1 日和 7 月 16 日,患者接受右肺及右肺门支气管动脉灌注 5-Fu 250mg,奥沙利铂 100mg,继续服用瑞戈非尼。之后随访,AFP 水平明显下降。2021 年 8 月 12 日开始接受 PD-1 抗体(艾瑞卡)200mg,每 3 周 1 次。至今已经用 3 次,AFP 水平降至 75μg/L。2021 年 9 月随访胸部 CT,肺内病灶稳定,肝 MRI 未见新发病灶,脑部 MRI,原转移灶坏死(图 10-41-10)。

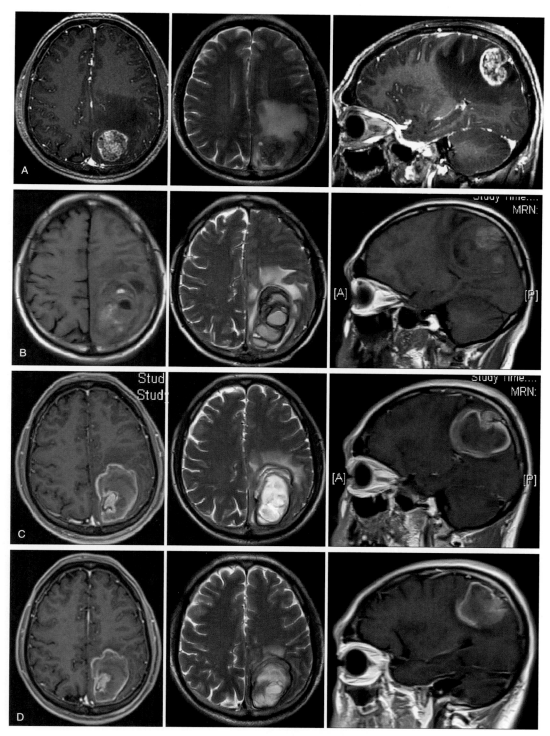

图 10-41-5　肝癌脑转移放疗前后 MRI 检查

A. 出现肢体症状后检查颅脑 MRI,发现左枕部单发病灶,T1 稍低,T2 等低混杂信号,周围片状水肿带,增强后明显不均匀强化;

B. 放疗中症状加重复查 MRI,T1 为混杂稍高信号,T2 混杂低信号为主,病灶 5.8cm×3.7cm,其周边片状水肿带,为转移瘤伴出血;

C. 放疗后 4 个月复查 MRI,T1 高低混杂信号,T2 混杂低信号为主,增强后病灶明显不均匀强化,病灶 5.4cm×3.7cm,为转移瘤坏死显著伴出血;

D. 放疗后 6 个月和以前的 MRI 比较,病灶稍微缩小。

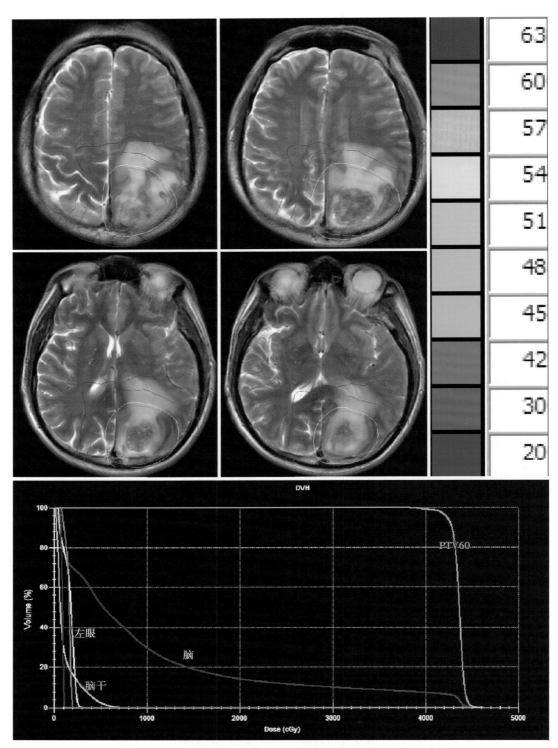

图 10-41-6　脑转移初始常规分割调强放疗计划（60Gy/30 次）

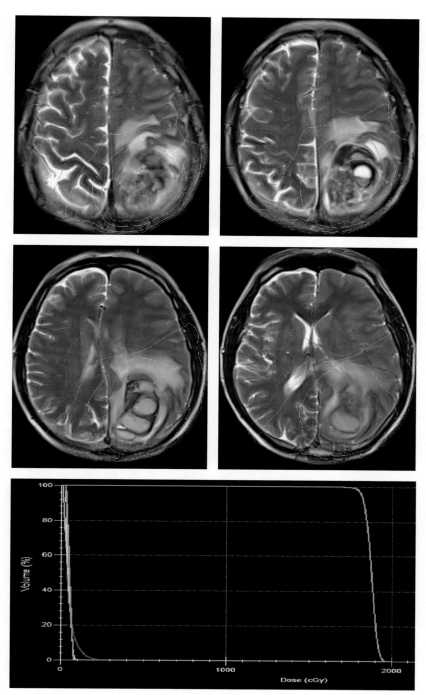

图 10-41-7　瘤卒中后重新设计的第二个放疗计划(21Gy/7 次)

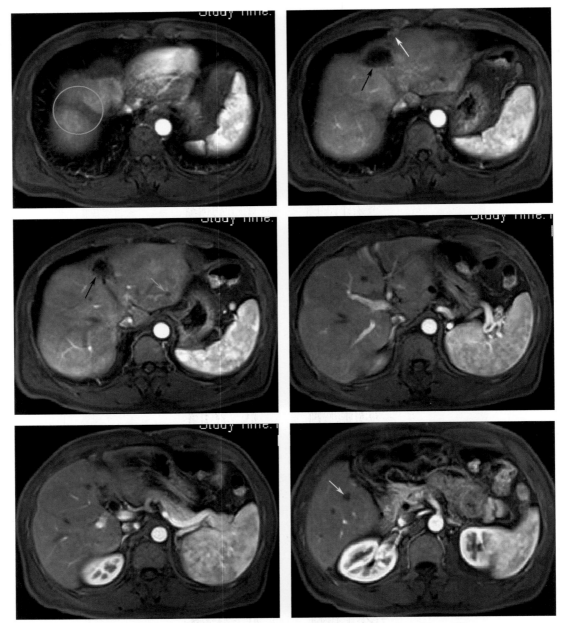

图 10-41-8　脑转移放疗后 4 个月肝脏 MRI 复查（2021 年 2 月 20 日）

右叶近膈顶第Ⅶ肝段病灶增强后见少许条状强化灶（靛青色圆圈内）；肝左右叶交界处，原第Ⅳ肝段术区范围 3.2cm×2.1cm，未见强化（黑色箭头）；第Ⅱ肝段病灶缩小至 0.7cm，未见明显强化（靛青色箭头）；第Ⅴ肝段病灶缩小至 0.8cm，未见强化（黄色箭头）。右心膈角淋巴结稍肿大（白色箭头）。所见病灶均较图 10-41-3 缩小，血供减少。

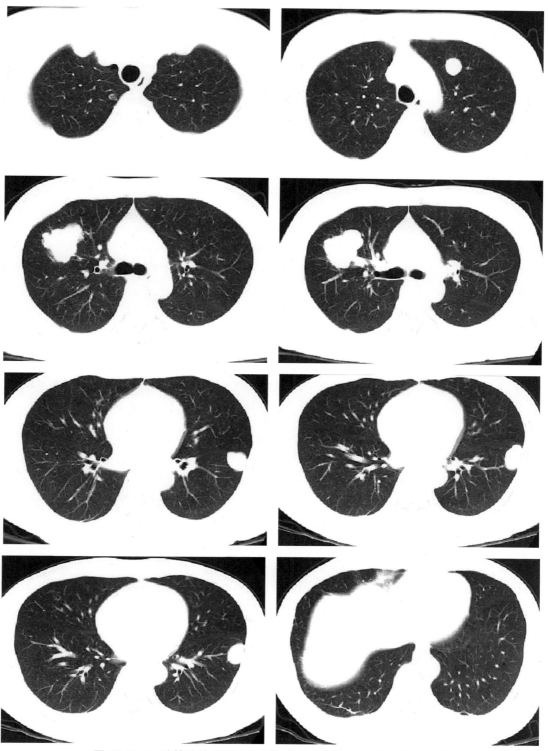

图 10-41-9　脑转移放疗后 4 个月胸腔 CT 复查(2021 年 2 月 20 日)

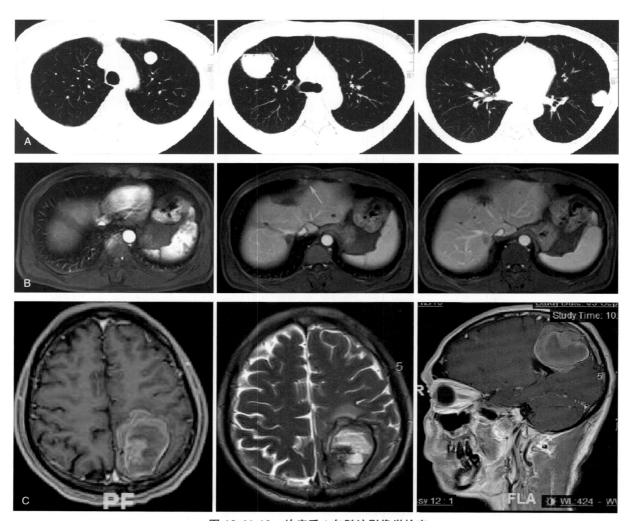

图 10-41-10　放疗后 1 年随访影像学检查

经过综合治疗,特别是经支气管动脉灌注化疗和免疫治疗,AFP 水平明显下降,于 2021 年 9 月随访:

A. 胸部 CT,与 2021 年 2 月 20 日 CT(图 10-41-9)比较,肺部病灶稳定;

B. 腹部 MRI,与 2021 年 2 月 20 日 MRI(图 10-41-8)比较,肝内病灶不明显,心膈角淋巴结相仿(靛青色箭头所指);

C. 脑部 MRI,颅内病灶完全坏死,和图 10-41-5 比较,病灶范围同前两次 MRI。

【讨论】

1. 明确放疗是否能让患者获益

肝癌脑转移预后差,中位生存期仅 1~3 个月。既往有报道,放疗对于肝癌脑转移患者具有控制颅内出血,延长患者生存期等作用。本例患者肝细胞癌肝内病灶术后 3 个月出现肺多发转移病灶,术后 1 年余出现脑转移,通过放疗神经系统症状完全缓解,转移灶获得控制,生存期超过 12 个月,超过文献报道中位生存时间,就该患者而言,放疗是有获益的。

2. 明确放疗目的

患者为 Ⅳ 期肝癌,脑部转移灶放疗目的是减轻患者症状,即延缓患者脑转移导致的颅内出血,瘤周围水肿等造成颅内高压所导致的死亡,从而有限延长患者的生存期。根据报道,不接受放疗的患者,88.9% 死于脑转移,如果接受放疗,超过 90% 死于颅脑外器官进展。所以,对于寡转移灶,肝内病灶控制好,则采用根治目的,颅内转移灶达到根治性剂量;如果肝内病灶未控制或其他器官并发转移灶,则为姑息放疗。立体定向放疗每次放疗剂量大,次数少,绝大部分都可认为是根治性放疗。该患者虽然伴有肺部转移,没能达到根治性放疗的定义(根治性放疗必须满足 3 个条件:放疗剂量是根治的、放射野外无其他转移灶或活性的病灶、不能出现严重的并发症),但是肝癌肺转移灶进展较慢,致死率低,有报道肝癌肺转移患者经过肺部分切除术,2 年生存率可达 67.9%。考虑到肺转移对生存影响较小,从单发脑转移灶而言,应尽量给予根治剂量放疗。

3. 确定放疗靶区

患者脑转移灶为单发,既往文献推荐予颅内转移病灶立体定向放射治疗。靶区勾画目前尚无共识,借鉴肺癌脑转移靶区勾画,建议勾画时应融合颅脑 CT 及增强 MRI,GTV 应包括 T1 序列中增强的肿瘤原发灶,CTV 为 T2 序列及 Flair 序列中提示的水肿区域。

4. 确定放疗剂量

对脑部的寡转移灶,病灶不大,能用立体定向放疗者,尽量使用立体定向放疗或低分割调强放疗。该患者的颅内病灶单发,肿瘤最大径 4.5cm,宜使用立体定向放疗。但是,分管医生给予脑部转移灶常规分割放疗 60Gy/30 次。患者于放疗第 21 次时出现瘤卒中,予行 MRI 检查重新评估及制订第二疗程,第二疗程使用低分割放疗计划 21Gy/7 次。这个病例带来的教训是,肝癌脑转移者,能用立体定向放疗者,尽量使用立体定向放疗,可以缩短放疗时间,减少瘤卒中的发生率。

5. 选择放疗技术

应该选择立体定向放疗技术。用什么样的放疗设备完成立体定向放疗,目前没有严格规定,可以用射波刀、γ 刀、带有头刀的 C 形臂加速器、螺旋断层放疗设备等。从物理参数看,射波刀的剂量分布可能较理想。

【评论】

1. 肝细胞癌脑转移的特点

(1)常存在肺转移的背景:国内外报道,69.4%~75.6% 肝细胞癌脑转移患者存在肺转移在先,大多数文献报道为 70%。因此,在有肺转移患者中,应随访脑部 MRI。全体原发性肝癌患者脑转移发生概率低,其发生率为 0.2%~2.2%。既往文献报道,从初诊肝细胞癌至诊断脑转移的中位时间为 10.2~18.2 个月,一旦出现脑转移,死亡率高。由于原发性肝癌脑转移发病率不高,脑 MRI 不作为常规随访,但是,有学者建议肺转移患者,需要定期随访脑部 MRI。随着治疗手段增多及治疗技术的改进,患者生存时间延长,脑转移发生率增加。

(2)靶向药物治疗时代,脑转移发生率增加:随着肝细胞分子靶向治疗时代的来临,肝癌患者的生存期延长,靶向药物无法通过血脑屏障这一特点,也使得脑转移患者发生率较前增加。本例患者因出现跛行、持物不稳及定位不准,及时发现脑转移。一些患者症状不典型,主诉为头晕、乏力到医院就诊。晚期肝癌患者常合并肝性脑病,与脑转移的神经症状易混淆,造成对脑转移的忽略。

(3)容易发生瘤卒中:由于肝细胞癌患者本身凝血功能差,肿瘤动脉血供丰富,容易导致脑转移瘤出现瘤内出血,短期内颅压升高,类似脑卒中表现。Chang 等报道,45 例肝癌脑转移患者中,有 18 例最初是以瘤卒中为主要症状就诊。本例患者在放疗第 21 次时出现突发头晕、头痛,伴恶心呕吐,后完善头颅 MRI,提示左侧枕叶转移灶短期内明显增大,伴明显水肿带,考虑颅内占位伴出血,再次勾画靶区并行低分割放疗,后症状好转。若放疗中出现脑部症状加重,必须考虑瘤卒中,并及时纠正放疗计划。结合本例患者常规放疗中出现瘤卒中的凶险经历,若肝癌脑转移选择放疗,宜速战速决,应选择立体定向放疗。

(4)生存期短,放疗能延长患者生存期:若不给予放疗或不宜手术切除患者,肝细胞癌脑转移中位生存期只有 1~3 个月,是所有恶性肿瘤脑转移患者中生存期最短的。如果不进行放疗或其他有效的治疗如手术切除,84% 的死因为神经系统受损,进行放疗或手术,神经系统受损导致死亡降至 31%。该患者放疗后肿瘤明显缩小,已生存 12 个月。

2. 颅内寡转移灶的放疗应该用 SBRT 或低分割放疗

既往研究表明,放射外科(SRS)联合全颅放疗(WBRT)对于延长颅内多发转移灶患者有生存获益。Hiraoka 等曾报道使用 35Gy/5 次,保留神经功能的同时可有效地控制肝细胞癌脑转移灶。放疗相比非放疗组对于控制颅内出血,延长生存期有显著疗效。既往文献表明,SBRT 联合 WBRT,对原发灶局部控制率及预防新的颅内病灶发生具有优势,对生存期改善无明显差异。欧美学者表明 SRS 联合全颅放疗,损害患者的学习及记忆能力,降低了患者生存质量。综合上述各项研究,对于脑部寡转移患者,单纯 SRS 为较优选择。

(曾昭冲 吴奇桥)

参考文献

[1] YAMAKAWA Y, MORIGUCHI M, ARAMAKI T, et al. Brain metastasis from hepatocellular carcinoma: The impact of radiotherapy on control of intracranial hemorrhage [J]. Hepatol Res, 2015, 45 (11): 1071-1075.

［ 2 ］ KUO T M, CHANG K M, CHENG T I, et al. Clinical factors predicting better survival outcome for pulmonary metastasectomy of hepatocellular carcinoma [J]. Liver Cancer, 2017, 6 (4): 297-306.

［ 3 ］ NARDONE V, NANNI S, PASTINA P, et al. Role of perilesional edema and tumor volume in the prognosis of non-small cell lung cancer (NSCLC) undergoing radiosurgery (SRS) for brain metastases [J]. Strahlenther Onkol, 2019, 195 (8): 734-744.

［ 4 ］ WANG S, WANG A, LIN J, et al. Brain metastases from hepatocellular carcinoma: recent advances and future avenues [J]. Oncotarget, 2017, 8 (15): 25814-25829.

［ 5 ］ ERICKSON A W, DAS S. The impact of targeted therapy on intracranial metastatic disease incidence and survival [J]. Front Oncol, 2019, 9: 797.

［ 6 ］ CHANG L, CHEN Y L, KAO M C. Intracranial metastasis of hepatocellular carcinoma: review of 45 cases [J]. Surg Neurol, 2004, 62 (2): 172-177.

［ 7 ］ CHOI H J, CHO B C, SOHN J H, et al. Brain metastases from hepatocellular carcinoma: prognostic factors and outcome: brain metastasis from HCC [J]. J Neurooncol, 2009, 91 (3): 307-313.

［ 8 ］ KHUNTIA D, BROWN P, LI J, et al. Whole-brain radiotherapy in the management of brain metastasis [J]. J Clin Oncol, 2006, 24 (8): 1295-1304.

［ 9 ］ DUMONT LECOMTE D, LEQUESNE J, GEFFRELOT J, et al. Hypofractionated stereotactic radiotherapy for challenging brain metastases using 36 Gy in six fractions [J]. Cancer Radiother, 2019, 23 (8): 860-866.

［ 10 ］ HIRAOKA A, HORIIKE N, KOIZUMI Y, et al. Brain metastasis from hepatocellular carcinoma treated with a cyberknife [J]. Intern Med, 2008, 47 (22): 1993-1996.

第八节 肝内胆管细胞癌放射治疗

病例42 不可切除肝内胆管细胞癌放疗——CT-MRI 融合图像制订放疗计划

【病史和诊疗经过】

患者,男性,58 岁。以"发现肝内占位 1 周余"为主诉就诊。患者 2012 年 11 月外院发现肝区占位,遂来本院就诊,2012 年 11 月 27 日查 AFP 2.2ng/ml,CEA 2.23ng/ml,CA19-9 76.8U/ml。MRI 可见肝右叶大片异常信号累及肝门,T1WI 为低信号,T2WI 为略高信号,边界尚清楚,约 6.5cm×6.6cm×9cm,动态增强早期及门脉期病灶不均匀异常强化,延迟期呈相对不均匀稍低信号,门静脉右支及主干见充盈缺损(图 10-42-1)。影像诊断:肝右叶恶性肿瘤,门静脉右支及主干癌栓形成;胆囊结石。结合患者病史,考虑为肝内胆管细胞癌,外科会诊后认为无法行手术切除。现拟进一步治疗来我科就诊。

查体:KPS 90 分,神志清楚、查体合作,皮肤及巩膜无黄染,浅表淋巴结未扪及肿大,心肺无特殊,腹软,无压痛、反跳痛,肝、脾肋下未及,移动性浊音阴性,肠鸣音不亢进,双下肢无水肿,足背动脉搏动尚可。

辅助检查:红细胞数 $4.79×10^{12}$/L,血红蛋白 150g/L,血小板数 $287×10^9$/L,白细胞数 $6.43×10^9$/L;总胆红素 11.9μmol/L,结合胆红素 5.0μmol/L,白蛋白 42g/L,球蛋白 40g/L,丙氨酸氨基转移酶 19U/L,门冬氨酸氨基转移酶 22U/L,碱性磷酸酶 110U/L,γ-谷氨酰转移酶 97U/L;肿瘤标志物:AFP 2.2ng/ml,CEA 2.23ng/ml,CA19-9 76.8U/ml。

临床诊断:肝内胆管细胞癌伴门静脉癌栓,T2N0M0,Ⅱ期。

治疗过程:该患者为肝内胆管细胞癌伴门静脉癌栓(门脉主干及右支),外科医生会诊后认为无法手术切除,遂至我科进一步治疗。我科予完善相关检查,详细评估病情后,于 2012 年 12 月 3 日开始放疗,放疗区域为肝内原发病灶及门静脉癌栓,不作为淋巴引流区的预防照射。放疗剂量为 PTV 60Gy/20Fx,每次 3Gy,每周 5 次,共 4 周。治疗计划及各重要脏器、组织的剂量体积直方图见图 10-42-2。放疗期间患者无明显不适主诉,胃纳可,无恶心、呕吐,无腹胀、腹痛,复查血常规未出现明显骨髓抑制,肝功能亦无异常表现(表 10-42-1),2012 年 12 月 28 日患者完成全部放疗计划。

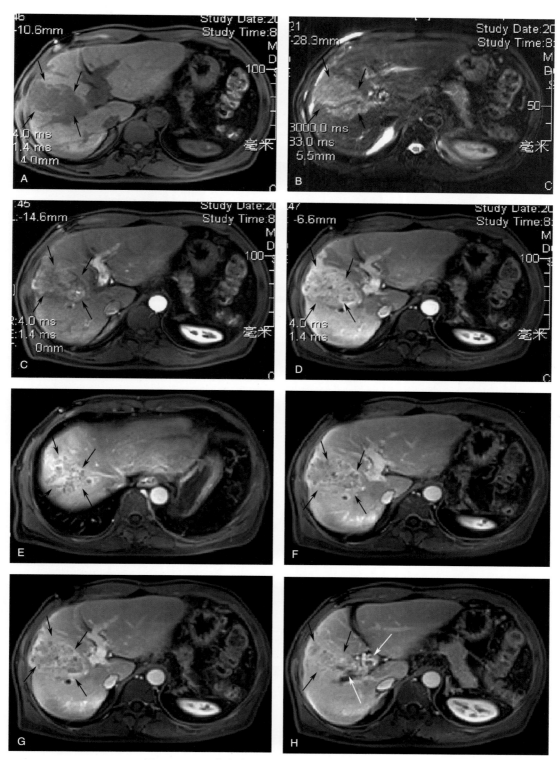

图 10-42-1　治疗前 MRI 影像（2012 年 11 月 27 日）

肝右叶病灶（黑色箭头）累及肝门，门脉右支及主干癌栓（白色箭头）；

A. T1WI，病灶低信号；

B. T2WI，病灶高信号；

C. 动脉期不均匀强化；

D. 静脉期病灶不均匀强化；

E～H. 延迟期相对不均匀稍低信号。

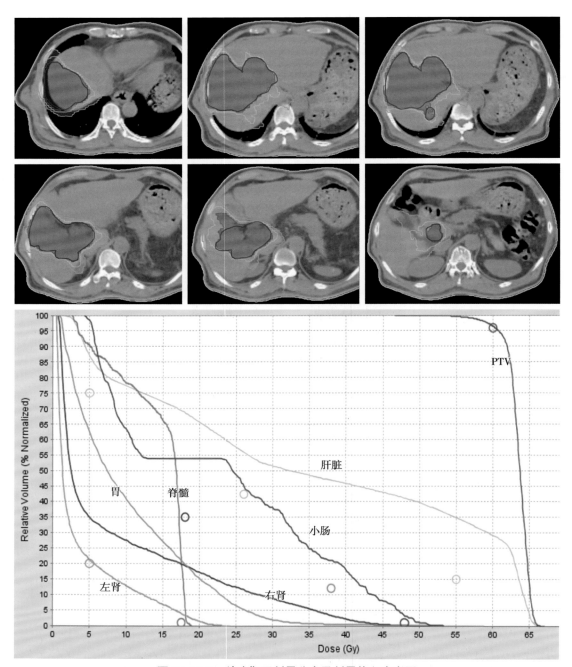

图 10-42-2　放疗靶区剂量分布及剂量体积直方图

蓝色轮廓线为 PTV,红色为 60Gy 的剂量分布,黄色为 54Gy 的剂量分布,绿色为 45Gy 的剂量分布;下方为各重要脏器、组织的 DVH 图。

　　放疗结束后 4 个月,复查 MRI(2013 年 4 月 25 日)示病灶较前明显缩小,疗效评估为 PR(图 10-42-3);复查肿瘤标志物 CA19-9(76.8U/ml) 开始下降(37.2U/L) (表 10-42-1)。患者先后在 2013 年 2 月 5 日、5 月 15 日接受介入治疗(TACE),术中造影见肝右叶膈顶处有一小肿瘤染色,余未见明显肿瘤染色,遂予局部栓塞化疗(吡柔比星 20mg+ 奥沙利铂 100mg+ 超液化碘油 6ml)。7 月 17 日行第三次介入治疗,见肝脏左右叶肿瘤血管染色,注入奥沙利铂、吡柔比星和 10ml 碘化油。患者 9 月 23 日复查,全肝弥漫性小病灶(图 10-42-4),肝功能进行性恶化,于 11 月 22 日死于肝功能衰竭。从放疗到死亡仅生存 1 年。

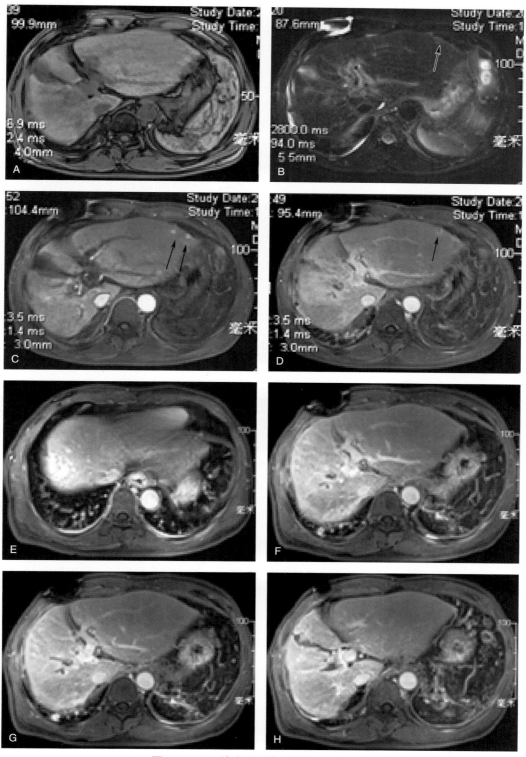

图 10-42-3　放疗后 4 个月复查 MRI 影像
原肝右叶病灶较放疗前明显缩小,但肝内多发新病灶(B~D 黑色箭头)。

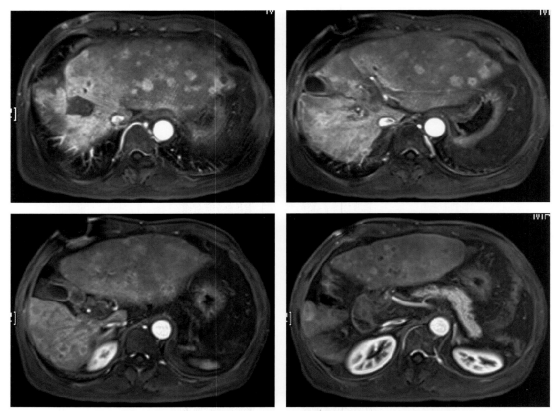

图 10-42-4　放疗后 9 个月复查 MRI 影像,动脉期显示肝内弥漫转移结节

表 10-42-1　放疗前后随访血常规、生化及肿瘤标志物变化

时间	2012-11-27	2012-12-14	2012-12-28	2013-2-25	2013-4-24	2013-7-17	2013-9-23
节点	放疗前	放疗中	放疗结束	放疗后	放疗后 4 个月	放疗后 7 个月	放疗后 9 个月
Hb(g/L)	150	144	149	162	147	143	136
WBC(×10⁹/L)	6.43	3.58	2.99	5.45	5.07	5.86	6.36
PLT(×10⁹/L)	287	330	161	174	219	236	269
TB(μmol/L)	11.9	4.1	10.8	16.5	15.2	14.3	20.1
A(g/L)	42	38	39	37	37	38	38
G(g/L)	40	39	38	42	41	40	45
ALT(U/L)	19	13	20	35	23	28	27
AST(U/L)	22	19	29	47	37	41	57
ALP(U/L)	110	92	77	105	124	164	193
γ-GT(U/L)	97	77	64	90	103	139	154
CA19-9(U/ml)	76.8	119.4	83.4	37.2	37.5	44.1	51.5
CEA(ng/ml)	2.23	7.52	2.04	3.28	2.76	2.9	2.6
AFP(ng/ml)	2.2	2.7	3.1	3.1	2.5	2.5	3.6

【讨论】

1. 明确放疗是否能让患者获益

该患者临床诊断为肝内胆管细胞癌,根据 AJCC/TNM 2010 第七版,分期为 cT2N0M0,Ⅱ 期,考虑

肿块大小、位置以及伴有门静脉癌栓等,外科医生认为不适合手术切除。关于无法手术切除肝内胆管细胞癌的治疗,目前没有较高级别的循证依据,根据最新版的 NCCN 指南,推荐全身化疗、放化疗结合或给予最佳支持治疗。我科回顾性分析的结果是接受放疗和未放疗者,中位生存期分别为 9.5 个月和 5.1 个月,放疗可明显延长患者的生存期。

2. 明确放疗的目的

由于腹腔中肝、胃、十二指肠等器官的限制,肝内胆管细胞癌的放疗很难达到根治性剂量。因此,我们报道的不能手术切除肝内胆管细胞癌的患者接受放疗,只是延长患者短期的生存期和改善生活质量,2 年生存率不足 10%,治疗目的为姑息性。失败的主要原因仍然是肝内肿瘤未能控制或者转移到肝内其他部位。

3. 确定放疗靶区

该病例靶区勾画中的 GTV 包括肝内可见病灶和门静脉癌栓,由于模拟定位均采用的是 CT,而该患者的病灶在 CT 上几乎显现不出,无法确定病灶的具体位置和边界(图 10-42-5A),因此我们采用与 MRI 图像融合,从而确定 GTV 的范围。CTV 的外扩应根据肿瘤的情况确定,我们建立了肝内胆管细胞癌从 GTV 外扩到 CTV 的评分系统,公式为肿瘤边界情况 +CA19-9 水平 +(ALT+AST)/2+(ALP+γ-GT)/2。肿瘤边界清,ALT $\leqslant$ 75U/L,AST $\leqslant$ 75U/L,ALP $\leqslant$ 147U/L,γ-GT $\leqslant$ 200U/L,CA19-9 $\leqslant$ 37U/ml 均为 0 分,否则为 1 分。该患者肿瘤边界不清,CA19-9 升高,因此合计分数为 2 分,对评分 $\geqslant$ 2 分者,从 GTV 到 CTV,影像上应该外扩 7.9mm。

4. 确定放疗剂量

在周围正常器官可以耐受的范围内,我们尽可能提高照射靶区的剂量。该患者最终给的剂量为 60Gy/20Fx,按照 L-Q 模型,以肿瘤 α/β 值为 10Gy 计算,60Gy/20Fx 相当于 65Gy 的常规分割剂量。我们采用螺旋断层放疗技术,通过 DVH 图可以看出,胃肠道最大剂量均不超过 45Gy,脊髓最高剂量为 18.81Gy,全肝的平均剂量为 27.95Gy,一般来说,肝脏的放射耐受剂量平均为 30Gy,由于该患者没有肝炎病史,放疗前肝功能也在正常范围内,因此该剂量处于安全范围内。

5. 选择放疗技术

该患者肝内病灶较大且伴有门静脉癌栓,像这种情况,如果要提高照射剂量且确保正常器官在耐受剂量以内,需要特殊的照射方式,我们采用螺旋断层放射治疗技术做出的治疗计划,达到我们之前设定的剂量要求,同时有效地保护周围的肝脏、肠道、肾脏等,其放射剂量均在正常范围内(图 10-42-3)。

【评论】

1. MRI/CT 融合在肝内胆管细胞癌放疗中的应用

肝内胆管细胞癌为少血供、纤维组织丰富的肿瘤,因此在 CT 平扫时,往往表现为略低密度,与周围正常肝组织分界不清,增强 CT 表现为以轻度不均匀强化为特征,强化以周边为主。目前放疗的模拟定位以 CT 平扫为主,由于肝内胆管细胞癌的上述特点,该病例在 CT 定位扫描所获得图像见图 10-42-5A,与周围正常肝组织几乎一致,无法判断肿瘤的具体位置、大小、边界等,这给放疗计划的制定增加了很大的困难。由于肝内胆管细胞癌在 MRI 上表现为长 T1、长 T2 的信号特点,因此与 CT 相比,MRI 能更清楚地显示肿块形态。从图 10-42-5B 中也可以看出该病例在 MRI 图像可以清楚地显示原发灶的位置、边界、大小等,同时癌栓的位置和大小也清晰显示。因此,在制订治疗计划时,我们将 MRI 图像与 CT 扫描图像相融合(图 10-42-5C),使得靶区的勾画更为准确。目前,基于 MRI 的定位设备已逐步引进国内,将会给肝脏肿瘤的放疗带来革命性变化。

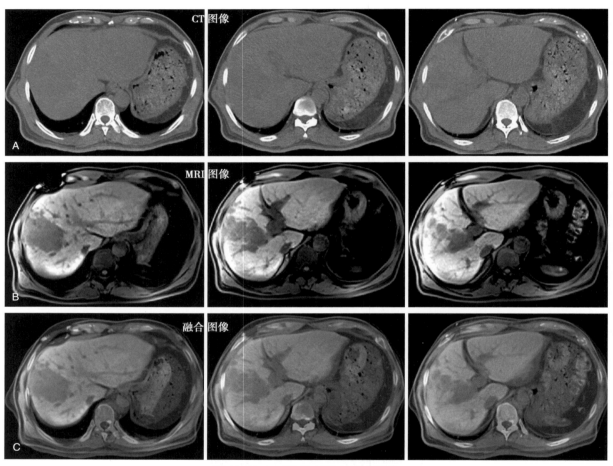

图 10-42-5　CT 及 MRI 的融合图像

2. 不可切除肝内胆管细胞癌的治疗策略

肝内胆管细胞癌(ICC)属原发性肝癌的一种,发病率仅次于肝细胞癌(HCC),目前手术是唯一可能治愈肝内胆管细胞癌的手段。而对于不可手术切除的肝内胆管细胞癌,则以姑息治疗为主。目前的循证依据及最新的 NCCN 指南,建议全身化疗或放化疗,或给予最佳的支持治疗。关于全身化疗的证据,主要来源于一项关于胆系肿瘤最大的 III 期临床研究(ABC-02 研究)的结果,该研究将吉西他滨单药和吉西他滨联合顺铂方案进行比较,两者 OS 分别为 8.1 个月和 11.7 个月($P<0.001$)。该研究也确立了吉西他滨 + 顺铂作为晚期胆系肿瘤的一线治疗方案。但是我们注意到该研究将胆囊癌、肝内胆管细胞癌和肝外胆管细胞癌都纳入研究对象,而不是仅仅针对肝内胆管细胞癌的研究。此外,有效的化疗还包括氟尿嘧啶类、紫杉类等。由于放化疗的临床研究很难开展,因此放疗对肝内胆管细胞癌的治疗效果,目前缺乏较高级别的临床研究。我们回顾性的临床结果是放疗组患者 1 年、2 年生存率为 38.5% 和 9.6%,未放疗患者仅为 16.4% 和 4.9%,两者中位生存期分别为 9.5 个月和 5.1 个月,放疗明显延长患者

的生存期。此外,介入栓塞治疗、粒子植入、射频消融等治疗手段也在不断研究中。总之,不可切除的肝内胆管细胞癌预后差,目前没有统一的治疗模式,在临床实践中需结合患者的具体情况,选择合适的治疗方式或者采用联合治疗的模式。

3. 肝内胆管细胞癌的介入治疗

肝动脉栓塞化疗(TACE)在肝细胞癌中的疗效已得到证实,成为不可切除肝细胞癌的主要治疗手段之一。但由于肝内胆管细胞癌的少血供特点,因此 TACE 并不是其常规治疗手段之一,NCCN 指南也未将其列入。目前也有学者尝试利用 TACE 治疗肝内胆管细胞癌,如 Park 等回顾性分析了 72 例行 TACE 治疗的肝内胆管细胞癌的患者,并与同时期的 83 例仅行对症支持治疗的患者做对比,发现 TACE 组的患者客观缓解率(CR+PR)达 23%,中位生存期为 12.2 个月,明显高于对症支持治疗组的 3.3 个月。Kim 等进一步研究认为 TACE 治疗肝内胆管细胞癌的效果与肿瘤的血供情况、肿瘤大小、Child 分期等密切相关。因此,TACE 可选择性地应用于某些患者,但是最终治疗效果仍需要等待大规模的随机对照研究结果。该患者在放疗之后复查发现肿瘤已经明显缩小,门静脉癌栓也有所吸收,因此,我们给予放疗后 TACE 治疗,术中造影仅见一小肿瘤染色,这也反过来印证了该患者放疗的效果。

(陈一兴　曾昭冲)

参考文献

［1］NATHAN H, PAWLIK T M. Staging of intrahepatic cholangiocarcinoma [J]. Curr Opin Gastroenterol, 2010, 26 (3): 269-273.

［2］CHEN Y X, ZENG Z C, TANG Z Y, et al. Determining the role of external beam radiotherapy in unresectable intrahepatic cholangiocarcinoma: a retrospective analysis of 84 patients [J]. BMC Cancer, 2010, 10: 492.

［3］BI A H, ZENG Z C, JI Y, et al. Impact factors for microinvasion in intrahepatic cholangiocarcinoma: a possible system for defining clinical target volume [J]. Int J Radiat Oncol Biol Phys, 2010, 78 (5): 1427-1136.

［4］VALLE J W, WASAN H, PALMER D D, et al. Gemcitabine with or without cisplatin in patients with advanced or meta-static biliary tract cancer: results of a multicenter randomized phase Ⅲ trial (The UK ABC-02 Trail)[J]. Pro Am Soc clin Oncol, 2009, 202s: 4503.

［5］VALLE J, WASAN H, PALMER D H, et al. Cisplatin plus gemcitabine versus gemcitabine for biliary tract cancer [J]. N Engl J Med, 2010, 362 (14): 1273-1281.

［6］ZENG Z C, TANG Z Y, FAN J, et al. Consideration of the role of radiotherapy for unresectable intrahepatic cholangiocarcinoma: a retrospective analysis of 75 patients [J]. Cancer J, 2006, 12 (2): 113-122.

［7］PARK S Y, KIM J H, YOON H J, et al. Transarterial chemoembolization versus supportive therapy in the palliative treatment of unresectable intrahepatic cholangiocarcinoma [J]. Clin Radiol, 2011, 66 (4): 322-328.

［8］KIM J H, YOON H K, SUNG K B, et al. Transcatheter arterial chemoembolization or chemoinfusion for unresectable intrahepatic cholangiocarcinoma: clinical efficacy and factors influencing outcomes [J]. Cancer, 2008, 113 (7): 1614-1622.

病例 43　不能手术的肝内胆管细胞癌伴梗阻性黄疸

【病史与诊疗经过】

患者,女性,66 岁。以"皮肤及巩膜黄染 3 个月余"为主诉,于 2012 年 6 月到本院就诊。

患者 2012 年 3 月底无明显诱因出现皮肤及巩膜黄染,无腹痛、腹胀、发热等症状。2012 年 6 月 8 日外院就诊,查腹部 B 超显示肝内胆管扩张伴结石,胆囊增大伴结石,脾脏肿大。CA19-9 153.5U/ml,尿胆红素阳性,丙氨酸氨基转移酶 64IU/L、门冬氨酸氨基转移酶 68IU/L,白蛋白 32g/L,总胆红素 61.4μmol/L、结合胆红素 39.1μmol/L。MRI 提示肝内胆管细胞癌累及胆道伴梗阻,胰头上方淋巴结肿大,胆囊结石,胆囊炎,胆总管下段结石,两肾小囊肿。予以抗感染及保肝退黄等治疗后,患者病情略见好转。2012 年 6 月 21 日到本院做 CT 检查,显示肝内胆管细胞癌伴肝门淋巴结肿大;门脉右支受压纤细;胆囊结石,胆囊壁炎性改变;双肾小囊肿。予以奥美拉唑护胃,还原型谷胱甘肽钠(松泰斯)及多烯磷脂酰胆碱(易善复)保肝治疗。外科医生会诊认为暂无手术指征,建议行胆道引流缓解黄疸。于 2012 年 6 月 25 日超声引导下经皮胆管置管外引流。术后继续保肝及营养支持治疗。患者一般情况好转,复查胆红素水平下降,肝功能好转(其中 2012 年 7 月 23 日总胆红素 27.5μmol/L,结合胆红素 21.2μmol/L),拟进一步进行外放疗。患者自发病以来,出现恶心、呕吐、食欲缺乏、乏力,体重无明显减轻。父亲曾有"胃癌"病史。

体格检查:KPS 90 分。神志清晰,呼吸平稳,精神尚可,营养中等。皮肤巩膜轻度黄染,无肝掌、蜘蛛痣。浅表未扪及肿大淋巴结。双肺呼吸音清,心率 80 次 /min,律齐,无杂音。腹部平软,见 PTCD 引流管,伤口清洁、干燥,腹部轻度压痛,无反跳痛,肝脾肋下未及,肝肾区无叩击痛。移动性浊音阴性。

放疗前辅助检查见表 10-43-1。

2012 年 6 月 21 日腹部 CT:肝内胆管细胞癌伴肝门淋巴结肿大;门脉右支受压纤细;胆囊结石,胆囊壁炎性改变(图 10-43-1)。

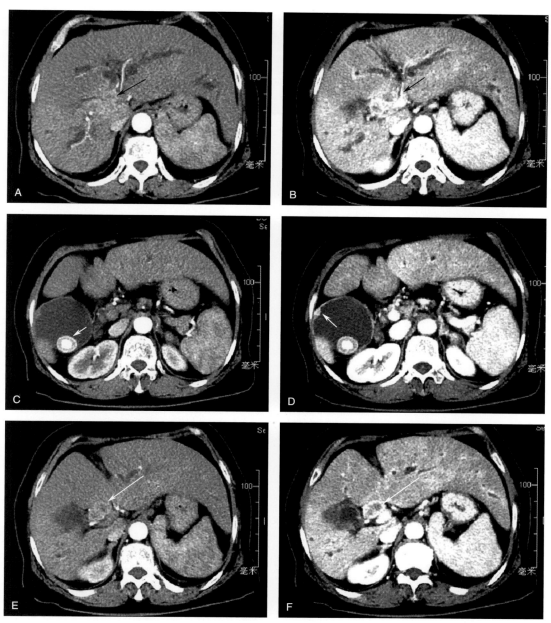

图 10-43-1　放疗前腹部增强 CT(2012 年 6 月 21 日)

A. 肝内胆管周边见软组织密度影(黑色箭头),边缘不规则,沿胆管延伸(大小约 3cm×2cm);

B. 增强后延迟强化,病灶胆管周围弥漫性增厚和强化,肝内胆管呈软藤样不规则扩张;

C. 胆囊肿大,胆囊结石(白色箭头);

D. 胆囊壁局部增厚伴明显强化,炎性改变(白色箭头);

E、F. 肝门区肿大淋巴结,最大者 1.6cm×1.0cm(白色箭头),增强后不均匀强化,外周较明显。

表 10-43-1　放疗前后随访血常规、生化及肿瘤标志物变化

年	2012	2012	2012	2012	2012	2012	2013
月日	6-18	7-6	7-23	8-16	10-10	11-28	1-28
	胆管置管引流前	胆管置管引流11天,放疗前	胆管置管引流4周,放疗11天	放疗结束	放疗结束2月	放疗结束15周	放疗结束5个月
TB/CB (μmol/L)	61.4/39.1	57.8/50.1	27.5/21.2	12/6.9	11.9/5.2	14.2/5.6	25.4/14.5
A/G (g/L)	32/	34/51	41/47	40/35	39/42	40/37	37/35
ALT/AST (U/L)	64/68	97/103	77/84	31/58	22/56	28/55	48/90
ALP/GGT (U/L)	–	298/192	180/163	152/119	164/89	157/69	323/279
Cr (μmoI/L)	–	–	–	50	46	50	51
BUN (mmol/L)				2.4	3.1	3.1	2.0
Hb(g/L)	–	151	152	122	138	136	126
WBC (×10⁹/L)	–	11.76	7.72	4.34	4.92	4.62	6.78
PLT (×10⁹/L)	–	288	190	81	112	88	102
CA19-9 (U/ml)	153.5	–		46.6	34.3	15.9	51.4
CEA (ng/ml)	1.59			1.91	–	1.74	2.13
AFP (ng/ml)	3.7	–		–	–	–	3.1

临床诊断:肝内胆管细胞癌(T4N1M0,ⅣA 期),梗阻性黄疸,PTCD 术后。

2012 年 7 月 12 日开始接受螺旋断层放疗。CIVCO 腹部加压床板固定,四维 CT 定位。放疗区域为肝内肿瘤及肝门、胰周、腹主动脉旁淋巴引流区。照射剂量:可见病灶(GTV),即肝内肿块及肝门转移淋巴结,2.6Gy/ 次;淋巴引流区(CTV),2Gy/ 次。每周治疗 5 次,共 25 次。治疗计划包括靶区等剂量曲线图、各重要脏器组织的剂量体积直方图。危及器官受量均在安全范围内——正常肝(全肝体积 -GTV)体积 1 207cm³,正常肝平均剂量 15.7Gy,V30 为 19%;小肠 V50 为 1%,最大剂量<52Gy,胃 V45 为 1%,胃肠道最大剂量均远小于 54Gy;脊髓和肾脏的受照射剂量亦在安全范围内(图 10-43-2)。至 2012 年 8 月 14 日放疗结束。放疗期间患者一般情况可,恶心、呕吐、食欲缺乏等不适症状经甲氧氯普胺(胃复安)等对症处理后好转。放疗结束时,患者黄疸完全消退,PTCD 管即拔除。

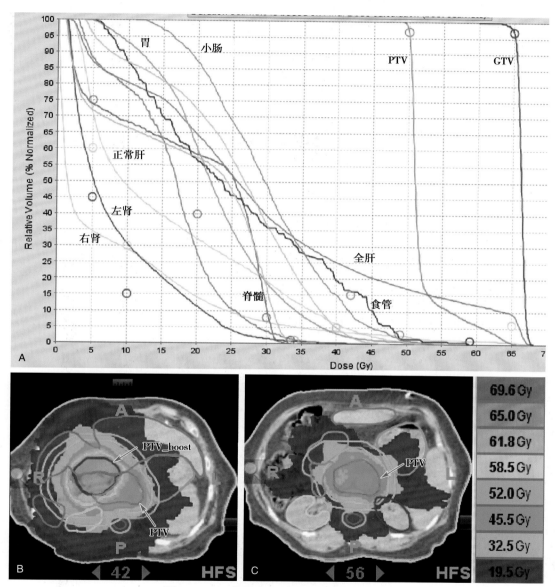

图 10-43-2　螺旋断层放疗治疗靶区和计划

A. 剂量体积直方图；

B、C. 靶区和剂量分布曲线：蓝色画圈线条为 GTV，包括肝内肿块及肝门转移淋巴结，剂量为 65Gy；橘红色画圈线条为 PTV，包括肝门、胰周、腹主动脉旁淋巴引流区，剂量为 50Gy。

放疗后随访,患者无明显不适主诉。体格检查:一般情况好,皮肤及巩膜未见明显黄染,无肝掌、蜘蛛痣,浅表未及淋巴结肿大,腹部平软,肝脾肋下未及。肝功能继续好转,CA19-9 持续下降。至放疗结束后 2 个月,TB、CB、ALT、AST、CA19-9 等均已下降至正常范围(表 10-43-1)。从影像学上看,放疗结束时(2012 年 8 月 16 日),CT 诊断为肝内胆管细胞癌伴肝门区淋巴结肿大,与 2012 年 6 月 21 日(胆管置管引流及放疗前)相较,肝门淋巴结已有缩小(图 10-43-3)。放疗结束 2 个月后(2012 年 10 月 11 日),CT 即显示病灶较前缩小(图 10-43-4)。

2012 年 11 月 29 日,患者随访 MRI 显示:肝内胆管细胞癌,向肝右叶播散(图 10-43-5)。初步判断疾病进展。但此时的 TB、CB、ALT、AST、CA19-9 均还在正常范围内(表 10-43-1)。放疗结束后 5 个月复查,TB、CB、ALT、AST、CA19-9 升高并超过正常范围(表 10-43-1)。MRI 显示肿瘤较 2012 年 11 月 29 日进展(图 10-43-6)。PET/CT 显示:肝内胆管细胞癌放疗后,肝内糖代谢增高的软组织影,考虑肿瘤活性存在;肝内外胆管扩张;肝门部无明显糖代谢异常增高的稍大淋巴结(图 10-43-7)。患者于 2013 年 4 月 8 日死于肝内病灶进展导致肝衰竭。自 2012 年 6 月诊断为原发性肝癌到死亡,生存 10 个月。

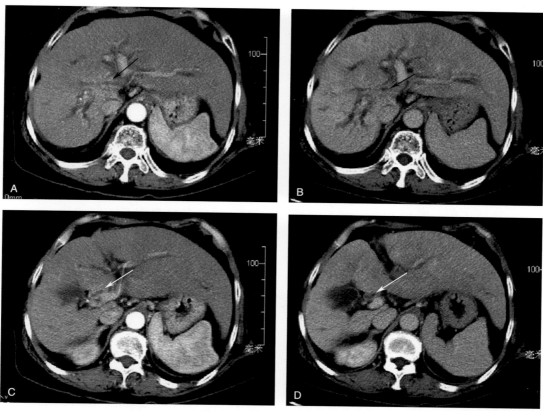

图 10-43-3　放疗结束时 CT 影像（2012 年 8 月 16 日）
与治疗前 CT 比较，肝内肿瘤大小相仿，但动脉期增强较前减弱，肝门淋巴结已有缩小。

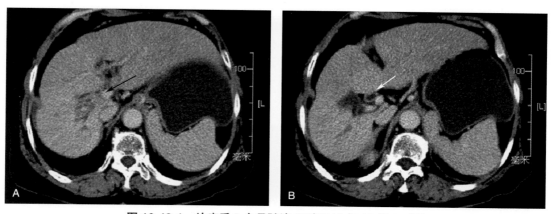

图 10-43-4　放疗后 2 个月随访 CT（2012 年 10 月 11 日）
A. 肝内肿瘤大小约 2cm×1cm，较前缩小（黑色箭头）；
B. 肝门区淋巴结较治疗前明显缩小，中央呈坏死改变（白色箭头）。

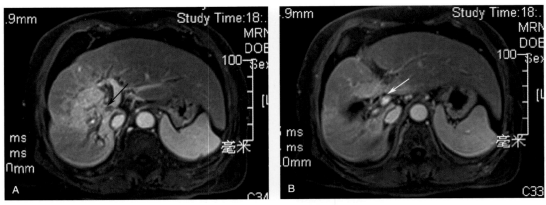

图 10-43-5　放疗后 3.5 个月随访 MRI（2012 年 11 月 29 日）
A. 肝门区及肝右叶见团片异常信号较前增大，增强后延迟强化，病灶边界不清，约 2.5cm×2cm；
B. 肝门区淋巴结肿大不明显。

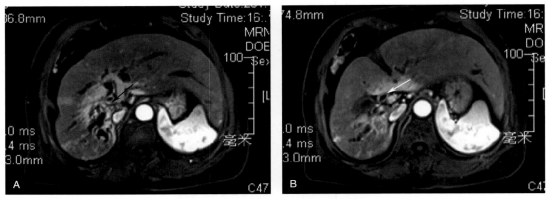

图 10-43-6　放疗后 5 个月复查 MRI
A. 肝右叶及肝门局部实质信号异常，边界不清，形态不规则，明显强化，约 3cm×2.5cm（黑色箭头），肝门部胆管及肝内胆管管壁增厚并强化，肝内外胆管明显扩张，于肝门区可见扩张胆管中断；
B. 肝门区淋巴结肿大不明显（白色箭头）。

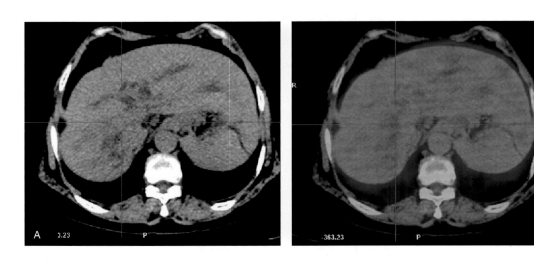

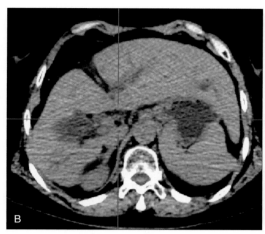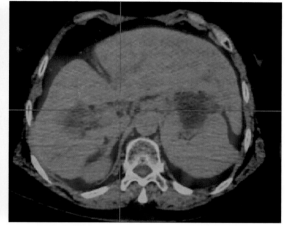

图 10-43-7 放疗后 5 个月复查 PET/CT

A. 肝内胆管见糖代谢轻度增高的软组织肿影,早期最大 SUV 值 2.61,延迟 2 小时后最大 SUV 值 3.06,滞留指数为 17.2%,考虑肿瘤活性存在;

B. 肝门区见无糖代谢异常增高淋巴结,最大者 1.3cm×0.9cm。

【讨论】

1. 是否有放疗指征

该患者临床诊断为肝内胆管细胞癌(诊断标准见后文"评论"部分),肿瘤分期较晚。胆管细胞癌的治疗目标:治疗肿瘤、缓解症状、提供最佳支持治疗。切除肿瘤(包括射频消融)是唯一可能达到根治目的。但切除仅适用于早期病例,该患者不适合。患者接受 PTCD 后,一般情况好转,胆红素下降,肝功能好转。其后应该采取何种针对肿瘤病灶的治疗? 对于不可切除的胆管细胞癌,目前并不存在"最佳治疗方案",治疗选择往往根据专家意见及可获得的资源而定。患者拒绝全身化疗;由于肿瘤动脉血供不如肝细胞癌丰富,介入栓塞效果不好;患者肿瘤大,位于肝门部,不适合射频消融治疗。该患者是否适合进行局部病灶的放疗? 国外报道,放疗能够有效地减少肿瘤负荷,对于不可切除的肝内胆管细胞癌患者,放疗后其中位生存期可达 15 个月。我们的回顾性研究结果也表明:接受放疗和未放疗者,中位生存期分别为 9.5 个月和 5.1 个月,放疗明显延长了患者的生存期。对肿瘤导致的症状或黄疸,放疗可以缓解症状。因此,该患者有放疗指征。

2. 放疗的目的

该患者为肿瘤Ⅳ期,其放疗属于姑息性,即阻止或延缓肿瘤进展,减轻症状,从而达到延长生存期或生存质量的目的。对不能手术切除的肝内胆管细胞癌,我们的研究也表明,放疗只是延长患者短期生存期,2 年生存率不足 10%,治疗目的为姑息性。失败的主要原因是肝内肿瘤未控、肝内其他部位播散或肝外器官、淋巴结转移。

3. 确定放疗靶区

我们曾经报道,不能手术切除的肝内胆管细胞癌,54.7% 患者就诊时已存在淋巴结转移。对存在淋巴结转移者,放疗野应该把可见转移淋巴结作为 GTV,其淋巴引流区作为 CTV,以避免淋巴引流区在短期内出现新的病灶。所以此患者的 GTV 为肝内肿瘤及肝门肿大淋巴结,CTV 为淋巴引流区。肝内病灶 GTV 外扩 8mm 为 CTV。

4. 放疗剂量

关于原发性肝癌的放疗剂量,我们的经验是取决于肿瘤周围的重要脏器,全肝平均放射耐受剂量为 30Gy,二维的放疗结果显示,淋巴结周围的胃肠道最大剂量不超过 54Gy。由于该患者没有肝炎背景,放疗前肝内肿瘤为单个,我们计划采取积极的放疗方案,而螺旋断层放疗技术(TOMO)可在正常组织耐受范围内给予更高的肿瘤放疗剂量,所以最后决定给予该患者 GTV 2.6Gy/ 次,CTV 2Gy/ 次,共 25 次。参考 L-Q 模式,2.6Gy/ 次 ×25 次相当 68Gy 的常规分割量。但这只是参考剂量,对肝内胆管细胞癌的放疗剂量还在探索中,缺乏高级别循证医学的证据。不过治疗计划也显示,包括肝脏在内的正常组织剂量均在安全范围内(图 10-43-2)。

放疗剂量的分割问题在许多肿瘤中较难达成共识:常规放疗的疗效确切,但时间较长(一般长达 6~7 周);低分割放疗的疗效往往缺乏高级别循证医学证据,但能缩短放疗时间,方便患者。低分割放疗对正常肝组织的损伤重于对肿瘤的杀伤,肝内肿瘤施以低分割放疗,很可能导致放射性肝炎的高发生率及死亡率。自从有了图像引导下的调强放疗,我们在不能手术局限于肝内的肝细胞癌、门静脉癌栓、腹腔淋巴结转移方面进行回顾性研究,证实了低分割放疗(2.5~5Gy/ 次)优于常规分割放疗。但是,在肝内胆管细胞癌低分割放疗的循证医学证据不足,该患者采用肝内病灶 2.6Gy/ 次,属于临床研究。

5. 放疗技术

该患者如果用 C 形臂直线加速器的三维适形放射治疗或者调强放疗,尽管最大放射野可以达到 40cm,但剂量的分布不理想。而且由于呼吸运动,C 形臂加速器调强放射治疗的应用仍存在诸多不确定性。更为关键的是,病灶周围有正常肝脏、十二指肠、胃、脊髓和肾脏等正常组织,如果一味提高照射剂量,正常组织无法耐受,放疗计划的安全有效也就无从谈起。而螺旋断层放疗的优点是适用于多靶区,可使病灶达到高剂量,且剂量分布比较均匀,适形度好,而同时靶区外照射剂量迅速下降,正常组织的受照剂量在可耐受范围,从而达到保护重要脏器的目的(该患者危及器官受量均很低,例如正常肝 V30 为 19%;小肠 V50 为 1%,最大剂量<52Gy;胃 V45 为 1%。这样的剂量分布可以保证不发生严重的消化器官不良反应)。

【评论】

1. 肝内胆管细胞癌的临床诊断标准尚有很大争议

是否为肝内胆管细胞癌? 由于解剖位置、生长方式的限制及缺乏明确的诊断标准,肝内胆管细胞癌确诊往往比较困难,正如该患者诊断缺乏病理证实。目前为止,肝内胆管细胞癌尚无公认的临床诊断标准。但 Makuuchi 等认为,仅根据临床表现、实验室检查和影像学表现,肝内胆管细胞癌诊断准确率就可达到 100%。本病例为老年女性(年龄>65 岁),有胆道结石、胆道炎症及肝硬化(多种影像学证明),皆是胆管细胞癌的高危因素;本次发病出现阻塞性黄疸,皮肤及巩膜黄染,但无腹痛,肝内肿块因此偶然发现,符合胆管细胞癌的临床表现。AFP 水平不高,但 CA19-9 最高达 153.5U/ml,CT 及 MRI 均提示"肝门淋巴结肿大"。符合胆管细胞癌的特点,即 CA19-9 升高和淋巴结转移。该患者接受治疗后,CA19-9

从153.5U/L持续下降到正常范围,反过来进一步证明患者是胆管肿瘤。

是何种胆管癌?胆管癌通常分为肝内胆管癌和肝外胆管癌,两者以二级胆管为界,二级胆管以上发生的胆管癌即为肝内胆管癌,二级胆管及以下发生的胆管癌即为肝外胆管癌。肝外胆管癌又可分为肝门胆管癌和远端肝外胆管癌,发生在胆囊管及以下胆管的为远端肝外胆管癌,发生在胆囊管以上,即肝总管,左右肝管的胆管癌即为肝门胆管癌。从影像学角度分析,肝内胆管细胞癌最有诊断意义的是CT增强扫描,可见肝脏占位的血供不如HCC丰富,且纤维成分较多,有延迟强化现象,呈"快进慢出"特点,周边有时可见肝内胆管不规则扩张;还可有局部肝叶萎缩,肝包膜呈内陷改变,有时肝肿瘤实质内有线状高密度影(线状征)。如有这些特点,往往临床上可以确诊。日本肝癌研究组(LCSGJ)又进一步将肝内胆管细胞癌细分为三大类:肿块型、管周浸润型、管内生长型。其中管周浸润型的特点:肿瘤纵向沿胆管生长,导致周围胆管扩张;疾病往往沿淋巴管扩散。在CT和MRI图像上,表现为延迟强化的胆管周围软组织肿块,边缘不规则,沿胆管生长;肝内胆管扩张及不规则狭窄,胆管周围弥漫性增厚和强化;局部淋巴结往往可见肿大。磁共振胰胆管成像(MRCP)对管周浸润型肝内胆管细胞癌的确诊也很有帮助。

从影像学上看,该患者肝内胆管周边可见异常软组织,边缘不规则,并沿胆管延伸,增强后有延迟强化;病灶胆管周围弥漫性增厚和强化;肝内胆管呈软藤样扩张;肝门区胰头上方见肿大淋巴结(图10-43-1)。以上特点均符合管周浸润型肝内胆管细胞癌的特点。同时我们认为,该患者梗阻性黄疸是由肝门区胰头上方肿大的转移淋巴结压迫胆管所引起的(图10-43-1),因为肝内胆管细胞癌常出现肝门区淋巴结转移,从胆总管至壶腹部之间的胆道均容易受肿大淋巴结的压迫,出现梗阻性黄疸。

2. 梗阻性黄疸患者放疗前必须先引流缓解黄疸

患者病灶为肝内肿块,同时转移肝门淋巴结压迫胆管引起严重的梗阻性黄疸。外科考虑不能手术,患者拒绝全身化疗,因肿瘤动脉血供不丰富,介入治疗疗效欠佳,不宜局部射频消融治疗。使用螺旋断层放疗技术则可使病灶达到高剂量,可以一试。但是,放疗不能很快改善黄疸,甚至因为胆道水肿在放疗初期还可能加重黄疸,危及患者的生命。较佳的选择是先给予胆道引流,促使患者黄疸消退,症状改善,待其肝功能好转后,再予以放疗。本例患者正是先接受超声引导下PTCD,在一般情况及肝功能改善后,再进行放疗的。治疗方法的先后顺序比较合理,所以才最大限度地发挥出了放疗的益处,减少并发症。类似的病例有病例4也是梗阻性黄疸,先接受外引流后再放疗。

3. 肝脏部位肿瘤的放疗要运用各种方法减少呼吸运动的影响

该患者的肿瘤位于肝脏内,肿瘤在放疗中会随呼吸的运动而发生位置的变化。与射波刀通过呼吸追踪解决这个问题稍有不同的是,螺旋断层放疗是通过压腹技术减少呼吸运动导致的变化,通过结合腹部加压进行四维CT扫描,然后予4D-CT重建肿瘤运动范围并确定为内靶区(ITV),达到了理想的治疗状态。

4. 肝内胆管细胞癌放疗短期疗效好,中位生存期9.5个月,失败的原因均为肝内播撒

该患者短期疗效通过肿瘤标志物及影像学等方面来评价疗效。

肿瘤标志物是指在肿瘤的发生和增殖过程中,由肿瘤细胞本身所产生的或者是由机体对肿瘤细

胞反应而产生的,反映肿瘤存在和生长的一类物质。该患者的肿瘤标志物如CA19-9在治疗前后变化明显,对肿瘤的辅助诊断、鉴别诊断、疗效观察、病情监测及预后的评价具有一定的价值。随访显示,其原来居高不下的胆红素和CA19-9进行性下降至正常范围内,CT及MRI检查示原发病灶缩小(从3cm×2cm缩小至2cm×1cm),转移淋巴结消失(图10-43-1、图10-43-4),从而梗阻性黄疸得以好转,达到临床PR。但放疗后15周,影像学见病灶又重新进展(图10-43-5、图10-43-6),PET/CT显示肝内肿瘤活性存在,肝门部淋巴结糖代谢无明显异常增高,说明淋巴结病灶活动性被抑制(图10-43-7)。放疗后5个月,TB/CB、ALT/AST、CA19-9又重新上升并超过正常范围。这些证据提示,肝内胆管细胞癌放疗后短期效果尚可,但长期效果似乎不佳。我们的临床资料显示,肝内胆管细胞癌患者放疗中位生存期9.5个月,该患者生存10个月,失败的原因与其他肝内胆管细胞癌患者一样,也是肝内病灶播散导致肝衰竭。放疗结合全身的药物治疗如化疗、靶向、免疫治疗,或许能提高治疗效果,我们正在做这方面的临床研究,病例44和45就是全身药物治疗和局部放疗的范例。

(王斌梁 曾昭冲)

参考文献

［1］ LEE J, YOON W S, KOOM W S, et al. Efficacy of stereotactic body radiotherapy for unresectable or recurrent cholangiocarcinoma: a meta-analysis and systematic review [J]. Strahlenther Onkol, 2019, 195 (2): 93-102.

［2］ CZITO B G, ANSCHER M S, WILLETT C G. Radiation therapy in the treatment of cholangiocarcinoma [J]. Oncology (Williston Park), 2006, 20 (8): 873-884.

［3］ CHEN Y X, ZENG Z C, TANG Z Y, et al. Determining the role of external beam radiotherapy in unresectable intrahepatic cholangiocarcinoma: a retrospective analysis of 84 patients [J]. BMC Cancer, 2010, 10: 492.

［4］ ZENG Z C, TANG Z Y, FAN J, et al. Consideration of the role of radiotherapy for unresectable intrahepatic cholangiocarcinoma: a retrospective analysis of 75 patients [J]. Cancer J, 2006, 12 (2): 113-122.

［5］ 曾昭冲. 肝癌放疗应采用何种分割剂量? 中华放射肿瘤学杂志, 2006, 15: 347.

［6］ ZHANG H, CHEN Y, HU Y, et al. Image-guided intensity-modulated radiotherapy improves short-term survival for abdominal lymph node metastases from hepatocellular carcinoma [J]. Ann Palliat Med, 2019, 8 (5): 717-727.

［7］ JIANG T, ZENG Z C, YANG P, et al. Exploration of superior modality: safety and efficacy of hypofractioned image-guided intensity modulated radiation therapy in patients with unresectable but confined intrahepatic hepatocellular carcinoma [J]. Can J Gastroenterol Hepatol, 2017, 2017: 6267981.

［8］ HOU J Z, ZENG Z C, WANG B L, et al. High dose radiotherapy with image-guided hypo-IMRT for hepatocellular carcinoma with portal vein and/or inferior vena cava tumor thrombi is more feasible and efficacious than conventional 3D-CRT [J]. Jpn J Clin Oncol, 2016, 46 (4): 357-362.

［9］ TORZILLI G, MINAGAWA M, TAKAYAMA T, et al. Accurate preoperative evaluation of liver mass lesions without fine-needle biopsy [J]. Hepatology, 1999, 30 (4): 889-893.

［10］ WELZEL T M, GRAUBARD B I, EL-SERAG H B, et al. Risk factors for intrahepatic and extrahepatic cholangiocarcinoma in the United States: a population-based case-control study [J]. Clin Gastroenterol Hepatol, 2007, 5 (10): 1221-1228.

［11］ SORENSEN H T, FRIIS S, OLSEN J H, et al. Risk of liver and other types of cancer in patients with cirrhosis: a nationwide cohort study in Denmark [J]. Hepatology, 1998, 28 (4): 921-925.

［12］ HAKAMADA K, SASAKI M, ENDOH M, et al. Late development of bile duct cancer after sphincteroplasty: a ten-to twenty-two-year follow-up study [J]. Surgery, 1997, 121: 488-492.

［13］ SU C H, SHYR Y M, LUI W Y, et al. Hepatolithiasis associated with cholangiocarcinoma [J]. Br J Surg, 1997, 84: 969-973.

［14］ PATEL T. Cholangiocarcinoma [J]. Nat Clin Pract Gastroenterol Hepatol, 2006, 3: 33-42.

［15］ SLATTERY J M, SAHANI D V. What is the current state-of-the-art imaging for detection and staging of cholangiocarcinoma ? [J]. Oncologist, 2006, 11: 913-922.

［16］ YIN X, ZHANG B H, QIU S J, et al. Combined hepatocellular carcinoma and cholangiocarcinoma: clinical features, treatment modalities, and prognosis [J]. Ann Surg Oncol, 2012, 19 (9): 2869-2876.

［17］ DEOLIVEIRA M L, SCHULICK R D, NIMURA Y, et al. New staging system and a registry for perihilar cholangiocarcinoma [J]. Hepatology, 2011, 53 (4): 1363-1371.

［18］ CHUNG Y E, KIM M J, PARK Y N, et al. Varying appearances of cholangiocarcinoma: radiologic-pathologic correlation [J]. Radiographics, 2009, 29 (3): 683-700.

［19］ YAMASAKI S. Intrahepatic cholangiocarcinoma: macroscopic type and stage classification [J]. J Hepatobiliary Pancreat Surg, 2003, 10 (4): 288-291.

［20］ NATHAN H, ALOIA T A, VAUTHEY J N, et al. A proposed staging system for intrahepatic cholangiocarcinoma [J]. Ann Surg Oncol, 2009, 16 (1): 14-22.

［21］ SASAKI A, ARAMAKI M, KAWANO K, et al. Intrahepatic peripheral cholangiocarcinoma: mode of spread and choice of surgical treatment [J]. Br J Surg, 1998, 85 (9): 1206-1209.

［22］ PARK M S, KIM T K, KIM K W, et al. Differentiation of extrahepatic bile duct cholangiocarcinoma from benign stricture: findings at MRCP versus ERCP [J]. Radiology, 2004, 233 (1): 234-240.

［23］ PATEL T. Increasing incidence and mortality of primary intrahepatic cholangiocarcinoma in the United States [J]. Hepatology, 2001, 33 (6): 1353-1357.

［24］ MANFREDI R, BARBARO B, MASSELLI G, et al. Magnetic resonance imaging of cholangiocarcinoma [J]. Semin Liver Dis, 2004, 24: 155-164.

［25］ PARK H S, LEE J M, CHOI JY, et al. Preoperative evaluation of bile duct cancer: MRI combined with MR cholangiopancreatography versus MDCT with direct cholangiography [J]. AJR Am J Roentgenol, 2008, 190 (2): 396-405.

［26］ HU Y, ZHOU Y K, CHEN Y X, et al. 4D-CT scans reveal reduced magnitude of respiratory liver motion achieved by different abdominal compression plate positions in patients with intrahepatic tumors undergoing helical tomotherapy [J]. Med Phys, 2016, 43 (7): 4335.

病例 44　晚期肝内胆管细胞癌非手术综合治疗

【病史与诊疗经过】

患者,男性,61 岁。以"发现肝占位 20 天"为主诉,于 2019 年 9 月 4 日住本院放疗科。

入院 MRI 检查,第Ⅵ肝段恶性肿瘤约 7.3cm×6.5cm,肝右后叶内缘、右侧腰大肌及后腹壁、后腹膜淋巴结多发转移,最大者 4.0cm×3.4cm(图 10-44-1A)。入院体检 EGOG 0 分,血常规、血生化及肿瘤标志物均在正常范围内。入院后在彩超引导下行右肝占位病灶活检,病理为富于淋巴间质的胆管细胞癌,Ki-67 40%(+),PD-1(肿瘤 −,间质 20%+),PD-L1(肿瘤 100%+,间质 −)。诊断为 T1bN1M1(Ⅳ期)肝内胆管细胞癌,G2。肝功能为 Child-Pugh A 级。于 2019 年 9 月 13 日开始接受 GEMOX 方案化疗 + 仑伐替尼 +PD-1 抗体的三联治疗(化疗、靶向和免疫治疗)。GEMOX 具体方案是奥沙利铂 144mg 第 1 天,吉西他滨 1.7g,第 1、8 天,3 周为一个疗程,共 6 个疗程。仑伐替尼 8mg/d。特瑞普利单抗 240mg,每 3 周一次。患者治疗过程中,肿瘤逐步缩小(图 10-44-1B~D),随访血常规、血生化(表 10-44-1)、肿瘤标志物、甲状腺功能、性激素、皮质醇,均未发现明显异常。经过 9 个月的三联药物治疗,2020 年 6 月 24 日随访 MRI,肝内肿瘤缩小至 2.5cm×1.8cm,增强后病灶边缘少许强化,肝门区淋巴结 3.2cm×1.2cm,强化明显,右侧腰大肌及后腹膜病灶完全缓解(图 10-44-1E)。转放疗科,于 2020 年 7 月 16 日开始,针对残存的肝内病灶和淋巴结进行调强放疗,肝内病灶 GTV 57.5Gy/25 次,淋巴结 GTV 50Gy/25 次(图 10-44-2)。放疗后 1.5 个月、5 个月和 14 个月分别随访 MRI,肝内病灶缩小并完全乏血供,淋巴结转移灶完全缓解,EASL 标准为完全缓解(图 10-44-1F-H)。目前患者已经用 PD-1 单抗和仑伐替尼 1.5 年并停药,门诊随访中。

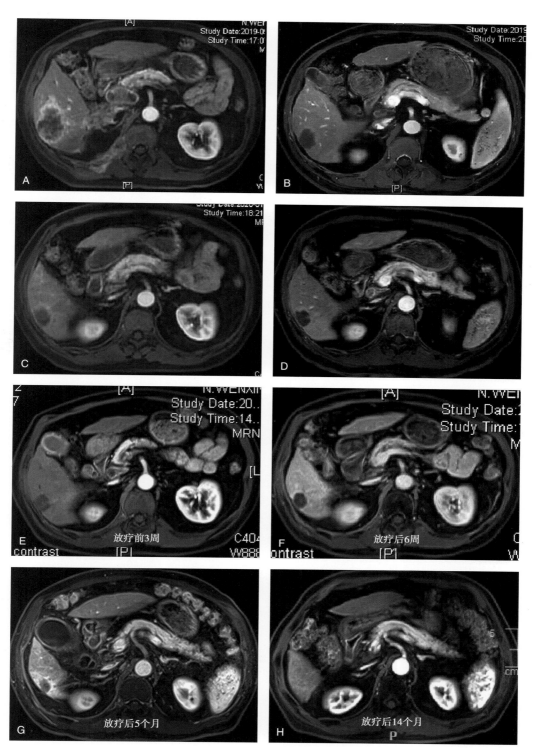

图 10-44-1 治疗全过程肿瘤影像检查变化

A. 初诊时的 MRI,第Ⅵ肝段有形态不规则异常信号灶,T1WI 低信号,T2WI 高信号,边界较清,约 7.3cm×6.5cm,早期不均匀强化,门静脉及延迟期相对低信号,后期可见环形包膜强化。后腹膜多发肿大淋巴结,最大者 4.0cm×3.4cm。肝右后叶内缘、右侧腰大肌及右后侧腹壁见条索状及团块异常信号,最大层面为 6.1cm×3.2cm,呈现不均匀强化;

B~E. 三联药物治疗后,肝内病灶进行性缩小和血供减少,腰大肌及右后侧腹部病灶完全缓解;

F~H. 放疗后 1.5、5 和 14 个月随访 MRI,肝内病灶和后腹膜淋巴结进一步缩小,直至完全缓解。

表 10-44-1 治疗病程中血细胞和肝功能指标的变化

日期 (年/月/日)	血红蛋白(g/L)	白细胞计数 (×10⁹/L)	血小板计数 (×10⁹/L)	总胆红素 (μmol/L)	白蛋白 (g/L)	球蛋白 (g/L)	丙氨酸氨基转移酶 (U/L)	天冬氨酸氨基转移酶 (U/L)
19/9/7	137	7.46	193	9.2	40	30	18	14
19/9/19	153	4.41	213	14.4	46	34	23	21
19/10/3	139	6.41	503	10	42	34	21	18
19/10/10	135	4.01	472	11.2	43	37	24	22
19/10/24	127	6.04	258	7.5	43	33	22	20
19/11/12	111	4.77	192	5.4	38	31	20	20
19/11/21	122	3.12	354	7.6	40	37	34	32
19/12/5	115	4.29	347	5.8	42	33	19	23
19/12/13	116	9.33	241	5.8	44	35	27	35
19/12/26	118	7.56	228	8.5	42	33	18	24
20/1/2	107	3.67	226	6.2	40	28	23	48
20/1/16	116	4.29	194	5.5	39	29	22	28
20/3/10	147	5.22	186	8.3	45	34	20	24
20/4/1	138	4.48	163	7.2	35	35	16	17
20/4/21	154	5.21	155	8.4	41	33	18	17
20/5/12	158	6.42	86	10.8	43	36	26	26
20/6/2	144	5.97	70	10.1	41	30	26	24
20/7/14	153	7.58	268	18.3	41	41	12	15
20/8/4	125	4.59	174	25	33	37	86	30
20/8/24	129	4.13	146	9.8	39	42	13	13
20/9/16	144	4.21	113	9.7	38	42	17	19
20/10/7	163	4.02	129	13.3	40	40	20	24
20/10/27	161	4.21	65	11.7	37	36	29	34
20/11/17	171	5.01	149	18.9	39	40	21	26
20/12/9	167	4.79	111	20.9	36	41	32	34
20/12/30	160	4.04	180	24.3	38	42	35	39
21/1/21	162	3.5	109	16.8	41	38	33	33
21/2/19	148	4.22	77	18.8	39	34	33	27
21/3/11	153	4.17	92	20.5	40	37	33	29
21/4/21	155	4.42	113	22.7	39	34	19	22
21/5/14	136	4.25	139	9.7	40	35	18	16
21/6/3	138	4.86	112	19.8	42	33	19	19
21/6/23	148	3.13	60	21.7	43	33	37	37
21/7/15	149	3.5	98	15.6	39	32	28	26
21/9/1	155	4.84	68	20.3	42	33	42	42
21/9/23				21.2	40	35	26	28

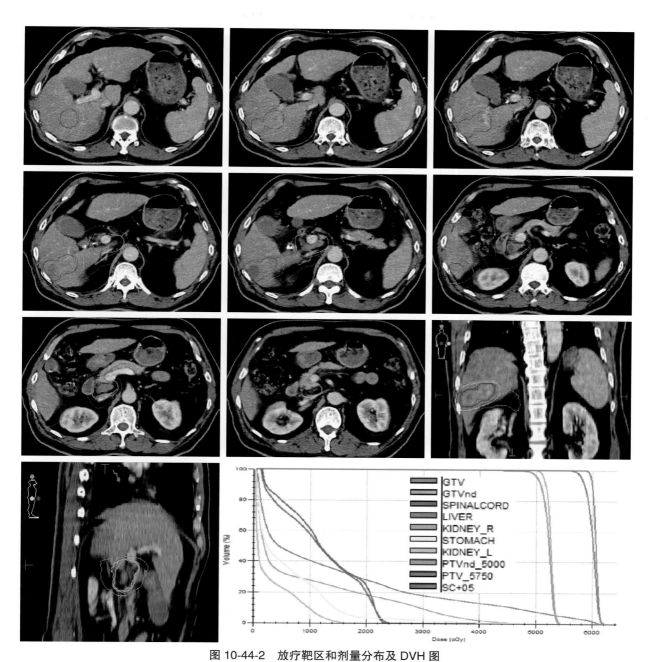

图 10-44-2　放疗靶区和剂量分布及 DVH 图

肝内病灶(红色轮廓线)和腹膜后可见的淋巴结转移灶(绿色轮廓线)作为 GTV,不扩大淋巴引流区。由于右侧腰大肌及右后侧腹壁病灶已经完全缓解,不针对该病灶所在的区域进行放疗。

【讨论】

1. 伴有腹腔淋巴结转移、不能手术切除的肝内胆管细胞癌放疗是否有益

放疗肝内胆管细胞癌的腹腔淋巴结转移,能让患者生存获益,这个问题将在病例46~48进行讨论,在此不多讨论。

2. 放疗目的

巩固药物治疗的效果,延缓复发的时间或提高局部控制率。通过放疗,肝内病灶和淋巴转移灶,从PR转化为CR。

3. 靶区范围

同样是不能手术切除的肝内胆管细胞癌伴腹腔淋巴结转移,该病例靶区的勾画和病例47、48不一样,主要表现在淋巴引流区方面。该病例仅包括可见的累及淋巴结,病例47和48扩大淋巴引流区,从肝门到胰周及腹主动脉旁淋巴结,包括了腹腔干旁淋巴引流区。目前,肝内胆管细胞癌腹腔淋巴结放疗,究竟是照射累及野还是扩大野,尚无临床证据支持何种方法更好。总的原则是,伴有淋巴结转移的、不能手术切除的肝内胆管细胞癌,属于姑息放疗,由于放疗会涉及肝脏和胃肠道,在保证放疗不产生严重并发症的前提下,进行放射野的设计和处方剂量,单个淋巴结转移,可以累及野放疗,多发淋巴结转移,建议包括淋巴结引流区。

该病例经过"三联"药物治疗,肝脏功能未受明显影响,肝内病灶、肝门和胰周淋巴结明显缩小,腰大肌旁转移灶完全缓解,放疗是巩固药物治疗的效果,因此,可以将肝内病灶一起包括在放射野。由于淋巴结单发,就不扩大放射野。转移灶已经完全缓解,就不包括在放射野内,即便将来或许复发,还可以考虑放疗。

4. 放疗的剂量

给予靶区的剂量主要取决于所在器官或正常组织的耐受剂量,该患者肝功能好,肿瘤小,周边无胃肠道,因此,肝内病灶放疗剂量可以高一些,每次分割剂量也可以提高一些。但是,胰周淋巴结紧贴十二指肠,只能限制在50Gy的常规分割量。

5. 放疗中结合治疗

很多恶性肿瘤的规范治疗都提倡放化疗结合,因为放化疗结合比单纯放疗或单纯化疗效果好。有回顾性资料表明,肝内胆管细胞癌同步放化疗优于单纯放疗,因此该患者放疗前结合GEMOX方案化疗。我们的回顾性研究结果显示,单纯放疗患者中位生存期仅9.5个月,如病例42和43,他们都是单纯放疗,生存期分别是12个月和10个月。而该病例和病例45,从诊断为肝内胆管细胞癌已生存超过20个月,尚在无病生存随访中。靶向药物和免疫治疗药物出现,结合放化疗,初步结果是疗效提高,但仍需继续临床研究。

【评论】

系统性的药物治疗同步或序贯局部放疗,是多种恶性肿瘤的综合治疗模式

随着恶性肿瘤的药物治疗不断突破,靶向、免疫治疗已经在多种恶性肿瘤中显示效果。化疗对肝内

胆管细胞癌有效,最近也有报道肝内胆管细胞癌对 TKI 靶向药物敏感,免疫治疗对胆管细胞癌也有效。理论上说,"三联"药物治疗比单一的治疗方案有效率更高。恶性肿瘤的系统性(全身性)药物治疗的原则是,能局部治疗者,尽量采用局部治疗或局部治疗结合全身治疗,当转化为可局部治疗时,应该抓住时机,进行局部治疗。这是由于实体瘤接受系统性的治疗,很难达到根治,获得根治者都是局部治疗如手术、立体定向放疗或射频消融,即使没能达到根治效果,局部控制率也高于全身性的药物治疗。因此,系统性药物治疗同步或序贯局部放疗,是今后多种恶性肿瘤的治疗模式,值得我们探索。

(曾昭冲)

参考文献

［1］　KIM Y I, PARK J W, KIM B H, et al. Outcomes of concurrent chemoradiotherapy versus chemotherapy alone for advanced-stage unresectable intrahepatic cholangiocarcinoma [J]. Radiat Oncol, 2013, 8: 292.

［2］　CHEN Y X, ZENG Z C, TANG Z Y, et al. Determining the role of external beam radiotherapy in unresectable intrahepatic cholangiocarcinoma: a retrospective analysis of 84 patients [J]. BMC Cancer, 2010, 10: 492.

［3］　UENO M, IKEDA M, SASAKI T, et al. Phase 2 study of lenvatinib monotherapy as second-line treatment in unresectable biliary tract cancer: primary analysis results [J]. BMC Cancer, 2020, 20 (1): 1105.

［4］　KLEIN O, KEE D, NAGRIAL A, et al. Evaluation of combination nivolumab and ipilimumab immunotherapy in patients with advanced biliary tract cancers: subgroup analysis of a phase 2 nonrandomized clinical trial [J]. JAMA Oncol, 2020, 6 (9): 1405-1409.

病例 45 肝门区胆管细胞癌免疫、靶向、放疗综合治疗

【病史与诊疗经过】

患者,女性,73 岁。以"肝癌药物治疗 5 个月"为主诉,于 2020 年 7 月到我科就诊。

2020 年 2 月患者因腹痛到当地医院检查,发现肝占位。于 2020 年 2 月 12 日住本院外科,MRI 显示肝门部肿瘤,病灶直径约 5cm,T1WI 低信号,T2WI 高信号,动脉期强化,静脉期稍强化(图 10-45-1A、B),胆总管下端狭窄伴上方肝内胆管扩张。血液检查结果显示,血常规、生化和肿瘤标志物均正常,考虑为恶性肿瘤可能。于 2 月 24 日经皮肝肿瘤穿刺活检,病理报告为胆管细胞癌。进行肝动脉造影,见肝门区不规则肿瘤淡染色,血供中等,无动静脉瘘。经肝动脉注入 20mg 洛铂、20mg 吡柔比星及 6ml 碘油。于 3 月 19 日开始口服仑伐替尼 8mg/d,注射可瑞达 250mg/3 周。4 月 22 日随访 MRI,肿瘤明显缩小,局灶性坏死(图 10-45-1C)。4 月 28 日和 6 月 6 日分别进行第 2 次和第 3 次介入治疗,用药同第一次,但因肿瘤乏血供,仅注入 4ml 碘油。7 月 8 日复查 MRI,肝门区病灶较 4 月 22 日的病灶明显增大,血供增加(图 10-45-1D)。转我科并于 7 月 20 日进行立体定向放疗,60Gy/10 次(图 10-45-E 和 F)。这期间继续使用仑伐替尼和抗 PD-1 抗体。随访心脏标志物、甲状腺、肾上腺功能指标、血生化等,未见异常,无免疫治疗的相关毒性。2020 年 9 月因胃痛,空腹时明显,当地胃镜检查,发现胃溃疡,使用保护胃肠黏膜药。2021 年 3 月,因胃痛明显,停用仑伐替尼,疼痛明显缓解。放疗后随访肝脏 MRI,肝门区病灶明显缩小,肿瘤无血液供应(图 10-45-1G、H)。至 2021 年 8 月最后一次随访,患者无明显不适,血液检查各项指标均在正常范围内。

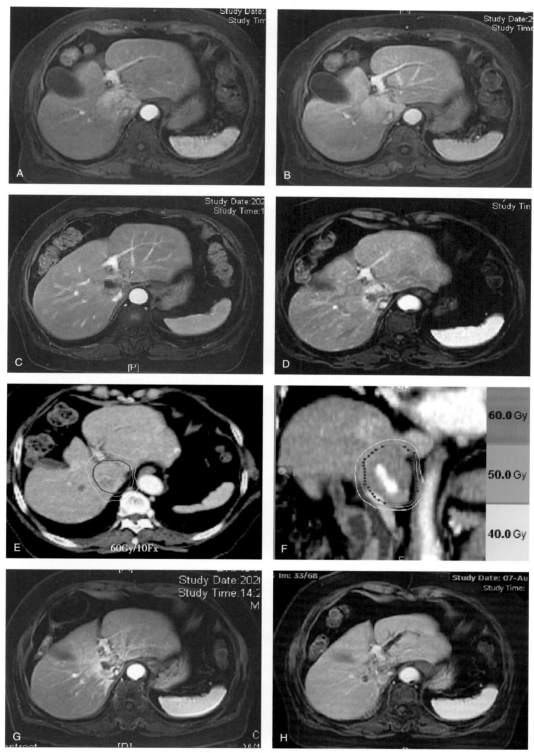

图 10-45-1　治疗过程中肿瘤影像检查变化及放疗靶区剂量分布

A、B. 初诊时 MRI 的动脉期和静脉期,肿瘤位于肝门区,直径约 5cm,动脉期强化,静脉期稍强化;

C. 介入一次后结合靶向和免疫治疗,肿瘤明显缩小;

D. 再介入 2 次和继续靶向药物和免疫治疗,肿瘤稍增大,动脉血供增多;

E、F. 立体定向放疗的计划;

G、H. 分别为立体定向放疗后 2 个月和 12 个月随访的 MRI,病灶消失,肝门区呈现放疗后改变。

【讨论】

不能手术的肝内胆管细胞癌介入治疗有效吗

目前对肝细胞癌的肝内病灶治疗可以选择传统的介入栓塞化疗,即碘油和明胶海绵颗粒为栓塞剂,结合化疗药物,通过肝动脉进入肿瘤动脉。之所以选择肝动脉栓塞化疗,是因为肝细胞癌富动脉血供,通过阻断肿瘤的动脉血供,导致肿瘤缺血坏死。然而,肝内胆管细胞癌动脉血供少,可否用介入栓塞?有文献报道,62 例不能手术切除的肝内胆管细胞癌患者接受 122 次介入栓塞化疗,部分患者结合全身化疗,11% 部分缓解,64% 病灶稳定,24% 出现进展;平均无进展生存期 8 个月,从诊断肝内胆管细胞癌开始算起,中位生存期 20 个月;从介入开始算起,中位生存期 15 个月,1 年、2 年、3 年生存率分别为 61%、27%、8%;结合全身化疗的患者,其中位生存期优于不结合全身化疗者。

为了比较介入栓塞化疗和全身化疗两者的治疗效果,德国开展了不能手术切除的肝内胆管细胞介入栓塞和全身化疗的回顾性分析,26 例接受药载微球栓塞(iDEB-TACE),10 例接受碘油的化疗栓塞(c-TACE),31 例接受 GEMOX 方案的化疗。结果显示,iDEB-TACE 的无进展生存期、总体生存期为 3.9 个月和 11.7 个月;c-TACE 的无进展生存期、总体生存期为 1.8 个月和 5.7 个月;GEMOX 化疗的无进展生存期、总体生存期为 6.2 个月和 11.0 个月。作者的结论是 iDEB-TACE 和全身化疗效果相似,但优于 c-TACE。

该患者初诊 MRI 显示,肿瘤动脉期增强,静脉期稍强化,血供较丰富(图 10-45-1A、B)。由于不是典型的肝细胞癌的影像学表现,经病理穿刺为肝门区胆管细胞癌。经肝动脉介入栓塞化疗,第一次进行介入治疗,肿瘤中等血供,部分碘油沉积,介入 1 次后复查 MRI,肿瘤明显缩小(图 10-45-1C),但是,第二次和第三次介入治疗,均缺乏疗效,介入后 4 个月随访 MRI,出现肿瘤进展(图 10-45-1D)。由此可见,肝内胆管细胞癌介入治疗是有效的,但作用持续时间比较短。

【评论】

不能手术切除的肝内胆管细胞癌治疗模式发生变化

最近几年,靶向药物仑伐替尼和免疫检测点抑制剂抗 PD-1 抗体及抗 PD-L1 抗体的临床应用,已经开始改变了肝内胆管细胞癌的药物治疗模式。化疗、靶向、免疫的单药治疗均显示出对肝内胆管细胞癌的效果。日本报道单药仑伐替尼作为二线治疗胆道恶性肿瘤的 II 期临床研究,仑伐替尼用量 24mg/d,连续口服 28 天。26 例可评价,有效率 11.5%,无进展生存期 3.2 个月,中位生存期 7.35 个月,≥3 级的不良反应 80%,结论为仑伐替尼可作为二线药物治疗胆道恶性肿瘤。澳洲开展一项纳武单抗(nivolumab)结合伊匹木单抗(ipilimumab)治疗胆道恶性肿瘤的 II 期临床研究,39 例胆道肿瘤接受纳武单抗 + 伊匹木单抗,药物用到疾病进展或 96 周。结果显示反应率 23%,疾病控制率 44%,获得控制的患者,均为结合化疗药物,肝内胆管癌患者更有优势。全组患者无进展生存期 2.9 个月,中位生存期 5.7 个月,≥3 级的不良反应 15%。作者认为双免疫治疗较单一抗 PD-1 抗体治疗效果更好,值得进一步研究。我们也报道了 4 例肝内胆管细胞癌患者接受放疗结合抗 PD-1 抗体有效,最长的一例已经生存 4 年余,即病例 18。

单一用药有效,但有效率不高,如果联合用药,能否提高有效率? 目前复旦大学附属中山医院正在进行一项化疗＋免疫＋靶向药物的临床研究,该患者经过介入化疗、免疫、靶向药物治疗 5 个月,肿瘤进展,随即结合放疗,肿瘤得到完全缓解。到目前,患者无进展生存期 1 年余。本病例和病例 44 均为化疗＋靶向＋免疫的三联药物治疗再结合放疗,患者都达到肿瘤完全缓解,生存期明显延长。与病例 42、43 比较,结合全身药物治疗,肝内胆管细胞癌的疗效有了根本性的提高。

（曾昭冲）

参考文献

［1］ KIEFER M V, ALBERT M, MCNALLY M, et al. Chemoembolization of intrahepatic cholangiocarcinoma with cisplatinum, doxorubicin, mitomycin C, ethiodol, and polyvinyl alcohol: a 2-center study [J]. Cancer, 2011, 117 (7): 1498-1505.

［2］ KUHLMANN J B, EURINGER W, SPANGENBERG H C, et al. Treatment of unresectable cholangiocarcinoma: conventional transarterial chemoembolization compared with drug eluting bead-transarterial chemoembolization and systemic chemotherapy [J]. Eur J Gastroenterol Hepatol, 2012, 24 (4): 437-443.

［3］ UENO M, IKEDA M, SASAKI T, et al. Phase 2 study of lenvatinib monotherapy as second-line treatment in unresectable biliary tract cancer: primary analysis results [J]. BMC Cancer, 2020, 20 (1): 1105.

［4］ KLEIN O, KEE D, NAGRIAL A, et al. Evaluation of combination nivolumab and ipilimumab immunotherapy in patients with advanced biliary tract cancers: subgroup analysis of a Phase 2 nonrandomized clinical trial [J]. JAMA Oncol, 2020, 6 (9): 1405-1409.

［5］ ZHAO Q, CHEN Y, DU S, et al. Integration of radiotherapy with anti-PD-1 antibody for the treatment of intrahepatic or hilar cholangiocarcinoma: reflection from four cases [J]. Cancer Biol Ther, 2021, 22 (3): 175-183.

病例 46 肝内胆管细胞癌 R1 切除，腹腔淋巴结残留

【病史与诊疗经过】

患者，女性，52 岁。以"肝癌术后 3 周"为主诉，于 2003 年 4 月 14 日到放疗科就诊。

2003 年 3 月，患者体检发现右肝占位，1 周后住本院外科，CT 显示右肝病灶直径约 8cm（图 10-46-1A、B），考虑为胆管源性恶性肿瘤，进一步检查血常规、生化和肿瘤标志物，结果均在正常范围内。患者无肝炎史。诊断为原发性肝癌。于 2003 年 3 月 24 日行右半肝切除 + 胆囊切除，肿瘤体积 8.5cm × 7.0cm × 7.0cm，包膜不完整，界限不清，腹腔干旁可扪及一个直径约 1.5cm 的肿大淋巴结未切除，肝脏无肝硬化表现。术中肝切缘留置银夹标示，用以术后放疗定位。病理报告为胆管细胞癌，中等分化，周围肝组织切缘见癌细胞，汇管区淋巴细胞浸润。考虑到肝内病灶 R1 切除，腹腔肿大淋巴结未切除（R2 切除）。术后 3 周，患者转我科准备补充放疗，放疗前 CT 见肝切缘和肿大淋巴结有银夹标示（图 10-46-1C），查血常规、生化和肿瘤标志物（CEA、CA19-9、AFP）均在正常范围。4 月 21 日开始放疗，用二维在模拟机下根据银夹的位置，设计 180° 和 270°，同心放疗，光栏分别为 9cm × 12cm 和 9cm × 8.5cm，各用 45° 楔形板纠正剂量分布，40Gy/20 次后，缩野至 7cm × 11cm 和 7cm × 7.5cm，再针对银夹部位加量 10Gy/5 次。放疗期间患者仅诉乏力、食欲缺乏，放疗结束后 2 周，患者恢复正常，放疗中及后随访血液指标，均无明显异常。之后定期门诊随访（图 10-46-1D~F），正常肝脏代偿性增生，转移淋巴结部分缓解。

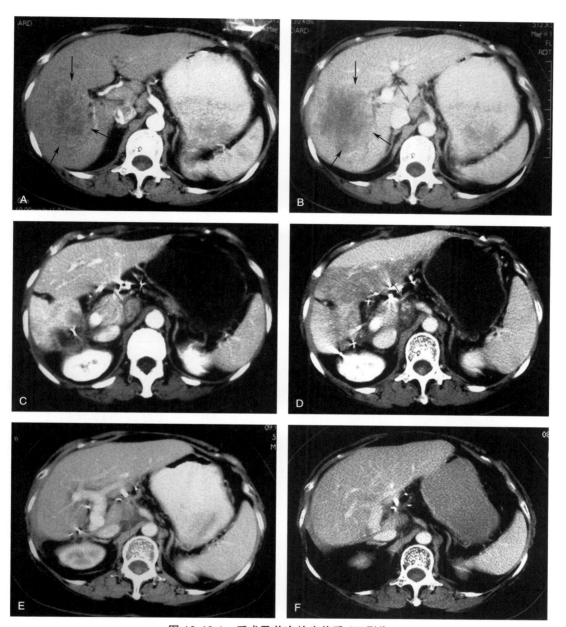

图 10-46-1　手术及首次放疗前后 CT 影像

A. 右肝肿瘤约 8cm,动脉期未见强化(黑色箭头),腹腔干右侧近肝门区肿大淋巴结,最大径约 2cm(红色箭头);

B. 静脉期,肿瘤低密度;

C. 手术后 4 周随访 CT,肿瘤切缘有银夹,肝门区淋巴结存在(红色箭头);

D. 放疗后 1.5 个月随访 CT,肝脏靠近银夹侧低密度,界线分明,为放疗后的肝损伤,淋巴结肿大同前(红色箭头);

E. 放疗后 10 个月随访 CT,肝脏代偿性增生,肝门区淋巴结缩小(红色箭头);

F. 放疗后 2.5 年,肝脏继续代偿性增生,淋巴结继续缩小。

　　2015 年 6 月下旬,患者常规随访 CT,发现复发,转本院进一步做 MRI,发现肝门区至胰周肿块,横断面最大约 4.5cm×2.8cm(图 10-46-2A),于 2015 年 7 月 8 日行剖腹探查,术中见病灶自尾状叶向下延伸至胰腺后方,侵犯下腔静脉左缘,肿瘤约 6cm×5cm×4cm,考虑为转移淋巴结,无法切除,亦未病理活检。转我科室放疗,放疗前 PET/CT 显示,腹膜后淋巴结转移,右侧心膈角淋巴结转移不除外(图 10-46-2B、F)。于 8 月 20 日开始,患者接受淋巴结转移灶姑息放疗,给心膈角淋巴结、腹膜后淋巴结及引流区的放疗剂量分别是 62.5Gy/25 次、53.75Gy/25 次、45Gy/25 次(图 10-46-3)。放疗期间诉轻度腹胀、食欲缺乏、乏力,无须处理。放疗期间血液检查各项指标在正常范围。放疗结束后 2 个月和 10 个月随访 MRI,腹膜后淋巴结短暂缩小后再增大(图 10-46-2C、D)。

　　患者于 2016 年 10 月 26 日随访 PET/CT,与 2015 年 8 月 6 日比较(图 10-46-2B、F),腹膜后转移淋巴结较前增大,糖代谢升高(图 10-46-2E),右侧心膈角淋巴结较前缩小,不伴糖代谢升高(图 10-46-2G)。2015 年 11 月底到 12 月初,患者出现胃、十二指肠溃疡大出血,在当地治疗。2017 年出现梗阻性黄疸,当地未治疗,进行性加重,2017 年 4 月 10 日死亡。

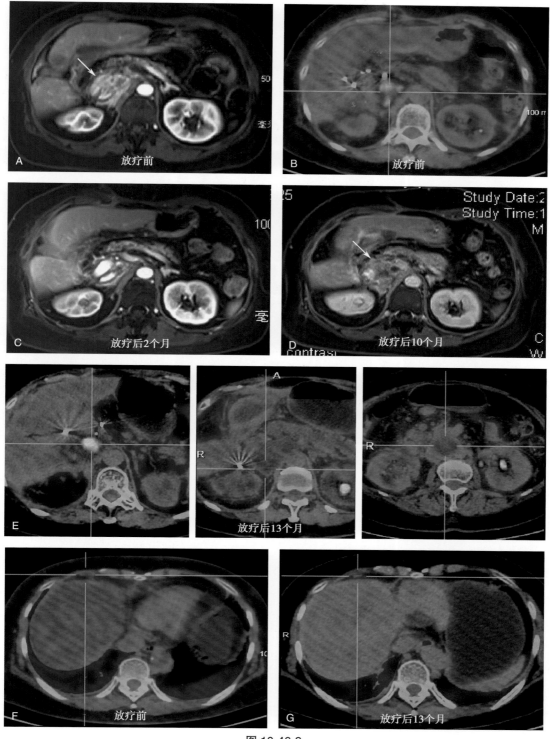

图 10-46-2

A. 首次放疗后 12 年随访,发现腹膜后淋巴结肿大(白色箭头),下腔静脉受到压迫;

B. PET/CT 显示肿大的淋巴结糖代谢增高;

C. 再次放疗后 2 个月,肿大的淋巴结完全缓解,下腔静脉和门静脉均清楚显示出来;

D. 放疗后 10 个月随访 MRI,原来已经完全缓解的淋巴结有复发,同放疗前;

E. 放疗后 13 个月随访 PET/CT,腹膜后淋巴结又肿大,糖代谢升高,和图 D 相对应,为复发;

F. 放疗前心膈角淋巴结肿大;

G. 放疗后 13 个月随访 PET/CT,心膈角淋巴结同放疗前,为稳定。

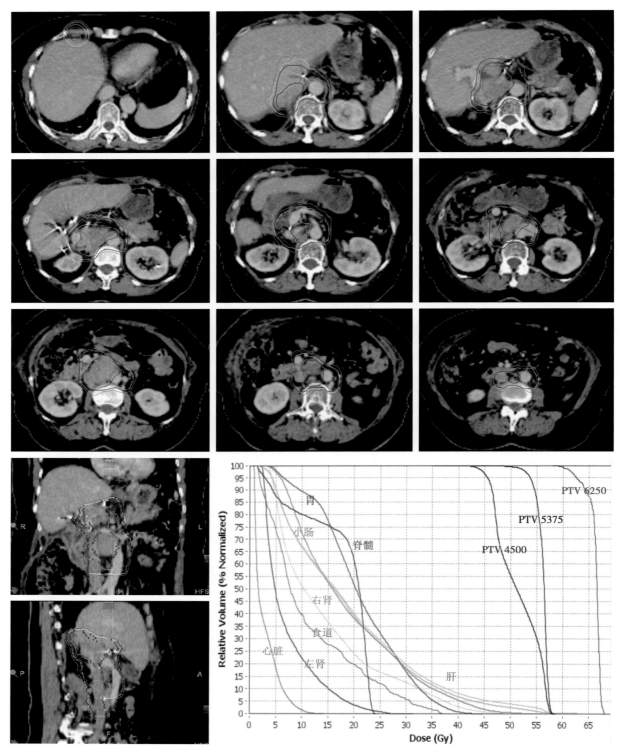

图 10-46-3 第二次放疗的靶区(心膈角、肝门区和腹膜后淋巴结)和剂量分布及 DVH 图

【讨论】

1. 是否需要放疗

该患者肝内胆管细胞癌,接受手术切除,肝内病灶为 R1 切除,肝外病灶(淋巴结)未能切除,外科医生术中留置银夹,作为术后辅助放疗定位之用。根据国内外报道,肝内胆管细胞癌 R1 手术切除,术后放疗可以提高患者的局部控制率和生存期。对淋巴结转移灶为 R2 切除或残留者,接受术后放疗的患者中位生存期为 19.5 个月,同一时期不接受放疗者,中位生存期仅 9.5 个月。因此,该患者需要术后放疗,提高局部控制率和生存期。

患者第一次放疗后 12 年(2015 年 7 月)腹腔淋巴结肿大,剖腹探查证实为淋巴结转移,未能切除。放疗是否获益?腹腔淋巴结转移,可以出现压迫症状,放疗可以姑息性缓解症状,有限延长生存期。因此,可以选择放疗或放疗结合化疗。但是,心膈角淋巴结转移是否需要放疗,目前没有证据证实生存获益。

2. 放疗的部位

该患者肝内病灶切缘阳性,留置银夹,应该针对银夹进行放疗;影像检查和术中探查,发现该患者腹腔干旁淋巴结转移,未能切除或清扫淋巴结,也需要放疗。因此,放疗野应该包括肝切缘、可见的淋巴结和淋巴引流区。由于当时我科只有二维放疗设备,只能在模拟机下,进行二维定位,以银夹为放疗部位。在随访的 CT(图 10-46-1D)可以清楚看见放射野和正常肝存在明显的分界线,腹腔干右侧旁淋巴结(红色箭头)也在放疗野中。

2015 年复查,淋巴结复发灶沿下腔静脉和腹主动脉生长,除此之外,心膈角淋巴结也肿大。放射野是否也包括心膈角淋巴结?在图像引导下的调强时代,包括心膈角淋巴结,不会明显增加危及器官(主要是肝脏)的放疗剂量。但是,如果二维放疗时代,就不建议包括心膈角淋巴结,因为,目前没有证据支持放疗心膈角淋巴结转移能获益。

3. 放疗剂量

腹部肿瘤放疗需要多大剂量,主要依其危及器官能耐受多大剂量而定。一般而言,亚临床灶给予 45~50Gy 的常规分割量,肉眼可见的病灶,应该 ≥70Gy 的常规分割量。如果未能达到这样的剂量,就属于姑息放疗,很容易复发。该患者第一次放疗,当时放疗设备简陋,只有二维定位,对切缘阳性的给予 50Gy 剂量已经足够,但对可见的淋巴结转移灶也 50Gy 常规分割,剂量就不够。从放疗后的随访看,放疗后 2 年 6 个月的随访 CT 片上,仍看到淋巴结肿大,放疗后 12 年,肿大的淋巴结"死灰复燃",压迫下腔静脉。

第二次放疗涉及两个部位的淋巴结:心膈角淋巴结和腔静脉旁淋巴结。由于心膈角淋巴结的附近没有胃肠道等重要的危及器官,因此,可以给比较大的剂量,而腔静脉旁淋巴结附近有胃和十二指肠,必须控制胃和十二指肠的放疗剂量不超过 50Gy 的常规分割。从 DVH 图上看,已经达到要求,但患者还是发生了胃肠道溃疡出血(图 10-46-3)。

患者出现的胃肠道出血是否为放疗导致?可能是,也可能不是。尽管第二次放疗剂量在可耐受范围,但考虑到 12 年前该部位也受到过足量照射,因此,确有可能是放疗所致。但是,淋巴结转移灶进展侵犯十二指肠或胃,也可能出现胃肠道出血。

4. 采用什么样的技术

目前,我们推荐原发性肝癌采用图像引导下的调强放疗,但是,2003 年缺乏精准放疗,只能采用二维放疗,如果当时有像现在的精准放疗技术,淋巴结转移灶可以达到 70Gy 的常规分割量,局部控制率或许更高。2015 年已经有图像引导下的调强放疗,对心膈角区域和腹腔淋巴结能够多部位病灶放疗。

5. 需要结合什么治疗

化疗或介入治疗结合外放疗是否提高肝内胆管细胞癌的放疗效果?在这方面,目前缺少高级别循证医学证据。但是,就目前报道,化疗结合外放疗患者,生存期最长。化疗药物的作用可以达到放射增敏,也可以预防远处转移。化疗结合靶向药物和免疫治疗药物,也处于临床研究中。

【评论】

1. 外科医生必须有综合治疗意识

外科医生清楚患者的切缘阳性或切缘不足,手术中在肝切缘留置银夹,以方便术后放疗定位,尤其在二维放疗时代,更需要银夹标示。在图像引导下的放疗时代,也需要靶区内有金属标志,以利于放疗中靶区的校对。该病例充分体现出外科医生对术后放疗的重视,患者才能生存 14 年。

2. 见证了二维放疗到图形引导下的调强放疗的变迁

2003 年我国很少医院有三维放疗,当时放射野的设计都在模拟机下进行,危及器官的剂量只是大概数值,没有剂量体积直方图(DVH)衡量正常组织受到多少剂量和体积的照射。到了 2015 年,放疗技术已经出现革命性变化,可以同时多部位、不同剂量调强,只用一个中心就能完成多病灶放疗,还可以用 DVH 图看清危及器官受到放射剂量和体积。该患者的靶区用三个不同剂量:右侧心膈角 62.5Gy/25 次、腹膜后淋巴结 53.75Gy/25 次、腹膜后淋巴引流区 45Gy/25 次。理论上图像引导下的调强放疗效果优于二维放疗,但是,该患者腹膜后淋巴结放疗后仅缓解 10 个月,就出现明显进展。因此,靶区大小对局部控制情况也起重要作用。

3. 再程放疗必须注意胃肠道剂量的重叠

该患者接受第一次放疗,胃肠道和肝脏都在放射野内,肝脏尽管也受到放射损伤,但是,肝脏代偿性增生,肝脏功能未受到明显影响。第二次的放疗,肝脏也部分受到照射,没有出现肝功能异常。胃肠道受到放疗,就会出现剂量叠加,第二次放疗后出现上消化道出血,很可能是放射性肠道溃疡出血。

(曾昭冲)

参考文献

［1］ LIN Y K, HSIEH M C, WANG W W, et al. Outcomes of adjuvant treatments for resectable intrahepatic cholangiocarcinoma: chemotherapy alone, sequential chemoradiotherapy, or concurrent chemoradiotherapy [J]. Radiother Oncol, 2018, 128 (3): 575-583.

［2］ JIANG W, ZENG Z C, TANG Z Y, et al. Benefit of radiotherapy for 90 patients with resected intrahepatic cholangiocarcinoma and concurrent lymph node metastases [J]. J Cancer Res Clin Oncol, 2010, 136 (9): 1323-1331.

［3］ ZENG Z C, TANG Z Y, FAN J, et al. Consideration of role of radiotherapy for lymph node metastases in patients with HCC: retrospective analysis for prognostic factors from 125 patients [J]. Int J Radiat Oncol Biol Phys, 2005, 63 (4): 1067-1076.

［4］ 叶婷, 曾昭冲, 杜世锁, 等. 肝细胞癌心膈角或膈上淋巴结转移放疗疗效及预后因素分析 [J]. 中华放射医学与防护杂志, 2021, 41 (6): 431-435.

病例 47　肝内胆管细胞癌 R2 切除后

【病史与诊疗经过】

患者,男性,67 岁。以"肝肿瘤术后 3 周"为主诉,于 2016 年 3 月 17 日到我科就诊。

2016 年 2 月 19 日,患者体检发现肝占位 4 天,到本院肝外科就诊并入住病房,本院 MRI 显示第二肝门处结节状异常信号,T1WI 稍低信号,T2WI 高信号,动脉期不均匀强化,静脉期和延迟期病灶强化减弱(图 10-47-1A、B),门腔静脉旁肿大淋巴结伴坏死(图 10-47-1C)。PET/CT 见上述 2 个病灶糖代谢升高,未见其余部位有糖代谢升高病灶(图 10-47-2A~D)。患者曾于 2014 年 7 月因肝癌在当地手术切除,病理为肝内胆管细胞癌。实验室检查血常规正常,肝功能 Child-Pugh A 级,AFP、CEA、CA19-9 均正常,乙型肝炎病毒 DNA 低于检测下限。于 2 月 25 日行剖腹探查术 + 肿瘤银夹标记术。术中见肿瘤位于肝右叶Ⅶ段,包绕肝后下腔静脉,侵犯膈肌,上缘接近右心房水平,3.0cm × 2.5cm × 2.0cm,胰腺静脉后方、腹腔动脉干旁淋巴结肿大,质硬、固定,约 2cm × 2cm。部分切除肝内肿瘤,淋巴结银夹标记。术后病理为胆管细胞癌。

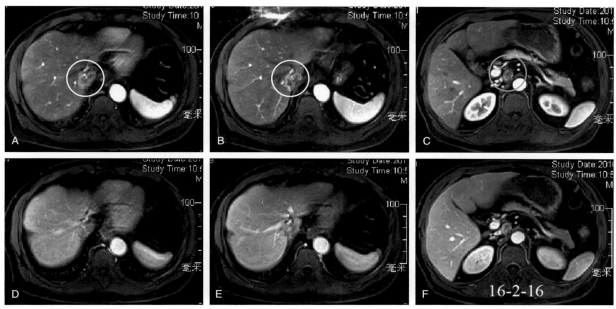

图 10-47-1 术前 MRI 影像

A、B. 动脉期,第二肝门附近有一个周边强化,中间强化不均的病灶(白色圆圈内),为 3.6cm×2.4cm;

C. 动脉期,门腔静脉左侧肿大的淋巴结,环状强化(靛青色圆圈),2.2cm×1.8cm;

D~F. 静脉期,和 A~C 对应的层面,第二肝门附近病灶强化减低,门腔静脉左侧淋巴结同样环状强化。

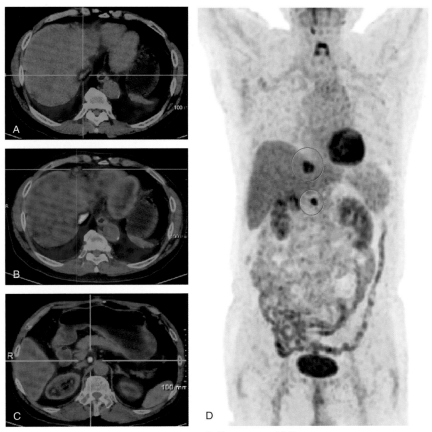

图 10-47-2 术前 PET/CT 影像

A~C. ¹⁸FDG PET/CT,肝内病灶和腹腔淋巴结均代谢增高,SUV 值分别是 7.6 和 12.3;右侧肋膈角肿大淋巴结最大径 0.8cm,糖代谢稍增强(图 B);

D. PET/CT 的平片,仅见 2 个病灶,红色圆圈内,从上到下分别为肝内病灶和淋巴结转移灶。

术后 3 周切口愈合,血常规及肝肾功能正常,转我科放疗。于 3 月 21 日,针对肝门部病灶留置银夹区域、胰头周围可见淋巴结及腹膜后淋巴引流区放疗,分别给予 57.5Gy/25 次、65Gy/25 次、45Gy/25 次(图 10-47-3)。放疗中及放疗后患者无明显不适主诉,血液检查各项指标均在正常范围内。放疗结束后,患者接受 GEMOX 方案化疗 4 个疗程,每 3 周 1 次。之后每 3 个月门诊随访一次,MRI 显示肝内及腹膜后淋巴结消失(图 10-47-4)。

2017 年 1 月随访胸部 CT,发现肺部多发转移灶,患者于 2017 年 6 月 21 日死于肺部转移灶。自第一次手术到死亡,生存 3 年,自第二次手术到死亡,生存 17 个月。

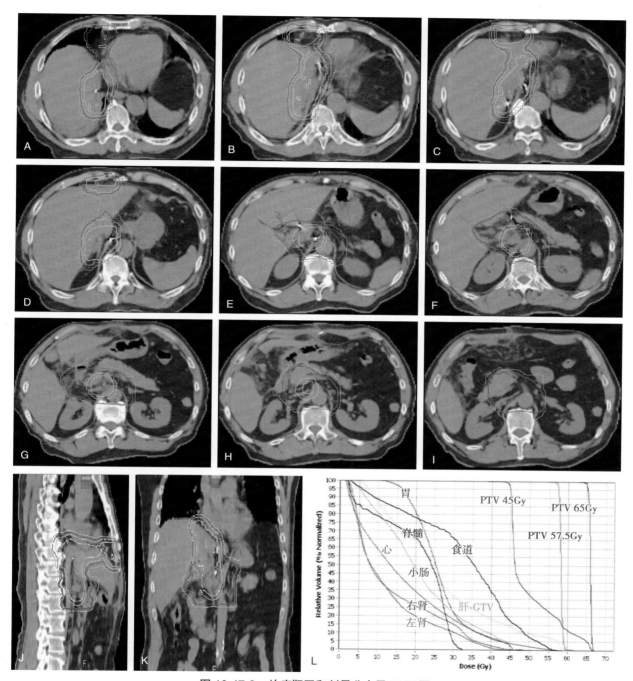

图 10-47-3　放疗靶区和剂量分布及 DVH 图

根据 MRI 和 PET/CT 上术前肿瘤位置,以及外科术中留置的银夹,靶区包括第二肝门区附近的病灶(银夹标示)和右侧肋膈角淋巴结(绿色曲线勾画),门腔静脉左侧旁肿大淋巴结(红色曲线勾画),淋巴结引流区和原发灶的临床靶体积(CTV)为蓝色曲线所包括。

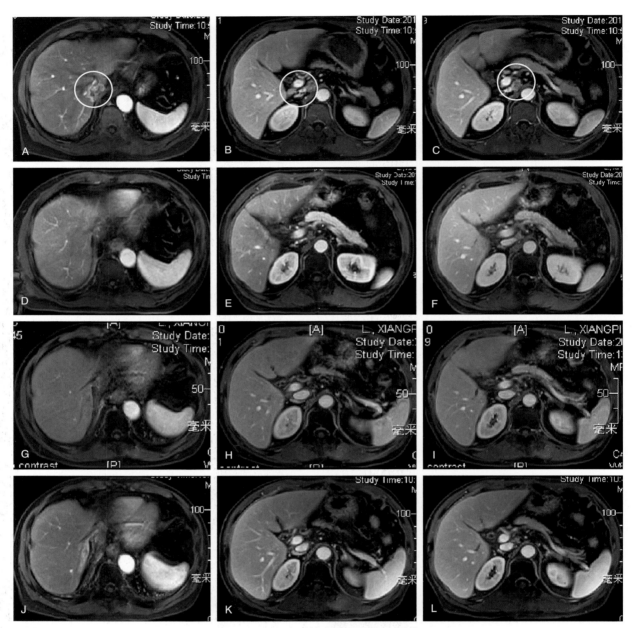

图 10-47-4　术后放疗后随访 MRI 影像

A~C 为手术前 MRI，肝内病灶和转移淋巴结，同图 10-47-1 所描述；

D~F 为术后放疗后 2 个月随访 MRI；

G~H 为术后放疗后 5 个月随访 MRI；

J~L 为术后放疗后 8 个月随访 MRI。放疗后 MRI 和 A~C 相应层面比较，肝内原发灶和淋巴结转移灶缩小，最后消失。

【讨论】

1. 明确放疗是否能让患者获益

该患者诊断为肝内胆管细胞癌,根据肝胆肿瘤 NCCN 指南(2016 年版),分期为 T1N1M0,Ⅳa 期,术中部分切除了肝门部的原发灶,但由于转移淋巴结所处部位及与周围血管紧密结合,无法切除。对于这样的患者,手术并没有完全切除病灶(R2 切除),因此,需要术后针对肝内及腹腔(包括右侧肋膈角)转移淋巴结及淋巴引流区放疗,以提高局部控制率。我们分析 1999—2008 年 90 例肝内胆管细胞癌接受肝内病灶切除,24 例接受术后转移淋巴结的放疗,剂量为 34~60Gy(中位 50Gy),常规分割,66 例术后不放疗。放疗组中位生存期为 19.1 个月,不放疗组患者为 9.5 个月(P=0.011)。因此,放疗可以让 R2 切除的肝内胆管细胞癌患者生存获益。

2. 明确放疗目的

由于腹腔中肝脏、胃、十二指肠等器官的限制,肝内胆管细胞癌的放疗很难达到根治性剂量。因此,对于肝内胆管细胞癌术后,同步转移淋巴结未切除的患者,放疗的目的多为姑息性,以达到延缓肿瘤进展、减轻症状、延长生存期的目的。放疗后患者主要的死亡原因仍是肝内肿瘤复发。

3. 确定放疗靶区

该患者肝内病灶部分切除(R2 切除),用银夹标记,腹膜后淋巴结和右侧肋膈角淋巴结均未切除,因此放疗靶区必须包括肝门区病灶(银夹标示)、转移淋巴结及相应淋巴引流区。该患者 GTV 为两部分,一是肝内残存病灶,二是转移淋巴结(包括肋膈角、胰头周围淋巴结);CTV 为肿大淋巴结所在的引流区。ITV 则在 GTV 的基础上外扩而成,可以在模拟机下测量银夹的呼吸动度或四维 CT 上合成 ITV。ITV 到 PTV 则根据放疗设备是否精准放疗,每家单位有所不同。靶区的确定见图 10-47-3。

4. 确定放疗剂量

对于肝门区病灶,我们尽量给予高剂量,但由于病灶的左侧旁靠近食管下段(图 10-47-1A、B),限制剂量的提高,只能给 57.5Gy/25 次。淋巴引流区,我们给予常规预防剂量为 45Gy/25 次,对于可见的肿大淋巴结,应该给予多少剂量,目前尚无定论,需要考虑周围正常组织(如十二指肠、胃、肝等)的限量,最终给予该患者转移淋巴结 65Gy/25Fx。通过 DVH 图可以看出,胃肠道最大剂量均不超过 45Gy,肝、肾、小肠、心脏的剂量都在正常范围,但是食管下段的最高剂量达到 57.6Gy,V50 1.75ml,V55 仅 0.5ml。

5. 选择放疗技术

该患者淋巴结转移区域广泛且不连续,表现为右侧肋膈角、胰头周围淋巴结转移,还需要照射肝内病灶,范围不规则。像这种情况,普通的逆向调强放疗很难达到理想的剂量分布,我们采用螺旋断层放疗(TOMO)技术,做出的治疗计划达到了我们之前设定的剂量要求,有效地保护了周围的食管、肝脏、肠道、肾脏等,其放射剂量均在正常范围内(图 10-47-3L)。

【评论】

1. 肝内胆管细胞癌的分型

肝内胆管细胞癌(ICC)属原发性肝癌的一种,发病率仅次于肝细胞癌(HCC),占原发性肝癌的10%~20%。肝内胆管细胞癌恶性程度高,手术切除率低,对放化疗相对不敏感,因此预后较差。根据日本肝肿瘤协会关于肝内胆管细胞癌的影像学的描述,肝内胆管细胞癌可分三种类型:肿块型、管周浸润型、管内生长型。肿块型表现为肝内结节状肿瘤,伴或不伴周围胆管扩张;管周浸润型表现为沿胆管纵轴生长的树枝状肿瘤,往往伴有周围胆管扩张;管内生长型表现为单发或多发肿瘤结节位于扩张的胆管内。肝内胆管细胞癌的分型不仅有助于其诊断与鉴别诊断,更为重要的是,可以帮助判断肿瘤的侵袭方式及预后等,从而决定手术方式。从影像学上分析,该病例属于肿块型。

2. 肝内胆管细胞癌伴同步淋巴结转移的治疗策略

手术是目前唯一可能治愈肝内胆管细胞癌的手段,但对于是否常规行淋巴结清扫目前仍有争议,有学者认为淋巴结清扫对改善总生存率帮助不大。肝内胆管细胞癌较易出现淋巴结转移,在可手术患者中约30%以上伴有同步淋巴结转移,而淋巴结转移是公认的肝内胆管细胞癌预后的独立危险因素,出现淋巴结转移往往预示着患者生存期短、预后差,因此尽管存在争议,目前主流的观点仍是推荐尽可能行淋巴结清扫,这样做不仅可以更好地明确淋巴结状态,有利于评估病情和判断预后,同时也有潜在生存的获益。而对于手术中无法行淋巴结清扫术的患者,目前并没有统一的治疗策略。我科总结90例手术中无法行淋巴结清扫术的患者,其中行放疗的24例,未行放疗的66例,治疗结束后,放疗组患者完全缓解有9例,完全缓解率(CR)占37.5%(9/24),部分缓解9例,部分缓解率占37.5%(9/24),总的客观有效率达到75%;两者中位生存期分别为19.1个月和9.5个月(P=0.011),生存期明显提高。本例患者采取同样的治疗策略,放疗后评估病情达到部分缓解,病情得以控制。因此,对于肝内胆管细胞癌伴有同步淋巴结转移的患者,如果无法清扫淋巴结,可先行手术切除原发灶,之后针对淋巴结转移进行放疗。

3. 结合多种检查手段能够提高准确率

据报道,CT诊断肝癌淋巴结的敏感性及特异性只有40%~47.4%和64.7%~92%,而[18]FDG PET/CT诊断肝细胞癌的肝外转移灶,其敏感性和特异性分别为76.6%和98.0%。从MRI中我们可以发现,该患者术前腹腔及右侧肋膈角淋巴结转移灶比较小,通过进一步的[18]FDG PET/CT检查,发现高代谢的腹腔淋巴结,因此PET/CT可以提高肝内胆管细胞癌术前分期的准确性,同时也有利于靶区的勾画。我们在对该患者进行计划设计时,可以结合PET/CT的图像结果找出相应转移的淋巴结作为GTV。由此可以看出,在肿瘤的诊断和放疗计划的设计中,需通过结合多种影像学手段,可以更准确地进行治疗前分期和有效地提高靶区勾画的准确率,减少靶区的漏照或者盲目扩大靶区。

4. 残存肿瘤区域留置银夹标记,不能取代增强CT或MRI进行靶区勾画

该患者靶区勾画的一个缺点是定位CT没有增强显像,术后的靶区勾画不能用术前的MRI融合,因为肿瘤切除后,其组织结构和术前不一样。银夹只显示需要放疗的CTV范围,且只能是参考,其最

大的优点是放疗时图像匹配位置的校正。即使留置银夹在肿瘤周边，仍需要增强显影，对分辨肿瘤更有作用。

（曾昭冲）

参考文献

［1］ JIANG W, ZENG Z C, TANG Z Y, et al. Benefit of radiotherapy for 90 patients with resected intrahepatic cholangiocarcinoma and concurrent lymph node metastases [J]. J Cancer Res Clin Oncol, 2010, 136 (9): 1323-1331.

［2］ CHEN Y X, ZENG Z C, TANG Z Y, et al. Determining the role of external beam radiotherapy in unresectable intrahepatic cholangiocarcinoma: a retrospective analysis of 84 patients [J]. BMC Cancer, 2010, 10: 492.

［3］ IKAI I, ITAI Y J, OKITA K, et al. Report of the 15th follow-up surgery of primary liver cancer [J]. Hepatology Res, 2004, 28: 21-29.

［4］ WEBER S M, JARNAGIN W R, KLIMSTRA D, et al. Intrahepatic cholangiocarcinoma: resectability, recurrence pattern, and outcomes [J]. J Am Coll Surg, 2001, 193 (4): 384-391.

［5］ LIVER CANCER STUDY GROUP OF JAPAN. Classification of primary liver cancer. Tokyo: Kanehara, 1997.

［6］ SASAKI A, ARAMAKI M, KAWANO K, et al. Intrahepatic peripheral cholangiocarcinoma: mode of spread and choice of surgical treatment [J]. Br J Surg, 1998, 85 (9): 1206-1209.

［7］ ISAJI S, KAWARADA Y, TAOKA H, et al. Clinicopathological features and outcome of hepatic resection for intrahepatic cholangiocarcinoma in Japan [J]. J Hepatobiliary Pancreat Surg, 1999, 6 (2): 108-116.

［8］ SHIMADA M, YAMASHITA Y, AISHIMA S, et al. Value of lymph node dissection during resection of intrahepatic cholangiocarcinoma [J]. Br J Surg, 2001, 88 (11): 1463-1466.

［9］ DE JONG M C, NATHAN H, SOTIROPOULOS G C, et al. Intrahepatic cholangiocarcinoma: an international multi-institutional analysis of prognostic factors and lymph node assessment [J]. J Clin Oncol, 2011, 29 (23): 3140-3145.

［10］ CHO S Y, PARK S J, KIM S H, et al. Survival analysis of intrahepatic cholangiocarcinoma after resection [J]. Ann Surg Oncol, 2010, 17 (7): 1823-1830.

［11］ GROBMYER S R, WANG L, GONEN M, et al. Perihepatic lymph node assessment in patients undergoing partial hepatectomy for malignancy [J]. Ann Surg, 2006, 244 (2): 260-264.

［12］ KIM J Y, KIM M H, LEE T Y, et al. Clinical role of 18F-FDG PET/CT in suspected and potentially operable cholangiocarcinoma: a prospective study compared with conventional imaging [J]. Am J Gastroenterol, 2008, 103 (5): 1145-1151.

［13］ LIN C Y, CHEN J H, LIANG J A, et al. 18F-FDG PET or PET/CT for detecting extrahepatic metastases or recurrent hepatocellular carcinoma: a systematic review and meta-analysis [J]. Eur J Radiol, 2012, 81 (9): 2417-2422.

病例 48　肝内胆管细胞癌术后切缘复发伴淋巴结转移

【病史与诊疗经过】

患者,男性,63 岁。以"肝内胆管细胞癌术后 5 个月余,发现转移半个月余"为主诉,前来我科就诊。

患者 2010 年 6 月体检,B 超检查发现肝左叶占位,转诊至本院行 CT 和 MRI 检查,发现肝左叶病灶累及门脉左支,肝内胆管扩张(左侧为主),左肾囊肿(图 10-48-1)。肿瘤标志物:CEA 112.3ng/ml,CA19-9 91.1U/L,AFP 正常水平。乙型肝炎病毒学检查 HbsAg(+),凝血酶原时间 12.5 秒。胃肠镜检查未发现异常。2010 年 7 月 7 日本院肝外科行扩大左半肝切除术,术中探查:无肝硬化,肿瘤占据整个左半肝,侵犯部分 V、VIII 段,大小约 10cm×8cm×7cm,质硬,无包膜,与部分胃壁粘连,肝门淋巴结无肿大,门脉主干及左右分支无癌栓。术后病理:肝左叶胆管细胞癌,分化 II～III 级,伴大片坏死,周围肝组织 G1S2。免疫组化:AFP(−),Hepa(−),CD34(血管 +),CK19(100%++),CK7(100%+++),CK20(−),HBsAg(−),HCV(−),EGFR(−),Hepa(−),CEA(−)。术后门诊定期随访,2010 年 12 月 20 日复查 MRI 示:胆管细胞癌术后,肝尾状叶复发灶;左肾囊肿(图 10-48-2A、B、E、F)。2010 年 12 月 30 日进一步查 PET/CT,显示肝胆管细胞癌术后,肝尾状叶复发伴腹腔淋巴结转移;余处未见明显代谢异常增高灶(图 10-48-2C、D、G、H)。CEA 升高到 11μg/L,CA19-9 升高到 47U/L(图 10-48-3),临床诊断为肝内胆管细胞癌术后复发。为进一步诊治前来我科。

查体:KPS 100 分,神志清楚、呼吸平稳,皮肤及巩膜无黄染,浅表淋巴结未扪及肿大,心肺无特殊,腹软,右上腹可见手术瘢痕,无压痛、反跳痛,肝脾肋下未及,移动性浊音阴性,肠鸣音不亢进,双下肢无水肿,足背动脉搏动尚可。

实验室检查:放疗前(2010 年 12 月 25 日)实验室检查结果见表 10-48-1。

临床诊断:肝内胆管细胞癌术后,切缘复发、淋巴结转移。cT1N1M0,IVa 期。

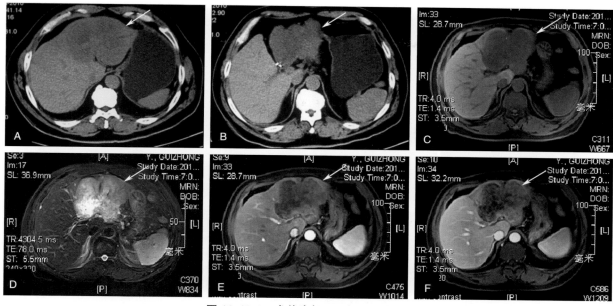

图 10-48-1　术前腹部 CT 和 MRI 影像

肝左叶肝内胆管细胞癌（箭头）；

A、B：2010 年 6 月 22 日 CT 平扫可见低密度病灶；

C~F：2010 年 6 月 24 日 MRI；C. T1WI，肿瘤低信号；D. T2WI，肿瘤高信号；E、F. 分别为动、静脉相，肿瘤显示不均质强化。

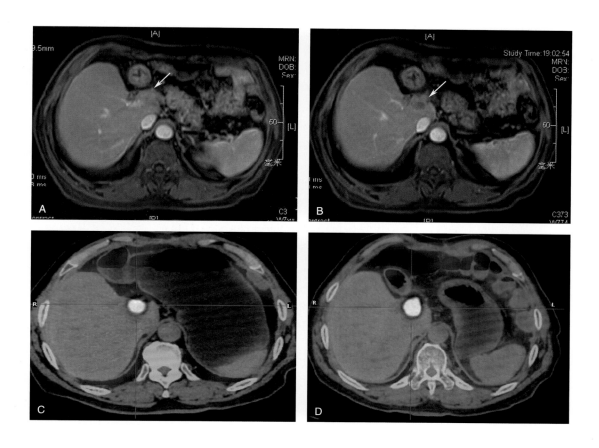

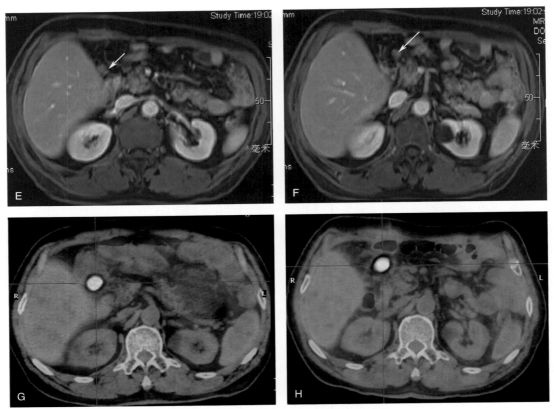

图 10-48-2　术后复发 MRI 和 PET/CT 影像

A、B 为 MRI 静脉相,见到尾状叶病灶(白色箭头);

C、D 为 18FDG PET/CT,和 MRI 相对应的病灶,放射浓聚;

E、F 为 MRI,在 ^{18}FDG PET/CT 的提示下,见到很小的淋巴结(白色箭头);

G、H 为 PET/CT,可见转移淋巴结糖代谢旺盛。

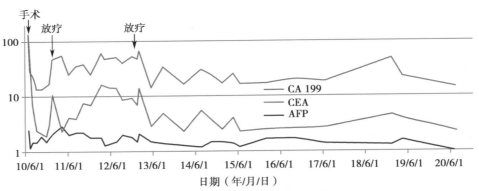

图 10-48-3　整个病程中肿瘤标志物变化

第一次放疗经过:患者为术后尾状叶复发伴腹腔淋巴结转移,再次手术难度大,外科医生不建议手术治疗。患者于 2011 年 1 月 11 日开始放疗,放射治疗区域为尾状叶复发灶及腹腔转移淋巴结,其中可见病灶(GTV)54Gy/27Fx,每次 2.0Gy,亚临床灶(CTV)40Gy/20Fx,每次 2.0Gy,每周 5 次。治疗计划及各重要脏器、组织的剂量体积直方图见图 10-48-4 和图 10-48-5。放疗期间患者无不适主诉,胃纳可,无恶心、呕吐,无腹胀、腹痛,复查血常规无明显骨髓抑制,肝功能无异常(表 10-48-1),2011 年 2 月 16 日完成全部放疗计划。

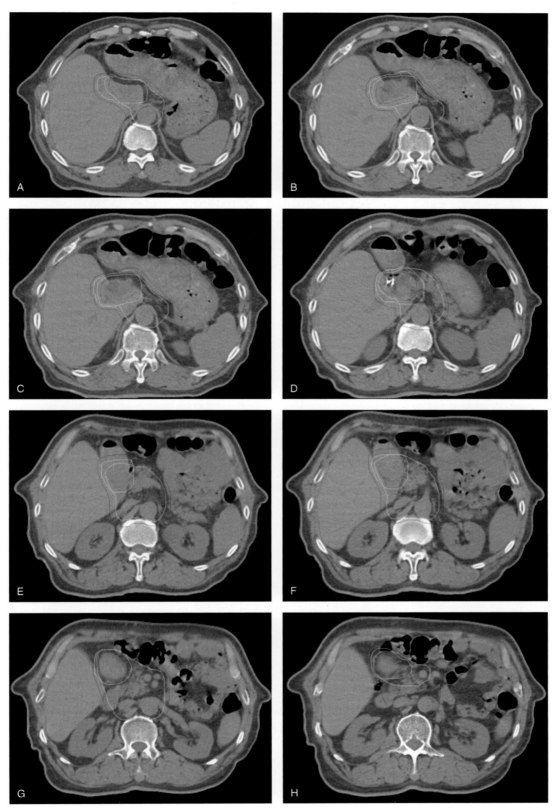

图 10-48-4　腹腔放疗靶区勾画图

A~D：红色为 GTVtb（尾状叶复发灶）；

E~H：粉红色为 GTVnd（转移淋巴结），靛青色为 CTV（复发灶外扩＋淋巴结引流区），蓝色为 PTV1（CTV
外扩），黄色为 PTV2（GTVtb 及 GTVnd 外扩）。

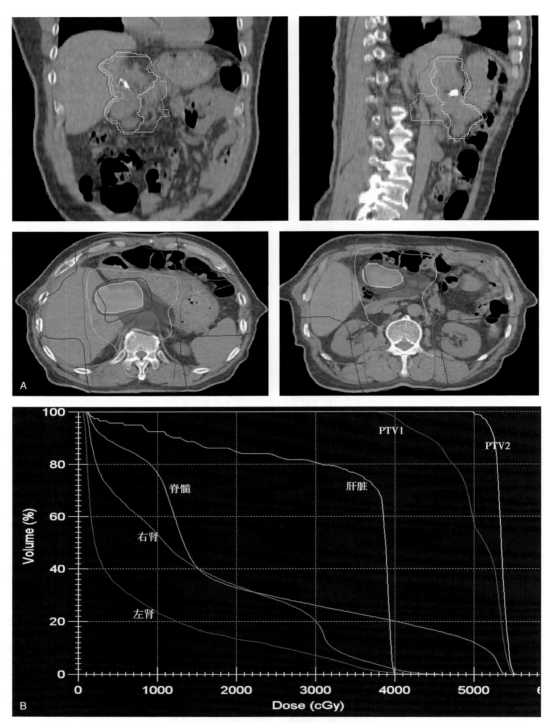

图 10-48-5　腹腔放疗计划等剂量分布曲线和 DVH 图

　　放疗结束后 6 周,2011 年 4 月 21 日复查 MRI 示病灶较前缩小;2011 年 6 月 11 日患者复查肿瘤标志物(CA19-9、CEA)均降至正常水平(图 10-48-3);2011 年 8 月 11 日再次复查 MRI,显示病灶较前缩小稳定,肿瘤标志物在正常范围内;2011 年 12 月 14 日及以后的随访,MRI 显示原病灶消失,疗效评估为 CR(图 10-48-6、图 10-48-7)。

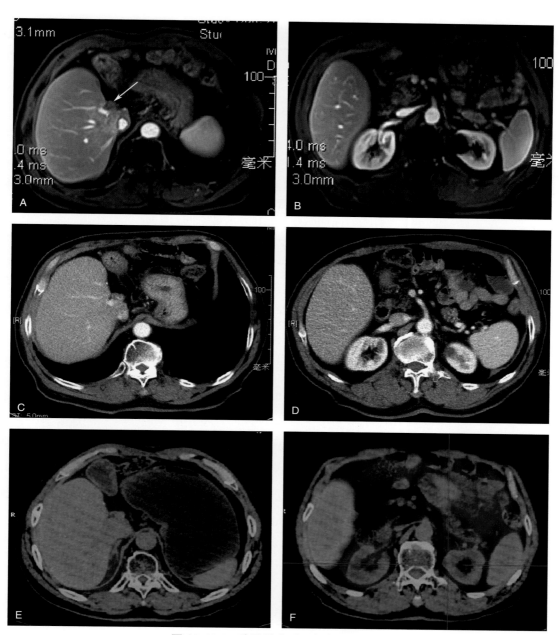

图 10-48-6　腹腔放疗后 2 年内影像复查

A、B:放疗后 10 个月,MRI 未见肿瘤,疗效评估为 CR;

C、D:放疗后 2 年,随访增强 CT,未见肿瘤;

E、F:放疗后 2 年 [18]FDG PET/CT 未见肿瘤病灶。

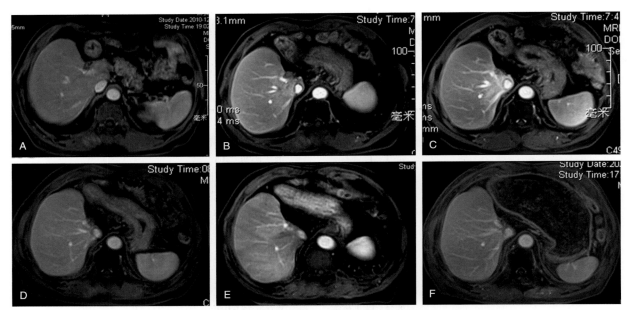

图 10-48-7 腹腔放疗前后 10 年 MRI 随访影像对照
尾状叶病灶放疗前和放疗后近 10 年的观察,均无复发。

第二次放疗经过:2012 年开始,每隔 2 个月门诊随访肝功能指标和肿瘤标志物。2012 年 12 月随访 CEA 和 CA19-9 水平升高(图 10-48-3),2013 年 1 月 19 日接受胸腹部增强 CT,发现气管旁淋巴结肿大(图 10-48-8A、B),随即进一步做 [18]FDG PET/CT 全身扫描,发现纵隔淋巴结单个转移病灶(图 10-48-8C~F)。于 2013 年 2 月 5 日在我科接受纵隔淋巴结三维适形放疗(图 10-48-9),先给予三野(0°、180°、240°)放疗,淋巴结及引流区给予 44Gy/22Fx,后缩野至肿大淋巴结,给予四野(48°、180°、227°、341°)放疗,局部加量 16Gy/8Fx。放疗中患者无不适。放疗结束 2 个月随访,淋巴结完全缓解,肿瘤标志物回到正常水平。患者随访影像检查,胸、腹腔均未见肿瘤,40Gy 剂量分布范围内出现放射性肺炎变化,2 年后随访 CT,肺部炎症区域吸收,迄今患者已无病生存 11 年(图 10-48-10)。

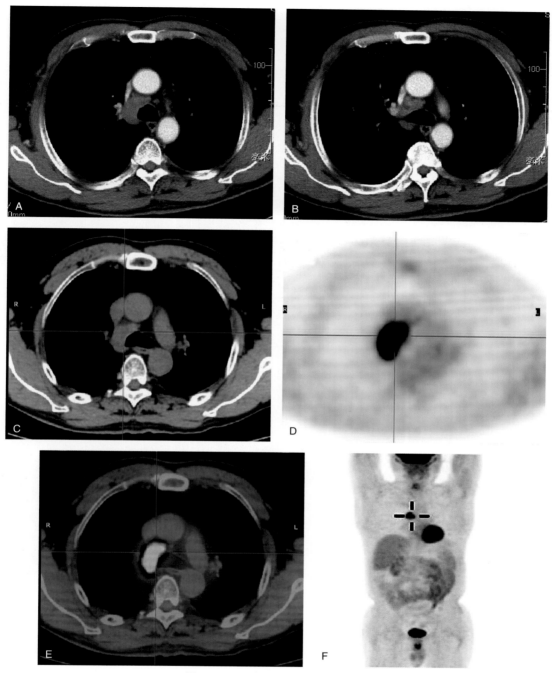

图 10-48-8　纵隔放疗前影像检查

腹部复发放疗 2 年后随访,发现纵隔气管旁淋巴结转移;

A、B:增强 CT;

C~F:^{18}FDG PET/CT,仅显示隆突右侧旁转移淋巴结。

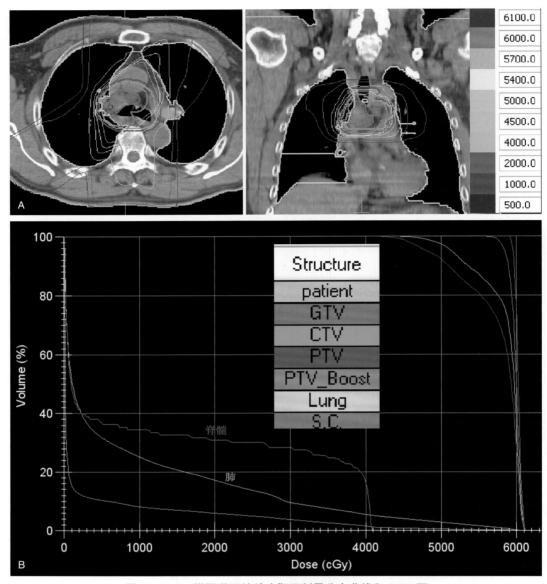

图 10-48-9　纵隔淋巴结放疗靶区剂量分布曲线和 DVH 图

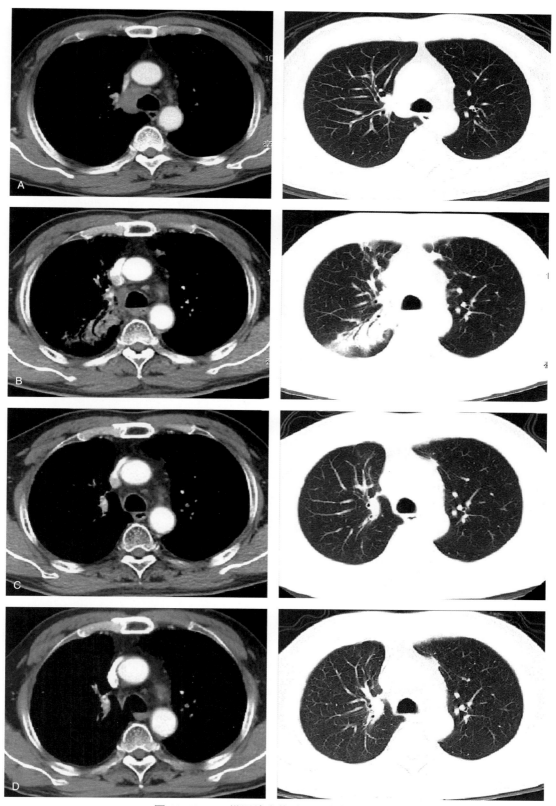

图 10-48-10　纵隔放疗前后 CT 随访影像对照

A. 纵隔气管旁淋巴结放疗前 CT；

B. 放疗后 2 个月复查 CT，纵隔窗可见淋巴结明显缩小，右上肺背段部分条索状实变，肺窗可见右上肺背段和左上肺前缘条片影，边缘模糊，为放射性炎症改变，范围与 40Gy 的剂量分布基本一致；

C、D. 放疗后 2 年和 6 年复查 CT，炎症已吸收，未见淋巴结肿大。

表 10-48-1　放疗前后随访血常规、生化及肿瘤标志物变化

年	2010	2010	2010	2011	2011	2011	2011	2012	2013	2013	2021
月-日	7-1	7-12	12-25	1-21	4-12	6-11	8-11	12-4	2-4	5-18	7-15
	术前	术后	放疗前	放疗中	放疗后	放疗后	放疗后	放疗后	放疗前	放疗后	
Hb(g/L)	152	121	155	149	111	141	119	131	125	131	155
WBC($\times 10^9$/L)	9.7	9	8.08	5.37	6.64	5.24	4.55	6.68	5.42	5.67	4.51
PLT($\times 10^9$/L)	189	285	196	155	215	171	167	170	190	200	178
TB(μmol/L)	12.1	11.6	19.3	10.6	14.9	6.6	7.9	8.9	4.2	11.6	9.7
A(g/L)	44	43	47	44	42	42	45	46	43	42	45
G(g/L)	34	36	36	37	38	31	37	32	30	34	29
ALT(U/L)	19	154	42	64	74	32	30	29	31	25	13
AST(U/L)	23	94	33	39	54	29	31	26	33	30	26
ALP(U/L)	162	239	115	100	246	113	130	117	122	135	99
γ-GT(U/L)	345	263	94	124	638	114	84	38	40	45	10

【讨论】

1. 明确放疗是否能让患者获益

该患者临床诊断为肝内胆管细胞癌术后复发,同时伴有腹腔淋巴结转移,根据 AJCC/TNM 2010 分期为 rTxN1M0,Ⅳa 期,经外科会诊,该患者无再次手术指征。对不能手术切除的肝内胆管细胞癌,根据 NCCN 指南,建议以放化疗为主。我们回顾性的临床结果是放疗组患者,1 年、2 年生存率为 38.5% 和 9.6%,未放疗患者仅 16.4% 和 4.9%,两者中位生存期分别为 9.5 个月和 5.1 个月,放疗明显延长患者的生存期。而对于肝内原发灶已切除,转移淋巴结未切除的患者,我科总结了 90 例患者,其中放疗组 24 例,未放疗组 66 例,两者中位生存期分别为 19.1 个月和 9.5 个月(P=0.011),明显延长了生存期。考虑该患者是以局部转移复发为主,无远处转移,因此治疗上我们以放疗为主,以期获得较好的局部控制率。

第二次转移为纵隔淋巴孤立病灶,和气管紧密相连,无手术指征。当时没有胆管细胞癌纵隔淋巴结转移放疗的相关报道,也无这类患者的其他治疗方法的报道,我们依照腹部淋巴结转移的临床经验,试以放疗。

2. 明确放疗目的

由于肝脏以及胃、十二指肠等器官的限制,肝内胆管细胞癌放疗很难达到根治性剂量。目前不可切除肝内胆管细胞癌放疗的目的多为姑息性,以达到延缓肿瘤进展、减轻症状、延长生存期的目的。放疗

后主要的死亡原因仍是肝内肿瘤未能控制。

3. 确定放疗靶区

肝内胆管细胞癌的放疗范围是否包括淋巴引流区,需要结合具体情况。我科总结分析了 320 例手术切除的肝内胆管细胞癌病例,发现如果同时满足以下条件:肿瘤分化程度为高分化、肿瘤边界清晰、肿瘤直径小于 5cm,则出现淋巴结转移的概率仅为 5%,对于满足以上条件的患者,可以不行预防性淋巴引流区照射。但是对于已经出现淋巴结转移的患者,照射范围需包括原发灶及淋巴引流区。因此该患者 GTV 为原发灶(肝内病灶)及肿大淋巴结;CTV 由肿大淋巴结所在的引流区以及原发灶外扩一定范围后而成。原发灶外扩范围可根据肿瘤的具体情况,我科建立了肝内胆管细胞癌从 GTV 外扩到 CTV 的评分系统,公式为肿瘤边界情况 +CA19-9 水平 +(ALT+AST)/2 +(ALP+γ-GT)/2,该患者各项指标相加分数为 0.5 分,对评分大于 2 分者,从 GTV 到 CTV,影像上应该外扩 4.9mm。靶区的确定见图 10-48-3 和图 10-48-4。照射纵隔淋巴结者,是否需要扩大到整个纵隔,我们没有这方面经验,我们只是针对隆突部位包括上下 3cm 作为 CTV。可见淋巴结作为 GTV,给予局部加量(图 10-48-7)。

4. 确定放疗剂量

肝内胆管细胞的放疗剂量主要根据患者的具体情况及结合周围正常组织(如十二指肠、胃、肝等)的限量。该患者病灶靠近胃肠等组织,且转移淋巴结被十二指肠包绕(十二指肠耐受量为 54Gy),因此最终确定预防剂量为 40Gy,可见病灶剂量为 54Gy。通过 DVH 图可以看出,胃肠道最大剂量不超过 45Gy,脊髓最高剂量为 39.9Gy,全肝的平均剂量为 20.6Gy,一般来说,肝脏的放射耐受剂量平均为 30Gy,且该患者没有肝炎背景,因此该剂量属于安全范围内。对纵隔淋巴结病灶,主要考虑食管、肺的耐受量,尽可能提高靶区的放疗剂量,因此给予较腹腔淋巴结的放疗剂量大(60Gy)。

5. 选择放疗技术

该患者为姑息性放疗,我们采用普通三维适形放疗。肝脏肿瘤的照射野设计很重要,一个原则就是要充分利用正常肝组织具有很强的再生能力,在设计照射野时,务必保留一部分正常肝组织不受照射,在大部分肝组织受放射损伤时,这部分肝脏能得到再生,尤其对那些术后的患者,肝脏体积本来就较正常肝脏减少,更要注意以上原则。因此该患者在进行 TPS 计划时,应尽量减少照射野,采用三野放疗,以保留部分正常肝组织不受照射,我们做出来的治疗计划,对肝脏、肠道、肾脏等的放射剂量均在正常范围内,见图 10-48-4。在此后的长期随访中,患者肝功能一直正常,未出现明显的放射性肝损伤。胸腔的放疗采用三维适形放疗技术就能满足姑息放疗条件。

【评论】

1. 肝内胆管细胞癌属原发性肝癌,但治疗策略与肝细胞癌不同

肝内胆管细胞癌属于原发性肝癌,其发病率仅次于肝细胞癌,预后极差。肝内胆管细胞癌的手术切除率在日本仅为 54.6%,在美国为 62%,有机会接受手术切除的患者,其 1 年、3 年生存率分别为 60%~80% 和 10%~38%,而不能手术切除的肝内胆管细胞癌患者,其中位生存期往往小于 5 个月。肝内胆管细胞癌占原发性肝癌的 10%~20%,临床上容易等同于肝细胞癌,其实两者有许多的不同点:

①肝内胆管细胞癌属于少血供(特别是肝动脉血供少)的肿瘤,因此通过肝动脉栓塞,往往不能起到阻塞肿瘤的血供,介入治疗效果差。②肝内胆管细胞癌易出现腹膜后淋巴结转移,特别是肝门区的淋巴结转移,因此外科治疗需要对患者进行淋巴结清扫。腹膜后淋巴结转移是手术治疗失败的常见原因。③肝内胆管呈树枝状多级分支结构,胆管细胞癌可以沿胆管蔓延,故切缘阳性率高,复发率高。④周围型胆管细胞癌只有到肿瘤足够大时,才出现腹痛、腹胀和消化不良症状,此时患者就医时往往失去手术切除的机会;中央型肿瘤患者常会因出现黄疸就诊,肿瘤尽管不大,但因周围存有大的血管,手术难度大,没有足够的切缘,容易复发。⑤胆管细胞癌属于腺癌,对放疗相对不敏感,不能手术切除的肿瘤单纯放疗大多只能起到姑息效果。此外,与肝细胞癌不同,目前尚无肝内胆管细胞癌的临床诊断标准,这是因为肝内胆管细胞癌没有特异性的影像学表现,很难和胃肠道肿瘤出现的肝转移鉴别。其次,肝内胆管细胞癌的肿瘤标志物 CA19-9 也非特异性,胰腺癌或其他胃肠道肿瘤、胆道感染性疾病也会出现 CA19-9 升高,因此,临床诊断肝内胆管细胞癌时一定要慎重。该患者具备上述所有特点:少血供、腹膜后淋巴结转移、切缘复发、肿瘤大、姑息性放疗。

2. 肝内胆管细胞癌的姑息治疗

手术才有可能治愈肝内胆管细胞癌,对于不可手术切除大的肝内胆管细胞癌或复发性肝内胆管细胞癌,以姑息治疗为主。根据目前的循证依据及 NCCN 指南,主要主张化疗或放化疗。

由于肝内胆管细胞癌发病率低,其化疗临床研究往往将胆囊癌、肝内胆管细胞癌、肝外胆管细胞癌归为一类,称为胆系肿瘤。目前关于胆系肿瘤最大的 Ⅲ 期临床研究为 ABC-02 研究,将吉西他滨单药和吉西他滨联合顺铂方案进行比较,两者总体生存期(OS)分别为 11.7 个月、8.1 个月($P<0.001$),该研究基本确立了吉西他滨 + 顺铂作为晚期胆系肿瘤的一线治疗方案。此外,有效的化疗还包括氟尿嘧啶类、紫杉类等。

近几年分子靶向药物治疗肝内胆管细胞癌的循证级别提高,下列两项临床研究奠定了胆管细胞癌的靶向药物治疗地位,并作为指南,被推荐。

FIGHT-202 研究是一项开放标签、单臂、国际多中心 Ⅱ 期临床研究,旨在评估成纤维细胞生长因子受体 2(FGFR2)抑制剂培米替尼在经治局部晚期或转移性胆管癌中的疗效和安全性。研究分为三组:A 组,存在 *FGFR2* 融合或重排(n=107);B 组,其他 *FGF/FGFR* 改变(n=20);C 组,无 *FGF/FGFR* 改变(n=18)。相关结果发布于《柳叶刀·肿瘤》,结果为培米替尼治疗存在 *FGFR2* 融合 / 重排患者的客观缓解率超过 30%,疾病控制率超过 80%,且起效迅速、作用持久,中位 PFS 和中位 OS 分别为 6.9 个月和21.1 个月。

另外一个临床研究是 ClarIDHy 试验,13% 肝内胆管细胞癌患者存在异柠檬酸脱氢酶 1(IDH1)突变,用艾伏尼布作为二、三线胆管癌患者的治疗,该研究是多中心、随机、双盲、与安慰剂对照的多中心研究。胆管癌患者入组情况:胆管癌患者曾接受过 1~2 次全身性治疗;有 185 例胆管癌患者处于疾病继续进展期,携带 *IDH1* 基因突变。试验结果显示,艾伏尼布组患者的中位 OS 为 10.3 个月,而安慰剂组为 7.5 个月(HR 0.79;95% CI 0.56~1.12;单侧 $P=0.093$)。6 个月 OS 率分别为 69% 和 57%。艾伏尼布组和安慰剂组的 1 年 OS 率分别为 43% 和 36%。2020 年 NCCN 指南更新,对于 IDH1 突变的肝内胆管细胞癌患者,二线治疗可以选择艾伏尼布。

　　胆管细胞癌的免疫治疗尚处于Ⅰ~Ⅱ期临床研究或来自一些个案报道,复旦大学附属中山医院肝癌研究所用 GEMOX 方案化疗结合仑伐替尼和 PD-1 抗体,取得一些疗效(病例 44 和 45),结果尚未报道。

　　放疗在肝内胆管细胞癌中的研究报告较少,我们回顾性的临床结果是放疗组的患者,其 1 年、2 年生存率为 38.5% 和 9.6%,未放疗的患者仅 16.4% 和 4.9%,两者中位生存期分别为 9.5 个月和 5.1 个月,放疗明显延长患者生存期。尽管该患者经过 2 次放疗,存活 8 年仍未见复发(或许治愈),但该患者还是属于姑息治疗。

　　因此,对于肝内胆管细胞癌的姑息治疗需采用何种手段,需结合患者的具体情况,以及期待更多的临床研究结果。

　　3. 肝内胆管细胞癌术后复发率高

　　即便给予根治性切除,肝内胆管细胞癌的术后复发率依然很高。据报道,其术后复发率高达 57%~65%,其中最容易出现复发的部位是肝脏,其次为区域淋巴结,肝内胆管细胞癌术后的高复发率是其预后差的主要原因。复发后根据具体情况可以选择再次手术、放化疗等,但术后是否需要辅助放化疗以降低复发率和提高生存率,目前尚无高级别的证据,一项大型的回顾性研究比较单纯手术切除和手术加辅助放疗的治疗效果,两者中位生存期分别为 11 个月和 6 个月($P<0.001$),证实了术后放疗较单纯手术好,但该研究并未报道两者复发率的差别。此外,术后辅助化疗的作用也在一些回顾性的研究中得到证实,主要的化疗药物有吉西他滨、5-Fu 及类似物、顺铂等。基于上述研究,对于复发风险高的患者,可推荐术后放化疗,但仍需进一步的随机、前瞻性研究予以证实。

　　4. 肝内胆管细胞癌的预后因素

　　AJCC/UICC 从第七版开始有了专门的肝内胆管细胞癌分期,从该分期可以看出,影响预后的因素有原发肿瘤的数目、是否伴有血管侵犯、是否伴有淋巴结转移等。该分期主要针对手术患者,不完全适用于非手术治疗的患者。我科总结了在复旦大学附属中山医院诊治的肝内胆管细胞癌 344 例,通过多因素分析,得出碱性磷酸酶(ALP)、CA19-9、肿瘤影像学边界、肿瘤大小和肿瘤数目等五项临床特征是影响预后的重要因素,根据上述因素将肝内胆管细胞癌的患者分为低危、中危、高危、极高危 4 个级别,其预后具有显著的差异。该患者首次发病时的 ALP 和 CA19-9 水平均升高,病灶最大直径为 10cm、单发、边界清,因此评分为 3 分,属于高危患者,预计 1 年生存率为 38.6%,3 年生存率为 14.3%。但是该患者复发后给予积极的放疗,迄今存活超过 10 年,因此,对于预后差的患者术后予以密切随访,积极的抗肿瘤治疗,仍有可能获得较好的生存期。

　　5. 结合多种检查手段可提高靶区勾画的准确率

　　据报道,CT 诊断肝癌淋巴结的敏感性及特异性只有 40%~47.4% 和 64.7%~92%,而 ^{18}FDG PET/CT 诊断肝细胞癌的肝外转移灶,其敏感性和特异性能达到 76.6% 和 98.0%。该患者首先通过 MRI 检查未发现腹腔淋巴结转移,而进一步的 ^{18}FDG PET/CT 检查,可以发现高代谢的腹腔转移淋巴结,回顾以前的 MRI,方发现很小的淋巴结肿大病灶(图 10-48-2E、F),因此在勾画靶区的时候,我们通过结合 ^{18}FDG

PET/CT 的图像,结果找出相应转移的淋巴结作为 GTV 予以照射。由此可以看出,在放疗计划的设计中,通过结合多种影像学手段,可以有效地提高靶区勾画的准确率,并减少漏照射区域。

6. 肝内胆管细胞癌必须与消化道恶性肿瘤肝转移区别

CEA 和 CA19-9 都是结直肠癌的肿瘤标志物,可作为肠癌治疗的预后因素。在胃癌方面,CEA 和 CA19-9 的阳性率虽不及肠癌高,也可以作为胃癌的肿瘤标志物,华南肿瘤学国家重点实验室报道 181 例胃腺癌患者术前 CEA 和 CA19-9 阳性率分别为 19.9% 和 18.2%。但是,在预测胃癌转移方面,单纯 CEA 和 CEA 结合 CA19-9 预测胃癌转移,其敏感性分别为 65.8% 和 85.0%。CEA 是胃肠道肿瘤的主要标志物,在肝内胆管细胞癌中阳性率只有 6.7%(11/163),因此,该患者出现 CEA 和 CA19-9 同时升高,应该注意是否胃肠道来源的转移性肝癌,我们在初诊时就让患者接受胃肠道内镜检查,结果未发现胃肠道肿瘤。由于肝内胆管细胞癌与胃肠道来源的肿瘤肝转移,在影像学上很难鉴别,患者的手术标本必须免疫组织化学检查,检查结果为该患者 CK19(100%++)、CK7(100%+++)、CK20(−),病理学上确诊为肝内胆管细胞癌。

7. 该患者迄今已生存超过 10 年,还属于姑息治疗吗?

不能因为患者获得长期生存,就认为不属于姑息性放疗。肿瘤的放疗目的多种多样,如根治性放疗、姑息性放疗、术前新辅助、术后预防性放疗等。该患者属于姑息放疗,是指接受的放疗剂量不足根治量,既不是术前新辅助,又不是术后预防性放疗。根据放疗剂量、肿瘤体积和局部控制率三者关系,同样的肿瘤体积,放疗剂量越高,局部控制率越高。因此,该患者尽管属于姑息放疗剂量,也有少部分患者肿瘤获得长期控制从而长期生存,这是由于这少部分患者的肿瘤放射敏感性所决定的。

(陈一兴 曾昭冲)

参考文献

[1] NATHAN H, PAWLIK T M. Staging of intrahepatic cholangiocarcinoma [J]. Curr Opin Gastroenterol, 2010, 26 (3): 269-273.

[2] CHEN Y X, ZENG Z C, TANG Z Y, et al. Determining the role of external beam radiotherapy in unresectable intrahepatic cholangiocarcinoma: a retrospective analysis of 84 patients [J]. BMC Cancer, 2010, 10: 492.

[3] JIANG W, ZENG Z C, TANG Z Y, et al. Benefit of radiotherapy for 90 patients with resected intrahepatic cholangiocarcinoma and concurrent lymph node metastases [J]. J Cancer Res Clin Oncol, 2010, 136 (9): 1323-1331.

[4] CHEN Y X, ZENG Z C, TANG Z Y, et al. Prediction of the lymph node status in patients with intrahepatic cholangiocarcinoma: analysis of 320 surgical cases [J]. Front Oncol, 2011, 1: 42.

[5] BI A H, ZENG Z C, JI Y, et al. Impact factors for microinvasion in intrahepatic cholangiocarcinoma: a possible system for defining clinical target volume [J]. Int J Radiat Oncol Biol Phys, 2010, 78 (5): 1427-1436.

[6] VALLE J W, WASAN H, PALMER D D, et al. Cisplatin plus gemcitabine versus gemcitabine for biliary tract cancer. N

Engl J Med. 2010; 362 (14): 1273-1281.

［7］ ABOU-ALFA G K, SAHAI V, HOLLEBECQUE A, et al. Pemigatinib for previously treated, locally advanced or metastatic cholangiocarcinoma: a multicentre, open-label, phase 2 study [J]. Lancet Oncol, 2020, 21 (5): 671-684.

［8］ ABOU-ALFA G K, MACARULLA T, JAVLE M M, et al. Ivosidenib in IDH1-mutant, chemotherapy-refractory cholangiocarcinoma (ClarIDHy): a multicentre, randomised, double-blind, placebo-controlled, phase 3 study [J]. Lancet Oncol, 2020, 21 (6): 796-807.

［9］ ZENG Z C, TANG Z Y, FAN J, et al. Consideration of the role of radiotherapy for unresectable intrahepatic cholangiocarcinoma: a retrospective analysis of 75 patients [J]. Cancer J, 2006, 12 (2): 113-122.

［10］ OHTSUKA M, ITO H, KIMURA F, et al. Results of surgical treatment for intrahepatic cholangiocarcinoma and clinicopathological factors influencing survival [J]. Br J Surg, 2002, 89 (12): 1525-1531.

［11］ CHOI S B, KIM K S, CHOI J Y, et al. The prognosis and survival outcome of intrahepatic cholangiocarcinoma following surgical resection: association of lymph node metastasis and lymph node dissection with survival [J]. Ann Surg Oncol, 2009, 16 (11): 3048-3056.

［12］ SAIURA A, YAMAMOTO J, KOKUDO N, et al. Intrahepatic cholangiocarcinoma: analysis of 44 consecutive resected cases including 5 cases with repeat resections [J]. Am J Surg, 2011, 201 (2): 203-208.

［13］ SHINOHARA E T, MITRA N, GUO M, et al. Radiation therapy is associated with improved survival in the adjuvant and definitive treatment of intrahepatic cholangiocarcinoma [J]. Int J Radiat Oncol Biol Phys, 2008, 72 (5): 1495-1501.

［14］ MURAKAMI Y, UEMURA K, SUDO T, et al. Prognostic factors after surgical resection for intrahepatic, hilar, and distal cholangiocarcinoma [J]. Ann Surg Oncol, 2011, 18 (3): 651-658.

［15］ NATHAN H, ALOIA T A, VAUTHEY J N, et al. A proposed staging system for intrahepatic cholangiocarcinoma [J]. Ann Surg Oncol, 2009, 16 (1): 14-22.

［16］ JIANG W, ZENG Z C, TANG Z Y, et al. A prognostic scoring system based on clinical features of intrahepatic cholangiocarcinoma: the Fudan score [J]. Ann Oncol, 2011, 22 (7): 1644-1652.

［17］ GROBMYER S R, WANG L, GONEN M, et al. Perihepatic lymph node assessment in patients undergoing partial hepatectomy for malignancy [J]. Ann Surg, 2006, 244 (2): 260-264.

［18］ KIM J Y, KIM M H, LEE T Y, et al. Clinical role of ^{18}F-FDG PET/CT in suspected and potentially operable cholangiocarcinoma: a prospective study compared with conventional imaging [J]. Am J Gastroenterol, 2008, 103 (5): 1145-1151.

［19］ LIN C Y, CHEN J H, LIANG J A, et al. 18F-FDG PET or PET/CT for detecting extrahepatic metastases or recurrent hepatocellular carcinoma: a systematic review and meta-analysis [J]. Eur J Radiol, 2012, 81 (9): 2417-2422.

［20］ REITER W, STIEBER P, REUTER C, et al. Multivariate analysis of the prognostic value of CEA and CA 19-9 serum levels in colorectal cancer [J]. 2000, 20 (6D): 5195-5198.

［21］ QIU M Z, LIN J Z, WANG Z Q, et al. Cutoff value of carcinoembryonic antigen and carbohydrate antigen 19-9 elevation levels for monitoring recurrence in patients with resectable gastric adenocarcinoma [J]. 2009, 24 (4): 258-264.

［22］ TAKAHASHI Y, TAKEUCHI T, SAKAMOTO J, et al. The usefulness of CEA and/or CA19-9 in monitoring for recurrence in gastric cancer patients: a prospective clinical study [J]. Gastric Cancer, 2003, 6 (3): 142-145.

［23］ CHEN Z, YAN J J, HUANG L, et al. Prognostic analysis of patients suffering from intrahepatic cholangiocarcinoma [J]. Chinese-German Journal of Clinical Oncology, 2011, 10 (3): 150-152.

规范先行、聚智共赢

48 例原发性肝癌典型病例总结

一、NCCN 诊疗指南——原发性肝癌无论肿瘤位于何处，都应考虑外放疗带来的获益

自 2013 年开始，NCCN 肝胆肿瘤诊疗指南在放疗部分指出，无论肿瘤位于何处都应考虑外放疗。这是基于肝细胞癌放射治疗的系列报道，包括肝癌放疗与非放疗效果的比较。立体定向放疗可以替代不宜手术或射频消融的小肝癌；不能手术切除但局限于肝内的肝细胞癌介入治疗碘油沉积不佳、伴有门静脉／或下腔静脉癌栓、伴淋巴结转移的肝癌患者，分为接受与不接受外放疗两组，接受外放疗患者中位生存期明显延长；对肝细胞癌出现肾上腺转移、骨或软组织转移患者，接受外放疗可以使转移灶缩小、症状缓解，肺或脑转移的放疗也有效；另外，对外科手术切除存在（R2 切除）或潜在（R1 切除）切缘阳性的患者，术后辅助放疗也有生存获益。不管是肝内还是肝外、早期或晚期、术前或术后的肝癌，都适合外放疗。

二、国家卫生健康委员会原发性肝癌诊疗规范和 NCCN 肝癌诊疗指南——强烈推荐图像引导下的放疗

国家卫生健康委员会原发性肝癌诊疗规范（2019 年版）指出，图像引导下的放疗优于非图像引导下的放疗技术。自 2018 年版的 NCCN 肝胆肿瘤诊疗指南开始，就明确指出"强烈推荐图像引导下的放疗、调强放疗、立体定向放疗，以提高放疗的准确性和减轻治疗相关的毒性"。我们自 2011 年开始使用图像引导下的调强放疗，先后比较了大肝癌、癌栓、淋巴结转移、骨转移患者，接受图像引导下的放疗与非图像引导下的放疗。结果显示，图像引导下的放疗可以提高每次放疗剂量，缩短放疗时间，提高患者的治疗效果，不增加放疗的不良反应。早期或小肝癌患者接受立体定向放疗，可以达到根治效果。

三、肝癌靶向治疗专家共识——只有不适合局部治疗的原发性肝癌，才考虑药物治疗

中国医学科学院肿瘤医院消化道肿瘤多学科协作组在《肝癌电子杂志》2020 年第 7 卷第 2 期刊出的《肝癌靶向治疗专家共识》。共识指出"对于不适合局部处理的局部晚期和晚期肝细胞癌""对于不适合局部处理的局部晚期和转移性肝细胞癌，且肝功能 Child-Pugh A 级患者"，可选择靶向药物治疗。这是因为局部治疗往往可以达到根治效果，如外科手术切除、射频消融、立体定向放疗，即使未能获得根治效果，也可以明显抑制受到局部治疗的肿瘤生长，如介入栓塞化疗或姑息性放疗。而化疗、靶向或免疫治疗等药物治疗，即使有效，也属于姑息治疗。因此，药物治疗都用于不宜局部治疗或局部治疗的同时结合药物治疗。放疗属于局部治疗，应该充分重视局部治疗带来的获益。

四、CSCO 原发性肝癌诊疗指南——必须强调多学科诊疗团队模式

CSCO 原发性肝癌诊疗指南（2020 年）在 MDT 学科构成中，Ⅰ级专家推荐肝胆外科（普外科）、肿瘤内科、介入治疗科、影像科、放疗科、感染科（肝病科），要求成员为高年资主治医生以上，讨论的内容为弥漫性／多发性 HCC、潜在可切除的Ⅱb 或Ⅲa 期、早期肝癌或小肝癌不宜手术切除或 RFA 者，有必要行术前外放疗、TACE 使肿瘤降期、拟行肝移植的肝细胞癌患者。

该书收集了 48 例原发性肝癌放疗的典型病例，放疗只用于患者病程中的某一阶段，除了放疗，还有其他治疗方法。放疗最佳时机的把握，需要多学科团队讨论。随着对肿瘤治疗的认识，越来越多的医院设有针对某种恶性肿瘤诊治的多学科团队。很多综合性医院的放疗科都比较弱势，多学科团队为放疗科医生提供摆事实讲道理的地方，让其他各学科医生获得放疗的知识。由于肝癌放疗和其他恶性肿瘤放疗还存在差异，放疗科本身也需要成立肝癌亚专科，针对肝癌的放疗，培训技术员的放疗摆位、呼吸运动控制、定位影像采集、多模态影像融合等，物理师制订合理的放疗计划，临床医生要了解肝癌放疗的 5 个基本问题等。

（曾昭冲）

附　录

附录 1　肝癌常见实验室检查正常值

英文简写	英文全称	中文全称	正常值
Hb	hemoglobin	血红蛋白	130~175g/L
WBC	white blood cell	白细胞	$(3.5{\sim}9.5) \times 10^9$/L
PLT	platelet	血小板	$(125{\sim}350) \times 10^9$/L
TB	total bilirubin	总胆红素	3.4~20.4μmol/L
CB	combined bilirubin	结合胆红素	0~6.8μmol/L
A	albumin	白蛋白	40~55g/L
G	globumin	球蛋白	20~40g/L
ALT	alanine aminotransferase	丙氨酸氨基转移酶	9~50U/L
AST	aspartate aminotransferase	天冬氨酸氨基转移酶	15~40U/L
ALP	alkaline phosphatase	碱性磷酸酶	45~125U/L
γ-GT	gamma-glutamyl transpeptidase	γ- 谷氨酰转移酶	10~60U/L
AFP	alpha-fetoprotein	甲胎蛋白	<20ng/ml
APT	abnormal prothrombin	异常凝血酶原	<40mAu/ml
CA19-9	carbohydrate antigen 199	糖类抗原 19-9	<37U/L
CEA	carcino-embryonicantigen	癌胚抗原	<5ng/ml
HBV-DNA	hepatitis-B virus DNA	乙型肝炎病毒的脱氧核糖核酸	<500 拷贝 /ml

附录 2 肝癌立体定向放射治疗危及器官限量

危及器官	剂量限制 8 次分割			剂量限制 5 次分割			剂量限制 4 次分割			终点（≥3 级）
串联器官	体积（cc）	最大剂量（Gy）	最大点剂量（Gy）**	体积（cc）	最大剂量（Gy）	最大点剂量（Gy）**	体积（cc）	最大剂量（Gy）	最大点剂量（Gy）**	
食管 *	< 5	21.6	38.4	< 5	19.5	35	< 5	18.8	30	狭窄／穿孔
臂丛	< 3	32.8	39.2	< 3	27	32.5	< 3	24.8	29.6	神经病变
心脏／心包	< 15	34.4	38.4	< 15	32	38	< 15	28	34	心包炎
大血管	< 10	55.2	38.4	< 10	47	53	< 10	43	49	动脉瘤
气管和大支 气管	< 5	38.4	48.8	< 5	32	40	< 5	28.8	34.8	狭窄／穿孔
小气道	< 0.5	22.4	36	< 0.5	21	33	< 0.5	20	28	狭窄／肺不张
肋骨	< 5	50	63	< 5	45	57	< 5	43	54	疼痛或骨折
胃	< 5	31.2	42	< 5	26.5	35	< 5	25	33.2	溃疡／穿孔
胆道			48			41			38.4	狭窄
十二指肠 *	< 5	21	30.4	< 5	18.5	26	< 5	17.2	24.4	溃疡
	< 10	16		< 10	14.5		< 10	14		
空肠／回肠 *	<30	23.2	37	<30	20	32	<30	18.8	30	肠炎／梗阻
结肠 *	<20	33	48	<20	28.5	40	<20	26	37.2	结肠炎／穿孔
直肠 *	<3.5	58.4	63.2	<3.5	50	55	<3.5	47.2	52.4	直肠炎／穿孔
	<20	37.5		<20	32.5		<20	30		
输尿管			53			45			43	狭窄
膀胱壁	< 15	22.4	44.8	< 15	20	38	< 15	18.5	35.6	膀胱炎／穿孔
股骨头	<10	35		<10	30		<10	27		坏死

续表

附
录

串联器官

危及器官	剂量限制 8次分割			剂量限制 5次分割			剂量限制 4次分割			终点(≥3级)
串联器官	体积(cc)	最大剂量(Gy)	最大点剂量(Gy)**	体积(cc)	最大剂量(Gy)	最大点剂量(Gy)**	体积(cc)	最大剂量(Gy)	最大点剂量(Gy)**	
脊髓和髓质	<0.35	26.4	33.6	<0.35	22	28	<0.35	18	25.6	脊髓炎
马尾	<5	36	38.4	<5	30	31.5	<5	26	28.8	神经炎
骶神经丛	<5	36	38.4	<5	30	32	<5	26	28.8	神经病变
肾门/血管干	15	28		15	23		15	21.5		恶性高血压

并联器官

危及器官	剂量限制 8次分割			剂量限制 5次分割			剂量限制 4次分割			终点(≥3级)
并联器官	关键体积(cc)	关键体积最大剂量(Gy)	最大点剂量(Gy)**	关键体积(cc)	关键体积最大剂量(Gy)	最大点剂量(Gy)**	关键体积(cc)	关键体积最大剂量(Gy)	最大点剂量(Gy)**	
肺(右肺和左肺)	1 500	13.6		1 500	12.5		1 500	11.6		
肺(右肺和左肺)	1 000	15.2	V-15Gy<37%	1 000	13.5	V-13.5Gy<37%	1 000	12.4	V-13Gy<37%	
肝	700	24		700	21		700	19.2		基础肝功能
肾皮质(右肾和左肾)	200	21		200	18		200	17		基础肾功能

附录 3 肝癌常规分割放射治疗危及器官限量

危及器官	勾画指南	剂量限制 30 次分割			剂量限制 20 次分割			剂量限制 15 次分割			终点 (≥3 级)
		体积 (cc)	最大剂量 (Gy)	最大点剂量 (Gy) **	体积 (cc)	最大剂量 (Gy)	最大点剂量 (Gy) **	体积 (cc)	最大剂量 (Gy)	最大点剂量 (Gy) **	
串联器官											
食管	包括黏膜层、黏膜下层、肌层至脂肪外膜,PTV 上下至少 10cm	<5	55	60	<5	55	58	<5	51.3	55.3	食管狭窄 / 穿孔
臂丛	C4~C5 到 T1~T2 水平神经孔的脊髓神经,至锁骨下血管神经束终止。没有神经孔的勾画中斜角神经之间的同隙或软组织	<3	62	66	<3	54	58	<3	48	52.5	神经病变
心脏 / 心包	心脏沿着心包囊勾画。上方 (或基底) 从肺动脉经过中线层面开始,并向下延伸到心尖部。心包这个结构包括心包脂肪组织,部分大血管,正常凹陷,心包积液 (如果有) 和心室。心包的勾画从主动脉弓顶部上方一层开始,到膈顶处心脏最后一层开始	<15	60	60	<15	46	52	<15	42	48.9	心包炎

续表

危及器官 串联器官	勾画指南	剂量限制 30次分割			剂量限制 20次分割			剂量限制 15次分割			终点 (≥3级)
		体积(cc)	最大剂量(Gy)	最大点剂量(Gy)**	体积(cc)	最大剂量(Gy)	最大点剂量(Gy)**	体积(cc)	最大剂量(Gy)	最大点剂量(Gy)**	
大血管	心脏大血管应该分别在纵隔窗勾画,包括血管壁和肌层乃至脂肪外膜(增强的血管外扩5mm)。大血管应逐层勾画到PTV上下3cm	<10	60	76	<10	60	70	<10	48.9	54.3	动脉瘤
气管和大支气管	气管和软骨环的轮廓从PTV上方10cm开始,向下延伸至叶支气管的第一个分叉处的支气管末端	<5	60	66	<5	52	58	<5	48	52.5	狭窄/瘘
胃	从GE连接处到幽门的十二指肠近端的整个胃壁和胃内容物	<50	45	60	<50	44	52	<50	40.5	50	溃疡/穿孔
十二指肠	从幽门到十二指肠空肠曲的全部肠壁和内容物	<5	42	50	<5	40	44	<5	37.5	40.5	溃疡
空回肠	在PTV任意方向10cm范围内的所有小肠和肠袢	<120	45	54	<120	44	50	<120	40.5	46.5	肠炎/梗阻
肾门/血管干	包括大肾盏、肾盂和靠近主动脉的肾近端动脉	15	42		15	40		15	37.5		恶性高血压
结肠	PTV上下10cm范围内的结肠壁和内腔	<20	54	70	<20	50	62	<20	47	53	肠炎/穿孔

续表

危及器官	串联器官	勾画指南	剂量限制 30 次分割			剂量限制 20 次分割			剂量限制 15 次分割			终点（≥3 级）
			体积（cc）	最大剂量（Gy）	最大点剂量（Gy）**	体积（cc）	最大剂量（Gy）	最大点剂量（Gy）**	体积（cc）	最大剂量（Gy）	最大点剂量（Gy）**	
直肠		包括直肠壁和内腔，上界位于 PTV 以上 10cm，下界至肛门括约肌以下	<10	75	79	<10	64	66	<10	58	61	直肠炎/穿孔
			<20	70		<20	60		<20	55		
			<30	65		<30	56		<30	52		
			<40	60		<40	52		<40	48		
膀胱		包括整个膀胱轮廓以及相应尿道，终止于前列腺基底部下方	<90	70	79	<90	60	66	<90	55.5	61.5	膀胱炎/穿孔
			<150	65		<125	56		<125	52.5		
膀胱（耻骨上壁）		前下壁轮廓位于耻骨上侧面上方和周围，从前列腺下方开始，并向上延伸 2~3cm	<5	30	60	<5	28	52	<5	26	48	排尿困难
脊髓		PTV 上下至少 10cm 的整个椎管	<5	44	50	<5	42	46	<5	39	42	脊髓炎
马尾		以椎管的骨界为基础，从脊髓底部上起（通常在 L2 附近），止于硬膜囊的下段（通常在 S3 附近）	<5	50	60	<5	50	54	<5	50	48	神经炎
骶神经		S1~S3 勾画骶孔界定的空间，包括骶孔内的轮廓，后侧沿真骨盆边界，骶孔外侧 2~3cm，前距轮廓的后边界 3~5mm	<5	50	60	<5	50	54	<5	50	54	神经病变
股骨头		左右侧分开勾画	<10	48	56	<10	44	50	<10	40	46.5	坏死

续表

附录

危及器官	勾画指南	剂量限制 30次分割			剂量限制 20次分割			剂量限制 15次分割			终点(≥3级)
		关键体积(cc)	关键体积最大剂量(Gy)	其他限制	关键体积(cc)	关键体积最大剂量(Gy)	其他限制	关键体积(cc)	关键体积最大剂量(Gy)	其他限制	
并联器官											
双肺-GTV(左侧和右侧)	左右肺作为一结构勾画,包括排除GTV和大气道(气管+主/叶支气管)的所有肺实质	1 500	14		1 500	14		1 500	13.5		基础肺功能
双肺-GTV(左侧和右侧)	左右肺作为一个结构勾画,包括排除GTV和大气道(气管+主/叶支气管)的所有肺实质	1 000	15	平均剂量<20Gy,V-20Gy<37%	1 000	14	平均剂量<18Gy,V-18Gy<37%	1 000	13.5	平均剂量<18Gy,V-18Gy<37%	放射性肺炎
肝-GTV	肝左右叶作为一个结构勾画,排除GTV,主要引流管道,肝外门静脉,胆囊的肝实质	700	30		700	28		700	25		基础肝功能
肾皮质(左侧和右侧)	左右肾作为一结构勾画,排除肾门和血管干的肾脏皮质	200	22		200	20		200	19		基础肾功能